Walter Hewer, Thomas Messer, Wulf Rössler (Hrsg.)

Die psychiatrische Notfallmedizin

Management und Therapie

3. Auflage

Mit Beiträgen von: J. Aldenhoff, Kiel; B. Alm, Mannheim; A. Batra, Tübingen, K. Bauer, Kehl; K. Becker, Marburg; N. Bergemann, Rodewisch; T. Bronisch, München; A. Diefenbacher, Berlin; M. Dose, Taufkirchen a. d. Vils; H. Dreßing, Mannheim; H. Förstl, München; H. Freyberger, Stralsund; K. Fritzsche, Freiburg; U. Frommberger, Offenburg; H. Gläser, Berlin; R. Grohmann, München; M. Haberhausen, Marburg; M. Hambrecht, Darmstadt; H.-J. Haug, Oetwil am See (CH); U. Hepp, Winterthur (CH); L. Hermle, Göppingen; W. Hewer, Göppingen; P. Hoff, Zürich (CH); B. Kallenbach-Dermutz, Berlin; M. Kiesewetter, Zürich (CH); H. Kindt, Freiburg i. B.; B. Krämer, Schaffhausen (CH); T. Messer, Pfaffenhofen; W. E. Müller, Frankfurt a. M.; R. Prunnlechner, Innsbruck (A); F. M. Reischies, Berlin; A. Riecher-Rössler, Basel (CH); W. Rössler, Zürich (CH); M. Rufer, Zürich (CH); A. Sartorius, Mannheim; H. Schanda, Wien (A); M. H. Schmidt, Mannheim; U. Schnyder, Zürich (CH); M. Soyka, Bernau; C. Spitzer, Rosdorf bei Göttingen; L. Tebartz van Elst, Freiburg; U. Voderholzer, Prien am Chiemsee; H.-P. Volz, Werneck; T. Zilker, München

Mitautoren der Vorauflage: J. Bullenkamp, Mannheim; H.-C. Deter, Berlin; F. Rist, Münster; G. Stadtmüller, Oberstdorf; R. Stohler, Zürich (CH); J. Walden, Gelsenkirchen

ELSEVIER

ELSEVIER
Hackerbrücke 6, 80335 München, Deutschland
Wir freuen uns über Ihr Feedback und Ihre Anregungen an books.cs.muc@elsevier.com

ISBN 978-3-437-22881-0
eISBN 978-3-437-18861-9

1. Auflage erschienen unter dem Titel „Das Notfall-Psychiatrie-Buch" (Urban & Schwarzenberg)
2. Auflage erschienen unter dem Titel „Akute psychiatrische Erkrankungen" (Urban & Fischer)
3. Auflage 2017

Wichtiger Hinweis für den Benutzer
Die Erkenntnisse in der Medizin unterliegen laufendem Wandel durch Forschung und klinische Erfahrungen. Herausgeber und Autoren dieses Werkes haben große Sorgfalt darauf verwendet, dass die in diesem Werk gemachten therapeutischen Angaben (insbesondere hinsichtlich Indikation, Dosierung und unerwünschter Wirkungen) dem derzeitigen Wissensstand entsprechen. Das entbindet den Nutzer dieses Werkes aber nicht von der Verpflichtung, anhand weiterer schriftlicher Informationsquellen zu überprüfen, ob die dort gemachten Angaben von denen in diesem Werk abweichen, und seine Verordnung in eigener Verantwortung zu treffen.

Für die Vollständigkeit und Auswahl der aufgeführten Medikamente übernimmt der Verlag keine Gewähr.
Geschützte Warennamen (Warenzeichen) werden in der Regel besonders kenntlich gemacht (®). Aus dem Fehlen eines solchen Hinweises kann jedoch nicht automatisch geschlossen werden, dass es sich um einen freien Warennamen handelt.

Bibliografische Information der Deutschen Nationalbibliothek
Die Deutsche Nationalbibliothek verzeichnet diese Publikation in der Deutschen Nationalbibliografie; detaillierte bibliografische Daten sind im Internet über http://www.d-nb.de/ abrufbar.

17 18 19 20 21 5 4 3 2 1

Um den Textfluss nicht zu stören, wurde bei Patienten und Berufsbezeichnungen die grammatikalisch maskuline Form gewählt. Selbstverständlich sind in diesen Fällen immer Frauen und Männer gemeint.

Planung: Ursula Jahn, München
Projektmanagement und Herstellung: Karin Kühnel, München
Redaktion: Doris Tiu, Bonn
Satz: abavo GmbH, Buchloe
Druck und Bindung: Drukarnia Dimograf Sp. z o. o., Bielsko-Biała/Polen
Zeichnungen: Henriette Rintelen, Velbert
Umschlaggestaltung: SpieszDesign, Neu-Ulm
Titelfotografie: © fotolia

Aktuelle Informationen finden Sie im Internet unter **www.elsevier.de**

Vorwort

Zehn Jahre nach dem Erscheinen der 2. Auflage dieses Buches haben wir uns bei einer unverändert hohen Relevanz des Themas ermutigt gefühlt, eine Neuauflage unseres Buches vorzulegen, und uns sehr gefreut, dass der Verlag Elsevier mit diesem Anliegen auf uns zukam.

Erneut haben wir uns zu einer Umbenennung des Buches entschlossen. Der neue Titel bringt einerseits zum Ausdruck, dass unverändert Akutsituationen und Notfälle unseres Fachgebiets im Fokus stehen und wir andererseits diese für alle Beteiligten oft außerordentlich herausfordernden Situationen in einem engen Bezug zur allgemeinen Medizin sehen.

Deshalb werden an manchen Stellen des Buches somatische Aspekte auch detaillierter behandelt als in den meisten psychiatrischen Lehrbüchern der Fall. Wie bei den Vorauflagen war es uns ferner sehr wichtig, eine Diktion zu wählen, von der wir hoffen, dass sie über Kolleginnen und Kollegen unseres Fachgebiets hinaus einen möglichst breiten Leserkreis ansprechen wird.

Die beiden Herausgeber der 1. und 2. Auflage (WH, WR) freuen sich sehr, dass es gelungen ist, mit Herrn Privatdozenten Dr. Thomas Messer einen klinisch und wissenschaftlichen ausgewiesenen Kollegen mit besonderer Expertise auf dem Gebiet der Notfallpsychiatrie als weiteren Herausgeber zu gewinnen. Das Konzept des Buches haben wir im Wesentlichen beibehalten, wobei wir bei steigender Bedeutung dieser Themen Kapitel über Elektrokrampftherapie in der Akutpsychiatrie, Autismus-Spektrum-Störungen und Notfallpsychiatrie bei Großschadensereignissen neu aufgenommen haben. Sämtliche Kapitel wurden sorgfältig überarbeitet und wir freuen uns, dass sich weiterhin zahlreiche sehr renommierte Kolleginnen und Kollegen aus dem deutschen Sprachraum als Autoren zur Verfügung gestellt haben.

Das unverändert geltende Grundkonzept des Buches wurde im Vorwort der 1. Auflage ausführlich dargestellt. Dort finden sich auch Empfehlungen zu seiner Handhabung, auf die wir – insbesondere in Bezug auf die Anwendung von Medikamenten – ausdrücklich verweisen möchten. Auch wenn wir, wie bereits erwähnt, besonderes Augenmerk auf die Schnittstellen zur somatischen Medizin gerichtet haben, versteht es sich, dass dieses Buch nicht die Lektüre der einschlägigen Fachliteratur und der jeweiligen Behandlungsleitlinien ersetzen kann.

Wir hoffen, dass es dem Herausgeber- und Autorenteam gelungen ist, ein wissenschaftlich fundiertes, und in der alltäglichen Praxis hilfreiches Buch vorzulegen, von dem wir uns wünschen, dass es neben Ärzten auch Kolleginnen und Kollegen aus den anderen die psychiatrische Versorgung gestaltenden Professionen ansprechen wird. Um eine möglichst gute Lesbarkeit der einzelnen Kapitel für sich zu gewährleisten, haben wir bewusst Redundanzen in einem gewissen Umfang in Kauf genommen.

Die Versorgung psychiatrischer Notfälle und Akutsituationen findet wegen der Komplexität der zu Grunde liegenden biopsychosozialen Faktoren aber auch wegen der Heterogenität der regional und lokal zum Teil sehr verschiedenen Rahmenbedingungen in einer mitunter sehr stark variierenden Art und Weise statt. So ist den Herausgebern bewusst, dass z. B. geschlossene (beschützende) Stationen mancherorts abgeschafft wurden, während die Mehrzahl der Kliniken auf entsprechende Einheiten (bisher) nicht verzichtet. Da ein Manual wie das vorliegende nicht die ganze Varianz lokaler Versorgungsbedingungen berücksichtigen kann, haben wir versucht, die Kapitel so auszurichten, dass die Mehrheit der Leserinnen und Leser die Inhalte mit ihren alltäglichen Erfahrungen in Einklang bringen kann.

Allen Personen, die zum Gelingen dieses Buches direkt oder indirekt beigetragen haben, möchten wir ausdrücklich danken. Dies sind an erster Stelle die Autorinnen und Autoren, die trotz vieler anderer Verpflichtungen keine Mühe gescheut haben, mitzuarbeiten und auf unsere Herausgeberwünsche einzugehen. Unser herzlicher Dank gilt Ursula Jahn, die seitens des Verlags das Entstehen dieser Auflage maßgeblich gefördert hat, und insbesondere Frau Karin Kühnel die das Entstehen des Werkes inhaltlich und organisatorisch sehr kompetent und zielorientiert begleitet hat sowie Frau Doris Tiu, die für das Lektorat verantwortlich war und diese Aufgabe mit hoher fachlicher Qualifikation und großem Engagement wahrgenommen hat. Unser Dank gilt auch allen anderen an diesem Projekt beteiligten Verlagsmitarbeiterinnen und -mitarbeitern.

Ohne die tagtägliche Auseinandersetzung mit den vielfältigen und häufig komplexen Aspekten, die sich bei der Versorgung von Menschen mit akuten psychischen Erkrankungen ergeben, wäre es uns nicht möglich gewesen, die Herausgeberschaft für dieses Buch zu übernehmen. Deshalb danken wir allen unseren Mitarbeiterinnen und Mitarbeitern, ohne deren kompetente, zuverlässige und engagierte Unterstützung wir unsere klinischen Aufgaben nicht erfüllen könnten. Unser Dank gilt ebenso unseren Familien, die das Projekt dadurch unterstützt haben, dass sie uns an Abenden und Wochenenden Freiraum für die Arbeit an diesem Buch gegeben haben.

Wir hoffen sehr auf eine positive Resonanz bei unserer Leserschaft. Über Rückmeldungen, Anregungen und Kritik würden wir uns sehr freuen.

Göppingen, Zürich und Pfaffenhofen, im Juni 2017
Walter Hewer, Wulf Rössler, Thomas Messer

Vorwort zur 1. Auflage

I Einführende Bemerkungen
Psychische Erkrankungen sind in der Bevölkerung außerordentlich weit verbreitet. Naturgemäß sind es akute Manifestationen bzw. Exazerbationen psychischer Erkrankungen und die häufig daraus resultierenden Notfall- und Krisensituationen, die für die betroffenen Patienten und ihre Angehörigen eine besondere Belastung darstellen, ebenso wie sie die Kompetenz des Arztes und der anderen involvierten Berufsgruppen in hohem Maße fordern. Da in solchen Situationen meist ein dringlicher Handlungsbedarf besteht, müssen Entscheidungen häufig von Personen getroffen werden, die zwar über einen medizinischen Hintergrund verfügen, deren Kenntnisse und Erfahrungen auf psychiatrischem Gebiet andererseits begrenzt sind.

Psychiatrische Notfallentscheidungen sollten jedoch unbedingt auf der Grundlage einer ausreichenden psychiatrischen Basiskompetenz getroffen werden, wenn man berücksichtigt, welche Gefährdungen aus akuten psychischen Störungen resultieren können und welche nachteiligen Folgen eine fehlende bzw. nicht sachgerechte Behandlung haben kann. In diesem Zusammenhang haben wir – auch angesichts der Tatsache, dass zum Thema „Notfallpsychiatrie und Krisenintervention" bisher nur relativ wenig deutschsprachige Literatur existiert – gerne die Aufgabe übernommen, vor dem Hintergrund unserer lang-jährigen Tätigkeit auf diesem Gebiet, als Herausgeber das vorliegende Manual zu gestalten und freuen uns darüber, dass es uns gelungen ist, ausgewiesene Fachleute zu gewinnen.

II Gliederung und Konzept des Buches
Der erste Teil des Buches beschäftigt sich mit den Grundlagen des diagnostischen und therapeutischen Handelns in Notfall- und Krisensituationen. Der zweite Teil behandelt Zustandsbilder von besonderer Wichtigkeit, die unter syndromalem Gesichtspunkt besprochen werden. Dies entspricht den Erfordernissen der Notfallsituation insoweit, als die Erstversorgung des Patienten häufig unter primär syndromalem Aspekt stattfindet. Andererseits wird es – angesichts der damit verbundenen differenzialtherapeutischen und prognostischen Konsequenzen – immer das Ziel des Arztes sein, zu einem möglichst frühen Zeitpunkt auf dem Boden einer nosologischen (Verdachts-)Diagnose zu handeln. Im Hinblick darauf werden in Teil III die verschiedenen Krankheitsgruppen besprochen. Die Einteilung der

Kapitel orientiert sich dabei im Wesentlichen an der -Systematik der 10. Revision der „Internationalen Klassifikation der Krankheiten" (ICD-10). Schließlich werden im vierten und letzten Teil verschiedene, in den vorangegangenen Abschnitten des Buches nicht systematisch dargestellte Themenbereiche von notfallpsychiatrischem Interesse abgehandelt.

Bei einer Gesamtzahl von 31 Kapiteln konnte es nicht ausbleiben, dass es an manchen Stellen zu inhaltlichen Überschneidungen kam. Wir haben uns entschieden, dies in Kauf zu nehmen, um den Charakter der einzelnen Kapitel als in sich geschlossene Texte zu wahren. Es war uns wichtig, ein hohes Maß an inhaltlicher Geschlossenheit zu erreichen und dennoch die Freiheit der Autoren zu individueller Akzentuierung nicht zu sehr einzuschränken. Um über das übliche Lehrbuchwissen hinaus eine möglichst praxisnahe Form der Darstellung zu finden, haben wir gemeinsam mit den Autoren versucht, konkrete Hinweise zum praktischen Vorgehen in Notfall- und Krisensituationen zu entwickeln, wobei insbesondere auch der therapeutische Umgang mit dem Patienten Berücksichtigung finden sollte.

Ebenso war es Ziel der Autoren und Herausgeber, ein möglichst hohes Maß an wissenschaftlicher Fundierung zu erreichen. Es wurde insbesondere darauf geachtet, die Inhalte des Buches an dem derzeitigen Erkenntnisstand der klinischen Psychiatrie auszurichten. Allerdings muss einschränkend erwähnt werden, dass viele der Empfehlungen zum diagnostischen und therapeutischen Vorgehen in Notfall- und Krisensituationen mehr auf klinischer Erfahrung als auf den Ergebnissen systematischer wissenschaftlicher Untersuchungen beruhen. Wie schon der Umfang des Buches zeigt, wurde auf eine umfassende Darstellung aller notfallrelevanten Themen – unter Einschluss auch solcher Störungen, die nur relativ selten im Rahmen einer Notfall- oder Krisensituation zu beurteilen sind – Wert gelegt. Dies geschah aus mehreren Gründen:

- Mehr als in anderen Fachgebieten gilt für psychiatrische Akutsituationen, dass die subjektiv wahrgenommene Dringlichkeit des Problems ein wesentliches Moment dafür ist, inwieweit eine Intervention (worunter auch ein Gespräch mit primär explorativem Charakter fällt) notwendig ist oder nicht. Im Hinblick darauf werden in diesem Buch auch solche Probleme besprochen, die im Sinne der gängigen Definitionen am ehesten seelischen Krisen entsprechen. Wenn beispielsweise bestimmte in den Kapiteln 3, 7 und 19 dargestellte Problemsituationen aus medizinisch-psychiatrischer Sicht überwiegend nicht akut bedrohlich sind, so schien es uns dennoch angebracht, darauf einzugehen, und zwar zum einen wegen der Häufigkeit, mit der solche Störungen im ärztlichen Notdienst, in Krankenhausambulanzen etc. auftreten, zum anderen aber auch deswegen, weil gerade hier eine rechtzeitige Weichenstellung in Richtung psychiatrisch-psychotherapeutischer Hilfen leicht verpasst werden kann.
- Es sind auch die vielerorts gegebenen Versorgungsbedingungen zu berücksichtigen, die es mit sich bringen, dass nicht selten Zeiträume von 72 Stunden und mitunter auch mehr überbrückt werden müssen, bis eine fach-psychiatrische Beurteilung und Therapieempfehlung erfolgen kann. Dies stellte für uns einen weiteren Anlass dar, eine thematisch möglichst umfassende Darstellung anzustreben.
- Hier ist also weniger ein „Notfallbuch" im engeren Sinne, als vielmehr ein Manual mit Lehrbuchcharakter entstanden, dessen Inhalte schwerpunktmäßig an den diagnostischen und therapeutischen Erfordernissen in Notfall- und Krisensituationen orientiert sind. Aus inhaltlichen Gründen erschien es uns sinnvoll, auch solche Aspekte zu besprechen, die über die unmittelbare Bewältigung von Akutsituationen hinausreichen, sofern es sich um Hintergrundwissen handelt, das potenziell handlungsrelevant ist, wie etwa Angaben zum Krankheitsverlauf. Hingegen wurde darauf verzichtet, Inhalte, denen in der Akutsituation im Allgemeinen eine solche Handlungsrelevanz nicht zukommt, näher zu erörtern. Dies betrifft beispielsweise die Ätiologie oder Epidemiologie psychischer Störungen oder spezielle Aspekte zu deren Langzeittherapie, worauf – wenn überhaupt – nur in Ausnahmefällen eingegangen wird.

III Zielgruppen

Mit diesem Buch sollen in besonderem Maße diejenigen Ärzte angesprochen werden, die mit der Diagnostik und Therapie psychiatrischer Akutsituationen konfrontiert sind. Dies sind naturgemäß konsiliarpsychiatrisch tätige Fachärzte, Kolleginnen und Kollegen, die sich in psychiatrischer Weiterbildung befinden, aber auch Ärzte anderer Fachgebiete, die in Allgemeinkrankenhäusern Bereitschaftsdienst leisten oder in den ambulanten Notfalldienst eingebunden sind.

„Last not least" seien auch die in der Versorgung psychisch Kranker involvierten nichtärztlichen Berufsgruppen genannt, also insbesondere Pflegeberufe, Diplompsychologen und Sozialarbeiter. Wir hoffen, den Belangen dieser und anderer Berufsgruppen dadurch Rechnung getragen zu haben, dass wir versucht haben, das Buch sprachlich so zu gestalten, dass es hoffentlich für ein möglichst breites Publikum lesbar ist.

IV Anmerkungen

Um möglichen Missverständnissen entgegenzuwirken, seien uns noch einige weitere Anmerkungen erlaubt:

- Obwohl wir uns bei der Gestaltung des Buches darum bemüht haben, seine Lesbarkeit über die Berufsgruppe der Ärzte hinaus zu gewährleisten, ist es unzweifelhaft sehr stark „arztzentriert". Dies drückt sich nicht zuletzt darin aus, dass hier in aller Regel von „Patienten" gesprochen wird, während andere mögliche Bezeichnungen für hilfesuchende Personen („Klient" o. ä.) nur ausnahmsweise verwendet werden. Die wesentliche Begründung hierfür ist, dass Ärzte in Notfall- und Krisensituationen meist die erste Anlaufstelle sind und vor allem auch die unmittelbar notwendigen Entscheidungen zu treffen haben. Dahinter steht auch die konzeptionelle Überlegung, dass wir psychiatrische Notfall- und Krisenintervention ohne engen Bezug zur allgemeinen Medizin nicht für realisierbar halten. Psychiatrische Arbeit ist andererseits in weiten Bereichen – und zwar auch in der Notfall- und Krisenintervention – nur multidisziplinär denkbar. Deshalb wäre es an vielen Stellen des Buches durchaus möglich gewesen, statt vom „Arzt" vom „psychiatrisch Tätigen" zu sprechen, worauf wir jedoch aus sprachlichen Gründen verzichtet haben.
- Manche Leserin (und vielleicht auch mancher Leser) mag es als unzeitgemäß empfinden, wenn überwiegend nur die männliche Form benutzt wird, wenn von Personen beiderlei Geschlechts die Rede ist (also „der Patient" und nicht „der Patient/die Patientin"). Diese Sprachregelung, die einzig und allein unter dem Aspekt der Einfachheit gewählt wurde, wird, so hoffen wir, im Sinne einer geschlechtsübergreifenden Verwendung der männlichen Form verstanden werden!
- Wir orientieren uns in diesem Buch im Wesentlichen an den international geltenden Klassifikationssystemen, insbesondere an der ICD-10[1]. Wo uns dies aus inhaltlichen -Gründen sinnvoll erschien, wurde auch auf das „Dia-gnostische und Statistische Manual Psychischer Störungen" der American Psychiatric Association (DSM-IV)[2] Bezug genommen. Andererseits schien es uns nicht angebracht, traditionelle psychopathologische Konzepte völlig über Bord zu werfen. Dies drückt sich beispielsweise darin aus, dass der Leser an einigen Stellen des Buches solche Begriffe wie „endogen" oder „Neurose" findet, obwohl diese Termini in den genannten Klassifikationssystemen weitgehend unberücksichtigt geblieben sind. Terminologische Missverständnisse könnten sich auch durch häufige Verwendung solcher Begriffe wie „organische Faktoren", „organische Verursachung" u. ä. ergeben. Wir haben uns hierbei der Nomenklatur der ICD-10 bedient, die organische psychische Störungen von solchen, für die (bisher) keine körperliche Ursache nachgewiesen werden kann, unterscheidet, während dieses Klassifikationsprinzip im DSM-IV bekanntlich aufgegeben wurde. Häufig ist auch von „körperlichen" oder „somatischen" Erkrankungen die Rede. Mit diesen Begriffen sind in der Regel nichtpsychiatrische Erkrankungen gemeint, ungeachtet der Tatsache, dass psychische Erkrankungen auch körperlich verursacht sein können.

---

1 Weltgesundheitsorganisation: Internationale Klassifikation psychischer Störungen, ICD-10, Kapitel V (F). Klinisch-diagnostische Leit-linien. Hrsg. v. H. Dilling, W. Mombour, M. H. Schmidt, 2. Aufl., Huber, Bern-Göttingen--Toronto 1993.

2 Diagnostisches und Statistisches Manual-Psychischer Störungen DSM-IV. Übersetzt nach der vierten Auflage des Diagnostic and Statistic Manual of Mental Disorders der American Psychiatric Association. Deutsche Bearbeitung und Einführung von H. Saß, H.-U. Wittchen und M. Zaudig, 2. Aufl., Hogrefe, Göttingen-Toronto-Seattle 1998.

- Wir haben uns generell darum bemüht, Empfehlungen zur medikamentösen Behandlung möglichst konkret zu fassen; andererseits war es aus Gründen des Umfangs und der Lesbarkeit des Textes nicht möglich, durchgehend detaillierte Angaben zu Dosierung, Kontraindikationen und anderen anwendungsrelevanten Aspekten zu machen. Deshalb möchten wir ausdrücklich darauf hinweisen, dass es in der Verantwortung des Anwenders liegt, sich – sofern er mit einem bestimmten Medikament nicht ausreichend vertraut ist – anhand des Beipackzettels oder anderer Informationsquellen eingehend zu informieren. Dies gilt umso mehr, als neue Erkenntnisse zu Veränderungen der Anwendungsrichtlinien für die empfohlenen Medikamente führen können. Gelegentlich werden Medikamente empfohlen (z. B. Antikonvulsiva bei affektiven Erkrankungen), für die eine entsprechende Indikation vom Bundesinstitut für Arzneimittel und Medizinprodukte (BfArM) bisher noch nicht anerkannt wurde. Auch wenn solche therapeutischen Empfehlungen derzeitigem wissenschaftlichem Konsens entsprechen, ist zu beachten, dass die Anwendung von Medikamenten bei offiziell nicht zugelassenen Indikationen nur unter den Bedingungen der Kurierfreiheit möglich ist und dem Patienten im Aufklärungsgespräch entsprechende Hinweise gegeben werden müssen. Schließlich sei noch darauf hingewiesen, dass wir aus naheliegenden Gründen immer nur ausgewählte Pharmaka und Handelspräparate aufführen konnten, woraus nicht geschlossen werden darf, dass andere, nicht genannte Substanzen bzw. Präparate nicht genauso gut angewandt werden könnten.
- Obwohl wir sehr darauf geachtet haben, das Buch möglichst praxisnah zu gestalten, möchten wir ausdrücklich davor warnen, es wie ein „Kochbuch“ zu verwenden. Unabhängig davon, ob es sich um diagnostische oder therapeutische Interventionen – pharmakologische wie nicht-pharmakologische – handelt, müssen in einem Lehrbuchtext niedergelegte Empfehlungen immer daraufhin überprüft werden, in welcher Weise eine Modifikation im konkreten Einzelfall notwendig ist. Wir möchten auch betonen, dass wir – so sehr uns daran gelegen ist, dass Nichtfachärzte mit einer möglichst hohen Kompetenz auf psychiatrischem Gebiet ausgestattet sind – dennoch in schwierigen Situationen immer dazu raten, fachärztliche Kompetenz zu einem möglichst frühen Zeitpunkt in den Entscheidungsprozess einzubeziehen.
- Schließlich liegt uns ein Punkt noch sehr am Herzen: An zahlreichen Stellen des Buches wird auf die aus akuten Exazerbationen psychischer Erkrankungen potenziell resultierenden Gefahren Bezug genommen und der Aspekt der Sicherheit für den Patienten wie für die Helfer zur Sprache gebracht. Wir möchten damit in keiner Weise einer – sachlich auch nicht zu rechtfertigenden – Ausgrenzung psychisch Kranker mit dem Attribut der „Gefährlichkeit“ Vorschub leisten. Wenn wir relativ häufig auf mögliche „Gefährdungen“ hinweisen, so hängt dies zum einen mit der Zielsetzung dieses Buches zusammen, zum anderen scheint es uns notwendig, gerade den weniger Erfahrenen über solche Aspekte nicht in Unkenntnis zu lassen und damit seinen legitimen Sicherheitsbedürfnissen Rechnung zu tragen. Darüber hinaus denken wir, dass eine realistische Darstellung möglicher Gefahren (auch wenn ihre Wahrscheinlichkeit häufig gering sein mag) dazu beitragen kann, diffusen Bedrohungsgefühlen auf Seiten der Helfer entgegenzuwirken, und es ihnen unter Umständen sogar erleichtern kann, sich auf den Patienten einzulassen.

V Danksagungen und Ausblick

Es ist uns ein großes Anliegen, denjenigen Personen, die zum Gelingen dieses Buches direkt oder indirekt beigetragen haben, Dank zu sagen. Dieser Dank geht als Erstes an die Autoren des Buches, denen wir in intensiver Auseinandersetzung zum Teil weitgehende Modifikationen ihrer Kapitel abgefordert haben, um bei aller Individualität ein Lehrbuch aus einer Hand vorlegen zu können, und ebenso an Herrn Prof. Dr. Mathias Berger aus Freiburg, für dessen Engagement in der ersten Planungsphase des Buches. Danken möchten wir auch Herrn Dr. Hopfe vom Verlag Urban & Schwarzenberg, dessen Initiative maßgeblich war für die Entstehung dieses Buches, den Lektorinnen Frau Petra Münzel-Kaiser M. A. und Helga Staudinger M. A. für ihre Geduld, ihre außerordentlich kompetente und engagierte Unterstützung und die zu jeder Zeit angenehme Zusammenarbeit, sowie allen anderen an diesem Projekt beteiligten Verlagsmitarbeiterinnen und -mitarbeitern.

Es wäre uns nicht möglich gewesen, die Herausgeberschaft für dieses Buch zu übernehmen, wenn wir nicht im Rahmen unserer langjährigen Notfall- und konsiliarpsychiatrischen Tätigkeit am Zentralinstitut für Seelische Gesundheit und am Klinikum Mannheim die Gelegenheit gehabt hätten, ein breites Spektrum von psychiatrischen Notfall- und Krisensituationen in der Praxis kennenzulernen und uns intensiv damit auseinanderzusetzen. Der daraus resultierende Erfahrungshorizont bildet den Rahmen für dieses Buch. Für die vielfältigen Anregungen und Vorschläge bezüglich klinisch praktischer Handlungsregeln möchten wir allen ärztlichen Kolleginnen und Kollegen danken, namentlich Herrn Prof. Dr. Dr. Fritz Henn, dem Direktor des Zentralinstituts für Seelische Gesundheit und seinem Vorgänger, Herrn Prof. Dr. Dr. Heinz Häfner. Unser Dank geht ebenso an die nichtärztlichen Mitarbeiterinnen und Mitarbeiter des Instituts, für die wir stellvertretend das Pflegeteam der Intensivstation nennen möchten. Danken möchten wir auch allen anderen Personen, die uns in der einen oder anderen Weise in unserer Arbeit unterstützen und die wir hier nicht alle einzeln nennen können.

Schließlich möchten wir gegenüber denen, die uns am nächsten stehen – unseren beiden Familien – in besonderer Weise unsere Verbundenheit zum Ausdruck bringen und ihnen danken für die vielfältige Unterstützung, die wir durch sie erfahren dürfen, aber auch das Verständnis, das sie unseren beruflichen Verpflichtungen entgegenbringen.

Wir hoffen nun, dass dieses Manual auf positive Resonanz stoßen wird. Dabei gehen wir davon aus, dass wir zwar den Rahmen dieses Buches beibehalten werden, aber die einzelnen Kapitel werden weiterentwickeln müssen. Wir sind deswegen auf Rückmeldungen, Anregungen und Kritik durch unsere Leser angewiesen.

Mannheim und Zürich, im August 1998
Walter Hewer und Wulf Rössler

Herausgeber

Prof. Dr. med. Walter Hewer
Klinik für Gerontopsychiatrie
Klinikum Christophsbad
Faurndauer Straße 6–28
73035 Göppingen

Priv. Doz. Dr. med. Thomas Messer
Danuvius Klinik GmbH
Krankenhausstraße 68
85276 Pfaffenhofen

Prof. Dr. med. Dipl.-Psych. Wulf Rössler
Psychiatrische Universitätsklinik
Militärstraße 8
CH-8021 Zürich

Autoren

Dr. med. Dipl.-Psych. Barbara Alm
Klinik für Psychiatrie und Psychotherapie
Zentralinstitut für Seelische Gesundheit
68159 Mannheim

Prof. Dr. med. Josef Aldenhoff
Zentrum für Integrative Psychiatrie
Klinik für Psychiatrie und Psychotherapie
Niemannsweg 147
24105 Kiel

Prof. Dr. Anil Batra
Sektion für Suchtmedizin und Suchtforschung
Universitätsklinikum Tübingen
Calwer Straße 14
72076 Tübingen

Dr. med. Kurt Bauer
Zertifizierter Gutachter Deutsche Gesellschaft
neurowissenschaftliche Begutachtung (DGNB)
Friedenstraße 12
77694 Kehl

Prof. Dr. med. Katja Becker
Klinik für Kinder- und Jugendpsychiatrie,
Psychosomatik und Psychotherapie
Universitätsklinikum Marburg &
Philipps-Universität Marburg
Hans-Sachs-Straße 4–6
35039 Marburg

Priv.-Doz. Dr. med. Dr. rer. pol. Niels Bergemann
Sächsisches Krankenhaus Rodewisch
Bahnhofstraße 1
08228 Rodewisch

Prof. Dr. med. Thomas Bronisch
Max-Planck-Institut für Psychiatrie
Kraepelinstraße 10
80804 München

Prof. Dr. med. Albert Diefenbacher MBA
Evangelisches Krankenhaus
Königin Elisabeth Herzberge
Abt. für Psychiatrie, Psychotherapie und
Psychosomatik
Herzbergstraße 79
10362 Berlin

Prof. Dr. med. Matthias Dose
Bezirkskrankenhaus Taufkirchen
Bräuhausstraße 5
84416 Taufkirchen a. d. Vils

Prof. Dr. med. Harald Dreßing
Zentralinstitut für Seelische Gesundheit
Abteilung Forensische Psychiatrie
J5
68159 Mannheim

Prof. Dr. med. Hans Förstl
Klinikum rechts der Isar der TU München
Klinik und Poliklinik für Psychiatrie und
Psychotherapie
Ismaninger Straße 22
81675 München

Prof. Dr. med. Harald J. Freyberger
Klinik und Poliklinik für Psychiatrie und
Psychotherapie
Ernst-Moritz-Arndt-Universität Greifswald
am HELIOS HanseKlinikum Stralsund
Rostocker Chaussee 70
18437 Stralsund

Prof. Dr. med. Kurt Fritzsche
Zentrum für psychische Erkrankungen
Klinik für Psychosomatische Medizin und
Psychotherapie
Universitätsklinikum Freiburg
Hauptstraße 8
79104 Freiburg

Priv.-Doz. Dr. med. Dipl.-Biol. Ulrich Frommberger
Klinik an der Lindenhöhe
Klinik für Psychiatrie, Psychotherapie und
Psychosomatik
Bertha-von-Suttner-Straße 1
77654 Offenburg

Dr. med. Holger Gläser
Evangelisches Krankenhaus
Königin Elisabeth Herzberge
Herzbergstraße 79
10365 Berlin

Dr. med. Renate Grohmann
Klinik und Poliklinik für Psychiatrie und
Psychotherapie
Klinikum der Universität München
Nußbaumstraße 7
80336 München

Dr. med. Michael Haberhausen
Klinik für Kinder- und Jugendpsychiatrie,
Psychosomatik und Psychotherapie
Universitätsklinikum Marburg &
Philipps-Universität Marburg
Hans-Sachs-Straße 4–6
35039 Marburg

Prof. Dr. med. Dr. phil. Martin Hambrecht
Klinik für Psychiatrie und Psychotherapie
Evangelisches Krankenhaus
Elisabethenstift GmbH
Landgraf-Georg-Straße 100
64287 Darmstadt

Prof. Dr. med. Hans-Joachim Haug
Klinik Schlössli AG
CH-8618 Oetwil am See

Prof. Dr. med. Urs Hepp
Integrierte Psychiatrie Winterthur –
Zürcher Unterland
Wieshofstraße 102
CH-8408 Winterthur

Priv.-Doz. Dr. med. Leo Hermle
1. Psychiatrische Abteilung
Klinikum Christophsbad
Faurndauer Straße 6–28
73035 Göppingen

Prof. Dr. med. Dr. phil. Paul Hoff
Psychiatrische Universitätsklinik Zürich
Klinik für soziale Psychiatrie und
Allgemeinpsychiatrie ZH West
Lenggstraße 31
Postfach 1931
8032 Zürich/Schweiz

Dr. med. Bettina Kallenbach-Dermutz
Klinik für Psychosomatik und Psychotherapie
Charité-Universitätsmedizin Berlin
Campus Benjamin Franklin
Hindenburgdamm 30
12203 Berlin

Dr. med. Martin Kiesewetter
Facharzt FMH für Psychiatrie und Psychotherapie
spez. Forensische Psychiatrie und Psychotherapie
Promenadengasse 18,
CH-8001 Zürich

Prof. em. Dr. med. Hildburg Kindt
Klinik für Psychiatrie und Psychotherapie
Universitätsklinikum Freiburg
Hauptstraße 5
79104 Freiburg

PD Dr. med. Bernd Krämer
Psychiatrische Dienste Spitäler Schaffhausen
Nordstraße 111
CH-8200 Schaffhausen

Prof. Dr. rer. nat. Walter E. Müller
Pharmakologisches Institut
Biozentrum Niederursel
Universität Frankfurt Geb.N.260
Marie-Curie-Straße 9
60439 Frankfurt am Main

Dr. med. Regina Prunnlechner
Universitätsklinik für Psychiatrie
Anichstraße 35
A-6020 Innsbruck

Prof. Dr. med. Friedel M. Reischies
Freie Universität Berlin
Psychiatrische Universitätsklinik
Eschenallee 3
14050 Berlin

Prof. Dr. med. Anita Riecher-Rössler
Zentrum für Gender-Research und Früherkennung
Universitäre Psychiatrische Kliniken (UPK)
Kornhausgasse 7
CH-4051 Basel

Prof. Dr. med. Michael Rufer
Universitätsspital Zürich
Klinik für Psychiatrie und Psychotherapie
Culmannstraße 8
CH-8091 Zürich

Prof. apl. Dr. med. Dipl. Phys. Alexander Sartorius
Klinik für Psychiatrie und Psychotherapie
Medizinische Fakultät Mannheim/
Universität Heidelberg
Zentralinstitut für Seelische Gesundheit,
J5, 68159 Mannheim

Prof. Dr. med. Hans Schanda
Peter-Jordan-Straße 68/5
A-1190 Wien

Prof. Dr. med. Dr. rer. nat. Martin H. Schmidt
Klinik für Psychiatrie und Psychotherapie
des Kindes- und Jugendalters
Zentralinstitut für Seelische Gesundheit
J5
68159 Mannheim

Prof. Dr. med. Ulrich Schnyder
Universitätsspital Zürich
Klinik für Psychiatrie und Psychotherapie
Culmannstraße 8
CH-8091 Zürich

Prof. Dr. med. Michael Soyka
Medicalpark Chiemseeblick
Rathausstrasse 25
83233 Bernau
Psychiatrische Klinik Universität München
Nussbaumstraße 7
80336 München

Priv.-Doz. Dr. med. Carsten Spitzer
Asklepios Fachklinikum Tiefenbrunn
37124 Rosdorf bei Göttingen

Prof. Dr. med. Ludger Tebartz van Elst
Universitätsklinikum Freiburg
Klinik für Psychiatrie und Psychotherapie
Hauptstraße 5
79104 Freiburg

Prof. Dr. med. Ulrich Voderholzer
Schön Klinik Roseneck
Am Roseneck 6
83209 Prien am Chiemsee

Prof. Dr. med. Hans-Peter Volz
Krankenhaus für Psychiatrie, Psychotherapie und Psychosomatische Medizin
Schloss Werneck
Balthasar-Neumann-Platz 1
97440 Werneck

Prof. Dr. med. Thomas Zilker
Klinikum rechts der Isar der TU München
II. Med. Klinik u. Poliklinik,
Toxikologische Abteilung
Ismaninger Straße 22
81675 München

Autoren der Vorauflage

Dr. Jens Bullenkamp
Abt. Gemeindepsychiatrie
Zentralinstitut für seelische Gesundheit
Postfach 12 21 20
68072 Mannheim

Prof. Dr. med. Hans-Christian Deter
Klinik für Psychosomatik und Psychotherapie
Charité-Universitätsmedizin Berlin
Campus Benjamin Franklin
Hindenburgdamm 30
12203 Berlin

Prof. Dr. Fred Rist
Psychologisches Institut I
Universität Münster
Fliednerstr. 21
48149 Münster

Dr. med. Godehard Stadtmüller
Adula-Klinik für Psychosomatik und Psychotherapie
In der Leite 6
87561 Oberstdorf

Priv.-Doz. Dr. med. Rudolf Stohler
Klinik für Soziale Psychiatrie und Allgemeinpsychiatrie ZH West
Zentrum für Abhängigkeitserkrankungen
Selnaustraße 9
8001 Zürich/Schweiz

Prof. Dr. med. Dr. rer. nat. Dipl.-Psych. Jörg Walden
Klinik für Psychiatrie und Psychotherapie
Universitätsklinikum Münster und
Deutsche Rentenversicherung Westfalen
Wissenschaftspark
Munscheidstraße 14
45886 Gelsenkirchen

Inhaltsverzeichnis

I

Grundlagen

KAPITEL

1

Wulf Rössler

Akut- und Notfallpsychiatrie – Wo werden die Betroffenen behandelt?

1.1 Akute psychische Erkrankungen

Wenngleich die meisten professionellen Helfer mit dem Begriff „akut" die Vorstellung einer stationären Behandlung verbinden, sagt dieser Begriff wenig darüber aus, wer akut Erkrankte behandelt oder wo sie behandelt werden. „Akut" kennzeichnet einen Krankheitszustand, der in relativ großer Intensität und vergleichsweise rasch entstanden ist. Wenn eine akute psychische Erkrankung trotzdem häufig in eine stationäre Behandlung einmündet, liegt das zumeist daran, dass das notwendige Spektrum erforderlicher Behandlungsmaßnahmen ambulant nicht oder nicht schnell genug verfügbar ist.

Die Ansprüche unserer Patienten und Patientinnen an die Gesundheitsversorgung haben sich in den vergangenen Jahrzehnten dramatisch verändert. Die Betroffenen sind nicht mehr ausschließlich Hilfesuchende, sondern Kunden, die neben einer fachgerechten Behandlung erwarten, dass diese Behandlung mit möglichst wenig Einschränkungen für sie verbunden ist. Dieses Prinzip begründet den Vorrang der ambulanten vor der stationären Versorgung. Eine stationäre Behandlung ist nur noch dort gerechtfertigt, wo eine 24-stündige medizinische und pflegerische Fürsorge erforderlich ist. Vor diesem Hintergrund ist auch die Länge einer stationären Behandlung fortlaufend neu zu beurteilen. Die Länge einer Akutbehandlung bemisst sich aber auch daran, ob und inwieweit Alternativen, z. B. in Form einer teilstationären Behandlung, verfügbar sind. Die Kluft zwischen der Behandlungsintensität im stationären Rahmen und derjenigen einer ambulanten Behandlung erweist sich allzu oft als zu groß mit der Folge einer unnötig langen stationären Behandlung aufgrund fehlender Alternativen.

Akutversorgung benötigt klare Entscheidungsabläufe, weil über die erforderlichen Behandlungsmaßnahmen in der Regel rasch zu entscheiden ist. Die Handlungsabläufe der Initialbehandlung orientieren sich dabei an den Prinzipien der Notfallmedizin. Einen Sonderfall der psychiatrischen Akut- und Notfallversorgung stellt die Krisenintervention dar, deren Abgrenzung von der psychiatrischen Notfallversorgung nachfolgend kurz erläutert werden soll.

1.2 Psychiatrischer Notfall – seelische Krise

Die Begriffe „psychiatrischer Notfall" und „seelische Krise" sind unterschiedlicher Herkunft. Der psychiatrische Notfall ist das Analogon zum medizinischen Notfall: ein Zustand, in der Regel durch Krankheit verursacht, der zur Abwendung von Lebensgefahr oder anderen schwerwiegenden Folgen unverzüglich der sachverständigen Beurteilung und Behandlung bedarf.

Während also der Begriff des psychiatrischen Notfalls dem pragmatischen Verständnis der Notfallmedizin entstammt, hat der Begriff der „seelischen Krise" einen theoretischen, auf der Psychoanalyse und der anthropologischen Medizin basierenden Hintergrund. Krisen entstehen in individuellen Belastungssituationen. Bei ausreichendem individuellem Bewältigungsvermögen und unter Nutzung natürlicher Hilfepotenziale gelingt die Lösung der Konflikte und damit die Überwindung der Krise. Somit kann eine Krise unter Umständen auch zur Persönlichkeitsreifung beitragen.

Hiervon gibt es Ausnahmen, die professionelles Eingreifen erfordern. Dies gilt für Menschen, deren Bewältigungsvermögen zu gering ist, die eine hohe Verletzbarkeit für Belastungen aufweisen, deren natürliche Hilfepotenziale ausgeschöpft oder primär schon nicht vorhanden sind. Normale Lebenskrisen können dann rasch in abnorme Krisen übergehen.

Abnorme Krisen zeichnen sich durch eine misslungene Bewältigung aus, die zu verschiedenartigen psychischen Störungen, wie depressiven Reaktionen, Suizidversuchen, akuten Erregungszuständen, somatoformen Störungen etc., führen kann. Die Übergänge von abnormen Krisen zu psychiatrischen Notfällen sind deshalb fließend.

Im Selbstverständnis vieler Einrichtungen und Dienste, die Hilfen in seelischen Notsituationen anbieten, besteht aber ein prinzipieller Unterschied zwischen Institutionen, deren Zuständigkeit im Bereich abnormer Krisen einerseits bzw. psychiatrischer Notfälle andererseits liegt. Vor dem Versuch, einzelne Einrichtungen und Dienste zu klassifizieren, die in deutschsprachigen Ländern auf diesem Feld tätig sind, sollen deshalb einige Organisationsprinzipien erläutert werden, anhand derer der Beitrag einzelner Einrichtungen zur Notfall- und Krisenhilfe beurteilt werden kann.

1.3 Organisationsprinzipien

Eine angemessene Versorgung im Bereich von Krisenintervention sowie Akut- und Notfallpsychiatrie muss sich an folgenden Leitlinien orientieren:

- Auf einer funktionalen Ebene ist zunächst die Dringlichkeit einer Intervention zu berücksichtigen. Wenn Hilfe wirklich dringend benötigt wird, muss sie rund um die Uhr zur Verfügung stehen und rasch, d. h. auch verkehrstechnisch unkompliziert, zu erreichen sein.
- Auf einer organisatorischen Ebene ist neben der Dringlichkeit einer erforderlichen Hilfe, die die Öffnungszeiten und die Erreichbarkeit einer Einrichtung bestimmt, vor allem die Art der einzuleitenden Maßnahmen von Bedeutung.

Die erforderlichen Behandlungs- und Betreuungsangebote bemessen sich hauptsächlich an der Krankheitsintensität sowie den daraus resultierenden Problemstellungen. Dabei sind vorrangig drei Aspekte zu beachten:

- Psychiatrische Aspekte im engeren Sinne, d. h. seelische Krankheiten oder Störungen, die einer psychiatrischen Intervention zugänglich sind
- Medizinische Aspekte, die in der Regel in einer körperlichen Krankheit oder Begleitsymptomatik bestehen und ärztlicher Behandlung bedürfen
- Soziale Aspekte, die der sozialarbeiterischen Unterstützung bedürfen

Häufig sind alle oder mehrere Behandlungs- und Betreuungsebenen angesprochen. Zumeist bedürfen aber die medizinischen, psychiatrischen und sozialen Aspekte nicht gleichermaßen dringlich einer Intervention. Während medizinische und psychiatrische Maßnahmen zur Abwendung vitaler Risiken häufig unmittelbar erfolgen müssen, ist soziale Unterstützung oft erst im weiteren Behandlungsablauf erforderlich.

Die Schwelle der Inanspruchnahme muss niedrig sein, da die unmittelbare Beurteilung der Dringlichkeit einer Behandlung und die Beurteilung der Krankheitsschwere in der Regel zunächst durch den Betroffenen selbst oder durch sein unmittelbares Lebensumfeld erfolgen. Deren Einschätzung entspricht nicht zwangsläufig der Einschätzung professioneller Helfer. Betroffene mit weniger dringlichen und weniger schweren Erkrankungen können dann in einem gestuften System unterschiedlicher Zuständigkeiten weiterbetreut werden.

1.4 Einrichtungen der Akut-, Notfall- und Krisenhilfe

1.4.1 Spezialisierte Akut-, Notfall- und Krisendienste

Spezialisierte Akut-, Notfall- und Krisendienste, die das ganze Spektrum hilfebedürftiger Menschen mit akuten psychischen Erkrankungen entlang den zuvor genannten Leitlinien umfassend versorgen könnten, gibt es außerhalb der Regelversorgung durch psychiatrische Kliniken nur vereinzelt. Viele der existierenden spezialisierten Kriseneinrichtungen haben z. B. nur eingeschränkte Öffnungszeiten. Vor allem hat aber der überwiegende Teil selbstständiger Kriseninterventionszentren erhebliche Defizite bei zusätzlichem medizinischem Versorgungsbedarf. Psychiatrische Notfälle oder schwere Krisen mit erheblichen Risiken, insbesondere wenn eine

Behandlung gegen den Willen der Betroffenen erforderlich ist, können von solchen Zentren in der Regel nur schwer aufgefangen werden.

Andererseits werden selbstständige Kriseninterventionszentren von den Betroffenen wegen ihrer „Psychiatrieferne" und der daraus resultierenden geringeren Stigmatisierung verständlicherweise sehr geschätzt. Außerdem geben die administrativ weniger durchstrukturierten Krisenzentren den Betreuern mehr Flexibilität in der Behandlung. Und nicht zuletzt ist den Betroffenen ihren eigenen Wünschen entsprechend in der Regel eine kurze stationäre Aufenthaltsdauer „garantiert". Einen guten Kompromiss stellen deshalb die Kriseneinrichtungen dar, die zwar örtlich selbstständig, aber organisatorisch eng an ein psychiatrisches Krankenhaus oder eine psychiatrische Abteilung angebunden sind.

Der Hilfesuchende in seelischen Notsituationen ist in deutschsprachigen Ländern in der Regel auf eine Vielzahl von Institutionen angewiesen, die in irgendeiner Form in der Akut- und Krisenhilfe tätig sind. Will man sich rasch einen Überblick über das Versorgungsangebot in Krisenfällen verschaffen, ist es nützlich, die vorhandenen Hilfeeinrichtungen in eine Typologie einzuordnen.

1.4.2 Vorfeld- und Kernfeldeinrichtungen

Eine natürliche Typologie ist in deutschsprachigen Ländern durch die strikte Trennung des Sozial- und Gesundheitswesens gegeben: Einrichtungen des Sozialwesens bieten keine medizinischen Leistungen, Einrichtungen des Gesundheitswesens nur wenige soziale Hilfen an. Eines der eingangs genannten Organisationsprinzipien, nämlich ggf. integrierte medizinische, psychiatrisch-psychotherapeutische und soziale Hilfen in einer Hand anbieten zu können, ist deshalb nur schwierig umzusetzen.

Eine andere Typologie orientiert sich daran, wie nahe die jeweiligen Einrichtungen der psychiatrischen Versorgung stehen. Dabei wird von sogenannten Vorfeld- bzw. Kernfeldeinrichtungen gesprochen. Im Medizinsektor werden Psychiater und psychiatrische Krankenhäuser dem Kernfeld, Allgemeinärzte, Ärzte mit anderen Gebietsbezeichnungen und nichtpsychiatrische Krankenhäuser dem Vorfeld zugeordnet. In der psychosozialen Versorgung werden analog allgemeine Sozial- und Beratungsdienste dem Vorfeld, sozialpsychiatrische Dienste mit ärztlicher Besetzung dem Kernfeld zugerechnet.

Vorfeldeinrichtungen in der Notfall- und Krisenhilfe

Der Beitrag der Vorfeldeinrichtungen in der Akut- und Notfallhilfe wird zumeist unterschätzt. So wissen wir z. B., dass Menschen mit akuten psychiatrischen Störungen mit rund 4 Praxisbesuchen pro Jahr signifikant häufiger einen Hausarzt aufsuchen als Menschen ohne derartige Störungen (Jacobi et al. 2004). Dementsprechend groß ist der Anteil psychisch Kranker an der allgemeinärztlichen Gesamtklientel.

Allgemeinärzte sind die am weitesten akzeptierte Versorgungseinrichtung bei psychischen Problemen. Darüber hinaus haben sie den Vorteil, ihre Patienten über lange Zeiträume zu kennen und begleiten zu können. Allerdings sind viele Allgemeinärzte nicht hinreichend psychotherapeutisch-psychiatrisch ausgebildet mit der Folge, dass sie körpermedizinischen Interventionsansätzen auch bei seelischen Krisensituationen häufig Vorrang einräumen.

Auch **Allgemeinkrankenhäuser** sind in einem weitaus größeren Maß in der psychiatrischen Notfall- und Krisenhilfe gefordert als gemeinhin bekannt. In den Allgemeinkrankenhäusern wird in entsprechenden Situationen häufig Hilfe gesucht, weil:

- bei einer körperlichen Begleiterkrankung, z. B. bei einer Vergiftung oder Verletzung in suizidaler Absicht oder bei körperlich begründbaren seelischen Störungen, körpermedizinische Kompetenz erforderlich ist,
- Allgemeinkrankenhäuser in der Regel schnell erreichbar sind,
- ihnen nicht das Stigma einer psychiatrischen Einrichtung anhängt.

Auch die Hilfeangebote **psychosozialer Vorfeldeinrichtungen** werden von Personen mit seelischen Störungen im erheblichen Umfang mitgenutzt. Diesen Einrichtungen kommt v. a. in der Krisenhilfe zum einen eine Filterfunktion zu, indem sie durch ihren Einsatz bei Personen mit leichteren Krisen eine Zuspitzung zu einer schweren Krise verhindern helfen. Zum anderen sind sie wichtige, die akute Krisenintervention ergänzende Einrichtungen, weil oft erst ihre Hilfeangebote den Boden für eine langfristige Stabilisierung bereiten.

Neben psychologisch-beratenden Maßnahmen werden in diesen Einrichtungen zumeist psychosoziale Betreuungsmaßnahmen angeboten, die sich auf den Anlass oder die Begleitumstände der Krise beziehen. Die Hilfeangebote richten sich dabei auf

- die Mobilisierung sozialer Unterstützung im natürlichen sozialen Netzwerk, etwa in der Familie,
- die Aktivierung von Ersatzsystemen, z. B. in Form von Selbsthilfeorganisationen,
- die Vermittlung professioneller und sozialer Hilfen bei der Wohnungs- und Arbeitsbeschaffung.

Die Vielzahl psychosozialer Einrichtungen zu klassifizieren, die in diesem Bereich Hilfe leisten, ist nicht einfach. Neben dem allgemeinen Sozialdienst mit einem breit gefassten Aufgabenspektrum gibt es verschiedene Sonderdienste, die entweder spezielle Hilfeleistungen anbieten, wie z. B. Beratung für Menschen mit Behinderungen, oder deren Angebote sich an bestimmte Gruppen von Betroffenen richten, z. B. an Ehepaare, Familien, Kinder und Jugendliche, oder an bestimmte Klientengruppen wie Drogen- und Alkoholabhängige.

Dabei sind nicht immer aus der Bezeichnung einer Einrichtung Rückschlüsse auf deren Aufgabenstellung möglich. Insbesondere der Name „Psychosozialer Dienst" wird regional und national in ganz unterschiedlichen Bezügen genutzt. Am häufigsten benutzt wird die Bezeichnung „Beratungsstelle", meist versehen mit einem Zusatz, der Aufschluss darüber gibt, an wen sich das Angebot richtet.

An dieser Stelle sollte auch die Sozialstation – andere gebräuchliche Namen sind Sozialzentrum, Diakoniestation oder in der Schweiz Spitex – Erwähnung finden, weil es sich bei dieser Vorfeldeinrichtung um die weithin am meisten akzeptierte und zugleich am meisten bürgernahe ambulante pflegerische Versorgungseinrichtung handelt. Im Mittelpunkt ihrer Angebote stehen die sozialpflegerischen Hilfen in der Wohnumgebung der normalerweise schon älteren Hilfebedürftigen, die z. B. im Hinblick auf Suizidversuche eine Risikogruppe bilden. Zur Überwindung der Vereinsamung versuchen Sozialstationen im besonderen Maß, Selbsthilfe zu aktivieren oder Nachbarschaftshilfe anzuregen. Da ein Großteil der Personen, die in Betreuung der Sozialstationen sind, sich gleichzeitig in allgemeinärztlicher Behandlung befindet, ergänzen sich hier medizinische, pflegerische und soziale Hilfeangebote in besonders günstiger Weise.

Bei der Aufzählung verschiedener Vorfeldeinrichtungen sollten auch **organisierte nichtprofessionelle Hilfeangebote** erwähnt werden. Besondere Popularität genießen hierbei die Telefonseelsorge oder Einrichtungen ähnlichen Namens wie die „Dargebotene Hand". Seit den 1970er-Jahren gibt es auch Sorgentelefone für Kinder oder Kindernottelefone. Die telefonischen Angebote bieten Menschen aller Altersstufen in Krisen, die durch die niedrige Schwelle des Angebots und durch die Anonymität ermutigt sind, Gesprächspartner für verschiedenartigste psychosoziale Schwierigkeiten.

Andere Hilfeangebote der Bürgerhilfe werden in einer Vielzahl von Laienhilfsorganisationen vorgehalten. Sie sind alle darauf gerichtet, die Selbsthilfemöglichkeiten der Betroffenen zu aktivieren oder zu stärken.

Kernfeldeinrichtungen

Die jeweiligen Aufgaben der medizinischen und psychosozialen Kernfeldeinrichtungen in der psychiatrischen Akut-, Notfall- und Krisenhilfe sind nicht prinzipiell von denen der Vorfeldeinrichtungen unterschieden. Ihre Zielgruppen sind dabei allerdings die schwerer und chronisch psychisch Kranken, bei denen die professionellen Helfer, die nicht speziell im Umgang mit diesem Personenkreis trainiert sind, zumeist weit überfordert sind. Auch zugespitzte Krisen gehören in die Hände psychiatrisch erfahrener Helfer.

Die Kernfeldeinrichtungen – zu nennen sind hier im ambulanten Bereich vor allen Dingen niedergelassene Psychiater sowie sozialpsychiatrische Dienste und Ambulatorien oder Ambulanzen – sind es dann auch, die eine ggf. erforderliche Weiterleitung in ein psychiatrisches Krankenhaus/eine psychiatrische Klinik veranlassen (müssen), eventuell auch gegen den Willen der Betroffenen.

Ein Großteil der **niedergelassenen Psychiater** verfügt über eine langjährige Berufspraxis, die gute

Voraussetzungen für eine angemessene Betreuung von Menschen in Akut-, Notfall- und Krisensituationen bietet. Hinzu kommt, dass niedergelassenen Psychiatern die Patienten, die sie in solchen Situationen zu betreuen haben, vielfach aus langjährigen Behandlungen bekannt sind, sodass eine Fehleinschätzung aufgrund eines Querschnittseindrucks seltener ist. Regional unterschiedlich organisiert, gibt es vereinzelt Psychiatrische Notfalldienste, die durch niedergelassene Psychiater getragen sind. Ansonsten ist die psychiatrische Notfallversorgung Teil der medizinischen Notfallversorgung durch die entsprechenden Notfalldienste der Ärzte (➤ s. u.).

Grundsätzlich können auch niedergelassene klinische Psychologen und andere Psychotherapeuten einen wichtigen Beitrag zur Akutversorgung psychischer Störungen leisten. Tatsächlich ist dies in der Praxis aufgrund organisatorischer Rahmenbedingungen – insbesondere aufgrund zeitlicher Latenz bei der Terminvergabe – eher selten der Fall.

In Deutschland gibt es seit den 1980er-Jahren die Psychiatrischen Institutsambulanzen (PIA), die unter bestimmten Voraussetzungen in psychiatrischen Kliniken ambulante psychiatrische Behandlungen durchführen. Durch ihre enge Anbindung an die stationäre Versorgung sind sie prinzipiell geeignet, an der psychiatrischen Notfallversorgung teilzunehmen.

Der Beitrag **sozialpsychiatrischer Dienste** bzw. Ambulatorien und Ambulanzen zur Akut- und Krisenhilfe lässt sich nur schwer auf einen Nenner bringen, weil sich hinter dieser Bezeichnung eine Vielzahl unterschiedlicher Organisationsmodelle mit breit variierendem Aufgabenspektrum verbirgt. Diese reichen von sozialpsychiatrischen Spezialdiensten, die die langfristige Betreuung chronisch psychisch Kranker übernehmen (Psychosoziale Dienste in Österreich, Sozialpsychiatrische Ambulatorien in der Schweiz), bis zu Einrichtungen (insbesondere in Deutschland), die, eingebunden in die kommunale Ämterstruktur, zu einem großen Teil sicherungs- und ordnungspolitische Aufgaben zu tragen haben.

Im engeren Feld der psychiatrischen Versorgung haben sich in den letzten Jahren vermehrt integrierte Versorgungsnetze gebildet, die im Kern psychiatrisch-medizinische Hilfen durch niedergelassene Psychiater und ambulante psychiatrische Pflegeangebote durch entsprechend qualifizierte Pflegedienste vorhalten. Die integrierte Versorgung bietet auch in gewissem Umfang Krisen- und psychiatrische Notfallhilfe an.

Im Hinblick auf die stationäre Akut- und Notfallversorgung in einer **psychiatrischen Abteilung** oder einer **psychiatrischen Klinik** ist zu sagen, dass sie vor allem dort funktionsfähig organisiert ist, wo ein enger organisatorischer und ggf. räumlicher Zusammenhang mit einem Allgemeinkrankenhaus gegeben ist.

1.4.3 Filtermodell der Akut-, Notfall- und Krisenversorgung

Die bis hierher vorgestellten, an der Notfall- und Krisenversorgung beteiligten Einrichtungen und Dienste können auch entlang einer anderen Dimension beurteilt werden. Die in ➤ Abb. 1.1 aufgeführten Einrichtungen sind dabei nicht vollständig, sondern nur beispielhaft benannt.

Dargestellt ist ein Stufenmodell der Akut-, Notfall- und Krisenversorgung mit zunehmender Intensivierung der Hilfen. So können leichtere psychosoziale Akutsituationen zunächst im Vorfeld durch die Telefonseelsorge oder durch die Beratungsstellen abgefangen werden, während Patienten mit ernsthafteren und akuten seelischen Störungen ohne internistischen Behandlungsbedarf häufig ambulant vom niedergelassenen Arzt oder Psychiater betreut werden können. Erst bei weiter ansteigendem Versorgungsbedarf oder außerhalb regulärer Dienststunden muss ein multidisziplinär besetzter Notfall- und Krisendienst tätig werden.

Eine komplexe Notfall- und Krisenversorgung ist in einem solchen Modell horizontal und vertikal organisiert. Die horizontale Organisation beinhaltet, dass sich verschiedene Versorgungseinrichtungen in ihrer Funktion gegenseitig vertreten können, d. h., dass sie in bestimmten Bereichen gleichartige Versorgungsangebote machen. Das gilt z. B. für Institutsambulanzen, Ambulatorien und sozialpsychiatrische Dienste mit ärztlicher Besetzung. Im Rahmen ihrer jeweiligen Organisation können diese Einrichtungen Notfälle ohne vorherige Anmeldung während der normalen Dienststunden sehen und psychiatrisch behandeln. Außerhalb der Dienstzeiten (nachts, an Wochenenden und Feiertagen) be-

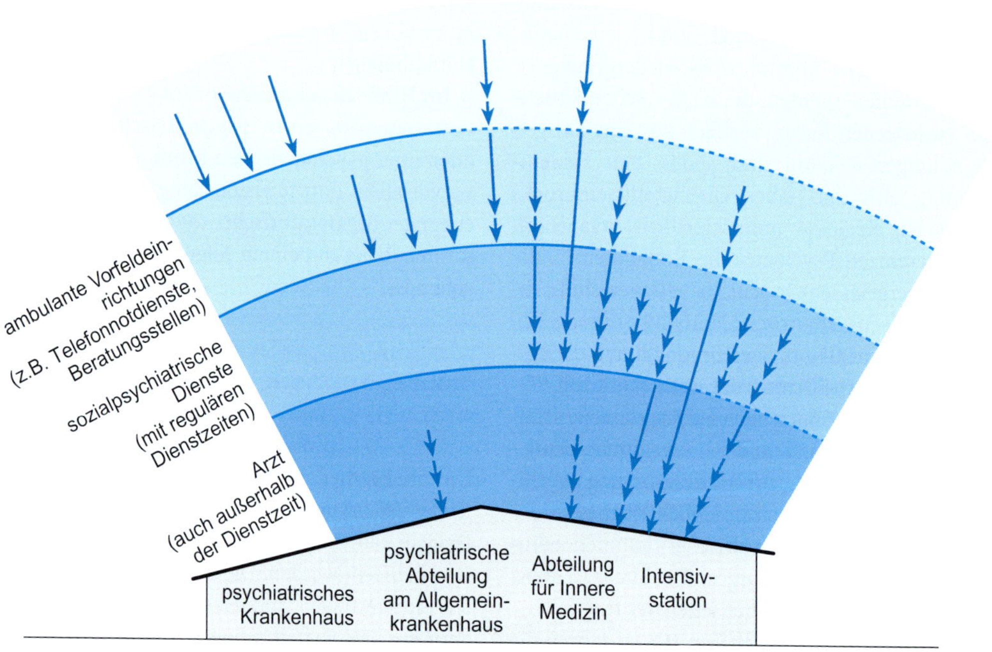

Abb. 1.1 Stufen der Versorgung für Menschen in seelischen Krisen oder mit psychiatrischen Notfällen

darf es anderer Organisationsmodelle, also stärker spezialisierter Institutionen, die 24-stündig besetzt sind. Mit diesen „höheren" Organisationsstufen ist die vertikale Organisationsstruktur angesprochen.

Das vertikale Organisationsmodell bezieht sich auf die einzelnen Stufen der Versorgung mit zunehmender Intensivierung und Spezialisierung der Hilfen. So sind z. B. niedergelassene Ärzte im Rahmen ihres Versorgungsauftrags auch außerhalb der regulären Dienstzeiten erreichbar, wobei diese Aufgabe vielerorts von einem rund um die Uhr besetzten ärztlichen Notfalldienst wahrgenommen wird. Häufig geht aber die Kompetenz des ärztlichen Notfalldienstes nicht über die unmittelbare Versorgung hinaus, sodass der Patient auf die nächsthöhere Stufe, z. B. in eine psychiatrische Klinik oder Abteilung, überwiesen werden muss. Auf dieser höchsten Ebene der Spezialisierung und Betreuungsintensität sollten alle erforderlichen psychiatrisch-psychotherapeutischen, körpermedizinischen und sozialen Hilfen vorhanden sein.

Unsere gegenwärtige Krankenhausorganisation erlaubt dies am besten dort, wo psychiatrische Abteilungen in Allgemeinkrankenhäuser integriert sind. Dort können in der Regel fachübergreifend die erforderlichen Hilfen erbracht werden. Wo dies jedoch nicht der Fall ist, müssen die Patienten weiterverwiesen werden, also z. B. nach körpermedizinischer Erstversorgung in Allgemeinkrankenhäusern in psychiatrische Kliniken.

Idealerweise sollte der Patient die einzelnen Versorgungsstufen durchlaufen, sobald auf einer Stufe der Versorgung keine zureichende Hilfe mehr gewährleistet werden kann. In der Realität der Versorgung entscheidet aber zunächst der Inanspruchnehmer selbst, welche Einrichtung er konsultiert. Dies ist aus gesundheitspolitischen Gründen erwünscht, um die Schwelle der Inanspruchnahme möglichst niedrig zu halten. Dabei wird in Kauf genommen, dass der Inanspruchnehmer unter Umständen eine „falsche" Entscheidung trifft. Eine „falsche" Entscheidung wäre z. B., wenn sich ein Patient nachts wegen eines psychosozialen Problems in einer Klinik vorstellt, für das er Hilfe und Unterstützung ebenso gut (oder besser) bei einer ambulanten Institution erhalten könnte. In solchen Fällen sollten die Patienten nach kurzer Konsultation an die zuständigen Einrichtungen verwiesen werden.

1.5 Praktische Schwierigkeiten

In der Theorie ergänzen sich die medizinischen und psychosozialen Vor- und Kernfeldeinrichtungen zu einem sinnvollen Ganzen. Wie Bausteine lassen sie sich zu einem auf die jeweiligen Bedürfnisse flexibel abgestimmten Versorgungsangebot zusammenfügen. Über- oder Unterversorgung wird dadurch vermieden. Weil die einzelnen Einrichtungen zumeist kleindimensioniert sind, können sie darüber hinaus gemeindenah, d. h. in erreichbarer Nähe ihrer Klienten, arbeiten.

In der Praxis ist aber für Personen, die sich in einer Notfall- oder Krisensituation befinden, die Schwelle zur Inanspruchnahme dieser zersplitterten Angebote über verschiedene Einrichtungen hinweg nur schwer überwindbar, weil ein relativ hohes Maß an Eigeninitiative erforderlich ist. Dies gilt insbesondere dann, wenn verschiedene Einrichtungen in Anspruch zu nehmen sind oder die „richtige“ Einrichtung zu suchen ist. Es ist unmittelbar einsichtig, dass es gerade in einer Akutsituation schwerfällt, diese schwierige Koordinierungsleistung zu bewältigen.

Diese Aufgabe wird häufig sozialpsychiatrischen Diensten bzw. Ambulanzen oder Ambulatorien zugeordnet. Für diese Dienste gilt, wie für viele der bis hierher beschriebenen Einrichtungen, dass zwar professionelle Akuthilfen als Bestandteil der täglichen Arbeit angeboten werden, ohne dass sie aber ein Arbeitsschwerpunkt wären. Die Akuthilfe sozialpsychiatrischer Dienste und ähnlicher Einrichtungen unterliegt deshalb einigen Einschränkungen:

- Hilfen werden in der Regel nur während der regulären Dienststunden angeboten. Nachts, an Feiertagen und Wochenenden sind sie nicht zugänglich.
- Ein Teil der Einrichtungen kann nur nach vorheriger Terminabsprache in Anspruch genommen werden.
- Ein Teil der Einrichtungen ist nur zugänglich für Klienten, die bereits dort in Betreuung stehen.

Für Einrichtungen, die solchen Einschränkungen unterliegen, gilt deshalb, dass sie die Betreuung von Menschen in seelischen Akut- und Notsituationen meist auf solche Klienten beschränken müssen, die eine gewisse Zeitverzögerung bei der Inanspruchnahme tolerieren. Dieser Mangel trifft nahezu für das gesamte existierende psychosoziale Versorgungsnetz zu.

Das medizinische Versorgungssystem hat hingegen im Rahmen des sogenannten Sicherstellungsauftrags die Aufgabe übernommen, die Versorgung rund um die Uhr zu gewährleisten. Zwar orientieren sich die niedergelassenen Ärzte nicht unbedingt an den Dienststunden des Öffentlichen Dienstes, aber die Bereitschaft, Tag und Nacht für ihre Patienten verfügbar zu sein, ist deutlich rückläufig. Hier tritt zunehmend der ärztliche Notdienst in Funktion.

Der allgemeinärztliche Notdienst ist allen Bürgern so gut bekannt, dass er in Notfällen jeder Art nachts, an Wochenenden und Feiertagen die erste Anlaufstelle ist. Der allgemeinärztliche Notdienst leidet aber unter zwei Mängeln:

- Der Ausbildungsstand der den Notdienst wahrnehmenden Ärzte in der Diagnostik und Behandlung psychischer Störungen ist nicht sehr hoch.
- Die Betroffenen sind den ärztlichen Notdiensthabenden persönlich nicht bekannt, sodass die Abschätzung der Risiken bei Unkenntnis der Lebenssituation des einzelnen Patienten erheblich erschwert sein kann.

Beides zusammengenommen kann unter Umständen zu unnötigen Zuweisungen zur stationären Behandlung führen. Zur Erhöhung der fachlichen Kompetenz haben deshalb einige allgemeinärztliche Notdienste entweder spezialisierte psychiatrische Notdienste oder einen fachärztlichen psychiatrischen Hintergrunddienst organisiert. Dieser Lösungsweg eignet sich jedoch überwiegend nur für städtische Ballungsräume, die über eine hinreichende Zahl qualifizierter Kollegen verfügen, die an solchen Diensten teilnehmen können.

Die stationäre fachpsychiatrische Versorgung ist in Deutschland und Österreich dadurch erschwert, dass die stationäre Versorgung in weiten Teilen durch häufig auf dem Lande gelegene Bezirks- oder Landeskrankenhäuser getragen wird. Dieses historisch gewachsene System psychiatrischer Fachkrankenhäuser versorgt zumeist große Einzugsgebiete mit nicht selten schlechter Verkehrsanbindung. Die rasche und unkomplizierte Inanspruchnahme ist dadurch wesentlich erschwert. Dieser Mangel trifft für die kleinräumig in Kantonen organisierte Schweiz weniger zu. Für alle isoliert betriebenen Fachkrankenhäuser gilt einerseits, dass sie aufgrund ihrer Größe eher spezialisierte Behandlungsangebote vorhalten können, als dies in kleineren Abteilungen an Allgemeinkrankenhäusern der Fall ist. Andererseits ist jedoch die häufig erforderliche interdisziplinäre Versorgung oft nicht hinreichend gewährleistet.

Inzwischen gibt es in Deutschland (und zögerlich in Österreich) eine relativ große, jedoch noch nicht hinreichende Zahl psychiatrischer Abteilungen an Allgemeinkrankenhäusern, die zur Lösung zahlreicher bis hierher angesprochener praktischer Versorgungsschwierigkeiten beitragen könnten. Psychiatrische Abteilungen an Allgemeinkrankenhäusern sind in der Regel rund um die Uhr zugänglich, rasch erreichbar und in die interdisziplinäre Zusammenarbeit mit anderen medizinischen Fachrichtungen eingebunden. So ist zum einen eine hinreichend kompetente ambulante Akut-, Notfall- und Krisenversorgung auf allen Versorgungsebenen durch die zuständigen Fachabteilungen gewährleistet, und zum anderen kann ggf. eine stationäre Aufnahme (in der Regel) ohne langen Transport erfolgen. In der Notfallsituation ist nämlich häufig schwer zu entscheiden, ob und inwieweit ein Patient einer über die unmittelbare Intervention hinausgehenden stationären Versorgung bedarf. Eine solche kurzfristige Aufnahme ermöglicht deshalb die weitere diagnostische Abklärung und kann in enger Zusammenarbeit mit dem natürlichen Lebensumfeld der Betroffenen häufig in überschaubarem Zeitraum wieder beendet werden.

1.6 Praktisches Vorgehen zur Ermittlung der zuständigen Hilfeinstanz im Einzelfall

Viele Regionen verfügen über einen psychosozialen Wegweiser, der darüber Auskunft gibt, welche Einrichtungen zu welchen Dienststunden welche Art von Hilfen anbieten. Sofern ein solcher Wegweiser noch nicht vorliegt, wendet man sich am besten an das nächstgelegene zuständige psychiatrische Fachkrankenhaus, die psychiatrische Klinik oder die zuständige Fachabteilung an einem Allgemeinkrankenhaus. Aus ihrer Tätigkeit heraus sind die dort beschäftigten Psychiater mit den Versorgungsangeboten, insbesondere der psychiatrischen Akut-, Notfall- und Krisenhilfe, vertraut.

Gut informiert sind auch alle Institutionen, die in irgendeiner Weise mit der zwangsweisen Unterbringung psychisch Kranker zu tun haben. Da die Unterbringung wider Willen national und auf Länder- bzw. Kantonsebene geregelt ist, sind entsprechend ganz unterschiedliche Institutionen involviert. Diese Institutionen sind in der Regel auch über weiterführende Hilfen informiert, da die meisten Unterbringungsgesetze eine zwangsweise Unterbringung nur bei Fehlen anderer (weniger einschränkender) Hilfemöglichkeiten vorsehen.

Sofern eine Nach- und Weiterbetreuung nicht gesichert werden kann, sei es, weil die entsprechenden Angebote nicht vorhanden oder zu dem gegebenen Zeitpunkt nicht verfügbar sind, wird häufig eine sofortige Überweisung in die zuständige psychiatrische Klinik bzw. Abteilung erforderlich. Wenn diese Überweisung nicht mit Zustimmung des Betroffenen erfolgen kann, sind die jeweiligen nationalen, länder- und kantonsspezifischen Unterbringungs- bzw. Psychisch-Kranken-Gesetze streng zu beachten. In der Regel rechtfertigen die jeweiligen Gesetze eine sofortige Unterbringung, wenn bei Vorliegen einer schwerwiegenden seelischen Erkrankung oder Störung eine erhebliche Eigen- oder Fremdgefährdung vorliegt (s. a. ➤ Kap. 6).

LITERATUR

Häfner, H., H. Helmchen: Psychiatrischer Notfall und psychiatrische Krise – konzeptuelle Fragen. Nervenarzt 1978;49: 82–87.

Häfner, H., W. Rössler, S. Haas: Psychiatrische Notfallversorgung und Krisenintervention – Konzepte, Erfahrungen und Ergebnisse. Psychiatr Prax 1986;13: 203–212.

Jacobi, F. M. Klose, U. Wittchen: Psychische Störungen in der deutschen Allgemeinbevölkerung: Inanspruchnahme von Gesundheitsleistungen und Ausfalltage. Bundesgesundheitsbl Gesundheitsforsch Gesundheitsschutz 2004;47: 736–744

Riecher-Rössler, A., P. Berger, A. T. Yilmaz, R. D. Stieglitz: Psychiatrisch-psychotherapeutische Krisenintervention. Hogrefe, Göttingen 2004.

Salize, H. J., H. Dressing: Epidemiology of involuntary placement of mentally ill people across the European Union. Br J Psychiatry 2004;184: 163–168.

KAPITEL 2

Josef Aldenhoff

Der Zugang zum Patienten – Anamnese- und Befunderhebung

2.1 Einleitung

Die Konfrontation mit psychiatrischen Notfällen und Akutsituationen kann in vielfältiger Weise zustande kommen: Patienten kommen aus eigenem Antrieb, weil es ihnen schlecht geht, oder werden von Angehörigen gebracht, weil sie zu Hause auffällig werden, oder von der Polizei, weil sie öffentliches Aufsehen oder Ärgernis hervorgerufen haben. Sie können auch aus anderen Kliniken vordiagnostiziert und ggf. vorbehandelt überwiesen werden. Besonders wenn Patienten positive Vorerfahrungen gemacht haben, gehen sie oft von sich aus zum Psychiater, weil sie mit ihrem eigenen Erleben und ihren Gefühlen nicht mehr zurechtkommen. Jede dieser Situationen ist durch einen völlig unterschiedlichen Hintergrund an Informationen, bereits erfolgten mehr oder minder geeigneten Maßnahmen und dadurch generierten Problemen gekennzeichnet.

Das adäquate Eingehen auf diese Vorgeschichte und ihre Aufklärung sind die wesentlichen Schritte in der Auseinandersetzung mit psychiatrischen Notfällen und Akutsituationen. (Anmerkung: Wenn im folgenden Text von „Notfall" die Rede ist, so sind damit – über Notfälle im engeren Sinne hinaus – generell akute psychische Erkrankungen angesprochen.)

2.2 Zugang zum Patienten

Das Gespräch in der Notfallsituation, das in vielen Fällen das Erstgespräch darstellt, gehört zu den interessantesten Situationen in der psychiatrischen Praxis. Es ist durch eine Reihe von Chancen und Problemen gekennzeichnet.

2.2.1 Chancen und Risiken des Erstgesprächs in der Notfallsituation

Der Kontakt zwischen Untersucher und Patient beim Erstgespräch kann im Einzelfall für den weiteren Krankheitsverlauf des Patienten von entscheidender Bedeutung sein und beeinflusst die Erfahrung mit psychiatrischen Institutionen wesentlich. Gelingt es dem ersten Untersucher, einen vertrauensvollen Kontakt zu schaffen, so kann er einen relativ offenen Bericht des Betroffenen über dessen Situation bekommen, psychopathologische oder anamnestische Details erfahren, die sonst unentdeckt blieben, und beim Patienten eine positive Haltung für weitere Behandlungen erzeugen.

Oft kann nur in der Notfallsituation das Vollbild der Krankheitssymptomatik beobachtet werden, was für die Diagnosestellung gegenüber späteren Kontakten von unschätzbarem Vorteil ist. Die Akutsymptomatik kann sich innerhalb weniger Stunden zurückbilden, wird vergessen oder zurückgehalten. Patienten mit einer erstmaligen Manifestation einer psychotischen Erkrankung können gelegentlich schon auf geringe Mengen an Antipsychotika schnell remittieren, sodass wesentliche Symptome später nicht mehr zu beobachten sind. Dies gilt insbesondere für Krankheitsbilder, die per se flüchtig sind, wie Drogenwirkungen, Intoxikationen oder bestimmte organische Psychosyndrome.

Im Erstgespräch, das naturgemäß in einer sehr schwierigen oder sogar kritischen Situation zustande kommt, besteht oft die Chance, durch adäquate Beratung und dem Patienten entsprechende Intervention frühzeitig Weichen in die richtige Richtung zu stellen und in begrenzter Zeit wirksam zu helfen. Eine solche positive Kommunikationsbasis kann auch die Motivation der Angehörigen, an einem konstruktiven Behandlungskonzept mitzuwirken, verstärken.

Man kann diese Chancen vertun, wenn man Patienten und Angehörige entmutigt oder verärgert. Dies kann bereits durch übliche Krankenhaussituationen wie langes Warten, wiederholte Störungen des Gesprächs etc. geschehen. Umgekehrt folgt daraus für die Bedingungen eines Notfallgesprächs, dass es zeitnah, mit einem ausreichenden zeitlichen Rahmen und ohne Störungen durch Telefon oder andere Inanspruchnahmen des Arztes erfolgen muss, der das Gespräch führt.

Die **Risiken** der Notfallsituation liegen darin, dass Patient und Arzt sich im Allgemeinen nicht kennen und Patienten oft verstört und verzweifelt sind. Nicht selten kommt eine Verkennung der Untersuchungssituation hinzu, die Irritationen, verbale oder körperliche Aggressionen zur Folge haben kann. Deswegen ist es sinnvoll, viel Wert auf Eindeutigkeit der Gesprächssituation zu legen. Bestimmte räumliche und organisatorische Vorkehrungen für Gesprächskontakte helfen in akuten Notfallsituationen (➤ Tab. 2.1).

Die Situation des Erstgesprächs ist vonseiten des Patienten häufig durch Angst, Aggressionen oder Bewusstseinsstörungen beeinflusst. Dennoch ist davon auszugehen, dass Patienten bei fast allen Störungen, die zu einem psychiatrischen Notfall führen, ausgenommen den epileptischen Dämmerzustand, bei entsprechender Gesprächsführung durch den Untersucher erreichbar bleiben.

Es sollte versucht werden, die wesentlichen anamnestischen Fakten **ohne eine Prämedikation** zu erfahren, da Medikamente oft zu einer akuten Veränderung der Symptomatik führen. Andererseits macht der akute Krankheitszustand nicht selten eine Exploration unmöglich: Dies gilt für Erregungszustände ebenso wie für stuporöse Bilder. In solchen Fällen kann eine Anbehandlung sinnvoll erscheinen (zur Akutbehandlung von Erregungszuständen ➤ Kap. 7). Im Zustand des akuten Stupors ist es in vielen Fällen möglich, mit der Gabe von Lorazepam den Patienten in einen Zustand zu bringen, in dem er in oft überraschend flüssiger Weise über seine Symptomatik sprechen kann. Die Dosierung ist jedenfalls so zu wählen, dass eine nachfolgende Exploration möglich erscheint (➤ Kap. 12).

Tab. 2.1 Voraussetzungen für Gesprächskontakte in Akut- und Notfallsituationen

Der Untersucher sollte auf jeden Fall einen weißen Kittel tragen, um die Eindeutigkeit der Untersuchungssituation zu gewährleisten, und möglichst auch ein Namensschild. Der Untersucher sollte sich vorstellen und die aktuelle Situation charakterisieren.

Wesentliche Merkmale des Untersuchungsraums:

- Genügend Platz, um die Distanzgrenzen von Klient und Untersucher nicht zu unterschreiten und um tätliche Übergriffe auf den Untersucher zu erschweren
- Ein Tisch, an dem Arzt und Patient zum Gespräch Platz nehmen können, der aber auch nützlich sein kann, wenn man das Gepäck des Patienten ggf. auf gefährliche Gegenstände hin untersuchen muss
- Leicht zugängliche Möglichkeiten, um schnell Personal zu Hilfe zu rufen (Notfallknopf etc.), und Vorkehrungen, die es erlauben, die Polizei umgehend einzuschalten
- Kein Zugang für den Patienten zu Gegenständen, die potenziell als Waffe verwendet werden könnten (was auch bei der Auswahl des Mobiliars für den Untersuchungsraum beachtet werden sollte)
- Genügend Raum und eine Sitzmöglichkeit für eine dritte Person, z. B. bei der körperlichen Untersuchung

2.2.2 Anforderungen an die Untersuchungssituation

Schon im „normalen" zwischenmenschlichen Kontakt ist die Einhaltung einer **angemessenen Distanz** von Belang, im Kontakt zwischen Patient und Untersucher wird sie oft entscheidend. Während eine zu große Distanz ein vertrauliches Gespräch unmöglich macht, wirkt ein zu geringer Abstand bedrängend oder manchmal belästigend. So ist der Körperkontakt in westeuropäischen Gesellschaften meistens auf den Händedruck bei Begrüßung und Abschied beschränkt. In der Notfallsituation muss davon ausgegangen werden, dass Patienten sich sehr oft nur schwer abgrenzen können und daher auf zu große Nähe wesentlich empfindlicher reagieren als Normalpersonen. Manche Patienten empfinden bereits den Händedruck als unangenehm. Erst recht kann dies für andere Formen des Körperkontaktes gelten. Man sollte daher solche Kontaktformen kritisch reflektieren und, abgesehen von seltenen Ausnahmen, völlig auf sie verzichten.

Eine besondere Form des Körperkontakts entsteht bei der **körperlichen Untersuchung.** Wir sollten uns daran erinnern, dass wir selbst körperliche Untersuchungen durch Kollegen, die wir unsympathisch finden – oder die wir gut kennen –, als beklemmend erleben können. Menschen mit einer psychischen Störung reagieren hier sicherlich noch wesentlich empfindlicher, zumal ihnen der Grund körperlicher Untersuchung bei einer nicht als körperlich empfundenen Problematik zunächst nicht ersichtlich ist. Deshalb muss der Zweck körperlicher Untersuchungen in der psychiatrischen Notfallsituation den Patienten ausdrücklich erklärt werden. Anders als bei der Gesprächssituation ist es bei der körperlichen Untersuchung sinnvoll, einen Mitarbeiter oder eine Mitarbeiterin aus dem Pflegedienst zu bitten, dabei anwesend zu sein.

2.2.3 Einbeziehung von Angehörigen in der Notfallsituation

Das Erleben einer psychischen Störung ist für die Betroffenen meist sehr irritierend, peinlich oder sogar bedrohlich. Es ist schwierig, solche Erlebnisse einem Fremden mitzuteilen, weswegen meistens die **Gesprächssituation unter vier Augen** zu bevorzugen ist. Dies gilt auch für die Anwesenheit von **Angehörigen.** Sie können zwar meistens relevante Auskünfte über den bisherigen Krankheitsverlauf geben, wenn die Patienten selbst häufig nicht dazu in der Lage sind, die Problematik vollständig darzustellen. Andererseits können durch die Einbeziehung der Angehörigen erhebliche Probleme bezüglich Vertraulichkeit und Schweigepflicht entstehen, bis hin zu einem Verlust des Vertrauens des Patienten in den Untersucher. Auch ist häufig schwer abzuschätzen, wie viel Anteil Angehörige an der Entstehung der Symptomatik haben (Ehekonflikte, sexueller Missbrauch, Gewalt gegen Angehörige etc.). So muss über den Zeitpunkt und den Umfang des Einbeziehens der Angehörigen immer individuell entschieden werden. Im Regelfall empfiehlt es sich, zunächst mit dem Patienten ein Gespräch unter vier Augen zu führen, in dessen Verlauf man die Frage nach der Hinzuziehung Dritter mit ihm klären kann, um ihm so die Möglichkeit einer tatsächlich freien Entscheidung zu geben. Den anderen Beteiligten sollte man, um Missverständnisse zu vermeiden, erklären, dass es sich dabei um das generell übliche Vorgehen handelt. Es ist sehr wichtig, den Angehörigen zu vermitteln, dass man ihre Präsenz trotzdem positiv bewertet und ihre Kooperation sucht, selbst wenn man häufig ihre Wünsche nicht unmittelbar in Behandlungsstrategien einfließen lassen kann.

2.2.4 Polizeiliche Anwesenheit

Eine besondere Situation entsteht, wenn Patienten von der Polizei zur Untersuchung gebracht werden. Geht es beim ärztlichen Gespräch um eine gutachterliche Fragestellung, etwa in Verbindung mit polizeilichen Ermittlungen (z. B. zur Klärung der Haftfähigkeit), so kann es gute Gründe für die Anwesenheit der Polizisten beim Gespräch geben. Anders ist dies in der normalen ärztlichen Gesprächssituation, wo ein Beisein der Polizei nicht nur den Gesprächskontakt erschweren, sondern auch die Bedingungen der Schweigepflicht ad absurdum führen würde. Daher sollten Explorationen in Gegenwart der Polizei vermieden werden, wenn nicht ein besonderer Grund dafür besteht. Zum einen werden Polizisten von den Betroffenen oft als Gegner erlebt, zum anderen sind sie nicht an die Schweigepflicht gebunden.

Wenn Patienten in Handschellen vorgeführt werden, ergibt sich ein Dilemma: Einerseits kann man von niemandem erwarten, dass er in gefesseltem Zustand offen über seine Probleme spricht, andererseits kann die Abnahme der Handschellen zur Gefährdung des Arztes oder Dritter, aber auch zur Selbstgefährdung führen. Deshalb kann über das Abnehmen der Handschellen immer nur nach Maßgabe des Einzelfalls, im Dialog mit Betroffenen und Polizei entschieden werden. Auch in solchen Situationen sollten die Polizisten für die Dauer des Gesprächs den Raum verlassen, sofern Sicherheitserwägungen dem nicht ernsthaft entgegenstehen.

2.2.5 Telefonische Kontakte

Schwierige Situationen entstehen manchmal, wenn eine telefonische Kontaktaufnahme wegen eines akuten, möglicherweise sogar bedrohlichen psychiatrischen Problems erfolgt. Es ist nicht ungewöhnlich, dass dies durch Dritte geschieht, da die betroffenen Personen häufig nicht in der Lage bzw. nicht willens sind, ärztliche und insbesondere psychiatrische Hilfe in Anspruch zu nehmen, z. B. aus fehlender Krankheitseinsicht heraus. Wenn der Patient nicht dazu bewegt werden kann, sich zu einer Exploration vorzustellen, entsteht das Dilemma, dass auf telefonischer Basis einerseits eine diagnostische Aussage und damit auch eine therapeutische Entscheidung nicht möglich ist, andererseits der Arzt über keine Handhabe verfügt, die betroffene Person zu einer ärztlichen Konsultation zu veranlassen.

Niedergelassenen Ärzten steht in solchen Situationen die Möglichkeit eines Hausbesuchs offen. Vorher sollte jedoch geprüft werden, ob dieser in üblicher Weise durchgeführt werden kann oder ob z. B. aus Sicherheitserwägungen heraus eine Begleitung – unter Umständen sogar durch die Polizei – erforderlich ist. Außerdem ist zu klären, ob Hinweise für eine akut bedrohliche medizinische Situation bestehen, wie z. B. bei einer Intoxikation. In solchen Fällen sollte gleichzeitig ein Krankenwagen, nach Möglichkeit sogar ein Notarztwagen, alarmiert werden.

Demgegenüber hat der Kliniker nicht die Möglichkeit, ambulant einzugreifen. Das heißt, dass er – soweit es ihm nicht doch gelingt, die betroffene Person telefonisch zu einer Kontaktaufnahme mit einem Arzt zu bewegen – dafür Sorge tragen muss, dass die notwendigen Maßnahmen in die Wege geleitet und je nach Lage des Einzelfalls Hausarzt, Krankenwagen, Polizei, Gesundheitsamt etc. entsprechend informiert werden.

Der telefonisch kontaktierte Arzt wird in der Regel frühzeitig Namen und Adresse des Anrufers erfragen. Werden diese Angaben verweigert, ist zu entscheiden, ob eine Fortsetzung des Telefonats sinnvoll ist. Im Einzelfall – d. h. wenn von einer akut bedrohlichen Situation auszugehen ist – kann es erforderlich werden, die zuständigen Dienste zu alarmieren (Polizei, Feuerwehr etc.). Ist die Telefonnummer auf dem Display sichtbar, sollte diese notiert werden, damit die Polizei ggf. den Aufenthaltsort des Anrufers ermitteln kann.

2.3 Entscheidungen vor der Notfalluntersuchung

Wird ein Patient zur psychiatrischen Notfalluntersuchung gebracht, stellen sich einige grundsätzliche Fragen:

1. Steht der psychiatrische Notfall im Vordergrund, oder handelt es sich um einen anderen medizinischen Notfall?

Diese Frage ist komplexer, als sie erscheint. Beispielsweise kann nach einem Suizidversuch zunächst die medizinische Versorgung, etwa durch eine chirurgische oder internistische Behandlung, vordringlich sein. Während und vor allen Dingen nach Durchführung dieser akut gebotenen Maßnahme sollte man sich aber immer bewusst sein, dass die ursächliche Störung eine psychiatrische ist und dass die Eigengefährdung auch nach vollständig geglückter Wund- oder Intoxikationsbehandlung nach wie vor unverändert fortbestehen kann. Umgekehrt können natürlich auch im Rahmen medizinischer Behandlung psychiatrische Akutsituationen wie delirante Zustände etc. auftreten.

Die Abwägung therapeutischer Prioritäten kann ausgesprochen schwierig werden, wenn auf der Verhaltensebene massive Probleme bestehen, gleichzeitig aber auch eine akute somatische Gefährdung vorliegt – eine Situation, die z. B. bei deliranten Syndromen nicht ganz selten vorkommt.

2. Muss der Patient sofort gesehen werden, oder können andere Patienten ggf. vorgezogen werden?

In jedem Fall sollte ein kurzer Kontakt mit dem Patienten klären, ob akute Gefährdung vorliegt, bei der sofortiges Handeln geboten ist. Dies gilt vor allem für Suizidversuche, gelegentlich aber auch für akute Psychosen. Die immer wieder vorkommende Situation, dass sich ein Patient, bevor er gesehen wurde, wieder aus der Notaufnahme entfernt, bedeutet, dass die Priorität falsch gewählt wurde.

3. Ist der Patient akut fremd- oder selbstgefährdend, d. h., muss sofort Hilfe herbeigeholt werden, oder muss, im Fall der Selbstgefährdung, ständig eine dritte Person anwesend sein, falls der Arzt mit anderen Tätigkeiten (Telefonieren, Fremdanamnese etc.) beschäftigt ist?

Korrektes Handeln leitet sich hierbei aus der Einsicht ab, dass der Arzt, der den Notfall als Erster sieht, so lange die Verantwortung trägt, bis ein anderer sie übernehmen kann. Gerade im Umgang mit Suizidalität, deren aktuelle Dringlichkeit oft nicht einzuschätzen ist, geschieht es häufig, dass die eigene Zuständigkeit mit dem Abgeben der Konsilanforderung an den Psychiater als beendet angesehen wird, was zu ganz verhängnisvollen Problemen führen kann.

4. Kann der Patient ohne Risiko die Explorationssituation verlassen, oder gefährdet er dann sich oder andere?

Die Freiheit eines Patienten kann nur eingeschränkt werden, wenn die Voraussetzungen des Unterbringungsgesetzes gegeben sind oder Gefahr für Leib und Leben des Patienten oder anderer Personen im Verzug ist. In allen anderen Fällen läuft die handelnde Person Gefahr, wegen Freiheitsberaubung angezeigt und verurteilt zu werden. Im Allgemeinen fördert es den Arzt-Patienten-Kontakt sehr, wenn man psychiatrische Patienten wie körperlich Kranke behandelt und ihnen den auch außerhalb von Krankenhäusern üblichen Handlungsspielraum zubilligt.

2.4 Ziele des Erstkontakts in der Notfallsituation

1. Aufgrund von Anamnese und Befunden soll eine vorläufige Diagnose gestellt und sollen die relevanten Differenzialdiagnosen abgewogen werden.
2. Die Gefährlichkeit der akuten Situation für den Patienten selbst und für andere muss verbindlich eingeschätzt werden.
3. Bei ambulanten Patienten sollte entschieden werden, ob die ambulante Behandlung fortgesetzt werden kann oder eine stationäre Aufnahme erforderlich ist. (Hierbei stellen die tatsächlich zur Verfügung stehenden Versorgungsstrukturen im ambulanten Bereich mit ihren lokal erheblichen Unterschieden sowie das Ausmaß der sozialen Unterstützung, das der Patient in seinem Umfeld erfährt, die wesentliche Entscheidungsgrundlage dar.)
4. Bei stationärer Aufnahme ist zu klären, ob diese auf einer offenen oder geschlossenen Station stattfindet, ob der Patient mit dieser Maßnahme einverstanden ist oder ob er mit den entsprechenden rechtlichen Maßnahmen gegen seinen Willen aufgenommen werden muss.
5. Hinweise auf körperliche Erkrankungen müssen sorgfältig beachtet werden, ggf. muss eine entsprechende Abklärung so schnell wie möglich stattfinden.
6. Schließlich ist zu klären, ob Angehörige, Arbeitgeber, andere Bezugspersonen etc. zu verständigen sind. Wenn diesbezüglich eine Patientenerklärung vorliegt, sollte diese nach Möglichkeit berücksichtigt werden.

2.5 Praxis der Anamnese- und Befunderhebung

2.5.1 Allgemeine Hinweise zur Gesprächsführung

Auch in einer Notfallsituation können psychiatrische Patienten häufig relevante Angaben zu ihrer Vorgeschichte machen.

Es empfiehlt sich, mit Fragen zu der Thematik zu beginnen, die den Patienten am meisten beschäftigt. Auch wenn aufseiten des Untersuchers ein starkes Bedürfnis nach allgemeinen Hintergrundinformationen besteht und er Redundanzen möglichst vermeiden möchte, muss der Patient die Möglichkeit haben, seine Problematik in einem zeitlich vertretbaren Rahmen ohne Unterbrechung darzustellen. Diese Einstellung sollte auch beibehalten werden, wenn die Situationseinschätzung des Patienten sich sehr von der des Arztes unterscheidet, z. B. beim Vorliegen einer Wahnsymptomatik: Während der betroffene Patient von seinem wahnhaften Erleben beeindruckt ist, sinkt das Interesse des Arztes nach der Klärung der für ihn wichtigen diagnostischen Fragen meist sehr rasch ab. Wenn dies zum Abbruch des Kontakts zwischen Patient und Untersucher führt, ist das für den weiteren Behandlungsverlauf hinderlich.

> Sinnvoll erscheint, von allgemeinen, orientierenden Fragen zur spezifischen Situationsabklärung fortzuschreiten.

Über dem Ziel einer möglichst umfassenden Faktenerhebung geht oft die Anteilnahme an der Erzählung der Betroffenen verloren. Wichtig ist gerade auch beim Erstgespräch oder in der Notfallsituation, dem Patienten das Gefühl zu vermitteln, dass der Untersucher an seinem Schicksal Anteil nimmt, was in einem erheblichen Maß zur Gestaltung einer positiven Gesprächsatmosphäre beiträgt. Anteilnahme bedeutet ja nicht notwendigerweise, dass man alle Meinungen teilt. Bei der Niederlegung des psychopathologischen Befunds sollte jedes erwähnte Symptom durch ein konkretes Beispiel ergänzt werden, das auch eine spätere Evaluation der Richtigkeit des Befunds ermöglicht.

Bei der Dokumentation des Gesprächs sollte ein besonderes Augenmerk auf Symptome gelegt werden, die Hinweise für eine Minderung oder Aufhebung von Urteils- und Schuldfähigkeit bzw. Geschäftsfähigkeit geben.

Solche Angaben können zum einen von größter forensischer Bedeutung sein, zum anderen ändern sich solche Zustände sehr rasch, z. B. wenn sie durch Alkohol-, Medikamenten- oder Drogeneinfluss bedingt sind, und können später oft nicht oder nur mit größter Mühe rekonstruiert werden.

Unterschiede in der Exploration bei der akuten Notfallsituation im Vergleich zum sonstigen psychiatrischen Interview liegen vor allem in der Konzentration auf die gegenwärtige Situation und die aktuellen Lebensumstände (Arbeits- und Wohnsituation) sowie in den Konsequenzen z. B. einer stationären Aufnahme für diese Lebenssituation (➤ Tab. 2.2).

Patienten in einer Notfallsituation sind häufig mit den Gegebenheiten eines psychiatrischen Interviews nicht vertraut oder haben Vorstellungen, die durch unrealistische oder antipsychiatrische Publikationen gebildet wurden. Es empfiehlt sich, auf diese Ängste einzugehen, Patienten darin zu bestärken, dass sie nicht „verrückt" sind, und, wenn möglich, Erläuterungen über die Art der vorliegenden Störung zu geben. Wenn vorhanden, kann man auch Psychoedukationsmaterial aushändigen.

Während in normalen Patientengesprächen vom Therapeuten gelegentlich längere Zeit geschwiegen werden kann, ist dies in der Notfallsituation nicht empfehlenswert, da es die Betroffenen meistens irritiert.

Tab. 2.2 Wesentliche anamnestische Daten bei einer Exploration der Notfallsituation

Persönliche Daten (Alter, Geschlecht etc.)
Wesentliche Probleme, die zur Notfallsituation führten: • Nach Angaben des Patienten • Nach Angaben Dritter (Informationsherkunft und Verlässlichkeit angeben)
Aktuelle Vorgeschichte: • Symptome • Beginn • Vorbehandlung
Vergangene psychiatrische Anamnese
Anamnese medizinischer Erkrankungen: • Gegenwärtige • Zurückliegende
Gegenwärtige Lebenssituation: • Wo und mit wem lebt der Patient? • Ist er arbeitsfähig, und hat er Anstellung, oder wie wird er anderweitig unterstützt? • Welche Form der Versicherung besteht?

2.5.2 Systematik des psychischen Befundes in der Notfallsituation

Äußeres Erscheinungsbild und Verhalten

Wertvolle Informationen für den Untersucher resultieren bereits aus den Eindrücken, die er vor Beginn der eigentlichen Exploration sammelt. So erlaubt schon das äußere Erscheinungsbild Rückschlüsse. Bei Patienten mit schweren psychischen Störungen ist es nicht ungewöhnlich, dass sich ihre Unfähigkeit, die Selbstversorgung in elementaren Dingen aufrechtzuerhalten, im Zustand der Kleidung und der Körperhygiene widerspiegelt. In anderen Fällen wecken äußere Merkmale, wie offensichtlich unpassende Kleidung, Tragen einer Sonnenbrille in dunklen Räumen etc., den Verdacht, dass hier ein Zusammenhang mit einer möglichen psychopathologischen Symptomatik gegeben ist.

Weiterhin fallen grobe Verhaltensauffälligkeiten frühzeitig ins Auge, so etwa ein ausgeprägtes Rückzugsverhalten oder auf der anderen Seite die fehlende Respektierung üblicher Regeln des zwischenmenschlichen Umgangs.

Schließlich sollten Mimik und Gestik des Patienten sorgfältig beachtet werden, da sie im Allgemeinen wichtige Hinweise auf das aktuelle psychische Befinden eines Menschen geben, indem sie Angst, Erregung, Ratlosigkeit etc. zum Ausdruck bringen.

Einleitungsfrage

Die sorgfältige Erhebung eines möglichst detaillierten psychischen Befundes muss wegen der besonderen diagnostischen und ggf. forensischen Konsequenzen auch und gerade in der Notfallsituation ein wesentliches Ergebnis der Exploration sein. Dieses Ziel kann mit dem Zustand der oft gespannten, ängstlichen oder aggressiven Patienten kontrastieren. Deswegen sollte im Verlauf des Gesprächs immer wieder überprüft werden, ob Klient und Untersucher noch im Kontakt sind oder ob die Interessenslage im Gesprächsverlauf divergiert.

Dieser Kontakt profitiert meist vom positiven Interesse oder auch von der Parteinahme des Untersuchers für die Situation des Patienten.

Fragen wie „Wegen welcher Probleme sind Sie hierhergekommen?“ oder „Was kann ich für Sie tun?“ geben dem Betroffenen das Gefühl, dass sein Gegenüber bereit ist, sich auf eine auch bedrängende und verworrene Situation verständnisvoll einzulassen. Auf dieser Grundlage wird es dann meistens möglich sein, ein problemgeleitetes Gespräch zu führen und in dessen Verlauf auch die wesentlichen psychopathologischen Details zu erfragen.

Bewusstsein, Aufmerksamkeit und Orientierung

Die Einschätzung von Aufmerksamkeit und Bewusstseinslage und deren Monitoring während des Gesprächs sind gerade beim Verdacht auf Intoxikationen, die oft während des ersten Gesprächs weiter fortschreiten, besonders wichtig.

Beispielsweise kann es nach einem Suizidversuch, über den der Untersucher möglicherweise noch nicht informiert ist, während der Aufnahme und des ersten Kontakts zur weiteren Resorption des in suizidaler Absicht eingenommenen Medikaments mit fortschreitender Bewusstseinstrübung kommen. Auch Verwirrtheitszustände bei zerebralen Blutungen bieten ähnliche Probleme. Das Delir ist durch fluktuierende Veränderungen von Bewusstseinslage und Orientierung charakterisiert.

Wegen dieser Besonderheiten, die speziell in der Notfallsituation auftreten, sind eine wiederholte Registrierung der Bewusstseinslage und auch die Dokumentation dieser Bemühung sinnvoll (s. a. ➤ Kap. 13 und ➤ Kap. 14).

Die Prüfung der Orientierung zu Person, Ort, Zeit und Situation ist im „normalen“ Patientengespräch oft peinlich. In der Notfallsituation, in der die Notwendigkeit zur Klärung der näheren Umstände oft auch schwer gestörten Personen evident erscheint, lassen sich viele Informationen, die zur Erfassung der Orientierung nötig sind, ganz zwanglos erfahren. Ist dies nicht der Fall, sollte man sich nicht scheuen, die Orientierung auch explizit zu prüfen, wenn man bei erhaltener Fassade Zweifel an ihr hat. Das kann z. B. der Fall sein zu Beginn eines Alkoholentzugsdelirs, das ja per se fluktuierend ist und bei dem der Patient über weite Strecken unauffällig erscheinen kann. Die in dieser Situation entstehende Peinlichkeit kann dadurch etwas gemildert werden, dass man das Abfragen der Orientierung ausdrücklich als obligaten Teil der Untersuchung darstellt (z. B. in folgender Weise: „Es gehört zu meiner Untersuchung, dass ich Sie jetzt noch nach einigen ganz selbstverständlichen Dingen frage: …“).

Bei der Prüfung der Aufmerksamkeit ist zu beachten, ob diese gezielt auf bestimmte Inhalte gerichtet und für eine gewisse Zeit aufrechterhalten und ob sie ggf. in adäquater Form auf neue Situationen gelenkt werden kann.

Kognitive Funktionen (Auffassung, Konzentration, Merkfähigkeit, Gedächtnis)

Neben der Prüfung von Bewusstseinslage und Orientierung ist die Beurteilung der kognitiven Funktionen besonders für die Differenzialdiagnose organisch bedingter Syndrome von großer Bedeutung. Während sich wesentliche Hinweise für Auffassungs- oder Konzentrationsstörungen meist aus dem Gesprächsverlauf ergeben, ist das Erkennen von Konfabulationen, Amnesien und Zeitgitterstörungen oft erst nach fremdanamnestischer Überprüfung der Patientenangaben möglich. Orientierende Prüfungen der Merkfähigkeit und des Gedächtnisses können unschwer aus der Explorationssituation heraus gemacht werden, indem man allgemeine Lebensereignisse, das Alter der Kinder, frühere Klinikaufenthalte etc. abfragt.

Dennoch muss man sich klar sein, dass eine umfassende Prüfung des kognitiven Leistungsvermögens und im Besonderen auch von Merkfähigkeit und Gedächtnis ein differenziertes psychologisches Verfahren darstellt, das in der Notfallsituation kaum durchführbar und auch nicht notwendig ist. Vermerkt werden sollten Verdachtsmomente, die auf entsprechende Störungen hinweisen.

Affektivität, Antrieb und Psychomotorik

Wichtige Elemente der Beurteilung der affektiven Situation eines Menschen sind:

- das Erfassen der aktuellen Stimmungslage,
- die Prüfung der affektiven Reagibilität (ob der Patient dazu in der Lage ist, emotionale Regungen wie Freude, Traurigkeit etc. zu empfinden und auszudrücken),
- das Erkennen einer über das übliche Maß hinausgehenden Affektlabilität,
- die Exploration der Denkinhalte, die begleitend zu einer veränderten Stimmungslage auftreten (z. B. Insuffizienzgedanken bei der Depression, Größenideen bei der Manie; sind Grübeltendenzen vorhanden, ist es im Allgemeinen aufschlussreich, deren Inhalt zu erfragen),
- die Beurteilung, ob die verbale Beschreibung der Stimmungslage und beobachtbares Verhalten kongruent sind,
- die Registrierung der Antriebslage (Minderung? Hemmung? Steigerung?).

Entsprechende Symptome erschließen sich schon oft bei der Beobachtung des Spontanverhaltens, der Mimik, der Redeweise und des motorischen Verhaltens. Sie stehen meist in direktem Zusammenhang zum Anlass der notfallmäßigen Vorstellung und werden in der Regel ohne allzu große Widerstände berichtet.

Bei einer Antriebssteigerung, z. B. beim manischen Syndrom, kann eine geordnete Exploration allerdings auf erhebliche Widerstände stoßen. Bei manischen Patienten sollte die meist ohnehin wenig verlässliche Erhebung anamnestischer Daten auf ein absolut notwendiges Maß beschränkt und die Aufmerksamkeit stattdessen auf einen guten Kontakt zwischen Patient und Untersucher gerichtet werden. So macht es durchaus Sinn, dem Gesprächsfluss des Patienten zu folgen und frontale Auseinandersetzungen zu vermeiden.

Eine besondere Situation stellen Mutismus oder Stupor dar. Zum einen sind sie in der Abgrenzung gegenüber Intoxikationen oder komatösen Zuständen schwierig. Zum anderen gehen solche Zustände der reduzierten Psychomotorik oft mit einer stark gesteigerten Wahrnehmungsintensität einher, die dem Betroffenen alle Vorgänge mit ihm oder um ihn herum viel prägnanter, aber oft auch bedrohlicher erscheinen lassen. Dies sollte bei Äußerungen im Umfeld solcher Patienten aus Gründen der Humanität und des Selbstschutzes unbedingt beachtet werden. Letzteres deshalb, weil stuporöse Zustände im Rahmen einer Katatonie plötzlich in einen stark aggressiv gefärbten Erregungssturm umschlagen können.

Formale Denkstörungen

Unabhängig vom Inhalt der Gedanken, die ein Mensch äußert, können Auffälligkeiten hinsichtlich ihres Aufeinanderfolgens bestehen. Diese werden vom Untersucher durch sorgfältige Beobachtung des Gesprächsverlaufs registriert. Zu beachten sind dabei unter anderem folgende Faktoren:

- Tempo des Gedankengangs: Besteht eine Beschleunigung, Ideenflucht oder eine Verlangsamung, Hemmung?
- Zielgerichtetheit des Gedankengangs: In dieser Hinsicht können unter anderem Weitschweifigkeit, Einengung, Perseveration auffallen.
- Ordnung des Denkens: Entsprechende Störungen sind durch eine eingeschränkte bzw. fehlende

formale oder inhaltliche Kohärenz des Denkablaufs gekennzeichnet; Auffälligkeiten können sich unter anderem ergeben im Sinne von assoziativer Lockerung, Sperrung mit Gedankenabreißen, Vorbeireden. Bei schweren Störungen im Sinne von inkohärentem bzw. zerfahrenem Denken kann es unmöglich sein, den Worten des Patienten zu folgen; im Extremfall kommt es zum sogenannten Sprachzerfall, bei dem unter Umständen eine aphasische Störung differenzialdiagnostisch zu bedenken ist.

Bei deutlicher Ausprägung sind formale Denkstörungen relativ leicht zu erfassen, während sie sich in leichteren Fällen mitunter erst bei längerer bzw. wiederholter Exploration manifestieren.

Formale Denkstörungen können zu einer erheblichen Beeinträchtigung der Fähigkeit führen, selbst einfache alltägliche Abläufe zu bewältigen. Alltägliche Vorgänge der Körperpflege, der Essenszubereitung, einfache grundlegende Schritte im Arbeitsablauf sind oft durch formale Denkstörungen so schwer beeinträchtigt, dass sie mehr zur akuten Einweisung beitragen als Halluzinationen oder eine Wahnsymptomatik.

Inhaltliche Denkstörungen

Wahnsymptome können die Akutsituation ganz unterschiedlich beeinflussen: Während ersterkrankte Schizophrene oft ganz im Bann ihres Wahns stehen, in ihrem Verhalten völlig davon beeinflusst werden und sich auch gegenüber dem Untersucher gar nicht davon distanzieren können, muss sich ein chronifizierter Wahn oder die Wahnsymptomatik bei einer Paranoia überhaupt nicht bemerkbar machen.

Für die Notfallsituation muss betont werden, dass es sowohl fruchtlos ist als auch den Kontakt sehr belastet, wenn man versucht, eine realitätsentsprechende Korrektur wahnhafter Überzeugungen erzwingen zu wollen.

Wenn der Patient von sich aus nicht über eine Wahnsymptomatik berichtet, ist es oft nicht ganz leicht, hier einen Einstieg ins Gespräch zu finden. Fähndrich und Stieglitz schlagen in ihrem Leitfaden folgende Einstiegsfrage vor: *„Haben Sie in letzter Zeit Dinge erlebt, die Ihnen sehr merkwürdig vorkamen, die Sie beunruhigten oder die Ihnen gar Angst machten und von denen andere meinten, dass es so nicht sein kann?“* (Fähndrich und Stieglitz 2007)

Störungen des Ich-Erlebens

Diese Störungen – Fremdbeeinflussungserlebnisse, Gedankenausbreitung etc. – tragen sehr zur Farbigkeit des psychopathologischen Bildes einer akuten Psychose bei.

In Bezug auf ihre Bedeutung in der Notfallsituation sollte bedacht werden, dass das Erlebnis unscharfer oder durchlässiger Ich-Grenzen für die Betroffenen oft mit dem starken Gefühl der Bedrohung und Angst verbunden ist, aus der heraus sich, wenn der Untersucher diese Grenze überschreitet, nicht selten Aggressionshandlungen entwickeln.

Wahrnehmungsstörungen und Sinnestäuschungen

Diese Störungen können den Charakter einer Exploration stark beeinflussen. Am bedrohlichsten sind Halluzinationen, wenn sie imperativen Charakter haben und den Betroffenen zu Handlungen gegen sich selbst oder andere beeinflussen. Oft werden auf das Vorliegen solcher Symptome nur indirekte Hinweise gegeben, weil auch eine Weitergabe dieser Inhalte imperativ verboten wird. Bei Ersterkrankten wird diese Symptomatik nicht selten durch irritiertes Umherschauen deutlich, chronische Patienten zeigen oft eine Hierarchie ganz unterschiedlicher Halluzinationen, die sie dem Untersucher erst nach längerem Kontakt und bei erheblichem Vertrauen mitteilen.

Nicht ganz einfach ist die Frage nach Halluzinationen, auch wenn erfahrene Patienten häufig von sich aus berichten, dass sie „Stimmen hörten oder nicht mehr hören“. Ersterkrankte hingegen können mit dem Begriff der Stimmen nur sehr wenig anfangen. Hier erscheint es naheliegend, sich an dem von Fähndrich und Stieglitz beschriebenen Vorgehen zu orientieren und danach zu fragen, ob der Patient Dinge gesehen, gehört, gespürt hat, die ihm merkwürdig, seltsam oder beunruhigend vorkamen.

Angst- und Zwangssymptome

Eine **Angstsymptomatik** kann bei fast allen psychiatrischen Erkrankungen auftreten und trägt oft wesentlich zur Notfallsymptomatik bei. Dies gilt z. B. für Angst im Zusammenhang mit einer akuten Psychose, in der Wahninhalte oder Halluzinationen zu massiven Ängsten führen können. Auch bei den affektiven Erkrankungen spielt Angst eine große Rolle. Vor allem aber seien Panikattacken als klassische Manifestationsform der Angst genannt.

Im Umgang mit panischer Angst ist es wichtig, daran zu denken, dass sich oft keine objektiven Parameter finden lassen, die Angst der Patienten vor einer körperlichen Katastrophe oder vor dem „Verrücktwerden" aber ganz immens ist. Seltener werden in Notfallsituationen Ängste im Zusammenhang mit phobischen Reaktionen gesehen, da diese Ängste definitionsgemäß mit Verschwinden des Stimulus aufhören.

> Im Umgang mit solchen Patienten ist eine ruhige, akzeptierende und verstehende Grundhaltung wahrscheinlich das Wichtigste.

Gerade Panikpatienten zeigen immer wieder ein Sistieren der Symptomatik, sobald sie im Krankenhaus oder im Gespräch mit einem Arzt sind. Dies ist in vielen Fällen wichtiger als eine pharmakologische Intervention, da die Symptomatik meist kurz nach dem Gesprächsbeginn sistiert.

Eine **Zwangssymptomatik** kann in voller Ausprägung wesentlich zum Entstehen einer Notfallsituation beitragen. Dies wird einem unbekannten Untersucher allerdings selten mitgeteilt, da Zwänge vom Betroffenen selbst als unerklärlich, peinlich, „verrückt" erlebt werden können. Die detaillierte Exploration einer Zwangssymptomatik ist infolgedessen in der Notfallsituation meist nicht möglich und in der Regel nicht erforderlich, es sei denn, dass entsprechende Anhaltspunkte vorliegen.

Vegetative Störungen

Die Erhebung dieser Störungen ist bedeutsam, insbesondere wegen ihrer Bedeutung als Vorfeldsymptome bei affektiver Erkrankung oder Psychose. Dies gilt vor allem für Schlafstörungen, die der vegetativen Symptomatik zugeordnet werden. Die Exploration sollte orientierend sein, nach Ein- und Durchschlafstörungen, der Schlafqualität, aber auch der Schlafdauer fragen. Manische Patienten geben z. B. häufig an, dass sie ausgezeichnet geschlafen hätten, und sagen erst auf ausdrückliche Nachfrage, dass die Gesamtschlafdauer zwei Stunden nicht überstiegen habe.

Andere vegetative Störungen wie Störungen von Libido und Potenz, vermehrte Schweißneigung etc. werden in der Notfallsituation nur fakultativ abgefragt.

Einschätzung der Selbst- oder Fremdgefährdung

Suizidalität stellt einen der häufigsten Gründe für psychiatrische Notfälle dar, sei es, dass die Absicht einer Suizidhandlung geäußert wird, sei es, dass der Kontakt mit dem Psychiater als Folge eines versuchten Suizids zustande kommt. In beiden Fällen liegt im Erstgespräch eine besondere Chance, die deshalb auch unbedingt genutzt werden sollte, indem das Gespräch durch einen Fachmann, einen Psychiater, geführt wird.

Die spezifischen Stufen in der Entwicklung der Suizidalität bedürfen zu ihrer Abschätzung erheblicher Kenntnis und Erfahrung. So sind bestimmte Äußerungen in der Ambivalenzphase anders zu beurteilen als zu einem Zeitpunkt, zu dem der Entschluss zum Suizid bereits gefallen ist.

Besonders verhängnisvoll kann die von psychiatrischen Laien immer wieder vorgenommene Unterscheidung in sogenannte demonstrative und ernst gemeinte Suizidversuche wirken. Zum einen hängt diese Unterscheidung vom medizinischen Vorwissen des suizidalen Menschen ab: Medizinische Laien können oft überhaupt nicht abschätzen, welche Maßnahme potenziell tödlich wirkt. Die Untauglichkeit der Mittel eines Suizidversuchs sagt somit nichts über seine Ernsthaftigkeit aus. Die Fehleinschätzung als „demonstrativ" und damit nicht ernst zu nehmend begünstigt lediglich, dass der Betroffene den nächsten Versuch mit tauglicheren Mitteln unternimmt. Außerdem gelingen häufig auch Versuche aus überwiegend demonstrativer Intention, während eindeutige Selbsttötungsversuche scheitern. Grund ist vielleicht die den Betroffenen selbst nicht mehr bewusste Ambivalenz der Suizidhandlung gegenüber.

Der Arzt sollte die Unterscheidung in „ernsthaft" und „demonstrativ" verlassen und stattdessen davon ausgehen, dass Suizidalität den Eintritt in eine gefährliche Kommunikationsebene markiert, die gewählt wurde, weil verbale Verständigungsmöglichkeiten im Erleben der Betroffenen sinnlos geworden sind.

Dies gilt auch für **fremdgefährliche** Handlungsweisen. Wie schon erwähnt, werden sie nicht selten vom Untersucher durch Unterschreiten einer kritischen Distanz provoziert, sie können aber auch, wie z. B. bei manischen oder seltener akut schizophrenen Patienten, aus der Krankheitssymptomatik erklärbar sein.

Erwähnenswert sind schließlich auch noch Situationen der **Selbstgefährdung,** die nicht aus suizidalem Verhalten resultieren. Dies betrifft etwa die Gefahr,

- dass Patienten mit kognitiven Defiziten durch eine Störung der Orientierung in risikoreiche Situationen geraten,
- dass Patienten aus psychotischem Erleben heraus alltägliche Gefahren (z. B. im Straßenverkehr) nicht wahrnehmen,
- dass Patienten im Zusammenhang mit ihrer psychischen Erkrankung in einen beeinträchtigten körperlichen Zustand geraten (z. B. aufgrund unzureichender Nahrungs- und Flüssigkeitszufuhr, durch Vernachlässigung von Wunden oder vorbestehenden körperlichen Erkrankungen).

Zum Teil können aus derartigen Verhaltensweisen auch Fremdgefährdungen resultieren (z. B. wenn sich ein fahruntauglicher Patient mit einer hirnorganischen Schädigung nicht davon abbringen lässt, sich an das Steuer seines Pkw zu setzen).

Krankheits- und Behandlungseinsicht

Naturgemäß kommt zwei Fragen bei der Behandlung besondere Bedeutung zu: Ist der Patient behandlungswillig, und stehen seine Erwartungen in einem akzeptablen Verhältnis zu den medizinischen Erfordernissen? Es ist nicht ungewöhnlich, dass Patienten mit psychischen Störungen nicht über die Einsicht verfügen, dass die bei ihnen bestehende Symptomatik Ausdruck einer seelischen Erkrankung ist. Oder Arzt und Patient können sich zwar in der Einschätzung der Krankheit einig sein, dennoch kann der Patient in seiner Meinung über die notwendige Therapie eine Ansicht vertreten, die konträr zu der des Arztes ist. Ein sensibler Umgang mit den Behandlungserwartungen des Patienten und eine ausführliche Erklärung und Begründung der tatsächlichen Erfordernisse können oft eine Zwangsbehandlung umgehen.

Da der weitere Behandlungsverlauf aus naheliegenden Gründen in wesentlichem Maße von der Einstellung des Patienten abhängt, sollte man sich am Ende der Exploration ein Urteil darüber gebildet haben, wie dieser seine Krankheit und die Notwendigkeit einer Behandlung bewertet.

2.6 Körperliche und Laboruntersuchung

Psychiatrische Erkrankungen sind häufig von körperlichen Erkrankungen begleitet, ausgelöst oder verursacht. So können fast alle psychopathologischen Syndrome im engeren Sinne auch organisch bedingt sein, umgekehrt können fast alle organischen Erkrankungen, aber auch viele medizinische Interventionen mit einer psychiatrischen Symptomatik einhergehen (➤ Kap. 15). Auch Überdosierung oder Entzug psychotrop wirkender Substanzen spielen eine zentrale Rolle bei der Entstehung psychiatrischer Notfallsituationen.

Problematisch ist, dass Patienten mit akuten psychiatrischen Erkrankungen häufig nicht willens sind, eine **körperliche Untersuchung** zu akzeptieren (Nähe-Distanz-Problem, ➤ 2.2). Als Ausweg aus diesem Dilemma empfiehlt es sich, bei jedem Patienten die Vitalfunktionen zu überprüfen (Puls, Blutdruck, Atmung, unter Umständen auch die Temperatur). Diese Überprüfung ist als Standardverfahren dem Patienten in der Regel geläufig und wird daher am ehesten akzeptiert.

Der Umfang einer weitergehenden körperlichen Untersuchung wird bestimmt durch die medizinische Anamnese, durch das Vorhandensein oder Fehlen von Auffälligkeiten bei den Vitalwerten und mögliche Hinweise auf das Vorliegen einer organisch bedingten Störung wie z. B. eines Delirs. Alle geriatrischen Patienten sollten in der Akutsituation auch körperlich untersucht werden, ebenso wie solche, die durch einen beeinträchtigten Allgemein- oder Ernährungszustand auffallen. Bei Patienten, die stationär in einer psychiatrischen Klinik aufgenommen werden, ist der internistische und neurologische Status obligat.

Schließlich sollte man sich in Zweifelsfällen lieber einmal mehr als weniger zur körperlichen Untersuchung entschließen.

Das Vorliegen von **Laboruntersuchungen** ist für die Diagnosestellung körperlicher Erkrankungen unverzichtbar, zumindest was die Grundparameter des Blutbildes, der Entzündungsparameter, der Elektrolyte, des Blutzuckers und der Nieren- und Leberfunktion angeht. Auch bei psychiatrischen Notfällen sollte die Indikation zur Labordiagnostik großzügig gestellt werden. Sie ist obligat, wenn der Verdacht auf eine organische psychische Störung infolge einer akuten körperlichen Erkrankung besteht oder wenn Hinweise auf wesentliche somatische Begleiterkrankungen vorliegen.

Besondere Bedeutung hat das Verfahren des **Medikamenten-** oder **Drogenscreenings:** Da fast alle psychiatrischen Syndrome durch Medikamente oder Drogen hervorgerufen werden können, ist eine diesbezügliche Anamnese wichtig, aber es sollte in Krankenhäusern bei Akutaufnahme auch die Möglichkeit zum Drogenscreening bestehen. Gerade Drogenkonsum wird im Allgemeinen nicht bei einer Exploration angegeben. Oft sind die Patienten, etwa im LSD-Rausch oder bei einer Amphetaminpsychose, auch gar nicht in der Lage, differenzierte Angaben zu machen.

2.7 Spezifische Probleme

2.7.1 Suizidalität

Suizidalität ist deswegen ein so brisantes Thema, weil die meisten Zustände des Lebensüberdrusses oder der Lebensmüdigkeit vorübergehender Natur sind. Die Betroffenen schätzen ihre Situation meist nach wenigen Stunden oder Tagen anders ein. Andererseits werden Suizidimpulse oft mit erheblicher Energie in die Tat umgesetzt. Suizidalität ist eines der größten Probleme in der Psychiatrie und Psychotherapie und bedarf großer Aufmerksamkeit.

Akute Suizidalität geht meistens mit einer paradoxen Arzt-Patienten-Beziehung einher: Einerseits weiß ein Mensch, der sein Leben beenden will, sehr genau, dass man ihn daran hindern wird, wenn er seine Gedanken und Absichten Dritten weitererzählt; andererseits wird ein Gesprächsangebot in einer solchen Situation häufig doch angenommen, was sich nur mit einer in dieser Situation durchaus zu erwartenden Ambivalenz erklären lässt. Gerade wegen dieser Ambivalenz empfiehlt es sich, in der Notfallsituation in erster Linie zuzuhören und aufmunternde Stellungnahmen zu vermeiden. Im Ambivalenzkonflikt verlassen Patienten den von ihnen ja durchaus wahrgenommenen lebensbejahenden Standpunkt umso leichter, je mehr dieser vom Gegenüber vertreten wird.

Es gibt verschiedene Modelle, Gedanken suizidaler Patienten bezüglich der Ernsthaftigkeit des Suizidvorhabens einzuteilen. Dem Autor scheint folgende Einteilung praktikabel:

- Gelegentliche Gedanken an das Ende des Lebens: Solche Gedanken sind normal. Wenngleich viele Menschen solche Gedanken vermeiden, sind sie im Rahmen einer verantwortungsvollen Auseinandersetzung mit dem eigenen Leben und Sterben nicht als pathologisch einzuordnen.
- Lebensmüdigkeit, gelegentliche Todeswünsche: Äußerungen wie „… es ist besser, nicht mehr zu leben, das Leben ist so beschwerlich geworden etc. …“ sind für sich noch nicht als Zeichen einer akuten Suizidalität zu verstehen, können sich aber in Richtung einer ernst zu nehmenden Suizidalität entwickeln. Häufig fügen Patienten mit solchen Äußerungen hinzu, dass ihnen dazu aber der Mut fehle oder dass sie dazu zu gläubig seien.
- Ausgeprägte Suizidalität ohne den zur Verwirklichung einer Suizidhandlung notwendigen Antrieb: Vor allem depressive Patienten geben häufig an, dass sie lieber sterben wollten, dass sie sich aber nicht in der Lage fühlten, die komplexen Handlungsabläufe vor einer Suizidhandlung zu

erfüllen. Solche Äußerungen sind sehr ernst zu nehmen, da häufig durch therapeutische Aktivitäten der nötige Antrieb erreicht werden kann. (Ein typisches Beispiel ist die Suizidalität, die nach antriebssteigernder antidepressiver Behandlung mit einer Latenz von ein bis zwei Wochen plötzlich akut wird.)

- Akute Suizidgedanken, die bereits von Vorbereitungshandlungen (z. B. Kaufen von Tabletten, Besorgen eines Schlauchs zum Einleiten der Autoabgase ins Wageninnere) begleitet sind: Es ist davon auszugehen, dass ein Suizidversuch mehr oder weniger direkt bevorsteht.
- Patienten, die einen Suizidversuch hinter sich und überlebt haben.
- Einen Sonderfall stellen Patienten dar, die imperative Stimmen hören, die sie auffordern, sich oder anderen das Leben zu nehmen. Häufig befinden sich solche Patienten im Gegensatz zu ihren Gedanken, die sich als Stimmen manifestieren, und versuchen, ihnen zu widerstehen. Es ist oft aber sehr schwer abzuschätzen, wie lange dieser Widerstand aufrechterhalten werden kann.

Aufgrund dieser Einstellung kann man folgendes Vorgehen wählen: Patienten mit einer gelegentlichen Lebensmüdigkeit können als nicht akut suizidal eingestuft werden, bedürfen aber eines regelmäßigen psychiatrisch-diagnostischen Gesprächs und einer Behandlung der bei ihnen vorhandenen Grunderkrankung. Patienten der anderen Stufen sind als akut suizidal einzustufen. Bei ihnen ist eine psychiatrische Behandlung, ggf. auch auf einer geschlossenen psychiatrischen Station, obligat. Dabei sollte beachtet werden, dass die Schwelle für Suizidhandlungen normalerweise relativ hoch liegt, aber nach zuvor unternommenen Suizidversuchen als bereits überwunden angesehen werden muss, wodurch die Wahrscheinlichkeit für eine weitere Suizidhandlung deutlich zunimmt.

Suizidalität in der Psychotherapie

Die meisten psychiatrischen Notfallsituationen entstehen durch das überraschende Auftreten unerwarteter Interaktionen von Patienten und ihrer Umwelt. Solche Situationen sind naturgemäß unter den Bedingungen einer Psychotherapie selten, da Klient und Therapeut sich meist schon längere Zeit kennen. Sie können aber dann entstehen, wenn es im Verlauf der therapeutischen Gespräche zur Berührung von stark tabuisierten und/oder angstbesetzten Inhalten kommt, wenn im Kontext von Themen, die besonders schuldbelastet sind, Suizidgedanken auftreten oder wenn sich Konstellationen mit plötzlicher Hoffnungslosigkeit ergeben. Möglich ist auch, dass während einer Psychotherapie depressive Episoden auftreten, die wegen des Verhaftetseins in den Themen des therapeutischen Prozesses übersehen oder nicht adäquat eingeschätzt werden.

Auf die Frage des Verhaltens bei Suizidalität wurde ausgiebig eingegangen, die dort dargestellten Regeln gelten natürlich auch für Suizidalität bei psychotherapeutisch behandelten Patienten. Bei länger dauernder Psychotherapie mit einem erfahrenen Therapeuten kann manchmal auf die Einweisung in eine Klinik auch bei bestehender Suizidgefährdung verzichtet werden, sofern der therapeutische Kontakt so stabil ist, dass er die gemeinsame Bewältigung dieser Krise erlaubt.

2.7.2 Fremdgefährdung

Die aus der allgemeinen Medizin abgeleitete Grundhaltung, dass Personen, die freiwillig den Arzt oder die Klinik aufsuchen, in irgendeiner Weise hilfesuchend und daher nicht fremdgefährlich seien, gilt für die Psychiatrie in manchen Fällen nicht: Ambivalenz, Ich-Störungen, Wahn oder Halluzinationen bei klar ausgeprägten Krankheitsbildern können mit erheblicher Fremdgefährdung einhergehen. Ähnliches gilt für organisch bedingte Syndrome, bei denen Patienten in Desorientierung und situativer Verkennung Bedrohungen erleben, gegen die sie sich dann zur Wehr setzen zu müssen glauben. Eine zwar seltene, aber besonders gefährliche Situation im Bereich neuropsychiatrischer Störungen ist der geordnete aggressive Dämmerzustand im Rahmen epileptischer Krankheitsbilder, weil hier schwere aggressive Handlungen möglich sind, die mit einer völligen Unfähigkeit einhergehen, irgendwelche Reize von außen wahrzunehmen.

In allen Fällen der Fremdgefährdung ist es das wesentlichste Ziel, das Objekt der Aggression zu schützen, und dieses ist in vielen Fällen der Untersucher selbst. Die dazu nötige Umstellung von einer explorativ-therapeutischen in eine defensive Haltung ist oft kaum zu leisten. Sie wird erleichtert, wenn man in der Notfallsituation immer wieder an die Möglichkeit fremdgefährlicher Handlungen denkt (> Kap. 7).

Zu beachten ist auch, dass fremdgefährdende Handlungen im beschriebenen Kontext keineswegs nur durch psychisch Kranke begangen werden. In Abhängigkeit von der Urteilskompetenz der einweisenden Stelle (Polizei etc.) ist es nicht ungewöhnlich, dass Personen zu Notfalluntersuchungen vorgestellt werden, die de facto gar nicht als psychisch krank anzusehen sind, von denen aber aufgrund krimineller Verhaltenstendenzen im Einzelfall massive Gefahren ausgehen können.

LITERATUR

Fähndrich, E., R.-D. Stieglitz: Leitfaden zur Erfassung des psychopathologischen Befundes. Halbstrukturiertes Interview anhand des AMDP-Systems. 4. Aufl. Hogrefe, Berlin 2016

Kind, E., H.-J. Haug: Psychiatrische Untersuchung. Ein Leitfaden für Studierende und Ärzte in Praxis und Klinik. 7. Aufl. Springer, Berlin – Heidelberg – New York 2008.

KAPITEL 3

Kurt Fritzsche und Walter Hewer

Therapeutische Gesprächsführung in der Akut- und Notfallpsychiatrie

Mitautor der Vorauflage: Godehard Stadtmüller

3.1 Einleitung

Das Gespräch ist wesentliches diagnostisches und therapeutisches Mittel in allen Bereichen der Medizin. Dies gilt für die Fächer Psychiatrie und Psychotherapie und Psychosomatische Medizin und Psychotherapie in besonderem Maße.

Wenn Patienten sich wegen eines psychiatrischen Notfalls oder einer seelischen Krisensituation vorstellen, so nimmt der Arzt das Gespräch üblicherweise von Anfang an mit einer diagnostischen und zugleich therapeutischen Intention auf. Eine Trennung dieser beiden wichtigsten Funktionen des ärztlichen Gesprächs ist in der Praxis nur bedingt möglich. Nachdem die diagnostische Seite in ➤ Kap. 2 ausführlich behandelt ist, wird in diesem Kapitel vorrangig der therapeutische Aspekt dargelegt.

Bei psychiatrischen Notfällen und Akutsituationen ist das Befinden der ganzen Person betroffen. Die Befindlichkeitsstörung wird häufig als zum Kern der Person gehörig erlebt und nicht nur als akzidentell einer – ansonsten gesunden – Person zugehörig („Ich bin verzweifelt" im Gegensatz zu „Ich habe Kopfschmerzen").

> Deshalb ist in der Notfallsituation nicht nur die Kompetenz des ärztlichen Spezialisten gefragt, sondern es geht auch darum, sich in die Lage des Kranken einzufühlen und mit ihm unter Berücksichtigung seiner Individualität in eine therapeutische Beziehung zu treten.

Die Art des Gesprächs muss sich nach den situativen Gegebenheiten, nach dem Syndrom und, sofern bekannt, nach der zugrunde liegenden Erkrankung richten. Der Fokus wird in der Akutsituation auf der aktuellen Befindlichkeit des Patienten liegen. Diese rasch zu erfassen und auf den Patienten in seiner individuellen Lage einzugehen, ist entscheidend. Auf der anderen Seite gibt es bestimmte allgemeine Richtlinien der Gesprächsgestaltung.

Die folgenden fünf Themenbereiche sollen im vorliegenden Kapitel näher besprochen werden:

- Voraussetzungen für eine therapeutische Gesprächsintervention
- Ziele und allgemeine Richtlinien der Gesprächsführung
- Praxis der Gesprächsführung
- Gesprächsführung bei ausgewählten Syndromen mit Notfallcharakter
- Skizzierung einiger Prinzipien der Kurzzeitintervention

3.2 Voraussetzungen für eine therapeutische Gesprächsintervention

Wesentliche Voraussetzungen für ein Gespräch in der Akut- und Notfallsituation sind:

- die Sicherheit aller Beteiligten,
- die Gesprächsfähigkeit bzw. Gesprächsbereitschaft des Patienten,
- der Ausschluss einer unmittelbar lebensbedrohlichen oder akut behandlungsbedürftigen körperlichen Erkrankung.

Die physische **Sicherheit** von Patient, Arzt, anderen Helfern, Angehörigen etc. ist immer von vorrangiger Bedeutung. Es sind also als Erstes akute Selbst- und/oder Fremdgefährdung auszuschließen:

- Selbstgefährdung besteht naturgemäß bei Suizidalität, aber auch im Rahmen von Fehleinschätzungen, die aus psychotischem Erleben resultieren (z. B. bei Verfolgungs- oder Größenwahn, un-

ter dem Einfluss von Halluzinationen) oder infolge des Nicht-Erkennen-Könnens alltäglicher Gefahren im Zusammenhang mit schweren kognitiven Defiziten, etwa im Rahmen einer demenziellen Erkrankung (weitergehende Ausführungen hierzu in den ➤ Kap. 2, ➤ Kap. 11, ➤ Kap. 13, ➤ Kap. 15 und ➤ Kap. 28).
- Fremdgefährdendes Verhalten tritt nur bei einer relativ kleinen Zahl von Patienten auf. Entsprechende Hinweise in Anamnese und Befund müssen aufmerksam registriert werden, bei Vorliegen diesbezüglicher Risikofaktoren ist ein erhöhtes Maß an Vorsicht angezeigt (➤ Kap. 7).

Wesentlich für die Sicherheit aller Beteiligten ist der situative Kontext, der in erheblichem Maße durch die Qualität der Beziehung zwischen dem Betroffenen und seiner Umgebung bestimmt wird. Insofern können die ersten Minuten des Kontakts mit dem Patienten von entscheidender Bedeutung sein.

Der Arzt kann zu einem Klima, das Sicherheit fördert, beitragen, indem er seine Aufmerksamkeit ganz dem Patienten widmet, in seinen Interventionen klar ist und den persönlichen Kontakt über die institutionell vorgegebene Rolle stellt. Zum Aufbau einer vertrauensvollen Beziehung und damit auch zur Sicherheit trägt es weiterhin bei, wenn möglichst wenig Menschen anwesend sind, die Umgebung ein ungestörtes Gespräch unter vier Augen erlaubt, konstante Bezugspersonen und ein ruhiges Zimmer etc. zur Verfügung stehen. Auch wenn solche Rahmenbedingungen in Akutsituationen häufig nicht gegeben sind, so sollten sie doch, wenn immer möglich, angestrebt werden.

Sosehr das skizzierte Vorgehen in vielen Fällen zu einer Entspannung der Situation beiträgt, so wird man andererseits trotz eines psychologisch sensiblen Umgangs mit dem Patienten immer wieder mit Zustandsbildern konfrontiert, die durch eine unvermindert fortbestehende Eigen- oder Fremdgefährdung gekennzeichnet sind (z. B. bei ausgeprägter Dynamik einer Psychose, bei schweren kognitiven Defiziten, bei massiver intoxikationsbedingter Enthemmung des Verhaltens etc.). In solchen Fällen muss vor allen anderen Belangen der Sicherheit von Patient und Umgebung Rechnung getragen werden.

Wenn unter diesen Bedingungen ein Gesprächskontakt mit therapeutischer Zielsetzung überhaupt sinnvoll oder vertretbar erscheint, so müssen weitere Helfer zumindest in erreichbarer Nähe sein.

Ähnliches gilt auch für Zustandsbilder, deren Dynamik bei unklarer diagnostischer Situation noch nicht hinreichend beurteilt werden kann, auch wenn keine konkret fassbaren Gefährdungsmomente erkennbar sind.

Gesprächsfähigkeit/-bereitschaft: Es gilt, in den ersten zwei, drei Minuten zu erkennen, ob ein Gespräch im Sinne einer kohärent fortschreitenden Wechselrede überhaupt möglich ist oder ob z. B. ein hochgradiger Erregungszustand, starke Verwirrtheit, eine Intoxikation oder fehlende Bereitschaft, sich auf einen Gesprächskontakt einzulassen, dies verhindert. In manchen Fällen kann es dennoch gelingen, mit dem Patienten in eine therapeutisch wirksame Kommunikation zu treten, auch wenn ein differenziertes Gespräch nicht realisierbar ist (➤ 3.3).

Ferner muss in den ersten Minuten darauf geachtet werden, ob Anhaltspunkte für eine **medizinische Notfallsituation** (etwa ein Delir im Rahmen eines Alkoholentzugssyndroms oder einer schweren internistisch-neurologischen Erkrankung) vorliegen. Wenn z. B. aufgrund einer Störung von Bewusstsein, Orientierung und Mnestik ein hirnorganisches Geschehen zu vermuten ist, so besteht der nächste Schritt darin, durch gezielte Anamnese- und Befunderhebung eine diagnostische Klärung herbeizuführen, die notwendigen Maßnahmen der Akutbehandlung einzuleiten und dann, wenn erforderlich, das therapeutische Gespräch mit dem Patienten und/oder den Angehörigen fortzusetzen.

3.3 Ziele und allgemeine Richtlinien des therapeutischen Gesprächs in Notfall- und Krisensituationen

Viele, wenn nicht die meisten psychosozialen Krisen können Ausgangspunkt eines Neubeginns sein, da die Betroffenen gerade in solchen Situationen häufig bereit sind, ihren bisherigen Lebensentwurf infrage zu stellen und nach neuen Wegen zu suchen. Diese Chance kann manchmal bereits im allerersten Gespräch wahrgenommen und zu ersten Schritten genutzt werden. Die Versorgung psychiatrischer Notfall- und Krisensituationen betrifft nicht nur Psychiater und Psychotherapeuten: sehr häufig sind auch andere Fachgebiete involviert, insbesondere Allgemeinmediziner, die in vielen Fällen die Primärversorgung wahrnehmen.

Ziele

Wichtige Ziele des therapeutischen Gesprächs in der Notfall- und Krisenintervention sind in ➤ Tab. 3.1 zusammengefasst.

Es handelt sich bei diesen **grundlegenden Zielen** um Elemente der therapeutischen Gesprächsführung, die weitgehend situations- und störungsübergreifend gelten. Im Verlauf eines Gesprächs ist in der Regel die Beschränkung auf bestimmte Zielsetzungen erforderlich. Die aufgeführte Reihenfolge ist nicht bindend für die Strukturierung des Gesprächsablaufs.

Wenn Patienten in ihrem Denken oder Handeln in einem Maße ungeordnet sind, dass daraus Probleme für sie selbst oder ihre Umgebung resultieren, so stellt oftmals eine **Strukturierung** des Gesprächs und der äußeren Rahmenbedingungen die erste und wichtigste therapeutische Intervention dar. Vor allem bei Patienten, die durch expansives, distanzloses oder aggressives Verhalten auffallen, müssen häufig klare **Grenzen** benannt werden.

Tab. 3.1 Wichtige Ziele des therapeutischen Gesprächs in Notfall- und Krisensituationen

Grundlegende Ziele: • Beruhigung und Entlastung, Sicherheit geben, Hoffnung wecken • Vermittlung von Empathie, Stärkung des Selbstwertgefühls • Aufbau einer therapeutischen Beziehung • Struktur geben, Grenzen setzen, den Fokus der Aufmerksamkeit verschieben
Weiterführende Ziele: • Information und Beratung • Erkennen und Bearbeiten von Konfliktsituationen • Einleitung der Weiterbehandlung • Konfrontation • Einbeziehung von Angehörigen und anderen Bezugspersonen

Grenzen

Wie bereits angedeutet wurde, ist besonders im notfallpsychiatrischen Kontext zu berücksichtigen, dass abhängig von Art und Schwere des jeweils vorliegenden Krankheitsbilds, von den Persönlichkeitsmerkmalen des Betroffenen und den situativen Gegebenheiten einer therapeutischen Gesprächsintervention auch enge Grenzen gesetzt sein können. In diesem Zusammenhang sind die in ➤ Tab. 3.2 genannten Konstellationen zu beachten, die ein Gespräch erschweren oder gar unmöglich machen können. In solchen Situationen kann die Einbeziehung von Angehörigen, Freunden etc. unter Umständen von besonderer Wichtigkeit sein (➤ 3.4.9). Schließlich ist zu beachten, dass der Zustand der Gesprächsfähigkeit zumindest in manchen Fällen durch die Verabreichung einer geeigneten Medikation (wieder)hergestellt werden kann.

Parasprachlicher Kontakt

Auch wenn die Patienten nicht zu einem Gespräch in der Lage sind, so kann es dennoch gelingen, eine therapeutische Beziehung anzubahnen, beruhigend und entlastend zu wirken, Sicherheit zu geben. Für das Gefühl von Bedroht-Sein, Angst, Verzweiflung einerseits und das von Sicherheit, Ruhe und Vertrauen in einer Beziehung andererseits sind Haltung, Gestik, Mimik, Art des Blickkontakts, Prosodie,

Tab. 3.2 Situationen, in denen ein therapeutisches Gespräch nicht oder nur eingeschränkt möglich ist

• Ausgeprägte psychomotorische Hemmung (Extremfall: Stupor) • Ausgeprägter Erregungszustand, drohende physische Aggression • Höhergradige formale Denkstörungen (Verlangsamung, Ideenflucht, Inkohärenz) • Massive kognitive Defizite (z. B. im Rahmen von Delir oder Demenz) • Höhergradige Intoxikationszustände • Angst oder Misstrauen des Patienten in ausgeprägter Form • Bei manchen Patienten mit schwerster Depression oder mit ausgeprägter Wahndynamik • Fehlende Motivation des Patienten (z. B. aufgrund des Fehlens von Krankheitsgefühl oder Krankheitseinsicht)

Sprech- versus Schweigeanteile (Sprechen versus Zuhören!) für die Beurteilung wichtige Qualitäten.

Deshalb sollte sich der Arzt bemühen, auch in seiner parasprachlichen Kommunikation Echtheit, Klarheit, Empathie auszudrücken und Sicherheit und Ruhe „auszustrahlen" sowie auch nonverbal zu erkennen zu geben, dass er emotional mitschwingt. Dies gilt vor allem auch für Patienten, die nur sehr eingeschränkt kommunizieren können (etwa bei Delir, Substupor, Autismus). In solchen Zuständen werden oft parasprachliche Signale, insbesondere die Sprachmelodie, auch dann noch aufgenommen, wenn eine verbale Kommunikation nicht mehr möglich ist.

3.4 Praxis der Gesprächsführung

Die nachfolgenden Empfehlungen für das praktische Vorgehen in einem Gespräch mit therapeutischer Zielsetzung beinhalten auch Aspekte, die primär diagnostischer Natur sind. Der Übergang von der Diagnose zur Therapie ist dabei fließend, was insofern berechtigt ist, als auch rein diagnostische Maßnahmen – aus psychologischer Perspektive betrachtet – bereits eine therapeutische Funktion erfüllen können. Es versteht sich, dass das hier skizzierte Vorgehen der konkreten Gesprächssituation angepasst werden muss, ebenso wie der persönliche Erfahrungshintergrund des Arztes in nicht geringem Maße die Gesprächsführung beeinflussen wird.

3.4.1 Einleitung des Gesprächs

Häufig sind die ersten fünf Minuten ausschlaggebend dafür, ob ein fruchtbarer Gesprächskontakt aufgebaut werden kann.

Die Anwesenheit des Arztes als Person, die zuhört, sich in die Not des Patienten einfühlt und verbal sowie nonverbal Anteilnahme bekundet, bewirkt häufig schon eine merkliche Entlastung. Der Arzt soll schon mit den ersten Begrüßungsworten deutlich machen, dass er gekommen ist, um zu verstehen und zu helfen, nicht primär, um zu beurteilen oder etwa „Schnellschuss-Entscheidungen" zu treffen.

Der Kontakt ist in der Akutsituation besonders klar konturiert zu gestalten. Der Arzt stellt sich deutlich mit seinem Namen und in seiner Funktion vor und benennt den Grund seines Kommens. Es erweist sich auch als hilfreich, wenn der Arzt sich für den Patienten als Person wie in seiner sozialen Rolle klar erkennbar zeigt. Dabei kann der weiße Kittel zu einer Verdeutlichung des Bezugsrahmens beitragen, weil er ein eindeutiges Signal der Berufszugehörigkeit setzt.

Klarheit und die Herstellung eines eindeutigen Bezugsrahmens müssen umso expliziter geschehen, je mehr Patienten aufgrund ihres Zustands zur Verkennung der Situation neigen, wie etwa im Rahmen einer Panikattacke, bei akuter Verwirrtheit, Intoxikationen oder unter dem Einfluss psychotischen Erlebens.

3.4.2 Gewährleistung einer ruhigen Gesprächsatmosphäre

Der Arzt sollte sich durch die Angst oder Anspannung des Patienten nicht anstecken lassen. Das heißt, er sollte sich selbst Bedingungen schaffen, die es ihm erlauben, entspannt, ungestört und möglichst bequem zuzuhören.

Dazu kann z. B. gehören, Türen zu schließen, bestimmte Personen wegzuschicken oder auch andere hinzuzuziehen. Zur Entspannung kann es ferner beitragen, dem Gespräch eine klare formale und inhaltliche Strukturierung zu geben, ohne dass damit die Offenheit aufgegeben wird, die man benötigt, um sich in die individuelle Problematik des Patienten einzufühlen.

Eher ungünstig ist es, einen erregten Patienten – egal, ob der Leitaffekt Angst, Verzweiflung oder aggressive Gespanntheit ist – rasch mit entsprechenden Sätzen beruhigen zu wollen. Allzu leicht wird dies im Sinne von Bagatellisieren und Beschwichtigung verstanden und dient damit allenfalls der Beruhigung des Arztes.

3.4.3 Aktives Zuhören

Der Arzt übernimmt, wenn immer möglich, nach den ersten Begrüßungsworten gleich die Rolle des Zuhörers und behält diese zunächst bei.

Im Patienten, der sich durch die Krise zumeist überwältigt fühlt, entsteht durch das Zuhören des Arztes der Eindruck, dass er seine eigene Sicht deutlich machen kann, also einen Freiraum gewinnt und nicht durch zu rasche Beurteilung in seinem Radius des Empfindens und Handelns beschränkt wird. Gleichzeitig gibt dieser Rapport dem Patienten subjektive Sicherheit: Dem Arzt gibt es den Raum, den Patienten in seiner persönlichen Lage zu erfassen und damit unter anderem auch mögliche Gefahren besser abschätzen zu können.

Das Zuhören soll neben dem äußeren Aspekt (dem Bereitstellen von Sprechzeit) auch innerlich sein, d. h., dass der Arzt dem Patienten seine ungeteilte Aufmerksamkeit widmet. Dies schafft – vermittelt durch eine Fülle zugehöriger nonverbaler und parasprachlicher Signale – eine annehmende Atmosphäre, die sich zumeist rasch auf den Patienten überträgt.

Es ist auch in hochakuten Situationen fast immer möglich, dem Patienten wenigstens drei bis fünf Minuten ungeteilter Aufmerksamkeit zu schenken.

Der Patient sollte anfangs – durch offene Fragen hierzu ermutigt – Raum haben, seine Beschwerden genau zu schildern. Insbesondere soll er darin unterstützt werden, seine Gefühle zu äußern. Dies vermittelt zum einen ein Bild von Art und Umfang der geschilderten Symptome, seit wann sie bestehen und ob sie in der Vorgeschichte bereits auftraten. Zum anderen liefert der Patient durch seine Schilderung auch wertvolle Hinweise auf seine Art des Umgangs mit der Krankheit und mit sonstigen belastenden Ereignissen, auf seine individuellen Bedürfnisse und sein subjektives Gesundheits- und Krankheitskonzept. Daneben ergeben sich so auch erste Aufschlüsse über das soziale Netz des Patienten.

Unabhängig von psychotherapeutischen Schulen und unbeschadet der berechtigten Forderung nach störungsspezifischem Vorgehen gibt es bestimmte grundlegende therapeutische Haltungen und Vorgehensweisen, wie sie z. B. von Balint in der „Kunst des Zuhörens" (Balint 2001) oder von Rogers formuliert wurden. Die therapeutischen Basisvariablen von Rogers bilden die Grundlage des **„aktiven Zuhörens"** (Rogers 1983):

- **Realitätsoffenheit** (Echtheit, Offenheit für die persönliche Wirklichkeit des anderen, Glaubwürdigkeit, Unmittelbarkeit): Bei der Echtheit handelt es sich nicht um eine Technik, sondern um eine Haltung des Arztes in der Beziehung mit dem Patienten. Echtheit bedeutet, eine professionelle Haltung zu finden, die der eigenen Persönlichkeit gerecht wird.
- **Personenbezogenheit:** Dazu gehören einfühlendes Verständnis (Empathie) und die Fähigkeit, sich vom Erleben und Verhalten der anderen, aber auch der eigenen Person ein adäquates Bild zu machen. Empathie ist ein idealisierter Anspruch, der sich nur teilweise erfüllen lässt, aber dennoch hochwirksam ist. Empathie ist mehr als die Äußerung „ich verstehe" und sie ist zugleich weniger, als den anderen umfassend zu verstehen. Das Interesse am Patienten kommt durch Äußerungen zum Ausdruck wie „Das möchte ich gerne näher verstehen", „Was verbinden Sie damit?" oder „Können Sie mir erklären, woher diese Handlungsweise kommt?". Einfühlendes Verständnis bedeutet den Versuch, die Gefühle des Patienten so zu verstehen, wie dieser sie erlebt, und sie in einem zweiten Schritt dem Patienten mitzuteilen. Aspekte einfühlenden Verständnisses sind unter anderem:
  - Den Patienten in der Antwort direkt ansprechen: Dadurch soll ihm verdeutlicht werden, dass es um seine seelischen Belastungen geht. Beispiel: Patient: „Dieses ganze Durcheinander hier auf der Aufnahmestation, alle rennen hin und her und schreien herum." Antwort: „Sie wünschen sich mehr Ruhe und Schutz."
  - Den inneren psychischen Zustand des Patienten ansprechen: Der Schwerpunkt der Äußerung des Arztes soll auf die Gefühle in der Patientenäußerung, nicht so sehr auf die sachlichen Anteile ausgerichtet sein. Beispiel: Patient: „Die Menschen haben heute keine Zeit mehr, einander zuzuhören." Antwort: „Sie fühlen sich mit Ihren Sorgen und Ängsten nicht ernst genommen."
  - Vermeidung von Wertungen und an dem subjektiven Erleben des Patienten vorbeigehenden Erörterungen medizinischer Fakten. Beispiel: Patient: „Mit so einer Diagnose ist mein Leben doch völlig sinnlos. Da kann ich mich ja gleich

umbringen." Antwort: „Sie fühlen sich verzweifelt und können im Moment keine Hoffnung schöpfen."
- Bedingungslose Wertschätzung bedeutet, dem anderen zu signalisieren, dass er als Person auch dann noch geschätzt und ernst genommen wird, wenn er in einigen Bereichen den eigenen Ansprüchen oder den Ansprüchen anderer nicht genügt.

Zu den Gesprächstechniken des aktiven Zuhörens gehören: Ausredenlassen, Stellen offener Fragen, Pausen machen, Ermutigen zur Weiterrede, Paraphrasieren (Wiederholen), Zusammenfassen des Gesagten, Widerspiegeln von Emotionen.

Diese Gesprächstechniken dienen dazu, zuerst einen Rahmen zu schaffen, der Halt, Schutz, Stabilität vor unerträglichen Ängsten, innerer Leere oder tiefer Depression bietet.

Weiterführende Darstellungen der allgemeinen ärztlichen Gesprächsführung finden sich bei Schweickhardt und Fritzsche 2009, Geisler 2002, Geyer 1990, eine Übersicht über empirische Ergebnisse therapeutischer Wirkfaktoren bei Tscheulin 1992.

3.4.4 Exploration

Erst nachdem der Patient seine Beschwerden und seine persönliche Sicht der inneren und äußeren Situation geschildert hat, ist es günstig, ihn danach zu fragen, ob er noch weitere, bisher nicht genannte Beschwerden oder Probleme hat.

In diesem offenen Teil des Interviews kann bereits der psychische Befund in den meisten Kategorien erhoben werden (➤ Kap. 2). Im Anschluss daran ist es sinnvoll, dass der Arzt rekapituliert, was er dem Gesagten entnommen hat. Dies erlaubt dem Patienten, zu überprüfen, inwieweit der Arzt ihn verstanden hat, und ihn ggf. zu verbessern und zu ergänzen. Dabei ist es möglich, Gefühle des Patienten aufzugreifen, die dieser vielleicht noch nicht geäußert hat, die dennoch aber spürbar sind. Wenn dies in einfühlsamer Weise stattfindet, so kann dies in wesentlichem Umfang dazu beitragen, dass der Patient sich vom Arzt verstanden fühlt.

Erst danach sollte in **strukturierter Form** gefragt werden nach:

- den Einzelheiten der Beschwerden,
- den subjektiven Gründen, warum es (nach Meinung des Patienten) zu dem bestehenden Ausnahmezustand gekommen ist,
- dem sozialen und beruflichen Kontext,
- jüngst geschehenen Veränderungen der zwischenmenschlichen Situation,
- körperlichen Erkrankungen,
- bisherigen psychiatrischen Erkrankungen bzw. Vorbehandlungen,
- familiären Belastungen (z. B. psychische Erkrankungen in der Familie, akute psychosoziale Belastungen und Konflikte).

Auf diese Weise gewinnt der Arzt erste Eindrücke von Persönlichkeitsmerkmalen und Bewältigungsverhalten des Patienten, was für das weitere therapeutische Vorgehen in hohem Maße von Belang sein kann.

3.4.5 Information und Beratung

Auch in Notfall- und Krisensituationen sollte unbedingt eine angemessene Information des Patienten darüber angestrebt werden, wie sich seine Situation aus ärztlicher Sicht darstellt und welche weiteren Maßnahmen erforderlich sind.

Wenn der Patient – wie häufig der Fall – aktuell nicht in der Lage ist, komplexere Inhalte aufzunehmen, so sollte man dennoch versuchen, ihm eine inhaltlich zutreffende Einschätzung der Erkrankung mitzuteilen, ohne ihn damit zu überfordern. Es ist z. B. nicht unbedingt notwendig, dem Patienten im Erstgespräch zu sagen: „Sie haben eine Manie!" Andererseits ist es wenig hilfreich, sich verwaschen auszudrücken wie: „Wir müssen noch einige Untersuchungen machen, Sie sollten auch wahrscheinlich Medikamente nehmen." Sinnvoller ist z. B.: „Nach meiner Einschätzung sind Sie in einem sehr ernsten Ausnahmezustand, in dem die Gefahr besteht, dass Sie die Kontrolle über sich verlieren könnten." Günstig ist dabei, dem Patienten nicht die Diagnose überzustülpen („Sie haben …"), sondern die Einschätzung als Ich-Botschaft auszudrücken.

Die Beratung durch den Arzt sollte über allgemeinen Trost und Hinweise zur Lebensführung hinausgehen und als deklarierte Expertenmeinung das spezifische Fachwissen zum Patientenproblem beinhalten. Beschwichtigungen nützen nichts. Gerade Patienten in einer psychischen Notlage haben meistens schon eine Fülle von Ratschlägen bekommen, sodass der zugezogene Arzt vor allem am Anfang des Gesprächs vermeiden sollte, zu rasch Ratschläge ungefragt zu äußern.

Je deutlicher der Arzt anfangs zu erkennen gegeben hat, dass er den Patienten und dessen Sicht der Situation verstehen will, desto mehr wird dieser in der Folge seine Ratschläge und Initiativen akzeptieren.

Sehr wichtig für den therapeutischen Kontakt mit den Patienten ist, dass der Arzt vermeidet, sich von der Ohnmacht und Hilflosigkeit der Patienten anstecken zu lassen. Er sollte ihnen vielmehr mit einer professionellen Haltung begegnen, die in der angloamerikanischen Literatur mit „detached compassion“ (Pattison 1981) benannt wurde (am ehesten mit „unvoreingenommenes Mitgefühl“ ins Deutsche zu übersetzen).

Zum Abschluss der Beratung sollte der Arzt dem Patienten etwas Hilfreiches in Form einer festen Vereinbarung oder einer Verschreibung, auch in mündlicher Form, mitgeben, z. B. Spaziergang mit Freunden, Hören von entspannender Musik oder sportliche Betätigung. Ein notwendiger Folgekontakt sollte kurzfristig mit einem festgelegten Termin erfolgen.

3.4.6 Erkennen und Bearbeiten von Konfliktsituationen

Häufig sind Konflikte im psychosozialen Umfeld des Patienten von wesentlicher Bedeutung für die Entwicklung von Notfall- und Krisensituationen.

Wenn Patienten im Zusammenhang mit einer **offensichtlichen Konfliktsituation** unter einem starken Leidensdruck stehen, so bewirkt das Ausdrücken der darauf bezogenen Gefühle – wie Wut, Ärger, Trauer, Angst, Enttäuschung, Ohnmacht und Verzweiflung – eine emotionale Entlastung. Auch tritt der Patient damit nicht selten aus einer innerlichen Isolation heraus, in der er der Meinung war, nur er allein könne solche extremen Gefühle empfinden. Des Weiteren kann die Äußerung von Hass und Wut – aber auch Verzweiflung und Scham – die Aggression probatorisch nach außen lenken, die sich sonst eventuell gegen den Patienten selbst richten könnte. Wenn es zu der angestrebten Entlastung gekommen ist, so schließt sich der Versuch an, eine der spezifischen Konfliktsituation angemessene Bewältigungsstrategie zu finden (weitere Ausführungen in ➤ 3.6).

Es sollte allerdings beachtet werden, dass bei einigen Zustandsbildern (psychotische Krise, bei hochgradiger aggressiver Gespanntheit, bei Intoxikationen) das intensive Ausdrücken von Gefühlen eher zu einer zunehmenden Anspannung denn zu einer Beruhigung des Patienten führt, sodass in solchen Fällen auf eine Förderung des emotionalen Ausdrucks verzichtet werden sollte.

Sehr häufig sind auch jene Situationen, in denen eine **psychosoziale Konfliktsituation nicht evident** ist und häufig vom Patienten sogar ausdrücklich negiert wird, andererseits aber doch eine Konstellation vorliegt, die an einen solchen Konflikt denken lässt (etwa eine akute Verschlechterung einer längerfristig vorbestehenden Angststörung, die akute Zuspitzung der Symptomatik bei bekannter Persönlichkeitsstörung). In diesem Zusammenhang sollte der Arzt versuchen, sich die folgenden Fragen zu beantworten:

- Welche Probleme bzw. Konflikte könnten hinter der Krisensituation stehen?
- Welche Faktoren sind es, die jetzt zur Dekompensation eines schon länger bestehenden Problems führen?
- Könnte die Notfall- oder Krisensituation auch eine Funktion in Bezug auf einen schon länger bestehenden Konflikt haben? Diese könnte z. B. bestehen in:
  - einem Appell an die Umwelt, fürsorgliche Funktionen wahrzunehmen;
  - einer heimlichen Anklage;
  - dem Bedürfnis, Aufmerksamkeit und Zuwendung, die der Patient auf andere Weise nicht erhalten zu können meint, z. B. durch provozierendes, destruktives Verhalten zu bekommen;
  - einer Minderung von Schuldgefühlen (z. B. bei Einnahme von Drogen oder bei Eheproblemen) durch Verschieben und Ablenken auf Randthemen;
  - Rache an nahestehenden Personen;

- Selbstbestrafung;
- der unbewussten Sicherung von Zuwendung (wie es z. B. bei anorektischer Krise manchmal der Fall ist).
- Was will der Patient in der akuten Situation vom Arzt?

Während der Arzt sich so über die zugrunde liegenden Konflikte selbst Rechenschaft ablegen soll, ist es bei Vorliegen einer Krise andererseits fast nie sinnvoll, explizit gegenüber diesen Patienten Konflikte zu deuten, da sie eine solche Deutung meist nicht akzeptieren können und die Interpretation durch den Arzt sie unter Umständen noch zusätzlich alarmiert.

3.4.7 Einleitung der Weiterbehandlung

In der Mehrzahl der Fälle bedürfen die Patienten nach der Akutkonsultation einer Weiterbehandlung und häufig auch betreuender oder unterstützender Maßnahmen in ihrem Lebensumfeld. Das Spektrum der infrage kommenden Maßnahmen reicht von der Aufnahme in voll- oder teilstationäre Behandlung über die Einleitung einer Therapie mit Psychopharmaka, die Vermittlung in ambulante hausärztliche oder psychotherapeutische Behandlung bis hin zu der Empfehlung, sozialpsychiatrische Dienste, Beratungsstellen oder ähnliche Einrichtungen in Anspruch zu nehmen (➤ Kap. 1).

Zunächst ist es notwendig, dem Patienten die Informationen zu übermitteln, die er benötigt, um seine Einwilligung für die entsprechenden Maßnahmen geben zu können. In Verbindung damit macht sich der Arzt ein Bild davon, wie der Patient gegenüber der geplanten Behandlung eingestellt ist und ob auch die äußeren Rahmenbedingungen für deren Realisierung gegeben sind.

Wenn Misstrauen, Ablehnung oder ähnliche Einstellungen beim Patienten erkennbar werden, so sollte die primäre Reaktion nicht darin bestehen, den Patienten mit mehr oder weniger einleuchtenden Argumenten „überreden" zu wollen oder gar Druck auszuüben. Vielmehr ist es wichtig, die Motive für die fehlende Akzeptanz der vorgeschlagenen Behandlung herauszufinden, um dann gezielt an dieser Stelle anzusetzen (durch Füllen von Informationslücken, Thematisieren spezifischer Ängste etc.). Auch sollte immer versucht werden, den Bedürfnissen des Patienten in flexibler Weise entgegenzukommen, soweit dies inhaltlich vertretbar ist. Wenn die Ängste des Patienten ernst genommen werden und der Patient auf die Klinikeinweisung vorbereitet wird, dann wird dieser Schritt nicht als abschiebend interpretiert, sondern als Ausdruck von Fürsorge verstanden werden.

3.4.8 Konfrontation

Konfrontation bedeutet, den Patienten auf bestimmte, von ihm nicht genannte Sachverhalte anzusprechen, die aus Sicht des Arztes so wichtig sind, dass sie thematisiert werden müssen. Aus der Sicht des Patienten handelt es sich dabei sehr häufig um problemträchtige Inhalte, über die zu sprechen er aus diesem Grunde lieber vermieden hätte. Typische Beispiele sind gegenüber Dritten geäußerte Suizidgedanken oder die vielfältigen Schwierigkeiten, die sich bei Abhängigkeit oder Missbrauch von psychotropen Substanzen ergeben können.

> Aus naheliegenden Gründen kann das Ansprechen solcher Themen die Gesprächsatmosphäre erheblich belasten. Deshalb sollte im notfallpsychiatrischen Kontext zum Mittel der Konfrontation nur dann gegriffen werden, wenn dies aus diagnostischen oder therapeutischen Gründen unvermeidlich ist.

Die entsprechenden Sachverhalte sollten gegebenenfalls klar und für den Patienten verständlich formuliert werden, wobei auf eine psychologisch einfühlsame Gesprächsführung in besonderem Maße geachtet werden sollte. Unbedingt vermieden werden muss der Eindruck eines Verhörs, in dessen Verlauf der Patient „überführt" wird. Ebenso sollte negativen Auswirkungen auf das Selbstwerterleben des Patienten durch die Konfrontation mit den besagten Inhalten entgegengewirkt werden.

3.4.9 Einbeziehung von Angehörigen und anderen Bezugspersonen

Häufig wird man in Notfallsituationen mit heftigen emotionalen Interaktionen zwischen mehreren Beteiligten konfrontiert. Dies können Angehörige sein, die mit dem Patienten in kontroversem Wortwechsel befangen sind oder die erklärend und Hilfestellung gebend nicht von seiner Seite weichen.

In allen diesen Fällen ist es wichtig, sich unbedingt zuerst dem Patienten zuzuwenden und ihm klar zu signalisieren, dass er im Zentrum der ärztlichen Aufmerksamkeit steht.

Wenn Angehörige oder sonstige Dritte das Gespräch sofort mit – vielleicht durchaus sinnvollen – Bemerkungen an sich zu reißen versuchen, so ist es hilfreich, klar auszusprechen, dass der Arzt zuerst den Patienten anhören will und wird. Es ist sinnvoll, in höflicher, aber bestimmter Form vor Patienten und Angehörigen klarzustellen, dass man sich für weitere Informationen schon im Voraus bedankt, diese aber im Moment von Angehörigen nicht einholt, sondern erst zu einem späteren Zeitpunkt. Auch gegenüber dem Patienten sollte der Arzt deutlich machen, dass er primär an dessen Sicht interessiert ist.

Sollte die Sicherheit aller Beteiligten nicht unbedingt die Präsenz von Dritten erfordern, so empfiehlt es sich, etwa mit folgenden Worten auf den Patienten zuzugehen: „Ich möchte zuerst mit Ihnen allein sprechen“ und die Angehörigen höflich zu bitten, außerhalb des Zimmers zu warten.

Zu einem späteren Zeitpunkt, d. h. wenn der Patient Gelegenheit hatte, seine Beschwerden offen zu schildern und auf Fragen des Arztes zu antworten, können die Angehörigen einbezogen werden. Auch das sollte man ganz explizit ankündigen, indem man z. B. sagt: „Ich würde jetzt gerne hören, was Ihr Mann/Ihre Frau dazu sagt.“

Von diesem Gespräch des Arztes mit Angehörigen im Beisein des Patienten sollte man nur absehen, wenn der Augenschein schon gezeigt hat, dass massivste aggressive Aufladung zwischen den Beteiligten besteht und eine Deeskalation nur schwer möglich ist.

Bei kognitiv oder in ihrer Bewusstseinslage stark beeinträchtigten Patienten ist es häufig sinnvoll, mit den Angehörigen ohne den Patienten zu sprechen. Auch dies sollte deutlich angekündigt werden, indem man z. B. zu dem Patienten und seinen Angehörigen sagt: „Ich möchte jetzt gerne noch mit Ihrer Frau/Ihrem Mann kurz allein sprechen.“ Voraussetzung hierfür ist selbstverständlich das Einverständnis des Patienten (sofern er zu einer rechtswirksamen Willensbekundung in der Lage ist). Wenn Widersprüche bestehen zwischen dem, was der Patient sagt, und dem, was anamnestisch durch Angehörige, andere Ärzte etc. bekannt ist, dann sollte man es vermeiden, Partei zu ergreifen.

Die vorangegangenen Ausführungen beziehen sich auf Situationen, in denen das Verhältnis zwischen Patient und Angehörigen durch Konflikte belastet ist, sodass der Arzt in der Akutsituation unter Umständen gezwungen ist, eine Vermittlerrolle zu übernehmen. Häufiger sind jene Situationen, in denen Angehörige gegenüber dem Patienten eine unterstützende Funktion wahrnehmen und in vielen Fällen in den therapeutischen Prozess einbezogen werden können oder gar müssen (z. B. hinsichtlich Information und Beratung, Planung der Weiterbehandlung).

Auch spielen professionelle Bezugspersonen des Patienten (in Heimen, Sozialstationen etc.) eine sehr wichtige Rolle. Ihnen kommt wegen des engmaschigen Kontakts mit dem Patienten sowohl hinsichtlich der Verlaufsbeobachtung als auch hinsichtlich der Realisierung therapeutischer Empfehlungen häufig eine Schlüsselstellung zu.

3.5 Hinweise zur Gesprächsführung bei ausgewählten Zustandsbildern

3.5.1 Der ängstliche, „somatisierende" Patient

Diese Patientengruppe drückt ihre Not überwiegend durch körperliche Beschwerden aus. Geschildert werden z. B. Schmerzen im Magen-Darm-Bereich, als bedrohlich empfundenes Herzrasen und ein thorakales Druckgefühl, Atemnot oder Kopfschmerzen. In der Regel besteht jedoch kein relevanter organischer Befund, d. h., die geklagten Symptome sind meist nicht zu objektivieren. Diagnostisch handelt es sich um schwere hypochondrische Ängste, die manchmal auch einen umschriebenen wahnhaften Inhalt aufweisen.

Der Arzt ist für diese Patienten eine wichtige Kontaktperson, von der sie unausgesprochen Schutz und Zuwendung erwarten. Zeitweise bestehen eine offene ängstliche Hilflosigkeit und depressive Verstimmung. Andere Patienten können ihre Angst nicht offen zugeben und überbetonen eher ihre körperlichen Beschwerden.

Zuwendung zum Patienten, z. B. in Form eines Gesprächs, aber auch in Form von Entspannungsübungen, stellt in der Regel ein wesentliches therapeutisches Moment dar.

Viele dieser Patienten sind bereit, sich ganz dem Arzt zu unterwerfen, solange er ihre Versorgungswünsche erfüllt. Die Verordnung eines Medikaments kann für sie ein magisch erlebtes Kontaktsymbol sein. Der Arzt läuft also Gefahr, die Abhängigkeitswünsche des Patienten zu fördern. Folgendes ist daher wichtig:

- Beschwerden und Ängste des Patienten ernst nehmen
- Ressourcen des Patienten erfassen
- Verantwortung wieder abgeben
- Selbstständiges Handeln des Patienten fördern

Eine Sondergruppe stellen Patienten mit **herzphobischen Anfällen** dar. Der Anfall ist neben den bekannten Herzsensationen von massiver Todesangst und einer Reihe anderer vegetativer Symptome begleitet. Der Patient drängt auf eine kardiologische Diagnostik, die zu einer Fixierung auf die Rolle eines Herzkranken beitragen kann. Folgende Schritte haben sich bewährt:

- Entlastung durch Information über psychophysiologische Zusammenhänge
- Die Person des Arztes als stabiles, vertrauensvolles Objekt besetzen
- Vermeiden nicht unbedingt notwendiger weiterer medizinisch-diagnostischer Maßnahmen
- Engmaschige Gesprächsangebote

Die Verordnung von Tranquilizern darf nur erfolgen, wenn durch andere Maßnahmen keine Stabilisierung erzielbar ist, und maximal nur über wenige Tage.

3.5.2 Der verleugnende, nicht krankheitseinsichtige Patient

Diese Patienten geben auffällig wenig seelische oder körperliche Beschwerden an, auch wenn sie sich, für den Außenstehenden sichtbar, in der Regel in einer massiven körperlichen oder seelischen Krise befinden. Sie verleugnen ihre Krankheit, wissen aber insgeheim um ihren Zustand. Diese Erkenntnis wird jedoch auf verschiedene Weise, wie etwa durch hypomanische Selbstüberschätzung oder Überaktivität, abgewehrt. Es besteht ein Widerstand gegen die Wahrnehmung eigener Schwächen. Oft handelt es sich um Personen in leitenden Positionen.

Für einen solchen Patienten stellt eine Check-up-Untersuchung mit auffälligen Befunden eine Bedrohung seiner körperlichen und psychischen Integrität dar. Der Arzt wird als Gefahr erlebt, da er die Verdrängungsmechanismen schon dadurch stört, dass er dem Patienten objektive Befunde mitteilt. Verordnungen und therapeutische Maßnahmen werden häufig nicht befolgt.

Durchbricht der Arzt den Widerstand eines solchen Patienten, kann eine zuvor gut abgewehrte Depression manifest werden und unter Umständen eine gravierende Verschlechterung des Allgemeinzustands nach sich ziehen. Im Gespräch ist also größte Vorsicht vor Labilisierung durch vorschnelle diagnostische Etikettierung geboten.

Das subjektive Krankheitsverständnis des Patienten ist zu beachten, und Veränderungen sind nur in einem längerfristigen Setting möglich.

3.5.3 Verlust einer nahen Bezugsperson

Psychische Krisen sind häufig durch Verlusterlebnisse im zwischenmenschlichen Bereich ausgelöst. Neben dem Tod eines geliebten Menschen oder Trennungssituationen können auch einschneidende Veränderungen in Bezug auf angestammte Rollen in Beruf, Familie etc. mit den daraus resultierenden Konsequenzen für zwischenmenschliche Beziehungen auslösend wirken. Beispielsweise kann der Weggang der Kinder außer Haus sich in diesem Sinne auswirken, auch wenn sie weiterhin einen regelmäßigen Kontakt mit den Eltern aufrechterhalten.

Nicht selten kommt es dann zu psychischen Krisen, wenn die Trauer nicht gelebt werden kann.
Nicht gelebte Trauer prädestiniert zu Depression, ebenso wie Trauerarbeit prophylaktisch gegen Depression wirksam ist.

Der Arzt sollte deshalb Gefühle der Traurigkeit aufgreifen, um es dem Patienten zu erleichtern, darüber sprechen zu können. (Wenn hier im Zusammenhang mit Trauerreaktionen nach dem Tod eines nahestehenden Menschen der Begriff „Patient" benutzt wird, so geschieht dies deshalb, weil Hinterbliebene häufig ärztliche Hilfe in Anspruch nehmen, ohne dass damit zwangsläufig eine krankhafte Symptomatik im strengen Sinne vorliegen muss.) Die ärztliche Aufgabe richtet sich ganz wesentlich danach, in welchem Stadium des Trauerprozesses der Patient sich befindet (➤ Tab. 3.3).

Besonders auf zwei Stufen im Verlauf des Trauerprozesses kommt eine therapeutische Unterstützung in Betracht:

Am Anfang müssen Verlust, Schmerz und Trauer bejaht und als angemessen für die Situation angesehen werden. Wenn eine starke Abwehr gegen Trauer und Schmerz da ist, dann kann es eine sinnvolle ärztliche Intervention sein, dem Patienten zu einer **Annahme dieser Gefühle** zu verhelfen, nicht dagegen, sofort Durchhalteparolen zu verbreiten oder zu beschwichtigen.

Tab. 3.3 Phasen des normalen Trauerprozesses (nach Bowlby, übernommen in modifizierter Form aus Hell 2006)

1. Phase der Betäubung
2. Phase der Sehnsucht und Suche
   Die Sehnsucht nach dem verlorenen Menschen vermischt sich mit Traurigkeit, Zorn und Hadern mit dem Schicksal. Der verlorene Mensch wird nicht ganz aufgegeben. Diese Phase dauert meist monatelang. Ein Stehenbleiben auf dieser Stufe kann zu chronischer Trauer und Depression führen.
3. Phase der Verzweiflung
   Das Empfinden von Verzweiflung steht während dieses meist kürzeren Zeitraums im Vordergrund des Erlebens. Dahinter steht die Erkenntnis der Endgültigkeit des Verlustereignisses.
4. Phase der Reorganisation
   Die Trauer wird überwunden, indem auch auf der emotionalen Ebene vollständig akzeptiert wird, dass der Verlust endgültig ist und dass der oder die Zurückgebliebene ohne Schuldgefühle und ohne fortgesetzte Trauer dableiben darf. Dies führt zu einer Neudefinition der Lebenssituation.

Bei einem Patienten, der aufgrund eines Verlusts gequält ist von Schmerz und Trauer bis hin zur Verzweiflung, sollte der Arzt nicht vorschnell eine Depression diagnostizieren. Das bedeutet auch, dass in den meisten Fällen die Verschreibung von Medikamenten wie Tranquilizern eher ungünstig zu bewerten ist, weil auf diese Art und Weise ein an sich natürlicher Zustand den Charakter des Krankhaften zugeschrieben bekäme.
Dies könnte eine Haltung in dem Sinne begünstigen, dass die Betroffenen Gefühle, die Bestandteil normaler menschlicher Erfahrung sind, als therapiebedürftig ansehen würden, anstatt sie anzunehmen, und könnte letztendlich einer Abwehr und einem „Einfrieren" dieser Gefühle Vorschub leisten.

Bei manchen Menschen kann es zu einem späteren Zeitpunkt zu einem Problem werden, wenn die Trauer über **unangemessen lange Zeiträume** aufrechterhalten wird. Dahinter können Schuldgefühle im Zusammenhang mit ambivalenten Einstellungen gegenüber dem Verstorbenen stehen. Die therapeutische Unterstützung besteht darin, den Hinterbliebenen auf neue Aufgaben hinzuweisen, die Schuldgefühle zu bearbeiten und Trost zu spenden. In diesem Stadium ist es hilfreich, das persönliche Lebenskonzept zusammen mit dem Patienten einer Überprüfung zu unterziehen.

Es kann ferner wesentlich zu einem Abschluss des Trauerprozesses beitragen, wenn der Arzt sich die Verlustsituation und den geliebten Menschen, der verloren wurde, genau beschreiben lässt:

- Diese Beschreibung kann zum einen dazu führen, dass die damit verbundenen Gefühle zugelassen werden können (und zwar nicht nur die allgemein als „passend" angesehenen Gefühle wie Trauer und Schmerz, sondern unter Umständen auch solche Empfindungen wie Wut, Enttäuschung oder Ärger, die – obwohl keineswegs selten – aufgrund gesellschaftlicher Normen nicht als akzeptabel gelten).
- Zum Zweiten ist zu beachten, dass mit dem Beschreiben des aktuellen Verlustereignisses alte Trennungs- und Verlustängste reaktiviert werden

können. Dann kann es sinnvoll sein, diese Ängste auch anzusprechen. Patienten, die sonst nicht leicht in der Lage sind, über ihre Gefühle zu sprechen (insbesondere Personen mit einem Selbstkonzept, in dem Disziplin und Selbstbeherrschung sehr hoch und das Ausdrücken von Gefühlen eher gering bewertet sind), entwickeln nicht selten gerade dann die Bereitschaft, über momentane und alte Verlustängste zu sprechen. Deshalb kann eine Chance des Gesprächs auch darin liegen, dass der Patient erkennt, welche länger zurückliegende Konstellation seiner Biografie es ihm so schwer macht, den jetzigen Verlust adäquat zu betrauern, und es ihm damit möglich wird, vor diesem Hintergrund eine Einstellungsänderung zu erreichen. Mit diesen Patienten sollten in jedem Fall feste weitere Gesprächstermine verabredet werden.

3.5.4 Der suizidale Patient

Bei jedem Verdacht auf eine depressive Erkrankung soll ganz gezielt nach nicht genannten Symptomen einer Depression gefragt werden, insbesondere nach Niedergeschlagenheit, Antriebsmangel, Angst, Schlafstörungen; außerdem sollten die eingenommenen Medikamente (Sedativa?) erfragt werden. Unbedingt muss nach Todeswünschen respektive Suizidgedanken gefragt werden. Suizidalität besteht – besonders auch bei älteren Depressiven – nicht selten monatelang und ist dabei nach außen („man spricht nicht darüber"), aber auch nach innen tabuisiert. Das heißt, der Patient gesteht sich selbst diese Wünsche die meiste Zeit nicht ein, sondern wird nur zu gewissen Zeiten von diesen z. T. als persönlichkeitsfremd, gleichwohl drängend erlebten Gedanken überwältigt. Nicht selten kommt er in einer solchen suizidalen Krise erstmals in ärztliche Behandlung.

Über diese tabuisierten und meist schambesetzten Gedanken kann der Patient oft nur sprechen, wenn der Therapeut das Thema als etwas Häufiges und zu den menschlichen Möglichkeiten Gehörendes anspricht, dem Patienten gleichzeitig signalisierend, dass er selbst keine Angst vor diesem Thema hat. Entscheidend ist, Suizidalität zu erkennen bzw. die suizidale Gefährdung einzuschätzen und Suizidalität offen und konkret anzusprechen.

Weitere Ausführungen zu diesem Thema finden sich in ➤ Kap. 11.

3.5.5 Der feindselige, aggressive Patient

Aggressive Erregung bis hin zu höchstgradiger Gespanntheit kann sich bei unterschiedlichen psychischen Erkrankungen entwickeln. Sie kommt reaktiv bei zwischenmenschlichen Krisen, ferner beim pathologischen Rausch, bei Schizophrenie (katatoner Erregungszustand, aggressive Aufladung unter dem Einfluss von Wahn), bei Persönlichkeitsstörungen, insbesondere vom narzisstischen Typus (narzisstische Wut), und bei verschiedenen anderen psychischen Störungen vor (➤ Kap. 7). Häufig wird die Erregung noch durch die enthemmende Wirkung von Alkohol oder anderen psychotropen Substanzen verstärkt.

Gerade im Kontakt mit aggressiv gespannten Patienten ist eine klare Konturierung und Festigkeit vonnöten. Eine einfache Sprache ist von Vorteil. Ungeeignet sind komplizierte Ausführungen. Zu vermeiden ist ebenfalls ein Psychologisieren.

Das Hinzutreten des Arztes kann zu einer Beruhigung der Emotionen beitragen, indem er auf den situativen Kontext in geeigneter Weise Einfluss nimmt. Wenn z. B. die Situation dadurch gekennzeichnet ist, dass der Patient dem Arzt dauernd ins Wort fällt, kann es hilfreich sein, den Patienten in betont höflicher Form anzusprechen und ihm deutlich zu signalisieren, dass man bereit ist, ihm zuzuhören.

Häufig äußern Patienten im aggressiven Ausnahmezustand Schuldvorwürfe, Kränkungen und globalisierende Abwertungen, die von früheren Erlebnissen herstammen. Äußerungen dieser Art sollte man mit Aufmerksamkeit begegnen, dann aber entschieden den Fokus des Gesprächs auf das „Hier und Jetzt" lenken, was im Allgemeinen umso leichter gelingt, je mehr der Arzt dem Patienten zuvor das Gefühl des Ernst-genommen-Werdens vermitteln konnte.

Es kann dann gelingen, durch Wechsel zwischen Zuhören und Konkretisieren des Gehörten die aggressive Aufladung zu verringern. Der Arzt fokussiert dabei immer wieder auf die momentane Handlungsrelevanz. Keinesfalls sollte man in einem zwischenmenschlichen Konflikt Partei ergreifen!

Um den Fokus der Aufmerksamkeit zu verschieben (vgl. die Ausführungen hierzu in ➤ 3.3), ist es bei entsprechenden Vorkenntnissen in manchen Fällen sinnvoll, hypnotherapeutische Techniken (Erickson und Rossi 2006), die „en passant" in den Gesprächskontakt eingebaut werden können, oder entsprechende Techniken des Neurolinguistic Programming (Bandler und Grinder 2002) einzusetzen.

3.5.6 Der psychotische Patient

Auch für floride Exazerbationen bislang kompensierter Psychosen finden sich nicht selten Anlässe, z. B. in Form einer zu hohen Dichte von gleichzeitig zu verarbeitenden Einflüssen, insbesondere solchen emotionaler Natur. Für die Notfallsituation hat dies ganz konkret die Bedeutung, dass man auch bei einer akuten Psychose – z. B. zusammen mit Angehörigen des Patienten – nach unmittelbar vorausgegangenen Veränderungen der emotionalen Belastung fahnden sollte, um ggf. korrigierende Schritte ins Auge zu fassen oder auch bereits einzuleiten.

Dagegen ist es bei psychotischen Patienten nicht ratsam, sie zu stärkerem affektivem Ausdruck zu ermutigen, da dies ihre Ambivalenz verstärken und die fragile Ich-Grenze zusätzlich belasten würde (zu unterschiedlichen Ausprägungen von Ich-Störungen vgl. auch Scharfetter 2010).

3.5.7 Der intoxikierte Patient

Bei Intoxikationen kommt es häufig in den ersten Stadien und noch bei beginnender Bewusstseinstrübung zu einer Enthemmung. Dies kann dazu führen, dass der Patient eine Vielzahl von Affekten zeigt oder von in der Biografie länger zurückliegenden und auch jüngeren Konflikten, von negativen oder positiven Lebensbilanzen oder entsprechend positiven oder negativen Zukunftsperspektiven berichtet.

So wahr und „an sich" – d. h. bei nichtintoxikiertem Zustand des Patienten – diese Inhalte der Beachtung wert sein mögen, so ist es doch nicht sinnvoll, sie mit dem Patienten zu diskutieren, solange dieser intoxikiert ist.

Der Arzt sollte sich auf ein möglicherweise manipulatives Verhalten des Patienten (was bei Intoxikationen im Rahmen eines gewohnheitsmäßigen Abusus nicht selten vorkommt) nicht einlassen, sondern klare Vorgaben für die nächsten Stunden machen. Zwar empfiehlt es sich auch in solchen Fällen, den Patienten wenigstens einige Zeit anzuhören, jedoch sollte der Arzt auf wiederholte, kontroverse und sich verästelnde Beschreibungen eher nicht eingehen und sich erst recht nicht auf fruchtlose Diskussionen einlassen. Häufig sind die geäußerten Probleme am nächsten Morgen, wenn der Patient detoxikiert ist, wieder entaktualisiert!

Zu beachten sind immer die Maskierung bedrohlicher körperlicher Erkrankungen (z. B. Herzinfarkt, Schädel-Hirn-Trauma) durch die Intoxikation sowie unerkannt gebliebene Vergiftungen in suizidaler Absicht. Der Patient muss genau danach befragt werden (wenn irgend möglich auch durch Fremdanamnese zu ergänzen), welche Substanzen er im Einzelnen zu sich genommen hat, damit nicht eine Mehrfachvergiftung (z. B. suizidale Barbiturateinnahme bei offensichtlicher Alkoholintoxikation) übersehen wird.

Wenn der Patient detoxikiert ist, so sollte dieser Moment zu einem Gespräch genutzt werden. Darin sollten zum einen eine mögliche Suizidalität und/oder ein gewohnheitsmäßiger Alkohol-, Medikamenten- oder Drogenabusus abgefragt werden. Zum anderen sollten dann entsprechende Behandlungsmöglichkeiten thematisiert werden.

3.6 Prinzipien der Kurzzeitintervention bei psychischen Krisen

Krisenintervention stellt eine Form der psychiatrischen Soforthilfe dar, die bei krankheitswertigen Krisensituationen sinnvoll eingesetzt werden kann und für die es mancherorts spezialisierte Einrichtungen gibt (Übersicht in Wienberg 1993). Wenn auch die Grenzen zu verwandten Versorgungskonzepten (Kurzzeitpsychotherapie, Notfallpsychiatrie) fließend sind, so lassen sich doch andererseits auch charakteristische Merkmale von Kriseninterventionen benennen (➤ Tab. 3.4). Es handelt sich um eine von vornherein kurzfristig angelegte Therapieform, die sich in einem zeitlichen Rahmen von einem bis einigen Tagen, maximal wenigen Wochen bewegt und die in bestimmten Stadien abläuft. Eine entsprechende Einteilung aus einem Standardwerk der Krisenintervention ist in ➤ Tab. 3.5 wiedergegeben. Dabei geht es nicht nur um die Bewältigung einer Krisensituation, sondern auch um die Verhinderung einer ungünstigen Weiterentwicklung (sekundäre Prävention) und die Weckung der Bereitschaft zu einer unter Umständen indizierten weiteren Behandlung.

Für ein Gespräch im Rahmen einer Krisenintervention sollten im Allgemeinen 20–40 Minuten zur Verfügung stehen. Die Interventionsprinzipien ähneln in Vielem dem Vorgehen, das in den vorangegangenen Abschnitten ausführlich dargestellt wurde. Jedoch können bestimmte Aspekte, auf die in der Notfallsituation wegen der Akuität der Situation und des unmittelbaren Handlungsbedarfs normalerweise nicht eingegangen werden kann, in der Krisenintervention eher thematisiert werden. So wird es z. B. in einem solchen Gespräch häufiger gelingen, ein Interview in der Weise zu führen, dass eine vorläufige diagnostische Einordnung hinsichtlich Persönlichkeitsstruktur und psychodynamischer Konfliktsituationen möglich ist (Arbeitskreis OPD 2006). Dies ist deshalb von Belang, weil neben den offensichtlichen Auslösern der Krise häufig bestimmte Konflikte, im Sinne etwa von Autonomie-/Abhängigkeits- oder Autarkie-/Versorgungskonflikten, wesentliche Determinanten des momentanen Zustands darstellen. Weitere Themen, auf die im Rahmen einer Krisenintervention ausführlicher eingegangen werden kann (und muss), sind unter anderem:

- zwischenmenschliche Konflikte, insbesondere wenn sie mit tiefgreifenden Kränkungen verbunden sind,
- der Verlust von nahen Angehörigen,
- Selbstwertkrisen.

Tab. 3.4 Wesentliche Merkmale des Kriseninterventionskonzepts (Schnyder und Sauvant 2000)

• Vermittlung rascher und flexibler Hilfe • Konzentration auf die aktuelle Problemlage • Zeitliche Begrenzung • Aktive und direkte, jedoch nicht unbedingt direktive therapeutische Haltung • Multiprofessioneller Ansatz • Gegebenenfalls Einbeziehung des sozialen Umfelds

Tab. 3.5 Ablauf einer ambulanten Krisenintervention (Schnyder und Sauvant 2000)

1. Kontakt herstellen • Begrüßung • Setting klären • Emotionale Entlastung zulassen
2. Problemanalyse • Situationsanalyse (Krisenauslöser, aktuelle Situation, Krisenhintergrund, Anamnese) • Coping-Analyse • Ressourcenanalyse
3. Problemdefinition • Krise in verständliche Worte fassen • Bisherige Lösungsversuche benennen
4. Zieldefinition • Realisierbare Zukunftsperspektive formulieren • Hoffnung vermitteln („vicarious hope")
5. Problembearbeitung • Kriseninterventionstechniken (distanzierende und stützende Techniken, Realitätstraining) • Coping-Modifikation • Umsetzung in den Lebensalltag immer wieder überprüfen • Zugrunde liegende (neurotische) Konflikte ansprechen, jedoch nicht vertiefend bearbeiten • Bei Bedarf Medikamente (Vorsicht mit Benzodiazepinen!) • Bei Bedarf sozialarbeiterische Hilfe bzw. juristische Beratung • Unterstützung zwischen den Gesprächsterminen gewährleisten (Telefonkontakt, Selbsthilfeorganisationen, Notfalldienst)
6. Termination • Ist die Krise wirklich überwunden? • Erneute Coping-Analyse • Abschied/Ablösung von Therapeut(in) ansprechen • Potenzielle zukünftige Krisen antizipieren
7. Follow-up • Standortbestimmung • Indikation für Psychotherapie prüfen

LITERATUR

Arbeitskreis OPD (Hrsg.): Operationalisierte Psychodynamische Diagnostik, Grundlagen und Manual. Hans Huber, Bern 2006.

Balint, M.: Der Arzt, sein Patient und die Krankheit. Klett-Cotta, Stuttgart 2001.

Bandler, R., J. Grinder: Neue Wege der Kurzzeittherapie. 12. Aufl. Junfermann, Paderborn 2002.

Erickson, M. H., E. L. Rossi: Hypnotherapie – Aufbau, Beispiele, Forschungen. 8. Aufl. Klett-Cotta, Stuttgart 2006.

Fritzsche, K., W. Geigges, A. Hartmann, J. M. Herrmann, Th. von Uexküll, M. Wirsching: Anforderungen an ein „Curriculum Psychosomatische Grundversorgung". Z. ärztl. Fortbild. (ZaeF) 90 (1996), 709–716.

Geisler, L.: Arzt und Patient – Begegnung im Gespräch. 5. Aufl. pmi Verlag AG, Frankfurt a. M. 2008.

Geyer, M.: Das ärztliche Gespräch. Allgemeinpsychotherapeutische Strategien und Techniken, 2. Aufl. Verlag Gesundheit, Berlin 1990.

Hell, D.: Welchen Sinn macht Depression? Ein integrativer Ansatz. 11. Aufl. Rowohlt Taschenbuch, Reinbek 2006.

Helmich, P., E. Hesse, K. Köhle, H. Mattern, H. Pauli, Th. von Uexküll, W. Wesiack: Psychosoziale Kompetenz in der ärztlichen Primärversorgung. Springer, Berlin – Heidelberg – New York 1991.

Jordan J., Heinemann A., Marx A. Notfallpsychiatrie und psychotherapeutische Krisenintervention. Stuttgart: Thieme 2015.

Lasogga F., Gasch B. (Hrsg.) Notfallpsychologie. Lehrbuch für die Praxis. 2., überarb. Aufl. Berlin: Springer 2011.

Margraf, J. (Hrsg.): Lehrbuch der Verhaltenstherapie. 3. Aufl. Springer, Berlin – Heidelberg – New York 2009.

Pattison, E. M.: Detached compassion and its detortions in thanatology. In: Schoneberg, B. et al. (eds.): Education of the Medical Student in Thanatology. Arno Press, New York 1981.

Reimer, C. (Hrsg.): Ärztliche Gesprächsführung. 2. Aufl. Springer, Berlin – Heidelberg – New York 1994.

Rogers, C. R.: Klientenzentrierte Psychotherapie. In: Corsini, R. J. (Hrsg.): Handbuch der Psychotherapie, Bd. 1, S. 471–512. Beltz, Weinheim 1983.

Scharfetter, C.: Allgemeine Psychopathologie. 6. Aufl. Thieme, Stuttgart – New York 2010.

Schnyder, U., J.-D. Sauvant (Hrsg.): Krisenintervention in der Psychiatrie. 3. Aufl. Hans Huber, Bern – Göttingen – Toronto – Seattle 2000.

Schweickhardt, A., Fritzsche, K.: Kursbuch ärztliche Kommunikation. Grundlagen und Fallbeispiele aus Theorie und Praxis. 2. Auflage. Deutscher Ärzteverlag, Köln 2009.

Tscheulin, D.: Wirkfaktoren psychotherapeutischer Intervention. Hogrefe, Göttingen – Toronto – Zürich 1992.

Wienberg, G. (Hrsg.): Bevor es zu spät ist: Außerstationäre Krisenintervention und Notfallpsychiatrie. Standards und Modelle. Psychiatrie Verlag, Bonn 1993.

KAPITEL

4

Walter E. Müller und Hans-Peter Volz

Medikamente in der Akut- und Notfallpsychiatrie

4.1 Vorbemerkung

Die in der Akut- und Notfallpsychiatrie eingesetzten Medikamente sind im Wesentlichen die gleichen, die auch sonst in anderen Bereichen der Psychiatrie ihre Anwendung finden. Ein ausführlicher Überblick über Pharmakokinetik und Pharmakologie aller Psychopharmaka und anderer in der Psychiatrie angewandter Medikamente würde allerdings den Rahmen dieses Kapitels bei Weitem sprengen. Hier sei auf Werke der Standardliteratur verwiesen. Die folgenden Ausführungen beschränken sich auf wenige, aber häufig eingesetzte Substanzen, für die exemplarisch allgemeine Grundlagen und Bedingungen des Einsatzes in Akutsituationen herausgearbeitet werden.

4.2 Pharmakokinetische Grundlagen unter besonderer Berücksichtigung der Einmaldosierung

Die Wirkung eines Medikaments wird von seiner Konzentration am Wirkort bestimmt. Da die Arzneimittelkonzentration im Gehirn am Menschen nicht messbar ist, muss man sich bei der Betrachtung der pharmakokinetischen Grundbedingungen auf die Wirkstoffkonzentration im Blut verlassen. Diese steht auch in der Regel im Gleichgewicht mit der Konzentration im ZNS. Dies gilt für die meisten Psychopharmaka als gut fettlösliche (lipophile) Substanzen, die schnell durch die Blut-Hirn-Schranke penetrieren können.

Typischerweise nimmt der Blutspiegel eines Pharmakons nach oraler Gabe mit der Zeit langsam zu, erreicht bei ausreichender Dosis den minimalen therapeutischen Bereich (Invasionsphase), verweilt für eine bestimmte Zeit im therapeutisch benötigten Plasmakonzentrationsbereich und wird dann durch unterschiedliche Eliminationsprozesse mit unterschiedlicher Geschwindigkeit reduziert (Evasionsphase) (➤ Abb. 4.1). Bei der Anwendung in der Akutsituation kommt es vor allen Dingen auf einen möglichst schnellen Wirkungseintritt, d. h. das möglichst schnelle Erreichen einer ausreichenden Substanzkonzentration am Wirkort (ZNS) an. Dies lässt sich aus den sogenannten t_{max}-Angaben abschätzen, der Zeit, die eine Substanz benötigt, bis maximale Plasmaspiegel erreicht sind. Findet man hier Angaben von mehreren Stunden, dann ist diese Arzneiform für den oralen Akuteinsatz weniger gut geeignet.

Für t_{max} spielen bei festen oralen Arzneiformen (Tabletten, Kapseln, Dragees) die Zerfallzeit und die Auflösungszeit eine wesentliche Rolle, d. h. die Zeit, die vergeht, bis nach Einnahme des Medikaments ausreichend gelöste Moleküle im Magen- bzw. Darminhalt zur Resorption zur Verfügung stehen (ca. 30–60 min). Diese Verzögerung kann für die Anwendung in der Akutsituation bei einigen Substanzen durch Einnahme von flüssigen oralen Arzneiformen (hauptsächlich Tropfen), aber auch durch andere spezielle galenische Zubereitungen wie z. B. lyophilisierte Plättchen (z. B. Lorazepam) oder sublinguale Tabletten (z. B. Asenapin) umgangen werden, wo nach oraler Einnahme sehr schnell ausreichende Wirkspiegel im Gehirn erreicht werden können (innerhalb von Minuten). Ein weiteres Beispiel für eine schnelle nicht parenterale Applikation ist die inhalative Arzneiform für das Antipsychotikum Loxapin bei akuter Agitation.

Bei oraler Gabe flüssiger Arzneiformen, z. B. Tropfen, oder bei Einnahme von lyophilisierten Plättchen bzw. sublingualen Tabletten wird für lipophile Arzneistoffe oft ein ausreichend schnelles Anfluten im ZNS erreicht.

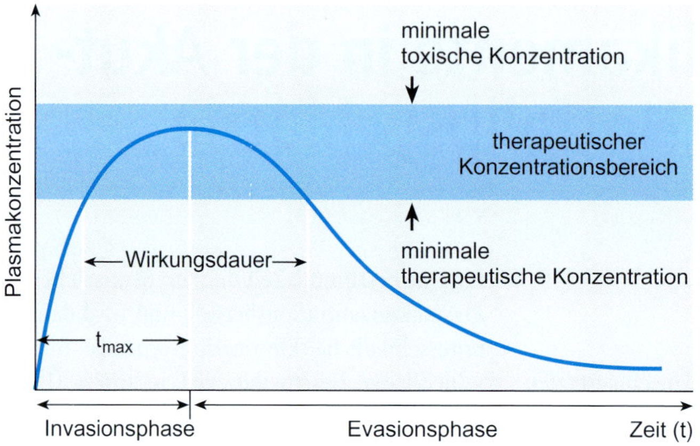

Abb. 4.1 Schematische Darstellung eines Plasmaspiegelverlaufs nach oraler Applikation

In vielen Fällen der akuten medikamentösen Intervention (z. B. wenn eine orale Medikation nicht mehr möglich ist) wird allerdings eine parenterale und hier vor allen Dingen intravenöse Applikation unumgänglich. Hier erreicht man praktisch zum Zeitpunkt der Bolusinjektion schon maximale Blutspiegel, die bei ausreichend lipophilen Substanzen dann auch sehr schnell zu hohen Konzentrationen im ZNS führen. Andere parenterale Applikationsformen wie z. B. die intramuskuläre Injektion können bei einzelnen Substanzen auch infrage kommen, führen aber in der Regel wesentlich langsamer zu ausreichenden ZNS-Konzentrationen.

Die therapeutische Wirkung eines Arzneistoffs wird generell durch das Unterschreiten des minimalen therapeutischen Plasmaspiegels terminiert (➤ Abb. 4.1). Bei vielen Substanzen kann dieser Evasionsprozess in zwei Phasen aufgeteilt werden, eine sogenannte α-Phase mit einer kurzen und eine β-Phase mit einer längeren Zeitkonstante (➤ Abb. 4.2). Die α-Phase, die im angegebenen Beispiel sehr deutlich ausgeprägt ist, wird in der Regel von Umverteilungsphänomenen getragen. Nach akuter (auch oraler) Gabe erreicht ein lipophiler Wirkstoff in kürzester Zeit (Minuten) sehr hohe Konzentrationen im ZNS, da dieses Organ besonders gut durchblutet wird. Entsprechend seinem hohen Verteilungsvolumens kommt es aber dann im Anschluss zu einer relativ schnellen Umverteilung aus dem gut durchbluteten Organ ZNS in weniger gut durchblutete Bereiche wie z. B. die Muskelmasse.

Bei ausreichend fettlöslichen Substanzen kann allein diese Umverteilungsphase bedeuten, dass die minimale therapeutische Konzentration im ZNS unterschritten und die akute Wirkung nur durch diese Umverteilungsphänomene terminiert wird.

Dieses Phänomen gilt besonders bei akuten Einmaldosierungen, wo die kurzen Wirkdauern häufig nicht mit den langen Eliminationshalbwertszeiten übereinstimmen (β-Phase in ➤ Abb. 4.2).

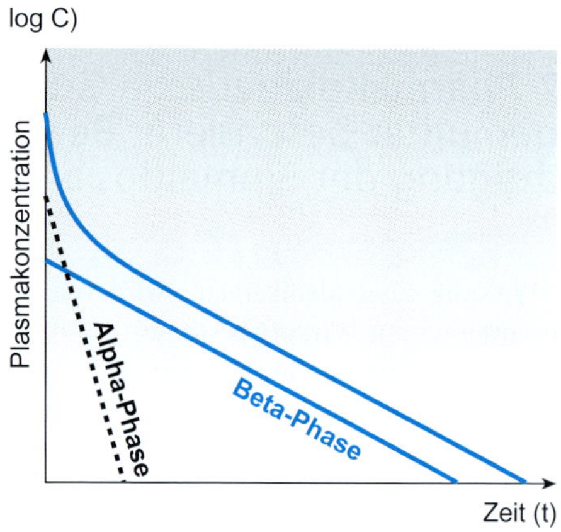

Abb. 4.2 Plasmaspiegelverlauf nach i. v.-Applikation in halblogarithmischer Auftragung. Die Plasmaspiegelverlaufskurve kann in zwei lineare Phasen aufgeteilt werden: die α-Phase, bei der die Abnahme des Plasmaspiegels durch Verteilung ins Gewebe bestimmt ist, und die β-Phase, die die terminale Elimination beschreibt. Die Zeit, in der der Plasmaspiegel in der β-Phase um die Hälfte abnimmt, wird als Eliminationshalbwertszeit ($t_{1/2}$) bezeichnet.

Ist das therapeutische Ziel der Erhalt einer ausreichenden Plasmakonzentration über längere Zeit (Tage oder Wochen), wird man dies durch Mehrfacheinnahme erreichen, wobei die Höhe der angestrebten mittleren Plasmakonzentration von der individuellen Dosis, dem Dosierungsintervall und vor allen Dingen auch der Eliminationshalbwertszeit der jeweiligen Substanz bestimmt wird.

Bei konstanter multipler Dosierung wird in der Regel nach ca. fünf bis sieben Eliminationshalbwertszeiten der Steady-State erreicht, also die Phase, bei der ein mittlerer Plasmaspiegel konstant gehalten wird, da sich dann die Invasions- und die Evasionsprozesse die Waage halten (die Summe dieser beiden Prozesse bleibt in etwa konstant). Der gleiche Zeitraum gilt für jede Dosisänderung.

4.3 Die chemische Neurotransmission im Gehirn als der primäre Angriffspunkt der Psychopharmaka

Alle wichtigen Funktionen unseres zentralen Nervensystems (ZNS) wie Aufnahme, Verarbeitung und Speicherung sensorischer Informationen, aber auch unsere psychischen wie motorischen Reaktionen auf entsprechende sensorische Informationen werden über Funktionsänderungen von Nervenzellen vermittelt. Um dieser Vielfalt an komplexen Aufgaben gerecht zu werden, ist für eine optimale Funktion des ZNS eine intensive Kommunikation zwischen den einzelnen Nervenzellen essenziell. Diese wird im ZNS größtenteils über chemische Neurotransmission vermittelt. Hierbei sind Zellkörper, Dendriten und Axone durch eine große Anzahl von Synapsen miteinander verschaltet.

Die funktionelle Vielfalt biologischer Prozesse unseres ZNS spiegelt sich deshalb im Wesentlichen auf synaptischer Ebene wider, wo eine Fülle unterschiedlicher Neurotransmittersubstanzen nach Freisetzung aus dem präsynaptischen Neuron mit Rezeptoren des postsynaptischen Neurons interagiert und über verschiedene Transduktionsmechanismen das aufgenommene Signal in das rezeptive Neuron weitergeben kann.

Damit kommt der chemischen Neurotransmission eine ganz entscheidende Bedeutung für die Funktion unseres ZNS zu.

Die wesentlichen Funktionsprinzipien der chemischen Neurotransmission, wie sie im ZNS ablaufen, sind in ➤ Abb. 4.3 schematisch dargestellt.

Die Informationsweitergabe wird auf der postsynaptischen Seite von Rezeptoren übernommen, die vom freigesetzten Transmitter besetzt werden und die das so ausgelöste Signal dann über verschiedene Transduktionsmechanismen in das Neuron weiter-

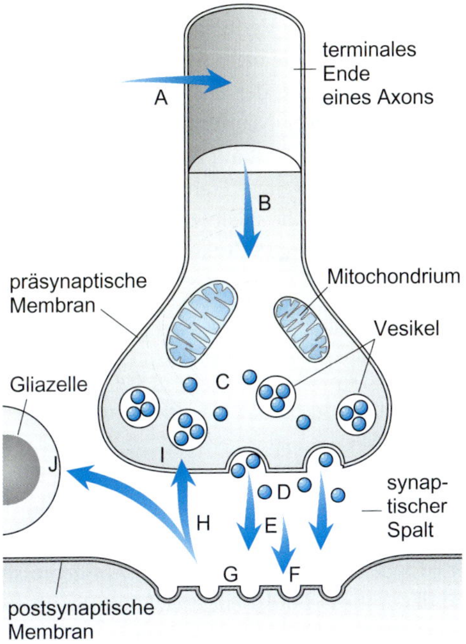

Abb. 4.3 Schematische Darstellung einer Synapse als Kommunikationsprinzip zwischen zwei Nervenzellen:
Der Transmitter selbst – oder meist seine Vorstufe – wird von spezifischen Systemen ins Neuron aufgenommen (A). Der aufgenommene bzw. aus der Vorstufe im Neuron synthetisierte Transmitter wird über den axonalen Transport an die Nervenendigungen transportiert (B) und dort in Vesikeln gespeichert (C). Durch ein Aktionspotenzial des Axons und einen damit verbundenen Ca^{++}-Einstrom wird der Transmitter durch Exozytose aus den Vesikeln in den synaptischen Spalt freigesetzt (D) und kann nach Diffusion (E) mit Rezeptoren auf der postsynaptischen Seite reagieren (F). Die Inaktivierung des Transmitters erfolgt durch Abbau und/oder Aufnahme an der postsynaptischen Seite (G), durch Rückdiffusion (H) und Aufnahme ins präsynaptische Neuron (I) bzw. in synapsebegleitende Gliazellen (J).

leiten. Transduktionsmechanismen können im einfachsten Fall Ionenkanäle sein, wie z. B. der Chloridkanal, der durch den Neurotransmitter Gammaaminobuttersäure (GABA) geöffnet wird. Die meisten Transduktionsmechanismen sind aber membranständige Enzyme, die an den eigentlichen Rezeptor über ein stimulierendes bzw. inhibitorisches G-Protein gekoppelt sind. Ihre Aktivierung führt zur intrazellulären Bildung sekundärer Transmitter (zyklisches AMP, Inositolphosphate, Ca-Ionen), die ihrerseits dann die Funktionsänderung der Nervenzelle auslösen. Hier spielt dann die Aktivierung von Transkriptionsfaktoren für zellulare Signalmoleküle (z. B. neurotrophe Faktoren) eine wichtige Rolle. Die heute therapeutisch zur Verfügung stehenden Psychopharmaka greifen alle mehr oder weniger spezifisch in einzelne Prozesse der chemischen Neurotransmission bestimmter Neurotransmittersysteme ein. Ihre direkte Wirkung ist nur dann spezifisch für das ZNS, wenn das jeweilige Transmittersystem in der Peripherie keine Rolle spielt (z. B. bei den Benzodiazepinen als GABAerge Substanzen).

4

Spielt der jeweilige Transmitter auch in der Peripherie eine Rolle, ist hier mit analogen Wirkungen des Psychopharmakons zu rechnen (z. B. Verstärkung der noradrenergen Übertragung des Sympathikus durch trizyklische Antidepressiva).

Neben einigen anderen Substanzen werden in der Akutpsychiatrie im Wesentlichen Substanzen aus der Gruppe der Benzodiazepine, der Antidepressiva und der Antipsychotika eingesetzt, auf die im Folgenden näher eingegangen werden soll.

4.4 Benzodiazepine

4.4.1 Eigenschaften der Gruppe

Der Wirkungsmechanismus der Benzodiazepine ist eng mit der Funktion des postsynaptischen GABA-A-Rezeptors assoziiert. Gammaaminobuttersäure (GABA) ist der wichtigste inhibitorische Neurotransmitter unseres zentralen Nervensystems. Überall im zentralen Nervensystem sind GABAerge Neurone vorhanden, die sehr komplex mit anderen Neuronen verschaltet sind und in der Regel deren Erregbarkeit reduzieren. Diese GABAerge Hemmung ist ein ubiquitärer Prozess in unserem gesamten ZNS; er verhindert, dass überschießende Erregungen bestimmter Neurone oder bestimmter Neuronenverbände auftreten können, und ist damit für die Ausbalancierung aller unserer zentralen Funktionen unerlässlich. Die Substanzgruppe der Benzodiazepine greift nicht direkt am GABA-A-Rezeptor an, sondern sie bindet an eine spezifische Bindungsstelle für diese Substanzgruppe (Benzodiazepinrezeptor), die allosterisch an den GABA-A-Rezeptor gekoppelt ist. Als Folge kommt es zu einer Verstärkung der GABAergen Hemmung. Dies erklärt die vereinfachende Bezeichnung der Benzodiazepine als „Bremskraftverstärker" unseres ZNS. Alle pharmakologischen Eigenschaften der Benzodiazepine und die davon ableitbaren unerwünschten und erwünschten Wirkungen können über eine Verstärkung GABAerger Hemmprozesse durch Aktivierung des Benzodiazepinrezeptors erklärt werden:

- Antikonvulsiv (zentral ausgelöste Krampfzustände, Epilepsie)
- Zentral muskelrelaxierend (Spastik, Muskelverspannungen, Tetanus)
- Sedativ/hypnotisch (Schlafstörungen, Prämedikation in der Anästhesie)
- Amnestisch (verschiedene Anwendungen in der Anästhesie)
- Anxiolytisch, erregungs- und aggressionsdämpfend (Spannungs-, Erregungs- und Angstzustände unterschiedlicher Genese, Stressabschirmung)

Daher können alle Benzodiazepinwirkungen im Bedarfsfall sehr schnell und spezifisch durch den Rezeptorantagonisten Flumazenil terminiert werden.

Durch Benzodiazepinrezeptorantagonisten können spezifisch alle pharmakologischen bzw. therapeutischen Wirkqualitäten der Benzodiazepine in Minuten antagonisiert werden.

Die heute im Handel erhältlichen Benzodiazepine unterscheiden sich im Hinblick auf ihre agonistischen Eigenschaften am Benzodiazepinrezeptor nicht wesentlich. Sehr deutliche Unterschiede sieht man aber in ihrer Affinität zum Benzodiazepinrezeptor, was sich in ihrer mittleren Tagesdosis auf Milligrammbasis niederschlägt (➤ Tab. 4.1).

Diese enge Assoziation des Wirkungsmechanismus aller Benzodiazepine mit dem gesamten pharmakologischen Wirkungsspektrum hat den Nachteil, dass man bei den heutigen zur Verfügung stehenden Substanzen immer auch mit sedierenden Effekten rechnen muss, die sich in einer störenden Tagesmüdigkeit und in einer Verminderung der kognitiven Leistungsfähigkeit (z. B. Konzentrations- und Merkfähigkeitsdefizite) äußern können.

Darüber hinaus gibt es deutliche Unterschiede der einzelnen Benzodiazepinderivate im Hinblick auf ihre pharmakokinetischen Eigenschaften. Dies hat auch praktische Auswirkungen in der Akuttherapie. So wird für alle Benzodiazepine (auch Diazepam) nach parenteraler Applikation hoher Dosen der dadurch hervorgerufene narkoseähnliche Zustand durch Umverteilungsphänomene terminiert. Danach sind aber im Falle des Diazepams (lange $t_{1/2}$) die Patienten noch für Stunden beeinträchtigt und nicht fahrtüchtig, während diese Phase im Fall des Midazolams (kurze $t_{1/2}$) wesentlich kürzer ist (➤ Tab. 4.1).

Von den therapeutischen Eigenschaften der Benzodiazepine werden in der **Akut- und Notfallpsychiatrie** hauptsächlich die **sedierenden** Eigenschaften (bis hin zur Auslösung eines Narkose-ähnlichen Zustands) genutzt sowie die auch häufig nach einmaliger Gabe zu sehenden akuten anxiolytischen Effekte, dazu die **antikonvulsiven** Eigenschaften.

Die bei der Akutanwendung der Benzodiazepine zu erwartenden unerwünschten Arzneimittelwirkungen sind im Wesentlichen Sedierung und Konzentrationsminderung, Schwindel und Schwächegefühl und eine Herabsetzung des Muskeltonus.

4.4.2 Spezielle Eigenschaften einiger Benzodiazepinderivate

Wichtige pharmakodynamische und pharmakokinetische Eckdaten einiger Benzodiazepine sind in ➤ Tab. 4.1 zusammengefasst. Die aufgeführten Dosierungen stellen Richtwerte dar, die den Gegebenheiten des Einzelfalls angepasst werden müssen (Schwere der Erkrankung, Alter des Patienten etc.). Wenn möglich, sollte eine einschleichende Aufdosierung erfolgen.

Alprazolam

Alprazolam wird vor allem in der **Akut- und mittelfristigen Therapie** von **Angststörungen** eingesetzt. Neben ausgeprägten anxiolytischen Eigenschaften ist die Sedierung vergleichsweise mild ausgeprägt.

Clonazepam

Clonazepam wird primär in der **Akut-**, aber auch in der **Dauerbehandlung** von **Krampfleiden** eingesetzt. Die Substanz hat gute antikonvulsive Eigenschaften bei relativ geringer Sedierung, bedingt durch einen nur partiellen Agonismus am Benzodiazepinrezeptor.

Für die Notfallanwendung steht Clonazepam auch in einer schneller resorbierbaren **flüssigen Arzneiform** (Tropfen) zur Verfügung.

Diazepam

Diazepam ist das Standardbenzodiazepinderivat mit ausgeprägten **anxiolytischen, sedierenden, antikonvulsiven** und **muskelrelaxierenden** Eigenschaften.

Tab. 4.1 Eigenschaften einiger für die Akutpsychiatrie wichtiger Benzodiazepine. IC_{50} sind die halbmaximalen Hemmkonstanten für die Bindung an den Benzodiazepinrezeptor in vitro (je niedriger die Konzentration, desto höher ist die Affinität zum Rezeptor). Von den pharmakokinetischen Eckdaten sind die terminale Eliminationshalbwertszeit ($t_{1/2}$) angegeben und die Zeit bis zum Erreichen maximaler Blutspiegel nach Einnahme der festen oralen Arzneiform (z. B. Tablette) (t_{max}).

Substanz	IC_{50} (nmol/l)	Mittlere Tagesdosis (mg)	$t_{1/2}$ (h)	t_{max} (h)
Clonazepam	2	2–6	20–40	2–4
Diazepam	8	10–15 (30)	20–45	1–1,5
Lorazepam	4	1–3 (6)	10–20	1–2,5
Midazolam	5	–	2–4	–

Diazepam steht für den Akuteinsatz auch in einer Flüssigarzneiform (Tropfen) zur Verfügung. Darüber hinaus kann die i. v.-Gabe oft auch durch die Anwendung der rektalen Arzneiform (Rektaltube) vermieden werden.

Diazepam hat über den Metaboliten Desmethyldiazepam eine sehr langsame Eliminationsgeschwindigkeit. Damit muss auch bei Einmalgabe nach dem Abklingen der Akutwirkung noch längere Zeit mit Nebenwirkungen wie Sedierung und Konzentrationsproblemen gerechnet werden, sodass Patienten auch nach Stunden noch nicht aktiv am Straßenverkehr teilnehmen sollten.

4

Lorazepam

Lorazepam zeigt gute **anxiolytische** Eigenschaften bei weniger stark ausgeprägter Sedierung, bedingt durch eine langsame Diffusion in das ZNS.

Für den Akuteinsatz steht eine sich schon **im Mund auflösende Arzneiform** zur Verfügung in Form lyophilisierter Plättchen mit dem Vorteil, dass das Schlucken der Tablette entfällt und eine schnelle orale Resorption erfolgt. Auch parenterale Applikationsformen stehen zur Verfügung.

Midazolam

Die Substanz wird schnell metabolisiert, sodass der Patient schon **nach wenigen Stunden wieder nebenwirkungsfrei** ist. Es muss hier allerdings besonders auf eine **deutliche Atemdepression** geachtet werden.

Neben der parenteralen Darreichungsform stehen Lacktabletten zur oralen Prämedikation in der Anästhesie zur Verfügung.

4.5 Antidepressiva

4.5.1 Eigenschaften der Gruppe

Trizyklische Antidepressiva (TZA)

Die initialen Wirkungen der trizyklischen Antidepressiva, nämlich eine Hemmung der präsynaptischen Wiederaufnahme der beiden Transmittersubstanzen Noradrenalin und Serotonin, sind schon lange bekannt (➤ Tab. 4.2). Diese initialen Eingriffe (➤ Abb. 4.3) in die zentrale Neurotransmission, die akut zu einer Erhöhung der synaptischen Konzentration der jeweiligen Neurotransmitter führen, bewirken dann in einem Zeitraum von ca. 2 bis 3 Wochen adaptive Veränderungen post- und präsynaptischer Mechanismen der zentralen Neurotransmission; hier ist eine Abnahme der Dichte bzw. eine Abnahme der Empfindlichkeit von zentralen Rezeptoren, besonders aber auch eine Verbesserung stressbedingter Störungen der Neuroplastizität für viele Antidepressiva gut belegt (➤ Abb. 4.4). Diese adaptiven Anpassungen benötigen ca. 1–3 Wochen,

Tab. 4.2 Neurochemische Profile für in der Notfallpsychiatrie wichtige tri- und tetrazyklische Antidepressiva. Dargestellt sind halbmaximale Hemmkonstanten (IC_{50}-Werte) für die synaptosomale Aufnahme von Noradrenalin (NA) bzw. Serotonin (5-HT) in vitro und für die Ligandenbindung an folgende Rezeptorsysteme im humanen Hirngewebe: Histamin-H_1-, α_1-adrenerge, α_2-adrenerge, Muskarin-(M-), Serotonin-2-(5-HT_2-)Rezeptoren (zur Bewertung der IC_{50}-Werte s. Legende zu ➤ Tab. 4.1).

	IC_{50} (nmol/l)							
	mittlere Tagesdosis (mg)	NA-Aufnahme	5-HT-Aufnahme	H_1-Rezeptoren	α1-Rezeptoren	α2-Rezeptoren	5-HT_2-Rezeptoren	M-Rezeptoren
Amitriptylin	150	14	84	1	24	940	18	10
Clomipramin	150	28	5	31	38	> 1 000	54	37
Doxepin	150	18	220	0,2	24	> 1 000	27	23
Maprotilin	150	7	> 1 000	2	90	> 1 000	120	570
Nortriptylin	150	2	154	6	55	> 1 000	41	37

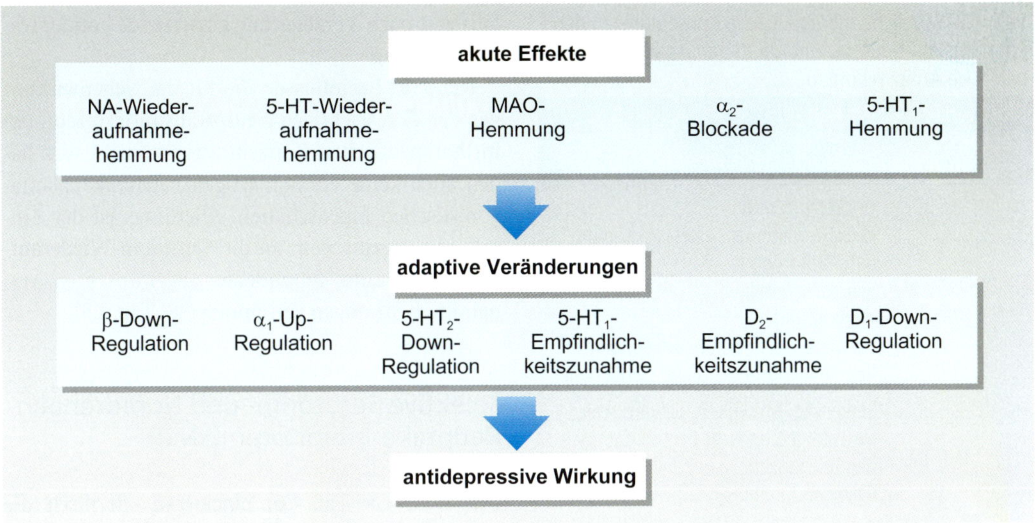

Abb. 4.4 Generelle Bedeutung von akuten Effekten und adaptiven Veränderungen für den biochemischen Wirkungsmechanismus von Antidepressiva. Über sehr unterschiedliche akute Eingriffe führen alle Antidepressiva zu subchronischen adaptiven Veränderungen, die dann mit einer Zeitlatenz von 1–3 Wochen die antidepressive Wirksamkeit bedingen. Neben Veränderungen der Neurotransmission gilt heute eine Korrektur gestörter Mechanismen der Neuroplastizität (Neuritogenese, Spine-Dichte und -Funktion, Neurogenese) als besonders wichtig.

ein Zeitraum, der auch für den Einsatz der antidepressiven Wirksamkeit der Antidepressiva beobachtet wird (Wirklatenz). Dies ist ein wichtiges Argument für die Annahme, dass diese adaptiven Veränderungen kausal mit der antidepressiven Wirksamkeit assoziiert sind.

Es gibt aber darüber hinaus noch eine ganze Reihe anderer akuter Effekte, die über adaptive Veränderungen der gleichen oder auch anderer Systeme der zentralen Neurotransmission letztlich zu einer antidepressiven Wirkung am Patienten führen können (➤ Abb. 4.4). Damit ist impliziert, dass diese Mechanismen nicht nur für die Trizyklika, sondern auch für alle anderen Antidepressiva gelten.

Auch bei parenteraler Anwendung (z. B. als Infusion) ist hinsichtlich der antidepressiven Effekte mit einer Wirklatenz von ca. zwei Wochen zu rechnen.

Neben diesen für die eigentliche antidepressive Wirkung wichtigen initialen Effekten im Bereich der chemischen Neurotransmission können Antidepressiva in unterschiedlichem Maß auch als Antagonisten an einer ganzen Reihe von Neurorezeptoren im zentralen, aber auch im peripheren Nervensystem wirken (➤ Tab. 4.2). Diese mit dem primären antidepressiven Wirkungsmechanismus nicht mehr assoziierten Effekte erklären einen großen Teil der unerwünschten Arzneimittelwirkungen, die bei den einzelnen Substanzen (in Korrelation zu den Rezeptorbindungsprofilen) allerdings sehr unterschiedlich ausgeprägt sind (➤ Tab. 4.3).

Andererseits können bestimmte dieser rezeptorblockierenden Eigenschaften auch therapeutisch genutzt werden. Dies gilt insbesondere für die durch H_1-Blockade bewirkte **sedierende und schlafanstoßende Wirkung,** die z. B. bei agitiert depressiven Syndromen einen erwünschten Begleiteffekt darstellt, der im Gegensatz zur eigentlichen antidepressiven Wirkung ohne Latenz zum Tragen kommt. Die TZA haben darüber hinaus direkt **kardiotoxisch-chinidinartige Nebenwirkungen** (Blockade von schnellen Natriumkanälen), die besonders, aber nicht nur, bei Überdosierungen oder kardialen Risikopatienten zu beachten sind.

Die unerwünschten Wirkungen der TZA sind nach Applikation sofort zu sehen und nehmen im Verlauf der Therapie in der Regel in der Häufigkeit und Schwere ab (Toleranz), dies gilt aber nicht für die direkt kardiotoxischen Effekte.

Tab. 4.3 Mögliche therapeutische Konsequenzen der Blockade von Neurorezeptoren (durch Antidepressiva und auch Antipsychotika)

Blockierter Neurorezeptorentyp	Wirkungen
M	trockener Mund verschwommenes Sehen, Akkommodationsstörungen Sinustachykardie Verstopfung Harnretention, Miktionsstörungen kognitive Störungen (v. a. Gedächtnis)
H_1	Sedierung, Müdigkeit, Schläfrigkeit Verstärkung anderer zentral dämpfender Substanzen Gewichtszunahme
α_1	Orthostase, Blutdrucksenkung Schwindel, Benommenheit, Sedierung Reflextachykardie Verstärkung der Wirkung anderer α_1-Blocker
D_2	extrapyramidalmotorische Störungen Prolaktinerhöhung sexuelle Funktionsstörungen
5-HT_2	Appetitzunahme, Gewichtszunahme Blutdrucksenkung

Selektive Serotonin-Reuptake-Inhibitoren (SSRI)

Die SSRI (➤ Tab. 4.4) wirken selektiv über eine spezifische Hemmung der neuronalen Wiederaufnahme von Serotonin. Sie führen aber zu ähnlichen adaptiven Veränderungen auf der Ebene der Neurotransmitterrezeptoren bzw. der Neuroplastiziät wie z. B. die TZA (➤ Abb. 4.4). Dies erklärt pharmakologisch ihre therapeutische Gleichwertigkeit bei der Behandlung von Depressionen, aber auch die ebenfalls erst nach Verzögerung einsetzende antidepressive Wirkung.

Tab. 4.4 Übersicht zu den heute hauptsächlich eingesetzten SSRI

Name	Dosis (mg/d), max. Dosis in Klammern	Interaktionspotenzial
Citalopram	20–40 (60)	günstig
Escitalopram	10–20 (40)	günstig
Paroxetin	20–40 (60)	ungünstig
Sertralin	50–100 (200)	mittel

Die SSRI beeinflussen die für die Nebenwirkungen der TZA wichtigen Neurotransmitterrezeptoren in therapeutischen Konzentrationen nicht und haben auch keine chinidinartigen natriumkanalantagonistischen Eigenschaften. Allerdings ist der Einsatz mit spezifischen, an die Serotonin-Wiederaufnahmehemmung gebundenen unerwünschten Arzneimittelwirkungen verbunden (➤ Tab. 4.5).

Selektive Serotonin- und Noradrenalin-Reuptake-Inhibitoren (SNRI)

Die SNRI (➤ Tab. 4.6) blockieren spezifisch die Wiederaufnahme von Serotonin und Noradrenalin. Ähnlich wie die TZA und die SSRI führen sie zu adaptiven Veränderungen (➤ Abb. 4.4). Ähnlich wie die SSRI interagieren diese Substanzen nicht mit den Rezeptoren, die für einen Großteil der Trizyklika-Nebenwirkungen verantwortlich sind, auch blockieren sie nicht die Reizleitung am Herzen. Neben serotoninergen Nebenwirkungen wie bei den SSRI kommen noch Nebenwirkungen durch die erhöhte noradrenerge Transmission hinzu. Venlafaxin hemmt wesentlich stärker die Wiederaufnahme von Serotonin im Vergleich zur Wiederaufnahmehemmung von Noradrenalin, dieses Verhältnis ist bei Milnacipran nahezu ausgeglichen, Duloxetin nimmt hier eine Mittelstellung ein.

Tab. 4.5 Typische unerwünschte Wirkungen der SSRI

- Übelkeit, Erbrechen
- Kopfschmerzen, Benommenheit, Schwächegefühl
- Schlafstörungen
- vermehrtes Schwitzen, Ängstlichkeit
- sexuelle Funktionsstörungen

Tab. 4.6 Übersicht SNRI

Name	Dosis (mg/d), max. Dosis in Klammern	Interaktionspotenzial
Duloxetin	60–120 (160)	mittel
Venlafaxin	75–225 (375)	günstig
Milnacipran	100–200 (200)	sehr günstig

Noradrenerges und spezifisch serotonerges Antidepressivum (NaSSA), Mirtazapin

Mirtazapin nimmt eine gewisse Ausnahmestellung ein, da es nicht über eine Wiederaufnahmehemmung von Katecholaminen wirkt, sondern einen mit den bisher dargestellten Antidepressiva nicht vergleichbaren Wirkmechanismus aufweist:

- Es blockiert die α_2-Auto- und Heterorezeptoren und steigert auf diesem Wege die Noradrenalin- und Serotonin-Freisetzung an der Synapse.
- Die serotonerge Neurotransmission wird über die erhöhte Noradrenalin-Freisetzung zusätzlich gesteigert (Zunahme der Feuerrate der serotonergen Raphe-Zellen durch die Stimulation der α_1-Adrenorezeptoren bei gleichzeitiger Blockade der α_2-adrenergen Heterorezeptoren der serotonergen Nervenzellendigungen). Dieser Wirkmechanismus wird als NaSSA (=**No**r**a**drenerges und **S**pezifisch **S**erotonerges **A**ntidepressivum) bezeichnet.

Durch seine hohe Affinität zu Histamin-H_1-Rezeptoren hat Mirtazapin darüber hinaus sedierende Eigenschaften. Die anticholinerge Wirkung ist nur gering ausgeprägt.

4.5.2 Spezielle Eigenschaften einiger Antidepressiva

Trizyklische Antidepressiva (TZA)

Die wesentlichen pharmakologischen Eigenschaften der hier zu besprechenden TZA sind in ➤ Tab. 4.2 zusammengefasst.

Alle TZA beeinflussen sowohl die Noradrenalin- wie auch die Serotoninwiederaufnahme, wenn auch in unterschiedlichem Ausmaß. Unter diesen Substanzen ist Clomipramin die am stärksten für die Serotoninwiederaufnahme selektive Substanz, und Nortriptylin und Maprotilin (chemisch gesehen eine tetrazyklische Substanz) sind am selektivsten für die Noradrenalinwiederaufnahme. Alle haben auch antagonistische Eigenschaften an verschiedenen Neurotransmitterrezeptoren (➤ Tab. 4.2). Von den daraus ableitbaren unerwünschten Arzneimittelwirkungen der TZA (➤ Tab. 4.3) sind für die Akutanwendung vor allen Dingen die über die H_1-antihistaminergen Eigenschaften erklärbare **Sedierung** hervorzuheben und auch die über die α_1-antagonistischen Eigenschaften ausgelöste **Hypotonie,** die vor allen Dingen auch bei der möglichen parenteralen Anwendung einiger der Substanzen (Amitriptylin, Clomipramin, Doxepin, Maprotilin) zu einer deutlichen orthostatischen Dysregulation führen kann. Leichte Unterschiede gibt es auch bei den anticholinergen Eigenschaften, hier schneiden Maprotilin und Nortriptylin relativ günstig ab.

TZA zeichnen sich durch eine große interindividuelle Streuung der benötigten Dosen aus (Grund: individuelle Empfindlichkeit, besonders aber interindividuelle Unterschiede der Elimination). Die angestrebten therapeutischen Dosierungen liegen im Mittel bei 150 mg/d. Wegen der erheblichen interindividuellen Unterschiede hinsichtlich Wirkung und Verträglichkeit, aber auch wegen der initial besonders deutlich ausgeprägten unerwünschten Arzneimittelwirkungen ist eine **einschleichende Aufdosierung** erforderlich. Dies gilt besonders für ältere und körperlich vorgeschädigte Patienten.

Die beim Einsatz von TZA zu beachtenden Kontraindikationen sind in ➤ Tab. 4.7 zusammengefasst.

Tab. 4.7 Kontraindikationen und Anwendungsbeschränkungen tri- und tetrazyklischer Antidepressiva (modifiziert nach der „Roten Liste" 2016)

Kontraindikationen: • Kombination mit MAO-Hemmern* • akute Intoxikation mit zentral dämpfenden Pharmaka und Alkohol • akute Delirien • Engwinkelglaukom • kardiale Überleitungsstörungen (höhergrad. AV-Block, Schenkelblock)
Anwendungsbeschränkungen: • Stenosen im Magen-Darm-Kanal • Blasenentleerungsstörungen mit Restharnbildung • kardiale Vorschädigungen • schwere Leberfunktionsstörungen • erhöhte zerebrale Krampfbereitschaft • orthostatische Hypotonie, Refluxösophagitis, Zustände veränderter gastrointestinaler Motilität (z. B. diabetische Gastroparese), Blutbildschäden**
* Unter bestimmten Voraussetzungen kann in Ausnahmefällen eine Kombination der beiden Substanzgruppen indiziert sein. ** weitere Krankheitsbilder, die der Anwendung der genannten Antidepressiva entgegenstehen können

fasst. Inwieweit die dort genannten Anwendungsbeschränkungen den Einsatz eines bestimmten Antidepressivums verhindern, hängt auch von dessen weiter oben besprochenen spezifischen Eigenschaften ab (weitere Angaben s. Herstellerinformationen der einzelnen Präparate).

Selektive Serotonin-Reuptake-Inhibitoren (SSRI)

Aus der Gruppe der SSRI werden heute hauptsächlich noch 4 Substanzen eingesetzt: Citalopram, Escitalopram, Paroxetin und Sertralin (➤ Tab. 4.4).

Alle diese Substanzen sind praktisch frei von den vegetativen Nebenwirkungen der TZA. Dominierende unerwünschte Wirkungen dieser Substanzgruppe sind gastrointestinale Nebenwirkungen (Übelkeit, mitunter bis zum Erbrechen), Unruhe und Schlafstörungen (➤ Tab. 4.5).

Wegen ihrer relativ langsamen Resorption, vor allem aber wegen des Fehlens solcher Begleitwirkungen wie Sedierung, Schlafanstoßung etc. und der erwähnten Wirklatenz spielen SSRI bei der Initialbehandlung von Akutsituationen keine wesentliche Rolle.

Bei der Anwendung von SSRI sind bestimmte Kombinationen mit anderen Medikamenten (z. B. MAO-Hemmern) streng kontraindiziert (detaillierte Informationen hierzu s. Herstellerempfehlungen).

SNRI

Hier gilt im Wesentlichen das Gleiche wie für die SSRI. Einige Daten deuten darauf hin, dass Venlafaxin einen vergleichsweise schnellen Wirkeintritt besitzt, zudem scheint es etwas effektiver als die meisten SSRIs zu sein. Für eine Übersicht über die SNRI vgl. ➤ Tab. 4.6.

Mirtazapin

Mirtazapin besitzt aufgrund seiner antihistaminergen Effekte (➤ s. o.) sedierende Eigenschaften, die vergleichsweise rasch einsetzen. Daher hat es einen ähnlichen Platz in der Notfallpsychiatrie wie die sedierenden TZA, ohne deren andere Nebenwirkungen (bezüglich des Herz-Kreislaufsystems und anticholinerger Nebenwirkungen sowie direkt kardiotoxischer Nebenwirkungen) aufzuweisen, was die Substanz zur ersten Therapie-Option macht, sollte der Einsatz eines sedierenden Antidepressivums notwendig sein.

> Da Mirtazapin zahlreiche der von den sedierenden Trizyklika ausgelösten Nebenwirkungen (v. a. Verlangsamung der Herzreizleitung) nicht aufweist, erscheint es für die Akutbehandlung agitierter depressiver Patienten besonders geeignet.

4.6 Antipsychotika

4.6.1 Eigenschaften der Gruppe

Antipsychotika (der ältere Begriff Neuroleptika ist heute ersetzt) wirken als Antagonisten der post- und präsynaptisch lokalisierten Dopamin-D_2-Rezeptoren im ZNS. Antipsychotika üben diesen Effekt in praktisch allen Hirnarealen aus, in die die wichtigsten dopaminergen Systeme unseres ZNS, also das tuberoinfundibuläre, das nigrostriatale und das mesolimbo-mesokortikale System, projizieren. Während die Blockade von postsynaptischen Dopaminrezeptoren im mesolimbo-mesokortikalen dopaminergen System mit der antipsychotischen Wirksamkeit der Antipsychotika in Verbindung gebracht wird, resultieren aus einer Blockade von Dopaminrezeptoren im tuberoinfundibulären wie auch im nigrostriatalen System wichtige unerwünschte Wirkungen der Antipsychotika wie

- Anstieg der Plasmakonzentration von Prolaktin
- Auslösung akuter Dyskinesien
- Auslösung von extrapyramidalmotorischen Störungen im Sinne eines Parkinsonoids
- (weitgehend) irreversible Spätdyskinesien.

Trotz dieser sehr engen Assoziation des Wirkungsmechanismus der erwünschten mit dem der unerwünschten Wirkungen der Antipsychotika ist es in den letzten Jahren mit den sogenannten **atypischen Antipsychotika** gelungen, erwünschte, d. h. antipsychotische Wirksamkeit, von den unerwünschten

Wirkungsqualitäten (im Wesentlichen Störungen des extrapyramidal-motorischen Systems) zu differenzieren. Leitsubstanz der atypischen Antipsychotika ist das Clozapin, weitere Substanzen sind Olanzapin, Risperidon, Quetiapin, Ziprasidon und Aripiprazol.

Neben den D_2-antagonistischen Eigenschaften blockieren klassische, aber auch atypische Antipsychotika wie das Clozapin verschiedene zentrale und periphere Neurorezeptoren (➤ Tab. 4.8), was in Analogie zu den Antidepressiva bestimmte Nebenwirkungen erklärt (s. ➤ Tab. 4.3). Daneben spielen aber bei einzelnen Antipsychotika auch direkt sedierende Eigenschaften eine Rolle, wobei die sedierende Komponente im akutpsychiatrischen Kontext durchaus erwünscht sein kann (s. ➤ Tab. 4.3), da die sich in der Regel erst über die Zeit ausbildende antipsychotische Wirkung bei der akuten Gabe oft nicht ausreicht. Ähnlich wie bei den Antidepressiva bestehen auch hier erhebliche interindividuelle Variationen hinsichtlich der notwendigen therapeutischen Dosierungen. Eine einschleichende Aufdosierung ist zu empfehlen.

4.6.2 Spezielle Eigenschaften einiger Antipsychotika

Die Antipsychotika werden in typische und atypische Antipsychotika eingeteilt (➤ s. o.). Die typischen Antipsychotika können heute unbeachtet ihrer chemischen Struktur in hoch-, mittel- bzw. niederpotente untergliedert werden, wobei sich diese Klassifikation auf die klinische Erfahrung stützt. Sie entspricht in etwa der ebenfalls aus der klinischen Anwendung hervorgegangenen Klassifikation nach Chlorpromazin-Äquivalenten, die zum Ausdruck bringen sollen, um wievielmal mehr (auf mg-Basis) man Chlorpromazin applizieren müsste, um die gleiche Wirkung am Patienten zu erreichen (➤ Tab. 4.8). Beide aus der klinischen Erfahrung stammenden Klassifikationen gehen daher davon aus, dass man mit allen Antipsychotika im Prinzip ähnliche antipsychotische Wirkungen erreichen kann, allerdings werden von den hochpotenten nur Dosen von wenigen Milligramm und von den niederpotenten sehr hohe Milligrammdosen benötigt. Pharmakologisch gesehen besteht bei der Anwen-

Tab. 4.8 Gliederung der typischen und atypischen Antipsychotika nach antipsychotischer Potenz. Angegeben sind auch die halbmaximale Hemmkonstante für Ligandenbindung an den D_2-Rezeptor (zur Bewertung der IC_{50}-Werte s. Legende zu ➤ Tab. 4.1) und die relative Bindungsstärke an andere Rezeptoren (bei 1 bindet die Substanz an den anderen Rezeptor so stark wie an den D_2-Rezeptor, bei 10 10-fach stärker, bei 0,1 10-fach schwächer).

	Relative Wirkstärke					
	Mittlere Tagesdosis (mg)	IC_{50}-D_2 (nmol/l)	M-Rezeptoren	H_1-Rezeptoren	α_1-Rezeptoren	5-HT_2-Rezeptoren
Hochpotente Antipsychotika						
• Benperidol	4–10	0,2	< 0,001	< 0,001	0,04	0,1
• Haloperidol	5–15	1	< 0,001	< 0,001	0,06	< 0,001
• Olanzapin	5–20	10	5	1	1,5	5
• Risperidon	2–8	4	< 0,001	0,2	4	5
Mittelpotente Antipsychotika						
• Clozapin	75–300	150	5	190	6	45
• Quetiapin	150–750	160	1	14	23	1
• Melperon	100–200	200	< 0,001	0,3	2,3	5,2
Niederpotente Antipsychotika						
• Chlorprothixen	50–300	20	0,2	13	12	40
• Levomepromazin	25–200	60	0,2	–	20	40
• Pipamperon	60–120	100	< 0,001	< 0,001	1,8	98

4

dung beider Klassifikationen eine gute Korrelation zwischen der Wirkstärke der verschiedenen Substanzen und ihrer Affinität zu dem D_2-Rezeptor.

Die einzelnen typischen Antipsychotika unterscheiden sich aber deutlich im Hinblick auf zusätzliche antagonistische Eigenschaften an verschiedenen Neurorezeptorsystemen (➤ Tab. 4.8). Affinitätskonstanten für den α_1-Rezeptor, den Muskarinrezeptor, den Histamin-H_1-Rezeptor und den 5-HT_2-Rezeptor sind hier in relativen Wirkungsstärken angegeben und sagen aus, wie viel stärker das Antipsychotikum an den jeweiligen Rezeptor bindet im Vergleich zum D_2-Rezeptor. Daraus ist ersichtlich, dass – bezogen auf die typischen Antipsychotika – bei den niederpotenten Antipsychotika eine ausreichende D_2-Rezeptor-Antagonisierung nur bei gleichzeitiger massiver Antagonisierung der anderen Rezeptoren erreicht werden kann, während man mit den hochpotenten Substanzen relativ selektiv nur den D_2-Rezeptor funktionell ausschalten kann.

Die relative Stärke der Beeinflussung anderer Neurorezeptorsysteme ist auch bei den Antipsychotika, ähnlich wie bei den Antidepressiva, für ihr Nebenwirkungsspektrum von Bedeutung: Je stärker bei ausreichender D_2-Rezeptor-Besetzung auch Histamin-H_1-Rezeptoren, Muskarinrezeptoren und α_1-Rezeptoren antagonisiert werden (➤ Tab. 4.8), umso mehr ist bei den Substanzen mit sedierenden, anticholinergen und hypotonen bzw. orthostatischen Nebenwirkungen zu rechnen (➤ Tab. 4.3).

In der Akutpsychiatrie spielen Antipsychotika eine wichtige Rolle bei der Behandlung von psychomotorischen Erregungszuständen und Agitation. Die atypischen Antipsychotika unterscheiden sich in erster Linie durch das geringere Risiko, extrapyramidal-motorische Nebenwirkungen (EPS) auszulösen, von den typischen (v. a. hochpotenten) Antipsychotika. Da gerade die Erfahrung z. B. einer durch ein hochpotentes Antipsychotikum hervorgerufenen akuten Dystonie die Compliance nachhaltig vermindern kann, sollten auch in der Akuttherapie atypische statt typischer Antipsychotika verwandt werden. Die akute antipsychotische Wirksamkeit dieser neuen Substanzen ist nicht schwächer als die der typischen Antipsychotika.

4.6.3 Für die Akutpsychiatrie wichtige Antipsychotika

Haloperidol

Haloperidol ist ein in der Akutpsychiatrie gut bewährtes hochpotentes typisches Antipsychotikum mit guter und relativ rasch einsetzender antipsychotischer Wirksamkeit bei vergleichsweise geringer Sedierung. Es steht auch in parenteralen Applikationsformen zur Verfügung. Bei parenteraler, insbesondere i. v.-Anwendung und höheren Dosen ist das dann erhöhte kardiovaskuläre Risiko zu beachten, sodass ein Herz-Kreislauf-Monitoring vorgeschrieben ist. Besonders ausgeprägt sind motorische Nebenwirkungen, bei Einsatz in der Akutsituation ist v. a. auf akute Dystonien (z. B. Zungen-Schlund-Krampf) zu achten.

Olanzapin

Gut antipsychotisch wirksames atypisches Antipsychotikum mit ausgeprägter sedierender Komponente. Es gibt auch eine schnell oral resorbierbare sowie eine i. m. Applikationsform. Bei i. m. Gabe ist die zeitgleiche Gabe von Benzodiazepinen wegen der Gefahr ausgeprägter Atemdepressionen zu vermeiden.

Risperidon

Gut antipsychotisch wirksames atypisches Antipsychotikum mit vergleichsweise geringer sedierender Begleitwirkung und relativ (für atypische Antipsychotika) hohem Risiko für motorische Nebenwirkungen, insbesondere bei höheren Dosen. Es steht auch eine schnell resorbierbare orale Applikationsform, jedoch keine parenterale Applikationsform zur Verfügung.

Melperon und Pipamperon

Niederpotente typische Antipsychotika, die kaum eine anticholinerge oder antihistaminerge Wirkung aufweisen. Sie sind v. a. bei Schlafstörungen und Unruhezuständen älterer, dementer Patienten geeignet. Motorische Nebenwirkungen sind nur selten zu erwarten. In den Fachinformationen gibt es widersprüchliche Warnhinweise bezüglich der Indikation Verhaltensstörungen in Zusammenhang mit der Demenz.

Für die Akuttherapie eines agitierten, hochpsychotischen Patienten sollten sedierende Substanzen (z. B. Olanzapin) bevorzugt werden. Für Olanzapin und Risperidon stehen schnell resorbierbare galenische Zubereitungen zur Verfügung, für Olanzapin, Ziprasidon und Aripiprazol i. m.-Formulierungen. Solche Applikationsformen können beim akut psychotischen Patienten von Vorteil sein.

WEITERFÜHRENDE LITERATUR

Benkert, O., H. Hippius (Hrsg): Kompendium der Psychiatrischen Pharmakotherapie. 11. Aufl. Springer, Berlin – Heidelberg 2017.

Garriga, M. et al. Assessment and management of agitation in psychiatry: Expert consensus. World Journal of Biological Psychiatry, 17, 86–128, 2016

Gründer, G., Benkert, O. (Hrsg): Handbuch der Psychiatrischen Pharmakotherapie, 2. Aufl. Springer, Berlin – Heidelberg 2012

Laux, G. (Hrsg) Praktische Psychopharmakotherapie, Elsevier, München 2013

Möller, H. J., W. E. Müller, H. J. Volz (Hrsg): Psychopharmakotherapie. Kohlhammer, Stuttgart 2000.

Müller, WE, Eckert, A.: Psychopharmakotherapie: Pharmakologische Grundlagen, in: Möller, H. J., G. Laux, H. P. Kapfhammer (Hrsg): Psychiatrie und Psychotherapie. 4. Aufl. Springer, Berlin – Heidelberg – New York 2011.

KAPITEL

5

Alexander Sartorius

Elektrokrampftherapie in der Akutpsychiatrie

5.1 Einführung

Die Elektrokrampftherapie oder Elektrokonvulsionstherapie (EKT) ist bis heute eine psychiatrische Therapieform, die vielerlei Vorurteilen unterliegt. Das führt sicher bereits in der normalen klinischen Versorgung zu Unterindikationen und zu einer sicherlich suboptimalen Versorgung insbesondere schwerstkranker Patienten. Naturgemäß sind subakute, akute und notfallmäßige Behandlungsoptionen gerade in dieser Patientengruppe häufiger notwendig, sodass jeder Psychiater, der in diesem Bereich tätig ist, mit der Indikation und Durchführung einer EKT vertraut sein sollte.

Der emotional nachvollziehbare Einwand, dass man bei einem schwer psychiatrisch erkrankten Patienten nicht zusätzlich noch mittels einer Stromapplikation am Kopf einen epileptischen Anfall auslösen möchte, um eine Besserung zu erzielen, ist verständlich, aber höchst problematisch und wissenschaftlich klar widerlegt. Trotzdem bleibt vielen Psychiatern alleine diese Vorstellung so unangenehm, dass sie die Behandlungsoption für ihre Patienten ausschließen. Objektiv sprechen drei Argumente eindeutig für die EKT-Option:

1. Die EKT ist bis heute die wirksamste Behandlungsform schwerster psychiatrischer Krankheitszustände.
2. Die EKT ist mittlerweile ein sehr sicheres und nebenwirkungsarmes Verfahren.
3. Patienten lehnen nach ausführlicher und offener Aufklärung nur selten bis sehr selten diese Behandlungsform ab und beurteilen sie im Nachhinein überwiegend positiv.

Prof. Tölle formulierte in diesem Zusammenhang bereits 2008 im Nervenarzt: „Nicht die Elektrokrampftherapie, sondern ihre Gegner stehen in der Kritik“ (Tölle 2008). Insgesamt steigen in Deutschland die Zahlen der EKTs, die als Routinebehandlung im Rahmen eines multimodalen therapeutischen Ansatzes durchgeführt werden, jedoch an, und die EKT wird zunehmend auch ambulant angeboten.

5.2 Elektive (klassische) Indikationsstellung

Klinisch wird die EKT im Wesentlichen als antidepressives, antipsychotisches, antikatatones und antimanisches Therapieverfahren eingesetzt. Die EKT ist ohne Zweifel das effektivste Therapieverfahren bei schweren depressiven Störungen (Fink und Taylor 2007, Lisanby 2008). Moderne Algorithmen der antidepressiven Therapie schlagen dementsprechend eine EKT nach zwei verschiedenen erfolglosen antidepressiven Therapieversuchen und/oder einer Lithiumaugmentation als Behandlungsform vor (Bschor und Adli 2008). Da eine Vollremission als Hauptbehandlungsziel depressiver Episoden gilt, sollte insbesondere auch beim Erreichen einer Teilremission, die sich nicht weiter verbessert, an eine EKT gedacht werden, insbesondere, um eine Chronifizierung zu vermeiden. Bei bereits chronifizierten Depressionen – wie auch unter weiteren medikamentösen oder psychotherapeutischen Vorgehensweisen – sinkt die Wahrscheinlichkeit, eine Remission zu erreichen, erheblich. Daher ist es wichtig, nicht erst nach Jahren an eine EKT zu denken.

Auch für schizophrene Psychosen gibt es viele Studien mit positivem Wirksamkeitsnachweis (Lally et al. 2016), wobei die Indikation aufgrund des relativ guten Ansprechens moderner Antipsychotika auf die Positivsymptomatik insgesamt seltener geworden ist. Trotzdem stellen sie ca. ein Drittel aller EKT-Indikationen in Deutschland dar. Auf die Negativsymptomatik hat die EKT allenfalls einen geringen

Einfluss. Als positive Prädiktoren einer EKT-Response gelten ausgeprägte affektive, psychotische oder katatone Symptome. Auch hier sprechen akute Syndrome besser an als chronisch-residuale. Zudem gibt es bei den schizophrenen Psychosen klare Hinweise für einen Synergismus der Kombinationstherapie EKT plus Antipsychotika. Bei älteren Patienten sollte hierbei jedoch auf ein steigendes Nebenwirkungspotenzial geachtet werden.

Die klassische Lehrbuchindikation der EKT ist die perniziöse Katatonie, bei der die EKT auch heute noch akut lebensrettend ist (s. u.). Aber auch für die viel häufigeren, nicht lebensbedrohlichen Katatonien stellen Benzodiazepine und die EKT eine Therapie der Wahl dar (Fink 2009). Dass schwere katatone Syndrome in der Regel nicht nur gut auf Lorazepam, sondern auch ganz spezifisch auf EKT ansprechen, hatte unter anderem zu Überlegungen geführt, innerhalb der DSM-5 die Katatonie als eigenständige Erkrankungsentität aufzunehmen (Fink und Taylor 2006).

Seltener geworden ist die therapieresistente Manie als Indikation für eine EKT. Das liegt zum einen an der im Vergleich zur Depression besseren akuten Wirksamkeit antimanischer Medikation, zum anderen an der an sich kürzeren Dauer der Episoden. Die EKT zeigt aber ebenfalls eine sehr gute antimanische Wirksamkeit, sodass sie bei Therapieresistenz auch hier eine wichtige bzw. wichtigere Rolle spielen sollte (Robinson et al. 2011).

5.3 Indikationsstellung in der Notfall- und Akutpsychiatrie

Der Übergang von einer Behandlungsmaßnahme im Rahmen einer Akutsituation bis hin zu einer echten Notfallindikation der EKT ist naturgemäß fließend und hat bezüglich der EKT nur juristisch unterschiedliche Vorgehensweisen als Konsequenz.

Eine echte Notfallindikation muss die Definition des §34 StGB (Rechtfertigender Notstand) berücksichtigen: Hierbei muss insbesondere unmittelbar erwogen werden, ob eine EKT erforderlich ist (Erforderlichkeit der Notstandshandlung, also der EKT), ob diese verhältnismäßig ist (Vergleich der konkurrierenden Rechtsgüter) und ob die Notstandshandlung angemessen ist.

Falls diese Kriterien klar erfüllt sind, kann bei einem nicht einwilligungsfähigen Patienten die Behandlung auch ohne Betreuung unmittelbar durchgeführt werden. Die Einrichtung einer Eilbetreuung ist dann allerdings unverzüglich nachzuholen und eine Einwilligung des Betreuers für die nachfolgenden EKT einzuholen.

Für Akutsituationen, die die Kriterien einer Notfallindikation nicht erfüllen, muss für nicht einwilligungsfähige Patienten eine Eilbetreuung (das heißt i. d. R. innerhalb von 24h) eingerichtet werden. Falls der Patient die Behandlung im Rahmen seines natürlichen Willens nicht explizit ablehnt, reicht die Einwilligung des bestellten Betreuers zur EKT (und zur EKT-Narkose).

5.3.1 Perniziöse (maligne) Katatonie

Die Notfall-EKT stellt bei der perniziösen Katatonie eine lebensrettende Akutmaßnahme dar. Die Letalitätsrate aufgrund irreversibler vegetativer Entgleisungen steigt innerhalb der ersten 3–5 Tage auf über 50 % an (Arnold und Stepan 1952). In diesem Zusammenhang ist es erwähnenswert, dass die pernizöse Katatonie bei schwierig zu erhebender Anamnese klinisch oft nicht einfach von einem malignen neuroleptischen Syndrom (MNS) abzugrenzen sein kann. Im Zweifel sollte die EKT zum Einsatz kommen, da sie auch beim MNS wirksam ist. Nur wenn das MNS eindeutig identifiziert werden kann, sollte es entsprechend medikamentös behandelt werden. Eine ebenfalls gelegentlich schwierige Differenzialdiagnose ist das serotonerge Syndrom, das allerdings keine EKT-Indikation darstellt (zur Differenzialdiagnose siehe auch Grözinger et al. 2013).

5.3.2 Akute Suizidalität bei schwersten affektiven oder schizophrenen Syndromen

Beim Vorliegen schwerster affektiver oder schizophrener Syndrome und zusätzlicher schwerer und akuter Suizidalität muss an eine Notfall-EKT gedacht werden. Oft treten (handlungsleitende) wahnhafte Symptome hinzu, was im Rahmen der Risikobeurteilung zu einer umso ernsteren Bewertung führen muss. Bei den i. d. R. beschützt untergebrachten und zusätzlich 1:1 betreuten oder gar fixierten Patienten kann eine Entscheidung zu einer Eilbetreuung innerhalb von 24 Stunden durchaus gerechtfertigt sein, eine längeres Abwarten ist jedoch aufgrund der hohen (Eigen-)Gefährdung nicht zu rechtfertigen. Diese Patienten lehnen eine EKT-Behandlung selten ab, sind jedoch zum einen i. d. R. nicht einwilligungsfähig und zum anderen oftmals im Rahmen einer massiven Ambivalenz nicht in der Lage, einer Behandlung zuzustimmen. Im Rahmen ihrer natürlichen Willensbildung ist jedoch häufig ein konkludentes Einverständnis aus dem Verhalten ableitbar, d. h., die Patienten stimmen nach Aufklärung der Behandlung zwar nicht explizit zu, lehnen diese aber eben auch nicht explizit oder aus dem Verhalten ableitbar ab.

5.3.3 Nahrungs- und Flüssigkeitsverweigerung aufgrund schwerster affektiver oder schizophrener Syndrome

Ähnlich verhält es sich beim Vorliegen von Nahrungs- und Flüssigkeitsverweigerung. Auch hier sind begleitende (handlungsleitende) wahnhafte Symptome häufig und müssen in der Bewertung berücksichtigt werden. In dieser Patientengruppe ist eine Entscheidung zu einer Eilbetreuung innerhalb von 24 Stunden i. d. R. gerechtfertigt, d. h., eine echte Notfallindikation nach §34 StGB steht sicherlich nicht unmittelbar im Raum. Dennoch besteht grundsätzlich eine hohe (Eigen-)Gefährdung. Bezüglich der Einwilligungsfähigkeit und konkludenter Einwilligung gilt Ähnliches wie bei der akuten Suizidalität (➤ Abschnitt 5.3.2).

5.3.4 Schwere (affektive oder schizophrene) psychotische Störung in der Schwangerschaft oder postpartal

Die EKT stellt während der Schwangerschaft eine wichtige Therapieoption in allen drei Trimestern dar. Für die postpartale Phase gibt es sogar Untersuchungen, die eine überlegene Wirkung der EKT zeigen, wobei gleichzeitig weiter gestillt werden kann. Viele Psychopharmaka zeigen insbesondere im ersten Trimenon eine teratogene Wirkung. Aber auch weniger häufige Nebenwirkungen in den späteren Phasen der Schwangerschaft, unter der Geburt und im Wochenbett (Übergang in die Muttermilch) stellen ein schwieriges Problem dar (eine gute Übersicht bieten Schüle und Kapfhammer 2004). Absetzen (aufgrund der geringeren Nutzbarkeit vieler Substanzklassen) und Therapieresistenz spielen in der Schwangerschaft und postpartal daher eine besondere Rolle. Eine Notfallindikation ist immer gegeben bei affektiver oder schizophrener psychotischer Störung mit begleitender schwerer psychomotorischer Erregung, katatonem Syndrom, Nahrungs- und insbesondere Flüssigkeitsverweigerung, Suizidalität oder schwerer Fremdaggression. Zu beachten ist zudem, dass eine Zustandsverschlechterung raptusartig auftreten kann und dass in Phasen handlungsleitender psychotischer Symptome ein hohes Fetozid- bzw. Infantizidrisiko besteht. Im Rahmen einer Nutzen-Risiko-Abwägung scheint die EKT auch in der Schwangerschaft ein sicheres Verfahren zu sein. Einzelfallberichte über EKT-induzierte fetale Arrhythmien, vaginale Blutungen oder Uteruskontrakturen existieren zwar; diese Vorkommnisse führten jedoch nicht zu negativen Folgen für das Neugeborene.

Während der Schwangerschaft sind anästhesiologische und gynäkologische Besonderheiten im Rahmen der EKT zu beachten (Übersichten: Schüle und Kapfhammer 2004; Weiner 2001):

- Erhöhtes Aspirationsrisiko (ab 3. Trimenon Intubation)
- Prophylaktische Antazidagabe
- Keine Atropingaben
- Intravenöse Flüssigkeitssubstitution, aber ohne Glukose
- Keine Hyperventilation, aber gute Oxygenierung
- Vermeiden aortocavaler Kompression
- Nichtinvasives Monitoring fetaler Herztöne vor und nach jeder EKT spätestens ab dem 3. Trimenon
- Keine nichtsteroidalen Antiphlogistika im 3. Trimenon (bei postiktalen Kopfschmerzen)
- Eskalation des Monitorings bei Hochrisikoschwangeren und kurz vor der Entbindung

5.3.5 Manisches Delir

Patienten mit einer akuten Manie mit psychotischen Symptomen, die zusätzlich Zeichen eines akuten Delirs aufweisen (d. h. sich kognitiv-mnestisch und bzgl. der Orientierung akut verschlechtern) und oftmals durch schwere Agitation, Fremdaggression und fluktierende Zustände auffallen, stellen insofern einen psychiatrischen Sonderfall dar, als dass eine Notfall-/Akutindikation für eine EKT vorliegt und gleichzeitig die EKT wiederum die Therapie der ersten Wahl darstellt (Fink 1999 und 2001). Diese hochgefährdeten Patienten erreichen oft eine Remission mit nur wenigen Behandlungen.

5.4 Nebenwirkungen und Kontraindikationen

Die moderne EKT zählt zu den extrem sicheren medizinischen Behandlungsverfahren und liegt mit einer Mortalität von ca. 1:50 000–1:100 000 (Grözinger et al. 2014) im Bereich des Risikos einer Kurzzeitnarkose an sich. Vergleichszahlen zur Mortalität unter den sonst leider nicht unüblichen polypsychopharmakologischen Interventionen existieren, insbesondere für ältere und/oder herzerkrankte Patienten, leider nicht. Häufigste und klinisch sicherlich relevanteste Nebenwirkung ist das Auftreten von vollständig reversiblen kognitiven Verschlechterungen, vor allem bei älteren Patienten. Im Rahmen einer Nutzen-Risiko-Abwägung spielt diese Nebenwirkung aufgrund der Reversibilität bei einer EKT-Indikation im Akut- oder Notfallbereich aber eine untergeordnete Rolle.

Unter Berücksichtigung der Schwere der zu behandelnden Erkrankung gibt es streng genommen keine Kontraindikation für die EKT per se. Im Zweifel ist immer eine interdisziplinäre (konsiliarisch zusammen mit Anästhesisten und Internisten) Nutzen-Risiko-Abwägung entscheidend (Sartorius 2009). Als problematisch gelten:

- Myokardinfarkt vor weniger als drei Monaten
- Schwerster oder schlecht eingestellter arterieller (aber auch pulmonaler) Hypertonus
- Schwerste kardiopulmonale Funktionseinschränkungen (American Society of Anesthesiologists Skala: ASA 4–5)
- Erhöhter Hirndruck
- Intrazerebrale Raumforderung mit Begleitödem
- Frischer Hirninfarkt vor weniger als 4 Wochen
- Akuter Glaukomanfall
- Instabile Angina pectoris
- Schwere Herzrhythmusstörungen
- Schwerste Stoffwechselerkrankungen
- Dekompensierte Niereninsuffizienz.

5.5 Durchführung

Selbstverständlich sollten auch in einer Akutsituation, soweit es die Umstände ermöglichen, obligate Voruntersuchungen durchgeführt werden: Neben einer körperlichen Untersuchung, einer internistisch-neurologischen Untersuchung und einem Routinelabor sind dies bei älteren Patienten ggf. noch ein EKG und ein Röntgen-Thorax bei entsprechenden Vorerkrankungen. Andere Untersuchungen, insbesondere eine kraniale Bildgebung, ergeben sich aus der individuellen Akutsituation.

Die Patienten – falls einwilligungsfähig – und auch ihre Angehörigen sollten ausführlich zur EKT aufgeklärt werden. Bei nicht gegebener Einwilligungsfähigkeit muss der gesetzliche Betreuer einwilligen, im Rahmen einer Notfallindikation muss die Einwilligung durch diesen schnellstmöglich nachgeholt werden, also direkt nach seiner gerichtlichen Eilbestellung zum Betreuer.

Die Patienten müssen mindestens 6 Stunden nüchtern sein, d. h., auf entsprechende Nahrungs-, Flüssigkeits- und Nikotinkarenz muss geachtet werden.

Die Narkose wird analog zu einer Routine-EKT durchgeführt. Besonderheiten ergeben sich innerhalb der Schwangerschaft (Schüle und Kapfhammer 2004) (➤ Abschnitt 5.3.4) und bei einer perniziösen Katatonie (➤ Abschnitt 5.3.1), bei der vorsichtshalber Succinylcholin als Muskelrelaxans durch Mivacurium ersetzt werden sollte, um das zusätzliche theoretische Risiko einer malignen Hyperthermie zu reduzieren (Folkerts 1997). Spätestens nach Narkoseeinleitung sollte ein bis dahin schutzfixierter Patient entfixiert werden, damit kein zusätzliches Risiko durch die Fixierung im induzierten Anfall entsteht.

Da die bilaterale Elektrodenpositionierung signifikant effektiver ist und bei einer Akut- oder Notfallindikation eine definitive und schnelle Verbesserung essenziell ist, muss eine bilaterale EKT hier unbedingt Vorrang haben (Grözinger 2013; Sartorius 2009; Folkerts 1997). Ebenso sollte keinesfalls eine Ultrakurzpulstechnologie zur Anwendung kommen, sondern „klassische" Pulsbreiten zwischen 0,75 und 1,5 ms (Folkerts 1997; Folkerts 2011). Beides führt zwar wahrscheinlich zu höheren kognitiven Nebenwirkungen, die jedoch aufgrund ihrer vollständigen Reversibilität und vor allem aufgrund der deutlich höheren Wirksamkeit vertretbar sind. Da schon bei der ersten Behandlung ein Effekt wünschenswert ist, sollte auch auf die sonst übliche Titration der Krampfschwelle (zur Festlegung der zu applizierenden Mindestladungsmenge) verzichtet werden und die „Altersmethode" angewandt werden (Alter [Jahre] = zu applizierende Ladungsmenge [%] von 504 Millicoulomb [mC]).

Bei einer echten Notfallindikation kann es Sinn machen, vom sonst üblichen 3-mal wöchentlichen Behandlungsschema abzuweichen und die Behandlungen zunächst täglich durchzuführen.

Weitere Besonderheiten

Beim Stellen einer Notfallindikation für eine EKT stößt man als Psychiater gelegentlich an Grenzen, wenn Fachärzte anderer am Vorgehen beteiligter Disziplinen erstmals von dieser Behandlungsoption erfahren. Gleiches gilt unter Umständen für am Eilbetreuungsverfahren beteiligte Juristen, wie zwei Urteile des Landgerichts (LG) Hamburg aus den Jahren 1994 und 1998 zeigen. Nach § 1904 Bürgerliches Gesetzbuch (BGB) reicht die Einwilligung des Betreuers in eine Heilbehandlung nicht, wenn die begründete Gefahr besteht, dass der Betreute aufgrund der Maßnahme stirbt oder einen schweren und länger dauernden gesundheitlichen Schaden erleidet. Hier muss zusätzlich die Genehmigung des Betreuungsgerichts vorliegen. Wissenschaftlich gesehen gibt es keine Evidenz dafür, dass eine EKT eine so hohe Wahrscheinlichkeit für einen gesundheitlichen Schaden beinhaltet, dass eine „begründete Gefahr" vorliegt (i. d. R. wird hiervon ab einer Eintrittswahrscheinlichkeit von über einem Prozent gesprochen). Dennoch kam das LG Hamburg 1994 zu einem solchen Schluss. Am 25.5.1998 urteilte die gleiche Kammer, dass dies weiterhin für eine bilaterale EKT, nicht aber für eine unilaterale Behandlung der nicht-dominanten Hemisphäre gelte. Obwohl diese Aussagen (mittlerweile) jeglicher wissenschaftlicher Basis entbehren, sind sie erstaunlich vielen Juristen präsent. Immerhin erlaubt jedoch § 1904 BGB die Durchführung einer solchen Maßnahme, wenn mit dem Aufschub Gefahr verbunden ist, wovon in der Akut- und Notfallpsychiatrie zunächst immer auszugehen ist.

Daher bleibt es zwingend notwendig, aktiv Aufklärung zu betreiben. In aller Regel sind andere Fachdisziplinen (wie vor allem Anästhesiologie oder Gynäkologie), aber auch die Richter am lokalen Amts- bzw. Vormundschaftsgericht durchaus an Fortbildungen zu diesem Themenbereich sehr interessiert, wodurch sich Missverständnisse und Komplikationen im Akutgeschehen oftmals bereits im Vorfeld ausräumen lassen.

LITERATUR

Arnold OH, Stepan H. Untersuchungen zur Frage der akuten tödlichen Katatonie. Wiener Zeitschrift für Nervenheilkunde 1952; 4: 235–287.

Bschor T, Adli M. Therapie depressiver Erkrankungen. Deutsches Ärzteblatt 2008;105: 782–792.

Fink M, Taylor MA. Catatonia: subtype or syndrome in DSM? Am J Psychiatry 2006;163: 1875–1876.

Fink M, Taylor MA. Electroconvulsive therapy: evidence and challenges. JAMA 2007;298: 330–332.

Fink M. Catatonia: a syndrome appears, disappears, and is rediscovered. Can J Psychiatry 2009;54: 437–445.

Fink M. Delirious mania. Bipolar Disord 1999;1: 54–60.

Fink M. ECT has much to offer our patients: it should not be ignored. World J Biol Psychiatry 2001;2: 1–8.

Folkerts H. Elektrokrampftherapie. Ein praktischer Leitfaden für die Klinik. Stuttgart: Thieme 1997.

Folkerts HW. [Electroconvulsive therapy. Indications, procedure and treatment results]. Nervenarzt 2011;82: 93–102

Grözinger M, Conza A et al. (Hrsg.) Elektrokonvulsionstherapie kompakt: Für Zuweiser und Anwender. Berlin-Heidelberg: Springer, 2014.

Lally J, Tully J, Robertson D, Stubbs B, Gaughran F, MacCabe JH. Augmentation of clozapine with electroconvulsive therapy in treatment resistant schizophrenia: A systematic review and meta-analysis. Schizophr Res. 2016;171(1–3): 215–24.

5

Lisanby SH. Electroconvulsive therapy for depression. N Engl J Med 2008;357: 1939–1945.

Robinson LA, Penzner JB, Arkow S et al. Electroconvulsive therapy for the treatment of refractory mania. J Psychiatr Pract 2011;17: 61–66.

Sartorius A. Elektrokrampftherapie. Psychiatrie und Psychotherapie up2date 2009;3: 165–180

Schüle C, Kapfhammer H-P. Elektrokonvulsionstherapie während Schwangerschaft und Wochenbett. In: Baghai TC, Frey R, Kasper S, Möller HJ (Hrsg.) Elektrokonvulsionstherapie. Klinische und wissenschaftliche Aspekte. Wien: Springer 2004, S. 305–339.

Tölle R. Nicht die Elektrokrampftherapie, sondern ihre Gegner stehen in der Kritik. Nervenarzt 2008;79: 1310–1312.

Weiner RD. The practice of electroconvulsive therapy: recommendations for treatment, training, and privileging: A Task Force Report of the American Psychiatric Association. 2nd ed. Washington, DC: American Psychiatric Association, 2001.

KAPITEL

6

Martin Kiesewetter, Hildburg Kindt, Regina Prunnlechner und Hans Schanda

Rechtsfragen in der Akut- und Notfallpsychiatrie

6.1 Rechtliche Situation in Deutschland

Hildburg Kindt

Die Besonderheit psychischer Störungen und Krankheiten mit der Beeinträchtigung von Persönlichkeitsfunktionen wie Wille, Verstand, Einsichtsvermögen, Urteils- und Kritikfähigkeit erfordert gelegentlich ein spezifisches ärztliches Eingreifen auch in autonome Persönlichkeitsbereiche, die gemeinhin für unantastbar gehalten werden. Solche Eingriffe sind juristisch abzusichern.

Die Forderungen des Staates und der Gesellschaft nach Sicherheit und Gefahrenabwehr einerseits sowie die Ansprüche des Individuums auf Schutzwürdigkeit des Persönlichkeitsrechts andererseits scheinen sich hier oft zu widersprechen und lassen manche Maßnahmen des Psychiaters umstritten erscheinen.

Um in Notfallsituationen eine vertretbare Balance zwischen diesen Polaritäten halten zu können, ist es notwendig, sich die wichtigsten medizinrechtlich relevanten Entscheidungssituationen zu vergegenwärtigen, um legitimiert handeln zu können.

> Zweckmäßig für den niedergelassenen wie auch für den in der Klinik tätigen Arzt ist die Kenntnis der wichtigsten bundeseinheitlichen wie auch länderspezifischen medizinrechtlichen Gesetzestexte in der jeweils neuesten Fassung, die ggf. im Notfallkoffer mitgeführt werden sollten.

Mit dem Hinweis und Beleg der gültigen Gesetzestexte umgeht der Arzt in einer Notfallsituation zeitraubende und unfruchtbare Diskussionen mit Betroffenen und Angehörigen z. B. bei einer Überweisung gegen den Willen des Patienten zur Unterbringung oder bei der fürsorglichen Zurückhaltung in einer psychiatrischen Klinik, bei Ablehnung von geforderter Einsichtnahme in psychiatrische Krankenunterlagen oder Herausgabe von Arztberichten.

Psychiatrische Notfallentscheidungen haben vordringlich den Schutz des psychisch Kranken (Fürsorgepflicht) zur Schadensabwendung von Gesundheit und/oder Leben umzusetzen, auch wenn solche Entscheidungen dem grundgesetzlich garantierten Recht auf Freiheit und Selbstbestimmung der Person zunächst zu widersprechen scheinen.

6.1.1 Behandlungsauftrag und Behandlungspflicht

Eine spezifische Fürsorge- bzw. Behandlungspflicht sowie ein Versorgungsauftrag ergeben sich aus dem Arzt-Patienten-Verhältnis. Dieses ist als Vertrag aufzufassen, kraft dessen ein Patient nach umfassender Aufklärung in Diagnostik und Therapie einwilligt (Vertragshaftung). Jeder – auch zu Heilzwecken – vorgenommene ärztliche, diagnostische und therapeutische Eingriff in die körperliche (dazu gehört auch die seelische) Integrität einer Person erfüllt juristisch den Tatbestand der Körperverletzung und bedarf grundsätzlich der doppelten Rechtfertigung:

1. der medizinischen Indikation,
2. der Einwilligung des Patienten nach dessen umfassender Aufklärung (informed consent).

Nur im Notfall – bei einem krankheitsbedingt nicht einwilligungsfähigen Patienten – sind Diagnostik und Therapie (medizinische Maßnahmen) als Geschäftsführung ohne Auftrag im Sinne eines rechtfertigenden Notstands (§ 34 Strafgesetzbuch [StGB]) zu betrachten.

> Ist nach Aufklärung und Information keine Einwilligungserklärung zu einem ärztlichen Eingriff zu erhalten, muss der Patient so behandelt werden, wie anzunehmen ist, dass er zu gesunden Zeiten mutmaßlich für sich selber entscheiden würde (proxy consent).

Eine der wichtigsten psychiatrischen Notfallentscheidungen ist die Beurteilung von geäußerten Suizidimpulsen oder der Kommunikation von suizidalem Verhalten. Diese entsprechen meist einer natürlichen Willensäußerung des Patienten, aus dem Leben zu scheiden, oder können sogar schriftlich als Willenserklärung niedergelegt sein (Abschiedsbrief). Folgendes ist zu beachten:

> In einer Akutsituation, in der ein Arzt zu einem suizidgefährdeten Patienten gerufen oder dieser ihm vorgestellt wird, ist niemals mit genügender Sicherheit zu entscheiden, ob Suizidgedanken oder Suizidimpulse oder abgelaufene Suizidhandlungen seiner freien Willensentscheidung entsprechen oder eben doch krankhafter Natur sind, d. h. in den Kontext einer psychischen Krankheit gehören und damit behandelbar sind.

Die medizinrechtliche, d. h. die berufs- und standesrechtliche, die strafrechtliche wie auch die zivilrechtlich-haftungsrechtliche Bewertung ist bei einer krankhaften Willensentscheidung aber eine völlig andere als z. B. bei Suizidhandlungen aus sogenannter freier Willensentscheidung (Bilanzsuizid). Diese Differenzierung kann in einer Notfallsituation niemals zweifelsfrei getroffen werden, sodass der hinzugerufene Arzt (auch bei entgegenstehender Willensäußerung) zu Maßnahmen verpflichtet ist, die zum Erhalt des Lebens erforderlich sind (vgl. ➤ Kap. 11). Dazu gehören die Vorstellung bei einem Facharzt, die Überweisung in eine Fachklinik mit dortiger fürsorglicher Zurückhaltung und ggf. begleitenden Sicherungsmaßnahmen, auch über die Polizei.

> Die zwingende Notwendigkeit, einen psychisch kranken Patienten in einer Notfallsituation immer persönlich zu untersuchen, d. h. mit ihm zu sprechen und sich seine psychosoziale Situation in seinem speziellen Umfeld zu vergegenwärtigen, bevor ärztliche Maßnahmen angeordnet werden, kann nicht deutlich genug hervorgehoben werden.

Ärztliche Entscheidungen und Anordnungen über psychiatrische Patienten mittels Telefon (z. B. Überweisung in eine Klinik) ohne stattgehabte persönliche Untersuchung können unter Umständen als Verletzung der Freiheit einer Person betrachtet und als Behandlungsfehler angezeigt werden.

Ein Behandlungsfehler liegt immer dann vor, wenn eine ärztliche Maßnahme nach dem Erkenntnisstand der medizinischen Wissenschaft und aufgrund klinischer Empirie die gebotene Sorgfalt vermissen lässt und damit unsachgemäß ist.

Neben einer strafrechtlich und dann auch berufsrechtlich einzuschätzenden Fehlhandlung (Körperverletzung, unterlassene Hilfeleistung) kann auch zivilrechtlich Schadenersatz gefordert werden. Ein Behandlungsmisserfolg ist allerdings kein Beweis für eine schlechte Behandlungsqualität. Auch Fehldiagnosen sind zunächst keine vorwerfbaren Behandlungsfehler, sondern Fehlinterpretationen von Befunden. Erst wenn sie zu Gesundheitsschäden geführt haben, können sie ggf. als Behandlungsfehler gelten.

Auch bei der sogenannten Geschäftsführung ohne Auftrag, d. h. in einem rechtfertigenden Notstand, wenn krankheitsbedingt keine Einwilligung in eine notwendige ärztliche Maßnahme zu erhalten ist, besteht trotzdem ein vertragsähnliches Verhältnis zwischen Arzt und Patient mit der gleichen Verpflichtung zu gebotener Sorgfalt nach medizinischen Standards.

> An die psychiatrische Versorgung in Notfallsituationen wird ebenfalls ein hoher Qualitätsmaßstab angelegt, der sich an Leitlinien, Standards und Empfehlungen des Berufsstandes und der Fachgesellschaften ausrichtet (Qualitätskontrolle).

Ein Arzt muss die Grenzen seines Könnens einschätzen, um angemessen reagieren zu können, wenn er für die Deutung eines Krankheitsbildes oder für die Durchführung einer bestimmten Maßnahme nicht kompetent genug ist. Hieraus folgt die berufsrechtlich verankerte Verpflichtung, sich ständig fortzubilden.

Dem Arzt kann zwar nicht vorgeschrieben werden, welche Methode er zur Diagnostik und Therapie wählt. Im Rahmen eines Ermessensspielraums ist er jedoch verpflichtet, dem Prinzip des sichersten Weges zu folgen. Über alle infrage kommenden Behandlungsverfahren und Maßnahmen muss ein Patient umfassend und zeitnah aufgeklärt werden (➤ Abschnitt 6.1.3).

6.1.2 Schweigepflicht (Pflicht zur Verschwiegenheit) und Dokumentationspflicht

Da das Arzt-Patienten-Verhältnis nicht nur auf rechtlichen Grundlagen, sondern vor allem auf einer vertrauensvollen Beziehung basiert, ist die ärztliche Schweigepflicht zu Recht Eckpfeiler des ärztlichen Handelns. Ärzte sind gesetzlich verpflichtet, die Schweigepflicht einzuhalten. Verstöße gegen dieses Gesetz können strafrechtlich verfolgt werden (§ 203 Abs. 1 StGB).

Verletzungen der Schweigepflicht und der damit verbundenen berufsständischen Pflichten können ggf. auch zu einem Disziplinarverfahren im Rahmen der jeweilig geltenden Berufsordnung führen. Ärzte und andere im Gesundheitswesen tätige Personen müssen unter Umständen auch zivilrechtlich für Schäden einstehen, die Patienten aufgrund einer Verletzung der Schweigepflicht entstanden sind.

Obwohl die Verletzung der Schweigepflicht als rechtswidrige Handlung angesehen wird, sollte berücksichtigt werden, dass die Behandlung eines psychiatrischen Notfall-Patienten fast immer auf Angaben Dritter angewiesen ist, was im Einzelfall zu Einschränkungen führen kann. Dennoch sollte, wenn möglich, jeder Patient vor einer für nötig erachteten Weitergabe von Informationen darüber unterrichtet werden und von ihm eine Schweigepflichtsentbindungserklärung, d. h. sein Einverständnis zur Offenbarung von Daten, eingeholt werden. Das kann mündlich erfolgen, sollte aber schriftlich fixiert werden.

Ärztliche, diagnostische und therapeutische Maßnahmen müssen nach höchstrichterlicher Rechtsprechung des Bundesgerichtshofs (BGH) transparent und nachvollziehbar dokumentiert werden (Dokumentationspflicht).
Bei der Dokumentation notfallmäßiger Interventionen ist zu bedenken, dass ihr Inhalt ggf. später Gegenstand eines juristischen Verfahrens werden kann. Gleichzeitig sollte der Bericht genügend informativ für die nachbehandelnden Ärzte sein, die die Aufzeichnungen als Grundlage für die weiteren, darauf aufbauenden klinischen Entscheidungen benötigen.

Auch aus der Dokumentation muss ersichtlich sein, ob die Qualität der Versorgung den geltenden Richtlinien über die gebotene Sorgfalt entsprach. Deswegen ist sie zeitnah, vollständig und präzise abzufassen und sollte die wesentlichen Kriterien der psychiatrischen Entscheidung enthalten (➤ Tab. 6.1).

Bei der Abfassung eines psychiatrischen Notfallberichtes ist zusätzlich zu beachten, dass ihn der Patient unter Umständen später einsehen will.

6.1.3 Einwilligung nach Aufklärung (informed consent)

Die Einwilligungsfähigkeit eines Patienten ist Voraussetzung dafür, dass er einer diagnostischen und/oder Behandlungsmaßnahme (z. B. einer stationären Aufnahme) zustimmen bzw. sie auch ablehnen kann. Die Einwilligungsfähigkeit zu prüfen ist keine psychiatrische Aufgabe im engeren Sinne, sie wird aber meistens an einen psychiatrischen Facharzt delegiert. Grundsätzliche Kriterien für eine rechtswirksame Einwilligung sind:

- Orientierung zu Zeit, Ort, Person und Situation
- Vorhandene Krankheitseinsicht (Einsicht in die Notwendigkeit diagnostischer und therapeutischer Maßnahmen)

Tab. 6.1 Wichtige Anhaltspunkte für die Dokumentation psychiatrischer Akut- und Notfallsituationen

• Wie kam der Kontakt mit der Klinik/dem Arzt zustande?
• Was ist das persönliche Anliegen des Patienten?
• Einschätzung, ob der Patient für sich oder andere eine Gefahr darstellt (ob selbst- oder fremdgefährdendes Verhalten aus der Vorgeschichte bekannt ist oder durch sein jetziges Verhalten auffällt)
• Dokumentation eigener Befunde, ärztlicher Abwägungen und Maßnahmen, vor allem solcher, die zwar indiziert sind, aber gegen den erklärten Willen des Patienten durchgeführt werden (nachvollziehbare Begründung)
• Vermerk bei jedem Patienten, der sich nicht behandeln lassen will, ob er in der Lage war, die Folgen des Unterlassens einer Maßnahme zu verstehen und in allen Konsequenzen nachzuvollziehen
• Dokumentation der dem Patienten mitgegebenen Anweisungen und Empfehlungen; ein vorläufiger Bericht für den nachbehandelnden Arzt sollte dem Patienten entweder gleich mitgegeben oder unverzüglich zugestellt werden.

- Verstehen der Vorteile, Risiken und Nachteile einer Maßnahme oder Behandlung einschließlich des Verstehens, welche Folgen eine Ablehnung haben kann

Obwohl die Einwilligung des Patienten die Voraussetzung jeder ärztlichen Intervention darstellt, liegen bis heute keine allgemeingültigen Standards für ihre Prüfung vor. Gründe dafür sind u. a., dass Einwilligungsfähigkeit meist vorausgesetzt wird oder dass der Arzt die Einwilligung oder Nichtablehnung vorgeschlagener Maßnahmen nicht für überprüfungsbedürftig ansieht (weil der Patient ja tut, was der Arzt möchte).

Die Prüfung der Einwilligungsfähigkeit bzw. ihrer Einschränkungen kann zu einem erheblichen Konflikt zwischen dem Selbstbestimmungsrecht des Patienten und der Fürsorgepflicht des Arztes im Sinne des sogenannten „Patientenwohls" führen.

In der Regel taucht die Notwendigkeit nach einer psychiatrischen Akutbeurteilung der Einwilligungsfähigkeit Erwachsener nur dann auf, wenn ein Patient eine dringliche oder lebensnotwendige Diagnostik oder Behandlung ohne erkennbare oder nachvollziehbare Gründe plötzlich ablehnt. Erst dann wird die Beurteilung von Einwilligungsfähigkeit zu einer psychiatrischen Notfallentscheidung (z. B. im Konsiliardienst).

6

Einwilligungsfähigkeit ist nicht gleichzusetzen mit Geschäftsfähigkeit, auch wenn dies in konsiliarischen Eilanfragen häufig so formuliert wird. Nach bundeseinheitlicher Rechtsprechung wird Geschäftsfähigkeit bei allen Erwachsenen vorausgesetzt, es sei denn, es liegen Kriterien für eine Einschränkung oder Aufhebung der freien Willensbildung vor (§§ 104 und 105, 1896 BGB). Auch Einwilligungs*un*fähigkeit ist nicht identisch mit Geschäfts*un*fähigkeit. Es gibt auch keine generelle Einwilligungsfähigkeit für alle ärztlich indizierten Maßnahmen, sondern nur Einwilligungsfähigkeit in Bezug auf eine konkrete Maßnahme in konkreter Situation und auf die sich daraus ableitenden Konsequenzen.

Es zeigt sich, dass Einwilligungsfähigkeit und Geschäftsfähigkeit auch medizinrechtlich nicht identisch sind: Eine Person, die einwilligen kann, d. h. die Person, die die Tragweite einer geplanten ärztlichen Maßnahme verstehen kann, muss nicht gleichzeitig für alle anderen Rechtsgeschäfte geschäftsfähig sein. Andererseits kann eine Person, die im rechtlichen Sinne geschäftsunfähig ist, für eine ärztlich indizierte Maßnahme durchaus einwilligungsfähig sein.

Um sicherzustellen, dass eine psychiatrische Einschätzung von Einwilligungsfähigkeit erfolgt ist, sollten zumindest die in ➤ Tab. 6.2 aufgeführten Kriterien dokumentiert werden.

Wenn nicht unmittelbare Lebensgefahr und damit erheblicher Zeitdruck besteht, sollte sich jeder Arzt für die Klärung von Einwilligungsfähigkeit genügend Zeit nehmen, um 1. keine Entscheidungen an der Autonomie des Patienten vorbei zu treffen und um 2. ärztliche Maßnahmen nicht erst ex post, d. h. wenn ihre Notwendigkeit bestritten wird, rechtfertigen zu müssen.

6.1.4 Testierfähigkeit § 2229 BGB

Unter **Testierfähigkeit** als spezieller Form von Geschäftsfähigkeit versteht man die Fähigkeit zur Abfassung eines rechtswirksamen Testaments.

Ist ein psychisch Kranker wegen krankhafter Störung seiner Geistestätigkeit, Geistesschwäche oder Bewusstseinsstörung nicht in der Lage, die Bedeutung einer derartigen Willenserklärung einzusehen oder einsichtsgemäß zu handeln, besteht Testierunfähigkeit (§ 2229 Bürgerliches Gesetzbuch [BGB]).

Tab. 6.2 Kriterien, die zur psychiatrischen Einschätzung von Einwilligungsfähigkeit wesentlich sind und dokumentiert werden müssen

• Bewusstseinslage mit Orientierung des Patienten zu Zeit, Ort, Person und Situation
• Konkrete Aufklärung über die ärztliche Beurteilung der klinischen Situation und die geplante(n) diagnostische(n)/therapeutische(n) Maßnahme(n). Fragen und Kommentare des Patienten sind angemessen zu berücksichtigen. Zur Prüfung, ob von Verständnis auszugehen ist, ggf. Wiedergabe der Informationen durch den Patienten in seinen eigenen Worten anfordern.
• Eingehende Aufklärung des Patienten über die konkreten Risiken bei Unterlassung der geplanten Maßnahme(n)
• Möglichst schriftliche Einverständniserklärung, alternativ Dokumentation der mündlich gegebenen Einwilligung (ggf. mit Zeugen)

Die Klärung von Testierfähigkeit ist im Allgemeinen keine psychiatrische Notfallentscheidung. Wird ein Psychiater dennoch notfallmäßig zu einer Beurteilung von Testierfähigkeit gerufen, sollte er den o. g. Kriterien zur Einschätzung von Einwilligungsfähigkeit folgen und die Testierfähigkeit dokumentieren.

Die Beurteilung von rechtswirksamer Testierfähigkeit/-unfähigkeit ist eine gutachterliche Aufgabe und keinesfalls eine Notfallentscheidung. Hierzu bedarf es mehr Zeit und Raum, um über die Fähigkeit bzw. Unfähigkeit zur Abwägung höchst unterschiedlicher Interessen für die Beteiligten angemessen beraten, aufklären und urteilen zu können.

6.1.5 Unterbringung gegen den Willen und zum Schutz psychisch Kranker in einer psychiatrischen Klinik

Die Freiheit einer Person, insbesondere auch im Hinblick auf staatliche Maßnahmen, ist durch das allgemeine Persönlichkeitsrecht in Artikel 2 des Grundgesetzes geschützt. Gleichzeitig wird ein freies Selbstbestimmungsrecht auf körperliche Unversehrtheit eingeräumt, in das nur aufgrund eines förmlichen Gesetzes eingegriffen werden darf. (Mit der körperlichen ist sinngemäß auch die seelische Unversehrtheit gemeint, selbst wenn diese nicht im Wortlaut des Gesetzes enthalten ist.) Gesetzlich vorgeschriebene, d. h. erlaubte Maßnahmen, die mit Freiheitsentziehung verbunden sind, müssen darüber hinaus den Grundsatz der Verhältnismäßigkeit wahren, d. h. sie müssen

- geeignet sein, einen Missstand zu beheben,
- erforderlich sein,
- im Einzelfall angemessen und auch zumutbar sein.

> Rechtlich ist diejenige Maßnahme vorgeschrieben, die eine Person am wenigsten beeinträchtigt und doch zum Ziel führt. Dabei muss eine zu erwartende persönliche Beeinträchtigung in einem angemessenen Verhältnis zum angestrebten Erfolg stehen. Bereits die fürsorgliche Zurückhaltung in einer Fachklinik oder Fachpraxis erfüllt die Kriterien eines Freiheitsentzugs und muss von daher auch, ggf. nachträglich, legitimiert sein. Es handelt sich immer um Notfallentscheidungen.

Über die Zulässigkeit und Dauer einer freiheitsbeschränkenden oder freiheitsentziehenden Maßnahme hat ein Richter zu entscheiden. So darf auch die Polizei keine Person länger als bis zum Ende des Tages nach dem Aufgreifen in Gewahrsam halten.

Regelungen für Maßnahmen gegenüber Personen, die krankheitsbedingt sich oder andere Personen gefährden, sind, soweit es sich um psychisch Kranke handelt, entweder in den unterschiedlichen Unterbringungsgesetzen der Bundesländer oder bundeseinheitlich im Betreuungsrecht verankert. Beide Möglichkeiten beruhen ausnahmslos auf der Fürsorgepflicht des Staates gegenüber kranken Personen. Gleichzeitig dienen sie aber auch der Sicherheit gefährdeter Personen.

Von dieser Form der Unterbringung strikt abzugrenzen ist die Unterbringung psychisch kranker Rechtsbrecher im Maßregelvollzug: Psychisch kranke Personen, denen eine Straftat wegen ihrer Erkrankung nicht anzurechnen ist, sind zwar strafrechtlich gesehen freizusprechen. Sie können aber in eigens dafür vorgesehenen Abteilungen (forensische Psychiatrie) zur Behandlung ihrer Erkrankung, in deren Rahmen die Straftat begangen wurde, untergebracht werden. Richterliche Entscheidungen zur Unterbringung psychisch kranker Rechtsbrecher nach § 63 StGB sind niemals Notfallentscheidungen, sondern beruhen immer auf ausführlichen forensisch-psychiatrischen Sachverständigengutachten.

Psychiatrische Unterbringung nach Unterbringungsgesetzen oder gemäß Betreuungsrecht

Für jede freiheitsentziehende oder freiheitsbeschränkende Maßnahme nach länderspezifischen Unterbringungsgesetzen oder nach bundeseinheitlichem Betreuungsrecht in einer psychiatrischen Einrichtung ist eine betreuungsrichterliche (früher vormundschaftsrichterliche) Genehmigung durch das zuständige Betreuungsgericht einzuholen. Dafür werden innerhalb gesetzlicher Fristen kurze Notfallentscheidungen (fachärztliches Attest/Zeugnis) eines Psychiaters benötigt. Die fachärztliche Stellungnahme enthält die in ➤ Tab. 6.3 aufgeführten Kriterien.

Psychisch kranke Personen sind ggf. auch zur Duldung ärztlich zu verantwortender körperlicher

Tab. 6.3 Kriterien für den Antrag auf Genehmigung von freiheitsentziehenden oder -beschränkenden Maßnahmen nach Unterbringungs- und Betreuungsrecht

• Es muss eine psychische Krankheit festgestellt sein, infolge derer eine erhebliche Eigen- oder Fremdgefährdung vorliegt, die nicht anders als durch Unterbringung und/oder Behandlung in einer psychiatrischen Klinik abzuwenden ist.
• Voraussetzung für die Anwendung der Unterbringungsgesetze ist, dass es sich um eine akute, unmittelbar bevorstehende Gefahr handeln muss. Über eine Unterbringung aufgrund chronischer Gefährdungen von Gesundheit oder Leben muss im Rahmen des Betreuungsrechts entschieden werden. Hierzu ist der Nachweis von Betreuungsbedürftigkeit für den Bereich Gesundheitsfürsorge und Aufenthaltsbestimmung zu erbringen. Zu beachten ist, dass eine Unterbringung in einer psychiatrischen Klinik gemäß Betreuungsrecht nur aufgrund eigener krankheitsbedingter Gefährdung vorgenommen werden kann, nicht aber, wenn eine Gefährdung anderer Personen befürchtet wird. Bei Fremdgefährdung muss auf die jeweiligen Unterbringungsgesetze der Länder zurückgegriffen werden.
• In einem rechtmäßigen und zulässigen Unterbringungsverfahren zur Einweisung in eine psychiatrische Klinik wird übereinstimmend davon ausgegangen, dass eine Person, obwohl sie eine natürliche Willensäußerung abgeben kann, in ihrer eigenverantwortlichen Willensbildung (Einsichts-, Kritik- und Urteilsfähigkeit) krankheitsbedingt so beeinträchtigt ist, dass aus fürsorglichen Gründen Schutzmaßnahmen wie eine fürsorgliche Zurückhaltung und ggf. eine psychiatrische Behandlung mit befristetem Freiheitsentzug richterlich angeordnet werden können. Da aber Eigen- und Fremdgefährdung nicht zwingend als Indizien für psychische Krankheit gelten können, muss dieser Zusammenhang zwischen Krankheit und der daraus resultierenden Gefährdung in einem fachärztlichen psychiatrischen Zeugnis dargelegt und nachvollziehbar begründet werden. (Das ist dann keine Notfallentscheidung mehr.)
• Mit einer Besserung des Krankheitszustands durch die erforderliche und richterlich anzuordnende Maßnahme muss nach medizinischer Erkenntnis gerechnet werden können.

und freiheitsbeschränkender Maßnahmen verpflichtet, sofern es Maßnahmen sind, die keine Nachteile für Leben oder Gesundheit mit sich bringen oder die Persönlichkeit nicht verändern.

Für die Bundesländer gelten unterschiedliche Bestimmungen. Alle Maßnahmen gegen den Willen des Patienten sind unter ärztlicher Leitung, d. h. unter ärztlicher Verantwortung, durchzuführen. Dies gilt für jede Form medikamentöser, psychotherapeutischer oder sozialtherapeutischer Behandlung, d. h. für alle diagnostischen wie therapeutischen Maßnahmen.

Praktisches Vorgehen

Im Regelfall läuft ein **Unterbringungsverfahren gemäß Unterbringungsgesetz** in drei Stufen ab.

1. Die mittlere Unterbringungsbehörde (Amt für öffentliche Ordnung, Bürgeramt, Polizeibehörde) leitet ein Verfahren ein.
2. Ein Facharzt für Psychiatrie und Psychotherapie nimmt zu den o. g. medizinischen Voraussetzungen schriftlich Stellung.
3. Ein Richter beim zuständigen Betreuungsgericht entscheidet und legitimiert die Unterbringung und Behandlung.

In einer Akut- oder Notfallsituation beginnt das Unterbringungsverfahren bereits früher, d. h. mit der Überweisung des Patienten in eine psychiatrische Klinik, in der durch einen Facharzt die Voraussetzungen für eine fürsorgliche Zurückhaltung und die weitere Behandlung geprüft werden müssen.

Dem unverzüglich gestellten Antrag der Klinik an das Betreuungsgericht ist ein fachärztliches Zeugnis mit der Begründung der krankheitsbedingten Gefährdung beizufügen (➤ Tab. 6.4). Für die Einreichung des Antrags sind länderspezifische Fristen einzuhalten.

Sobald der Gerichtsbeschluss einer einstweiligen Anordnung für die Rechtmäßigkeit der Unterbringung vorliegt, ist er dem Patienten unverzüglich auszuhändigen, dem Gericht sollten Aushändigung und Zeitpunkt schriftlich mitgeteilt werden. Wegen der länderspezifisch unterschiedlichen Unterbringungsgesetze sollte sich jeder Arzt, der mit psychiatrischen Notfällen konfrontiert ist, über die jeweiligen Ausführungsbestimmungen in seinem Bundesland informieren.

Die **Unterbringung nach Betreuungsrecht** folgt letztlich den gleichen medizinischen Gesichtspunkten, basiert aber auf den Grundlagen des bundeseinheitlich geregelten Betreuungsrechts (§ 1896 BGB). Eine zu errichtende persönliche Betreuung soll vor allem dazu dienen, Hilfen und Unterstützung anzu-

Tab. 6.4 Inhalte eines fachärztlichen Zeugnisses im Unterbringungsverfahren nach Unterbringungsgesetz (UBG) und Psychisch-Kranken-Gesetz (PsychKG)

• Umstände, die zur Aufnahme in einer psychiatrischen Klinik führten (überweisender Arzt, aktueller Anlass)
• Aktuelle Vorgeschichte
• Psychiatrisches Krankheitsbild (mit ICD- oder DSM-Klassifikation)
• Gründe für die krankheitsbedingte Unterbringungsbedürftigkeit (Lebens-, Gesundheitsgefährdung, Gefahr für Rechtsgüter anderer)
• Bezug zwischen Krankheit und Gefährdung, d. h. Begründung, wodurch eine unmittelbar bevorstehende Gefährdung gegeben ist (z. B. Realitätswahrnehmungs- oder -verarbeitungsstörung)
• Begründung, weshalb die Gefahr nicht anders als durch eine stationäre Aufnahme und Behandlung abgewendet werden kann
• Angabe, ob eine Anhörung des Patienten durch den Richter möglich ist oder weshalb sie nicht möglich ist (wenn für den Patienten gesundheitliche Nachteile zu befürchten sind bzw. wenn eine Verständigung mit ihm nicht möglich ist)
• Voraussichtliche Dauer der Unterbringungsbedürftigkeit
• Nennung von Bezugspersonen, d. h. Vertrauenspersonen (bei denen es sich nicht um Familienangehörige handeln muss)

bieten, wenn ein Volljähriger aufgrund seiner psychischen Erkrankung oder einer körperlichen, geistigen oder seelischen Behinderung seine rechtlichen Angelegenheiten ganz oder teilweise nicht mehr besorgen kann. Um welche Angelegenheiten es sich handelt, muss konkret ausgeführt werden.

Das Vorliegen von psychischer Krankheit reicht im Sinne des Gesetzes nicht allein für die Errichtung einer Betreuung aus. Eine Betreuung muss objektiv auch erforderlich sein, d. h., es muss nachgewiesen und belegt werden, dass die Beeinträchtigung durch die psychische Krankheit kausal die Unfähigkeit des Betroffenen begründet, seine rechtlichen Angelegenheiten ganz oder teilweise besorgen zu können. (Ein Betreuer darf nur für die Aufgabenkreise bestellt und darin tätig werden, in denen eine Betreuung auch erforderlich ist, z. B. Gesundheitssorge.)

Der Antrag oder die Empfehlung auf Einrichtung einer Betreuung ist in den seltensten Fällen eine Notfall- oder Akutentscheidung. Sie bedarf vielmehr einer differenzierten Abwägung unterschiedlicher Interessen und Fähigkeiten des Betroffenen in Form einer (fach)ärztlichen Stellungnahme nach ausführlicher persönlicher Untersuchung.

Für einen indizierten ärztlichen Eingriff, der aus vitaler Indikation keinen zeitlichen Aufschub duldet, vom Patienten aber krankheitsbedingt abgelehnt wird, sollte grundsätzlich um eine **richterliche Eilentscheidung** als **„Einstweilige Anordnung"** für die Errichtung einer Betreuung im Rahmen von Gesundheitssorge ersucht werden. Wenn wegen einer dringend gebotenen akuten medizinischen Interventionsbedürftigkeit dazu keine Zeit bleibt, kann, wie oben ausgeführt, ein rechtfertigender Notstand, d. h. eine Geschäftsführung ohne Auftrag angenommen werden. Diese erlaubt ein ärztliches Handeln ohne rechtswirksame Einwilligung und schließt damit strafrechtliche Sanktionen aus. Eine sorgfältige Dokumentation einer derartigen Entscheidung ist zwingend geboten, eine richterliche Genehmigung ggf. nachträglich einzuholen.

Trotz erfolgter Zustimmung eines gerichtlich bestellten Betreuers bedürfen spezielle medizinische Maßnahmen der zusätzlichen gerichtlichen Genehmigung, wenn sie risikoreich sind, wie z. B. eine Elektrokrampfbehandlung oder Operationen. Auch freiheitsbeschränkende Maßnahmen wie Fixierung oder Unterbringung in einer psychiatrischen Klinik bedürfen immer einer gerichtlichen Genehmigung. Notfallinterventionen sind davon ausgenommen.

Die geschlossene Unterbringung von Kindern und Jugendlichen in psychiatrischen Kliniken erforderte früher kein rechtliches Verfahren, sofern die Eltern und Erziehungsberechtigten damit einverstanden waren. Seit 1980 gilt gemäß § 1631b BGB, dass eine Unterbringung von Kindern und Jugendlichen, die mit Freiheitsentziehung verbunden ist, nur mit schriftlicher Genehmigung des zuständigen Betreuungsgerichts zulässig ist. Ohne Genehmigung wäre die Unterbringung nur zulässig, wenn Gefahr im Verzug ist – die Genehmigung ist in solchen Fällen unverzüglich nachzuholen (➤ 27.1).

6.1.6 Einsichtsrecht in psychiatrische Krankenunterlagen

Der Wunsch nach sofortiger Einsichtnahme in psychiatrische Krankenunterlagen wird häufig von psychisch Kranken oder deren Angehörigen geäußert, die ihr Begehren auch unverzüglich beantwortet sehen möchten. Daher soll nach bestehender Rechtslage zum Einsichtsrecht in psychiatrische Krankenunterlagen eine diesbezügliche Entscheidung als spezielle psychiatrische Notfallentscheidung aufgefasst werden.

In obergerichtlichen Rechtsprechungen der letzten Jahre sind zum Teil in sich widersprüchliche Entscheidungen zur Frage ergangen, unter welchen Voraussetzungen und in welchem Umfang Einsicht in ärztliche Behandlungsunterlagen von psychisch kranken Personen zu gewähren ist. Gegenüber Krankengeschichten der anderen medizinischen Disziplinen (grundsätzliches Einsichtsrecht in alle objektiven Befunde) kommt psychiatrischen Aufzeichnungen nach wie vor eine Sonderstellung zu, weil in ihnen auch vertrauliche Angaben Dritter festgehalten sind, die zum Teil dem Datenschutz unterliegen.

Grundsätzlich muss darauf geachtet werden, wie ein Ausgleich zwischen dem berechtigten Informationsinteresse des Patienten (ggf. auch seines bevollmächtigten Rechtsanwalts) und dem notwendigen Schutz von Persönlichkeitsrechten anderer, u. a. auch der Behandler, herzustellen ist.

Aus der besonderen Natur der psychiatrisch-psychotherapeutischen Behandlung, die über ein einfaches rechtsgeschäftliches Vertragsverhältnis hinausgeht, hat der BGH den Grundsatz entwickelt, dass die einem Patienten grundsätzlich geschuldete Einsichtnahme in seine Krankenunterlagen sich nur auf objektive Befunde beziehen kann. Wenn ein psychisch kranker Patient aber uneingeschränkte Einsichtnahme fordert, sind drei mögliche Gegenargumente zu beachten:

- Therapeutische Gründe, wie z. B. das Risiko einer gesundheitlichen Schädigung oder die Belastung eines noch bestehenden Arzt-Patienten-Vertrauensverhältnisses (therapeutisches Privileg)
- Die Interessen Dritter, die mit Informationen über sich selbst oder den Patienten Eingang in die Krankengeschichte gefunden haben (datengeschützte Angaben Dritter)
- Die Interessen des Arztes, der mit subjektiven Beurteilungen und Bewertungen auch persönlich in diagnostische und therapeutische Prozesse involviert sein kann (Persönlichkeitsschutz).

Trotz Berücksichtigung dieser Argumente besteht Einigkeit darüber, dass derzeit eine Güterabwägung stärker zugunsten des Selbstbestimmungsrechts des Patienten ausfallen muss, der Einsichtnahme in seine Unterlagen begehrt.

Medizinische Unterlagen, die für eine Unterbringung nach den Unterbringungsgesetzen bzw. zur Einrichtung einer Betreuung erstellt wurden, können vollständig vom Betroffenen eingesehen werden.

In der Praxis wird man so lange wie möglich ein einverständliches Vorgehen in der Kommunikation zwischen Arzt und Patient, seinen Angehörigen und Bevollmächtigten anstreben, d. h., man wird in einem Gespräch zunächst klären, welche Informationslücken bestehen und wie sie zu bewerten und ggf. zu reduzieren sind.

Bei einem nicht unter Zeitdruck vorgebrachten Einsichtswunsch empfiehlt es sich immer, zunächst ein ausführliches Gespräch mit dem Patienten zu führen, um ihm eine gemeinsame Erörterung der ihn interessierenden Fragen aus seiner Krankengeschichte anzubieten. Auf diese Weise können seine derzeitige gesundheitliche Verfassung und ggf. auch seine psychische Belastbarkeit besser berücksichtigt werden.

Eine Hilfe kann in der Einschaltung dritter Personen liegen, die als Vertrauensperson des Patienten benannt wurden (derzeit behandelnde Ärzte, Bevollmächtigte und Angehörige nach vorgelegter Schweigepflichtsentbindungserklärung). Scheitern diese Angebote, kann eine Herausgabe von Fotokopien über die sogenannten objektiven oder naturwissenschaftlich gesicherten Befunde erfolgen, während die subjektiven Wertungen, die Daten Dritter und die für schädlich gehaltenen Informationen diagnostischer und prognostischer Art unkenntlich gemacht oder zurückgehalten werden dürfen.

Für eine staatsanwaltliche Beschlagnahme von Originalkrankenunterlagen (Krankengeschichte, Ambulanzkarte) im Fall, dass Strafanzeige gestellt wurde, bedarf es immer der Vorlage eines schriftlichen Ersuchens einer Behörde an den ärztlichen Leiter der Einrichtung oder den Praxisinhaber. Die Möglichkeit zur Anfertigung von Kopien sollte der Arzt in jedem Fall wahrnehmen, um auf zusätzliche

Anfragen der Ermittlungsbehörden antworten zu können.

6.1.7 Spezielle rechtliche Fragestellungen in psychiatrischen Notfallsituationen

Vernehmungs-, Verhandlungs- und Haftfähigkeit

Unter **Vernehmungsfähigkeit** wird die Fähigkeit zur situationsadäquaten Kommunikation mit Ermittlungsbehörden verstanden. Psychiatrisch zu beurteilen ist die Fähigkeit, den Sinn von Fragen zu verstehen und in Form eines Dialogs sinnvoll auf sie eingehen zu können. Zu beurteilen ist aber auch, ob durch eine polizeiliche oder richterliche Vernehmung ggf. gesundheitliche Schäden für den Befragten zu erwarten sind.

Bei der **Verhandlungsfähigkeit** geht es um die Beurteilung der Fähigkeit, eigene Prozessrechte wahrnehmen zu können. Der Betreffende sollte in der Lage sein, seine eigenen Interessen vernünftig zu vertreten. Er muss aufgrund seiner körperlichen und psychischen Verfassung einer Verhandlung folgen und die Bedeutung der einzelnen Verfahrensschritte erkennen können.

Die Beurteilung der **Haftfähigkeit** bedeutet, den psychischen und körperlichen Zustand eines Beschuldigten in Bezug auf mögliche gesundheitliche Folgen eines Freiheitsentzuges (Polizeigewahrsam, Untersuchungshaft) zu berücksichtigen.

Für den Psychiater empfiehlt sich, jeweils nur den psychischen und psychosozialen Befund des zu Beurteilenden in Bezug auf die jeweilige Fragestellung zu berücksichtigen und die somatischen medizinischen Beeinträchtigungen von einem auf somatischem Gebiet tätigen Arzt (ggf. einer Notfallambulanz mit Labor und technischer Zusatzausrüstung) bewerten zu lassen.

Die Beurteilung von Haftfähigkeit bzw. Haftunfähigkeit einer Person allein durch einen Psychiater ist nicht ausreichend. Bei vorhandener oder angegebener Suizidgefährdung muss unbedingt darauf geachtet werden, dass die betroffene Person bei allen Untersuchungsgängen von einer dafür ausgebildeten Person begleitet wird.

Sind psychiatrische Abteilungen in Vollzugsanstalten erreichbar, sollten Suizidgefährdete oder psychisch Kranke als Beschuldigte besser im Vollzugskrankenhaus überwacht werden. Eine stationäre Aufnahme in einer allgemeinen psychiatrischen Klinik ist gleichbedeutend mit Haftaussetzung. Diese müsste vorher staatsanwaltlich bzw. richterlich verfügt werden.

Fahrtauglichkeit/-tüchtigkeit

Die Beurteilung von allgemeiner Fahrtauglichkeit bzw. -tüchtigkeit beinhaltet eine umfassende kombinierte – psychiatrische wie somatische – medizinische Beurteilung vorhandener Beeinträchtigungen und erfordert entsprechende diagnostische Strategien im Rahmen einer ausführlichen Begutachtung. Es handelt sich keineswegs um eine Notfall-Entscheidung.

Nach der Fahrerlaubnisverordnung (FeV) darf eine solche Begutachtung ohnehin nur von einem Facharzt mit verkehrsmedizinischer Qualifikation, einem Arzt des Gesundheitsamtes oder der öffentlichen Verwaltung oder von einem Arzt mit der Gebietsbezeichnung Arbeitsmedizin oder der Zusatzbezeichnung Betriebsmedizin erfolgen.

Grundsätzlich ist jeder Arzt verpflichtet, seine Patienten darüber aufzuklären, ob die festgestellte Krankheit und/oder deren medikamentöse Behandlung zu einer Beeinträchtigung von Fahrtüchtigkeit führen können. Ein Verweis auf das Lesen des sogenannten Beipackzettels wird als nicht ausreichend erachtet. Es wird dem Arzt empfohlen, die stattgehabte Aufklärung und Information des Patienten immer zu dokumentieren und sich dies schriftlich bestätigen zu lassen.

Eng verbunden mit der Frage der Aufklärung eines fahruntauglichen Patienten ist das Problem einer Offenbarungsbefugnis. Es kann aktuell werden, wenn ein fahruntauglicher Patient gegen ärztlichen Rat dennoch sein Kraftfahrzeug führt oder führen will. Einerseits ist der Arzt gegenüber Dritten zur Verschwiegenheit verpflichtet (Schweigepflicht). Eine generelle Offenbarungs*pflicht* fahruntauglicher, uneinsichtiger Patienten durch den behandelnden Arzt an eine Verkehrsbehörde gibt es in Deutschland nicht. Der Bundesgerichtshof hat dem Arzt aber andererseits eine gewisse Offenbarungs*befugnis* gegenüber Ärzten des Gesundheitsamtes oder der zuständigen Straßenverkehrsbehörde zugebilligt, wenn zwischen der Wahrung eines höherwertigen Rechtsgutes und dem Patientengeheimnis abzuwägen ist. Im Hinblick auf fahruntaugliche Patienten kann das höherwertige Rechtsgut der Schutz von Leben und Gesundheit anderer Verkehrsteilnehmer sein. Der Arzt sollte vorher zur Gefahrenabwendung aber alles unternommen haben (Belehrung, Hinweise auf eine Meldung an das Gesundheitsamt, ggf. auch Information und Einbeziehung von Angehörigen), ehe er sich zu einer Meldung an Behörden entschließt. Die (unzulässige!) Einbehaltung der Fahrerlaubnis wäre keine genügende Absicherung gegen das eigenmächtige Führen eines Kraftfahrzeugs und dient nicht ausreichend genug dem Schutz anderer Verkehrsteilnehmer. Gegebenenfalls muss auf die Bestimmungen der jeweiligen Unterbringungsgesetze zum Schutz psychisch Kranker und der erforderlichen Gefahrenabwehr hinsichtlich fremder Personen und Rechtsgüter zurückgegriffen werden.

Im Übrigen sei bei speziellen Fragestellungen zur Fahreignung psychisch Kranker auf das jeweils aktuelle Gutachten des gemeinsamen Beirats für Verkehrsmedizin „Krankheit und Kraftverkehr“, herausgegeben vom Bundesminister für Verkehr und vom Bundesgesundheitsminister, verwiesen. Dieses Grundsatzgutachten ist zwar kein behördlicher Erlass oder Gesetz, enthält aber eine Zusammenstellung von Leitsätzen und Empfehlungen zur Beurteilung der Fahreignung auch psychisch kranker Personen.

6.1.8 Attest, Ärztliches Zeugnis, Zeugenaussage, Gutachten

Bei den zuletzt angeführten medizinrechtlichen Fragestellungen ging es um spezielle Anfragen von Behörden, die im Allgemeinen über ein ärztliches Attest, ein ärztliches Zeugnis oder als kurze gutachterliche Stellungnahme beantwortet werden. Zu beachten ist, dass sich ärztliches Zeugnis, ärztliches Attest und ärztliches Gutachten auch aus juristischer Sicht erheblich unterscheiden:

Ein **Attest, eine Bescheinigung,** bescheinigen einen medizinischen Sachverhalt (Diagnose, Arbeitsunfähigkeit u. a.)

Ein **Zeugnis** wird von einem Zeugen ausgestellt, der etwas beobachtet hat. Ein diagnostizierender oder behandelnder Arzt ist über die Zeugenaussage hinaus aber immer ein sachverständiger Zeuge, dessen Beobachtungen auf seinem dafür notwendigen medizinischen Sachverstand beruhen. Im Befundbericht eines sachverständigen Zeugen sind deshalb regelmäßig nicht nur Beobachtungen, sondern auch deren Einschätzung und Bewertung enthalten (Diagnosen und mögliche Konsequenzen).

Eine **Sachverständigen-Zeugenaussage** eines behandelnden Arztes ist noch kein Gutachten, selbst wenn sie als gutachterliche Stellungnahme von der anfordernden Behörde häufig so bezeichnet wird. Sie kann zwar zu speziellen Fragen eine beurteilende Antwort geben, sollte sich aber weiterer gutachterlicher Äußerungen enthalten.

Ein **Sachverständigengutachten** wird gerade nicht durch einen behandelnden Arzt, sondern von einem unabhängigen Sachverständigen abgegeben, der frei von therapeutischen Beziehungen zum Untersuchten ist. Der Gutachter verschafft sich im Sinne der geforderten Neutralität und Objektivität (d. h. unbefangen und unparteiisch) die Grundlagen seiner Bewertungen und Beurteilungen durch eine persönliche Untersuchung. Er diskutiert seine Schlussfolgerungen aufgrund eigener Überzeugungsbildung anhand der Anknüpfungstatsachen aus den zugehörigen Akten, den medizinischen Vorbefunden sowie den eigenen Untersuchungsergebnissen.

Aus Zeit- und Kostengründen wird sich häufig über den Unterschied zwischen Zeugnis, Sachverständigen-Zeugenaussage und Sachverständigen-Gutachten hinweggesetzt. Bei kritischer Wahrnehmung der Aufgaben und Pflichten eines Gutachters und den gebotenen Grenzen gegenüber dem, was grundsätzlich aussagefähig ist, sollten diese Unterschiede aber bekannt sein, um ggf. einen Gutachtenauftrag aus Befangenheitsgründen ablehnen zu können. Andererseits können die langjährige umfassende Kenntnis und Erfahrung des behandelnden Arztes durchaus eine bessere Grundlage für richterliche Entscheidungen z. B. bei einer einstweiligen Anordnung sein, sodass sinnvollerweise auf sie zurückzugreifen ist. Im Betreuungsverfahren geschieht dies fast regelmäßig.

Die Benennung eines Arztes zum Sachverständigen durch ein Gericht beinhaltet noch nicht, dass ein entsprechender „Sachverstand“ auch vorhanden ist.

Auch hier gilt es, Grenzen der eigenen fachlichen Kompetenz zu erkennen und mit gebotener Sorgfalt umzusetzen.

LITERATUR

H. Kindt: Forensische Psychiatrie und Psychotherapie: Sachverständigentätigkeit und Begutachtung. In: M. Berger (Hrsg.), Psychische Erkrankungen. Klinik und Therapie. 5. Aufl. Elsevier, München 2015, 777–800.

K.-P. Kisker, E. Strömgren, J. E. Meyer, C. Müller: Krisenintervention, Suizid, Konsiliarpsychiatrie. Springer, Stuttgart 2011.

N. Nedopil, J. L. Müller: Forensische Psychiatrie. Klinik, Begutachtung und Behandlung zwischen Psychiatrie und Recht. 4. Aufl. Thieme, Stuttgart 2012.

U. Venzlaff, K. Foerster: Psychiatrische Begutachtung. Ein praktisches Handbuch für Ärzte und Juristen. 5. Aufl. Elsevier, München-Jena 2009.

6.2 Rechtliche Situation in Österreich

Regina Prunnlechner und Hans Schanda

Jede medizinische Tätigkeit bewegt sich im Spannungsfeld zwischen der Behandlungspflicht des Arztes und dem Selbstbestimmungsrecht des Patienten. Dies gilt vor allem für Akutsituationen, in welchen unter Zeitdruck grundlegende und oft weitreichende Entscheidungen getroffen werden müssen. In der Psychiatrie erfordern einzelne Fragestellungen darüber hinaus eine Abwägung zwischen den Interessen des Patienten und denen der Gesellschaft.

In den letzten Jahrzehnten fand ein Paradigmenwechsel (von einer eher „patriarchalischen" Position des Arztes hin zu einer stärkeren Betonung der individuellen Selbstbestimmung) statt.

Dieser Umstand kann vor allem in Notfällen zu für Patient und Behandler gleichermaßen problematischen Situationen führen. Nicht zuletzt deshalb ist die Kenntnis der wesentlichen straf- und zivilrechtlichen Bestimmungen ein unverzichtbarer Bestandteil psychiatrischer Tätigkeit.

Im Folgenden werden kurz die wichtigsten Patientenrechte, die Pflichten des Arztes, Fragen der ärztlichen Haftung, das Unterbringungs-, das Sachwalterschafts- und das Heimaufenthaltsgesetz behandelt. Danach folgen einige praktische Aspekte im Umgang mit Selbst- und Fremdgefährlichkeit in psychiatrischen Akutsituationen, zuletzt Grundsätzliches zu weiteren rechtlich relevanten Fragen (Vernehmungs- und Verhandlungsfähigkeit, Vollzugstauglichkeit, Geschäfts- und Testierfähigkeit, Fahrtauglichkeit, Verfassung von ärztlichen Zeugnissen und Gutachten).

6.2.1 Patientenrechte

Patientencharta

Dem erwähnten Paradigmenwechsel entsprach das Bedürfnis, die Patientenrechte eindeutig und unmissverständlich festzuschreiben. In Österreich entschloss man sich, auf ein eigenes Patientenrechtegesetz zu verzichten. Stattdessen wurde 2006 auf Basis der in zahlreichen Gesetzen definierten Berufspflichten (Ärztegesetz, Gesundheits- und Krankenpflegegesetz, Hebammengesetz) und Patientenrechte (Krankenanstaltengesetz, Arzneimittelgesetz, Medizinproduktegesetz) eine Grundsatzerklärung (Patientencharta) formuliert, in welcher sich Bund und Länder zur Sicherstellung der Patientenrechte im Rahmen ihrer jeweiligen Zuständigkeiten verpflichten (Bundesgesetzblatt 2006a). In allgemeiner Form sind dort die Rechte auf Behandlung und Pflege, auf Achtung der Würde und Integrität, auf Selbstbestimmung und Information, auf Dokumentation sowie auf die Vertretung von Patienteninteressen und die Durchsetzung von Schadenersatzansprüchen festgeschrieben.

Einwilligung nach Aufklärung

Voraussetzungen für die Zustimmung eines Patienten zu einer Behandlung sind **Einsichts-** und **Urteilsfähigkeit** – also die Fähigkeit, Bedeutung und Tragweite der bevorstehenden Behandlung (bzw. deren Unterlassung) zu erkennen. Analog dazu sind die Voraussetzungen zur Errichtung einer Patientenverfügung definiert (➤ s. u.). Einwilligungserklärungen können schriftlich oder mündlich erfolgen. Eine mündlich geleistete Einwilligung sollte tunlichst im Beisein von Zeugen erfolgen. Eine Ausnahme bildet der § 36 Unterbringungsgesetz (UbG) (Bundesgesetzblatt 1990, letzte Änderung 2010). Dieser sieht für psychisch Kranke in geschlossenen psychiatrischen Einrichtungen zu sogenannten besonderen Heilbehandlungen (Elektrokonvulsionsbehandlung, Depotmedikation, operative Eingriffe) ausschließlich die schriftliche Zustimmung vor. In diesem Zusammenhang ist darauf hinzuweisen, dass bei einem Patienten, der gegen seinen Willen in einem psychiatrischen Krankenhaus untergebracht ist, nicht grundsätzlich fehlende Einsichts- und Urteilsfähigkeit angenommen werden darf. Gleiches gilt für die Geschäfts- bzw. Testierfähigkeit (s. Abschnitt **Geschäfts- und Testierfähigkeit**).

Einsichtsrecht

Ein **Recht auf Einsichtnahme in die Krankenunterlagen** und Ausfolgung von Kopien bzw. Abschriften haben

- der Patient und sein gesetzlicher Vertreter (also unter Umständen auch ein Sachwalter),
- Angehörige zu Lebzeiten eines Patienten bei Vorliegen einer entsprechenden Vollmacht, nach dem Tod eines Patienten nur dann, wenn ein „berechtigtes Interesse“ gegeben ist und der verstorbene Patient der Einsichtnahme „mutmaßlich“ zugestimmt hätte,
- Rechtsanwälte und andere Vertrauenspersonen eines Patienten, jedoch ebenfalls nur bei Vorliegen einer Vollmacht des Patienten oder einer sonstigen zur Einsicht berechtigten Person,
- Sozialversicherungsträger, Gerichts- und Verwaltungsbehörden in Angelegenheiten, in welchen die Feststellung des Gesundheitszustands einer Person für eine Entscheidung oder Verfügung im öffentlichen Interesse von Bedeutung ist,
- einweisende und weiterbehandelnde Ärzte.

Im Einzelfall ist abzuwägen, ob die Einsichtnahme ggf. aus medizinischer Rücksichtnahme beschränkt werden soll. Dies wird als **therapeutisches Privileg** bezeichnet.

Bei teilweiser oder gänzlicher Einsichtsverweigerung sind die Gründe dafür bekannt zu geben und in der Krankengeschichte auf einem eigenen Beiblatt zu dokumentieren. Nach § 39 UbG steht auch einem gegen seinen Willen aufgenommenen Patienten ein Einsichtsrecht in die Unterlagen insoweit zu, „als die Einsicht seinem gesundheitlichen Wohl nicht abträglich ist“ (Bundesgesetzblatt 1990). Grundsätzlich ist also davon auszugehen, dass auch in Unterbringungsfällen Einsicht in die Krankengeschichte zu gewähren ist.

Patientenverfügung

2006 trat das Patientenverfügungsgesetz (PatVG) in Kraft (Bundesgesetzblatt 2006b). Eine **Patientenverfügung** im Sinne des PatVG ist eine Willenserklärung, mit der ein Patient eine medizinische Behandlung ablehnt und die dann wirksam werden soll, wenn er zum Zeitpunkt der Behandlung nicht einsichts-, urteils- oder äußerungsfähig ist. Eine Patientenverfügung kann nur höchstpersönlich von einem Patienten im einsichts- und urteilsfähigen Zustand errichtet werden (§§ 1–3 PatVG).

In einer **verbindlichen Patientenverfügung** müssen die abgelehnten medizinischen Behandlungen konkret beschrieben werden. Zudem muss nachvollziehbar sein, dass der Patient die sich daraus ergebenden Folgen richtig einschätzt. Zur Errichtung einer verbindlichen Patientenverfügung ist eine umfassende ärztliche Aufklärung mit erforderlich. Der aufklärende Arzt hat diese und vor allem das Vorliegen der Einsichts- und Urteilsfähigkeit des Patienten zu dokumentieren und darüber hinaus dessen korrekte Einschätzung etwaiger Konsequenzen auszuführen. Eine Patientenverfügung ist dann verbindlich, wenn sie unter Angabe des Datums vor einem Rechtsanwalt oder einem Notar errichtet und unterschrieben worden ist. Sie kann jederzeit vom Patienten widerrufen werden und verliert nach Ablauf von fünf Jahren ihre Verbindlichkeit. Nach entsprechender ärztlicher Aufklärung kann sie erneuert werden, womit wieder eine Frist von fünf Jahren beginnt. Eine Patientenverfügung verliert nicht ihre Verbindlichkeit, wenn sie der Patient mangels Einsichts-, Urteils- oder Äußerungsfähigkeit nicht erneuern kann (§§ 4–7 PatVG).

Eine **beachtliche Patientenverfügung** liegt dann vor, wenn zwar nicht alle Voraussetzungen der §§ 4–7 PatVG erfüllt sind, sich aus den vorliegenden

Informationen jedoch schon der Wille des Patienten ablesen lässt.

Verbindliche und beachtliche Patientenverfügungen sind naturgemäß unwirksam, wenn sie nicht frei und ernstlich erklärt wurden oder wenn sie durch Irrtum, List, Täuschung oder psychischen oder physischen Zwang veranlasst wurden und ihr Inhalt strafrechtlich nicht zulässig ist – vor allem aber, wenn der Stand der medizinischen Wissenschaft sich hinsichtlich der Inhalte der Patientenverfügung seit der Errichtung wesentlich geändert hat. Die medizinische Notfallversorgung bleibt unberührt, sofern der mit der Suche nach einer Patientenverfügung verbundene Zeitaufwand das Leben oder die Gesundheit des Patienten ernstlich gefährdet. Patientenverfügungen sind in die Krankengeschichte bzw. in die ärztliche Dokumentation aufzunehmen.

Für die Behandler können sich unter Umständen Probleme im Hinblick auf ethisch verpflichtendes ärztliches Handeln einerseits und eigene rechtliche Absicherung andererseits ergeben. Im Falle einer lebensnotwendigen psychiatrischen Akutbehandlung bei einem Patienten mit vorliegender Patientenverfügung empfiehlt es sich daher, unter Umständen von sämtlichen Möglichkeiten einer rechtlichen Absicherung Gebrauch zu machen (➤ 6.2.2, Unterbringungsrecht, einstweilige Sachwalterschaft). Voraussetzung dafür ist eine genaue Dokumentation in der Krankengeschichte. In dieser sollten auch nachvollziehbare Begründungen für sämtliche unternommenen Schritte vermerkt werden.

6.2.2 Unterbringungsgesetz, Sachwalterrechts-Änderungsgesetz, Heimaufenthaltsgesetz

Unterbringungsgesetz (UbG)

Am 1.1.1991 trat das UbG in Kraft, das die unfreiwillige Aufnahme bzw. Behandlung in psychiatrischen Krankenhäusern regelt. Es löste die bis dahin geltende Entmündigungsordnung („Bundesgesetz über die Rechtsfürsorge für psychisch Kranke in Krankenanstalten") aus dem Jahr 1916 ab (Bundesgesetzblatt 1990). Die letzte Änderung erfolgte 2010 (Bundesgesetzblatt 2010).

Voraussetzung für eine Unterbringung (§ 3 UbG) ist das Vorliegen einer psychischen Krankheit, im Zuge derer ein Patient „sein Leben oder seine Gesundheit oder das Leben oder die Gesundheit anderer ernstlich und erheblich gefährdet". Diese Voraussetzung gilt allerdings nur bei Fehlen ausreichender Behandlungs- oder Betreuungsmöglichkeiten außerhalb der Krankenanstalt. Unter psychischen Krankheiten sind primär funktionelle (schizophrene und affektive) Psychosen zu verstehen. Geistige Behinderungen, reine Suchterkrankungen, Rauschzustände und Persönlichkeitsstörungen gelten nicht als Krankheiten im Sinne des Gesetzes.

Die Zuweisungsmodalitäten einer Unterbringung ohne Verlangen werden in den §§ 8 und 9 beschrieben. Gemäß § 10 UbG darf die Aufnahme nur dann erfolgen, wenn der Abteilungsleiter die betroffene Person untersucht hat und nach seinem ärztlichen Zeugnis die Voraussetzungen der Unterbringung vorliegen. Die Anforderungen an ein fachärztliches Zeugnis im Unterbringungsverfahren sind in ➤ Tab. 6.5 dargestellt. Der Abteilungsleiter hat unverzüglich Gericht, Patientenanwalt und, sofern der Kranke dies nicht ablehnt, einen Angehörigen sowie auf Verlangen des Kranken auch dessen Rechtsbeistand zu verständigen. Der Verständigung des Gerichts und des Patientenanwalts ist eine maschinschriftliche Ausfertigung des ärztlichen Zeugnisses anzuschließen. Auf Verlangen hat spätestens am folgenden Vormittag ein weiterer Facharzt eine Untersuchung vorzunehmen und ein zweites ärztliches Zeugnis zu erstellen. Die ärztlichen Zeugnisse sind der Krankengeschichte beizulegen.

Innerhalb von vier Tagen findet die gerichtliche Anhörung statt (§ 19 UbG). Liegen nach Ansicht des Gerichts die Voraussetzungen für eine Unterbringung vor, wird diese vorläufig für zulässig erklärt (§ 20) und eine mündliche Verhandlung binnen 14 Tagen anberaumt. Kommt das Gericht bei der Anhörung jedoch zum gegenteiligen Ergebnis, ist die Unterbringung sofort aufzuheben, es sei denn, einem vom ärztlichen Abteilungsleiter eingelegten Rekurs (Einspruch) wird aufschiebende Wirkung zuerkannt (§ 20 UbG). Bei Bedarf ist zur Besorgung dringender Angelegenheiten vom Gericht ein einstweiliger Sachwalter zu bestellen.

Zur Vorbereitung der mündlichen Verhandlung hat das Gericht einen Sachverständigen – u. U. auch

Tab. 6.5 Anforderungen an ein fachärztliches Zeugnis im Unterbringungsverfahren

Patientendaten
Untersuchungszeitpunkt (Datum, Uhrzeit)
Angehörige (Namen, Adressen, Erreichbarkeit)
Zuweisungsmodus (z. B. amtsärztliche Einweisung [Parere], Polizei ohne Arztkontakt, Rettung ohne Arztkontakt, Patient sucht die Abteilung auf, war bisher freiwillig aufgenommen etc.)
Anamnese und Befund (kurzgefasst) Aktuelles Zustandsbild: • Psychopathologie • Krankheitseinsicht, Compliance • Beschreibung der akuten Selbst- bzw. Fremdgefährdung Vorgeschichte (inkl. Außenanamnese und Informationen aus eventuell vorhandenen früheren Krankengeschichten): • Bisheriger Krankheits- und Therapieverlauf • Frühere Suizidversuche bzw. andere Formen der Auto- oder Fremdaggression (inkl. eventueller Delinquenz) • Eventuelle frühere Behandlungsabbrüche
Haupt- und Nebendiagnosen
Unterbringung erforderlich wegen: • psychischer Krankheit (Haupt- und Nebendiagnosen inkl. ICD-Nummern) • ernstlicher und erheblicher Selbst- und/oder Fremdgefährdung (diese muss aus der Kurzanamnese klar hervorgehen und kann durch Hinweise auf das Vorhandensein allgemein anerkannter Risikofaktoren bestätigt werden) • fehlender Möglichkeit der Behandlung bzw. Betreuung außerhalb einer psychiatrischen Abteilung (Begründung, eventuell unter Hinweis auf den bisherigen Krankheitsverlauf und auf frühere Behandlungsabbrüche)
Name und Unterschrift des Arztes

mehrere – zu bestellen. Der Sachverständige hat den Kranken zu untersuchen und ein schriftliches Gutachten über das Vorliegen der Voraussetzungen der Unterbringung zu erstatten (§ 22 UbG). Das Gericht entscheidet am Ende der Verhandlung über Zulässigkeit und Dauer der Unterbringung. Ist die weitere Unterbringung unzulässig, erfolgt deren sofortige Aufhebung, sofern nicht vom Abteilungsleiter ein Rekurs eingelegt wird, dem – analog zur Situation bei der Anhörung – vom Gericht aufschiebende Wirkung zuerkannt werden kann (§ 26 UbG). Gegen die Unterbringung können der Patient und sein Vertreter innerhalb von 14 Tagen Rechtsmittel einlegen (§ 28 UbG).

Ein Ziel der letzten UbG-Novelle (Bundesgesetzblatt 2010) war die **Eindämmung des „Drehtüreffekts“**, also neuerlicher Unterbringungen nach kurzer Zeit infolge einer allzu frühen Entlassung. Die Intention richtete sich gegen eine zu enge Interpretation des Gefährdungsbegriffs. Dies war der Grund, dass zuvor Unterbringungen aufgehoben wurden, obwohl Vorerfahrungen bzw. die bloße Akzeptanz klinischer Realitäten klargemacht hätten, dass die Schadenswahrscheinlichkeit nach zu rascher Beendigung der Unterbringung wieder ansteigt. Nunmehr ist zu beurteilen, ob durch eine längere Unterbringung, insbesondere durch einen nur im Rahmen der Unterbringung erreichbaren Behandlungsfortschritt, die Wahrscheinlichkeit wesentlich verringert werden kann, dass der Patient in absehbarer Zeit nach der Aufhebung der Unterbringung neuerlich in seiner Freiheit beschränkt werden muss (§ 32a UbG). In diesem Zusammenhang muss allerdings darauf hingewiesen werden, dass der § 32a UbG im klinischen Alltag seltsamerweise kaum zur Anwendung kommt, obwohl er ja durchaus der immer wieder vonseiten der Ärzteschaft geäußerten Kritik bezüglich fehlender Praxisnähe des UbG Rechnung trägt.

Die **ärztliche Behandlung** im Rahmen einer Unterbringung wird in den §§ 35 bis 37 UbG geregelt und ist – mit Ausnahme von Gefahr im Verzug – nicht ohne Einverständnis des Betroffenen möglich. Ist ein Patient weder einsichts- noch urteilsfähig, kann er gegen seinen Willen nur nach Zustimmung des Gerichts behandelt werden. Verfügt er über einen gesetzlichen Vertreter (Sachwalter, Erziehungsberechtigter, Vorsorgebevollmächtigter), ist dessen Einverständnis erforderlich. Nur bei Gefahr im Verzug kann von der Einholung der Zustimmung bzw. der gerichtlichen Genehmigung Abstand genommen werden. Über die Notwendigkeit und Dringlichkeit einer solchen Behandlung haben der Abteilungsleiter oder sein Vertreter zu entscheiden. Gericht und gesetzliche Vertreter des Patienten sind in diesem Fall nachträglich zu informieren.

Sogenannte **besondere Heilbehandlungen** bedürfen grundsätzlich der schriftlichen Zustimmung bzw. erfordern die Genehmigung des Gerichts. Eine besondere Heilbehandlung liegt dann vor, wenn sie mit einer schweren oder nachhaltigen Beeinträchtigung der körperlichen Unversehrtheit oder der Persönlichkeit verbunden ist (operative Eingriffe, Ernährung über PEG-Sonde, Elektrokonvulsionstherapie, Lumbalpunktion, Narkose).

Eine Depotmedikation gilt nur dann als besondere Heilbehandlung, wenn durch sie „erhebliche" Nebenwirkungen auftreten – nicht jedoch, wenn bei einem Patienten *„dadurch nur der Zustand wiederhergestellt wird, der annähernd dem der (wenn auch nur vorübergehend erzielten) Gesundung entspricht"* (OGH 29.1.1997 7 Ob 17/97v.).

Vor der Entscheidung über die Zulässigkeit von Beschränkungen der Bewegungsfreiheit, über Einschränkungen des Verkehrs mit der Außenwelt, über Zulässigkeit einer ärztlichen Behandlung sowie über die Genehmigung einer besonderen Heilbehandlung hat sich das Gericht einen persönlichen Eindruck vom Kranken und dessen Lage zu verschaffen (§ 38 UbG).

Auf Antrag des Kranken oder seines Vertreters hat das Gericht im Rahmen einer nachträglichen Überprüfung über die Zulässigkeit der Unterbringung, über Beschränkungen, Einschränkungen oder über die ärztliche Behandlung zu entscheiden (§ 38a UbG). Auch ist einem untergebrachten Patienten auf sein Verlangen Einsicht in seine Krankengeschichte zu gewähren, sofern dies „seinem Wohl nicht abträglich ist". Die Verweigerung der Einsicht ist vom behandelnden Arzt in der Krankengeschichte unter Angabe des Grundes zu dokumentieren (➤ 6.2.1, Einsichtsrecht).

Eine Besonderheit des österreichischen Unterbringungsrechts ist die sogenannte Unterbringung auf eigenes Verlangen (§ 4 UbG), laut der ein Patient von sich aus beantragen kann, im geschlossen Bereich einer psychiatrischen Abteilung untergebracht zu werden. Da diese Forderung jedoch jederzeit widerrufen werden kann und auch ein zuvor geleisteter Verzicht auf einen Widerruf unwirksam ist, kommt dieser Möglichkeit aufgrund völliger Praxisferne wohl nur untergeordnete Bedeutung zu.

Sachwalterrechts-Änderungsgesetz 2006 (SWRÄG 2006)

Ziel des seit 1984 geltenden Sachwalterrechts und des SWRÄG 2006 (Bundesgesetzblatt 2006c) ist es, die Selbstständigkeit psychisch kranker und geistig behinderter Menschen nur in jenen Bereichen einzuschränken, welche diese Personen nicht ohne Gefahr eines Schadens für sich selbst zu regeln imstande sind (§ 268, Allgemeines bürgerliches Gesetzbuch, ABGB) (Tades et al. 2009). Die Bestellung eines Sachwalters ist unzulässig, soweit Angelegenheiten einer betroffenen Person subsidiär im Rahmen anderer Hilfestellungen besorgt werden können. Ein Sachwalter darf auch dann nicht bestellt werden, wenn durch eine Vollmacht, im Besonderen eine Vorsorgevollmacht oder eine verbindliche Patientenverfügung, für die Besorgung der Angelegenheit der betroffenen Person vorgesorgt ist.

Im Bestellungsverfahren folgt der Erstanhörung bzw. der Vorladung Angehöriger die Erstellung eines Gutachtens, danach die mündliche Verhandlung. Analog zum UbG ist im Falle einer Besachwaltung die Einwilligung zu medizinischen Behandlungen vom Patienten grundsätzlich selbst zu erteilen, wenn dieser einsichts- und urteilsfähig ist. Einen Verstoß gegen die Zustimmungspflicht stellt eine eigenmächtige Heilbehandlung dar (➤ 6.2.3).

In dringenden Fällen (akute Erkrankungen, unaufschiebbare Rechtsgeschäfte) hat der nach der Erstanhörung vom Gericht bestellte einstweilige Sachverwalter die betroffene Person sofort zu vertreten. Der Antrag auf Bestellung eines einstweiligen Sachwalters kann auch vom behandelnden Arzt gestellt werden. Dies gibt ihm die Möglichkeit, die finanziellen oder rechtlichen Interessen eines Patienten zu wahren, wenn dieser etwa Handlungen ankündigt oder vorbereitet, die offenkundig zu seinem Nachteil sind (➤ 6.2.5, Geschäfts- und Testierfähigkeit). In bestimmten Situationen stellt ein einstweiliger Sachwalter überdies einen wesentlichen (Selbst-)Schutz vor negativen rechtlichen Konsequenzen dar, so etwa für den Fall, dass notwendige Behandlungen vom Patienten oder dessen Angehörigen abgelehnt werden (➤ 6.2.3, Ärztliche Haftung).

Im SWRÄG ist die sogenannte **Vorsorgevollmacht** vorgesehen (§ 284 ABGB), die wirksam werden soll, wenn der Vollmachtgeber seine Geschäfts-, Einsichts-, Urteils- oder Äußerungsfähigkeit verliert. Soll die Vorsorgevollmacht auch Einwilligungen in medizinischen Behandlungen, Entscheidungen über dauerhafte Änderungen des Wohnorts sowie die Besorgung von Vermögensangelegenheiten umfassen, so muss ein Rechtsanwalt oder ein Notar beigezogen oder die Vorsorgevollmacht bei Gericht errichtet werden. Der Bevollmächtigte hat bei Besorgung der anvertrauten Angelegenheiten dem Willen des Vollmachtgebers zu entsprechen. Eine Person, die eine Vorsorgevollmacht hat, bedarf keines Sachwalters, es sei denn, dass der Bevollmächtigte nicht oder nicht im Sinn des Bevollmächtigungsvertrages tätig wird.

Heimaufenthaltsgesetz (HeimAufG)

Über lange Zeit wurde in österreichischen Alten- und Pflegeheimen und Einrichtungen der Behindertenhilfe in einer rechtlichen Grauzone über Art und Umfang von Freiheitsbeschränkungen entschieden. 2004 trat das Bundesgesetz über den Schutz der persönlichen Freiheit während des Aufenthalts in Heimen und anderen Pflege- und Betreuungseinrichtungen (Heimaufenthaltsgesetz – HeimAufG) in Kraft (Bundesgesetzblatt 2004). Eine Änderung erfolgte zuletzt im Jahr 2010 (Bundesgesetzblatt 2010).

Der Ablauf des gerichtlichen Verfahrens entspricht in seinen Grundprinzipien demjenigen gemäß UbG und SWRÄG: Freiheitsbeschränkende Maßnahmen sind nur dann zulässig, wenn die betroffene Person psychisch krank oder geistig behindert ist und im Zusammenhang damit ihr Leben oder ihre Gesundheit oder das Leben oder die Gesundheit anderer ernstlich und erheblich gefährdet. Diese Freiheitseinschränkung muss in ihrer Dauer und Intensität im Verhältnis zur Gefahr angemessen sein. Sie ist nur zulässig, wenn diese Gefahr nicht durch andere Maßnahmen, insbesondere schonendere Betreuungs- oder Pflegemaßnahmen, abgewendet werden kann (§ 4 HeimAufG). Eine **Freiheitsbeschränkung durch medizinische Maßnahmen** kann grundsätzlich nur von einem dafür qualifizierten Arzt angeordnet werden, **Freiheitsbeschränkungen anderer Art** (im Rahmen der Pflege oder Betreuung) dürfen auch durch Pflegedienstleiter, pädagogische Leitung sowie speziell beauftragte Angehörige des gehobenen Dienstes der Gesundheits- und Krankenpflege angeordnet werden (§ 5 HeimAufG).

Das HeimAufG regelt in keiner Weise die Zulässigkeitserfordernisse einer medizinischen Behandlung der Patienten, sodass die allgemeinen Voraussetzungen einer medizinischen Behandlung erfüllt werden müssen. Eine Medikation mit dem primären Ziel, das Auftreten von Aggressions- und Unruhezuständen mit Gefährdungspotenzial für andere Personen zu verhindern, ist als Freiheitsbeschränkung zu qualifizieren.

6.2.3 Ärztliche Pflichten, ärztliche Haftung

Aus dem zwischen Patient und Arzt bzw. Träger eines Krankenhauses abgeschlossenen **Behandlungsvertrag** ergibt sich eine Reihe ärztlicher Pflichten: Aufklärungspflicht, Auskunftspflicht, Verschwiegenheitspflicht und Dokumentationspflicht.

Aufklärungspflicht, Einwilligung in die Behandlung, Auskunftspflicht

Ein Arzt hat die Verpflichtung, einen Patienten über Art und Schwere der Erkrankung sowie über mögliche Gefahren und schädliche Folgen der Behandlung bzw. deren Unterlassung aufzuklären **(Aufklärungspflicht).** Um seine **Einwilligung** zu geben, muss ein Patient die Möglichkeit haben, die Tragweite und das Risiko einer ärztlichen Behandlung zu erkennen und abzuschätzen. Entsprechend dem therapeutischen Privileg kann eine eingeschränkte Aufklärung erfolgen, wenn die Mitteilung der ganzen Wahrheit den Patienten erheblich schädigen und den medizinischen Behandlungserfolg gefährden würde (➤ 6.2.1, Einsichtsrecht).

> Grundsätzlich gilt, dass die Anforderungen an die Aufklärung umgekehrt proportional zur Dringlichkeit einer Behandlung sind.

Eine ärztliche Behandlung ohne Einwilligung des Patienten stellt – selbst wenn sie erfolgreich und nach den Regeln der medizinischen Wissenschaft durchgeführt wird – eine **eigenmächtige Heilbehandlung** dar, die strafrechtlich geahndet werden kann (§ 110 ÖStGB) (Fuchs und Maleczky 2003). Allerdings ist diese Grenze nicht immer eindeutig definiert, da ein Arzt auch die Verpflichtung hat, bei drohender Lebensgefahr **Erste Hilfe** zu leisten (§ 48 ÄrzteG) (Aigner et al. 2014).

Die **Auskunftspflicht** entspricht dem oben erwähnten Einsichtsrecht. Die **Verschwiegenheitspflicht** erstreckt sich auf alle dem Arzt in Ausübung seines Berufs anvertrauten oder bekannt gegebenen Geheimnisse (§ 54 ÄrzteG) (Aigner et al. 2014). Allerdings ist in bestimmten Fällen eine Durchbrechung der ärztlichen Verschwiegenheitspflicht vorgesehen:

- falls der Patient den Arzt von der Geheimhaltung entbunden hat,
- für Mitteilungen und Befunde an Sozialversicherungsträger oder sonstige Kostenträger (➤ 6.2.1, Einsichtsrecht),
- zum Schutz der Rechtspflege (Strafverfahren, Zivilrechtsverfahren wie etwa Unterbringungs-, Sachwalterschafts-, Pflegschafts-, Arbeits- und Sozialgerichtsverfahren),
- im Interesse der öffentlichen Gesundheitspflege (§ 4 Geschlechtskrankheitengesetz, §§ 2 und 3 Epidemiegesetz, § 24 Abs. 1 Suchtmittelgesetz, §§ 3 ff., 11 und 12 Tuberkulosegesetz),
- aufgrund einzelner Vorschriften des Arzneimittelgesetzes, des Medizinproduktegesetzes und des Produktsicherheitsgesetzes.

Gemäß § 54 Abs. 2 Ziffer 4 ÄrzteG besteht die Verschwiegenheitspflicht dann nicht, wenn die Weitergabe von Informationen zum Schutz höherwertiger Interessen der öffentlichen Gesundheitspflege oder der Rechtspflege unbedingt erforderlich ist. Dieser Schutz bezieht sich auf höherwertige Rechtsgüter wie z. B. Leben, Gesundheit oder sexuelle Integrität eines Menschen – dies betrifft sowohl den Patienten selbst als auch Dritte. Sind solche höherwertigen Rechtsgüter gefährdet oder droht unmittelbarer Schaden, so ist eine Interessensabwägung nach bestem Wissen und Gewissen vorzunehmen.

Nach § 54 Abs. 4 und 5 ÄrzteG besteht **Anzeige-** und **Meldepflicht,** wenn sich für einen Arzt in Ausübung seines Berufes der Verdacht ergibt, dass durch eine gerichtlich strafbare Handlung der Tod oder die schwere Körperverletzung einer Person herbeigeführt wurde. Gleiches gilt für den Verdacht, dass ein Minderjähriger oder eine volljährige Person, die ihre Interessen nicht selbst wahrzunehmen vermag, misshandelt, gequält, vernachlässigt oder sexuell missbraucht worden ist. Richtet sich der Verdacht gegen einen nahen Angehörigen des Opfers, so kann die Anzeige so lange unterbleiben, als dies das Wohl des Opfers erfordert und – im Falle eines minderjährigen Opfers – die Zusammenarbeit mit dem Jugendwohlfahrtsträger und ggf. die Einbeziehung einer Kinderschutzeinrichtung an einer Krankenanstalt erfolgt. Anzeigepflicht ergibt sich für einen Arzt natürlich auch dann, wenn der Tod oder die Körperverletzung mutmaßlich durch eine strafbare Handlung im Rahmen der ärztlichen Tätigkeit eines anderen Arztes herbeigeführt worden ist.

Ärztliche Haftung

Grundsätzlich besteht eine Haftung nur bei Verletzung der **Sorgfaltspflicht,** also im Falle einer nicht sachgerecht und sorgfältig durchgeführten Behandlung. Haftung kann allerdings auch durch **Unterlassung** notwendiger Interventionen entstehen. Bei einem fahrlässig begangenen Behandlungsfehler kommen die §§ 80 bzw. 88 StGB (fahrlässige Tötung, fahrlässige Körperverletzung) zur Anwendung (Fuchs und Maleczky 2003). Der Freispruch in einem Strafrechtsverfahren schließt die Möglichkeit der erfolgreichen Geltendmachung von Schadenersatzansprüchen durch einen Patienten auf dem Zivilrechtsweg nicht aus.

Zu beachten ist, dass bereits die Vernachlässigung der Dokumentationspflicht mangelnde Sorgfalt darstellt.

Eine (auch lege artis) durchgeführte medizinische Behandlung ohne Einwilligung des Patienten erfüllt den Tatbestand der eigenmächtigen Heilbehandlung nach § 110 StGB (Fuchs und Maleczky 2003). Im Falle einer wegen **Gefahr im Verzug** durchgeführten dringend notwendigen Behandlung ohne Vorliegen einer Einwilligung liegt der Rechtfertigungsgrund der sogenannten **mutmaßlichen Einwilligung** vor (§ 110 Abs. 2 StGB) (Fuchs und Maleczky 2003).

Bei nicht einwilligungsfähigen akut (suizid)gefährdeten Patienten, z. B. mit einer schweren wahnhaften Depression oder mit perniziöser Katatonie, besteht die Möglichkeit, sich auf die mutmaßliche Einwilligung zu berufen.

Fahrlässigkeit besteht in einem solchen Fall nur dann, wenn die Annahme einer mutmaßlichen Einwilligung des Berechtigten offenkundig falsch war und dies bei entsprechender Sorgfalt zu erkennen gewesen wäre.

Probleme können allerdings dann auftreten, wenn aufgrund der Vorgeschichte (z. B. Verhalten bei früheren stationären Behandlungen) eine mutmaßliche Einwilligung kaum angenommen werden kann. In diesem Fall empfiehlt es sich, so rasch wie möglich beim zuständigen Bezirksgericht einen Antrag auf Bestellung eines einstweiligen Sachwalters einzubringen (➤ 6.2.2, Sachwalterschaftsgesetz). Bei Vorliegen einer Patientenverfügung, aus der klar und eindeutig die prinzipielle Ablehnung einer dringend notwendigen Behandlung hervorgeht, kann in einer lebensbedrohlichen Situation wohl nur aufgrund der im Einzelfall vorliegenden Umstände über das weitere Vorgehen entschieden werden (➤ 6.2.1, Patientenverfügung). Grundsätzlich ist das Selbstbestimmungsrecht des Patienten zu wahren, man sollte jedoch danach trachten, sich rechtlich abzusichern – etwa durch Beratung mit dem Sachwalterschaftsgericht.

> Die genaue Dokumentation sämtlicher Schritte in der Krankengeschichte stellt den besten Schutz vor späteren rechtlichen Schwierigkeiten dar.

6.2.4 Praktische Aspekte im Umgang mit Selbst- und Fremdgefährdung in psychiatrischen Akutsituationen

Das Management von Selbst- und Fremdgefährdung in Akutsituationen stellt hohe Ansprüche an die Fachkompetenz des Psychiaters. Gefordert sind einerseits Sensibilität und eine verständnisvolle, einfühlende Grundhaltung, andererseits aber auch rasche Befunderhebung unter Einbeziehung vorhandener Risikofaktoren, ausreichende Kenntnis der gesetzlichen Bestimmungen, Bereitschaft zur Übernahme von Verantwortung, Vermittlung von Sicherheit und konsequentes Handeln. Es versteht sich von selbst, dass eventuelle Zwangsmaßnahmen unter weitestgehender Berücksichtigung der schwierigen und belastenden Situation der betroffenen Patienten und ihrer Angehörigen zu erfolgen haben. Die erforderlichen medikamentösen und nichtmedikamentösen Maßnahmen sind in den entsprechenden Abschnitten dieses Buches ausführlich dargestellt. In diesem Kapitel soll vor allem das prinzipielle Vorgehen unter Bezugnahme auf die geltenden gesetzlichen Vorschriften besprochen werden.

Dokumentation

Erneut ist auf die entscheidende Rolle einer ausreichenden Dokumentation – unter Umständen unter Berufung auf Checklisten bzw. Kriterienkataloge – hinzuweisen (s. Abschnitte ➤ 6.2.1 und ➤ 6.2.2). In ➤ Tab. 6.6 sind – nicht zuletzt in Hinblick auf rechtliche Fragen im Falle der Notwendigkeit von Maßnahmen gegen den Willen des Patienten – die Anforderungen an die Dokumentation eines psychiatrischen Notfalls dargestellt.

Einschränkend ist zu bemerken, dass in der Praxis die Erhebung der in ➤ Tab. 6.6 angeführten Punkte wohl nicht immer möglich sein wird. Sie sollen lediglich als Richtlinie bei der Exploration in Akutsituationen verstanden werden. Ihre Berücksichtigung führt dazu, Probleme im Gefolge konfliktträchtiger Situationen zu minimieren. Im Streitfall stellen gute schriftliche Aufzeichnungen die beste Rechtfertigung des eigenen Handelns dar. Der Einwand, dass unter Druck eben keine Zeit für umfassende Aufzeichnungen sei, trifft nur beschränkt zu.

> Die Qualität der Dokumentation einer Akutsituation ist nicht zwangsläufig durch den Umfang bestimmt. Wichtig sind vielmehr Klarheit und Fokussierung auf die für das weitere Handeln wesentlichen Punkte. Dadurch wird die Entscheidungsfindung erleichtert, darüber hinaus sind getroffene Entscheidungen später leicht und zweifelsfrei nachvollziehbar.

Selbst- und Fremdgefährdung

Die sogenannte „excess mortality“ psychisch Kranker, also die gegenüber der Allgemeinbevölkerung erhöhte Sterblichkeit, ist auf mehrere Faktoren zurückzuführen: Bekannt ist das Problem der deutlich erhöhten Suizidraten psychisch Kranker. Dement-

Tab. 6.6 Dokumentation bei Akut- und Notfallsituationen in der Psychiatrie

Patientendaten, Datum, Uhrzeit, Ort
Zuweisungsmodus (übermittelte Informationen)
Anamnese, wenn möglich Außenanamnese (so ausführlich es die Situation zulässt) unter besonderer Bezugnahme auf: • Suizidankündigungen, • fremdaggressive Handlungen, • Krankheitseinsicht, Compliance, • psychiatrische Vorerkrankungen, • eventuelle frühere Hospitalisierungen (freiwillig, unfreiwillig?), • frühere Suizidversuche, • frühere fremdaggressive Handlungen (inkl. Vordelinquenz).
Psychopathologischer Status
Diagnosen (differenzialdiagnostische Überlegungen)
Bestehende Sachwalterschaft? Patientenverfügung vorliegend?
Erforderliches Procedere: • Therapievorschlag • Weiterführende Diagnostik? • Setting (stationäre Behandlung, Unterbringung erforderlich?)
Vermerk über die Aufklärung des Patienten (bzw. eventuell der Angehörigen) über • Art der Erkrankung und erforderliche therapeutische Interventionen (medikamentös, nichtmedikamentös), • mögliche Konsequenzen und Risiken im Falle der Nichtbefolgung des ärztlichen Rats.
Eingeschlagenes Procedere (Begründung, falls Abweichungen vom erforderlichen Procedere)
Name des Arztes

sprechend finden die Vermittlung der Risikofaktoren für **Suizidalität** und die Einschätzung des Suizidrisikos in der Ausbildung zum Facharzt für Psychiatrie breiten Raum.

In Österreich existieren dafür wie in anderen Ländern auch entsprechende Richtlinien (z. B. Österreichische Gesellschaft für Neuropsychopharmakologie und Biologische Psychiatrie [ÖGPB] 2011). Etwas weniger im Bewusstsein ist vielleicht die Tatsache, dass ein Teil der erwähnten „excess mortality" auch auf den Umstand zurückzuführen ist, dass psychisch Kranke aufgrund ihres Lebensstils an natürlichen Todesursachen häufiger und früher als die Allgemeinbevölkerung sterben bzw. auch häufiger Opfer von Verbrechen werden (Brown 1997, Harris und Barraclough 1998, Hiroeh et al. 2001, Teplin et al. 2005, Sturup et al. 2011, Khalifeh et al. 2015). Dass allerdings eine Subgruppe psychisch Kranker ein gegenüber der Allgemeinbevölkerung eindeutig erhöhtes Risiko für fremdaggressives bzw. **gewalttätiges Verhalten** aufweist, wurde gerade im deutschsprachigen Raum die längste Zeit nicht wahrgenommen bzw. akzeptiert (Schanda 2006, Fazel et al. 2009, Witt et al. 2013).

Damit im Zusammenhang steht die z. T. sehr emotional diskutierte Frage, inwieweit der europaweit zu beobachtende Anstieg psychisch kranker Straftäter auf die Veränderungen der allgemeinpsychiatrischen Versorgung zurückzuführen ist. Das uniforme Phänomen des zunehmenden Bedarfs an forensischen Betten in Ländern mit durchaus unterschiedlichen Versorgungs- und Rechtssystemen legt den Schluss nahe, dass die Ursachen weniger in einzelnen Details der Psychiatriereformen zu suchen sind. Entscheidend dürfte vielmehr **der geänderte Umgang mit einer Risikogruppe** sein (Schanda et al. 2006, Schanda et al. 2009).

In zunehmendem Maße finden daher international – bedauerlicherweise nur in geringem Maße in Österreich – aus der forensischen Psychiatrie stammende Erkenntnisse und Praktiken auch in der Allgemeinpsychiatrie Anwendung. So bietet etwa der HCR-20, ein in der forensischen Psychiatrie routinemäßig verwendetes Instrument, dem Allgemeinpsychiater eine wesentliche Hilfe bei der Einschätzung des Risikos für Fremdgefährdung (Müller-Isberner et al. 1998). Die Kenntnis und die Berücksichtigung statischer und dynamischer Risikofaktoren implizieren Handlungsanweisungen, die auch für die Allgemeinpsychiatrie Gültigkeit haben. Analog zur Beurteilung von Suizidalität dienen statische Risikofaktoren der allgemeinen Einschätzung des Risikos, dynamische Risikofaktoren hingegen der Beurteilung der aktuellen Situation.

Verhalten bei Akutaufnahmen, -Anhörungen und Verhandlungen im Rahmen des UbG-Verfahrens

Bei Anhörungen und Verhandlungen im Rahmen des UbG-Verfahrens stellt sich für den Psychiater gelegentlich die Frage nach dem Vorgehen für den Fall diskrepanter Einschätzungen der aktuellen Situation – wenn er z. B. der Meinung ist, dass der betreffende Patient nach wie vor in erheblichem Maße selbst- oder fremdgefährlich ist, der Patientenanwalt jedoch gegenteilig argumentiert und der Unterbringungsrichter die Unterbringung für unzulässig erklären will bzw. im Falle eines eventuellen Rekurses beabsichtigt, diesem keine aufschiebende Wirkung zuzuerkennen (➤ 6.2.2, Unterbringungsgesetz). Eine zielführende Argumentation ist nur dann möglich, wenn dem Behandelnden die Risikofaktoren für selbst- oder fremdgefährliches Verhalten nicht nur bekannt sind, sondern bei dem betreffenden Patienten auch konkret beschrieben werden können.

In diesem Zusammenhang ist auch zu diskutieren, ob ein gelinderes Mittel als das der Unterbringung gegen den Willen des Betroffenen imstande ist, das Risiko zu reduzieren – ob also z. B. ambulante Behandlungs- und Betreuungsmöglichkeiten zur Verfügung stehen. Je besser die gemeindenahe Versorgung einer Region, umso größer ist naturgemäß auch die Wahrscheinlichkeit, dass alternative Möglichkeiten außerhalb des Spitals vorhanden sind. Von wesentlich größerer Bedeutung ist im Einzelfall jedoch die Frage, ob ein Patient willens bzw. imstande ist, von diesen alternativen Betreuungsmöglichkeiten auch Gebrauch zu machen. Die Beantwortung dieser Frage erfordert Informationen (außenanamnestisch bzw. aufgrund früherer stationärer Behandlungen), aus denen die diesbezügliche Einstellung des Patienten hervorgeht. Das Scheitern früherer Behandlungsversuche im ambulanten Setting aufgrund von Non-Compliance und fehlender Krankheitseinsicht ist ein wesentlicher Hinweis für die realistische Einschätzung der tatsächlichen Bereitschaft eines Patienten, sich in Zukunft einer ambulanten Behandlung zu unterziehen. In diesem Zusammenhang ist nochmals auf den § 32a UbG (➤ 6.2.2, Unterbringungsgesetz) hinzuweisen. Im Konfliktfall sollte man darauf bestehen, dass die konkreten Gründe für die ungünstige prognostische Einschätzung in der Verhandlung protokolliert werden.

6

Fallbeispiel

Der 26-jährige Patient wuchs in geordneten familiären Verhältnissen auf, hatte jedoch bereits als Kind große Lernprobleme und zeigte Auffälligkeiten im Sinne eines hyperkinetischen Syndroms. Seit dem Grundschulabschluss ist ein Cannabisabusus bekannt. In weiterer Folge lebte der Patient, ohne einem Beruf nachzugehen, bei den Eltern. Im 19. Lebensjahr traten erstmals halluzinatorische Phänomene auf, der Patient fühlte sich von seiner Familie verfolgt und verhielt sich ihr gegenüber zunehmend aggressiv, bis schließlich die erste unfreiwillige stationäre Aufnahme unter den Diagnosen „paranoide Schizophrenie, Cannabisabusus, Persönlichkeitsstörung“ erfolgte. Unterbringungen im Rahmen von zehn weiteren unfreiwilligen Aufnahmen wurden in den meisten Fällen rasch gerichtlich aufgehoben, Rekursen keine aufschiebende Wirkung zuerkannt. Lediglich einmal war es möglich, den Patienten nach Beendigung der zwei Wochen währenden Unterbringung von der Notwendigkeit einer Fortsetzung der stationären Behandlung auf freiwilliger Basis (weitere 14 Tage) zu überzeugen. Die Dauer aller übrigen (unfreiwilligen) Aufenthalte bewegte sich zwischen zwei und maximal zehn Tagen. Mehrfach eingeleitete antipsychotische Depotbehandlungen wurden vom Patienten nach Beendigung der Unterbringung sofort abgebrochen. Zuletzt sah sich die Familie nicht mehr imstande, den Patienten bei sich aufzunehmen. Er wohnt mittlerweile in einem Obdachlosenasyl, zwischendurch auch bei seiner Großmutter, die ebenfalls bereits mehrfach massiv bedroht wurde.

Die bekannte Risikokonstellation für aggressives Verhalten (paranoide Schizophrenie, Substanzmissbrauch, Persönlichkeitsstörung, Krankheitsuneinsichtigkeit, Non-Compliance, frühere Behandlungsabbrüche, Drohungen in der unmittelbaren Vorgeschichte) wurde ebenso wie die aufgrund mehrerer Vorfälle tatsächlich bestehende Gefährdung der Familie zwar in den Krankengeschichten festgehalten, in den Unterbringungsverhandlungen jedoch nicht im Detail protokolliert.

Wenn das Risiko nicht nur eindeutig benannt, sondern auch entsprechend protokolliert ist, liegt die „Beweislast“ bei den anderen am Unterbringungsverfahren beteiligten Personen (Unterbringungsrichter und Patientenanwalt). Diese hätten als medizinische Laien zu begründen, weshalb keine ausreichenden Gründe für eine Unterbringung vorliegen – warum also im konkreten Fall trotz entsprechender (Vor-)Informationen doch keine Gefährdung vorliegt und warum Strategien, die in der Vergangenheit mehrfach versagt haben (ambulante Behandlung), nunmehr erfolgreich sein sollten.

(Mit-)Entscheidung bedeutet in jedem Fall (Mit-)Verantwortung, und dieser kann sich keine der am Unterbringungsverfahren beteiligten Personen durch den Hinweis auf ihre Unzuständigkeit in psychiatrischen Sachfragen entziehen.

Das Unterbringungsverfahren bietet die Möglichkeit, Fachwissen (auch betreffend den Verlauf von psychiatrischen Erkrankungen und die Art und Dauer der erforderlichen Behandlung) zu vermitteln.

Dieses Vorgehen erfordert zweifellos ein gewisses Ausmaß an Hartnäckigkeit und Konsequenz, stärkt jedoch die eigene Position. Den Mitverantwortlichen (Richter und Patientenanwalt) wird auf diese Weise zunehmende fachliche Kompetenz vermittelt, was naturgemäß zu rationaleren Entscheidungen führt und eine „neutrale“ Atmosphäre fördert, in welcher das tatsächliche Wohlergehen eines schwer psychisch Kranken – jenseits von ideologisch begründeten Grundsatzpositionen – im Vordergrund steht.

Voraussetzung dafür ist allerdings die Akzeptanz, dass diese Haltung zu den eigenen beruflichen Verpflichtungen zählt. Man darf nicht zulassen, dass verantwortungsbewusstes Handeln des Arztes und Sorge um einen Patienten bzw. dessen Umwelt bei Vorliegen manifester Selbst- oder Fremdgefährdung als (negativ konnotierte) „patriarchalische Einstellung" denunziert wird.

6.2.5 Weitere Rechtsfragen

Vernehmungsfähigkeit, Verhandlungsfähigkeit

Vernehmungsunfähigkeit besteht üblicherweise nur bei akuten Bewusstseinstrübungen – etwa als Folge einer Alkohol- oder Drogenintoxikation – oder bei (passageren) Zustandsbildern im Rahmen akuter organischer oder funktioneller (schizophrener und affektiver) Psychosen, die eine einigermaßen geordnete Kommunikation unmöglich machen. Der Begriff der **Verhandlungsunfähigkeit** ist weiter gefasst. Voraussetzung für die Teilnahme einer Person an einer Verhandlung ist die Fähigkeit, den Vorgängen tatsächlich folgen zu können, um die eigenen Interessen aktiv zu vertreten. Die bloße physische Anwesenheit bzw. die ausschließlich passive Teilnahme genügt nicht (Haller 2008). Diesbezügliche ärztliche Stellungnahmen sollten neben der Diagnose Aussagen zu den konkreten Auswirkungen der Störung auf die Verhandlungs- bzw. Vernehmungsfähigkeit und, wenn möglich, zur voraussichtlichen Dauer dieses Zustands unter Berücksichtigung der Therapiemöglichkeiten enthalten.

Haftfähigkeit (Vollzugstauglichkeit)

Die Aufgabe des Arztes bei der Feststellung der Haft(un)fähigkeit besteht in der Erörterung der Gründe (inkl. etwaiger Gefährdungsmomente), die den Antritt bzw. die Fortsetzung der Haft (nicht) zulassen. Erforderlich ist des Weiteren eine Aussage über die voraussichtliche Dauer der Haftunfähigkeit bzw. über erforderliche therapeutische Maßnahmen. Da seitens der Betroffenen verständlicherweise meist ein dringender Wunsch nach Haftverschonung oder -entlassung besteht, ist die Möglichkeit der Aggravation bzw. Simulation von Krankheitssymptomen zu berücksichtigen. Obwohl eine Inhaftierung das Suizidrisiko rein statistisch erhöht, stellen Suizidankündigungen oder -drohungen alleine noch keinen Grund für Vollzugsuntauglichkeit dar. Liegt tatsächlich eine suizidale Einengung im Rahmen einer schweren psychiatrischen Erkrankung vor, ist unter Umständen die Verlegung in eine Sondereinrichtung des Strafvollzugs oder in ein psychiatrisches Krankenhaus (unter Umständen mit entsprechender Bewachung) erforderlich (Näheres bei Haller 2008). Zur Beantwortung der Frage nach dem Vorliegen von Haftunfähigkeit sind aufgrund der oft sehr unterschiedlichen Möglichkeiten zur Behandlung psychiatrischer Erkrankungen in den einzelnen Justizanstalten genauere Informationen über die tatsächlichen Gegebenheiten des Vollzugs wichtig.

Gelegentlich lassen sich behandelnde Ärzte – oft in völliger Unkenntnis des Vollzugsalltags – dazu überreden, ihren Patienten Bestätigungen über deren Vollzugsuntauglichkeit auszustellen. Dies führt in den allermeisten Fällen bestenfalls zu einer zeitlichen Verzögerung des Haftantritts, ein Umstand, der seinerseits für den Betroffenen eine nicht zu unterschätzende psychische Belastung darstellt. Darüber hinaus werden Glaubwürdigkeit und Seriosität des Ausstellers erheblich beschädigt.

Von der raschen Ausstellung von (Gefälligkeits-?)Bestätigungen auf Drängen der Betroffenen oder ihrer Anwälte ist dringend abzuraten.

Geschäfts- und Testierfähigkeit

Voraussetzung für die Geschäfts- und Testierfähigkeit ist die Orientierung, das ausreichende Verstehen des geplanten Vorhabens und die Fähigkeit, Vorteile, mögliche Nachteile, Risiken und Konsequenzen eines Rechtsgeschäftes bzw. testamentarischer Entscheidungen ausreichend beurteilen zu können. Bei schweren kognitiven Störungen im Rahmen demenzieller Erkrankungen bzw. bei schwerer Intelligenzminderung ist Geschäfts- und Testierunfähigkeit zu attestieren, ebenso bei akuten schizophrenen oder affektiven Störungen (Haller 2008).

An den behandelnden Arzt wird gelegentlich die Bitte gerichtet, die Geschäfts- bzw. Testierfähigkeit eines Angehörigen zu bestätigen. In diesem Fall wird empfohlen, sich nicht zu voreiligen Aussagen drängen zu lassen und ausreichende Informationen über die näheren Umstände und den Zweck der gewünschten Bestätigung einzuholen. Von wesentlicher Bedeutung ist wiederum die möglichst genaue Dokumentation der aktuellen Symptomatik: psychopathologischer Status, Diagnose und Schweregrad der Störung, Beurteilung der Suggestibilität bzw. Fremdbeeinflussbarkeit, Aussage, ob Einsichts- und Willensbildungsfähigkeit zum Zeitpunkt der Untersuchung gegeben (möglichst nahe dem Zeitpunkt der Vertrags- bzw. Testamentsunterzeichnung). Im Zweifelsfall sollte man zur Beiziehung eines unabhängigen Sachverständigen raten.

Im Hinblick auf das gelegentlich wechselnde Ausmaß kognitiver Beeinträchtigungen im Rahmen demenzieller Erkrankungen wird immer wieder – üblicherweise von (potenziell) Begünstigten und deren Anwälten – auf das sogenannte „luzide Intervall“ verwiesen, in welchem ein Rechtsgeschäft erfolgen soll bzw. erfolgt sei. Eine vorübergehende Aufhellung bei einem Patienten mit einer seit Längerem bestehenden ausgeprägten hirnorganischen Symptomatik kann jedoch nicht als Beweis für die punktuell vorhandene Geschäfts- oder Testierfähigkeit gewertet werden (Haller 2008, Nedopil 2012).

Fahrtauglichkeit

Grundsätzlich obliegt die Feststellung der Eignung einer Person zum Lenken eines Kraftfahrzeugs dem Amtsarzt. Gemäß § 13 Führerscheingesetz-Gesundheitsverordnung (FSG-GV) (Bundesgesetzblatt 1997) ist eine psychiatrische fachärztliche Stellungnahme beizubringen, wenn sich aus der Vorgeschichte oder bei der Untersuchung der Verdacht einer psychischen Erkrankung ergibt, welche die psychische Eignung zum Lenken eines Kraftfahrzeuges einschränken oder ausschließen würde. Psychische Krankheiten und Behinderungen im Sinne des § 13 FSG-GV schließen nicht prinzipiell die Eignung zum Lenken von Kraftfahrzeugen aus, sondern nur dann, wenn besondere psychopathologische Phänomene auf das Verhalten im Straßenverkehr Einfluss haben könnten.

Der Großteil der psychiatrischen Stellungnahmen zur Frage der Fahrtauglichkeit betrifft Personen mit alkohol- und/oder drogenassoziierten Störungen. Von Alkohol, psychotropen Medikamenten oder illegalen Drogen abhängigen Personen oder Personen, die den Konsum dieser Mittel nicht so weit einschränken können, dass sie beim Lenken eines Kraftfahrzeuges nicht beeinträchtigt sind, ist keine Lenkerberechtigung zu erteilen, es sein denn, sie können ihre Eignung zum Lenken von Kraftfahrzeugen durch eine verkehrspsychologische und eine fachärztliche Stellungnahme nachweisen (§§ 14, Abs. 1 und 3 FSG-GV).

Grundsätzlich ist auf die hohen Rückfallraten bei Alkohol- oder Drogenabhängigkeit hinzuweisen, weshalb in jedem Fall eine Befristung mit entsprechenden fachärztlichen Kontrollen erforderlich ist. Auch bei längerfristiger Abstinenz muss innerhalb des ersten Jahres von einer erhöhten Rückfallquote ausgegangen werden. Bei Alkohol- und Drogenabhängigkeit kann frühestens nach 6-monatiger, durch Laboruntersuchungen bestätigter Abstinenz, die nachweislich ärztlich begleitet wird, eine Eignung mit gestaffelten Befristungen attestiert werden. (Laut Rechtsprechung besteht nach einer 24-monatigen Abstinenz kein Grund mehr, einen Rückfall dieser Person als wahrscheinlich anzunehmen.) Bei Substitutionsbehandlungen kann im Einzelfall (kein Beikonsum, stabile psychosoziale Integration, Therapiecompliance, keine komorbide Störung) eine Eignung zum Lenken von Kraftfahrzeugen vorhanden sein.

Die langfristige Einnahme von Psychopharmaka stellt kein prinzipielles Hindernis für die Fahrtauglichkeit dar. Bei Anfragen ist es jedoch ratsam, das therapeutische Setting sowie etwaige Kontrollmaßnahmen genauer zu beschreiben und Behandlungsauflagen und Befristungen zu empfehlen.

> Grundsätzlich hat jeder Arzt seine Patienten darüber aufzuklären, welche Auswirkungen eine diagnostizierte psychiatrische Störung bzw. eine erforderliche Medikation auf das Fahrverhalten haben kann.

Ein Problem kann dann entstehen, wenn ein Patient, der nach Ansicht des behandelnden Arztes aufgrund der bestehenden Symptomatik nicht zum Lenken eines Fahrzeugs geeignet ist, trotz entsprechender Information und Aufklärung nicht bereit ist, dem ärztlichen Rat zu folgen. In Österreich wird in einem solchen Fall die ärztliche Schweigepflicht über den Schutz der Allgemeinheit gestellt, jedoch besteht gemäß § 54 Abs. 2 Ziffer 4 Ärztegesetz (Aigner et al. 2014) die Verschwiegenheitspflicht dann nicht, wenn höherwertige Rechtsgüter wie z. B. Leben, Gesundheit des Betroffenen und der Allgemeinheit gefährdet sind und unmittelbarer Schaden droht (➤ 6.2.3, Auskunftspflicht). Bei Vorliegen einer Erkrankung, die eine Unterbringung in einer psychiatrischen Institution rechtfertigt, ist in einem solchen Fall zu überlegen, ob der Gefährdung Dritter unter Umständen mithilfe des UbG begegnet werden kann.

Bescheinigungen, Zeugnisse, Gutachten

Zu unterscheiden ist zwischen Bescheinigung, Zeugnis (Bestätigung) und Gutachten. Eine **Bescheinigung** dient lediglich dem Nachweis allgemeiner Tatsachen wie etwa Zeitpunkt oder Dauer eines Arztbesuchs. Im Gegensatz dazu stellt ein **Zeugnis** (Bestätigung) eine fachliche Stellungnahme dar, aus der konkrete Schlussfolgerungen gezogen werden können (z. B. Haftfähigkeit, Geschäfts- und Testierfähigkeit). Ein behandelnder Arzt befindet sich im Falle der Ausstellung eines solchen Zeugnisses – vor allem in Akutsituationen – in einem Spannungsfeld zwischen der guten Kenntnis des Patienten bzw. der aktuellen Situation und der persönlichen Beziehung. Er sollte ein Zeugnis daher nur nach gewissenhafter Untersuchung, Erhebung und Dokumentation der zu bestätigenden Tatsachen ausstellen.

In einem ärztlichen **Gutachten** wird Neutralität vorausgesetzt, weshalb es üblicherweise unabhängigen Sachverständigen vorbehalten sein sollte. Einen Sonderfall stellt das Privatgutachten dar. Es muss vom Gericht nicht unbedingt gewürdigt werden, und seine Bedeutung wird vom Auftraggeber gelegentlich überschätzt. Einem zertifizierten Sachverständigen ist zu raten, solche Aufträge entweder grundsätzlich abzulehnen oder nur dann zu übernehmen, wenn sich das vom Auftraggeber erhoffte Ergebnis ohne Einschränkungen bestätigen lässt. Und selbst in diesem Fall ist nicht auszuschließen, dass im Streitfall vor Gericht von der Gegenpartei versucht wird, die Objektivität und Seriosität des Sachverständigen in Zweifel zu ziehen.

LITERATUR

Aigner G., M. Kierein, Ch. Kopetzki: Ärztegesetz. 3. Auflage, in der Fassung der 8. Ärztegesetz-Novelle 1998. Sonderausgabe. Manz, Wien 2014.

Brown St.: Excess mortality of schizophrenia. A meta-analysis. Br. J. Psychiatry 1997;171: 502–508.
Bundesgesetzblatt (BGBl) 1997: 322. Verordnung: Führerscheingesetz-Gesundheitsverordnung (FSG.GV).
Bundesgesetzblatt (BGBl) 1990: Bundesgesetz über die Unterbringung psychisch Kranker in Krankenanstalten (Unterbringungsgesetz – UbG).
Bundesgesetzblatt (BGBl) 2004: Bundesgesetz über den Schutz der persönlichen Freiheit während des Aufenthalts in Heimen und anderen Pflege- und Betreuungseinrichtungen (Heimaufenthaltsgesetz – HeimAufG).
Bundesgesetzblatt (BGBl) 2006a: Vereinbarung zur Sicherstellung der Patientenrechte (Patientencharta).
Bundesgesetzblatt (BGBl) 2006b: 55. Bundesgesetz: Patientenverfügungs-Gesetz (PatVG).
Bundesgesetzblatt (BGBl) 2006c: 92. Bundesgesetz: Sachwalterrechts-Änderungsgesetz 2006 (SWRÄG).
Bundesgesetzblatt (BGBl) 2010: Nr. 18/2010 Unterbringungs- und Heimaufenthaltsnovelle 2010 (Ub-HeimAuf-Nov 2010).
Fazel S., G. Gulati, L. Linsell, J. R. Geddes, M. Grann: Schizophrenia and violence: Systematic review and meta-analysis. PLoSMedicine 2009;6(8): e1000120.
Fuchs H., O. Maleczky: Kodex des österreichischen Rechts. LexisNexis, Wien 2003.
Haller R.: Das psychiatrische Gutachten. 2. Auflage. Manz, Wien 2008.
Harris E. C., B. Barraclough: Excess mortality of mental disorder. Br. J. Psychiatry 1998;173: 11–53.
Hiroeh U., L. Appleby, P. B. Mortensen, G. Dunn: Death by homicide, suicide, and other unnatural causes in people with mental illness. Lancet 2001;358: 2110–2112.
Khalifeh, H., S. Johnson, L. M. Howard, R. Borschmann, D. Osborn, K. Dean, C. Hart, J. Hogg, P. Moran P: Violent and non-violent crime against adults with severe mental illness. Br. J. Psychiatry 2015;206: 275–282.
Müller-Isberner R., D. Jöckel, S. Cabeza: Die Vorhersage von Gewalttaten mit dem HCR-20. Institut für Forensische Psychiatrie, Haina 1998.
Nedopil N.: Forensische Psychiatrie. Klinik, Begutachtung und Behandlung zwischen Psychiatrie und Recht. Thieme, Stuttgart 2012.
Österreichische Gesellschaft für Neuropsychopharmakologie und Biologische Psychiatrie (ÖGPB): Suizidalität. Konsensus-Statement – State of the art. CliniCumNeuroPsy, Sonderausgabe April 2011: 1–19.
Schanda, H.: Untersuchungen zur Frage des Zusammenhangs zwischen Psychosen und Kriminalität/Gewalttätigkeit: Studiendesigns, methodische Probleme, Ergebnisse. Fortschr. Neurol. Psychiat. 2006;74: 85–100.
Schanda, H., T. Stompe, G. Ortwein-Swoboda: Psychisch Kranke zwischen Psychiatriereform und Justiz: Die Zukunft des österreichischen Maßnahmenvollzugs nach § 21/1 StGB. Neuropsychiatrie 2006;20: 40–49.
Schanda, H., T. Stompe, G. Ortwein-Swoboda: Psychiatry reforms and increasing criminal behaviour of the severely mentally ill: Any link? Int. J. For. Ment. Health 2009;8: 105–114.
Sturup, J, K. Sorman, P. Lindqvist, M. Kristiansson: Violent victimization of psychiatric patients: a Swedish case-control study. Soc. Psychiat. Epidemiol. 2011;46: 29–34.
Tades H., G. Hopf, G. Kathrein, J. Stabentheiner: Allgemeines bürgerliches Gesetzbuch (ABGB). 37. Aufl. Manz, Wien 2009.
Teplin, L. A., G. M. McClelland, K. M. Abram, D. A. Weiner: Crime victimization in adults with severe mental illness. Comparison with the National Crime Victimization Survey. Arch. Gen. Psychiatry. 2005;62: 911–921.
Witt, K., R. van Dorn, S. Fazel: Risk factors for violence in psychosis: Systematic review and meta-regression analysis of 110 studies. PLOS one 2013;8(2): e55942

6.3 Rechtliche Situation in der Schweiz

Martin Kiesewetter

6.3.1 Grundlagen ärztlicher Heilbehandlung

Jede ärztliche Heilbehandlung bedarf der Rechtfertigung durch Einwilligung oder durch ein überwiegendes privates oder öffentliches Interesse oder durch Gesetz. Ohne Rechtfertigung ist sie widerrechtlich (Art. 28 ZGB [Schweizerisches Zivilgesetzbuch]) und gemäß Art. 123 StGB (Schweizerisches Strafgesetzbuch) zumindest eine – so der Rechtsbegriff – Gesundheitsschädigung.

Die Einwilligung des Patienten in die Heilbehandlung ist nur gültig, wenn sie den wirklichen freien Willen des Patienten ausdrückt. Diesen kann der Patient nur bilden, wenn er über die Situation und die Möglichkeiten und Risiken einer vorgesehenen Behandlung informiert ist. Bei Missachtung des unverzichtbaren (!) Persönlichkeitsrechts auf Selbstbestimmung etwa durch mangelhafte Aufklärung setzt sich der Arzt dem Risiko eines Strafverfahrens wegen Körperverletzung aus.

Der Behandlungsvertrag

Der Arzt ist Anbieter einer klar definierten Leistung, die er im Rahmen eines obligationenrechtlich ebenso klar definierten Vertrags einem Leistungsnehmer erbringen will. Der Patient ist Auftraggeber, besitzt das Weisungsrecht (Art. 397 OR [Schweizerisches Obligationenrecht]) und kann den Vertrag jederzeit widerrufen (Art. 404 OR). Der Arzt ist Auftragnehmer. Damit ist er seinem Patienten gegenüber zu Treue, Sorgfalt (Art. 398 OR) und Rechenschaft (Art. 400 OR) verpflichtet.

Rechenschaftspflicht bedeutet, dass der Arzt seinem Patienten jederzeit über seine Feststellungen, sein Tun und die Gründe für sein Tun Kenntnis gibt.

Treuepflicht beinhaltet die Pflicht, sich für die Interessen seines Patienten einzusetzen (und alles zu unterlassen, was nicht in seinem Interesse liegt).

Sorgfaltspflicht hat einen Namen – die „Regeln der ärztlichen Kunst". Was sich nicht an ihnen messen lässt, entspricht einer Verletzung der Sorgfaltspflicht (weshalb „unorthodoxe" Behandlungsverfahren, „Off-Label-Use" eines Medikaments oder der Verzicht auf etablierte Verfahren einer ganz besonders guten Begründung bedürfen und dem Patienten eröffnet werden müssen).

Gleichzeitig hat der Arzt zu beachten, dass die durchgeführte Heilbehandlung wissenschaftlich nachgewiesen wirksam, zweckmäßig und wirtschaftlich sein muss (Art. 32 KVG [Bundesgesetz über die Krankenversicherung]).

Aufklärung

Die Aufklärung ist Voraussetzung, um in eine vorgeschlagene ärztliche Maßnahme einwilligen zu können. Sie ist persönlichkeitsrechtlicher Natur (nur der informierte Patient kann sein Weisungsrecht ausüben) und ergibt sich im Weiteren aus der Rechenschaftspflicht. Das Recht auf Aufklärung ist unverzichtbar (Art. 27 ZGB), sodass der Arzt seinem Patienten selbst gegen dessen Wunsch zumindest in groben Zügen Aufklärung erteilen muss.

Die Aufklärung hat bezüglich Diagnose und Behandlung grundsätzlich durch den Arzt zu erfolgen. Soweit es überhaupt statthaft ist, durch einen nichtärztlichen Mitarbeiter aufklären zu lassen, muss sich der Arzt vergewissern, dass die Aufklärung ausreichend war. Er ist haftpflichtig.

Die Aufklärung über die Diagnosen ist keine bloße Namensnennung, sondern Information über die Art der Krankheit, ihren Verlauf und mit ihr verbundene Risiken.

Über Vor- und Nachteile unterschiedlicher Therapieverfahren ist vorurteilsfrei aufzuklären (nicht allerdings über Behandlungsalternativen, sofern diese unvergleichlich geringere Erfolgsaussichten oder wesentlich höhere Risiken haben), ebenso über die Risiken einer Behandlung (und einer Nichtbehandlung).

Aufzuklären ist über alle Umstände und Risiken, denen ein vernünftiger Patient und/oder Arzt unter gleichen oder ähnlichen Zuständen Bedeutung beimisst. Aufgeklärt werden muss deshalb auch jenseits dessen, was aus medizinischer Sicht den Interessen des Patienten dient: Zur Selbstbestimmung gehört die Möglichkeit, eine subjektive, medizinisch nicht indizierte, auch unvernünftige Entscheidung zu treffen.

Ist eine Behandlung medizinisch indiziert, ist eine umfangreiche Aufklärung notwendig – schon um dem Patienten die eigenständige Entscheidung zu erlauben, ob er sich mit seinem bisherigen Leiden abfinden oder sich einer Behandlung mit ihren Risiken unterziehen will. Über regelmäßig auftretende allgemein bekannte Komplikationen ohne besondere Gefahren muss ebenso wenig aufgeklärt werden wie über ausgesprochen seltene, wenig schwerwiegende Risiken (wobei eine Auftretenswahrscheinlichkeit von 1:1 000 als Richtschnur genommen werden kann). Auf alle Fälle aufzuklären ist – mit äußerster Sorgfalt – über schwerwiegende Nebenwirkungen bei bewährten Medikamenten. Sind bei neuen Medikamenten die praktischen Auswirkungen des Medikaments noch nicht hinreichend bekannt, ist eine ausdrückliche, unmissverständliche Einwilligung des Patienten Voraussetzung, es überhaupt anzuwenden.

Ist der Patient urteilsfähig, ist ausschließlich er aufzuklären, *sofern er keinen Beistand hat, der mit der Gesundheitssorge beauftragt ist, und nicht fürsorgerisch untergebracht ist und eine Vertrauensperson beigezogen hat* (Art. 432 ZGB). Ist ein Beistand oder eine Vertrauensperson involviert, *sind* auch *diese Personen* über alle wesentlichen Punkte einer in Aussicht genommenen Behandlung *aufzuklären* (Art. 433 ZGB). Ihre Grenzen findet die Aufklärung des Patienten dort, wo sie für ihn ein gesundheitliches Risiko bedeutet und er nicht auf voller Aufklä-

6

rung besteht. Die Beschränkung des Aufklärungsumfangs aus ärztlicher Verantwortung („therapeutisches Privileg") ist sorgfältig zu begründen und zu dokumentieren.

Das Maß an Aufklärung hat sich auch nach der zeitlichen Dringlichkeit und medizinischen Indikation zu richten. Bei vital indizierter Behandlung ist demnach nur eine summarische Aufklärung notwendig, sofern sie zeitlich überhaupt möglich ist. Da eine psychiatrische Behandlung nur in den seltensten Fällen unmittelbar vital indiziert ist, muss der Umfang psychiatrischer Aufklärung in der Regel verhältnismäßig groß sein.

Einwilligung und Urteilsfähigkeit

Die (jederzeit widerrufbare) Einwilligung in eine Heilbehandlung ist nur wirksam, wenn sie den wirklichen freien Willen des Patienten ausdrückt. Ihn kann er nur bilden, wenn er über die eigene gesundheitliche Situation und die Möglichkeiten einer vorgesehenen Heilbehandlung aufgeklärt ist. Ist er es nicht, ist die Einwilligung unwirksam.

Eine gültige Einwilligung setzt **Urteilsfähigkeit** voraus. Urteilsfähigkeit ist die Fähigkeit, einen bestimmten rechtlich relevanten Sachverhalt, die Beweggründe und die Folgen eines Verhaltens richtig zu erkennen und einer richtigen Erkenntnis gemäß zu handeln.

Die Urteilsfähigkeit kann u. a. durch eine psychische Störung aufgehoben sein (Art. 16 ZGB), weshalb diese Frage gerade bei psychiatrischen Patienten besondere Beachtung verdient. (Sie ist eben eine Fähigkeit, und die Einwilligung in eine vom Arzt vorgeschlagene Behandlung bedeutet noch keineswegs Urteilsfähigkeit. Umgekehrt bedeutet eine fehlende Einwilligung in das vom Arzt als vernünftig Angesehene noch keineswegs Urteilsunfähigkeit.) Auch bei Urteilsfähigkeit sind falsches Erkennen, subjektiv bestimmte Interpretationen, einseitige, vorschnelle und auch subjektive Fehlbeurteilungen und unvernünftige Entscheidungen durchaus möglich und zu respektieren. Ist eine Entscheidung des urteilsfähigen Patienten aber krass unvernünftig, darf sie der Arzt nicht einfach hinnehmen. Vielmehr hat er den Patienten jetzt ganz besonders sorgfältig über die Folgen einer unterlassenen Behandlung aufzuklären.

Bei Prüfung der Urteilsfähigkeit ist zu beachten:
- Versteht der Patient die gegebene Information?
- Kann er sie auf seine tatsächliche Situation beziehen?
- Kann er die Bedeutung einer Behandlung, aber auch die einer Nichtbehandlung abschätzen? Und wenn ihm dies nicht möglich ist: Was hindert ihn daran (z. B. Angst, wahnhaftes Erleben, fehlendes Krankheitsgefühl, fehlende Krankheitseinsicht)?
- Ist ihm die Entscheidung aus nicht krankhafter Motivation möglich?
- Entspricht die Einwilligung tatsächlich einer Entscheidung?

Die Einwilligung in eine Behandlung erklärt der urteilsfähige Patient aus höchstpersönlichem Recht (auch wenn er noch nicht volljährig ist oder wenn eine umfassende Beistandschaft besteht; in diesem Fall bedarf jedoch der Behandlungsvertrag der Genehmigung des gesetzlichen Vertreters).

Dokumentationspflicht und Krankengeschichte

Die Dokumentationspflicht ergibt sich aus der vertraglichen Rechenschaftspflicht. Unvollständigkeit oder Fehlen einer Krankengeschichte stellt eine Vertragsverletzung dar. Eine **sorgfältige Dokumentation** ist darüber hinaus wesentliches Beweismittel für Kunstfehlerprozesse, und mit einer unvollständigen Dokumentation setzt sich der Arzt einem erheblichen Prozessrisiko aus.

Was weder Befundcharakter hat noch für Diagnose, Behandlungsplan und Behandlungsverlauf von wesentlicher Bedeutung ist, gehört nicht in die Krankengeschichte. Persönliche Notizen, die keine dokumentationspflichtigen Sachverhalte betreffen, sind kein Teil der Krankengeschichte und sollen getrennt von ihr erstellt werden.

Die Krankengeschichte ist so zu führen, dass sie auch einem nachbehandelnden oder einem die Diagnose und Behandlung überprüfenden Arzt erlaubt, seine Aufgabe zu erfüllen (➤ Tab. 6.7).

Der Patient hat grundsätzlich **Anspruch auf volle Einsicht** in seine Krankengeschichte. Dieses Recht

Tab. 6.7 Inhalte der Krankengeschichte

- Personalien des Patienten
- Anlass der Erstkonsultation bzw. Aufnahme
- Daten aller weiteren Konsultationen
- Relevante Angaben zur Vorgeschichte und zur (sozialen) Situation des Patienten
- Psychopathologischer Befund und alle weiteren wesentlichen, bei Erstuntersuchung und im Behandlungsverlauf erhobenen Befunde
- Durchgeführte diagnostische Maßnahmen, zusätzliche Untersuchungen
- Diagnose (und Differenzialdiagnose)
- Erfolgte Aufklärung (ob, wann, durch wen, in welchem Umfang; festzuhalten ist, welche Risiken dargestellt wurden – pauschale Hinweise etwa auf die „wichtigsten möglichen Nebenwirkungen" sind unzureichend – und ebenso, warum welche Aufklärung nicht erfolgt ist, sowie die Einstellung des Patienten zu den gemachten Vorschlägen und seine Einwilligungsfähigkeit insbesondere auch dort, wo er eine Behandlung abgelehnt hat)
- Ausstellung von Rezepten und Menge der verordneten Medikamente
- Behandlungsplan und Behandlungsmaßnahmen unter Einschluss von Verordnungen, Dosierungen, Wirksamkeit und Nebenwirkungen
- Regelmäßige detaillierte Verlaufseinträge
- Ergriffene Zwangsmaßnahmen

kann aufgrund kantonaler Datenschutzgesetze eingeschränkt sein, wenn es sich um Angaben Dritter handelt, die dem behandelnden Arzt im Vertrauen auf dessen Schweigepflicht gemacht wurden: Die abzuwägenden Rechtsgüter sind das erhebliche schutzwürdige (private) Interesse des Patienten an einem umfassenden Einblick in seine Krankenakte, das (private) Interesse der außen stehenden Drittperson und das öffentliche Interesse der Klinik.

Grundsätzlich ist die **Krankengeschichte Eigentum des** Patienten. Abweichende Regelungen bedürfen gesetzlicher Rechtfertigung. So können z. B. insbesondere für staatliche Spitäler oder Spitäler mit staatlichem Leistungsauftrag besondere Regelungen bestehen, gemäß denen die Krankengeschichte z. B. aus wissenschaftlichen Gründen im Eigentum des Spitals verbleibt. Auch dann ist dem Patienten auf Verlangen eine – vollständige – Kopie seiner Krankengeschichte auszuhändigen.

Nicht unumstritten ist die Verpflichtung, Krankengeschichten mindestens zehn Jahre aufzubewahren: Im privatrechtlichen Bereich kann der Patient seinen Anspruch auf Herausgabe im Original vertreten. Außerdem ist für jede Sammlung personenbezogener Daten festzulegen, wann sie zu vernichten ist. Einen Rechtfertigungsgrund für die Aufbewahrung bzw. für die Erstellung von Kopien wird der Arzt in Hinblick auf die Beweissicherung im Haftpflichtverfahren geltend machen können.

Behandlungen bei nicht hospitalisierten urteilsunfähigen, aber behandlungsbereiten Patienten

Die Durchführung einer Behandlung bei einem urteilsunfähigen Patienten ist ein fremdbestimmter Eingriff in die geschützten Rechtsgüter. Sie ist damit widerrechtlich, wenn sie sich auf keine Rechtfertigungsgründe stützen kann. Jenseits der besonderen Bestimmungen für hospitalisierte und fürsorgerisch untergebrachte Patienten (s. u.) gilt: Rechtfertigungsgrund kann das vorgängige – noch im Zustand der Urteilsfähigkeit gegebene – Einverständnis im Rahmen einer Patientenverfügung sein (Patientenverfügung gemäß Art. 370 ff. ZGB, ➤ 6.3.2). Liegt keine Patientenverfügung vor, kann der Rechtfertigungsgrund in der Zustimmung der – umfassend aufgeklärten – vertretungsberechtigten Person zum Behandlungsplan liegen (vertretungsberechtigte Personen bei medizinischen Maßnahmen gemäß Art. 378 ZGB, ➤ 6.3.2): Bei der Erstellung des Behandlungsplans ist sie beizuziehen, und gerade wenn die vertretungsberechtigte Person eine nächste Angehörige ist oder eine dem Patienten nahestehende Person einbezogen wird, kann der Arzt sich auch ein besseres Bild über den mutmaßlichen Willen des Patienten im urteilsfähigen Zustand machen. Fehlt eine vertretungsberechtigte Person (oder kann sie der sich stellenden Aufgaben nicht genügen), errichtet die Erwachsenenschutzbehörde eine Vertretungsbeistandschaft (Art. 381 ZGB).

In dringlichen Fällen, die den Beizug einer vertretungsberechtigten Person nicht erlauben, hat der Arzt – unter Berücksichtigung einer allfälligen Patientenverfügung – ohne deren Zustimmung die indizierten und verhältnismäßigen medizinischen Maßnahmen zu ergreifen (Art. 379 ZGB). Geleitet wird er dabei vom mutmaßlichen Willen und den Interessen des Patienten.

6.3.2 Erwachsenenschutzrecht

Leitgedanken des 2013 in Kraft getretenen Erwachsenenschutzrechts sind das Wohl und – bei Hilfsbedürftigkeit – der **Schutz des Schwachen.** Von grundlegender Bedeutung sind auch der Schutz der Familie, der Schutz der Sicherheit Dritter und die Rechtssicherheit. Gleichzeitig ist es dem Ideal des selbstbestimmten Menschen verpflichtet (Art. 7 und 10 BV [Bundesverfassung]).

In der Zielsetzung, einerseits die **Selbstbestimmung** des Einzelnen so weit wie möglich zu fördern (Art. 388 ZGB), andererseits das Wohl und den Schutz hilfsbedürftiger Personen ggf. auch durch behördliche Maßnahmen sicherzustellen, liegt ein jedem Fürsorgerecht inhärentes Dilemma. Ihm begegnet das Erwachsenenschutzrecht insoweit, als es neben dem **Prinzip der Verhältnismäßigkeit** das **Subsidiaritätsprinzip** beachtet: Vor dem Eingreifen der Behörde sieht das Erwachsenenschutzrecht für den Fall der Handlungsunfähigkeit die Möglichkeit des Vorsorgeauftrags (Art. 360 ff. ZGB), für den Fall der Urteilsunfähigkeit die Patientenverfügung (Art. 370 ff. ZGB), die Vertretung durch den Ehegatte oder den eingetragenen Partner (Art. 374 ZGB) und in medizinischen Angelegenheiten **die Vertretung** durch kaskadenartig aufgelistete Personen vor (Art. 378 ZGB, ➤ Tab. 6.8).

Auf eine Verbesserung der Rechtssicherheit zielt das Erwachsenenschutzrecht insbesondere mit den Bestimmungen zur fürsorgerischen Unterbringung (Art. 426 ff. ZGB), zur Behandlung ohne Zustimmung und zur Behandlung von urteilsunfähigen hospitalisierten, aber nicht fürsorglich untergebrachten Personen.

Dass eine die Selbstbestimmung des Einzelnen einschränkende Maßnahme dem verfassungsmäßigen Gebot der Verhältnismäßigkeit zu folgen hat, findet nicht zuletzt in den Bestimmungen über die „maßgeschneiderten" Beistandschaften (Art. 390 ff. ZGB) Ausdruck. Wie alle anderen behördlichen Maßnahmen dürfen sie nur angeordnet werden, wenn die Unterstützung der hilfs- oder schutzbedürftigen Person nicht anders möglich, wenn sie erforderlich und wenn sie zudem auch geeignet ist (und wenn die angehörige oder vom Betroffenen bezeichnete Person dessen Interessen nicht mehr wahren kann). Gleichzeitig wird die Verhältnismäßigkeit behördlicher Maßnahmen auch durch die Berücksichtigung der vom Betroffenen ausgehenden Belastung für seine Angehörigen und Dritte und deren Schutzbedürftigkeit bestimmt (Art. 390 Abs. 2 ZGB; Art. 426 Abs. 2 ZGB).

Tab. 6.8 Kaskade der gemäß Art. 378 Abs. 1 ZGB vertretungsberechtigten Personen

• Die in der Patientenverfügung oder im Vorsorgeauftrag bezeichnete Person • Der Beistand, sofern ihm ein Vertretungsrecht bei medizinischen Maßnahmen erteilt worden ist • Der Ehegatte oder eingetragene Partner (nur bei gemeinsamem Haushalt oder regelmäßigem persönlichen Beistand) • Die Person, die mit dem Urteilsunfähigen einen gemeinsamen Haushalt führt und persönlich Beistand leistet
Unter der Voraussetzung einer regelmäßigen und persönlichen Beistandsleistung: • Die Nachkommen • Die Eltern • Die Geschwister

Anzumerken ist, dass der zivilrechtliche Kindesschutz (Art. 307–317 ZGB) im Rahmen jenes Abschnitts des ZGB geregelt ist, der die elterliche Sorge betrifft. Wo es zur **Unterbringung eines noch nicht Volljährigen** in einer geschlossenen Einrichtung oder psychiatrischen Klinik kommt, finden aber die Bestimmungen des Erwachsenenschutzes über die fürsorgerische Unterbringung sinngemäß Anwendung. Die Zuständigkeit für Maßnahmen des Kindesschutzes liegt bei der Kindesschutzbehörde. Weil diese Fachbehörde mit der Erwachsenenschutzbehörde organisatorisch verbunden ist, hat sich der Begriff der Kindes- und Erwachsenenschutzbehörde (KESB) etabliert.

Patientenverfügung

Patientenverfügungen (Art. 370–373 ZGB) sind unbefristete, jederzeit und formlos widerrufbare Anordnungen einer urteilsfähigen (nicht notwendigerweise auch handlungsfähigen) Person. Sie betreffen die Zustimmung zu oder Ablehnung von medizinischen Maßnahmen aller Art (ausschließlich) für den Fall der Urteilsunfähigkeit, die vom behandelnden Arzt abgeklärt und festgestellt wird. Mit der Patientenverfügung kann auch der Wille bezüglich Organspenden und deren Umfang ausgedrückt werden (ohne ausdrückliche Zustimmung ist die Entnahme von Organen nicht erlaubt).

In der Patientenverfügung kann eine natürliche Person (auch mehrere) bezeichnet werden, die anstelle des Urteilsunfähigen die Einwilligung in eine Behandlung gibt oder sie ablehnt. Im Sinne einer Ersatzverfügung können in der Patientenverfügung weitere Personen für den Fall benannt werden, dass die zunächst genannte Person den Auftrag nicht annimmt, ihn kündigt oder für dessen Wahrnehmung nicht geeignet ist.

Die Patientenverfügung ist für den behandelnden Arzt verbindlich – es sei denn, sie verstößt gegen gesetzliche Bestimmungen oder es bestehen begründete, auf konkrete Hinweise gestützte Zweifel, dass sie auf freiem Willen beruht oder noch dem mutmaßlichen Willen des Patienten entspricht. Ist Letzteres der Fall, muss die in der Patientenverfügung genannte vertretungsberechtigte Person gemäß dem mutmaßlichen Willen des urteilsunfähigen Patienten entscheiden. Ist keine vertretungsberechtigte Person genannt, ist sie gemäß Art. 378 Abs. 1 ZGB zu ermitteln (➤ Tab. 6.8).

Die Verbindlichkeit der Patientenverfügung ist aber auch – und nur dann – eingeschränkt, wenn die betroffene Person wegen einer psychischen Störung im Rahmen einer fürsorgerischen Unterbringung untergebracht ist. Hier ist die Erstellung eines Behandlungsplans vorgeschrieben, welcher der betroffenen Person zur Zustimmung unterbreitet wird (Aufklärungspflicht!). Ist sie urteilsunfähig, ist eine vorliegende Patientenverfügung nicht zwingend zu befolgen, sondern nur zu berücksichtigen (Art. 433 Abs. 3 ZGB). Eine Begründung für diese Einschränkung der Selbstbestimmung lässt sich zum einen aus der besonderen Fürsorgepflicht der Behörde herleiten, welche die Maßnahme einer fürsorgerischen Unterbringung beschlossen hat, zum anderen aus dem Schutzbedürfnis von Angehörigen und Dritten.

Vorsorgeauftrag

Der Vorsorgeauftrag (Art. 360–369 ZGB) ist der Förderung der Selbstbestimmung und dem Gedanken verpflichtet, dass behördliche Maßnahmen nur subsidiär angeordnet werden sollen. Mit ihm kann eine handlungsfähige, d. h. volljährige, urteilsfähige, nicht umfassend verbeiständete Person eine oder mehrere natürliche oder juristische Personen beauftragen, im Fall einer längerfristigen oder dauernden Urteilsunfähigkeit – kumulativ oder alternativ – die Sorge für seine Person und/oder sein Vermögen zu übernehmen und/oder sie im Rechtsverkehr zu vertreten (Art. 360 Abs. 1 ZGB. Mit wiedererlangter Urteilsfähigkeit verliert der Vorsorgeauftrag seine Wirksamkeit, sobald die auftraggebende Person ihre Interessen wieder selbst wahren kann: Art. 369 ZGB).

Die Person, die den Vorsorgeauftrag erteilt, muss die Aufgaben, die sie übertragen will, umschreiben. Sie kann Weisungen erteilen (Art. 360 Abs. 2 ZGB) und auch Ersatzverfügungen treffen (Art. 360 Abs. 3 ZGB). Im Grunde ist der Vorsorgeauftrag Ausdruck einer „selbstbestimmten Fremdbestimmung"; sie entspricht einer privaten Beistandschaft und damit eben einer Erwachsenenschutzmaßnahme. Sie unterscheidet sich deshalb auch von einer Vollmacht im Sinne des Obligationenrechts (Art. 394 ff. OR), wo der Vollmachtgeber Kontrolle und Weisungsrecht ausüben können muss und der Vollmachtnehmer ihm rechenschaftspflichtig ist. Im Übrigen aber hat die beauftragte Person ihre Aufgaben nach den obligationenrechtlichen Bestimmungen wahrzunehmen (Art. 365 Abs. 1 ZGB).

Ist ein Vorsorgeauftrag von der Sache her auch eine Patientenverfügung, ist sie in diesem Teil auch entsprechend zu berücksichtigen.

Der eigenhändig zu errichtende oder öffentlich zu beurkundende Vorsorgeauftrag (Art. 361 ZGB) ist – unter der Voraussetzung bestehender Urteilsfähigkeit – jederzeit widerrufbar oder durch einen neuen Vorsorgeauftrag ersetzbar (Art. 362 ZGB).

Der Auftraggeber hat an sich dafür zu sorgen, dass die Erwachsenenschutzbehörde vom Eintritt der Urteilsunfähigkeit Kenntnis erhält. Allerdings erkundigt sich die Erwachsenenschutzbehörde nach dem Vorliegen eines Vorsorgeauftrags beim Zivilstandsamt, wenn sie sonst Kenntnis von der Urteilsunfähigkeit einer Person erhalten hat (Art. 363 Abs. 1 ZGB). Liegt ein Vorsorgeauftrag vor, prüft sie dessen Gültigkeit und die Voraussetzungen für seine Wirksamkeit. Zudem prüft sie die Eignung der beauftragten Person für die ihr gestellten Aufgaben und ob weitere Erwachsenenschutzmaßnahmen erforderlich sind (Art. 363 Abs. 2 ZGB). Die beauftragte Person, deren Befugnisse bei Interessenkollision entfallen, hat sich auf die Besorgung der vom Vorsorgeauftrag erfassten Geschäfte zu beschränken. Andernfalls muss sie die Erwachsenenschutzbehörde benachrichtigen (Art. 365 ZGB).

Besteht weder ein Vorsorgeauftrag noch eine Beistandschaft für die sich stellenden Aufgaben, haben der Ehegatte, der eingetragene Partner oder die Person, die mit dem jetzt Urteilsunfähigen einen gemeinsamen Haushalt führt oder ihm regelmäßig und persönlich Beistand leistet, ein Vertretungsrecht (Art. 374 Abs. 1 ZGB). Es beschränkt sich auf alle üblichen Rechtshandlungen zur Deckung des Lebensunterhalts, die ordentliche Einkommens- und Vermögensverwaltung und die Erledigung der Post (Art. 374 Abs. 2 ZGB), während für darüber hinausgehende Rechtshandlungen die Zustimmung der Erwachsenenschutzbehörde einzuholen ist (Art. 374 Abs. 3 ZGB).

Beistandschaften

Von der Erwachsenenschutzbehörde auf Antrag oder von Amtes wegen anzuordnende Beistandschaften finden ihre **Rechtfertigung in einer sonst nicht möglichen Gewährleistung von Personensorge, Vermögenssorge und Rechtsschutz.** Einerseits stellen sie einen Eingriff in die Persönlichkeitsrechte dar, andererseits sollen sie die Selbstbestimmung der betroffenen Person möglichst erhalten und fördern. Sie haben subsidiären Charakter, indem sie nur angeordnet werden können, wenn die notwendige Unterstützung durch Familie, nahestehende Personen oder private oder öffentlichen Dienste nicht hinreichend geleistet werden kann, wenn keine ausreichende eigene Vorsorge für den Fall der Urteilsunfähigkeit getroffen worden ist und wenn die Maßnahmen von Gesetzes wegen nicht genügen (Art. 389 Abs. 1 ZGB). Beistandschaften müssen dem Gebot der Verhältnismäßigkeit genügen. Sie dürfen deshalb in ihrem Umfang die Selbstbestimmung des Betroffenen nicht stärker einschränken als notwendig, und sie müssen erforderlich und geeignet sein, das mit ihnen verbundene Ziel tatsächlich zu erreichen (Art. 389 Abs. 2 ZGB).

Die Errichtung einer **auf Dauer angelegten Beistandschaft** ist zum einen an die diagnostischen Eingangsmerkmale „geistige Behinderung", „psychische Störung" oder „ähnlicher in der Person liegender Schwächezustand", zum anderen an eine mit einem solchen Zustand kausal verknüpfte Unfähigkeit des Betroffenen gebunden, seine Angelegenheiten vollständig oder überhaupt besorgen zu können (Art. 390 Abs. 1 Ziff. 1 ZGB). Die Einholung eines sich zu diesen Fragen und zur Diagnose äußernden Gutachtens ist nicht notwendig, kann aber wünschenswert sein.

Nicht auf Dauer angelegte Beistandschaften können angeordnet werden, wenn ein Betroffener wegen vorübergehender Urteilsunfähigkeit oder Abwesenheit in einer zu erledigenden Angelegenheit weder selber handeln kann noch einen Stellvertreter bezeichnet hat (Art. 390 Abs. 1 Ziff. 2 ZGB).

Die Erwachsenenschutzbehörde kann aber auch auf die Anordnung einer Beistandschaft verzichten, wenn der überschaubare Umfang der sich stellenden Aufgaben die Errichtung einer Beistandschaft offensichtlich unverhältnismäßig sein lässt. Sie kann in einer solchen Situation z. B. die Zustimmung zu einem Rechtsgeschäft erteilen, für einzelne Aufgaben einen Auftrag an Dritte erteilen oder an eine Stelle verweisen, der für bestimmte Bereiche Einblick und Auskunft zu geben sind (Art. 392 ZGB).

Bei der Frage, ob eine Beistandschaft angeordnet werden soll, sind auch die Belastung und der Schutz von Angehörigen und Dritten zu berücksichtigen. Für sich allein rechtfertigen diese Aspekte die Anordnung einer Beistandschaft nicht, doch sollen Familie und Dritte auch nicht durch eine von ihnen gewährte Unterstützung oder durch eine vom Betroffenen ausgehende Belastung oder Gefährdung überfordert werden (Art. 390 Abs. 2 ZGB).

Die Aufgaben des Beistands müssen von der Erwachsenenschutzbehörde klar umschrieben werden und sich ganz an den Bedürfnissen des Betroffenen orientieren. Dies bedeutet, dass die Maßnahme maßgeschneidert sein muss: Die Erwachsenenschutzbehörde muss zunächst feststellen, ob die Aufgaben des Beistands im Bereich der Personen- oder der Vermögenssorge oder im Rechtsverkehr liegen, und sie muss entscheiden, ob die Beistandschaft begleitenden oder vertretenden Charakter hat. Soll die Beistandschaft vertretenden Charakter haben, muss die Behörde festlegen, ob sie mit einer Beschränkung der Handlungsfähigkeit einhergehen soll; sie muss bestimmen, ob eine Mitwirkung des Beistands bei bestimmten Rechtshandlungen festgelegt wird, und sie muss entscheiden, ob ggf. eine so ausgeprägte Hilfsbedürftigkeit besteht, dass sie sich auf alle Angelegenheiten der Personensorge, der Vermögenssorge und des Rechtsverkehrs bezieht und die Handlungsfähigkeit entfallen lässt. Darüber hinaus muss die Erwachsenenschutzbehörde die Angelegenheiten benennen, in denen der Betroffene begleitende Unterstützung oder Vertretung braucht, und sie muss auch die Bereiche der Einkommens- oder Vermögenswerte benennen, die der Beistand verwalten soll. Ebenso muss die Behörde die Rechtshandlungen benennen, für welche der Beistand Zustimmung erteilen muss (Art. 391 ZGB).

Entsprechend dem sich unterschiedlich darstellenden Umfang der Aufgaben sieht das Gesetz vier Formen der Beistandschaft vor:

Die **Begleitbeistandschaft** gemäß Art. 393 ZGB wird mit Zustimmung des Betroffenen und in Hinblick auf die Unterstützung bei der Erledigung bestimmter Aufgaben errichtet. Sie schränkt die Handlungsfähigkeit nicht ein. Um wirksam werden zu können, verlangt sie die Kooperationsbereitschaft des Betroffenen. Sie kann z. B. zur Unterstützung eines überforderten Kranken nützlich sein.

Vertretungsbeistandschaften gemäß Art. 394 ZGB beziehen sich auf bestimmte Angelegenheiten, die der Hilfsbedürftige nicht erledigen kann und in denen er vertreten werden muss; seine Handlungsfähigkeit kann dabei eingeschränkt werden. Vertretungsbeistandschaften gemäß Art. 395 ZGB beziehen sich auf die Vermögens- und/oder Einkommensverwaltung, wobei dem Betroffenen der Zugriff auf einzelne Vermögenswerte entzogen werden kann. Eine solche Maßnahme kann z. B. helfen, einen verschwendungsgefährdeten manischen Patienten zu schützen.

Bei der **Mitwirkungsbeistandschaft** gemäß Art. 396 ZGB wird die Handlungsfähigkeit des Betroffenen insofern eingeschränkt, als bestimmte Handlungen zu seinem Schutz der Zustimmung des Beistands bedürfen.

Die bisher genannten Beistandschaften können auch miteinander kombiniert werden (Art. 397 ZGB).

Allein bei einer **umfassenden Beistandschaft** gemäß Art. 398 ZGB, die bei dauernder Urteilsunfähigkeit und besonderer Hilfsbedürftigkeit notwendig sein kann und sich auf alle Aufgabenbereiche einer Beistandschaft bezieht, entfällt die Handlungsfähigkeit des Betroffenen.

Auch dort, wo durch die Beistandschaft die Handlungsfähigkeit eingeschränkt oder entzogen wurde, kann der Betroffene, sofern er urteilsfähig ist, im Rahmen des Personenrechts durch eigenes Handeln Rechte und Pflichten begründen und höchstpersönliche Rechte ausüben (Art. 407 ZGB).

Den **Antrag auf Anordnung** einer Beistandschaft können die betroffene Person und nahestehende Personen stellen, zu denen hier auch Betreuungspersonen gehören (Art. 390 Abs. 3 ZGB). Drittpersonen haben ein Melderecht, Personen in amtlicher Funktion eine Meldepflicht, wenn ihnen eine Person hilfsbedürftig erscheint (Art. 443 ZGB).

In Hinblick auf die von der Erwachsenenschutzbehörde zu ernennende Person des Beistands hat der Betroffene ein Vorschlagsrecht, und die Behörde hat Wünsche der Angehörigen und nahestehender Personen zu berücksichtigen (Art. 401 ZGB). Sie kann die Beistandschaft auch mehreren Personen übertragen (Art. 402 ZGB). Die Dauer einer Beistandschaft ist unbestimmt; sie kann auf Antrag und muss von Amtes wegen aufgehoben werden, wenn für sie kein Grund mehr besteht (Art. 399 Abs. 2 ZGB).

Fürsorgerische Unterbringung (FU)

Während der indizierte Eintritt in eine psychiatrische Klinik bei entsprechendem Wunsch des Patienten unkompliziert ist (bei Ersteintritt genügt in der Regel – nicht jedoch in allen Kantonen – ein Arztzeugnis, das die Gründe für eine stationäre Behandlungsindikation darstellt; bei Wiedereintritten kann darauf verzichtet werden), ist die Einweisung gegen den Willen des urteilsfähigen oder urteilsunfähigen Patienten immer nur Ultima Ratio. Mit den Bestimmungen für die behördliche Maßnahme einer fürsorgerischen Unterbringung sind die Rechtsgrundlagen für die medizinische Behandlung von Personen bezeichnet, denen aufgrund einer psychischen Störung, einer geistigen Behinderung oder einer mit der Menschenwürde schlechterdings nicht mehr vereinbaren schweren Verwahrlosung nicht anders als in einer geeigneten stationären Einrichtung die nötige Behandlung und Betreuung zuteilwerden kann. Gleichzeitig erfolgt mit den Bestimmungen der fürsorgerischen Unterbringung auch eine bundeseinheitliche Regelung der Behandlung und der Behandlung ohne Zustimmung („Zwangsbehandlung“) bei Patienten, die nicht im Rahmen einer FU hospitalisiert und urteilsunfähig sind.

Einweisungsgrund ist allein das Wohl und der Schutz hilfsbedürftiger Personen (Art. 388 ZGB), sofern weniger eingreifende Maßnahmen nicht ausreichen (Art. 389 ZGB). **Einweisungsvoraussetzungen** sind kumulativ:

- eine psychische Störung oder eine geistige Behinderung oder eine schwere Verwahrlosung,
- die Unmöglichkeit, einer daraus resultierenden Schutz- und Hilfsbedürftigkeit anders als durch die persönliche Fürsorge im Sinne der Betreuung und Behandlung in einer stationären Einrichtung begegnen zu können (Art. 426 ZGB),
- die Erforderlichkeit einer solchen Maßnahme und
- die Eignung der aufnehmenden Einrichtung für das angestrebte Ziel (Art. 389 Abs. 2 ZGB).

Bei der Anordnung einer solchen Maßnahme sind die Belastung und der Schutz von Angehörigen und Dritten zu berücksichtigen (Art. 426 Abs. 2 ZGB).

Eine geeignete, keineswegs notwendigerweise geschlossene Einrichtung ist bei psychisch Kranken in der Regel eine psychiatrische Klinik; es kann aber auch ein Pflegeheim sein.

Die **Berechtigung zur Anordnung einer FU** liegt grundsätzlich bei der für den Patienten zuständigen Erwachsenenschutzbehörde (Art. 428 Abs. 1 ZGB). Die Kantone können zusätzlich aber auch Ärzte bezeichnen, die ebenfalls eine Unterbringung anordnen dürfen (zu den Inhalten des Unterbringungsentscheids vgl. ➤ Tab. 6.9). Deren Dauer beträgt aber höchstens sechs Wochen, sofern bis zum Ablauf dieser Frist kein vollstreckbarer Unterbringungsentscheid der Erwachsenenschutzbehörde vorliegt (Art. 429 ZGB). Von dieser Möglichkeit haben die Kantone höchst unterschiedlichen Gebrauch gemacht – sowohl was den Kreis der ermächtigten Ärzte als auch die Höchstdauer einer ärztlich angeordneten FU oder deren Einschränkung auf besondere Situationen (z. B. Gefahr im Verzug) betrifft.

Tab. 6.9 Aufbau und zu beachtende Inhalte eines Unterbringungsentscheids (Art. 430 ZGB)

- Ort und Datum der Untersuchung
- Name und Adresse des einweisenden Arztes
- Personalien des Patienten
- Sachverhaltsdarstellung:
  Grund und Umstände des ärztlichen Einsatzes, eigene Feststellungen bei der Untersuchung, Beobachtungen, Drittauskünfte
- Zur Einweisung führende Erwägungen:
  ärztliche Beurteilung des aktuellen Zustands unter Beachtung der Umgebungssituation und der Belastung Dritter, Benennung der materiellen Einweisungsvoraussetzungen gemäß Art. 426 Abs. 1 ZGB, Darstellung der Fürsorge- bzw. Behandlungsbedürftigkeit, Begründung, warum die notwendige Fürsorge/Behandlung nicht anders als in einer psychiatrischen Klinik erbracht werden kann, Bezeichnung von Fremd-/Selbstgefährdung, Zweck der Unterbringung
- Art der Unterbringung, Name der aufnehmenden Klinik, Hinweis auf sofortige Vollziehbarkeit
- Gewährung des rechtlichen Gehörs, Stellungnahme des Patienten
- Hinweis auf die erfolgte schriftliche Information dem Betroffenen nahestehender Personen über die Unterbringung und die Rechtsmittel, sofern sich der Betroffene nicht gegen eine solche Informationen ausspricht; Hinweis auf Information des allfälligen Beistands, sofern zu dessen Auftrag die persönliche Betreuung und die Vertretung in medizinischen Angelegenheiten gehören, bzw. des Beistands bei umfassender Beistandschaft
- Rechtsmittelbelehrung (schriftlich unter Nennung der zehntägigen Rekursfrist, der Rekursinstanz und deren Adresse)
- Hinweis auf die Zuständigkeit für die Entlassung
- Unterschrift des Einweisers
- Empfangsbescheinigung (bei Verweigerung der Unterschrift oder Unvermögen dazu: entsprechender Hinweis und Angabe des Grundes)
- Zustellung an (ein Exemplar des Unterbringungsentscheids an den Patienten, eines an die aufnehmende Einrichtung)
- Datum des Unterbringungsentscheids

Die Bestimmungen über die fürsorgerische Unterbringung betreffen auch die **Zurückbehaltung** eines zunächst freiwillig hospitalisierten Patienten. Wünscht dieser den Austritt, kann er von der ärztlichen Leitung für längstens drei Tage zurückbehalten werden, wenn er sich selbst an Leib und Leben oder das Leben oder die körperliche Integrität Dritter ernsthaft gefährdet (Art. 427 Abs. 1 ZGB). Die Zurückbehaltung muss schriftlich und mit Rechtsmittelbelehrung angeordnet werden. Eine weitere Zurückbehaltung ist nur möglich, wenn nach diesen drei Tagen ein vollstreckbarer Unterbringungsentscheid durch die zuständige Erwachsenenschutzbehörde oder einen hierzu ermächtigten außenstehenden Arzt vorliegt (Art. 427 Abs. 2 ZGB).

Ist eine FU verfügt worden, unterliegt die Notwendigkeit ihrer Fortdauer einer **periodischen Überprüfung** durch die Erwachsenenschutzbehörde – erstmals spätestens sechs Monate nach Beginn der Unterbringung, danach nach Notwendigkeit, mindestens aber jährlich. Zu überprüfen sind von Amtes wegen sämtliche Voraussetzungen für die Unterbringung, die Eignung der Unterbringungseinrichtung und – unter Berücksichtigung des Behandlungsplans – die Behandlung (Art. 431 ZGB).

Jeder gegen seinen Willen Untergebrachte kann eine **Vertrauensperson** beiziehen. Ihre Aufgabe besteht in der Unterstützung des Untergebrachten während seines Aufenthalts und bis zum Abschluss aller damit zusammenhängenden Verfahren (Art. 432 ZGB).

Ist diese Person für die Interessen des Untergebrachten schädlich, kann sie durch die Erwachsenenschutzbehörde suspendiert oder in ihren Funktionen beschränkt werden. Sie soll den Untergebrachten über seine Rechte und Pflichten informieren, ihm bei seinen Anliegen helfen, vermitteln und ihn begleiten. Sie kann bei gegebener Vollmacht auch Akteneinsicht nehmen und muss bei der Erarbeitung eines Behandlungsplans beigezogen werden, über alle wesentlichen Umstände der Behandlung und auch über eine Behandlung ohne Zustimmung informiert werden und kann jederzeit ein Entlassungsgesuch stellen und das Gericht anrufen.

Für den Untergebrachten erstellt der behandelnde Arzt einen schriftlichen **Behandlungsplan,** der in der Folge der laufenden Entwicklung angepasst wird. Er umfasst die vorgenommenen und vorgesehenen Untersuchungen, die Diagnosen (mit kurzer Begründung), die beabsichtigte Behandlung, deren Risiken und Nebenwirkungen und ihren Nutzen sowie die Prognose, wobei er sich aber auf therapeutische Maßnahmen zur Behandlung der psychischen Störungen zu beschränken hat, die zur Unterbringung geführt haben. Der Untergebrachte und, sofern vorhanden, seine Vertrauensperson sind bei der Erstellung des Behandlungsplans beizuziehen. Er wird nach umfassender Aufklärung dem Untergebrachten zur Zustimmung unterbreitet. Ist der Untergebrachte urteilsunfähig, ist eine allfällige Patientenverfügung zu berücksichtigen; sie ist aber nicht verpflichtend (Art. 433 ZGB). Die Erstellung des Behandlungsplans ist zwingend und dient bei einer Behandlung ohne Zustimmung auch der Überprüfung ihrer Rechtmäßigkeit.

Das Erwachsenenschutzrecht regelt auch die Voraussetzungen und Modalitäten einer **Behandlung ohne Zustimmung („Zwangsbehandlung").** Diese stellt einen Eingriff in das verfassungsmäßig garantierte Grundrecht der persönlichen Freiheit dar, der nur bei ausdrücklicher gesetzlicher Grundlage, öffentlichem Interesse und gegebener Verhältnismäßigkeit möglich ist: Durch den Chefarzt der Abteilung können die im Behandlungsplan vorgesehenen medizinischen Maßnahmen (nur sie!) schriftlich angeordnet werden, wenn – kumulativ – ohne sie dem Untergebrachten ein ernsthafter gesundheitlicher Schaden droht oder das Leben oder die körperliche Integrität Dritter ernsthaft gefährdet ist, wenn der Untergebrachte bezüglich seiner Behandlungsbedürftigkeit urteilsunfähig ist und wenn keine weniger einschneidende angemessene Maßnahme zur Verfügung steht. Die Anordnung hat schriftlich und mit Rechtsmittelbelehrung zu erfolgen (Art. 434 ZGB). Sind die kumulativen Voraussetzungen nicht erfüllt, muss auf eine Behandlung ohne Zustimmung verzichtet werden und ggf. eine Entlassung erfolgen.

Zwangsmaßnahmen sind auch **Einschränkungen der Bewegungsfreiheit** über das mit der Unterbringung ohnehin Verbundene hinaus, d. h. insbesondere Isolation und Fixierung. Sie sind nur erlaubt, wenn weniger einschneidende Maßnahmen nicht ausreichen oder von vornherein als ungenügend erscheinen, um eine ernsthafte Gefahr für das Leben oder die körperliche Integrität des Patienten oder Dritter abzuwenden, ggf. auch um eine schwerwiegende Störung des Gemeinschaftslebens zu beseitigen. Der Betroffene muss – außer im Notfall – über die geplante Einschränkung aufgeklärt werden. Sie muss so bald wie möglich wieder aufgehoben und regelmäßig auf ihre Berechtigung hin überprüft und protokolliert werden (Art. 438 ZGB in Verbindung mit Art. 383 und 384 ZGB).

Die vorgenannten **Bestimmungen zum Behandlungsplan und zur Behandlung ohne Zustimmung gelten auch für urteilsunfähige hospitalisierte, aber nicht fürsorgerisch untergebrachte Patienten** (Art. 380 ZGB).

In krankheitsbedingten **Notfallsituationen** (körperliche Störungen, schwerwiegende Selbst- und Fremdgefährdung, schwerwiegende Gewalt gegen Sachen) können zum Schutz des Patienten oder Dritter unerlässliche medizinische Maßnahmen sofort ergriffen werden. Dabei ist, sofern bekannt, der Wille des Patienten bezüglich der Art der Behandlung zu berücksichtigen (Art. 435 ZGB).

Wenn die Entlassung eines fürsorgerisch Untergebrachten ansteht, bei dem eine Rückfallgefahr besteht, ist der behandelnde Arzt – auch um damit die Selbstbestimmung des Patienten zu fördern – zum Versuch verpflichtet, mit ihm ein (zu dokumentierendes) **Austrittsgespräch** zu führen. Dabei gilt es, die Gestaltung eines künftigen Aufenthalts dem Willen des Patienten anzupassen (im Sinne eines vorsorglichen Behandlungsvertrags; Art. 436 ZGB).

6

Die **Entlassung** hat zu erfolgen, sobald die Voraussetzungen der Unterbringung ganz oder teilweise nicht mehr erfüllt sind (Art. 426 Abs. 3). Damit hängt sie letztlich auch davon ab, in welchem Ausmaß geeignete ambulante Weiterbehandlungs- und Betreuungsangebote bestehen. Die Zuständigkeit für die Entlassung liegt – wie schon für die Anordnung der Unterbringung – bei der Erwachsenenschutzbehörde (Art. 428 Abs. 1 ZGB). Diese kann aber ihre Zuständigkeit im Einzelfall auch an die Unterbringungseinrichtung übertragen (Art. 428 Abs. 2 ZGB), sodass rascheres Handeln möglich wird. Der Patient bzw. der Untergebrachte ist nicht gezwungen zuzuwarten, bis die Ärzte bzw. die Einrichtung bzw. die Erwachsenenschutzbehörde von sich aus die Entlassung anordnen. Vielmehr kann er bzw. eine ihm nahestehende Person jederzeit von sich aus um Entlassung ersuchen. Die für die Entlassung zuständige Einrichtung oder Behörde hat über ein solches Gesuch unverzüglich zu entscheiden (Art. 426 Abs. 4 ZGB).

Kantonal unterschiedlich geregelt ist die **Nachbetreuung** nach der Entlassung aus einer FU (oder – als ambulante Maßnahme – an deren Stelle). Sie kann durch die behandelnde bzw. Unterbringungseinrichtung oder durch die Erwachsenenschutzbehörde angeordnet werden (Art. 437 ZGB). **Ambulante Maßnahmen** können bei entsprechenden kantonalen Regelungen auch unabhängig von einer Nachbetreuung angeordnet werden, wenn sie präventiv wirken oder eine Unterbringung ersetzen sollen. Sie beschränken sich nicht auf Behandlungen, Betreuungen oder Beratungen, sondern können auch Weisungen zur Berufsausübung, zum Verhalten oder zum Aufenthalt umfassen. Sie sind zeitlich befristet und können, sofern verhältnismäßig, durch polizeiliche Zuführung, nicht aber durch körperlichen Zwang durchgesetzt werden.

Gegen die ärztlich angeordnete Unterbringung, gegen die Zurückbehaltung durch die Einrichtung, gegen die ärztliche Abweisung eines Entlassungsgesuchs, gegen die Behandlung einer psychischen Störung ohne Zustimmung und gegen eine Maßnahme zur Einschränkung der Bewegungsfreiheit kann der Betroffene oder eine ihm nahestehende Person rekurrieren (Widerspruch einlegen) und eine **gerichtliche Beurteilung** verlangen. Die Rekursfrist beträgt in der Regel zehn Tage. Die schriftliche, unterzeichnete, aber nicht notwendigerweise begründete Beschwerde, die in der Regel keine aufschiebende Wirkung hat, ist unverzüglich an das zuständige Gericht weiterzuleiten (Art. 439 ZGB), das in der Regel innerhalb von fünf Arbeitstagen zu entscheiden hat. Art. 450e ZGB präzisiert, dass sich die gerichtliche Beschwerdeinstanz auf das Gutachten eines Sachverständigen stützen muss, wenn ihr Entscheid psychische Störungen betrifft. Zudem hat sie den Betroffenen in der Regel als Kollegium anzuhören, nötigenfalls dessen Vertretung anzuordnen und einen in fürsorgerischen und rechtlichen Fragen erfahrenen Beistand zu bezeichnen.

6.3.3 Spezielle Fragestellungen in der Akutpsychiatrie

Berufs- und Amtsgeheimnis/Meldepflicht und Melderecht

Patientendaten sind besonders schützenswerte Personendaten. Der Arzt unterliegt der **Schweigepflicht** (Art. 321 Abs. 1 StGB) und darf, was er in seiner Eigenschaft als Arzt erfahren hat, nur nach vorheriger (schriftlicher) Zustimmung des Patienten an Dritte weitergeben (Art. 321 Abs. 2 StGB) – aber auch dann nur im Rahmen des Erforderlichen, unter Beachtung der Sorgfaltspflicht und in den Grenzen des Notwendigen. Will ein Arzt im Rahmen einer Begutachtung und nach entsprechender Entbindung behandelnder und vorbehandelnder Ärzte vom Berufsgeheimnis die von ihnen geführten Krankengeschichten einsehen und für die Gutachtenerstellung benutzen, sind diese Ärzte vorgängig schriftlich auf ihr Zeugnisverweigerungsrecht in Hinblick auf ein besonderes Interesse ihres Patienten aufmerksam zu machen.

Das Einverständnis des Patienten für sachdienliche und zur Erfüllung ihrer Aufgaben notwendige Auskünfte an die ihn vertretenden Personen (auch an den Beistand, sofern dieser mit der Gesundheitssorge des Betroffenen beauftragt ist) wird vermutet, sofern sich der Patient nicht dagegen ausspricht (grundsätzlich gilt das Berufsgeheimnis aber auch gegenüber dem gesetzlichen Vertreter).

Das Berufsgeheimnis gilt auch innerhalb des Spitals: Zugang zu den Daten eines Patienten (im Umfang des jeweils Notwendigen) haben einzig die Personen, die diese Daten für die Erfüllung ihrer Aufgaben beim Patienten benötigen.

Wer in einem öffentlichen Spital tätig ist oder Mitglied einer Behörde ist und in dieser Eigenschaft ein Geheimnis erfährt, unterliegt auch dem Amtsgeheimnis (Art. 320 StGB), von dem ihn einzig die vorgesetzte Behörde entbinden kann. Dies kann bedeuten, dass er auf den Patienten bezogene Daten trotz dessen Einverständnis nicht weitergeben darf, wenn die Behörde nicht zustimmt. Dies kann etwa Informationen über Hintergründe einer Hospitalisation betreffen, über die z. B. aus politischen Erwägungen Stillschweigen bewahrt werden soll.

Art. 321 Abs. 2 StGB Abs. 2 stellt den Arzt straffrei, wenn die vorgesetzte Behörde oder die Aufsichtsbehörde auf sein Gesuch hin eine entsprechende Genehmigung erteilt hat. Mit Art. 321 Abs. 3 StGB werden eidgenössische und kantonale Bestimmungen über die Zeugnis- und Auskunftspflicht gegenüber einer Behörde ausdrücklich vorbehalten.

Die weitgehend kantonal- und nicht bundesrechtliche Regelung von Meldepflichten und Melderechten führt zu Unsicherheiten und von Kanton zu Kanton unterschiedlichen Anforderungen an die Ärzte.

Klare Regelungen bestehen für eine **Meldepflicht** bei

- außergewöhnlichen Todesfällen (an die Staatsanwaltschaft),
- im Rahmen des Art. 27 Epidemiegesetz,
- gegenüber der zuständigen Erwachsenenschutzbehörde, wenn dem Arzt eine Person hilfsbedürftig erscheint, er von ihr oder auf seinen Antrag hin von der vorgesetzten Behörde vom Berufsgeheimnis entbunden ist und kantonal eine Meldepflicht besteht (Art. 443 ZGB); erfährt er davon in amtlicher Tätigkeit, besteht grundsätzlich Meldepflicht gemäß Art. 443 Abs. 2 ZGB,
- gegenüber der zuständigen Erwachsenenschutzbehörde, wenn der Arzt die Gefahr sieht, dass sich eine hilfsbedürftige Person selbst gefährdet oder ein Verbrechen oder Vergehen begeht, das einen Dritten schwer schädigen würde (Art. 453 Abs. 2 ZGB), und die kantonalen Bestimmungen dem Arzt eine Meldepflicht auferlegen (andernfalls: Melderecht).

Auskunftspflicht besteht gegenüber den Sozialversicherungen, wenn ein Versicherter Leistungen beansprucht (Art. 28 Abs. 3 ATSG [Bundesgesetz über den Allgemeinen Teil des Sozialversicherungsrechts]).

Melderecht (je nach kantonaler Regelung möglicherweise auch Meldepflicht) besteht unter anderem

- gegenüber der Polizeibehörde bei Wahrnehmungen, die auf ein Verbrechen und Vergehen gegen Leib und Leben, die öffentliche Gesundheit oder die Sittlichkeit schließen lassen, sofern entsprechende kantonale Vorschriften bestehen,
- gegenüber der zuständigen Erwachsenenschutzbehörde, wenn dem Arzt eine Person hilfsbedürftig erscheint, er vom Berufsgeheimnis entbunden ist (Art. 443 Abs. 1 ZGB) und kantonal keine Meldepflicht besteht,
- gegenüber der Kindes- und Erwachsenenschutzbehörde, wenn an einem Minderjährigen eine strafbare Handlung begangen worden ist (Art. 364 StGB),
- gegenüber den für die Betreuung zuständigen Behörden oder zugelassenen Behandlungs- und Fürsorgestellen für Fälle von vorliegenden oder drohenden erheblich schweren suchtbedingten

Störungen, wenn Betreuungsmaßnahmen angezeigt sind; die informierten Stellen unterstehen dem Berufs- und Amtsgeheimnis (Art. 3c Abs. 1 BetmG [Bundesgesetz über die Betäubungsmittel]),
- gegenüber der Aufsichtsbehörde für Ärzte und der zuständigen kantonalen Straßenverkehrsbehörde, wenn wegen Krankheit, Gebrechen oder Sucht Zweifel an der Fahreignung bestehen. Der Arzt ist von Gesetzes wegen vom Berufsgeheimnis entbunden (Art. 15d Abs. 3 SVG [Bundesgesetz über den Straßenverkehr]).

Macht der Arzt von seinem Melderecht Gebrauch, so hat er sich nicht nur zu fragen, ob eine solche Meldung die Entbindung vom Berufsgeheimnis zwingend voraussetzt. Vielmehr hat er sich auch zu fragen, ob die beabsichtigte Preisgabe des Rechtsgutes Berufsgeheimnis verhältnismäßig ist.

Im Rahmen der Notstandshilfe ist der Arzt ermächtigt, ein Geheimnis preiszugeben, wenn dies zur unmittelbaren Gefahrenabwehr unbedingt notwendig ist (Rechtfertigender Notstand: Art. 17 StGB).

Das Berufsgeheimnis besteht auch über den Tod des Patienten hinaus fort und gilt auch gegenüber den Angehörigen, sofern nicht die vorgesetzte Behörde unter Beachtung des mutmaßlichen Willens des Verstorbenen eine Entbindung von der Geheimnispflicht erteilt.

Ärztliche Zeugnisse, Berichte und Gutachten

Zwischen Zeugnissen, Berichten und Gutachten bestehen gravierende Unterschiede – auch strafrechtlich: Ein falsches Gutachten verlangt Vorsatz (Art. 307 StGB), ein falsches Zeugnis kann fahrlässig erstellt werden (Art. 318 StGB). Im Übrigen gilt: Ein **Bericht** gibt (bereits bekannte und der Krankengeschichte entnehmbare) Daten zu Vorgeschichte, Befund, Diagnose, Therapieplan und Behandlungsdurchführung wieder. Ein **Zeugnis** beschränkt sich auf das, was bezeugt werden kann – einzig also auf das unmittelbar Wahrgenomme (im Grunde ist auch ein „Arbeitsfähigkeitszeugnis" keine prognostische Aussage, sondern einzig die Feststellung, den Patienten in einem Zustand gesehen zu haben, dem aller Erfahrung nach eine z. B. einwöchige Arbeitsunfähigkeit zugeordnet ist). Ein **Gutachten** hingegen ordnet medizinische Sachverhalte und deren Auswirkungen bestimmten Rechtsbegriffen zu.

> Ein Gutachten bedarf zwingend bestimmter formaler Voraussetzungen, zu denen insbesondere die Rechtsbelehrung des Gutachters über die Strafandrohung des Art. 307 StGB gehört (falsches Gutachten). Zieht der Gutachter Hilfspersonen bei, hat er sie seinerseits über diese Strafandrohung (bei z. B. falscher Übersetzung) und auch über ihre Bindung an das Amtsgeheimnis zu belehren.

Militärdiensttauglichkeit und Militärdienstfähigkeit

Die (dauerhafte) **Militärdiensttauglichkeit** wird grundsätzlich bereits bei der Rekrutierung abgeklärt, differenziert beurteilt und entsprechend bei der Einteilung berücksichtigt. Organische psychische Störungen, erheblich schwere Abhängigkeitserkrankungen, Schizophrenien, rezidivierende affektive Störungen erheblicher Schwere, ausgeprägte Angst- und Zwangsstörungen, schwerwiegende Persönlichkeitsstörungen und Intelligenzminderung sind mit Diensttauglichkeit nicht vereinbar.

Militärdienstfähigkeit bedeutet die Fähigkeit, den bevorstehenden Dienst zu leisten. Besteht länger dauernde Militärdienstunfähigkeit bei möglicherweise nicht dauernder Militärdienstuntauglichkeit, sind Dispensationen von bis zwei Jahren (mit dann erfolgender Neubeurteilung) möglich.

Für die Beurteilung der Militärdiensttauglichkeit sind ausschließlich der Militärärztliche Dienst in der Logistikbasis der Armee bzw. die von ihm eingesetzten medizinischen Untersuchungskommissionen (UC) zuständig. Gleiches gilt für die Beurteilung der Militärdienstfähigkeit. Ist der Angehörige der Armee bereits in den Dienst eingerückt oder hat er den Marschbefehl erhalten, erfolgt eine erste Beurteilung und Antragstellung durch den Truppenarzt.

Ein Gesuch um medizinische Neubeurteilung können neben dem Betroffenen u. a. auch behandelnde und begutachtende Zivilärzte stellen (Art. 20 Abs. 1 MG [Militärgesetz]). Das Gesuch ist an den Militärärztlichen Dienst in der Logistikbasis der Armee zu richten. Es ist schriftlich einzureichen, zu begründen und mit den nötigen Beweismitteln zu versehen (Art. 7 VMBD [Verordnung über die medizinische Beurteilung der Militärdiensttauglichkeit und Militärdienstfähigkeit]). Zu den Beweismitteln gehören dann auch die Berichte etc. des behandelnden Arztes.

Einvernahmefähigkeit/Verhandlungsfähigkeit/Haftfähigkeit

Die tatsächliche Feststellung einer Einvernahme-, Verhandlungs- oder Haftfähigkeit ist nicht Sache des Arztes. Vielmehr ist es Gegenstand allein richterlicher Entscheidung, inwieweit dem Betroffenen z. B. – unter Berücksichtigung der Verhältnismäßigkeit – mögliche gesundheitliche Risiken zuzumuten sind.

In Hinblick auf die **Einvernahmefähigkeit** hat der Arzt auf die Frage einzugehen, ob der Betroffene in der Lage ist, einen bestimmten Sachverhalt zu verstehen und auf Fragen vernünftig zu antworten. Darüber hinaus wird er die möglichen gesundheitlichen Folgen einer Einvernahme darstellen. In Hinblick auf die **Verhandlungsfähigkeit** bezieht sich seine Darstellung auf die Fähigkeit des Betroffenen, seine Rechte und Interessen wahrzunehmen, der Verhandlung zu folgen und im Wesentlichen zu verstehen, was geschieht. Er hat ein mögliches krankheitsbedingtes Verhalten des Betroffenen darzustellen, durch das die Würde des Gerichts verletzt werden könnte, und zu berücksichtigen, dass der Betroffene in der Regel einen Rechtsvertreter hat, dessen Aufgabe die Interessenwahrung seines Klienten ist. Auch bei der Beurteilung der **Haftfähigkeit** geht es einzig darum, den psychischen und körperlichen Zustand des Betroffenen, die möglichen oder wahrscheinlichen Auswirkungen der Haft und Möglichkeiten darzustellen, wie durch therapeutische Maßnahmen oder die Art der Unterbringung Vorkehrungen gegen diese Auswirkungen getroffen werden können.

Ist der Patient **im Rahmen einer Untersuchungshaft oder des Strafvollzugs** vorübergehend hospitalisiert, ist es Aufgabe des Arztes festzustellen, von welchem Moment an die Hospitalisation nicht mehr erforderlich und die Rückkehr in die Haftanstalt ohne besondere Gefährdung des Patienten möglich ist (ggf. unter Beachtung besonderer Unterbringungs- und Betreuungsbedingungen).

Suizidalität und Suizidhandlungen

(Akute) Suizidalität rechtfertigt die Annahme einer **Notstandssituation** und daraus folgende ärztliche Maßnahmen. Ist ein Suizidversuch erfolgt, hat der Arzt in jedem Fall Beistand zu leisten: Primär ist Suizidalität als vorübergehendes Zeichen einer psychischen Störung zu werten, und der Arzt setzt sich z. B. auch dann dem Vorwurf der unterlassenen Hilfeleistung (Art. 128 StGB), möglicherweise sogar dem der vorsätzlichen Tötung durch Unterlassung (Art. 111 StGB, Art. 113 StGB) aus, wenn er der in einer Patientenverfügung bestimmten Unterlassung jeder Nothilfe Folge leistet.

Suizid stellt keine Straftat dar. Während Tötung auf Verlangen strafbar ist (Art. 114 StGB), ist **Beihilfe zum Suizid** nicht strafbar, sofern sie nicht aus selbstsüchtigen Beweggründen geleistet wird (Art. 115 StGB) und der Suizid nicht als Ausdruck einer psychischen Störung anzusehen ist (ist er es, kann die Suizidbeihilfe zur Bestrafung wegen fahrlässiger Tötung führen).

Bei Betonung des Rechts auf Selbstbestimmung erscheint die Begrenzung einer nicht strafbaren Beihilfe zum Suizid auf die Sterbephase terminal somatisch Kranker ohne für den Suizidentscheid bedeutsame psychische Störung kaum zulässig. Die in diesem Zusammenhang geführte ethische Diskussion ist komplex. Es ist vorstellbar, dass auch **Patienten mit lang dauernden oder episodischen psychischen Störungen** zu einer dauerhaften und wohlerwogenen Suizidentscheidung kommen können, die nicht im krankheitsbedingten Geschehen verwurzelt ist, sondern sich als Reflexion der Störung, eigenen Leids, der Prognose und der Gesamtsituation nur indirekt auf die psychische Störung bezieht. In dieser Situation ist Beihilfe zum Suizid nicht als grundsätzlich unzulässig anzusehen.

Die Unterscheidung zwischen direkt im krankheitsbedingten Geschehen verwurzelten Suizidwünschen und autonomen, dauerhaften und wohlerwogenen Suizidwünschen ist schwierig und verlangt nach einer sorgfältigen gutachterlichen Stellungnahme. **Sie kann also nicht im Rahmen einer Akutsi-**

tuation getroffen werden. Eine solche Stellungnahme ist aber auch erforderlich, um einen Suizidbeihilfe leistenden Arzt vor rechtlichen Konsequenzen zu schützen.

Versicherungsrechtlich führt der Suizid als absichtlich herbeigeführte Selbstbeschädigung zur Ablehnung von Leistungsansprüchen des überlebenden Versicherten oder der Hinterlassenen (Art. 37 Abs. 1 UVG [Bundesgesetz über die Unfallversicherung]). Bestand zum Zeitpunkt des Suizids bzw. Suizidversuchs hingegen Urteilsunfähigkeit (sodass eine Absicht im Rechtssinne nicht gebildet werden konnte), ist er versicherungsrechtlich einem Unfall gleichzustellen (Art. 6 Abs. 1 UVG, Art. 48 UVV [Verordnung über die Unfallversicherung]). Urteilsunfähigkeit muss belegt werden, und die Rechtsprechung ist insofern restriktiv, als nur schwerste psychische Störungen und ganz und gar durch das krankhafte Erleben bestimmte Suizidhandlungen die Annahme einer Urteilsunfähigkeit rechtfertigen. Irrtümliche, vorschnelle oder durch subjektive Fehleinschätzung geprägte Suizidhandlungen in (depressiven) Verstimmungssituationen oder unter schweren momentanen Belastungen erfüllen die Bedingungen, Urteilsunfähigkeit annehmen zu können, regelmäßig nicht.

6

Testierfähigkeit

In der Praxis, gelegentlich auch im liaisonpsychiatrischen Dienst, stellt sich die Frage, ob ein Patient urteilsfähig ist, ein Testament zu erstellen. Die Begriffe „Testier(un)fähigkeit" und „Urteils(un)fähigkeit" sind Rechtsbegriffe (primär wird Testierfähigkeit angenommen; Testierunfähigkeit, wenn sie denn geltend gemacht wird, muss bewiesen werden), während es Aufgabe des Arztes nur sein kann, etwaige Auswirkungen psychopathologischer Zustände auf das kognitive und voluntative Vermögen eines Patienten in Bezug auf eine Testamentserrichtung darzustellen.

> Bei der Untersuchung ist zu beachten: Dass er ein Testament errichten will, hat der Patient selbst mitzuteilen. Er muss die Fähigkeit erkennen lassen, sich die Errichtung eines Testaments tatsächlich vorstellen zu können, und es muss klar werden, dass er seinen Inhalt tatsächlich von sich aus bestimmen und ausdrücken kann.

Jenseits der psychopathologischen Befunderhebung hat sich der Arzt zu fragen:

- Erkennt der zu Zeit, Ort und Person orientierte Patient die Situation?
- Sind einzelne Gesprächsinhalte besonders auffällig?
- Wirkt sich eine erheblich schwere Störung auf die subjektiven Einstellungen und Wünsche des Verfügenden aus?
- Kennt er die Art und den Umfang des Erbes?
- Zeigen sich Auffälligkeiten in der Beziehung zu Verwandten und Bekannten?
- Kann er die möglichen Anregungen Dritter tatsächlich auch kraft eigenen Entschlusses aufnehmen?
- Kann er sich vorstellen, welche Bedeutung seine testamentarische Verfügung für die Betroffenen hat (in persönlicher und wirtschaftlicher Hinsicht)?
- Entspricht die geäußerte Absicht seinem tatsächlichen Willen?
- Versteht er (auch auf seinen Wunsch hin formulierte) Verfügungstexte auch noch im „Kleingedruckten"?

Inwieweit die ggf. gefundene psychische Störung Auswirkungen auf die kognitive und voluntative Leistungsfähigkeit in Bezug auf die letztwillige Verfügung hat, ist sorgfältig zu bestimmen. Dabei sind direkte Rückschlüsse von einer Diagnose auf die Urteils(un)fähigkeit nicht erlaubt, und auch eine bei Urteilsfähigkeit erlassene Verfügung kann in den Augen des Arztes durchaus unangemessen erscheinen.

Der Arzt hat dem Grundsatz des nil nocere zu folgen: Schäden für Patienten können sich ergeben, wenn der Arzt die Voraussetzungen einer Testierunfähigkeit erkennt, von der Testamentserstellung (bzw. einem solchen Vorhaben) weiß, keine Vorkehrungen trifft, den Patienten vor einem solchen Schritt zu schützen, und dieser eine Verfügung trifft, die er in urteilsfähigem Zustand nicht getroffen hätte. Schaden kann dem Patienten auch zugeführt werden, wenn posthum die Testierunfähigkeit strittig ist und der Arzt keine objektiven Befunde darstellen kann, die sich bei geboten sorgfältiger Untersuchung hätten erheben lassen. Damit ergibt sich auch in diesem Zusammenhang die Notwendigkeit einer sorgfältigen Untersuchung, einer sorgfältigen

Dokumentation und einer kritischen Selbstreflexion der eigenen Kompetenz.

Wird **nachträglich** Testierunfähigkeit geltend gemacht, muss eine zur Zeit der Testamentserstellung bestehende psychische Störung nachgewiesen werden, welche den Erblasser (mit dem Beweisgrad überwiegender Wahrscheinlichkeit) unfähig machte, bei der Abfassung seines Testaments vernunftgemäß zu handeln. Er darf also nicht in der Lage gewesen sein, die Natur seines Rechtsgeschäfts und dessen Folgen (z.B. Bedeutung für Begünstigte und Nichtbegünstigte) und/oder seine eigenen Beweggründe richtig zu erkennen und dieser Erkenntnis gemäß zu handeln. Dabei dürfen keine allzu strengen Maßstäbe an das psychische Leistungsvermögen des Erblassers angelegt werden.

LITERATUR

Ebner, G., V. Dittmann, B. Gravier, K. Hoffmann, R. Raggenbass (Hrsg.): Psychiatrie und Recht. Schulthess, Zürich 2005.

Häfeli, Ch: Grundriss zum Erwachsenenschutzrecht. Stämpfli, Bern 2013.

Kuhn, M., T. Poledna (Hrsg.): Arztrecht in der Praxis. 2. Aufl., Schulthess, Zürich 2007.

Venzlaff, U., K. Foerster, H. Dressing, E. Habermeyer (Hrsg.): Psychiatrische Begutachtung. 6. Aufl., Elsevier Urban & Fischer, München 2015.

II Wichtige Syndrome

KAPITEL

7

Walter Hewer, Thomas Messer und Hans-Joachim Haug

Agitation, aggressives Verhalten, Erregungszustände

7.1 Einleitung

Agitation und aggressiv-gewalttätiges Verhalten treten in vielen gesellschaftlichen Zusammenhängen auf. Sie fallen zunächst in die Zuständigkeit der Polizei. Wenn das Verhalten erstmalig im Krankenhaus bzw. in der Praxis auftritt oder wenn eine behandlungsbedürftige Ursache zugrunde liegt, z. B. im Notarzteinsatz, ist die ärztliche Kompetenz gefragt.

Aggressionen aufseiten der Patienten haben im klinischen Alltag immer eine große Rolle gespielt. In allen Bereichen ärztlicher Tätigkeit ist jederzeit eine Konfrontation mit Aggression oder gewalttätigem Verhalten möglich. Bis zu 73 % der Allgemeinmediziner und praktischen Ärzte berichten über Erfahrungen mit aggressivem Verhalten (Vorderwulbecke et al. 2015) und bis zu 11 % aller Ärzte werden durch aggressives Verhalten im Laufe ihres Berufslebens ernsthaft verletzt. Zwischen 40 % und 50 % der Psychiater berichten über persönliche Gewalterfahrungen im Dienst (Tardiff 1992). Unabhängig von den auslösenden Faktoren oder Erkrankungen sind Aggressivität und gewalttätiges Verhalten vor allem im (prä)klinischen Umfeld häufig

- im Notarzt- und Rettungsdienst,
- im kassenärztlichen Notdienst,
- in Notaufnahmen sowie
- bei Hausbesuchen in Betreuungseinrichtungen, Alten- und Pflegeheimen.

Notärzte und Notaufnahmen sind in 15 bis 25 % aller psychiatrischen Einsätze mit psychomotorischen Erregungszuständen konfrontiert (Kropp et al. 2007; Pajonk und D'Amelio 2008, Pajonk et al. 2008). Angaben aus deutschen Notaufnahmen berichten von ca. 3 % aggressiven Patienten, durchschnittlich werden pro Notaufnahme und Jahr etwa zwei bis drei Mitarbeiter verletzt (Puffer et al. 2012).

Restriktive, durch das Gesetz in bestimmten Situationen gebilligte Maßnahmen wie Fixierung oder Isolation haben ihre Begründung meist im fremdbedrohlichen Verhalten der Patienten. Auch im Vorfeld, z. B. bei der Entscheidung, ob eine stationäre Behandlung auch gegen den Willen eines Patienten durchgeführt werden soll (Zwangseinweisung), ist fremdgefährdendes Verhalten der häufigste Grund. Das Stigma der Psychiatrie ist wesentlich mitgeprägt durch Situationen von Aggression und die institutionelle Reaktion darauf. Hierbei stand in der Diskussion immer die begründete Frage im Vordergrund, ob die Balance zwischen restriktiven Maßnahmen durch die dazu berechtigten Institutionen einerseits und die Autonomie der betroffenen Patienten andererseits erreicht wird. Solche Abwägungen unterliegen gesellschaftlichem Wandel, und die Geschichte der Öffnung der Psychiatrie in den letzten Jahren ist auch eine Geschichte der Veränderung dieser Balance.

Erregungszustände und psychomotorische Unruhe/Agitiertheit können bei verschiedenen psychopathologischen Syndromen vorkommen. Ein „Erregungszustand" kann deshalb nicht scharf von den anderen in den Kapiteln 8–14 besprochenen Bildern abgegrenzt werden. Vielmehr ergeben sich meist Überlappungen mit anderen Syndromen (also Erregung bei akuten Psychosen, Erregung bei Intoxikationen etc.). In diesem Kapitel werden diejenigen Situationen besprochen, in denen psychomotorische Erregung das Leitsymptom darstellt. Da aus Erregungszuständen besondere Gefährdungen entstehen können, wird auch auf Maßnahmen, die zum Schutz von Patient, Helfern und anderen involvierten Personen notwendig sind, ausführlicher eingegangen.

7.2 Vorkommen

Akute Erregungs- und Unruhezustände können bei nahezu allen psychischen Erkrankungen, häufig in engem Kontext zu Angst und Aggression, aber auch bei vielen somatischen Erkrankungen auftreten (Battaglia 2005; Nordstrom and Allen 2007; Zeller and Rhoades 2010). Umgekehrt muss nicht jede außergewöhnliche Erregung eines Menschen Ausdruck einer Erkrankung sein, sondern kann auch eine adäquate Reaktion auf entsprechende Ereignisse darstellen. Gegenstand dieses Kapitels sind diejenigen Erregungszustände, die im Kontext psychischer Störungen auftreten, unabhängig davon, ob verstehbare Auslösesituationen vorliegen.

Bei der Untersuchung der Prävalenz von Aggression und Gewalt in der Psychiatrie gibt es zunächst definitorische Schwierigkeiten. Einige Autoren untersuchen lediglich Gewalthandlungen, andere schließen verbale Drohungen mit ein. Eine allgemein akzeptierte Definition gibt es nicht, was die sehr unterschiedlichen Prävalenzzahlen in der Literatur erklärt. Untersuchungen ergaben, dass bei 14 %–88 % der Patienten mit Schizophrenie oder affektiven Störungen, bei 25 % bis 35 % der Patienten mit Alkohol- oder mit Substanzmissbrauch/-abhängigkeit und bei 44–85 % der Patienten mit Demenz agitiertes Verhalten zu beobachten ist (Swanson et al. 1990; Serretti und Olgiati 2005; Swanson et al. 2006; Zuidema et al. 2007).

7.3 Klinisches Bild

Erregungszustände sind durch eine Steigerung von Antrieb und Psychomotorik gekennzeichnet und gehören zu den wichtigsten psychiatrischen Notfallsituationen. Sie können neben der Fremdgefährdung auch mit einer erheblichen Eigengefährdung verbunden sein. Die typischen Symptome eines Erregungszustandes sind in ➤ Tab. 7.1 aufgeführt. Meist steht aggressives Verhalten im weitesten Sinne im Vordergrund. Selbstgefährdungen können sich ergeben durch autoaggressive Tendenzen (Selbstverletzungen) und ungerichtete Fluchtreaktionen.

Tab. 7.1 Typische Verhaltensmerkmale bei Erregungszuständen

- Gespanntheit (erkennbar am Gesichtsausdruck und an sonstigen Zeichen der psychomotorischen Anspannung wie Ballen der Fäuste)
- Motorische Unruhe (ständiges Auf-und-ab-Gehen, Ringen der Hände, „Herumfuchteln" mit den Armen etc.)
- Allgemeine Antriebssteigerung
- Aggressive Äußerungen
- Unter Umständen Kontrollverlust und Enthemmung, die mit gewalttätigem Verhalten bis hin zu zielloser Zerstörungswut einhergehen können

Agitiertheit kann Indikator für Impulsivität und Suizidalität sein, weshalb grundsätzlich eine sorgfältige Evaluation beider Verhaltensauffälligkeiten erfolgen muss (Sani et al. 2011; McClure et al. 2015).

Das subjektive Befinden des Betroffenen kann – in Abhängigkeit von der zugrunde liegenden Störung – sehr unterschiedliche Qualitäten annehmen und geprägt sein durch Angst und Panik, Impulsivität, Gereiztheit, Wut, psychotisches Erleben, inadäquate Euphorie und unkooperatives Verhalten. Dementsprechend vielfältig sind die mimischen und verbalen Äußerungen der Patienten (in Form von lautem Schreien, Schimpfen, Ausstoßen von Drohungen, Klagen u. a. m.).

Üblicherweise zeigen sich Prodrome, z. B. in Form innerer oder äußerlich erkennbarer Unruhe oder einer sich aufbauenden Gespanntheit im Ausdrucksverhalten. Möglich ist aber auch ein raptusartiges Auftreten ohne wahrnehmbare Vorboten. Ein Erregungszustand dauert in der Regel Minuten bis Stunden, selten Tage, dies meist im Zusammenhang mit schweren, häufig schwierig zu therapierenden psychotischen Zuständen.

7.4 Ursachen der Agitation

Prinzipiell ist jeder Mensch in Abhängigkeit von Persönlichkeitsstruktur und Situation in der Lage, im Kontext von Agitation aggressiv oder gewalttätig zu reagieren. Die Disposition ist assoziiert mit soziodemografischen Faktoren, z. B.

- männliches Geschlecht,
- jüngeres Lebensalter (< 35 Jahre),

- niedriger sozioökonomischer Status,
- Arbeitslosigkeit.

Darüber hinaus können biografische Erlebnisse (z. B. Gewalterfahrung in der Kindheit oder Jugend) später mit einem erhöhten Maß an Aggressivität einhergehen. Gegenwärtig geht man davon aus, dass eine unkontrollierte Impulsivität, Aggression oder Gewalttätigkeit auf einer komplexen Störung der Emotionsregulation beruhen (Davidson et al. 2000).

Grundlage dieser Verhaltensstörung bilden vermutlich

- einerseits eine Hypoaktivität im präfrontalen dorsolateralen Kortex (PFDLC) mit einem serotonergen und gabaergen Defizit,
- andererseits eine Hyperaktivität in der Amygdala und im Nucleus accumbens
- mit einem dopaminergen, noradrenergen und glutamatergen Überschuss.

Zwillings- und Familienstudien legen nahe, dass eine hohe Heritabilität von 44 % bis 72 % für aggressives Verhalten existiert. Außerdem konnte nachgewiesen werden, dass genetische Varianten einen Einfluss auf aggressives Verhalten haben (Davidge et al. 2004; Nelson und Trainor 2007):

So wurde ein Allel für eine erniedrigte MAO-A-Aktivität ebenso mit Aggression assoziiert wie Polymorphismen des Serotonintransporter-Gens oder ein Single-Nukletotid-Polymorphismus (SNP) im Katecholamin-O-Transferase-Gen (COMT).

7.5 Umgang mit dem Patienten

Der wichtigste Aspekt für den Helfer im Umgang mit agitierten und aggressiven Patienten ist der Grundsatz, für die eigene Sicherheit zu sorgen. Dies gilt ganz analog zu ähnlichen Anweisungen zum Verhalten bei Unfällen oder in anderen Krisen. Die Gesprächsgestaltung sollte mögliche aggressive Situationen während des Gesprächs antizipieren.

7.5.1 Risikobeurteilung und Maßnahmen bei Fremdgefährdung

Einschätzung der Gefahrenlage

Um zu beurteilen, ob vom Patienten bzw. von dessen sozialem Umfeld eine erhöhte Fremdgefährdung ausgeht, muss der Arzt unmittelbar nach Eintreffen am Ort des Geschehens die Gefahrenlage und eine mögliche Eskalation einschätzen. Auch eine intuitive Wahrnehmung – „das ungute Bauchgefühl" – sollte man ernst nehmen. Verbale Beleidigungen oder Drohungen sollte man ebenfalls kritisch wahrnehmen und im Zweifelsfall als aggressiv einordnen (➤ Tab. 7.2).

Beispiele sind Sätze wie:

- „Gleich passiert was!"
- „Mal sehen, wer hier recht hat!"
- „Sie sind ein Stümper!"
- „Hauen Sie bloß ab!"
- „Lassen Sie mich endlich in Ruhe!"
- „Sie stecken mit den anderen unter einer Decke!"

Um die Fremdgefährdung einzuschätzen, sollte man auch das Umfeld des Patienten berücksichtigen, z. B. Angehörige, Mitbewohner oder zufällig Anwesende. Auch bei engen Bezugspersonen sollte man zunächst prüfen, ob sich deren Anwesenheit beruhigend oder nachteilig auf das Verhalten des Patienten auswirkt. Bei paranoiden und misstrauischen Patienten kann eine fremdanamnestische Befragung der Angehörigen zu einer Steigerung der Erregung führen. Deshalb sollte eine Fremdanamnese erst nach Zustimmung des Patienten erhoben werden bzw. eine Befragung nicht in Anwesenheit des Patienten stattfinden. In den meisten Fällen sollte sich der Arzt – zumindest zeitweise – allein mit dem Patienten unterhalten. Vor diesem Gespräch sollten Bezugspersonen allerdings unbedingt noch befragt werden, ob der Patient zum aktuellen Zeitpunkt bzw. in der Vergangenheit gewalttätiges Verhalten gezeigt hat. Dies ist bei der Kontaktaufnahme mit dem Patienten zu berücksichtigen.

Tab. 7.2 Merkmale, die ein erhöhtes Risiko für gewalttätiges Verhalten anzeigen können (ergänzt nach Hughes 1994, Rupp 2010, Steinert und Kohler 2009, Tardiff 1992)

Aktuelle situative Gegebenheiten
• Misstrauen und Feindseligkeit, die nach einem Gesprächsangebot eher zu- als abnehmen • Psychomotorische Erregung, Anspannung, Hyperaktivität (Perseverationen, laute Stimme, aber auch „finsteres Schweigen") • Reizbarkeit, plötzliche Stimmungsschwankungen, eingeschränkte Selbstkontrolle, z. B. mit bizarrem, rasch wechselndem Verhalten, fehlende Frustrationstoleranz, explosives Verhalten • Verbale Aggressivität, unter Umständen mit Gewaltandrohung • Aggressives Verhalten, z. B. Zuschlagen von Türen, Hinwerfen von Gegenständen, leichtere Sachbeschädigungen, Drohgebärden • Bestimmte psychopathologische Symptome: z. B. Wahn/Halluzinationen mit aggressivem Inhalt, imperative Stimmen, Verfolgungs-/Kontrollwahn • Schwere Kränkungen (bei Vorliegen weiterer disponierender Merkmale, initial u. U. „unwirklich ruhige" Reaktion) • Patient fühlt sich in die Enge getrieben, er wird unfreiwillig vorgestellt • Vorhandensein eines konkreten Plans, anderen Menschen Gewalt anzutun • Subjektives Angstempfinden des Helfers
Generelle Risikoindikatoren
• Vorliegen einer akuten Intoxikation • Vorhandensein von Waffen und Gegenständen, die als solche benutzt werden können • Anamnestisch bekannte Gewalttätigkeit bzw. vorbekannte Störung der Impulskontrolle • Eigene Gewalterfahrung in der Jugend • Bestimmte Diagnosen: Alkohol-/Drogenabhängigkeit, hirnorganische Schädigungen, dissoziale und verwandte Persönlichkeitsstörungen, psychotische Erkrankungen, Manie

Verhaltensregeln bei (potenzieller) Fremdgefährdung

Sinnvoll erscheinen vor allem in Situationen, in denen man oft alleine ist (z. B. Nachtdienst oder Notfalldienst), folgende Überlegungen:

- Könnte der Patient Waffen mit sich führen oder sind sonstige gefährliche Gegenstände in seiner Reichweite?
- Wie sind seine körperlichen Kräfte einzuschätzen?
- Lässt die räumliche Situation Fluchtwege für Patient und Helfer offen?
- Sind genügend weitere Helfer vor Ort oder erreichbar?

Menschen im Erregungszustand sollte man prinzipiell nicht allein gegenübertreten.

Gerät man dennoch in eine Situation, in der man als einzelner Helfer einem agitierten Patienten gegenübersteht, so sollte man Folgendes beachten:

- Ist ein Gefährdungspotenzial erkennbar oder zu vermuten: Vermeidung unangemessener Risiken, z. B. indem man sich zurückzieht und um Hilfe ruft; allenfalls kommt ein Hinhalten des Patienten über einen gewissen Zeitraum in Betracht, wenn man weiß, dass weitere Helfer hinzukommen werden.
- Besteht offensichtlich kein Gefährdungspotenzial: Zugehen auf den Patienten, um ihn auf dem Wege des Gesprächs zu beruhigen (aber auch in diesen Fällen sollte man sich baldmöglichst um die Anwesenheit weiterer Helfer bemühen, z. B. um die notwendige Überwachung zu gewährleisten).
- In jedem Fall empfiehlt sich die Wahrung eines angemessenen Abstands zum Patienten, aus Gründen der eigenen Sicherheit, aber auch um zu vermeiden, dass der Patient sich in die Enge getrieben fühlt.

Bei hohem Gefährdungspotenzial, z. B. Verfügbarkeit von Waffen, sollte man die Polizei frühzeitig verständigen. Für die Dauer des Erregungszustands darf der Patient nicht aus den Augen gelassen werden, da häufig auch eine Eigengefährdung besteht, z. B. durch zielloses Fluchtverhalten oder suizidale Impulse. Von dieser Regel darf nur dann abgewichen werden, wenn der Schutz des Helfers dies erfordert.

7.5.2 Weitere Verhaltensregeln

Als Helfer sollte man versuchen, dem Patienten ruhig und bestimmt gegenüberzutreten, und dabei Gesprächsbereitschaft signalisieren.

Bei provozierendem Verhalten (Beschimpfungen, Beleidigungen, falschen Anschuldigungen) sollte man gelassen reagieren und sich bewusst machen, dass es sich dabei um den Ausdruck des abnormen psychischen Zustands des Patienten handelt. Umgekehrt ist es wichtig, im eigenen Verhalten alles zu vermeiden, was die Erregung des Patienten weiter steigern könnte. Dies betrifft die Kontrolle eigener emotionaler Reaktion wie Ärger oder Belustigung ebenso wie die Vermeidung von sensiblen Themen, deren Berührung den Zustand des Patienten negativ beeinflussen könnte (z. B. wenn man einen paranoiden Patienten vom irrealen Charakter seines wahnhaften Erlebens überzeugen möchte).

Es empfiehlt sich, dem Patienten das weitere Vorgehen zu erklären, insbesondere welche diagnostischen und therapeutischen Maßnahmen vorgesehen sind, und möglichst auch sein Einverständnis dazu einzuholen.

Häufig hilfreich und auch grundsätzlich erstrebenswert ist es, dem Patienten zu vermitteln, dass auch er und nicht nur der Arzt allein die Situation kontrolliert, d. h., es kann sinnvoll sein, dem Patienten entgegenzukommen, solange dadurch notwendige diagnostische und therapeutische Maßnahmen nicht verhindert werden. Umgekehrt gibt es aber auch Situationen, in denen man frühzeitig Grenzen setzen muss. Wenn etwa Drohungen ausgesprochen werden, sollte man unverzüglich signalisieren, dass ein derartiges Verhalten inakzeptabel ist (es sei denn, dass taktische Erwägungen ein anderes Vorgehen erfordern). Ob Angehörige oder sonstige Vertrauenspersonen in das Gespräch einbezogen werden, ist individuell zu entscheiden, je nachdem, ob sie auf den Patienten beruhigend oder im gegenteiligen Sinne einwirken.

Angesichts äußerst variabler Ausgangsbedingungen bedarf es aufseiten des Helfers eines hohen Maßes an Flexibilität, um das Ziel des Erstkontakts zu erreichen, nämlich eine Gesprächsbasis mit dem erregten Patienten herzustellen.
Wenn dies gelingt, ist in der Regel schon eine gewisse Entspannung der Situation und damit die wichtigste Voraussetzung dafür erreicht, mit verbalen Mitteln beruhigend auf den Patienten einzuwirken.

7.6 Vorgehen bei akutem Handlungsbedarf

Nicht bei allen Patienten gelingt es, die Situation zu entschärfen. Dann kann es unumgänglich sein, Sofortmaßnahmen einzuleiten, ohne dass bereits zu diesem Zeitpunkt ausreichende diagnostische Informationen vorliegen.

Wann immer sich akute Gefährdungen des Patienten, anderer Personen oder auch erhebliche Sachbeschädigungen abzeichnen, besteht die Berechtigung (und auch Verpflichtung), die zu deren Abwendung erforderlichen Maßnahmen zu ergreifen, z. B. Fixierung, Isolierung, Verabreichung von Medikamenten.
Dies hat im Rahmen der geltenden rechtlichen Grundlagen zu erfolgen (siehe unten). Eine der wichtigsten Grundsätze in der Abwägung von Maßnahmen ist die Wahrung der Verhältnismäßigkeit der Mittel (und zwar auch in Bezug auf mögliche Gefährdungen der Helfer).

7.7 Rechtliche Aspekte

Diese Bestimmungen sind zu beachten (➤ Kap. 6):

- In Notfallsituationen ist jeder Bürger zur Hilfeleistung im Rahmen seiner Möglichkeiten verpflichtet, es sei denn, dass damit unzumutbare Gefahren verbunden wären (z. B. eine Gefährdung von Leib und Leben des Helfers).
- Unter bestimmten Voraussetzungen besteht ein rechtfertigender Notstand nach § 34 StGB. Diese Bestimmung im deutschen Strafrecht besagt, dass eine an sich strafbare Handlung straffrei bleibt, wenn sie im Interesse eines höheren Rechtsguts geschieht (Einschränkung der Bewegungsfreiheit eines Patienten zur Vermeidung von erheblicher Eigen- und Fremdgefährdung).
- Bei ausgeprägter Erregung ist davon auszugehen, dass sich der Patient häufig in einem Zustand befindet, der die freie Willensbildung ausschließt. Deshalb kann der Helfer in solchen Situationen im Sinne einer „Geschäftsführung ohne Auftrag“ handeln, wie dies beispielsweise auch bei Bewusstlosen der Fall ist.

7.8 Diagnostisches Vorgehen

Obwohl situationsbedingt eine sofortige diagnostische Abklärung bei Erregungszuständen nur mit Einschränkung möglich ist, sollte man auch in Akutsituationen versuchen, ein Mindestmaß an Informationen zu erlangen, um zu einem möglichst frühen Zeitpunkt eine gezielte Therapie einleiten zu können (Stowell et al. 2012). Generell gilt, dass Patienten mit Erregungszuständen einer kompletten psychiatrischen Untersuchung bedürfen, die ggf. zu einem späteren Zeitpunkt nachgeholt werden muss.

7.8.1 Anamnese und psychischer Befund

Bei der Exploration des Patienten werden gleichermaßen anamnestische Daten wie psychopathologische Befunde erhoben. Sofern der Patient zu einer inhaltlich weiterführenden verbalen Kommunikation in der Lage ist, sollte auch in der Akutsituation eine kurze Exploration erfolgen. In ➤ Tab. 7.3 sind diejenigen Inhalte zusammengefasst, auf die im besonderen Maße zu achten ist.

7

> Wenn immer möglich, sollte der Patient die Möglichkeit erhalten, seine subjektive Sichtweise der Situation darstellen zu können, auch um auf diesem Wege eine wichtige Voraussetzung für den Aufbau einer Vertrauensbasis zu schaffen.

Bei akut intoxikierten Patienten kann eine Exploration erschwert sein, sodass die unter diesen Bedingungen gewonnenen Informationen nur mit Vorbehalt gewertet werden können. Bei gespannten psychomotorisch unruhigen oder offen aggressiven Patienten kann eine weitergehende Exploration sogar kontraindiziert sein, wenn man bei dem Versuch eines Gesprächs den Eindruck gewinnt, dass dies zu einer weiteren Eskalation der Situation führt. Bei der fremdanamnestischen Befragung von Angehörigen und sonstigen Bezugspersonen, die nahezu immer wertvolle Informationen liefert, ist zu beachten, dass im Einzelfall – beispielsweise bei misstrauischen oder gar paranoiden Patienten – eine Steigerung der Erregung eintreten kann.

Tab. 7.3 Wichtige Elemente der notfallmäßigen Beurteilung von Erregungszuständen

Anamnese
• Auslösende Situation (wenn diese nicht spontan genannt wird, den Patienten bzw. Angehörige über den Ablauf der letzten Stunden/Tage berichten lassen) • Psychiatrische Vorerkrankungen • Einnahme von Medikamenten • Konsum von Alkohol oder Drogen
Psychopathologischer Befund
• Bewusstseinslage: Bewusstseinstrübung? Störung der Aufmerksamkeit? • Orientierung: Störung der Orientierung zu Ort, Zeit, Situation, Person? • Formales Denken: geordnet? inkohärent? beschleunigt, ideenflüchtig? Einengung, Perseverationen? • Paranoid-halluzinatorische Symptome? • Psychomotorik: Unruhe, Bewegungsdrang? Ausdruck von Gespanntheit durch Mimik und Gestik? • Affektivität: Angst? Ärger? Wut? Dysphorie? • Eigengefährdende Tendenzen: z. B. durch ungezieltes Weglaufen, durch suizidale Impulse? • Fremdgefährdende Tendenzen: entsprechende verbale Äußerungen? Offen aggressives Verhalten (resp. darauf hinweisende Verhaltensmuster)?
Körperlicher Befund
• Vitalparameter: Puls, Blutdruck, u. U. Körpertemperatur • Beachtung wichtiger klinischer Zeichen dekompensierter internistischer Erkrankungen: z. B. Ödeme, Halsvenenstauung, Zyanose, Tachypnoe, Dyspnoe, Exsikkose, Ikterus, Fötor, Zeichen der vegetativen Entgleisung (Hyperhidrosis, Tremor etc.) • Vorhandensein von Intoxikationszeichen: veränderte Pupillenweite, Dysarthrie, Nystagmus, Koordinationsstörungen u. a. m. • Hinweise auf akute zerebrale Erkrankungen: z. B. Kopfschmerzen, veränderte Bewusstseinslage, Hirnnervenstörungen. Halbseitensyndrome, Pyramidenbahnzeichen, Aphasie • Internistisch-neurologischer Status einschließlich der erforderlichen technischen Untersuchungen bei entsprechenden Verdachtsmomenten (im Einzelfall wichtige Laboruntersuchungen: Blutbild, Elektrolyte, Nieren- und Leberfunktionsparameter, Blutzucker, Toxikologie)

7.8.2 Körperliche Befunderhebung

Auch für Erregungszustände gilt, dass eine körperliche Befunderhebung obligater Bestandteil der psychiatrischen Untersuchung ist. Gerade bei Erregungszuständen treten nahezu immer körperliche Symptome begleitend auf. Es gibt aber auch viele Situationen, in denen somatische Faktoren die Ursache der Erregung und Aggression sind (➤ Tab. 7.3, ➤ Tab. 7.4).

Da ein kompletter internistisch-neurologischer Status Zeit und die Kooperation des Patienten erfordert, wird man diesen in der Akutsituation meist nicht erheben können.

Wie in ➤ Tab. 7.3 erwähnt, sollte der Untersucher aber zumindest versuchen, sich anhand der Vitalparameter und unter Beachtung verschiedener wichtiger klinischer Zeichen ein Bild davon zu verschaffen, ob eine akute körperliche Erkrankung vorliegen könnte oder ob die Wahrscheinlichkeit dafür eher gering ist.

Häufig zeigen die Patienten Zeichen einer Sympathikotonie (Tachykardie, Mydriasis, Schwitzen, Zittern), die unmittelbare Folge der Erregung, aber auch Ausdruck einer somatischen Krankheit bzw. durch psychotrope Substanzen bedingt sein können. Ob technische Untersuchungen zur Anwendung kommen, ist im Einzelfall zu entscheiden. Im Allgemeinen ist ihre Bedeutung nachrangig, zumal die Ergebnisse häufig erst zu einem späteren Zeitpunkt vorliegen.

Bei Verdacht auf eine Hypoglykämie muss eine Blutzuckerschnellmessung erfolgen. Es ist zu beachten, dass bei Hinweisen auf eine exogen toxische Genese des Krankheitsbildes Material für toxikologische Untersuchungen asserviert werden sollte.
Apparativ kann der Atemalkohol bestimmt werden, was allerdings eine Kooperation des Patienten erfordert, die bei Erregungszuständen nur begrenzt vorhanden ist. Generell gilt, dass eine eingehende körperliche Untersuchung besonders dann erforderlich ist, wenn es sich um ein neu aufgetretenes Krankheitsbild handelt, bzw. dann, wenn Vorgeschichte und aktueller klinischer Eindruck eine somatische Erkrankung vermuten lassen.

7.9 Differenzialdiagnose, Grunderkrankungen

Die Vielfalt der für Erregungszustände ursächlichen psychischen Störungen spiegelt ➤ Tab. 7.4 wider, in der die wesentlichen Grunderkrankungen zusammengefasst sind. Im Folgenden werden diejenigen Aspekte besprochen, die für die Akutdiagnostik der jeweiligen Krankheitsbilder im Kontext dieses Kapitels von Bedeutung sind. Eine weiterführende Darstellung von deren Diagnostik und Therapie findet sich in den entsprechenden Kapiteln des Buches. Zu beachten ist, dass häufig eine Komorbidität besteht,

Tab. 7.4 Erregungszustände: wichtige Grunderkrankungen

Organische psychische Störungen • Demenzielle Syndrome • Akute organische Psychosyndrome (i. d. R. Delir): u. a. bei Epilepsie, Hypoglykämie und sonstigen internistischen oder neurologischen Erkrankungen • Organische Wesensänderung bei diffuser oder fokaler zerebraler Schädigung • Medikamentös induzierte Bilder: u. a. unter Antipsychotika (Akathisie), Benzodiazepinen (paradoxe Reaktionen), Anticholinergika
Psychische Störungen und Verhaltensstörungen durch psychotrope Substanzen • Intoxikationen, u. a. durch Alkohol, Cannabinoide, Psychostimulanzien, Halluzinogene • Entzugssyndrome, z. B. bei Alkohol-, Opioid-, Sedativa- oder Hypnotikaentzug • Substanzinduzierte psychotische Zustandsbilder • Persönlichkeitsveränderung bei chronischem Substanzgebrauch
Psychosen des schizophrenen Formenkreises, z. B. paranoid-halluzinatorische Zustandsbilder, katatone Erregungszustände
Affektive Störungen: manische Syndrome, agitierte Depressionen
Neurotische Störungen und Belastungsreaktionen: v. a. Angststörungen, akute und posttraumatische Belastungsreaktionen
Persönlichkeitsstörungen, v. a. vom paranoiden, dissozialen, narzisstischen und emotional-instabilen Typus
Impulskontrollstörungen
Minderbegabung der unterschiedlichen Schweregrade

z. B. eine durch psychotrope Substanzen induzierte psychische Störung bei einem Patienten mit vorbekannter Schizophrenie.

7.10 Einzelne Krankheitsbilder

Organische psychische Störungen

Das Auftreten eines Erregungszustands steht häufig im Zusammenhang mit paranoid-halluzinatorischem Erleben. Für eine akute organische Psychose im Rahmen eines Delirs sind kennzeichnend zum einen der Verlauf mit akutem Beginn und fluktuierender Symptomatik, zum anderen eine reduzierte Aufmerksamkeit sowie eine Bewusstseinstrübung, die aber häufig nur kurzfristig besteht. Daneben gibt es auch organische Psychosen, die – im Gegensatz zu deliranten oder demenziellen Bildern – nicht mit einer globalen Einschränkung kognitiver Funktionen verbunden sind. Sie weisen eine ähnliche Symptomatik wie schizophrene oder affektive Psychosen auf und sind von ihrer Phänomenologie her unter Umständen von diesen nicht zu unterscheiden.

Bei den organischen Persönlichkeitsstörungen stehen kognitive Defizite gleichfalls nicht im Vordergrund. Bei diesen Patienten stellt eine durch somatische Faktoren verursachte verminderte Affektkontrolle das Hauptproblem dar, sodass sie in Situationen der Belastung und Überforderung schnell mit Reizbarkeit, Ärger und Wut bis hin zur offenen Aggression reagieren. Grundsätzlich können alle Hirn- und auch Allgemeinerkrankungen mit potenzieller sekundärer zerebraler Schädigung Ursache eines organisch bedingten Erregungszustands sein. Neben akuten hirnorganischen Krankheitsbildern, wie Enzephalitiden oder intrakraniellen Blutungen, sind vor allem Erkrankungen mit residualer Schädigung des zentralen Nervensystems (z. B. nach Schädel-Hirn-Trauma) und chronisch degenerative Prozesse zu beachten.

Angesichts der steigenden Prävalenz demenzieller Erkrankungen, bei denen im Krankheitsverlauf bei 20 % und mehr der Betroffenen Erregungszustände und aggressive Verhaltensweisen ein Problem darstellen, spielt diese Patientengruppe in der klinischen Praxis eine wichtige Rolle.

Patienten mit Anfallsleiden können Erregungszustände sowohl iktal als auch post- und interiktal entwickeln. Bei Hypoglykämie ist zu beachten, dass die Verhaltenssymptomatik isoliert ohne sonstige körperliche Auffälligkeiten auftreten kann. Schließlich sollte die Möglichkeit eines medikamentös induzierten Unruhe- oder Erregungszustands erwogen werden, z. B. bei antriebssteigernden Antidepressiva oder Antiparkinsonmitteln.

Psychische und Verhaltensstörungen durch psychotrope Substanzen

Neben unmittelbar substanzbedingten Störungen des Verhaltens kommen bei dieser Patientengruppe Persönlichkeitsmerkmale wie Verminderung von Affektkontrolle und Frustrationstoleranz als Ursache von Erregungszuständen infrage. Diese Merkmale entwickeln sich teilweise im Laufe einer Abhängigkeitserkrankung, teilweise sind sie präexistent im Sinne einer vorbestehenden Persönlichkeitsstörung. Generell sind Erregungszustände nach Konsum von Alkohol oder anderen psychotropen Substanzen als besonders problematisch einzustufen, da sie mit einem überdurchschnittlichen Maß an Fremdaggressivität verbunden sind.

Psychosen aus dem schizophrenen Formenkreis

Unter dem Einfluss paranoid-halluzinatorischen Erlebens werden Erregungszustände beobachtet, die nahezu immer mit einer starken affektiven Beteiligung und Ängsten einhergehen. Dies gilt in besonderem Maße für die heute eher seltenen katatonen Erregungszustände, die das Gegenstück zum katatonen Stupor darstellen und ohne Vorboten aus diesem heraus entstehen können.

Es ist davon auszugehen, dass das Handeln von Patienten mit akuten schizophrenen Erkrankungen in hohem Maße von der Psychose bestimmt wird und fremdaggressives Verhalten in vielen Fällen aus psychotischem Angsterleben heraus erklärbar ist. Daher sollten anamnestisch berichtete gravierende Verhaltensauffälligkeiten prinzipiell in die Beurteilung mit einbezogen werden, auch wenn der Patient zum Zeitpunkt des Notfallkontakts unauffällig erscheint. Beachtenswert ist, dass es auch ohne entsprechende Vorboten zu plötzlicher Erregung („Raptus“) kommen kann. Im Extremfall können auch Tötungsphantasien oder -absichten bestehen, deren Ursache in der Dynamik paranoid psychotischen Erlebens zu sehen ist. Schließlich kann es auch bei schizophren Erkrankten zu Erregungszuständen mit normalpsychologisch verstehbarem Hintergrund kommen. Diese treten typischerweise in Verbindung mit Überforderungssituationen auf oder wenn Bezugspersonen auf krankheitstypische Verhaltensweisen mit heftiger emotionaler Kritik reagieren.

Affektive Störungen

Bei Manien mit psychotischen Symptomen oder bei solchen, die mit einer erhöhten Reizbarkeit einhergehen („gereizte Manie“), kann es zu Erregungszuständen kommen. Bei manischen Patienten treten vor allem dann Erregungszustände auf, wenn sie aufgrund ihres expansiven Verhaltens mit der Umwelt in Konflikt geraten.

Eine ausgeprägte psychomotorische Unruhe steht bei agitiert-depressiven Syndromen im Vordergrund. Bei schweren depressiven Erkrankungen, die mit psychotischen Symptomen (Schuld, Wahn, Versündigungswahn) einhergehen, muss eine Suizidgefährdung sorgfältig evaluiert werden.

Das Auftreten einer Fremdgefährdung ist bei Depressionen eher selten, sollte aber dennoch bedacht werden. Dies gilt insbesondere für das Risiko eines erweiterten Suizids (z. B. bei Patientinnen mit schweren postpartalen Depressionen).

Neurotische Störungen, Belastungsreaktionen und Anpassungsstörungen

Agitiertheit im Rahmen von Angststörungen bessert sich häufig bereits dann, wenn ein Arzt präsent ist, fremdaggressive Verhaltensweisen stellen im Allgemeinen kein Problem dar. Belastungsreaktionen können bei Opfern von Katastrophen, schweren kriminellen Handlungen und sonstigen außergewöhnlichen Belastungen auftreten. Vor allem bei der akuten Belastungsreaktion kann es zu ausgeprägter Erregung kommen. Deshalb müssen diese Patienten ständig überwacht und ggf. auch medikamentös behandelt werden. Auch bei Anpassungsstörungen als Reaktionen auf weniger außergewöhnliche Belastungen (z. B. in Partnerschaft oder Beruf) können Erregungszustände beobachtet werden. Häufig werden diese durch Alkoholkonsum ausgelöst. Auch wenn diese Situationen in der Mehrzahl der Fälle keine Komplikationen nach sich ziehen, ist zu beachten, dass es zu Eigen- oder Fremdgefährdung kommen kann.

Persönlichkeitsstörungen

Bei bestimmten Prägnanztypen von Persönlichkeitsstörungen können Erregungszustände zu Problemen führen, wobei die Umwelt darunter oft mehr als die Betroffenen selbst leidet (➤ Kap. 24). Charakteristischerweise suchen diese die Gründe für ihr Verhalten in Verfehlungen ihrer Mitmenschen und weisen eigene Verantwortung von sich. Problematisch sind Erregungszustände bei dissozialen Persönlichkeiten, da von ihnen bei häufig bestehender habitueller Gewaltbereitschaft und gleichzeitigem Missbrauch von Alkohol oder anderen psychotropen Substanzen eine massive Fremdgefährdung ausgehen kann. Allgemein ist bei dissozialen, emotional instabilen und narzisstischen Persönlichkeitsstörungen im Rahmen einer generellen Minderung der Impulskontrolle mit einer geringen Hemmschwelle gegenüber selbstschädigenden, aber auch fremdaggressiven Handlungen zu rechnen.

Minderbegabung

Bei Patienten mit den unterschiedlichen Graden einer Intelligenzminderung gehören Erregungszustände zu den häufig zu beobachtenden Verhaltensstörungen. Typische Auslöser sind Kränkungs- und Überforderungssituationen vor dem Hintergrund wenig differenzierter Problemlösestrategien und einer nicht selten verminderten Affektkontrolle. Beim Erstkontakt mit dem Patienten kann es schwierig sein, leichtere Grade von Minderbegabung zu erkennen, da dies eine eingehende Exploration mit Angaben zur schulischen und beruflichen Entwicklung und evtl. zusätzlich eine testpsychologische Untersuchung erfordert.

Sonstige Störungen und Problemsituationen

Erregungszustände und fremdgefährdendes Verhalten werden ferner beobachtet bei bestimmten kinder- und jugendpsychiatrischen Störungen (z. B. bei hyperkinetischen Bildern und Störungen des Sozialverhaltens). Weiterhin zu nennen sind Störungen der Impulskontrolle und Fremdgefährdungen im Rahmen von Paraphilien.

Abgrenzungsprobleme ergeben sich vor allem bei Patienten mit dissozialen Persönlichkeitsstörungen, die – ohne dass damit in der Regel eine Einschränkung der Schuldfähigkeit verbunden ist – gehäuft kriminell werden. Bei fremdgefährdendem Verhalten dieser Art ist individuell darüber zu entscheiden, ob eine psychiatrische Behandlungsindikation besteht. Das Vorhandensein eines subjektiven Leidensdrucks und autoaggressiver Tendenzen wären in solchen Fällen Argumente dafür, eine Behandlung in Erwägung zu ziehen.

7.11 Maßnahmen zur Vermeidung oder Kontrolle aggressiver Situationen

7.11.1 Risikoerfassung und Prävention

Der Einfluss psychotroper Substanzen und früherer Aggressionsereignisse sind die beiden einzigen Faktoren, die für die Prädikation aggressiver Ereignisse gesichert werden konnten. Sie finden sich übereinstimmend in den wenigen Studien, die es dazu gibt. Das bisher am besten evaluierte Instrument zur Risikoerfassung ist die Brøset-Violence-Checklist (BVC) (Almvik und Woods 1999; Woods und Almvik 2002). Beurteilt werden Faktoren, für die in verschiedenen Studien gezeigt werden konnte, dass sie häufig einem aggressiven Verhalten vorausgehen. Die Kombination der Brøset-Skala mit anderen Parametern, z. B. der globalen subjektiven Risikoeinschätzung, kann den Vorhersagewert verbessern. Es gibt aber auch ernst zu nehmende grundsätzliche Kritik am Versuch, Aggressionen mit solchen Maßnahmen zu messen. Sie bezieht sich vor allem auf die trügerische Sicherheit bei falsch-negativen Befunden und die unangemessenen Restriktionen bei Patienten mit falsch-positiven Ergebnissen.

7.11.2 Akuttherapie

Gespräch

Am Beginn steht der Versuch, mit dem Patienten in Gesprächskontakt zu treten, einerseits um relevante Informationen zu erhalten, andererseits aber auch, um zu einem möglichst frühen Zeitpunkt therapeutisch auf ihn einzuwirken (➤ Tab. 7.5, vgl. auch ➤ Kap. 3).

Dies kann je nach Lage in ganz unterschiedlicher Weise geschehen:

- durch beruhigende Zusprache,
- durch Vermittlung von Empathie und Zuhören,
- durch das Erklären des weiteren Vorgehens,
- durch verbale Grenzsetzung,
- durch Besprechung auslösender Situationen.

Neben der Erreichbarkeit des Patienten besteht die wesentliche Voraussetzung für die Gesprächsintervention darin, dass die Sicherheit aller involvierten Personen gewährleistet ist. Deshalb muss man zu Beginn des Gesprächs prüfen, ob Anhaltspunkte für ein erhöhtes Risiko für gewalttätiges Verhalten des Patienten vorliegen, und ggf. die notwendigen Vorkehrungen treffen.

Tab. 7.5 Empfehlungen für die Gesprächsführung mit akut erregten Patienten

• Prüfung, ob Patient zu einem therapeutischen Gespräch fähig und bereit ist • Beachten der wesentlichen Sicherheitsaspekte • Empathie zeigen • Dem Patienten Grenzen setzen, wo dies nötig ist • Berechtigte Anliegen des Patienten wahrnehmen • Vermeidung von Konfrontationen, wo immer möglich • Gesprächsstil an dem aktuellen Zustand des Patienten orientieren (einfache, klare Diktion bevorzugen) • Versuch, zu pragmatischen Problemlösungen zu gelangen, strukturiertes therapeutisches Vorgehen

Dazu gehört, dem Patienten frühzeitig zu signalisieren, dass fremdaggressive Tendenzen grundsätzlich nicht akzeptiert werden und dass man darauf vorbereitet ist, ggf. die nötigen Gegenmaßnahmen einzuleiten.

Ob man das Gespräch allein mit dem Patienten führt – was grundsätzlich erstrebenswert ist – oder ob man auf der Anwesenheit Dritter (Pflegepersonal, Angehörige, Polizei etc.) besteht, muss im Einzelfall entschieden werden, wie gesagt, unter angemessener Berücksichtigung eigener Sicherheitsbelange. Angesichts der Vielfalt der Erregungszuständen zugrunde liegenden Probleme und Erkrankungen kann es für die Gesprächsdauer keine standardisierten Empfehlungen geben.

Schon nach wenigen Sätzen kann deutlich werden, dass eine verbale Intervention nicht sinnvoll ist (➤ Tab. 7.6) oder sogar eine Zunahme der Erregung bewirkt. In diesen Fällen ist es ratsam, das Gespräch nicht weiterzuführen und zu einem späteren Zeitpunkt einen erneuten Versuch zu unternehmen, unter Umständen nach zwischenzeitlich erfolgter medikamentöser Behandlung.

Generell sollte man eine Gesprächsdauer von 20 bis 30 Minuten in der Regel nicht überschreiten, da längere Interventionen die meisten Patienten überfordern und im Allgemeinen auch keine größeren Erfolgschancen bieten. Man beginnt das Gespräch am besten mit einer offenen Fragestellung, die dem Patienten Gelegenheit gibt, seine Sichtweise der Situation darzustellen. Es sollte vermittelt werden, dass der Patient in seiner Erkrankung ernst genommen wird, z. B. „Ich sehe, Sie sind sehr aufgeregt, können Sie mir erzählen, was passiert ist?“. Wenn der Patient initial ablehnt, sollte man etwas später in freundlich-bestimmter Form noch einmal auf ihn zugehen („Lassen Sie uns doch einen Augenblick über die Dinge, die Sie so aufgeregt haben, sprechen“) und nach diesem Versuch seine Ablehnung ggf. auch akzeptieren. Da die Patienten aus ihrer aktuellen psychischen Befindlichkeit heraus meist nicht dazu in der Lage sind, konsistente Angaben zur Anamnese zu machen, ist es nach der einleitenden Phase des Gesprächs meist unvermeidlich, die weitere Exploration zu strukturieren („Verstehen Sie bitte, dass ich Ihnen jetzt noch einige Fragen stellen muss, um mir Ihre Situation besser vorstellen zu können“).

Tab. 7.6 Situationen, in denen eine Gesprächsführung schwierig oder unmöglich ist

- Intoxikationen oder sonstige ausgeprägte hirnorganische Beeinträchtigungen
- Ausgeprägte formale oder inhaltliche Denkstörungen bei psychotischen Erkrankungen
- Massive Erregung („Patient außer sich“), gewalttätiges Verhalten (aktuell oder drohend)
- Fehlende Bereitschaft des Patienten, sich auf ein Gespräch einzulassen (bei fehlendem Leidensdruck oder bei unüberwindbarem Misstrauen)

Unter therapeutischen Gesichtspunkten ist es wichtig, dem Patienten zu signalisieren, dass man ihm als Helfer gegenübertritt. Dies ist insofern nicht selbstverständlich, als viele Patienten gegen ihren Willen – z. B. von der Polizei – vorgestellt werden und die psychiatrische Intervention in diesem Kontext allzu leicht als Disziplinierungsmaßnahme missverstanden wird.

Durch beruhigende Zusprache wird man versuchen, auf den Patienten und ggf. auch sein Umfeld einzuwirken, wenn es zu intensiven emotionalen Reaktionen bei allen Beteiligten gekommen ist. Dies kann unter Umständen vor allem beinhalten, dass man eine Schlichterrolle wahrzunehmen hat, die jedoch nicht immer von den Konfliktparteien akzeptiert wird. Unnötige Konfrontationen sollte man vermeiden. Dazu gehört, dass man aus der Krankheit resultierende Realitätsverkennungen nicht infrage stellt.

So steht unter therapeutischem Aspekt im Gespräch mit einem wahnhaften Patienten der Realitätsgehalt seines Erlebens nicht im Vordergrund, vielmehr sollte man die aus dem Wahn resultierenden Empfindungen (Angst, Beeinträchtigungserleben) thematisieren.

Damit wird ein generelles Interventionsprinzip verdeutlicht, wonach man versuchen sollte – aufbauend auf einer gemeinsamen Problemdefinition mit dem Patienten –, mit ihm ein Arbeitsbündnis einzugehen. Dabei kommt es nicht darauf an, dass der Patient die diagnostische Einschätzung des Arztes teilt. Ohnehin sollte in dem gegebenen Kontext die Nennung einer psychiatrischen Diagnose eher vermieden werden. Dies gilt insbesondere für nicht krankheitseinsichtige Patienten. Wenn ein therapeutischer Rapport zustande gekommen ist, beginnt man nach konkreten

Lösungen zu suchen, möglichst im Einklang mit dem Patienten und seinen Bezugspersonen.

Welche Lösungsmöglichkeiten zur Verfügung stehen, hängt vom Einzelfall ab: Manchmal genügt bereits die Klärung eines Missverständnisses, in anderen Fällen ist eine Strukturierung der situativen Bedingungen – etwa die Trennung von Konfliktparteien – erforderlich, oder das Gespräch mündet in einer freiwilligen Medikamenteneinnahme des Patienten. Wenn Patienten unabhängig von der eigentlichen Krankheitssymptomatik konkrete Anlässe für ihre Erregung haben, beispielsweise bei wenig einfühlsamem oder kränkendem Verhalten von Bezugspersonen, sollte man ihnen signalisieren, dass man ihre Reaktion nachvollziehen kann, und insoweit dieses Verhalten entpathologisieren. Andererseits sollte man aber auch versuchen, sich in die Situation der anderen Beteiligten hineinzuversetzen, um einer Zuspitzung der Konfrontation zwischen beiden Seiten entgegenzuwirken. Die Aufarbeitung psychosozialer Konfliktsituationen steht nur ausnahmsweise im Mittelpunkt der Akutintervention. Ein derartiges Vorgehen kommt am ehesten bei psychoreaktiven Erregungszuständen infrage, sollte aber auch hier nur mit Vorsicht erfolgen, da andernfalls eine Zunahme der Erregung resultieren könnte.

Wenn ein Gespräch nicht zustande kommt, sind alternative Strategien zu erwägen, z. B. der Rückgriff auf ein Ablenkungsmanöver (z. B. dem Patienten ein Getränk oder eine Zigarette anzubieten), um seine Aufmerksamkeit in eine andere Richtung zu lenken.

Wenn es die Situation erlaubt, ist es unter Umständen auch ratsam, den Patienten einfach „in Ruhe zu lassen“ und alle Erregung provozierenden Stimuli konsequent zu vermeiden. Ein derartiges Vorgehen kann beispielsweise bei intoxikationsbedingten Erregungszuständen sinnvoll sein.

Gelingt es, mit dem akut erregten Patienten einen Gesprächsrapport und ein Arbeitsbündnis aufzubauen, so ist damit ein entscheidender therapeutischer Schritt erreicht und das Maximum der Erregung meist schon abgeklungen. Allerdings gelingt dies auch dem Erfahrenen nicht immer angesichts der häufig schwierigen situativen Bedingungen (z. B. Vorstellung durch die Polizei) bzw. der Schwere der im Einzelnen vorliegenden Grunderkrankung.

Abwendung körperlicher Gewalt

Bei akuten Erregungszuständen ist manchmal eine körperliche Überwältigung des aggressiven Patienten unumgänglich. Ein solches Vorgehen ist allerdings nur in der Notfallsituation zum Schutz anderer Patienten oder der Helfer vor einem gewaltsamen Übergriff bzw. wegen akuter Selbstgefährdung des betroffenen Patienten legitimiert und muss im Anschluss sorgfältig dokumentiert werden. Alle Maßnahmen müssen unter Anwendung der gebotenen fachlichen Standards durchgeführt werden. Trainingsprogramme zur Deeskalation von Gewalt, die sich mit der Erkennung und Vermeidung von Gewaltsituationen, aber auch mit der Vermittlung von Körpertechniken in Gewaltsituationen beschäftigen, gehören mittlerweile zum Standardrepertoire der Pflichtschulungsmaßnahmen an psychiatrischen Kliniken.

Medikamentöse Therapie

Eine medikamentöse Intervention ist immer dann indiziert, wenn nicht-medikamentöse Maßnahmen zu keiner ausreichenden Beruhigung des Patienten führen. Häufig ist eine psychopharmakologische Behandlung die Voraussetzung, um mit dem Patienten in einen Gesprächskontakt treten zu können.

Bei Patienten, die Vorerfahrungen mit Psychopharmaka gemacht haben, ist ihr Einverständnis häufig davon abhängig, dass sie ein bestimmtes Medikament erhalten bzw. nicht erhalten. Derartige Wünsche betreffen nahezu immer Antipsychotika und können insoweit berechtigt sein, als manche Patienten unter bestimmten Substanzgruppen Nebenwirkungen erleben (z. B. extrapyramidale Störungen unter klassischen Antipsychotika wie Haloperidol). Soweit eine Behandlungsverfügung vorliegt, in der der Patient niedergelegt hat, mit welchen Medikamenten er ggf. behandelt werden möchte, ist diese unter Berücksichtigung des geltenden Rechts zu berücksichtigen (➤ Kap. 6). Gleiches gilt für eine Vorsorgevollmacht, die er unter Umständen einer Vertrauensperson erteilt hat.

Die medikamentöse Behandlung gegen den Willen des Patienten („Zwangsbehandlung“) kann nur erfolgen, wenn eine Notstandslage besteht, d. h. eine gegenwärtige Gefahr für Leib und Leben des Patienten oder Dritter und somit eine wesentliche Voraussetzung für den §34 StGB (Rechtfertigender Notstand) vorliegt.

Wahl von Applikationsform, Substanz und Dosierung

Die Wahl der Applikationsform, Substanz und Dosierung hängt von der Akuität der Situation und der Kooperation des Patienten ab.

Bei oraler Verabreichung können Medikamente in flüssiger Form oder auch als Schmelztablette eingesetzt werden, mit Loxapine steht auch eine inhalative Applikationsform für die Behandlung von Agitation im Rahmen einer Schizophrenie oder Manie zur Verfügung (Keating 2013).

Intravenöse Injektionen und Infusionen sind abgesehen von ihrer eingeschränkten Zulässigkeit bei extrem erregten Patienten nicht anwendbar und sollten generell gegenüber anderen Applikationsformen nicht favorisiert werden (Garriga et al. 2016a). Insbesondere Benzodiazepine sollten nur sehr langsam und unter sorgfältiger Überwachung der Atmung, aber auch der Kreislaufparameter, injiziert werden.

Häufig stellt die i. m.-Injektion die günstigste Applikationsform dar. Zu beachten ist jedoch, dass Diazepam im Gegensatz zu Lorazepam bei i. m.-Gabe schlecht resorbiert wird.

> Bei unklaren Krankheitsbildern sollten Medikamente nur unter strenger Indikationsstellung gegeben werden, insbesondere dann, wenn die Symptomatik akuter körperlicher Erkrankungen dadurch verschleiert werden könnte.

Eine wissenschaftlich fundierte und evidenzbasierte Therapie des akuten Erregungszustands ist durch die geringe Zahl kontrollierter Studien limitiert. Die Durchführbarkeit solcher Studien ist vor allem wegen der häufig fehlenden oder begrenzten Einwilligungsfähigkeit sowie einer individuellen Variabilität und Heterogenität der Zielsymptomatik erschwert.

Das Medikament für die Akutsituation sollte folgende Anforderungen erfüllen. Es sollte:

- schnell und sicher applizierbar sein,
- eine große therapeutische Breite besitzen,
- eine kurze Halbwertszeit haben,
- geringe oder keine Wechselwirkungsrisiken aufweisen,
- in verschiedenen Darreichungsformen zur Verfügung stehen,
- schnell wirken und bereits bei erster Dosis effektiv sein,
- sicher und verträglich sein, vor allem im Hinblick auf die kardiale und die respiratorische Sicherheit.

Wesentliches Ziel ist eine rasche und sichere Sedierung („rapid tranquilization“), um die mit der Störung verbundenen Verhaltensauffälligkeiten besser kontrollieren und eine situationsadäquate Patienten-Behandler-Beziehung etablieren zu können (De Fruyt und Demyttenaere 2004). Betroffene sollten, sofern es die Situation erlaubt, bei der Wahl des Medikaments und der Applikationsform einbezogen werden. Ist der Patient zur oralen Einnahme bereit, sollte diese einer parenteralen Applikation vorgezogen werden (Garriga et al. 2016b).

Das Butyrophenon Haloperidol gilt trotz unterschiedlicher Leitlinienempfehlungen internationaler Fachgesellschaften nach wie vor als das Standard-Antipsychotikum in der notfallpsychiatrischen Behandlung von Agitation, vor allem wenn diese Folge psychotischen Erlebens ist. Hervorzuheben ist die Änderung der Fachinformation des Herstellers des Originalpräparats aus dem Jahr 2010, die eine i. v.-Injektion von Haloperidol wegen kardiovaskulärer Effekte nicht mehr vorsieht. Hintergrund für diese Entscheidung waren Hinweise aus Fallberichten und Fallsammlungen, die ein erhöhtes Risiko für QTc-Zeit-Verlängerungen und in diesem Zusammenhang für das Auftreten maligner Herzrhythmusstörungen (Torsade de pointes, TdP), insbesondere bei Hochdosistherapie und i. v.-Applikation von Haloperidol, vor allem bei älteren Patienten, nahelegen. Obwohl die Verordnungszahlen noch gering sind, haben moderne Antipsychotika in der Pharmakotherapie psychiatrischer Akutsituationen an Bedeutung gewonnen und stellen bereits in vielen Fällen und verschiedenen Subgruppen von Patienten eine sinnvolle Alternative zu Haloperidol bzw. anderen konventionellen Antipsychotika dar. Aripiprazol, Olanzapin und Ziprasidon können wegen ihrer guten Verträglichkeit und ihrer akuten Wirksamkeit bei parenteraler Applikation (i. m.) auch im Notfall zum Einsatz kommen. Dies gilt ebenso für Risperidon, Amisulprid und Asenapin (jeweils p. o.).

Eine Übersicht zu Psychopharmaka für psychiatrische Notfallsituationen ➢ Tab. 7.7 und ➢ Tab. 7.8.

Tab. 7.7 Psychopharmaka für psychiatrische Notfallsituationen (gering modifiziert n. Messer et al. 2015)

Indikation/Zulassung	Dosierung	Besonderheiten	Cave
Haloperidol p. o./i. m.			
Psychotische und delirante Zustandsbilder Psychomotorische Unruhe auch schwerster Ausprägung	i. m./p. o.: 5–10 mg, bei älteren Patienten niedriger (zunächst 0,5–1,5 mg) ggf. Wiederholung alle 30 min, nicht mehr als 100 mg/24 h p. o. bzw. 60 mg/24 h parenteral (i. m.)	Hohes Wirkpotenzial v. a. in niedrigerer Dosis und kurzer Anwendung relativ gute kardiovaskuläre Verträglichkeit Hohes EPS-Risiko v. a. in hohen Dosisbereichen Auch in Kombination mit BZD oder Promethazin Mögliche Interaktionen mit CYP3A4-Inhibitoren oder -Induktoren	QTc-Verlängerung möglich, besonders bei parenteraler Anwendung In hohen Dosen nur mit Monitorüberwachung (ventrikuläre Tachyarrhythmien i. S. von Torsades de pointes) Frühdyskinesien, dann Biperiden 2,5–5 mg i. v.
Zuclopenthixolacetat i. m.			
Initialbehandlung von akuten Psychosen, Manien und Exazerbationen chronischer Psychosen	i. m.: 50–150 mg, 1- bis 2-malige Wiederholung alle 2–3 Tage	Kurzzeitdepot mit guter Wirkung auch bei akuten Erregungszuständen, EPS-Risiko	QTc-Verlängerung möglich, Frühdyskinesien, dann Biperiden 2,5–5 mg i. v.
Olanzapin p. o./i. m.			
Psychotische Zustandsbilder Psychomotorische Unruhe bei Schizophrenie und Manie, insbesondere bei erhöhter Neigung zu EPS	i. m.: initial 2,5–5 mg, max. 20 mg Wiederholung alle 30 min möglich, jedoch nicht mehr als 20 mg/24 h Bis 3 Tage, dann Umstellung auf p. o. Medikation p. o.: initial 10–20 mg	Geringeres EPS-Risiko Problemloser Übergang in p. o. Erhaltungstherapie Schnell lösliche p. o. Applikationsform möglich Mögliche Interaktionen mit CYP3A4-Inhibitoren bzw. -Induktoren	QTc-Verlängerung möglich, selten Bei i. m. Behandlung schnelle Umstellung auf p. o. Applikation anstreben Keine i. v.-Applikation, **keine Empfehlung für Kombination mit BZD. Cave: Kombination mit Alkohol**
Asenapin			
Akutbehandlung von Erregungszuständen bei Patienten mit manischen oder gemischten Episoden bei Bipolar-I-Störung oder Schizophrenie	p. o. initial 2×5 mg, Höchstdosis 2×10 mg/d	Die Sublingualtablette sollte unter die Zunge gelegt werden bis zur vollständigen Auflösung und darf nicht gekaut oder geschluckt werden	Schwere Leberinsuffizienz
Ziprasidon i. m.			
Schnelle Beherrschung von Erregungszuständen bei Patienten mit Schizophrenie für die Dauer von bis zu 3 aufeinanderfolgenden Tagen, wenn eine p. o. Behandlung nicht möglich ist	i. m.: Einzeldosis 10 mg, Wiederholung alle 2 h möglich bis maximal 40 mg/d; Umsetzen auf p. o. Medikation innerhalb von 3 Tagen	Geringes Risiko für Gewichtszunahme und für metabolische Veränderungen sowie Prolaktinerhöhung (im Vergleich zu anderen Atypika außer Aripiprazol). Geringes EPS-Risiko; problemloser Übergang in p. o. Erhaltungstherapie	QTc-Verlängerung möglich (für Ziprasidon dosisabhängig beschrieben) Schnelle Umstellung auf p. o. Applikation anstreben Vorsicht bei Kombination mit BZD und anderen Psychopharmaka

7

Tab. 7.7 Psychopharmaka für psychiatrische Notfallsituationen (gering modifiziert n. Messer et al. 2015) *(Forts.)*

Indikation/Zulassung	Dosierung	Besonderheiten	Cave
Aripiprazol i. m.			
Schnelle Beherrschung von Unruhezuständen bei Patienten mit Schizophrenie zur kurzzeitigen Anwendung, wenn eine Behandlung p. o. nicht möglich ist	i. m.: initial 9,75 mg (1,3 ml) als einmalige Injektion, ggf. auch niedrigere Dosis von 5,25 mg (0,7 ml) bei Vormedikation Wiederholung nach 2 h möglich, max. 3 Injektionen innerhalb von 24 h. Höchstdosis 30 mg/d Wenige Tage	Sehr geringe metabolische NW, keine signifikante Gewichtszunahme; relativ geringes EPS-Risiko, keine Prolaktinerhöhung; keine bedeutsame Verlängerung des QTc-Intervalls Schnell lösliche p. o. Applikationsform möglich Mögliche Interaktionen mit CYP3A4-Inhibitoren bzw. -Induktoren	Datenlage für Akutsituationen noch unvollständig Schnelle Umstellung auf p. o. Applikation anstreben Vorsicht bei Kombination mit BZD und anderen Psychopharmaka
Risperidon p. o.			
Schizophrenie; manische Episoden; Kurzzeitbehandlung (bis 6 Wo.) von anhaltender Aggressivität bei Patienten mit mäßiggradiger bis schwerer Alzheimer-Demenz, die auf nichtpharmakologische Methoden nicht ansprechen, und wenn ein Risiko für Eigen- u. Fremdgefährdung besteht	initial 1–2 mg Höchstdosis 12 mg höheres Lebensalter/ Demenz: 0,25–1 mg	Antipsychotisch-beruhigende Eigenschaften, auch bei Jugendlichen und Älteren evaluiert; mittelgradige metabolische Risiken, deutlicher Prolaktinanstieg, adrenolytische, jedoch keine anticholinergen Eigenschaften Mögliche Interaktionen mit CYP2D6-Inhibitoren	z. T. EPS, orthostatische Hypotonie möglich, auch QTc-Verlängerung Schmelztablette verfügbar; keine i. m. Präparation für die Akutbehandlung
Amisulprid p. o.			
Akute und chronische schizophrene Störungen 50–300 mg: primär negative Zustände (Defektsyndrom) mit Affektverflachung, emotionalem und sozialem Rückzug	initial 50–400 mg Höchstdosis 800 mg max. 1200 mg in Ausnahmefällen	Nichtsedierendes Antipsychotikum, keine Kreislaufwirkung, daher rasche Aufdosierung möglich; mittelgradige metabolische Risiken, deutlicher Prolaktinanstieg, selektiver Dopaminantagonist; keine anticholinergen Eigenschaften Renale Elimination	z. T. EPS, QTc-Verlängerung möglich Flüssige Darreichungsform verfügbar keine i. m. Präparation für die Akutbehandlung
Loxapin			
Loxapin inhalativ	initial 9,1 mg	Erstes und aktuell einziges inhalatives Antiagitativum	Bronchospasmus bei COPD
Melperon p. o.			
Leicht- bis mittelgradige psychomotorische Unruhe bei geriatrischen und multipel internistisch erkrankten Patienten	p. o.: initial 25–50 (–100) mg Nicht mehr als 400 mg/24 h	Gute sedierende Eigenschaften bei mäßiger antipsychotischer Wirkung und fehlenden anticholinergen Eigenschaften Mögliche Interaktionen (CYP2D6-Inhibition) mit Substraten von CYP2D6	z. T. ausgeprägte orthostatische Hypotonie möglich Keine i. v.-Applikation; i. m. Präparation nicht mehr im Handel

Tab. 7.7 Psychopharmaka für psychiatrische Notfallsituationen (gering modifiziert n. Messer et al. 2015) *(Forts.)*

Indikation/Zulassung	Dosierung	Besonderheiten	Cave
Pipamperon p. o.			
Schlafstörungen, insbesondere bei geriatrischen Patienten, psychomotorische Unruhezustände	40–120 mg Nicht mehr als 360 mg/24 h	Gute sedierende Eigenschaften, geringe antipsychotische Wirkung, fehlende anticholinerge NW, besonders für ältere Patienten geeignet	z. T. orthostatische Hypotonie möglich Keine parenterale Applikation
Promethazin i. m.			
Akute Agitiertheit und Unruhezustände im Rahmen psychiatrischer Grunderkrankungen (auch: akute allergische Reaktionen vom Soforttyp, wenn gleichzeitig Sedierung indiziert ist)	i. m./i. v.: initial in der Regel 25 mg, Wiederholung nach 2 h möglich. Max. kurzfristig 200 mg/d bei schweren Unruhe- und Erregungszuständen	Gute sedierende Eigenschaften ohne antipsychotische Wirkung, keine Prolaktinerhöhung. Antiemetische Wirkungen; stark antihistaminisch, zusätzlich adrenolytisch, anticholinerg, antiserotonerg Kombination mit Haloperidol i. m. in Akutsituationen evaluiert (unter engmaschiger Kontrolle) Mögliche Interaktionen mit CYP2D6-Inhibitoren	QTc-Verlängerung möglich, sehr häufig Mundtrockenheit und weitere anticholinerge Wirkungen, Hypotonie **Cave:** Bei i. v.-Applikation RR- und Atemkontrollen; schmerzhafte Extravasate **Cave:** Vorsicht bei Intoxikationen mit Alkohol und anderen Psychopharmaka (v. a. Antidepressiva): kardiale NW, Delir, Senkung der Krampfschwelle
Chlorprothixen p. o.			
Dämpfung psychomotorischer Unruhezustände im Rahmen akuter psychotischer Syndrome; Behandlung von maniformen Syndromen	25–100 mg Höchstdosis 400 mg/d	Gute sedierende Eigenschaften ohne deutliche antipsychotische Wirkung; deutlich adrenolytisch, ausgeprägt anticholinerg	QTc-Verlängerung möglich, sehr häufig Mundtrockenheit und weitere anticholinerge Wirkungen, Hypotonie Keine parenterale Applikationsform mehr im Handel **Cave:** Vorsicht bei Intoxikationen mit Alkohol und anderen Psychopharmaka (v. a. Antidepressiva): kardiale NW, Delir, Senkung der Krampfschwelle
Lorazepam p. o./i. m./i. v.			
Psychomotorische Unruhe leichteren Grades sowie Adjuvans bei stärkerer Agitation (v. a. Kombination mit Haloperidol) Angstzustände auch bei akuter Suizidalität empfohlen	i. v./i. m.: initial 0,5–1 mg p. o.: initial 1–2,5 mg ggf. Wiederholung alle 60 min, nicht mehr als 7,5 mg/24 h	Relativ kurze HWZ (24 Stunden), keine aktiven Metaboliten Gut steuerbar	Hypotonie und Atemdepression möglich, insbesondere in hohen Dosen und bei i. v. Gabe i. v.-Applikation sehr langsam! Ampullen kühl lagern!
Diazepam i. m./i. v.			
Symptomatische Behandlung von akuten und chronischen Spannungs-, Unruhe- und Angstzuständen	Initial 10–20 mg i. m./i. v. Höchstdosis 60 mg/d	Lange HWZ (72 Stunden), aktiver Metabolit; rasche Wirkung, lang anhaltend, schlecht steuerbar; Kumulationsgefahr	**Cave:** Hypotonie und Atemdepression möglich, insbesondere in hohen Dosen und bei i. v. Gabe i. v. Applikation sehr langsam! **Cave:** Thrombophlebitis

EPS, extrapyramidalmotorische Störungen; BZD, Benzodiazepine; NW, Nebenwirkungen; HWZ, Halbwertszeit; p. o., orale Applikation; i. m., intramuskulär; i. v., intravenös (auch per infusionem)

7

Tab. 7.8 Applikationsformen von Psychopharmaka für psychiatrische Notfallsituationen (gering modifiziert n. Messer et al. 2015)

		i. v./p. inf.	i. m. akut	Schmelztablette	Lösung	Orale Festform
Antipsychotika	Haloperidol	(+)[a]	+	-	+	+
	Zuclopenthixolacetat	-	+ (3 Tage)	-	-	-
	Aripiprazol	-	+	+	+	+
	Olanzapin	-	+	+	-	+
	Ziprasidon	-	+	-	-	+
	Risperidon	-	-	+	+	+
	Amisulprid	-	-	-	+	+
Sedativa	Melperon	-	-	-	+	+
	Pipamperon	-	-	-	+	+
	Promethazin	+	+	-	+	+
	Levomepromazin[b]	+	+	-	+	+
	Chlorprothixen	-	-	-	+	+
Anxiolytika	Lorazepam	+	+	+	-	+
	Diazepam	+	+	-	+	+

[a] nicht mehr für die i. v. Injektion empfohlen
[b] parenterale Gabe, insb. i. v. Injektion, nur im absoluten Ausnahmefall (Cave: bedrohlicher Blutdruckabfall)

Bei älteren Menschen und bei Vorliegen körperlicher, vor allem zerebraler Vorerkrankungen sollte eine Reduktion der Dosis auf ca. 50 % oder sogar deutlich weniger erfolgen. Auch bei Intoxikationen sollte, wenn eine Medikation unumgänglich ist, primär mit einer eher niedrigen Dosis behandelt werden.

Andererseits können die genannten Initialdosen nicht ausreichend sein, weshalb neben der wiederholten Verabreichung der höchstmöglichen Einzeldosis bis zum Erreichen der vom Hersteller angegebenen Tagesmaximaldosis eine Kombinationsbehandlung infrage kommen kann. Hier ist die Kombination eines hochpotenten Antipsychotikums (in der Regel Haloperidol) mit Benzodiazepinen, z. B. Lorazepam, empfehlenswert.

Die gleichzeitige parenterale Applikation von Olanzapin und Benzodiazepinen gilt wegen Einzelfällen einer Atemdepression mit Todesfolge als kontraindiziert, insbesondere wenn die Patienten alkoholisiert sind (Wilson et al. 2012a; Wilson et al. 2012b). Aus der Gruppe der sogenannten niederpotenten Antipsychotika eignen sich insbesondere Melperon oder Dipiperon wegen fehlender anticholinerger Nebenwirkungen gut zur Sedierung. Levomepromazin, das zu erheblichen orthostatischen Dysregulationen führen kann und auch als Inhibitor des hepatischen Enzyms CYP 2D6 Interaktionspotenzial besitzt, sollte nur noch in extremen Ausnahmefällen verwendet werden (Einzeldosis 25–50 mg i. m., maximal 150 mg/d; nicht bei Alterspatienten!).

Bei Hochdosis- und Kombinationsbehandlungen müssen die Patienten sorgfältig hinsichtlich der Vitalfunktionen, aber auch in Bezug auf Motorik und Koordination, überwacht werden. Bei manchen Substanzen, z. B. bestimmten Antipsychotika, sollte weiterhin die Möglichkeit einer orthostatischen Hypotonie bedacht werden.

Initialbehandlungen von Unruhe und Erregungszuständen **alter Menschen** erfolgen zunächst mit niederpotenten Butyrophenonen, z. B. Melperon oder Pipamperon. Bei Vorliegen einer psychotischen Symptomatik werden heute Antipsychotika der zweiten Generation als Mittel erster Wahl empfohlen (vor allem Risperidon, Olanzapin, Quetiapin). Zu beachten ist, dass lediglich Risperidon für die Anwendung bei Demenzkranken zugelassen ist, während Olanzapin für diese Indikation nicht empfohlen wird. Wenn bei ausgeprägter Symptomatik ein hochpotentes klassisches Antipsychotikum indiziert ist, ist Haloperidol Mittel erster Wahl. Bei multimorbiden, zerebral vorgeschädigten Patienten reichen unter Umständen 0,5 bis 1,0 mg als Initialdosis schon aus. Bei Demenzkranken muss die Indikation für Antipsychotika streng gestellt werden, nachdem in verschiedenen Studien ein erhöhtes Sterblichkeitsrisiko unter Anwendung dieser Stoffgruppe nachgewiesen wurde. Clomethiazol stellt – unter sorgfältiger Beachtung der Kontraindikationen – eine Alternative dar, wenn ein durch Alkohol- oder Benzodiazepinentzug bedingtes delirantes Syndrom besteht.

Besonderheiten einzelner Substanzen

Bei **Haloperidol** kann die Initialdosis ggf. nach 30 Minuten wiederholt werden. Die übliche Tagesmaximaldosis darf in problematischen Einzelfällen nur unter engmaschiger Überwachung überschritten werden, eine intravenöse Applikation darf wegen des Risikos einer problematischen QTc-Verlängerung ausschließlich unter einem kardialen Monitoring erfolgen (Messer et al. 2015). Die häufigsten Nebenwirkungen sind extrapyramidalmotorische Störungen. Wenn eine entsprechende Disposition anamnestisch bekannt ist, sollten möglichst niedrige Dosierungen gewählt werden. Alternativ kommen in solchen Fällen Antipsychotika der zweiten Generation in Betracht. Als weitere Alternative kann im Einzelfall Perazin in Betracht gezogen werden. Auch wenn es sich hier um ein klassisches mittelpotentes Antipsychotikum handelt, werden weniger extrapyramidale Nebenwirkungen als bei anderen Antipsychotika der ersten Generation beobachtet. Bei Erregungszuständen im Rahmen von Intoxikationen mit Alkohol oder sonstigen die Vigilanz mindernden Substanzen sollten Medikamente nur bei strenger Indikationsstellung gegeben werden, wobei dann Haloperidol das Mittel der Wahl darstellt.

Niederpotente Antipsychotika sind durch eine eher schwache antipsychotische Potenz und eine deutlich psychomotorisch dämpfende Wirkung charakterisiert. Unerwünschte Wirkungen auf die Kreislaufsituation sowie anticholinerge Effekte, die unter anderem ein Delir bewirken können, müssen sorgfältig beachtet werden. Auf die unter dem Aspekt der Verträglichkeit bevorzugte Anwendung von niederpotenten Butyrophenonen (Melperon, Pipamperon) bei Alterspatienten und Patienten mit organischen Psychosyndromen wurde bereits hingewiesen.

Lorazepam weist als Benzodiazepin mit kurzer bis mittellanger Halbwertszeit und fehlenden aktiven Metaboliten eine gute Steuerbarkeit auf und gilt daher als Standardbenzodiazepin. Lorazepam zeigt auch bei oraler Gabe eine kurze Wirklatenz, kann sowohl i. m. als auch i. v. angewandt werden und steht schließlich auch als Schmelztablette zur Verfügung, die über die Mundschleimhaut verabreicht werden kann. Eine im Vergleich zu anderen Benzodiazepinen möglicherweise höhere Abhängigkeitsgefährdung ist im notfallpsychiatrischen Kontext von nachrangiger Bedeutung. Prinzipiell ist auch die Anwendung von Diazepam möglich, wobei bei dieser Substanz wegen ungünstiger Resorptionsverhältnisse die i. m. Injektion vermieden werden sollte. Unter Off-Label-Bedingungen wird mitunter auch die nasale Gabe von Midazolam praktiziert. Diese Form der Applikation wird bisher jedoch nicht in der psychiatrischen Literatur empfohlen.

Bei allen Benzodiazepinen ist die Atemdepression als gravierendste Nebenwirkung zu beachten, die besonders bei i. v. Gabe sowie bei vorbestehenden schweren respiratorischen Störungen (insbesondere respiratorischer Globalinsuffizienz) ein Risiko darstellt. Deshalb darf die i. v. Injektion nur sehr langsam erfolgen, der spezifische Benzodiazepinantagonist Flumazenil muss verfügbar sein.

Bei agitierten Depressionen kann der sedierende Effekt bestimmter **Antidepressiva,** z. B. Mirtazapin, Amitriptylin oder Doxepin, sinnvoll eingesetzt werden, während der eigentliche antidepressive Effekt erst mit zeitlicher Latenz zur Geltung kommt. Alternativ kann eine Sedierung auch durch Benzodiazepine oder niederpotente Antipsychotika erreicht werden.

Clomethiazol, das eine ausgeprägte sedierende Wirkung aufweist, ist Mittel der ersten Wahl beim Alkoholdelir. Neben einer bronchialen Verschleimung sind als mögliche Komplikationen eine Atemdepression sowie eine mechanische Behinderung der Atmung durch ein Zurückfallen der Zunge zu beachten (weitere Einzelheiten zur Behandlung mit Clomethiazol in ➤ Kap. 15, ➤ Kap. 16 und ➤ Kap. 29).

7

Die Möglichkeit einer **verlängerten QTc-Zeit** als Risikoindikator für u. U. lebensbedrohliche ventrikuläre Arrhythmien ist bei den meisten Psychopharmaka, insbesondere bei Antipsychotika, zu beachten und es sind die entsprechenden prophylaktischen Maßnahmen zu bedenken (EKG-Ableitung, Labor, insbesondere zum Ausschluss einer Hypokaliämie, s. a. ➤ Kap. 29).

Protektive Maßnahmen

Diese umfassen die sorgfältige, d. h. in der Regel lückenlose Überwachung des Patienten und den Schutz von Helfern und unbeteiligten Dritten. Wenn bei schweren Erregungszuständen Zwangsmaßnahmen erforderlich sind und diese mit den gegebenen personellen Ressourcen nicht durchgesetzt werden können, muss unter Umständen die Polizei unverzüglich eingeschaltet werden. Dieser Schritt ist obligat bei der Konfrontation mit bewaffneten Personen.

Fixierung und Isolation

Fixierung und Isolation stellen grundsätzlich eine Herausforderung für Patienten *und* Personal dar (Fisher 1994). Die Fixierung eines Patienten ist generell nur dann erlaubt, wenn akute Gefahren für ihn oder seine Umgebung auf andere Weise nicht abgewendet werden können. Das Gleiche gilt für die Isolation, die besonders in der Schweiz häufiger als die Fixierung angewendet wird.

Fixierung und Isolation sind therapeutische Maßnahmen, die unter strikter Beachtung der geltenden rechtlichen Bestimmungen ärztlich angeordnet und sorgfältig dokumentiert werden müssen. Wenn sie unausweichlich waren, bevor der betroffene Patient von einem Arzt gesehen werden konnte, muss dies unverzüglich nachgeholt werden.

Wenn bei akuten Erregungszuständen die Notwendigkeit einer Fixierung besteht, ist es oft nicht zu vermeiden, eine Fixierung an allen Extremitäten und am Rumpf vorzunehmen. Dem neuesten Standard entsprechende Fixierungsgurte müssen vorgehalten werden. Insbesondere in den Fällen, wo die Patienten massiv gegen die Fixierung ankämpfen, sind ernsthafte oder sogar bedrohliche Zwischenfälle möglich (Verletzungen, kardiorespiratorische Komplikationen, bei längerer Dauer: Dekubitus, Pneumonie). Deshalb ist eine lückenlose Überwachung der Patienten, in der Regel in Form einer 1:1-Betreuung, erforderlich, wovon nur in begründeten Ausnahmefällen abgewichen werden darf. Dies gilt auch im Hinblick darauf, dass fixierte Patienten in der Regel in besonderem Maße der beruhigenden Zusprache bedürfen und häufig schon die engmaschige oder ständige Präsenz einer Betreuungsperson allein zu einer gewissen Beruhigung führt. In regelmäßigen Zeitabständen ist zu prüfen, ob die Notwendigkeit einer Fixierung weiterhin besteht. Darüber hinaus sind die klinikspezifisch geltenden Fixierungsrichtlinien zu beachten. Ähnliches gilt für Isolationsmaßnahmen, die nur bei entsprechend eingerichteten Räumlichkeiten gestattet sind und immer wieder auf ihre Sicherheitsstandards überprüft werden müssen.

Wenn die Indikation zur Fixierung besteht, sollte man die Maßnahme nach vorheriger Ankündigung konsequent und ohne Zeitverzug durchführen, während entsprechende Drohungen vermieden werden sollten. Allerdings sollte man nichts unversucht lassen, zu jedem Zeitpunkt alle Möglichkeiten zur Deeskalation der Situation auszuschöpfen (Steinert und Bergk 2008; Steinert und Traub 2016; www.arbeitskreis-gewaltpraevention.de). In manchen Situationen ist eine rechtzeitige Fixierung eher im Sinne des Patienten, als ihn durch Medikamente vollkommen „ruhigstellen" zu wollen. Auch gibt es Patienten, die in Akutsituationen durchaus mit einer Fixierung oder Isolation einverstanden sind, weil sie selbst eine Angst vor unkontrollierbaren destruktiven Impulsen verspüren. Retrospektive Befragungen von Patienten haben gezeigt, dass – trotz überwiegend negativer Bewertung von Fixierung und Isolierung – ein signifikanter Anteil der Betroffenen den bei ihnen durchgeführten Zwangsmaßnahmen durchaus auch positive Aspekte zuschreibt (Steinert et al. 2013). Die Anwendung von Zwangsmaßnahmen stellt aber in jedem Fall einen massiven Eingriff in die Persönlichkeitsrechte eines Menschen dar, der nur in besonderen Ausnahmesituationen gerechtfertigt ist und nach Abklingen der akuten Krankheitserscheinungen der Aufarbeitung im Gespräch mit dem Patienten bedarf.

7.12 Weiteres therapeutisches Vorgehen

Stationäre oder ambulante Weiterbehandlung

Eine stationäre Aufnahme wird erforderlich,

- wenn unter der Erstbehandlung keine befriedigende Besserung beobachtet wird,
- wenn die Schwere der Grundkrankheit offensichtlich einer ambulanten Behandlung entgegensteht,
- bei unklarer Ursache des Krankheitsbildes.

Wenn die Klinikaufnahme vom Patienten abgelehnt wird, ist nach den Richtlinien der länderspezifischen Gesetze (➤ Kap. 6) über eine mögliche Zwangseinweisung zu entscheiden.

Eine wichtige Voraussetzung für eine ambulante Weiterbehandlung kann die Bereitschaft des Patienten sein, sich in fachpsychiatrische Betreuung zu begeben.

Prophylaxe erneuter Erregungszustände

Erneuten Erregungszuständen kann am besten durch eine konsequente Behandlung der zugrunde liegenden Erkrankung vorgebeugt werden. Daneben ist zu prüfen, ob gezielte Maßnahmen zur Vermeidung typischer Auslösesituationen möglich sind. Letzteres kann auch Interventionen umfassen, die über die individuelle Behandlung des Patienten hinausreichen, wie etwa die Beratung oder Unterstützung überforderter Angehöriger. In Kliniken, Heimen und vergleichbaren Einrichtungen sollten mögliche institutionelle Faktoren bedacht werden (häufiger Personalwechsel, Überfüllung von Stationen etc.).

Ein besonderes Problem stellt die Behandlung von Patienten mit chronisch rezidivierenden Erregungszuständen dar, die mit ausgeprägten gewalttätigen Tendenzen einhergehen können. Diese umfasst neben verhaltenstherapeutischen Maßnahmen auch eine medikamentöse Rezidivprophylaxe, wobei verschiedene Substanzgruppen infrage kommen: neben Antipsychotika, v. a. solchen der zweiten Generation (u. a. Olanzapin, Risperidon, Clozapin), sind dies serotonerg wirkende Antidepressiva, stimmungsstabilisierend wirkende Substanzen (u. a. Lithium, Carbamazepin, Valproinsäure).

Typische Fehler

- Eine sofortige Zwangsbehandlung ohne vorherigen Versuch, den Patienten zur Mitarbeit zu bewegen
- Das Unterlassen oder eine zu zögerliche Anwendung zwingend indizierter Zwangsmaßnahmen
- Das Missachten essenzieller Sicherheitsvorkehrungen für Patient und Helfer
- Zu lange, fruchtlose Gespräche
- Unstrukturiertes therapeutisches Vorgehen
- Eine fehlende Bereitschaft, auf berechtigte Belange des Patienten oder anderer Beteiligter einzugehen
- Das Übersehen „berechtigter" Erregung des Patienten
- Zu lange und nicht ausreichend überwachte Fixierung von Patienten

LITERATUR

Almvik R, Woods P. Predicting inpatient violence using the Broset Violence Checklist (BVC). Int J Psychiatr Nurs Res 1999;4:498–505.

Battaglia J. Pharmacological management of acute agitation. Drugs 2005;65:1207–1222.

Davidge KM, Atkinson L, Douglas L, Lee V, Shapiro S, Kennedy JL, Beitchman JH. Association of the serotonin transporter and 5HT1Dbeta receptor genes with extreme, persistent and pervasive aggressive behaviour in children. Psychiatr Genet 2004;14:143–146.

Davidson RJ, Putnam KM, Larson CL. Dysfunction in the neural circuitry of emotion regulation – a possible prelude to violence. Science 2000;289:591–594.

De Fruyt J, Demyttenaere K. Rapid tranquilization: new approaches in the emergency treatment of behavioral disturbances. Eur Psychiatry 2004;19:243–249.

Fisher WA. Restraint and seclusion: a review of the literature. Am J Psychiatry 1994;151:1584–1591.

Garriga M, Pacchiarotti I, Kasper S, Zeller SL, Allen MH, Vazquez G, Baldacara L, San L, lister-Williams RH, Fountoulakis KN, Courtet P, Naber D, Chan EW, Fagiolini A, Moller HJ, Grunze H, Llorca PM, Jaffe RL, Yatham LN, Hidalgo-Mazzei D, Passamar M, Messer T, Bernardo M, Vieta E. Assessment and management of agitation in psychiatry: Expert consensus. World J Biol Psychiatry 2016a;17:86–128.

7

Garriga M, Pacchiarotti I, Kasper S, Zeller SL, Allen MH, Vazquez G, Baldacara L, San L, lister-Williams RH, Fountoulakis KN, Courtet P, Naber D, Chan EW, Fagiolini A, Moller HJ, Grunze H, Llorca PM, Jaffe RL, Yatham LN, Hidalgo-Mazzei D, Passamar M, Messer T, Bernardo M, Vieta E. Assessment and management of agitation in psychiatry: Expert consensus. World J Biol Psychiatry 2016b;17:86–128.

Hughes DH. Assessment of the potential for violence. Psychiat Ann 1994; 24: 579–584.

Keating GM. Loxapine inhalation powder: a review of its use in the acute treatment of agitation in patients with bipolar disorder or schizophrenia. CNS Drugs 2013;27:479–489.

Kropp S, Andreis C, te WB, Sieberer M, Ziegenbein M, Huber TJ. (Characteristics of psychiatric patients in the accident and emergency department [ED]). Psychiatr Prax 2007;34:72–75.

McClure JR, Criqui MH, Macera CA, Ji M, Nievergelt CM, Zisook S. Prevalence of suicidal ideation and other suicide warning signs in veterans attending an urgent care psychiatric clinic. Compr Psychiatry 2015;60:149–155.

Messer T, Pajonk FG, Müller MJ. Pharmakotherapie von psychiatrischen Akut- und Notfallsituationen. Nervenarzt 2015; 86:1097–1110

Nelson RJ, Trainor BC. Neural mechanisms of aggression. Nat Rev Neurosci 2007;8:536–546.

Nordstrom K, Allen MH. Managing the acutely agitated and psychotic patient. CNS Spectr 2007;12:5–11.

Pajonk FG, D'Amelio R. [Psychosocial emergencies – Agitation, aggression and violence in emergency and search and rescue services]. Anasthesiol Intensivmed Notfallmed Schmerzther 2008;43:514–521.

Pajonk FG, Schmitt P, Biedler A, Richter JC, Meyer W, Luiz T, Madler C. Psychiatric emergencies in prehospital emergency medical systems: a prospective comparison of two urban settings. Gen Hosp Psychiatry 2008;30:360–366.

Puffer E, Messer T, Pajonk FG. [Psychiatric care in emergency departments]. Anaesthesist 2012;61:215–223.

Rupp M. Notfall Seele: Ambulante Notfall- und Krisenintervention in der Psychiatrie und Psychotherapie. 3. Aufl., Thieme, Stuttgart 2010.

Sani G, Tondo L, Koukopoulos A, Reginaldi D, Kotzalidis GD, Koukopoulos AE, Manfredi G, Mazzarini L, Pacchiarotti I, Simonetti A, Ambrosi E, Angeletti G, Girardi P, Tatarelli R. Suicide in a large population of former psychiatric inpatients. Psychiatry Clin Neurosci 2011;65:286–295.

Serretti A, Olgiati P. Profiles of "manic" symptoms in bipolar I, bipolar II and major depressive disorders. J Affect Disord 2005;84:159–166.

Steinert T, Bergk J. (Aggressive and violent behaviour. Diagnosis, prevention, and treatment). Nervenarzt 2008;79:359–368.

Steinert T, Kohler Th. Aggression, Gewalt und antisoziales Verhalten. In: Madler, C. (Hrsg.): Das NAW-Buch. 4. Aufl., S. 743–749, Elsevier, München, 2009.

Steinert T, Birk M, Flammer E, Bergk J. Subjective distress after seclusion or mechanical restraint: one-year follow-up of a randomized controlled study. Psychiatr Serv 2013;64:1012–1017.

Steinert T, Traub H-J Gewalt durch psychisch Kranke und gegen psychisch Kranke. Bundesgesundheitsbl 2016; 59: 98–104

Stowell KR, Florence P, Harman HJ, Glick RL. Psychiatric evaluation of the agitated patient: consensus statement of the american association for emergency psychiatry project Beta psychiatric evaluation workgroup. West J Emerg Med 2012;13:11–16.

Swanson JW, Holzer CE, III, Ganju VK, Jono RT. Violence and psychiatric disorder in the community: evidence from the Epidemiologic Catchment Area surveys. Hosp Community Psychiatry 1990;41:761–770.

Swanson JW, Swartz MS, Van Dorn RA, Elbogen EB, Wagner HR, Rosenheck RA, Stroup TS, McEvoy JP, Lieberman JA. A national study of violent behavior in persons with schizophrenia. Arch Gen Psychiatry 2006;63:490–499.

Tardiff K. The current state of psychiatry in the treatment of violent patients. Arch Gen Psychiatry 1992;49:493–499.

Vorderwulbecke F, Feistle M, Mehring M, Schneider A, Linde K. Aggression and violence against primary care physicians-a nationwide questionnaire survey. Dtsch Arztebl Int 2015;112:159–165.

Wilson MP, MacDonald K, Vilke GM, Feifel D. A comparison of the safety of olanzapine and haloperidol in combination with benzodiazepines in emergency department patients with acute agitation. J Emerg Med 2012a;43:790–797.

Wilson MP, MacDonald K, Vilke GM, Feifel D. Potential complications of combining intramuscular olanzapine with benzodiazepines in emergency department patients. J Emerg Med 2012b;43:889–896.

Woods P, Almvik R. The Broset violence checklist (BVC). Acta Psychiatr Scand Suppl 2002;103–105.

Zeller SL, Rhoades RW. Systematic reviews of assessment measures and pharmacologic treatments for agitation. Clin Ther 2010;32:403–425.

Zuidema SU, Derksen E, Verhey FR, Koopmans RT. Prevalence of neuropsychiatric symptoms in a large sample of Dutch nursing home patients with dementia. Int J Geriatr Psychiatry 2007;22:632–638.

KAPITEL

8 Angst

Ulrich Frommberger

Mitautor der Vorauflage: Fred Rist

8.1 Einleitung

Angst und Furcht sind normale Empfindungen des menschlichen Daseins, deren Funktion es ist, den Menschen vor Gefährdungen im alltäglichen Leben zu warnen. Angst ist eine meist als unangenehm erlebte Emotion, da sie mit dem Gefühl drohender Gefahr verbunden ist. Während das „Wovor" der Angst nicht bestimmbar ist, wird unter „Furcht" ein angstbesetztes emotionales Erleben verstanden, das sich auf definierte Objekte, Ereignisse etc. bezieht, die vermeintlich oder tatsächlich eine Bedrohung darstellen. Allerdings wird in der Umgangssprache nicht zwischen Angst und Furcht unterschieden. Auch im Rahmen dieses Kapitels soll der Begriff „Angst" in einem übergreifenden, d.h. den der „Furcht" einschließenden Sinne verwendet werden.

Wenn Ängste unangemessen stark werden, häufig auftreten und lange andauern, sind sie behandlungsbedürftig.

> Zeichen des krankhaften Ausmaßes der Angst sind der Verlust der Kontrolle über die Angstempfindungen, wenn angstbesetzte Situationen, die objektiv keine Gefahr beinhalten, vermieden werden müssen und der Betroffene stark unter den Angstsymptomen leidet.

Bei der Bewertung der Angst als Krankheit ist die subjektive Einschätzung des Patienten von hoher Bedeutung und bestimmt oft das Hilfesuchverhalten und die Inanspruchnahme des Gesundheitssystems.

Ängste zeigen sich bei verschiedenen Krankheitsbildern in unterschiedlichen Formen, Ausprägungen und Verläufen. Angsterleben kann prinzipiell auf drei Ebenen beschrieben werden, auf der Ebene der Gefühle und des Denkens, auf der Verhaltensebene, auf der körperlichen Ebene.
So kann z.B. die Befürchtung einer Katastrophe zu einem Vermeidungsverhalten führen und mit erheblichen vegetativen Reaktionen einhergehen.

Durch die Vielfalt der körperlichen Angstsymptome sind die Differenzialdiagnosen auf viele Organsysteme zu beziehen.

> Bei der manchmal schwierigen Differenzialdiagnose gilt es zu beachten, dass Angst immer ein Geschehen ist, bei dem somatische und psychische Prozesse in Wechselwirkung miteinander stehen, d.h., es gibt keine ausschließlich „psychische" Angst ohne „somatische" Angstäquivalente.

Definition

Der Arzt ist immer wieder damit konfrontiert, dass der Patient eine andere Begrifflichkeit oder auch Interpretation der Symptomatik als er selbst verwendet. So gibt es nicht wenige Patienten, die ihre Angst nicht als solche benennen, sondern sie als „Unruhe" oder „Nervosität" bezeichnen und auch bei Nachfragen nur zu einer diffusen Symptombeschreibung in der Lage sind. Manche Patienten geben lediglich körperliche Symptome an, ohne den Affekt der Angst wahrzunehmen, andere deuten die Angst als Folge der körperlichen Symptomatik und erwähnen sie erst gar nicht. Hilfreich ist hier oft die Erhebung der Fremdanamnese mit der Beobachtung, Einschätzung und Interpretation der Angehörigen oder Bezugspersonen.

Nach der heute geltenden Terminologie unterscheidet man die primären Angsterkrankungen – Panikstörung, Phobien, generalisierte Angststörung – von den sekundären Angsterkrankungen infolge einer organischen Erkrankung, Substanz- oder Medikamentengebrauchs oder einer anderen psychischen Erkrankung, wie beispielsweise einer Schizophrenie, Depression oder nach einem schweren Trauma. Zu beachten ist, dass in einigen Bereichen sich die psychiatrischen Klassifikationsinstrumente ICD-10 der WHO und das amerikanische DSM unterscheiden. In diesem Buch ist die ICD-10 das primäre Bezugssystem.

Da das Phänomen „Angst" bei vielen psychischen Störungen auftritt, können hier nur einige ausgewählte, für die akut- und notfallpsychiatrische Praxis besonders relevante Krankheitsbilder mit den für sie typischen Äußerungsformen von Angst skizziert werden.

Krankheitsbild

Primäre und sekundäre Angsterkrankungen zeigen ein außerordentlich weitgespanntes Symptomenspektrum (➤ Tab. 8.1).

Tab. 8.1 Symptomenspektrum bei Angsterkrankungen

Denken und Fühlen
• Befürchtungen von bedrohlichen Ereignissen, Katastrophen etc. • Hilflosigkeit • Kontrollverlust • Besorgtsein • Müdigkeit und Erregung • Nervosität • Schreckhaftigkeit • Konzentrationsstörungen • Albträume
Verhalten
• Motorische Unruhe (Auf-und-ab-Laufen, Kneten oder Reiben der Hände u. Ä. m.) • Vermeiden bestimmter Situationen • Sexuelle Funktionsstörungen
Körper
• Schlafstörungen • Psychomotorische Anspannung • Kopfschmerzen • Benommenheit oder Schwindel • Weite Pupillen • Mundtrockenheit • Schluckbeschwerden oder Kloßgefühl im Hals • Kurzatmigkeit • Hyperventilation • Druck oder Enge in der Brust • Schmerzen in Brust oder Rücken • Tachykardie, Palpitationen • Übelkeit • Durchfall • Harndrang • Kribbelgefühl in Bauch, Händen oder Füßen • Hitze- oder Kälteschauer • Zittern • Schwitzen

8.2 Umgang mit dem Patienten, Exploration

> Beim Erstkontakt mit einem Patienten, der starke Angst hat, ist es vor allem anderen wichtig, dass ihm sein Gegenüber Sicherheit vermittelt. Dem ist es zuträglich, wenn der Arzt der spontanen Beschwerdeschilderung des Patienten geduldig zuhört, ihn auffordert, alles, was ihn ängstigt, anzusprechen, und – wenn erforderlich – möglichst einfache, klärende Fragen an ihn richtet. Auf diese Art und Weise macht der Arzt dem Patienten deutlich, dass er seine Beschwerden ernst nimmt, und erreicht eine Strukturierung der Situation, was sich im Allgemeinen günstig auf das Angsterleben auswirkt.

Im ersten Gespräch sollten nicht nur das aktuelle Beschwerdebild, sondern auch Auslöser und – soweit es die Zeit erlaubt – die angstunterhaltenden Bedingungen und Verhaltensweisen erfragt werden. Hilfreich ist auch die Frage nach der Symptomatik und den Umständen der ersten Angstmanifestation sowie den nachfolgenden Ereignissen. Der weitere Verlauf der Symptome, ihre Häufigkeit und Intensität sowie die Konsequenzen für das Alltagsleben des Patienten sind zu explorieren. Ablehnende Konfrontation mit Hinweis auf Widersprüche oder unangemessene Beruhigungsversuche („Das ist doch nicht so schlimm") sollten vermieden werden.

Wenn die vorläufige Diagnose, z. B. einer Angsterkrankung im engeren Sinne, gestellt wurde, sollte man diese dem Patienten mitteilen. Viele Angstpatienten erleben sich als „verrückt" oder fürchten, an einer organischen (Herz-)Krankheit zu leiden. Diese Angst sollte ihnen genommen und ihnen ein Erklärungsmodell vermittelt werden, dass es sich bei den Angsterkrankungen um häufige und behandelbare „richtige" Erkrankungen handelt. Auch dem angstvollen hirnorganisch erkrankten oder schizophrenen Patienten ist durch beruhigenden Zuspruch zu vermitteln, dass ihm geholfen werden kann.

8

Hoffnungslosigkeit, Demoralisierung und Verlust der Sinngebung des eigenen Lebens infolge einer anhaltenden Angstsymptomatik können wesentlich zur Entwicklung suizidaler Krisen beitragen. Daher sollte in solchen Fällen besonders auf suizidale Tendenzen geachtet werden (➤ Kap. 11).

Angstpatienten zeigen häufig ein sehr anklammerndes Verhalten, richten ständige Nachfragen an den Arzt und verlangen immer wieder die Versicherung, dass bestimmte Ereignisse, die sie befürchten, nicht eintreten werden. Den beruhigenden Zusicherungen des Arztes wird dennoch häufig nicht geglaubt, und es kann sich ein mehr oder weniger offenes Misstrauen in diesem Kontext entwickeln. Dadurch kann leicht eine Dynamik in dem Sinne entstehen, dass der Arzt mit Ärger und Ablehnung reagiert. Das Wissen um diese Prozesse und das Akzeptieren der eigenen Reaktion können für den Arzt hilfreich sein, solche Situationen in therapeutisch sinnvoller Weise anzugehen. Schließlich trägt es zur Verminderung der Angst des Patienten bei, wenn man ihm die diagnostischen Erkenntnisse und vorgesehenen therapeutischen Maßnahmen erklärt.

Nicht selten verunsichern die Patienten den Arzt mit ihrer Angst so sehr, dass er sich zu Untersuchungen von zweifelhafter Notwendigkeit genötigt sieht. Dabei ergibt sich typischerweise das Dilemma, einerseits den aus dem Symptombild und dem Angsterleben des Patienten resultierenden Forderungen nach medizinisch nicht indizierten Maßnahmen entgegenzuwirken, andererseits aber eine angemessene differenzialdiagnostische Abklärung nicht zu unterlassen.

In manchen Fällen kann es – in Abstimmung mit dem Patienten – hilfreich sein, Begleitpersonen von dem Krankheitsbild zu unterrichten, die dann ihrerseits beruhigend auf den Patienten einwirken können.

Wenn eine Angstsymptomatik auf dem Boden paranoiden Erlebens besteht, so ist es sinnlos oder sogar kontraproduktiv, die Patienten von dessen Unrichtigkeit und Wahnhaftigkeit überzeugen zu wollen. Man sollte jedoch versuchen, ihnen nahezubringen, dass man ihre Angst versteht und es möglich ist, sie therapeutisch zu beeinflussen. Dessen ungeachtet muss bei sehr angstvollen, paranoiden und psychomotorisch angespannten Patienten auf eine potenzielle Fremdgefährdung geachtet werden und der Arzt auch an seinen eigenen Schutz denken (➤ Kap. 7, ➤ Kap. 18, ➤ Kap. 24).

Wenn der Patient trotz Beachtung dieser Empfehlungen nicht eine gewisse Beruhigung erfährt oder seine Angst sich gar weiter steigert, so wird die Gabe eines sedierenden Medikaments (z. B. Lorazepam 0,5–2,5 mg) in der Mehrzahl der Fälle die Situation erheblich entschärfen und wieder ein Gespräch mit dem Patienten ermöglichen.

Rechtlicher Aspekt: Patienten mit akuter Angstsymptomatik sind in der Regel zu einer rechtswirksamen Erklärung ihres Willens in der Lage. Ausnahmen hiervon können sich ergeben, wenn eine Erkrankung des schizophrenen Formenkreises, eine schwere Depression oder eine organische psychische Störung als Grunderkrankung vorliegt. Wenn Medikamente verordnet werden, muss auf die dadurch eingeschränkte Fahrtauglichkeit ebenso wie auf mögliche Interaktionen mit Alkohol hingewiesen werden.

Somatische Befunderhebung

Vor einer psychiatrisch-psychotherapeutischen Behandlung müssen körperliche Erkrankungen ausgeschlossen werden, d. h., eine somatische Anamnese und eine internistisch-neurologische Untersuchung sind durchzuführen, ergänzt durch laborchemische Untersuchungen, EKG und EEG, gegebenenfalls auch durch CT bzw. MRT. Ein Drogenscreening kann eine verheimlichte Einnahme von Benzodiazepinen oder Drogen offenbaren.

8.3 Ursachen, Differenzialdiagnosen

Angst hat viele Facetten und kann vielfältigen Ursprungs sein. Daher ist differenzialdiagnostisch insbesondere zu klären, ob die Angst spontan auftritt oder situativ bedingt ist. Von wesentlicher Bedeutung sind weiterhin die folgenden Fragen:

- Geht dem Beginn der Angst eine psychosoziale Belastung, ein schweres Trauma oder eine körperliche Erkrankung voraus?
- Erwächst die Angst auf dem Hintergrund einer Persönlichkeitsstörung?
- Liegt eine Angsterkrankung im engeren Sinne, eine schwere depressive oder gar eine psychotische Erkrankung vor?
- Besteht eine Angstsymptomatik aufgrund einer organischen Erkrankung?
- Besteht eine Intoxikation mit oder Entzug von Drogen oder Medikamenten?

Die differenzialdiagnostische Unterscheidung der Angsterkrankungen im eigentlichen Sinne (z. B. Panikstörung) von Angstsymptomen infolge von Traumata oder von Angstsyndromen bei psychotischen Grunderkrankungen (z. B. wahnhafte Depression oder Schizophrenie) ist wegen der unterschiedlichen Behandlungsstrategien von erheblicher Bedeutung.

Zu beachten ist, dass Angstzustände mit dem Erscheinungsbild einer Panikattacke unvermittelt während einer depressiven Phase, einer schizophrenen Episode oder nach einem schweren Trauma auftreten können.

Charakteristisch für die Panikstörung ist, dass nach Ausschluss anderer Ursachen die Aufklärung über den Charakter der Symptome als Ausdruck einer Angsterkrankung und nicht als Zeichen einer lebensbedrohlichen Erkrankung dem Patienten oft eine wenn auch passagere Erleichterung verschafft.

Angst auf organischer Grundlage

Es handelt sich zumeist um Patienten, bei denen keine gegenwärtige psychosoziale Belastung vorliegt und eine funktionelle (organisch nicht begründbare) psychische Störung nicht bekannt ist. Es liegt eher eine Anamnese organischer Erkrankungen – häufig chronischer Art – oder einer Einnahme von Medikamenten, die den Sympathikotonus steigern können, vor. Unter anderem können Ängste ausgelöst bzw. verstärkt werden durch illegale Drogen, Coffein, Nikotin und Schlafentzug. Auch das als Geschmacksverstärker eingesetzte Glutamat (exzitatorische Aminosäure) kann bei entsprechender Dosierung Panikattacken auslösen. Die Symptomatologie der Angst zeigt bei verschiedenen Grunderkrankungen zwar gewisse Charakteristika, überwiegend sind die auf der psychopathologischen und körperlichen Ebene zu beobachtenden Auffälligkeiten jedoch unspezifischer Natur.

Bei der Abgrenzung von primären Angsterkrankungen gegenüber organischen Leiden ist zu berücksichtigen, dass Angstphänomene unter anderem bei den in ➤ Tab. 8.2 aufgeführten Erkrankungen auftreten können (Frommberger 2005). Bei einer Reihe von organischen Grunderkrankungen kann die Angstsymptomatik besondere Merkmale zeigen (➤ Tab. 8.3).

Tab. 8.2 Beispiele für organische Erkrankungen, die mit Angstphänomenen einhergehen können

Neurologische Erkrankungen • Encephalomyelitis disseminata • AIDS-Enzephalopathie • Anfallsleiden • Vestibuläre Störungen • M. Parkinson • Demenzielle Erkrankungen • Chorea Huntington • Zerebrale Vaskulitiden • M. Wilson
Pulmonale Erkrankungen • Asthma bronchiale • Chronisch obstruktive Lungenerkrankungen • Pneumothorax • Lungenembolie
Kardiovaskuläre Erkrankungen • Kardiale Rhythmusstörungen • Mitralklappenprolaps • Koronarinsuffizienz • Myokardinfarkt • Kardiomyopathie • Lungenödem (bei dekompensierter Herzinsuffizienz)
Gastrointestinale Erkrankungen • Magen- und Duodenalulzera • M. Crohn • Colitis ulcerosa
Endokrine und metabolische Störungen • Hyper- und Hypothyreose • Hypoglykämie • Hyperparathyreoidismus • Karzinoidsyndrom • M. Cushing

8

Tab. 8.3 Besondere Merkmale der Angstsymptomatik bei verschiedenen organischen Grunderkrankungen und bei Substanzabhängigkeit

Grunderkrankung	Besondere Merkmale der Angsterkrankung
Hyperthyreose	Ängstliche Erregung, deren stetige Zunahme auf die Entwicklung einer thyreotoxischen Krise hinweisen kann
Hypertensive Krise bei Phäochromozytom	Starke Angst und Todesfurcht, länger dauernde ängstliche Erregung
Cushing-Syndrom	Ängstlich-depressive Gestimmtheit mit Antriebsstörung und Affektlabilität
Hypoglykämie	Ängstliche Erregung mit innerer Unruhe sowie Konzentrationsschwäche, Sehstörungen, Schwitzen, Tremor und Heißhunger
Angina pectoris, Myokardinfarkt	Starke Angst in Verbindung mit Belastung, in Ruhe oder aus dem Schlaf heraus auftretende Schmerzen im Thoraxbereich oder in angrenzenden Körperpartien
Epilepsie	Angst, sowohl als Anfallsäquivalent als auch im Intervall zwischen den Anfällen; kann mit Wahrnehmungsveränderungen einhergehen (Halluzinationen, Mikropsie, Makropsie, Déjà-vu-Erlebnissen, Derealisation und Depersonalisation); charakteristisch: plötzlicher Beginn, kurze Zeitdauer, abruptes Ende der Symptomatik
Schwindelzustände	Starke Angst; je gerichteter und klarer definierbar die Symptomatik ist, umso eher liegt ein organisch begründeter Schwindel vor; je diffuser und unspezifischer sie sich äußert, umso eher handelt es sich um einen psychogen begründeten Schwindel
Beginnende Entzugssymptomatik	Unspezifische Erregung und Ängstlichkeit; Angst vor quälender Entzugssymptomatik kann zum Therapieabbruch führen
Entzugsdelir	Massive Ängste in Verbindung mit wahnhaftem und halluzinatorischem Erleben, ausgeprägte vegetative Symptomatik

Angst bei schizophrener Erkrankung

Die Angst schizophrener Patienten wird meist nach außen projiziert. Sie kann sich beziehen auf bestimmte Personen, die gesamte Lebensumwelt oder eine Vielzahl anderer tatsächlich vorhandener oder vermeintlicher Objekte, von denen sich der Patient bedroht, verfolgt oder beeinträchtigt fühlt. Unspezifische Ängste und Misstrauen können der eigentlichen schizophrenen Symptomatik lange vorausgehen. Bevor sich die psychotischen Symptome manifestieren, kann eine Wahnstimmung auftreten, die durch eine diffuse, noch nicht im Wahn konkretisierte Angst gekennzeichnet ist und die mit erheblicher psychomotorischer Unruhe und Angespanntheit einhergehen kann.

Akustische Halluzinationen können Angst auslösen, wenn sie den Patienten beschimpfen oder ihn zu Handlungen treiben, die er eigentlich nicht durchführen möchte, z. B. indem sie ihn zum Suizid auffordern. Leibliche Halluzinationen mit dem Eindruck des von außen Gemachten, z. B. bestrahlt oder hypnotisiert zu werden, sowie bizarre körperliche Wahrnehmungen, z. B. im Sinne der Veränderung der Größe und Form von Körperteilen, führen zu Missempfindungen oder Schmerzen, können von Angst begleitet sein und den Patienten veranlassen, zur somatischen Abklärung ärztliche Hilfe in Anspruch zu nehmen. Die Ängste können handlungsleitend sein und bedrohliche, aber auch für den Außenstehenden unverständliche und skurril anmutende Verhaltensweisen bedingen.

Angst bei depressiven Erkrankungen

Im Vordergrund steht die Angst vor dem eigenen Versagen, der eigenen Minderwertigkeit. Die Ängste beziehen sich darauf, den Tag nicht zu bewältigen, Fehler zu begehen und den eigenen oder den Anforderungen anderer Menschen nicht gewachsen zu sein. Bei wahnhafter Realitätsverkennung beziehen sie sich darauf, zu verarmen, sich versündigt oder schwere Schuld auf sich geladen zu haben, oder darauf, dass der Körper seine Funktion nicht mehr erfülle. Die Scham vor der vermeintlich vernichtenden Kritik anderer und die Angst vor der Bedrohung der Existenz aufgrund persönlichen Fehlverhaltens können zur Suizidhandlung führen. Die Ängste können über die gesamte Dauer der Erkrankung persistieren und nehmen erst mit deren Besserung langsam ab.

Angst bei Panikstörung

Es treten plötzliche, unerwartete Ängste oder ausgeprägtes Unwohlsein auf mit der Folge, dass bei dem Patienten schlimmste Befürchtungen auftreten, wie etwa sterben zu müssen, „verrückt" zu werden oder die Kontrolle über sich zu verlieren. Diese anfallsartigen Ängste können begleitet sein von vegetativen Symptomen erheblicher Intensität wie Palpitationen, Tachykardie, Schwindel, Atemnot und thorakaler Beklemmung, Kloßgefühl im Hals, Übelkeit, Stuhldrang, Zittern, Schwitzen, Kribbelparästhesien in Händen und Füßen sowie einem veränderten Erleben des eigenen Körpers oder der Umgebung.

Die Ängste dauern zumeist nicht länger als eine halbe Stunde an, mit einer Variationsbreite von einigen Sekunden bis hin zu wenigen Stunden. Sie können mehrfach am Tag auftreten und den ganzen Tagesablauf bestimmen. Aus Angst vor einem erneuten Angstanfall vermeiden viele Patienten den Ort, an dem die erste Panikattacke aufgetreten ist, oder auch andere Orte oder Situationen, in denen sie einen weiteren Angstanfall befürchten. Die Folge ist oft die Entwicklung einer Phobie.

Angst bei Phobien

Die Ängste treten in erwarteten, vorhersehbaren Situationen auf, z. B. sozialen Situationen (vor anderen zu essen, zu sprechen, zu schreiben), vor bestimmten Objekten (z. B. Spinnen) oder in Situationen, in denen räumliche Wahrnehmungen verändert sind, z. B. in engen oder weiten Räumen oder in großen Höhen.

> Die Angst bezieht sich immer auf bestimmte und bestimmbare Objekte und Situationen. Die Angst ist gerichtet und wird auch als Furcht bezeichnet.

Der Patient kann befürchten, etwas Demütigendes oder Peinliches zu tun, oder er befürchtet einen Angstanfall in bestimmten Situationen. Die angstauslösenden Situationen werden daher vermieden oder nur mit großer Angst ertragen. Das Vermeidungsverhalten kann mit schwerwiegenden sozialen Folgen einhergehen, z. B. sozialem Rückzug und Vereinsamung, Arbeitslosigkeit, Berentung.

Die Angst wird vom Patienten als unsinnig oder übertrieben angesehen, ist aber gleichzeitig oft übermächtig und kann zu Gefühlen der Hilf- und Hoffnungslosigkeit führen mit nachfolgender depressiver Verstimmung.

Angst bei generalisiertem Angstsyndrom

Die Patienten sind ständig besorgt und angstvoll, indem sie etwa befürchten, zu erkranken, einen Unfall zu erleiden oder Opfer krimineller Handlungen zu werden. Ihre Befürchtungen sind vor allem auf sich selbst oder ihre Angehörigen bezogen. Die Sorgen und Ängste führen zu einer gesteigerten psychomotorischen Anspannung, vegetativer Übererregbarkeit, beständigem Grübeln, Bilden von Gedankenketten und Erhöhung der allgemeinen Aufmerksamkeit. Die Ängste und Sorgen bestehen oft bereits seit langer Zeit.

Angst bei Zwangsstörungen

Zwangsgedanken drängen sich dem Betroffenen immer wieder auf, sind typischerweise anhaltend und werden als Ich-fremd und unsinnig erlebt. Beispielsweise wird der Patient auch bei hygienisch unbedenklichen Handlungen den Gedanken nicht los, sich stark verschmutzt zu haben. Bei anderen Patienten löst der Gedanke, eine geliebte Person, z. B. das eigene Baby, verletzen zu müssen, massive Ängste aus.

Zwangshandlungen dienen der Reduktion von Ängsten. Sie müssen immer wieder durchgeführt werden, sind zum Teil ritualisiert und dauern dann viele Stunden an. Die Reinigung des eigenen Körpers, der Kleidung von Angehörigen oder von Gegenständen kann einen großen Teil des Tages in Anspruch nehmen. Andere Patienten müssen beständig ihre Umgebung kontrollieren, bestimmte Gegenstände ordnen und sammeln etc.

Starke Angst tritt auf, wenn der Patient versucht, sich den Zwangsgedanken oder Zwangshandlungen zu widersetzen. In solchen Situationen kommt es zu

Befürchtungen, dass andere Personen oder er selbst von katastrophalen Ereignissen betroffen sein könnten. Häufig ist auch die Befürchtung, „verrückt" zu werden.

Generell erleben sich die Patienten den Zwängen gegenüber als hilflos und ohnmächtig. Die Handlungen zur Reduktion der Angst beeinträchtigen die sozialen Funktionen des Patienten.

Angst bei akuten Belastungsreaktionen

Auf eine starke – meist plötzliche, unerwartete – Belastung, z. B. eine Bedrohung, die Mitteilung einer schwerwiegenden Diagnose oder der Tod eines nahestehenden Menschen, kann eine Angstsymptomatik auftreten mit Unruhe, Schlafstörungen, Tachykardie, Schwitzen, psychomotorischer Anspannung, Verzweiflung, Ärger, Überaktivität oder Rückzug bis hin zu dissoziativen Zuständen und Fugue (➤ Kap. 21). Die Symptome halten nur wenige Stunden bis zu einigen Tagen an und sind vollständig reversibel.

Angst bei posttraumatischer Belastungsstörung

Die Ängste beginnen nach einem plötzlich und unerwartet aufgetretenen außergewöhnlichen Ereignis, z. B. einem lebensbedrohlichen Unfall, Überfall mit Körperverletzung, Vergewaltigung oder Geiselnahme. Die Ängste können unmittelbar nach dem Ereignis auftreten, möglich ist aber auch ein Intervall von Tagen oder Wochen, manchmal Jahren. Typischerweise wird das Erlebnis beständig wiedererinnert (in Bildern, Geräuschen, Gerüchen etc.) und führt zu Angstsymptomen, die denjenigen der Panikattacken, des generalisierten Angstsyndroms oder der Phobien ähnlich sind. Die Patienten zeigen eine anhaltend erhöhte vegetative Anspannung, gesteigerte Schreckhaftigkeit oder Reizbarkeit. Sie schlafen schlecht, haben Albträume – oft mit dem Wiedererleben der Angst während des Traumas – und leiden unter Konzentrationsmängeln und einer Leistungsminderung (➤ Kap. 21).

8.4 Therapeutisches Vorgehen – allgemeine Richtlinien

Neben den Prinzipien allgemeiner Gesprächsführung (➤ Kap. 3) und den Empfehlungen für den Umgang mit den Patienten (s. o.) kommen zur weiterführenden Behandlung prinzipiell psycho- und pharmakotherapeutische Maßnahmen in Betracht.

Psychotherapie

> Bereits die Mitteilung der Diagnose, die Erklärung der Angstphänomene im Rahmen eines somatischen oder psychiatrischen Krankheitsbildes sowie der Hinweis auf weiterführende therapeutische Möglichkeiten können zu einer Reduktion der Ängste beitragen.

Ängste gehen oft einher mit befürchtetem oder realem Kontrollverlust. Dem kann in vielen Fällen bereits durch die Aufklärung über die Erkrankung und allgemeine Verhaltensmaßregeln (z. B. die Regulation des Schlaf-Wach-Rhythmus, körperliche Bewegung oder Vermeidung stimulierender Substanzen betreffend) entgegengewirkt werden. Hilfreich ist es auch, wenn dem Patienten Informationen zu den Möglichkeiten einer weiterführenden Therapie (Adressen von niedergelassenen Psychiatern und Psychotherapeuten, Spezialambulanzen etc.) an die Hand gegeben werden. Auch der Hinweis auf Selbsthilfegruppen kann nützlich sein.

Bei den Psychotherapiemethoden in der Angstbehandlung haben sich in den letzten drei Jahrzehnten insbesondere die kognitiven und verhaltenstherapeutischen Verfahren in vielen Studien als erfolgreich erwiesen. Sie lassen sich sowohl als alleinige Therapieform anwenden wie auch in Kombination mit Psychopharmaka. Problematisch ist jedoch die Verordnung von Benzodiazepinen bei Expositionsübungen im Rahmen einer Verhaltenstherapie, da es unter diesen Bedingungen mutmaßlich zu einer Minderung des therapeutisch erwünschten Lernerfolgs kommt. Über die therapeutenbegleitete Exposition hinaus ist auch die Selbstexposition des Patienten nach entsprechender Anleitung in vielen Fällen erfolgreich und kann seine Autonomie in wünschenswerter Weise fördern. Auch die unspezifische

Wirksamkeit von Ausdauersport kann für Panikstörungen genutzt werden.

Psychopharmakotherapie

Bei der Therapie der primären Angststörungen steht die Psychotherapie im Vordergrund, sofern der Patient dazu motiviert ist und ein geeigneter Therapeut zur Verfügung steht.
Eine Therapie mit Psychopharmaka ist dann anzustreben, wenn diese Voraussetzungen nicht gegeben sind, wenn schnelle Hilfe notwendig ist oder eine Psychotherapie nicht ausreichend wirksam war.
Bei schweren Verlaufsformen erscheint oft die Kombination aus Psychotherapie und Psychopharmakotherapie am aussichtsreichsten.

Bei der psychopharmakologischen Therapie sind die folgenden Hinweise zu beachten.

Die klassischen, am schnellsten wirksamen Anxiolytika sind die **Benzodiazepine.** Bei Patienten mit einer Vorgeschichte von Substanzmissbrauch – wozu Patienten mit Angsterkrankungen neigen – sollten Benzodiazepine aber vermieden werden. Drogen- und medikamentenabhängige Patienten suchen nicht selten ärztliche Notdienste, Notfallambulanzen etc. auf, um sich Benzodiazepine zusätzlich zu anderen Drogen oder als deren Ersatz zu besorgen.

Bei Verdacht auf Substanzabusus sollten keine Benzodiazepine verschrieben werden.

Benzodiazepine sollten bei Angstpatienten nur für kurze Zeiträume, z. B. maximal zwei bis vier Wochen, eingesetzt werden, um Abhängigkeitsentwicklungen zu vermeiden.

Kurze Halbwertszeiten von Anxiolytika können zu Rebound-Phänomenen führen. Daher sind die Tageszeiten der Verschreibung und des Auftretens der Angst sowie die Pharmakokinetik des im Einzelfall verwendeten Präparats zu berücksichtigen.

Bei psychotischen und depressiven Störungen können Benzodiazepine kurzfristig zur Anxiolyse beitragen, ersetzen jedoch nicht die spezifische antipsychotische oder antidepressive Therapie.

Den Antidepressiva, deren Wirksamkeit wissenschaftlich gut gesichert ist und die nicht das Risiko einer Abhängigkeitsentwicklung beinhalten, sollte bei der psychopharmakologischen Behandlung von Angststörungen der Vorrang eingeräumt werden.

Angststörungen, Zwangserkrankungen und posttraumatische Belastungsstörungen sprechen auf **selektive Serotonin-Reuptake-Inhibitoren (SSRI), Serotonin-Noradrenalin-Reuptake-Inhibitoren (SNRI), trizyklische Antidepressiva (TZA)** und **MAO-Hemmer (Monoaminooxidase-Hemmer)** an. Aufgrund des günstigeren Nebenwirkungsprofils gelten die SSRI oder SNRI als Mittel der ersten Wahl.

Angstpatienten reagieren oft sehr empfindlich auf Medikamente oder bewerten aus medizinischer Sicht überwiegend ungefährliche **Begleiteffekte** der medikamentösen Therapie (z. B. anticholinerge Wirkungen von trizyklischen Antidepressiva) als Vorzeichen einer befürchteten erneuten Katastrophe. Unter der Gabe von trizyklischen Antidepressiva und irreversiblen MAO-Hemmern kommt es infolge unerwünschter Arzneimittelwirkungen am häufigsten zu Therapieabbrüchen. SSRI, SNRI und reversible MAO-Hemmer werden im Allgemeinen besser vertragen, unter anderem wegen weitgehend fehlender anticholinerger Nebenwirkungen.

Zu beachten ist auch, dass eine erfolgreiche Psychopharmakotherapie von der **ausreichenden Dosis** und **Dauer** der Medikation abhängig ist. So gelten z. B. 20–40 mg Paroxetin (SSRI) oder 150 mg Clomipramin (TZA) als eine ausreichende Dosis in der Behandlung der Panikstörung, die bei Therapieresistenz in manchen Fällen bis auf 50 bzw. 300 mg erhöht werden kann, wenn eine ausreichende Kontrolle von EKG, Plasmaspiegel, Blutbild- und Leberenzymwerten gewährleistet ist. Die Mindestdauer der Therapie mit einer bestimmten Medikation beträgt vier bis acht Wochen. Um das erneute Auftreten der Symptomatik zu verhindern, kann die Therapie über 1–2 Jahre notwendig sein. Das Absetzen der Medikation muss langsam erfolgen, da bei schneller Reduktion die Rückfallrate erheblich ansteigt und bei manchen Medikamenten Absetzsymptome auftreten können

Stationäre Behandlung

Primäre Angsterkrankungen können in der Regel ambulant behandelt werden. Eine **stationäre Therapie** kommt in erster Linie bei sehr schweren Verläufen infrage sowie bei solchen Patienten, bei denen eine zusätzliche psychische Störung komplizierend aufgetreten ist (z. B. eine depressive Episode bei vorbestehender Angsterkrankung). Bei stärkergradiger Angstsymptomatik, auch im Rahmen anderer Erkrankungen (z. B. Schizophrenie, Depression, hirnorganische Störungen), ist eine stationäre Therapie häufig nicht zu umgehen. Bei diesen Krankheitsbildern muss besonders auf eine mögliche, durch ausgeprägtes Angsterleben mitbedingte Eigen- oder Fremdgefährdung geachtet werden, die gelegentlich sogar eine Aufnahme gegen den Willen des Patienten erforderlich werden lässt (➤ Kap. 6, ➤ Kap. 18, ➤ Kap. 19).

Bei der notwendigen Abwägung im Einzelfall ist auch immer die **Suizidgefahr** im Kontext des Erlebens von Hilflosigkeit gegenüber übermächtigen Ängsten zu beachten. Zum Auftreten von Suizididee-n kann es sowohl bei primären Angststörungen als auch – häufiger – im Rahmen anderer zugrunde liegender Erkrankungen (z. B. Schizophrenie, Depression, hirnorganische Störungen) kommen.

8.5 Therapeutisches Vorgehen – spezielle Aspekte

Therapie der Angst auf organischer Grundlage

Psychotherapie

Hierfür gibt es keine spezifische Form der Psychotherapie. Es gelten die allgemeinen Prinzipien der therapeutischen Gesprächsführung; auf die beim individuellen Patienten vorliegenden Ängste sollte in verständnisvoller und unterstützender Weise eingegangen werden (➤ Kap. 3).

Psychopharmakotherapie

Die Psychopharmakotherapie kann die Therapie der organischen Grunderkrankung auf der symptomatischen Ebene unterstützen.

Bei drogen- oder medikamenteninduzierten Ängsten steht naturgemäß das Absetzen der jeweiligen Substanz an erster Stelle. Bei starker Ausprägung der Angstsymptomatik, z. B. im Rahmen von Entzugssyndromen, können unterschiedliche Psychopharmaka verwendet werden (Einzelheiten dazu in ➤ Kap. 16, ➤ Kap. 17).

Paranoide Ängste auf organischer Grundlage sprechen oft bereits auf niedrige antipsychotische Dosen an, z. B. 1–4 mg/d Haloperidol oder 0,5–2 mg/d Risperidon. Benzodiazepine (z. B. Diazepam 5 mg als Einzeldosis) kommen zwar prinzipiell zur Anxiolyse infrage, können aber auch zu paradoxen Reaktionen führen mit Agitiertheit, Unruhe und Schlafstörungen. Bei organischen Erkrankungen, z. B. bei Demenzen, sind die Kontraindikationen der genannten Pharmaka besonders sorgfältig zu beachten.

Therapie der Angst bei schizophrener Erkrankung

Näheres siehe ➤ Kap. 18.

Psychotherapie

Begleitend zur Psychopharmakotherapie können supportive Therapien, kognitive Verhaltenstherapien, Familientherapie oder Soziotherapie eingesetzt werden.

Psychopharmakotherapie

Antipsychotika sind die Mittel der Wahl. Bei unspezifischen Ängsten wirken sedierende Antipsychotika, z. B. Chlorprothixen 50–100 mg oder 300 bis 600 mg Quetiapin, oft am besten anxiolytisch. Ängste, die aus psychotischem Erleben resultieren, sollten jedoch primär mit hochpotenten Antipsychotika angegangen werden (z. B. Haloperidol 3–10[–15] mg/d oder 2–4[–6] mg/d Risperidon). Initial können auch Benzodiazepine eine Anxiolyse bewirken, wie z. B. Lorazepam bei katatonem Stupor (weitere Ausführungen hierzu in ➤ Kap. 12).

Der Einsatz der genannten Medikamente erfordert immer eine Berücksichtigung der individuellen Voraussetzungen sowie der für die einzelnen Präparate hinsichtlich der Aufdosierung geltenden Richtlinien. Da im Einzelfall gravierende Nebenwirkungen möglich sind, müssen die Patienten in angemessener Form beobachtet werden (➤ Kap. 4, ➤ Kap. 18, ➤ Kap. 29).

Therapie der Angst bei depressiver Erkrankung

Näheres dazu siehe auch ➤ Kap. 9 und ➤ Kap. 19.

Psychotherapie

Supportive Therapie oder – spezifischer – Interpersonelle Psychotherapie, kognitive Verhaltenstherapie oder tiefenpsychologisch orientierte Therapie können die Beschwerden reduzieren. Wenn Ängste im Akutstadium wahnhaft ausgestaltet sind, ist die Einleitung einer spezifischen Psychotherapie verfrüht und erst nach Abklingen der Wahnsymptomatik sinnvoll.

Psychopharmakotherapie

Im Vordergrund sollte die Behandlung mit Antidepressiva in ausreichender Menge (z. B. 40 mg Paroxetin, Venlafaxin 225 mg oder 150 mg/d Amitriptylin) und Dauer (mind. 4–6 Wochen) stehen (➤ Kap. 19). Benzodiazepine können aufgrund ihrer anxiolytischen Wirkung bei akuter Suizidalität sinnvoll eingesetzt werden (➤ Kap. 11).

Therapie der Angst bei primären Angsterkrankungen, Zwangsstörungen und Belastungsreaktionen

Die Therapie der Angst bei diesen Krankheitsbildern wird an dieser Stelle nicht besprochen, in ➤ Kap. 20 und ➤ Kap. 21 wird ausführlich darauf eingegangen.

LITERATUR

Alpers, G., Mühlberger, A., Pauli, P.: Angst – Neuropsychologie. In: Förstl, H., Hautzinger, M., Roth, G. (Hrsg.): Neurobiologie psychischer Störungen, S. 523–544. Springer, Heidelberg 2006.

Angenendt, J., Frommberger, U., Berger, M.: Angststörungen. In: Berger, M. (Hrsg.): Psychische Erkrankungen, 5. Auflage, S. 439–476. Elsevier Urban & Fischer, München 2015.

Bandelow, B., Wiltink, J., Alpers, G. W. et al.: Deutsche S3-Leitlinie Behandlung von Angststörungen. http://www.awmf.org/uploads/tx_szleitlinien/051-028l_S3_Angstst%C3%B6rungen_2014-05_2.pdf (letzter Zugriff: 13.3.2017).

Bandelow, B., Wedekind, D.: Angst – Neurobiologie. In: Förstl, H. M. Hautzinger, Roth, G. (Hrsg.): Neurobiologie psychischer Störungen, S. 483–522. Springer, Heidelberg 2006.

Bassler, M., Leidig, S. (Hrsg.): Psychotherapie der Angsterkrankungen. Thieme, Stuttgart 2005.

Benkert, O., Hippius, H.: Kompendium der Psychiatrischen Pharmakotherapie. 11. Aufl. Springer, Berlin 2017.

Deckert, J.: Angsterkrankungen. In: Arolt, V., Diefenbacher, A. (Hrsg.): Psychiatrie in der klinischen Medizin, S. 410–437. Steinkopff, Darmstadt 2004.

Frommberger, U.: Angst und Psychose – Differentialdiagnose von schweren psychischen Erkrankungen und Angststörungen. In: Bassler, M., Leidig, S. (Hrsg.): Psychotherapie der Angsterkrankungen, S. 171–181. Thieme, Stuttgart 2005.

Marks, I.: Ängste verstehen und bewältigen. Springer, Berlin 1993.

Wittchen, H.-U., Bullinger-Naber, M., Hand, I. et al.: Was Sie schon immer über Angst wissen wollten. Karger, Basel 1993.

KAPITEL

9 Depressive Syndrome

Martin Hambrecht

Fallbeispiel

Nachbarn beobachten, wie ein 42-jähriger Mann über Stunden ratlos vor seinem Haus steht. Trotz kühler Witterung ist er sehr dünn bekleidet. Auf Ansprache bringt er nur wenige Worte stockend heraus: „Ja, eigentlich nein. Lieber nicht. Ich wollte …" Man ruft den Notarzt, der den leicht unterkühlten, körperlich aber offensichtlich gesunden Mann in die Notaufnahme bringt. Die Ehefrau kommt direkt vom Arbeitsplatz in die Klinik und berichtet, dass ihr Mann seit einigen Wochen zunehmend zurückgezogen und grüblerisch gewesen sei. Nach 1 mg Lorazepam berichtet dieser noch immer zögerlich, mit vielen Pausen und sich ständig korrigierend, dass er eigentlich einkaufen gehen wollte, aber nicht losgekommen sei. Er habe sich nicht entscheiden können, sei einfach nicht weitergekommen: „Es geht einfach nichts mehr. Ich wäre besser tot."

Die weitere Vorgeschichte ergibt, dass der selbstständige Architekt in den letzten Jahren überwiegend als Hausmann die beiden Töchter versorgt und kleine Aufträge bearbeitet habe. Die Ehefrau verdiene gut. Wie sich auch im Folgenden zeigt, ist die Ehe harmonisch. Vor zwei und vor fünf Jahren habe er ähnliche Krisen erlebt, in denen er mehrere Wochen ratlos, antriebslos, entscheidungsschwach und depressiv verstimmt gewesen sei, jedoch nie suizidal. Der Hausarzt habe ihm einmal ein „leichtes Antidepressivum" verschrieben. Sein Vater habe sich nach wiederholten schweren Depressionen vor 20 Jahren erhängt.

Der absprachefähig wirkende Patient wird wegen der latenten Suizidalität auf eine offen geführte Station aufgenommen. Als Akuttherapie wird Lorazepam (3 × 0,5 mg), als Antidepressivum ein antriebsneutraler SSRI angeordnet (Sertralin 50 mg). Psychotisches Erleben ist nicht zu eruieren und ein Antipsychotikum deshalb nicht indiziert. Wegen der gravierenden Familienanamnese, der Rezidivneigung und der latenten Suizidalität erfolgt eine Einstellung auf Lithium. Nach vier Wochen wird der Patient voll remittiert entlassen, nach einigen Monaten das Antidepressivum komplikationslos ausgeschlichen und seither Lithiumacetat bei guter Verträglichkeit erfolgreich als Monotherapie fortgeführt.

9.1 Krankheitsbild

Definiert werden depressive Syndrome durch ihre affektive Symptomatik, zu der fast immer Symptome des Antriebs, der Psychomotorik, des Wollens und Denkens sowie häufig auch körperliche Beschwerden hinzukommen.

Das Risiko, mindestens einmal im Leben an einer depressiven Episode im engeren Sinne („major depression") zu erkranken, wird auf bis 35 % geschätzt (Andrews et al. 2005, DGPPN 2015), wobei Frauen ein doppelt so hohes Erkrankungsrisiko tragen wie Männer. Depressive Syndrome sind jedoch unspezifisch und treten nicht nur bei den eigentlichen affektiven Störungen, sondern auch bei vielen anderen psychiatrischen Krankheitsbildern als Begleitsymptomatik auf.

Depressive Verstimmungen beginnen oft schleichend, verlaufen häufig blande und teilweise mono- oder oligosymptomatisch, z. B. nur mit Schlaf- oder Antriebsstörungen. Diese Zustände werden dann oft vom Betroffenen selbst, seiner Familie oder dem primär konsultierten Arzt nicht als depressives Syndrom erkannt. Typischerweise gilt dies für die somatisierte Depression, bei der körperliche Beschwerden

(z. B. Schmerzen, gastrointestinale Beschwerden) ganz im Vordergrund stehen, während die depressive Verstimmung eher gering ausgeprägt ist und sich hinter den Körpersymptomen zu verbergen scheint.

Zum Notfall werden depressive Syndrome bei plötzlichem Beginn oder durch die Schwere ihrer Symptomatik. Akuter Handlungsbedarf besteht vor allem bei Selbstgefährdung durch Suizidalität, durch erhebliche Selbstvernachlässigung, wahnbestimmtes Verhalten und bei sehr starker Angst.

Gefühle

Gedrückte Stimmung ist das Leitsymptom depressiver Syndrome. Die Patienten beschreiben ihre Gemütslage als niedergeschlagen, traurig, verzweifelt, schwermütig oder hoffnungslos. Das Selbstwerterleben ist von Gefühlen der Insuffizienz, Scham oder Schuld geprägt. Mitunter können die Patienten überhaupt kein Gefühl mehr aufbringen („Gefühl der Gefühllosigkeit"), fühlen sich leer, versteinert und beklagen, nicht mehr weinen zu können. Die Fähigkeit, mit anderen Menschen gefühlsmäßig mitzuschwingen und emotional adäquat zu reagieren, geht verloren.

In zwei Drittel der Fälle gehen depressive Verstimmungen mit Ängsten einher, die meist eher diffus und generalisiert, gelegentlich aber auch in Form von Panikattacken oder situativ gebunden auftreten können.

Psychomotorik, Antrieb und Motivation

Die gedrückte Stimmung findet ihren Ausdruck in Mimik und Gestik (trauriger Gesichtsausdruck, Weinen etc.), kann aber auch zu einem Verlust affektiver Ausdrucksbewegungen führen (Affektstarre). Störungen von Antrieb und Psychomotorik gehören typischerweise zu depressiven Verstimmungen, wobei entweder eine Verminderung bzw. Hemmung des Antriebs bis hin zum Stupor (➤ Kap. 12) oder eine Antriebssteigerung mit ausgeprägter psychomotorischer Unruhe beobachtet wird, bei der die Patienten keine Ruhe finden, nicht sitzen bleiben können und rastlos umherlaufen (gehemmt-depressives vs. agitiert-depressives Syndrom).

Neben der gedrückten Stimmung und den Antriebsstörungen zählen der Verlust von Interessen und die Unfähigkeit, Freude zu empfinden, zu den Kardinalsymptomen der Depression. Die Patienten werden auch jenen Lebensinhalten gegenüber gleichgültig, die ihnen sonst viel bedeuten (Familie, Beruf, Freunde, Hobbys usw.), sie verhalten sich passiv oder auch aktiv vermeidend.

Denken

Konzentration, Aufmerksamkeit, Merkfähigkeit und Gedächtnisleistungen können in einer Depression bis hin zum Schweregrad einer sogenannten „Pseudodemenz" vermindert sein. Der formale Gedankengang ist fast immer durch Grübeln gekennzeichnet; die Gedanken drehen sich ständig im Kreis. Andere Patienten weisen Gedankenleere und Denkhemmung bis hin zur Denkunfähigkeit auf und sind selbst von kleinsten Entscheidungen, z. B. beim Anziehen am Morgen, überfordert.

Inhaltlich wird das Denken von negativen Inhalten und Erwartungen bezüglich der eigenen Person, der Familie und Umwelt, Vergangenheit, Gegenwart und Zukunft beherrscht, was sich in Selbstzweifeln, Selbstvorwürfen und pessimistischen Zukunftserwartungen bis hin zu lebensmüden Gedanken äußert. Sieht der Patient selbst die Unsinnigkeit dieser negativen Gedanken ein, ohne sich davon freimachen zu können, handelt es sich um Zwangsgedanken. Wenn er an objektiv falschen Gedanken, Überzeugungen oder Wahrnehmungen unkorrigierbar festhält, handelt es sich um einen Wahn (s. u.).

Körperliche Symptome

Depressive Patienten fühlen sich meist kraftlos, körperlich schlapp und leicht ermüdbar. Sie wirken vorgealtert und leiden fast immer unter Schlafstörungen, wobei Insomnie und oberflächlicher, zerhackter Schlaf häufiger sind als Hypersomnie. Als typische „Vitalsymptome" einer Depression gelten frühmorgendliches Erwachen (zwei und mehr Stunden vor der üblichen Zeit), morgendliches Stimmungstief,

Appetitlosigkeit, Gewichtsabnahme und Verlust von sexuellem Interesse. Körperliche Missempfindungen, Druckgefühle und Schmerzen betreffen meist den Kopf, die Brust mit der Herzregion, den Rücken und die Glieder. Auch Globusgefühle im Hals, Engegefühle im Thorax oder unbestimmter Druck im Abdomen werden beklagt.

Suizidalität

Näheres siehe auch ➤ Kap. 2 und ➤ Kap. 11.

Es gibt kaum einen depressiven Patienten, dem lebensverneinende Tendenzen völlig fremd wären. Diese können sich äußern in Todesfantasien, lebensmüden Gedanken, passiven Todeswünschen, Suizidabsichten, autoaggressiven Handlungen ohne Selbsttötungsabsicht, aber auch aktiven Suizidhandlungen.

Die kritischsten Zeiten sind für Suizidversuche meist der ab- und der aufsteigende Schenkel der Depression, wenn die Stimmung einerseits gedrückt, der Antrieb aber normal oder gar gesteigert sein kann.

Allerdings wird Suizidgefährdung nicht nur bei schweren depressiven Verstimmungen beobachtet. Sie kann durchaus auch bestehen bei Patienten, die nur mäßig bedrückt wirken. Dieses kann beispielsweise der Fall sein bei Patienten mit Suchterkrankungen oder Schizophrenie, etwa dann, wenn sie in bestimmten Phasen ihrer Erkrankung in negativer Weise über ihr Leben bilanziert haben.

Depressive Syndrome können in eine suizidale Einengung münden, die Interessen, Wünsche, Gefühle, Wertvorstellungen und soziale Kontakte betrifft. Aggressivität ist ebenfalls ein Zeichen für Suizidgefährdung – mit der Einengung wird sie schließlich gegen sich selbst gewandt.

> Die Ankündigung eines Suizids ist immer ernst zu nehmen. Suizidversuche in der Vorgeschichte und in der Verwandtschaft sprechen für ein erhöhtes Risiko.

Wahn

Als wahnhaft wird das unkorrigierbare Festhalten an objektiv falschen Überzeugungen bezeichnet. Depressive Wahninhalte sind in der Regel von ihrem Inhalt her kongruent mit der depressiven Grundstimmung (synthym) und betreffen typischerweise die Gesundheit (hypochondrischer Wahn), die finanzielle Situation (Verarmungswahn), angebliches oder tatsächliches, aber objektiv geringes Fehlverhalten (Schuldwahn), oder sie stellen die eigene Existenz grundsätzlich infrage (nihilistischer Wahn).

Können weder logische Argumente noch widersprechende Erfahrungen den Wahn beeinflussen oder korrigieren, dann besteht Wahngewissheit. Der Patient ist subjektiv z. B. fest davon überzeugt, völlig verarmt, unheilbar krank oder der schrecklichsten Verbrechen schuldig zu sein. Dafür werde er verfolgt (paranoider Wahn) und habe eine furchtbare Strafe zu erwarten. Im Beziehungswahn bezieht er zufällige Ereignisse auf sich (Beispiel: Schwarze Pkw künden vom nahenden Tod).

> Wahnhafte Depressionen verlaufen meist schwerer als andere Depressionsformen und führen häufiger zu Stupor und zu Suizidgefährdung, z. B. aus der Motivation zur Selbstbestrafung heraus oder um der erwarteten Strafe zuvorzukommen.

Halluzinationen

Bei depressiven Syndromen sind Trugwahrnehmungen eher selten und werden vom Betroffenen häufig auch als irreal erkannt, was man als „Pseudohalluzinationen" bezeichnet. Gesehen werden z. B. Schattengestalten von Tod oder Teufel. Allerdings kommen auch echte Halluzinationen vor: Gehört werden diffamierende oder anklagende Stimmen, gerochen wird Leichen- oder Aasgeruch, der unter Umständen vom eigenen Körper auszugehen scheint.

Bedrohliche Selbstvernachlässigung

Durch ausgeprägte Entschlusslosigkeit, Planungsunfähigkeit, körperliche Erschöpfung, mangelnden Antrieb bis hin zum Stupor (➤ Kap. 12), durch wahnhaft oder von Todeswünschen motivierte Nahrungsverweigerung kann es beim depressiven Patienten zu einer Vernachlässigung von Ernährung,

Bekleidung, Hygiene und Gesundheitsfürsorge kommen. Zumal ältere Patienten geraten dann durch Exsikkose, Kachexie, Unterkühlung, unbehandelte körperliche Erkrankungen (kardiale Erkrankungen, Diabetes etc.) leicht in einen Zustand der vitalen Gefährdung.

9.2 Umgang mit dem Patienten

Depressive Patienten sind in der Regel dankbar für Zuwendung, wollen sich mitteilen und sind im Gespräch leicht zugänglich. Ausnahmen bilden Patienten mit ausgeprägten Schuld- und Schamgefühlen, Patienten mit starken Antriebsstörungen und wahnhafte Patienten, denen es schwerfällt, sich auf Kontakt einzulassen. Hier sind besonderes Taktgefühl, Behutsamkeit und Geduld erforderlich. Zwar müssen auch und gerade die emotional belastenden Themen angesprochen werden, dies sollte jedoch vorsichtig und ohne moralische Bewertung geschehen.

Depressive Patienten sollen sich mit ihren Sorgen ernst genommen fühlen, auch wenn diese noch so irreal erscheinen.

Es ist wichtig, Verständnis für das persönliche Erleben der Patienten zu äußern, ihnen aber auch deutlich zu machen, dass man ihre subjektive Sicht mit ihren negativen, pessimistischen, manchmal wahnhaften Gedanken nicht teilt. Das Gespräch sollte verbal und nonverbal Gelassenheit und nüchterne Zuversicht vermitteln. Der Untersucher sollte Ruhe und Verlässlichkeit ausstrahlen und sich ausreichend Zeit für das Gespräch nehmen können. Ist in der ambulanten Sprechstunde zu wenig Zeit oder Ruhe, dann sollte möglichst kurzfristig ein ausreichend langer Sondertermin festgelegt werden.

Dennoch sollte dem Patienten auch deutlich werden, dass sein Gesprächspartner seine Bedürfnisse nur im Rahmen der therapeutischen Beziehung erfüllen kann und alle anderen Wünsche aktives eigenes Handeln im realen Lebensbezug erfordern.

Zur Konfrontation mit der Realität gehört auch, die zeitlichen und situativen Grenzen des Gesprächs nicht auszublenden. Auch bei sehr zuwendungsbedürftigen Patienten sind stundenlange Gespräche weder sinnvoll noch möglich.

Der Untersucher wird das Gespräch in der Regel gegen Ende zunehmend aktiver strukturieren. Mit dem Patienten sollten dann das weitere Prozedere und gegebenenfalls der nächste persönliche Kontakt vereinbart werden, damit sich eine Zukunftsperspektive eröffnet.

9.3 Diagnostisches Vorgehen

Probleme der Diagnosefindung

Depressive Störungen werden leichter übersehen als andere psychische Erkrankungen. Die Hälfte aller depressiv Erkrankten geht nicht zum Arzt oder Therapeuten. Die Hälfte aller depressiv Erkrankten, die zum Hausarzt kommen, wird dort nicht als depressiv diagnostiziert. Hierzu trägt eine Vielzahl von Gründen bei (➤ Tab. 9.1). Die Grenzen zu „normaler" Trauer nach gravierenden Verlusten, zu ande-

Tab. 9.1 Ursachen für mangelhafte Diagnostik und Behandlung depressiver Störungen (modifiziert nach Arolt und Rothermundt 2004)

Ursachen aufseiten der Patienten und Angehörigen: • (krankheitsbedingte) Unfähigkeit, Symptome wahrzunehmen, zu benennen oder zu berichten • (krankheitsbedingte) Hoffnungslosigkeit • Fixierung auf körperliche Beschwerden • gering ausgeprägte Symptomatik • (krankheitsbedingter) Mangel an Vertrauen in Behandler • Angst vor Psychiatrie/Psychiater
Ursachen aufseiten der Untersucher/Behandler: • Mangel an Fachkenntnissen • Zeitdruck, Ungeduld • dominante Gesprächsführung, fehlendes Einfühlungsvermögen • Überzeugung, Depression sei „natürliche" Reaktion auf Lebensereignisse • Angst, Patienten durch Kontakt mit Psychiatrie/Psychotherapie zu stigmatisieren • Überschätzung von Nebenwirkungen antidepressiver Medikation

ren Erlebnisreaktionen oder zu Befindlichkeitsstörungen ohne Krankheitswert sind unscharf. Es hängt sehr von den Einstellungen des Betroffenen, seiner Angehörigen, dem gesellschaftlichen Umfeld und mitunter auch von den persönlichen Maßstäben des Untersuchers ab, ob Niedergeschlagenheit, Stimmungsschwankungen oder Körpersymptome der Krankheit „Depression" zugeschrieben werden. Es gilt aber immer noch die Regel: Auch wenn ein nachvollziehbarer Grund für depressive Symptome vorliegt, muss man eine Depression diagnostizieren, wenn die Kriterien dafür erfüllt sind.

Anamnese

Mit Fragen nach dem Grund der Vorstellung, nach dem momentanen Befinden sowie den Beschwerden in den letzten Tagen und Wochen verschafft man sich nicht nur einen ersten Eindruck von der aktuellen Situation, sondern macht dem Patienten auch ein Beziehungsangebot. Der Interviewer stellt sich als jemand vor, der am Patienten als Person interessiert ist und an seiner Situation Anteil nimmt. Das Untersuchungsgespräch dient nicht nur dem Gewinn von Informationen, sondern besitzt für den Patienten auch eine wichtige entlastende Funktion.

Kathartisch kann er (vielleicht erstmals) seine Gefühle und Gedanken gegenüber jemandem äußern, der sich ihm dafür ganz zur Verfügung stellt, der auch die subjektiv schwerwiegendsten Sorgen aushält und die nüchterne Gewissheit vermittelt, dass die Welt davon nicht untergeht.

Über die aktuelle Situation einschließlich möglicher Auslöser, erfolgloser Behandlungsversuche usw. hinaus sollte sich die Exploration dann folgenden Punkten zuwenden:

- Frühere depressive Episoden (gibt es Gemeinsamkeiten?)
- Prodrome
- Belastende Lebenssituationen (z. B. akute oder chronische Konflikte in Partnerschaft, Familie und Beruf)
- Körperliche Erkrankungen
- Aktuell eingenommene Medikamente
- Weitere Belastungsfaktoren (wie Substanzmissbrauch, familiäre Risiken für Depression und Suizid)
- Persönlichkeit des Patienten mit ihren individuellen Besonderheiten, z. B. im Umgang mit Krisen

Schließlich muss auch deutlich werden, welche Ressourcen der Patient und sein Umfeld für die Bewältigung der aktuellen Krise besitzen und welche Entlastungsmöglichkeiten (Krankschreibung, Obhut eines zuverlässigen Angehörigen oder Freundes etc.) infrage kommen.

Befand sich der Patient wegen depressiver oder anderer psychischer Symptome bereits andernorts in Behandlung, sollte man versuchen, von dort Informationen einzuholen.

Befund

Der größte Teil des psychopathologischen Befundes ergibt sich bei depressiven Patienten meist schon aus den vorgebrachten Beschwerden, wobei Umfang und Schweregrad allerdings durch gezieltes Nachfragen und eventuell durch die Fremdanamnese spezifiziert werden müssen. Besonders zu explorieren sind außerdem immer körperliche Symptome, kognitive und mnestische Defizite sowie produktiv-psychotische Symptomatik.

> Suizidalität muss bei jedem depressiven Menschen direkt angesprochen werden. Als Einstiegsfrage empfiehlt sich: „Hatten Sie in letzter Zeit lebensmüde Gedanken?"

Der internistisch-neurologische Status, ergänzt durch technische Zusatzuntersuchungen (Labor, EKG, bildgebende Verfahren etc.), über deren Umfang individuell zu entscheiden ist, dient dem Ausschluss körperlicher Erkrankungen. In der Akutsituation steht die Einschätzung der akuten Gefährdung jedoch vor differenzialdiagnostischen Überlegungen.

Bei depressiven Syndromen ist vor allem Klarheit über die Suizidalität, über einen evtl. handlungsbestimmenden Wahn und über eine mögliche körperliche Gefährdung durch Selbstvernachlässigung und fehlende Selbstverantwortlichkeit erforderlich. Der Patient muss so lange überwacht werden, bis diese Risiken ausgeschlossen sind.

Fluktuationen im psychopathologischen Bild können Hinweise auf ursächliche Einflüsse und auf den Schweregrad des Syndroms geben, sodass neben der psychopathologischen Momentaufnahme im Querschnitt eine Verlaufsbeobachtung des Patienten im Längsschnitt wichtige diagnostische Informationen liefert:

- Ist die Symptomatik situations- oder interaktionsabhängig?
- Stehen dem Patienten Variationsmöglichkeiten im emotionalen Ausdruck und in der sozialen Interaktion zur Verfügung?
- Sind die anamnestischen Angaben valide?
- Spricht das Krankheitsbild auf therapeutische Interventionen an?
- Wie geht die Familie mit dem Patienten um und wie der Patient mit seiner Familie?

9.4 Differenzialdiagnose und Ätiologie

Syndromale Differenzialdiagnose

Gehemmt-depressive Syndrome haben mit einer Reihe von Krankheitsbildern die psychomotorische Hemmung bzw. Minderung der psychomotorischen Aktivität gemein (Stupor nichtdepressiver Genese, akinetisch-rigides Parkinson-Syndrom, dysphorische Zustände bei Intoxikationen, katatone Schizophrenie, Negativsymptomatik bei Schizophrenie, Antriebsstörungen anderer Ursache). Diesen Syndromen fehlen in der Regel jedoch im Querschnitt die affektive Thematik und in der Anamnese typische Angaben über die Entwicklung der Episode. Neben dem zeitlichen Ablauf dient auch die Beurteilung der relativen Schwere der einzelnen Symptome zueinander der Differenzierung dieser Zustände.

Agitiert-depressive Syndrome müssen von Angst-, Erregungs- und Verwirrtheitszuständen, von dysphorisch-manischen Zuständen und von produktiv-psychotischen Syndromen differenziert werden. Ohne anamnestische Angaben (häufig durch die Fremdanamnese) ist dies in der Akutsituation mitunter schwierig. Häufig wird Depressivität erst nach beruhigendem Zureden und gegebenenfalls Sedierung des Patienten deutlich.

Wahnhafte depressive Zustände, insbesondere mit paranoiden Wahninhalten und Halluzinationen, sind in der Akutsituation ebenfalls nicht immer von anderen psychotischen Syndromen zu unterscheiden, insbesondere wenn diese zugleich depressive Symptome aufweisen (z. B. reaktive Depression bei sensitivem Beziehungswahn). Zur Differenzierung dienen neben der Anamnese des Frühverlaufs, vor allem zur Abfolge der Symptome, auch hier die Beurteilung des relativen Schweregrades der Einzelsymptome zueinander und die Beobachtung des weiteren Verlaufs, eventuell unter Therapie.

Nosologische Differenzialdiagnose

Depressive Symptome kommen nahezu bei allen psychiatrischen Krankheitsbildern und bei vielen körperlichen Erkrankungen zumindest als Begleitsymptome vor. Zudem wirkt „Depressivität“ als Persönlichkeitsmerkmal gestaltend bei vielen Erkrankungen mit und hat Einfluss auf das Bewältigungsverhalten („coping“) im Rahmen der Reaktion eines Menschen auf eine Erkrankung. Die folgende Übersicht beinhaltet deshalb nur psychische Störungen, bei denen depressive Symptomatik eine relativ wichtige Rolle spielt. Die Gliederung orientiert sich an der International Classification of Diseases, 10. Fassung (ICD-10).

Organische depressive Störungen

Nach ICD-10 werden hier depressive Syndrome zusammengefasst, deren Ursache eine Schädigung oder Funktionsstörung des Gehirns oder eine extrazerebrale Erkrankung ist (Arolt und Rothermund 2004). Zahllose körperliche Erkrankungen und Medikamente werden mit depressiven Symptomen in Verbindung gebracht (> Kap. 19, > Tab. 19.2 und 19.3). In Anbetracht der Tatsache, dass es sich dabei um sehr unterschiedliche Erkrankungen handelt, die zum Teil gegensinnige pathophysiologische Prozesse aufweisen, sei daran erinnert, dass die Zusammenhänge zwischen organischen Erkrankungen einerseits und bestimmten psychopathologischen Syndromen andererseits unspezifischer Natur sind (> Kap. 15).

An ein organisch verursachtes depressives Syndrom ist vor allem bei atypischen Symptomenkonstellationen zu denken (z. B. depressive Verstimmung in Verbindung mit neurologischen Symptomen oder einer ausgeprägteren kognitiven Beeinträchtigung).

Für einen Kausalzusammenhang spricht eine klare zeitliche Abfolge: Die depressive Verstimmung folgt in aller Regel der angenommenen körperlichen Schädigung. Sie darf nicht mit der emotionalen Reaktion auf das Wissen um eine bestehende Erkrankung oder auf deren Symptome verwechselt werden. Auch an eine zufällige Komorbidität von psychischer und körperlicher Störung ohne kausale Beziehung ist zu denken, da depressive Syndrome relativ verbreitet sind.

Wann immer möglich, sollten organisch verursachte Depressionen kausal behandelt werden, indem die körperliche Grunderkrankung angegangen wird.

Eine zusätzliche symptomatische antidepressive Therapie ist oft sinnvoll, sollte aber die Nebenwirkungen und Kontraindikationen besonders sorgfältig berücksichtigen. Medikamente mit potenziell depressiogener Wirkung sollten – je nach Dringlichkeit ihrer Indikation – abgesetzt oder durch andere Präparate ersetzt werden, bei denen derartige Nebenwirkungen weniger wahrscheinlich sind.

Depressive Störungen bei Sucht und Substanzmissbrauch

Depressivität und Abhängigkeit bzw. Missbrauch von Alkohol, illegalen Drogen oder Medikamenten sind häufig assoziiert. Deshalb ist bei jedem depressiven Patienten sorgfältig nach der Einnahme psychotroper Substanzen zu forschen.

Nicht immer lässt sich zweifelsfrei entscheiden, welches die Grunderkrankung war und welche Störung sekundär als Reaktion hierzu auftrat: Einerseits greifen Patienten mit einer depressiven Störung zu psychotropen Substanzen, um dadurch ihre Symptome im Sinne eines inadäquaten Bewältigungsversuchs zu lindern. Andererseits führt der Konsum von Alkohol, Cannabis, Kokain, Amphetaminen, Tranquilizern und ähnlichen Substanzen entweder akut während einer Intoxikation, unmittelbar im Anschluss (im Entzug) oder durch die psychosozialen Folgen im weiteren Verlauf zu dysphorisch-gedrückter Stimmung, Antriebsstörungen, Interessenverlust, Schlafstörungen usw. bis hin zu Suizidalität. Bei vielen Substanzen kann chronischer Missbrauch schließlich eine (häufig depressiv geprägte) organische Wesensänderung bewirken. Unter strikter Abstinenz werden die kausalen Zusammenhänge in der Regel deutlicher.

Lassen sich klare zeitliche und situative Beziehungen zwischen Substanzmissbrauch/-abhängigkeit und Depressivität ziehen, dann steht entweder die Suchtbehandlung oder die Depressionsbehandlung im Vordergrund.

Primäre Suchterkrankungen können flankierend antidepressiv behandelt werden, was die Auseinandersetzung mit der Suchtproblematik aber nicht erspart. Primäre depressive Störungen erfordern neben der Abstinenz in erster Linie eine antidepressive Behandlung.

Depressive Syndrome bei schizophrenen Störungen

Bestehen bei einem Patienten sowohl depressive als auch schizophrene Symptome, kommen drei Konstellationen in Betracht:

- Depressive Symptome (v. a. Antriebsverlust, Anhedonie) treten bei ca. 80 % der Patienten mit Schizophrenie bereits vor der Erstaufnahme als Prodromal- oder unspezifische Begleitsymptomatik auf. Auch schizophrene Residuen sind häufig depressiv geprägt. Dabei können sich depressive Symptome mit den sogenannten Negativsymptomen der Schizophrenie (Anhedonie, Antriebsverlust, Denkhemmung etc.) überlappen. Neben psychotherapeutischen und psychosozialen Interventionen sind hier „atypische" Antipsychotika einzusetzen, die meist günstiger auf Antrieb, Stimmung und kognitive Fähigkeiten wirken als klassische Antipsychotika. Auch kann eine antidepressive Begleitmedikation erwogen werden.
- Nach Remission der akuten Psychose zeigen viele Patienten eine depressive Reaktion. Diese **postschizophrene Depression,** deren Ausmaß von leichten passageren Verstimmungen bis hin zu ausgeprägter Suizidalität (sog. Bilanzsuizid) reichen kann, wird durch hohe Erwartungen des Patienten an sich selbst, durch ein forderndes Umfeld und durch die Konfrontation mit den krank-

heitsbedingten Defiziten, etwa im Rahmen einer forcierten Rehabilitation, gefördert. Etwa jeder zehnte Schizophreniekranke suizidiert sich. Daran haben bilanzierende Suizide den höchsten Anteil. Hier steht die psychotherapeutische, psychoedukative und sozialpsychiatrische Unterstützung des Patienten in seiner Krankheitsbewältigung im Vordergrund. Neben der Veränderung negativer innerer Einstellungen und Erwartungen ist die Suche nach einem geeigneten Umfeld und passenden sozialen und beruflichen Anforderungen wichtig. Eine medikamentöse Umstellung auf atypische Antipsychotika kann ebenso helfen wie die Gabe nicht-sedierender Antidepressiva.

- Um eine **schizoaffektive Psychose vom schizodepressiven Typus** zu diagnostizieren, müssen depressive und schizophrene Symptome gleichzeitig in einem Ausmaß vorliegen, das jeweils die Diagnose beider Einzelstörungen rechtfertigen würde. Die Akutbehandlung erfolgt in erster Linie antipsychotisch mit hochpotenten und bei starker Unruhe auch niederpotenten Antipsychotika. Benzodiazepine (z. B. Lorazepam, Diazepam) können aufgrund ihrer angstlösenden und sedierenden Wirkung die Akutsituation wirksam entspannen. Im weiteren Behandlungsverlauf werden Antidepressiva hinzugegeben und schließlich eine Phasenprophylaxe (z. B. mit Carbamazepin, Valproat oder Lithium) eingeleitet. Auf Suizidalität und wahnbestimmtes Verhalten ist sorgfältig zu achten.

Wahnhafte Depressionen sind dann relativ leicht von depressiv gefärbten schizophrenen Störungen zu unterscheiden, wenn – wie oben beschrieben – Wahnsymptome oder Halluzinationen synthym (stimmungskongruent) sind, sich der Wahn also beispielsweise auf typisch depressive Inhalte wie Schuld, Verarmung, Krankheit etc. bezieht. Verknüpft mit der Schuldthematik kann dabei auch ein Verfolgungswahn auftreten („Weil ich so schlecht bin, will man mir ans Leben."). Ich-Störungen sind bei wahnhafter Depression typischerweise ebenfalls mit diesen Wahninhalten verbunden oder betreffen die Negation der eigenen Existenz (nihilistischer Wahn). Schwierig wird die Differenzierung zwischen primärer Depression und primärer Schizophrenie, wenn einerseits stimmungsinkongruente Wahninhalte exploriert werden können, andererseits aber keine eindeutigen schizophrenen Erstrangsymptome vorliegen. Allerdings wird man in beiden Fällen sowohl mit Antipsychotika als auch mit Antidepressiva behandeln.

Affektive Störungen

Eine „depressive Episode" (nach DSM-5: „major depression") kann erstmalig auftreten oder im Rahmen einer rezidivierenden depressiven Störung bzw. einer bipolaren affektiven Störung im Wechsel mit manischen Episoden vorkommen. Psychopathologie, Ursachen, Behandlung und Verlauf werden ausführlich in ➤ Kap. 19 beschrieben.

Wichtige Kriterien der Unterscheidung gegenüber depressiven Anpassungsstörungen und gegenüber der Dysthymie sind die Abgrenzbarkeit der Erkrankungsphasen, die Dauer der Symptomatik und – häufiger auch – das Fehlen bzw. die relativ geringe Schwere auslösender Ereignisse. Je nach Art und Anzahl depressiver Symptome wird eine leichte, mittelgradige oder schwere depressive Episode diagnostiziert, gegebenenfalls mit somatischen oder psychotischen Symptomen.

Die Unterscheidung einer „endogenen" von einer „neurotischen" Depression ist heute nicht mehr üblich. Allerdings haben im Einzelfall „endogene" (also eher konstitutionell-biologische) und „neurotische" (d. h. biografisch-lerngeschichtliche) Faktoren unterschiedliches Gewicht. Außerdem können reaktive Momente hineinspielen, wenn die Depression z. B. durch belastende Lebensereignisse ausgelöst oder aufrechterhalten wird. Bei vielen Depressionen findet sich eine Häufung schwerer Lebensereignisse (Verlust, Bedrohung, Erniedrigung) in den letzten zwölf Monaten vor Krankheitsbeginn. Für eine starke endogene Komponente sprechen dagegen eine familiäre Belastung, anamnestisch bekannte manische Phasen, ein akuter Beginn der Depression (aus heiterem Himmel ohne erkennbaren Auslöser), Wahn, Stupor oder andere schwere Symptome sowie Tagesschwankungen und Früherwachen als Anzeichen einer gestörten zirkadianen Rhythmik. Die stark biografisch geprägte „neurotische Depression" ist in der aktuellen Nomenklatur mit der Dysthymie vergleichbar (s. u.).

Die Therapieplanung sollte bei depressiven Episoden gleichermaßen psycho-, sozio- und pharmakotherapeutische Methoden beinhalten. Kriterien für das relative Gewicht dieser drei Bereiche sind neben der Schwere und Akuität der Symptomatik (mit/ohne psychotische Symptome) auch Persönlichkeitsmerkmale und Therapieerwartungen des Patienten und seiner Familie.

Depressive Reaktionen und Anpassungsstörungen

Hier handelt es sich um eine depressive Symptomatik als Antwort auf psychosozialen Stress, und zwar innerhalb eines Zeitraums von drei Monaten nach Beginn des belastenden Ereignisses. Anpassungsstörungen sind sicher die häufigste Ursache depressiver Symptomatik mit einem breiten Spektrum an Schweregraden von passageren, symptomarmen und normalpsychologisch gut nachvollziehbaren depressiven Befindlichkeitsstörungen bis hin zu psychopathologisch deutlich auffälligen, lange anhaltenden, möglicherweise chronifizierenden abnormen Erlebnisreaktionen, die auch mit Suizidalität verbunden sein können. Für die diagnostische Beurteilung ist das psychopathologische Bild ins Verhältnis zur Schwere des auslösenden traumatischen Ereignisses zu setzen. Dabei muss die prämorbide Persönlichkeit mit ihren typischen Bewältigungsstrategien ebenfalls berücksichtigt werden. Für die Behandlung gilt prinzipiell, dass bei einer raschen Intervention bessere Erfolgsaussichten bestehen.

Trauerreaktionen sind wohl keinem Menschen fremd. In der Regel kommt es auf den Tod eines geliebten Menschen hin zu einer emotionalen Erschütterung, die passager das Erscheinungsbild eines depressiven Syndroms zeigen kann. Derartige Reaktionen werden üblicherweise als normal angesehen. Gefühle eigener Wertlosigkeit fehlen; Schuldgefühle betreffen Dinge, die man gegenüber dem Verstorbenen möglicherweise versäumt hat.

Wenn die akute Trauer einen Zeitraum von einigen Wochen bis Monaten überschreitet oder Symptome sich im Verlauf verschlimmern, handelt es sich um eine komplizierte bzw. pathologische Trauerreaktion. Diese ist oft auf ambivalente Gefühle gegenüber dem Verstorbenen, auf familiäre Konflikte oder traumatische Todesumstände zurückzuführen. Probleme dieser Art, die unter Umständen dem Betroffenen nicht bewusst sind, behindern und verzögern die Trauerarbeit.

Eine spezifisch psychiatrische Therapie und längerfristige psychotherapeutische Begleitung ist bei normalen Trauerreaktionen in der Regel nicht nötig, bei komplizierten Trauerreaktionen jedoch erforderlich, weil diese unbehandelt eine ungünstige Prognose mit Übergang in schwere depressive Verstimmungen, Angststörungen usw. haben (weitere Ausführungen in ➤ Kap. 21).

Depressive Syndrome bei Neurosen und Persönlichkeitsstörungen

Niedergedrückte Stimmung, Antriebslosigkeit, lebensmüde Gedanken oder Schlafstörungen kommen als unspezifische Symptome bei allen neurotischen und Persönlichkeitsstörungen vor. Bei der depressiven Neurose bzw. Persönlichkeitsstörung stehen sie im Mittelpunkt der Symptomatik, aber auch Patienten mit Angst-, Zwangs- oder dissoziativen Störungen und Patienten mit Persönlichkeitsstörungen leiden immer wieder an depressiven Symptomen, die manchmal ganz im Mittelpunkt der Akutsymptomatik, manchmal auch nur subtil und begleitend vorliegen können.

Schematisch lassen sich Neurose und Persönlichkeitsstörung an dieser Stelle insofern differenzieren, als neurotische Patienten eher an sich selbst und der erlebten eigenen Insuffizienz leiden, während Patienten mit Persönlichkeitsstörungen die Ursache ihrer Missstimmung eher im sozialen Umfeld suchen. In der Regel handelt es sich jeweils um anhaltende Störungen, die erstmals im jungen Erwachsenenalter auffallen und immer dann zu psychiatrischen Akutsituationen führen, wenn sich die Symptome verschlimmern oder akut erhebliche psychosoziale Funktionseinbußen auftreten.

Bei einer **Dysthymie** (synonym mit „depressiver Neurose“ bezeichnet) bestehen für mindestens zwei Jahre leichtere depressive Symptome in wechselndem Ausmaß, zwischen denen es auch immer wieder einige symptomfreie Tage oder Wochen gibt. Psychiatrische Krisen und Notfälle können bei diesen Patienten einerseits dann auftreten, wenn sich aus der Dysthymie eine depressive Episode („major depression“) entwickelt. Andererseits können sich dysthyme Symptome – meist unter psychosozialem Stress – akut verschlimmern. Suizidalität kann dabei vorkommen, psychotische Symptome üblicherweise nicht.

Erreicht der Schweregrad nicht das Ausmaß einer depressiven Episode, dann sollte man die dysthyme Krise als akute Manifestation einer chronischen neurotischen Problematik behandeln. Der Patient sollte darin unterstützt werden, die sich charakteristischerweise wiederholenden persönlichen Schwierigkeiten in seiner Biografie zu erkennen (Selbstwertprobleme, Ängste, Langeweile, innere Leere, destruktive Beziehungen) und sich nicht zu sehr auf die aktuelle Auslösesituation zu fokussieren. Typischerweise berichten diese Patienten über eine schwierige Kindheit, häufig auch über frühe Verlusterlebnisse, und sind für eine psychotherapeutische Bearbeitung zu motivieren.

Bei Menschen mit Persönlichkeitsstörungen kann es zu depressiven Verstimmungen im Kontext individueller maladaptiver Verhaltensmuster und der daraus resultierenden Probleme im beruflichen und persönlichen Umfeld kommen. So leidet die histrionische Persönlichkeit unter Beziehungsabbrüchen und unbefriedigenden sozialen Beziehungen, die schizoide an den Folgen ihrer Isolation, die dissoziale an den Konsequenzen ihres sozial destruktiven, rücksichtslosen Verhaltens. Während sich die Grundprobleme kaum lösen und allenfalls durch eine langfristig stabile therapeutische Beziehung mildern lassen, kann in der Akutbehandlung eine antidepressive Medikation sinnvoll sein.

9.5 Therapie

Die in diesem Abschnitt beschriebenen therapeutischen Strategien sind im Wesentlichen syndromorientiert. Dies ist darin begründet, dass die Akuttherapie depressiver Zustandsbilder sich primär an der individuell vorliegenden Zielsymptomatik orientiert, während nosologische Gesichtspunkte meist zweitrangig sind. Immer geht es um die Besserung von Anhedonie und Stimmung. Für die Auswahl der therapeutischen Strategie haben dann der Schweregrad und die weiteren Symptome des depressiven Syndroms wesentliche Bedeutung. So ist zum Beispiel zu berücksichtigen, ob Schlafstörungen, Suizidalität, Unruhe, Antriebsmangel oder gesteigerter Antrieb usw. bestehen. Allerdings kann die nosologische Einordnung eines Krankheitsbildes – sofern sie in der Akutsituation möglich ist – durchaus auch erhebliche therapeutische Konsequenzen haben. So sollte beispielsweise das pharmakotherapeutische Vorgehen bei organisch bedingten Depressionen auf eine bekannte oder zu vermutende Grunderkrankung Rücksicht nehmen, um unerwünschte Wechselwirkungen zwischen Antidepressiva und bestimmten organischen Leiden zu vermeiden. Ebenso sollte bei bekannter bipolar-affektiver Grunderkrankung das Risiko der Auslösung manischer Phasen bei forcierter antidepressiver Therapie bedacht werden. (Auf weitere therapeutische Konsequenzen, die sich aus der nosologischen Einordnung eines depressiven Syndroms ergeben, wurde bereits im vorangegangenen Abschnitt eingegangen.)

Im Folgenden wird in erster Linie das therapeutische Vorgehen bei Akutpatienten mit mittelschweren bis schweren depressiven Syndromen („major depression") besprochen, die in jedem Fall psychiatrische Behandlung über einen einmaligen Kontakt in der Akutsituation hinaus benötigen (➤ Kap. 19).

Bei leichteren depressiven Verstimmungen (Dysthymie, depressive Reaktion etc.) fehlen dafür oft Dringlichkeit und Motivation der Patienten, sodass sie sich zwar manchmal im Rahmen von Notfallkontakten vorstellen, eine reguläre Behandlung jedoch nicht in allen Fällen zustande kommt. Insgesamt gelten hier prinzipiell die gleichen Therapieregeln wie bei schweren depressiven Verstimmungen. Die Akutbehandlung wird sich aber meist auf einige Gespräche und allenfalls eine leichte sedierende oder schlafanstoßende Bedarfsmedikation beschränken können.

9.5.1 Allgemeine therapeutische Richtlinien

Beziehungsaufbau

Im Umgang mit dem depressiven Menschen ist es grundsätzlich falsch, ihn aufzufordern, „sich zusammenzureißen". Der Depressive will wohl, aber er kann nicht. Druck von außen und unangemessene Aufmunterungsversuche verstärken nur seine Verzweiflung. Wichtig ist, den Patienten geduldig zu begleiten und immer wieder die eigene feste Überzeugung zu vermitteln, dass er gesund werden wird.

Das Gespräch sollte also klar, empathisch und nüchtern-optimistisch geführt werden. Häufig besteht eine belastende Lebenssituation; dann muss dem Patienten vermittelt werden, dass diese Belastungen „normal" sind und gemeistert werden können. Dem Betroffenen hilft es, wenn seine emotionalen Reaktionen ebenso als „normal" akzeptiert werden.

Mit Ausnahme stuporöser, sehr erregter oder ausgeprägt wahnhafter Patienten ist jeder depressive Mensch einem beratenden und unterstützenden Gespräch zugänglich.

Jedes gute ärztliche Gespräch enthält derartige supportiv-psychotherapeutischen Elemente. Deren Anwendung bedarf keiner besonderen Voraussetzungen, ist bereits nach einem oder wenigen Gesprächen effektiv und eignet sich deshalb gerade für Akutsituationen.

Die wesentlichen Schritte in einem supportiven psychotherapeutischen Gespräch sind:

- Eingrenzung und Benennung des Problems
- Ausdruck von Interesse und Anteilnahme
- Erklärungen und Ratschläge zur Bewältigung
- gemeinsame Definition realistischer Ziele (➤ Kap. 3).

Ausführliche Hinweise zum therapeutischen Umgang mit depressiven Menschen finden sich bei Wolfersdorf 2011.

Suizidalität

Im Umgang mit suizidalen Patienten ist es am wichtigsten, die Suizidgefährdung überhaupt zu erkennen (Rückzug, Ankündigungen, Kontaktabbruch etc.). Man sollte versuchen, eine stabile persönliche Beziehung aufzubauen und Suizidgedanken, -absichten und -vorbereitungen direkt anzusprechen.

Unter Umständen muss auch gegen den Willen des Betroffenen zur Erhaltung seines Lebens gehandelt werden (Arzt rufen, zur Klinik begleiten, Aufnahme auf eine beschützende Station). Nach einem Suizidversuch sollten alle Bezugspersonen die Bereitschaft zur Kontaktaufnahme, zum Gespräch und zu einem nicht wertenden, akzeptierenden Zuhören zeigen.

Eine Krisenintervention, die über ein anteilnehmendes Zuhören hinausgeht, muss den Patienten und die involvierten Bezugspersonen zum Gespräch zusammenführen, um „die Krise offen zu halten", d. h. zu verhindern, dass die auslösenden Belastungsfaktoren bzw. Konflikte verleugnet werden (➤ Kap. 3).

Stationäre Einweisung

Eine Reihe von Gründen kann zu einer Aufnahme des Patienten zwingen, gegebenenfalls auch unter Bedingungen beschützender Stationen (➤ Tab. 9.2). Im Einzelfall kann allerdings bei einem verständnisvollen, zuverlässigen, einsichtigen und konsistenten familiären Umfeld trotz Suizidalität oder psychotischer Symptome auf eine Hospitalisierung verzichtet werden.

Ambulante Weiterbehandlung

Patienten, die im Notdienst gesehen und dann in ambulante Betreuung weitergeleitet werden, nehmen diese häufig nicht wahr. Es ist deshalb wichtig,

Tab. 9.2 Indikationen für die Krankenhauseinweisung eines depressiven Patienten
• Suizidalität
• Verhaltensbestimmende psychotische Symptome
• Akute internistische Probleme (Kachexie, Exsikkose etc.)
• Vitale Indikation für Elektrokrampftherapie
• Selbstversorgung oder Betreuung durch Angehörige nicht möglich
• Schwerwiegende Konflikte im familiären Umfeld
• Ambulante Behandlung wird nicht wahrgenommen oder war wirkungslos
• Ambulante Behandlung aus medizinischen Gründen nicht möglich
• Verdacht auf organische Ursache der Depression, die ambulant nicht kurzfristig abgeklärt werden kann

dass bei einer derartigen Therapieempfehlung aus der Akutsituation heraus eine positive Therapieerwartung und Vertrauen in den Weiterbehandelnden geschaffen werden.

Nach Möglichkeit sollten Angehörige diesbezüglich „in die Pflicht genommen" werden. In manchen Fällen kann es sogar angezeigt sein, später z. B. telefonisch nachzufragen, ob es zur Weiterbehandlung kam. Im Zweifelsfall kommt auch die Einbestellung des Patienten zu einem Zweitgespräch infrage.

Somatische Aspekte

Einerseits sind körperliche Ursachen der depressiven Symptomatik auszuschließen bzw. zu behandeln, andererseits ist eine Behandlung der körperlichen Folgen schwerer depressiver Verstimmungen einzuleiten, z. B. durch Flüssigkeitssubstitution, gegebenenfalls (par)enterale Ernährung, internistische Prophylaxen etc.

Psychosoziale Aspekte

Konflikte, Belastungen und Ressourcen im Umfeld des Patienten sind gleichermaßen zu berücksichtigen. In der Akutbehandlung kann es im einen Fall notwendig sein, das Hilfepotenzial der Familie zu aktivieren, während es im anderen Fall sinnvoll ist, die Familie vom Patienten fernzuhalten. Dies kann vorübergehend der einzige Weg sein, um den Patienten vor Ansprüchen und Überforderung durch das soziale Umfeld zu schützen.

In der Akutsituation ist kein Platz für Schuldzuschreibungen, und zwar weder in Richtung des Patienten noch in Richtung seiner Angehörigen. Vielmehr sollten Belastung und Engagement aller Beteiligten gewürdigt werden.

Bei umschriebenen Lebenskonflikten sind spezielle Beratungsstellen einzuschalten (z. B. für Ehe- oder Erziehungsprobleme, für Schuldner, für ausländische Bürger, für Personen mit Missbrauchserfahrung). Bei Patienten mit einer insgesamt schlechten sozialen Anpassung ist oft für alle Lebensbereiche eine Einzelfallhilfe durch den allgemeinen Sozialdienst einzuleiten.

9.5.2 Psychotherapeutische Strategien

Über die supportiven, entlastenden Gespräche in der Akutsituation hinaus sollte bei jedem depressiven Patienten die Indikation für eine weiterführende Psychotherapie geprüft werden. Diese kann in der Regel aber nur mittelfristig wirksam werden; zu Anfang kann es dadurch (z. B. bei Regression des Patienten) sogar zu einer Verschlimmerung kommen.

Psychotherapie kann durch eine Bearbeitung zugrunde liegender Konflikte, durch Erlernen adäquater Bewältigungsstrategien für psychische Belastungen oder durch den Aufbau von Selbstwertgefühl und erlebter eigener Kompetenz präventiv wirken. Auf diese vorbeugenden (Selbsthilfe-)Strategien kann angesichts der hohen Rezidivneigung depressiver Syndrome nicht verzichtet werden.

Zur Psychotherapie der Depression nutzen die verschiedenen Ansätze unterschiedliche Methoden:

- Bei einer Verhaltenstherapie werden beispielsweise über einen Verstärkerplan Aktivitäten aufgebaut oder ein sogenanntes Genusstraining durchgeführt, das der Freudlosigkeit des Depressiven entgegenwirken soll.
- Kognitive Verhaltenstherapie arbeitet an negativen Selbstbewertungen und anderen depressiven Gedanken.
- Die interpersonelle Therapie nach Klerman und Weissman konzentriert sich auf die Bewältigung von Verlusterlebnissen und die Lösung aktueller zwischenmenschlicher Probleme (Klerman et al. 1984).
- Die psychoanalytische bzw. tiefenpsychologisch fundierte Therapie bearbeitet aktuelle Konflikte vor dem Hintergrund ungelöster frühkindlicher Konstellationen.

In Akut- und Krisensituationen wird eher stabilisierend, supportiv und ggf. sogar direktiv vorgegangen. Die konkrete Bearbeitung der gegenwärtig wichtigsten Symptome, Sorgen und Probleme steht im Mittelpunkt.

9.5.3 Pharmakologische Strategien in der Akutsituation

Näheres siehe auch ➤ Kap. 4 und ➤ Kap. 19)

Psychopharmaka wirken nicht primär ursachengerichtet, sondern syndromgerichtet (Benkert und Hippius 2017). Allerdings sind mögliche Grunderkrankungen als Kontraindikationen für bestimmte Pharmaka zu berücksichtigen. Beispielsweise darf keine sedierende Medikation bei einer Alkoholintoxikation gegeben werden. Im Sinne einer rationalen Arzneimitteltherapie sind Antidepressiva und andere Psychopharmaka nur gezielt entsprechend der jeweiligen Symptomenkonstellation einzusetzen. Die Auswahl des am besten geeigneten Antidepressivums erfolgt entsprechend den dominierenden Symptomen und berücksichtigt mögliche Nebenwirkungen des Medikaments. Hinsichtlich der Wirksamkeit von Antidepressiva im Vergleich zu Placebo ziehen Metaanalysen eine eher skeptische Bilanz (z. B. Kirsch et al. 2008). Wahrscheinlich wurde die über den Placeboeffekt hinausgehende pharmakologische Wirkung der Antidepressiva oft überschätzt. In jüngster Zeit wurde allerdings auch die Frage aufgeworfen, ob nicht auch psychotherapeutische Verfahren in ihrer Wirksamkeit überschätzt wurden (Driessen et al. 2015). Für die Praxis gilt damit weiterhin die Regel, dass medikamentöse und psychotherapeutische Strategien als gleichwertig anzusehen sind.

Hieraus ergeben sich folgende Schlussfolgerungen: Antidepressiva stellen nach wie vor eine unverzichtbare Säule eines multimodalen Behandlungskonzepts dar. Ihre Wirksamkeit sollte jedoch nicht überschätzt werden. Neben ihren primär pharmakologischen Effekten sind ganz wesentlich auch Faktoren zu beachten, die sich auf den Kontext der Einnahme (Erwartungen, Suggestionen, Rituale etc.) beziehen.

Stimmungsaufhellung

Wie die meisten Zielsymptome der **Antidepressiva** kann auch die Stimmungsaufhellung in der Regel nicht innerhalb von Tagen, sondern erst im Verlauf von zwei bis drei Wochen erreicht werden.

Es ist umstritten, ob man schon bei notfallmäßigem Erstkontakt mit einem Antidepressivum beginnen sollte. Zu diesem Zeitpunkt liegen meist noch nicht alle anamnestischen Informationen vor, und das gesamte psychopathologische Bild hat sich noch nicht erschlossen. Dennoch können Antidepressiva bereits beim Erstkontakt angesetzt werden, insbesondere wenn die weitere Akutbehandlung in eigenen Händen bleibt.

Dabei müssen die möglichen Risiken dieser Medikamente berücksichtigt werden. Hierzu zählen unerwünschte Wirkungen, vitale Gefährdung bei Überdosierung (z. B. suizidale Absicht) und der „Switch“ in manische Zustände. Bei klassischen trizyklischen Antidepressiva (z. B. Amitriptylin) sind teils gravierende Nebenwirkungen möglich (➤ Tab. 9.3):

- Anticholinerg: Mundtrockenheit (fast immer), Obstipation (häufig), Erhöhung des Augeninnendrucks (bei Engwinkelglaukom), Harnverhalt, Delir (v. a. bei älteren Patienten)
- Antihistaminisch: Gewichtszunahme, übermäßige Sedierung
- Blockade von Alpha-Rezeptoren: (Mit-)Verursachung von Kreislaufhypotonie und sexuellen Funktionsstörungen
- Störung der Gefäßregulation mit orthostatischer Hypotonie, die Sedierung, antidepressivainduzierten Myoklonien und Stürze verursachen kann (Cave: Schenkelhalsfrakturen bei älteren Patienten!)

Tab. 9.3 Wichtigste Risiken antidepressiver Psychopharmaka und prophylaktische Maßnahmen

Letale Überdosierung
Unerwünschte Wirkungen im therapeutischen Dosisbereich: • Anticholinerge, kardiale, orthostatische Nebenwirkungen (v. a. Trizyklika) • Unruhezustände, v. a. bei SSRI und MAO-Hemmern • Arzneimittelinteraktionen, v. a. bei bestimmten SSRI und irreversiblen MAO-Hemmern (Tranylcypromin)
Prophylaktische Maßnahmen: • Keine Verordnung potenziell vital bedrohlicher Substanzmengen • Verordnung von neueren Antidepressiva anstelle von Trizyklika • Kreislauf- und EKG-Kontrolle vor Therapiebeginn • Vorsichtige Dosissteigerung, insbesondere bei Risikopatienten • Verlaufsbeobachtung und Dosisanpassung

- Selten, aber sehr gefährlich ist eine Verzögerung der kard. Erregungsleitung durch die chinidinartige Begleitwirkung trizyklischer Antidepressiva.

Selektive Serotoninwiederaufnahmehemmer (SSRI) sind hinsichtlich ihrer Risiken weniger problematisch. Für die Anwendung in Akutsituationen ist jedoch zu beachten, dass diese Substanzen keine sedierende Begleitwirkung haben und zum Teil Unruhezustände provozieren können, insbesondere bei älteren Patienten. Außerdem sind auch unter diesen Pharmaka teils schwere Nebenwirkungen möglich, vor allem durch Arzneimittelinteraktionen (➤ Kap. 4, ➤ Kap. 29). Gastrointestinale Beschwerden und sexuelle Funktionsstörungen können auftreten.

Lithium, dessen Wirksamkeit zur Phasenprophylaxe rezidivierender affektiver Störungen gut belegt ist, führt wegen seiner Toxizität zu Notfallsituationen, wenn es akzidentiell oder in suizidaler Absicht zu einer Überdosierung kommt. Als Therapeutikum spielt es bei der Akutbehandlung depressiver Syndrome keine Rolle. Bei Therapieresistenz unter antidepressiver Medikation kann es als Adjuvans erfolgreich eine Remission einleiten. Die suizidprophylaktische Wirksamkeit von Lithium ist nachgewiesen.

Antriebssteigerung bei gehemmt-depressiver Symptomatik

Bei dieser Indikation werden **aktivierende Antidepressiva** eingesetzt. Mittel der ersten Wahl sind aktivierende SSRIs (z. B. Escitalopram, Fluoxetin oder Fluvoxamin. Cave: QTc-Verlängerung oder Interaktionspotenzial dieser Pharmaka!). Auch gelten die Antidepressiva mit dualem Wirkprinzip, z. B. Venlafaxin, Duloxetin oder Milnacipran, als antriebsfördernd wie auch das vornehmlich noradrenerg wirkende Bupropion. Daneben kommen aktivierende trizyklische Antidepressiva in Betracht (z. B. Clomipramin, Nortriptylin). Reservepräparate sind weiterhin die MAO-Hemmer, z. B. Tranylcypromin.

Wichtig sind bei den meisten Substanzen die bereits begründete einschleichende Dosierung, die Beachtung möglicher Nebenwirkungen, die ausreichend hohe Dosierung, die Begrenzung der verordneten Menge bei Suizidgefährdung und schließlich Geduld, weil mit einer Besserung des Antriebs nicht vor Ablauf von zwei Wochen zu rechnen ist.

Wenn sich nach zwei Wochen nicht wenigstens eine leichte Besserung andeutet, wird das Medikament wahrscheinlich auch in den folgenden Wochen nicht wirken.

Sedierung bei agitiert-depressiver Symptomatik

Hier sind **antriebsdämpfende Antidepressiva** indiziert, in erster Linie Trizyklika wie Doxepin oder Amitriptylin. Alternativ wird wegen der mit den Trizyklika verbundenen Risiken bei agitierten Depressionen gerne die Kombination eines antriebsneutralen SSRI (z. B. Sertralin) mit einem sedierenden Antipsychotikum oder einem Benzodiazepin eingesetzt.

Die sedierende Wirkung der antriebsdämpfenden Antidepressiva tritt in der Regel innerhalb weniger Stunden ein, reicht bei schwerer agitierter Depression aber manchmal nicht aus, sodass auch hier zumindest initial eine Zusatzmedikation erforderlich wird.

Dafür bieten sich einerseits **Benzodiazepine** wie Diazepam oder Lorazepam, andererseits sedierende Antipsychotika an. Das Abhängigkeitspotenzial von Benzodiazepinen kann bei einer reinen Notfall- bzw. Akutbehandlung vernachlässigt werden, es sei denn, es ist im Einzelfall eine erhöhte Suchtgefährdung zu erkennen (zum Vorgehen bei vorbestehender Benzodiazepinabhängigkeit ➤ Kap. 17.4). Ihre typische Indikation sind depressive Reaktionen auf besondere Lebensereignisse, bei denen Benzodiazepine für einige Tage bis wenige Wochen gut gegen Schlafstörungen, Ängste und Unruhe helfen können.

Niederpotente Antipsychotika werden ebenfalls zur Sedierung bei depressiven Syndromen verordnet – hochpotente Antipsychotika sind dagegen nur bei psychotischer Symptomatik indiziert (s. u.). Extrapyramidalmotorische Nebenwirkungen sind bei Medikamenten wie Promethazin oder Chlorprothixen kaum zu erwarten. Auf anticholinerge Nebenwirkungen und unerwünschte Wirkungen auf die Kreislaufsituation (Hypotonie, v. a. in Orthostase) ist jedoch sorgfältig zu achten. Keine anticholinergen Nebenwirkungen treten bei Pipamperon auf, das sich deshalb besonders für ältere Patienten eignet.

Behandlung von Schlafstörungen

Im Prinzip eignen sich dafür alle genannten sedierenden Medikamente, wobei allerdings Wirkungseintritt und -dauer zu beachten sind. Bei Durchschlafstörungen und Früherwachen sind beispielsweise retardierte Formen trizyklischer Antidepressiva (beispielsweise Amitriptylin) oder das tetrazyklische Mirtazapin indiziert, bei reinen Einschlafstörungen eher unretardierte Formen sedierender Antidepressiva (beispielsweise Amitriptylin, Doxepin, Trimipramin). Infrage kommen auch kürzer wirkende Benzodiazepine oder niederpotente Antipsychotika. Daneben ist auch an die Benzodiazepinanaloga Zopiclon und Zolpidem (geringe Nebenwirkungen, kurze Halbwertszeit, allerdings Abhängigkeitsentwicklung nicht auszuschließen) zu denken.

Anxiolyse

Auch hier kommen die genannten sedierenden Psychopharmaka in Betracht. Als besonders wirksam haben sich jedoch unter den Trizyklika Doxepin und bei den Benzodiazepinen Lorazepam erwiesen. Lorazepam (in der Regel 1–2,5 mg oral) hat in üblicher Dosierung weniger einen sedierenden als einen distanzierend-anxiolytischen Effekt. Es wird rasch resorbiert und bildet keine aktiven Metaboliten. Das Abhängigkeitspotenzial ist erheblich, in der Akutsituation aber nachrangig. Spielen Ängste bei einer Depression über die Akutsituation hinaus eine wichtige Rolle, kommen zunehmend auch SSRI zum Einsatz, insbesondere Paroxetin oder Citalopram. Da diese Substanzen anfänglich Unruhe verstärken können, sind zu Beginn eine begleitende Sedierung und im Übrigen mindestens 14 Tage Geduld erforderlich. Dann stellen diese Präparate jedoch oft eine gut verträgliche Medikation für ängstlich-depressive Syndrome dar.

Suizidalität

Ein Antidepressivum mit sicher antisuizidaler Wirkung gibt es nicht. Bei einem suizidalen Patienten können Medikamente eine sorgfältige Überwachung (ggf. Unterbringung auf einer beschützenden Station) nicht ersetzen.

Bis zur Stimmungsaufhellung können vor allem antriebshemmende, sedierende und distanzierende Medikamente den suizidalen Patienten vorübergehend entlasten. Zum Einsatz kommen unter Beachtung der beschriebenen Risiken Antidepressiva (z. B. Doxepin), niederpotente Antipsychotika (z. B. Promethazin) und bei den Benzodiazepinen neben Diazepam und Oxazepam vor allem Lorazepam (s. o.).

Bei suizidalen Patienten ist die Medikamenteneinnahme – und zwar vor allem bei der Verordnung von trizyklischen Antidepressiva und Antipsychotika – sorgfältig zu überwachen, um einem Sammeln von Tabletten mit dem Ziel des Suizidversuchs vorzubeugen. Ambulant dürfen nur kleinste Packungsgrößen verordnet werden.

Letale Intoxikationen sind mit Trizyklika, Lithium und auch mit Schmerzmitteln (z. B. Paracetamol) möglich. SSRI (z. B. Fluoxetin) und andere neuere Antidepressiva sind hinsichtlich dieser Risiken weniger problematisch, können aber zu Unruhe führen und haben keine Sofortwirkung.

Behandlung produktiv-psychotischer Symptome

Bei wahnhaften Depressionen sind antipsychotisch wirksame Medikamente von Anfang an indiziert. Sie können allein oder in Kombination mit einem Antidepressivum verordnet werden. Zur Vermeidung von Spätdyskinesien, aber auch wegen meist besserer Verträglichkeit werden atypische gegenüber klassischen Antipsychotika bevorzugt. Geeignete Substanzen sind z. B. Risperidon, Olanzapin, Quetiapin oder Amisulprid. In der Regel genügen niedrigere Dosierungen als bei der Behandlung schizophrener Psychosen. Hochpotente klassische Antipsychotika wie Haloperidol oder Flupentixol sind in niedrigen Dosierungen in der Regel ebenfalls nebenwirkungsarm. Die antipsychotische Wirkung tritt meistens innerhalb weniger Tage ein. Hinsichtlich der Nebenwirkungen ist immer an extrapyramidalmotorische Symptome zu denken. Hier bilden ältere Patientinnen die Hauptrisikogruppe. In zweiter Linie sind mögliche anticholinerge Nebenwirkungen zu berücksichtigen (s. o.).

Infusionstherapie mit Antidepressiva

Diese heute kaum noch angewandte Applikationsform kommt in Akutsituationen vor allem dann in Betracht, wenn eine orale Gabe nicht möglich ist, z. B. bei ausgeprägtem depressivem Stupor. Zur parenteralen Anwendung stehen u. a. zur Verfügung: Citalopram, Amitriptylin, Doxepin. Eine bessere Wirksamkeit der intravenösen Applikation ist nicht gesichert.

9.5.4 Andere somatische Behandlungsmethoden in der Akutsituation

Bei schwersten Depressionen können Stupor, Suizidalität oder Nahrungsverweigerung eine akute vitale Bedrohung darstellen, was einen besonders raschen Therapieerfolg erforderlich macht. Die **Elektrokrampfbehandlung** (EKT) stellt dann die Behandlungsmethode der ersten Wahl dar. Gleiches gilt bei vorbekannter Medikamentenresistenz oder -unverträglichkeit. Stellen sich Resistenz oder gravierende Nebenwirkungen im Verlauf einer medikamentösen Behandlung heraus, dann kommt die EKT als Methode der zweiten Wahl in Betracht. Die Wirksamkeit der EKT ist gut belegt. Wahnhafte Depressionen sprechen zu 80–90 % an, bis dahin therapieresistente Depressionen zu 50–70 % (weitere Ausführungen dazu in ➤ Kap. 5).

Auch einen **Schlafentzug** sollte man in der Akutbehandlung erwägen, weil es sich um eine rasch wirkende und zudem nebenwirkungsarme Methode handelt. Sie eignet sich vor allem bei Depressionen mit typischen Vitalsymptomen wie Früherwachen und Morgentief. Patienten mit psychotischen Symptomen oder zerebraler Anfallsbereitschaft sollten dagegen nicht primär mit Schlafentzug behandelt werden. Wirksam sind sowohl der völlige Schlafentzug für eine Nacht als auch das Aufstehen und Wachbleiben in der zweiten Nachthälfte.

9.5.5 Rechtliche Aspekte in der Akutsituation

Depressive Verstimmungen können zu einer Einschränkung der freien Willensbildung, der Selbstverantwortlichkeit, der Einsichtsfähigkeit und der Steuerung von möglicherweise gefährlichen Handlungsimpulsen führen. In der Notfallsituation kann deshalb jeder Arzt in die Schwierigkeit kommen, zwischen diesen krankheitsbedingten Gefährdungen und den grundsätzlichen Freiheitsrechten einer Person abwägen zu müssen. Wenn Selbstgefährdung durch Suizidalität, starke Selbstvernachlässigung, wahnbestimmtes Verhalten oder Fremdgefährdung durch das Risiko eines erweiterten Suizids besteht, der Patient aber nicht krankheitseinsichtig oder zumindest behandlungsbereit ist, gibt das Gesetz die Möglichkeit, ihn auch gegen seinen Willen in einem psychiatrischen Krankenhaus unterzubringen und zu behandeln.

Jeder Arzt hat im Notfall das Recht und die Pflicht, die Notwendigkeit einer Zwangseinweisung festzustellen, die dann bei Aufnahme in die zuständige psychiatrische Klinik vom diensthabenden Psychiater nochmals überprüft wird.

Die Rechtsgrundlage für Zwangseinweisungen, die zeitnah (i. d. R. innerhalb 24 h) richterlich zu prüfen sind, stellen die Unterbringungsgesetze der Bundesländer dar.

Handelt es sich nicht um einen Notfall im strengen Sinne, sondern um eine eher subakut verlaufende Gefährdung aufgrund einer psychischen Erkrankung, so wird in der Regel das Ordnungsamt aktiv, nachdem es von der Gefährdung in Kenntnis gesetzt wurde, und bittet das Gesundheitsamt um ein Gutachten hierzu, das seinerseits dann die Grundlage für eventuell zu treffende richterliche Entscheidungen darstellt (Näheres zu rechtlichen Aspekten ➤ Kap. 6).

9

LITERATUR

Amick, H. R., Gartlehner, G., Gaynes, B. N. et al.: Comparative benefits and harms of second generation antidepressants and cognitive behavioral therapies in initial treatment of major depressive disorder: Systematic review and meta-analysis. BMJ 2015; 351: h6019, doi: 10.1136/bmj.h6019

Andrews, G., Poulton, R., Skoog, I.: Lifetime risk of depression: restricted to a minority or waiting for most? Brit J Psychiatry 2005; 187: 495–496.

Arolt, V., Rothermundt, M.: Depression bei körperlichen Erkrankungen. In: Arolt, V., Diefenbacher, A. (Hrsg.): Psychiatrie in der klinischen Medizin. Konsiliarpsychiatrie, -psychosomatik und -psychotherapie, S. 349–388. Steinkopff, Darmstadt 2004.

Benkert, O., H. Hippius: Kompendium der Psychiatrischen Pharmakotherapie, 11. Aufl. Springer, Berlin – Heidelberg – New York 2017.

Berger M., von Calker D., Brakemeier E. L., Schramm E.: Affektive Störungen. In: Berger M.: Psychische Erkrankungen. Klinik und Therapie. 5. Aufl. Elsevier, München 2015, S. 359–428.

DGPPN et al. für die Leitliniengruppe Unipolare Depression: S3-Leitlinie/Nationale VersorgungsLeitlinie Unipolare Depression. 2. Aufl. Version 4.2015, AWMF-Register Nr. nvl-005, Langfassung. AWMF-Register Nr. nvl-005. http://www.awmf.org/leitlinien/detail/ll/nvl-005.html (letzter Zugriff: 28.1.2017).

Driessen, E., Hollon, S. D., Bockting, C. L. et al.: Does publication bias inflate the apparent efficacy of psychological treatment for major depressive disorder? A systematic review and meta-analysis of US National Institutes of Health-Funded Trials. PLoS One 2015; 10(9): e0137864. doi: 10.1371/journal.pone.0137864.

Kirsch, I., Deacon, B. J., Huedo-Medina, T. B. et al.: Initial severity and antidepressant benefits: a meta-analysis of data submitted to the Food and Drug Administration. PLoS Med 2008; 5(2): e45. doi: 10.1371/journal.pmed.0050045.

Klerman, G. L., Weissman, M. M., Rounsaville, B. J., Chevron, E. S.: Interpersonal Psychotherapy of Depression. Basic Books, New York 1984.

Wolfersdorf, M. G.: Depression verstehen und bewältigen. 4. Aufl. Springer, Berlin 2011.

KAPITEL

10 Akute Psychose

Wulf Rössler

10.1 Krankheitsbild

Der Begriff „akute Psychose" ist weder exakt definiert, noch handelt es sich um eine einheitliche Krankheitsgruppe. Darunter zusammengefasst werden krankhafte Zustände, die zu erheblicher Beeinträchtigung der seelischen Funktionen führen, vor allem der Einsichts- und Steuerungsfähigkeit sowie des Realitätsbezugs.

Man unterscheidet zwischen körperlich begründbaren und funktionellen Psychosen:

- Andere Bezeichnungen für **körperlich begründbare Psychosen** sind **organische oder symptomatische Psychosen.** Bei den körperlich begründbaren Psychosen wird unterschieden zwischen Erkrankungen, die unmittelbar durch eine Schädigung des Gehirns, und solchen, die mittelbar durch Krankheiten anderer Organe bzw. allgemeine Systemerkrankungen mit sekundärer Störung der Hirnfunktion hervorgerufen werden, sowie solchen, die durch pharmakologisch wirksame Substanzen induziert sind.
- Unter **funktionellen Psychosen** werden schizophrene und affektive Psychosen verstanden, deren Ätiologie weitgehend ungeklärt ist. Wenngleich den Ursachen funktioneller Psychosen biologisch beschreibbare Prozesse (z. B. Störung des Neurotransmittergleichgewichts, Dysfunktion neuronaler Netzwerke etc.) zugrunde liegen, wird die Diagnose bis heute psychopathologisch nach Ausschluss körperlich begründbarer Psychosen gestellt.

Die klinischen Merkmale einer akuten Psychose entwickeln sich in der Regel in einer kurzen Zeitspanne von Stunden bis wenigen Tagen. Gleichwohl müssen nicht alle Symptome, die zu einer medizinisch-psychiatrischen Konsultation führen, innerhalb dieses kurzen Zeitraums entstanden sein. Der Krankheitsverlauf weist häufig auf mehr oder weniger spezifische Prodromalsymptome, wie z. B. Störungen der Emotionalität oder des Sozialverhaltens, hin. Akute Psychosen können auch als Exazerbation einer bekannten Grunderkrankung auftreten.

Symptomatik

Fakultativ sind die folgenden psychopathologischen Symptome zu beobachten, die – eingeordnet in den Gesamtzusammenhang der Diagnosestellung – richtungweisend sein können:

- Bewusstseinsstörung (➤ Kap. 13)
- Denkstörungen
- Wahn
- Halluzinationen
- Affektstörungen
- Störungen des Antriebs und der Motorik

Bewusstseinsstörung: Unter einer **quantitativen Bewusstseinsstörung** sind einzuordnen die Bewusstseinstrübung mit Störungen der Wachheit von Benommenheit über Somnolenz und Sopor bis hin zum Koma. Ausgeprägte Bewusstseinsstörungen sind relativ einfach zu erkennen. Bewusstseinsstörungen leichteren Grades fluktuieren jedoch häufig in ihrer Intensität. Während der Patient zu einem Zeitpunkt der Untersuchung noch bewusstseinsklar und unauffällig wirkt, kann kurze Zeit später eine massive Bewusstseinstrübung auftreten. Der Patient wirkt plötzlich „verhangen“ oder „schwer besinnlich“.

Qualitative Bewusstseinsstörungen gehen einher mit partieller oder totaler Desorientierung (hinsichtlich Ort, Zeit, Person und Situation). Weiter kann sich eine Einengung des Bewusstseinsfeldes mit einer Ausrichtung auf ein bestimmtes inneres Erleben bis hin zu traumartig desorientiert-verworrenen Zuständen oder auch illusionären Verkennungen und Halluzinationen (s. u.) der verschiedenen Sinnesgebiete finden. Unter qualitativen Bewusstseinsstörungen wird auch die Bewusstseinsverschiebung eingeordnet im Sinne einer gesteigerten Wachheit, einer Steigerung des Helligkeits- und Farbempfindens oder eines veränderten Raumempfindens.

Denkstörungen: Denkstörungen können überaus vielfältig sein. Der Gedankengang kann wie gebremst, gesperrt, unregelmäßig, mühsam, wie gegen Widerstände sowie umständlich oder auch eingeengt vonstattengehen. Die Gedanken können auch plötzlich abbrechen oder hartnäckig um bestimmte Inhalte kreisen. Andererseits können Denken und Sprechen deutlich beschleunigt sein. Das Denken kann auch von immer wieder dazwischenkommenden anderen Einfällen abgelenkt werden. Bei manchen Patienten imponiert in erster Linie eine erhebliche Ablenkbarkeit des Denkens (assoziative Lockerung).

Leichtere Grade der Denkstörungen sind häufig schwer zu fassen. Schwerere Denkstörungen sind hingegen auch für den ungeübten Untersucher erkennbar. So ist die Sprache des Patienten bei Vorliegen einer Denkzerfahrenheit durch einen weitgehenden Verlust der logischen und affektiven Konsistenz gekennzeichnet, im Extremfall kommt es zum sogenannten Wortsalat.

Denkstörungen im Zusammenhang mit Ich-Erlebnisstörungen sind vor allem bei der Diagnosestellung einer Schizophrenie bedeutsam. Die Patienten klagen entweder über Depersonalisations- und Entfremdungserlebnisse oder dass andere ihre Gedanken wüssten oder lesen könnten, ihnen Gedanken entzogen würden oder ihre Gedanken von anderen eingegeben, gemacht oder gelenkt würden.

Wahn: Als „Wahn" bezeichnet man *„krankhaft entstandene, inhaltlich falsche Überzeugungen, die nicht aus anderen Erlebnissen ableitbar sind, mit unmittelbarer Gewissheit (Evidenz) auftreten und an denen die Patienten auf dem Höhepunkt ihrer Erkrankung unbeirrbar und unzugänglich für alle Gegengründe (unkorrigierbar) trotz der Unvereinbarkeit mit dem bisherigen Erfahrungszusammenhang und der objektiven nachprüfbaren Realität festhalten"* (Scharfetter 2010).

> Die Kriterien des Wahns sind weniger das Unsinnige, Unwahrscheinliche oder Unmögliche, sondern dass der Wahn eine unerschütterliche Überzeugung ohne zureichende Begründung darstellt.

Die Wahnformen können vielfältig sein. Unter **Wahneinfällen** werden wahnhafte Gedanken, wie die der Verfolgung, Beeinträchtigung oder Vergiftung, verstanden. Bei der **Wahnwahrnehmung** misst der Patient einer realen Wahrnehmung eine abnorme Bedeutung bei.

Dem Wahn geht häufig eine **Wahnstimmung** voraus. Der Patient hat das Gefühl, es sei etwas Unheimliches im Gange. Die Vorgänge der Umgebung erscheinen merkwürdig und seltsam. Der Betroffene ist häufig argwöhnisch, verunsichert, ratlos. Selten ist die Stimmung gehoben. In diesem Stadium der Wahnbildung mit noch nicht manifestem Wahn ist der Betroffene häufig verbalen Interventionen noch zugänglich, wenn auch meist nur kurzfristig.

Halluzinationen: Halluzinationen kommen in allen Sinnesgebieten vor, unter Umständen auch in mehreren gleichzeitig. Halluzinationen können sich nach Deutlichkeit und Intensität, nach Realitätseindruck sowie durch ihre Auswirkungen auf das tatsächliche Verhalten des Betroffenen unterscheiden. Bei der illusionären Verkennung handelt es sich hingegen um eine verfälschte Wahrnehmung wirklicher Gegebenheiten.

- Bei **akustischen Halluzinationen** werden z. B. Lärm, Geräusche oder andere ungestaltete akustische Wahrnehmungen empfunden, oder aber der Patient hört laute Wörter, ganze Sätze oder nur Geflüster oder Stimmen. Die Stimmen können dabei deutlich sein oder nur wie ein Gemurmel aus der Ferne erscheinen. Manchmal kennt der Betroffene die Stimme, es können eine oder mehrere Personen sein, die entweder einen Dialog führen oder Kommentare zu dem Tun des Betroffenen abgeben.
- Bei den **optischen Halluzinationen** berichtet der Betroffene elementare Erlebnisse in Form von Lichtern, Farben, Blitzen etc. Häufiger werden aber einzelne Bilder oder auch ganze Szenen wahrgenommen.
- **Geruchs- und Geschmackshalluzinationen** gehen erlebnismäßig ineinander über. Häufig finden sich solche Halluzinationen in Verbindung mit Verfolgungs- und Vergiftungsängsten.
- Bei **taktilen Halluzinationen** erleben die Patienten Hautempfindungen im Sinne von Angefasst-, Festgehalten- oder Angeblasenwerden, Brennen, Stechen, Bohren etc. Taktile Halluzinationen

können mit oder auch ohne Schmerzen einhergehen. Eine Sonderform einer taktilen Halluzination ist der sogenannte Dermatozoenwahn, hier berichtet der Patient über kleine Tiere, z. B. Würmer oder Käfer, auf oder unter der Haut.

- Die taktilen Halluzinationen gehen fließend in die sogenannten **Leibhalluzinationen** über. Der Betroffene hat z. B. das Gefühl, vertrocknet, verschrumpft, leer, hohl zu sein oder dass sein Körper von Strömen oder Strahlen durchflutet wird, die überall im Leib gespürt werden. Bei manchen Betroffenen kommt es auch zu einer Veränderung der Körperwahrnehmung insofern, als der gesamte Körper oder bestimmte Körperteile in veränderter Größe oder verzerrter Form empfunden werden. Bei manchen dieser Leibhalluzinationen fühlen sich die Patienten durch äußeren Einfluss körperlich beeinträchtigt.

Bei Halluzinationen handelt es sich um Wahrnehmungen ohne entsprechenden Sinnesreiz von außen.

Affektstörungen: Die Sprache kennt eine große Zahl unterschiedlichster Gefühle. Affekte können z. B. dadurch charakterisiert sein, dass der Patient entweder deprimiert, traurig, lust- und freudlos, hoffnungslos, ängstlich, mürrisch, gereizt, ärgerlich, misstrauisch, feindselig oder auch heiter-euphorisch gestimmt ist.

In der klinischen Erfahrung sind einige charakteristische Affektveränderungen besonders hervorgehoben:

- Man spricht z. B. von **Affektarmut oder verflachtem Affekt** bei einem Mangel oder Verlust an affektiver Ansprechbarkeit und Schwingungsfähigkeit oder auch bei emotionaler Indifferenz.
- **Affektstarre** bezeichnet den Verlust der affektiven Modulationsfähigkeit, d. h., bestimmte Affekte sind zwar vorhanden, der Betroffene kann seine Affekte aber nicht bestimmten Situationen oder Gesprächsthemen anpassen.
- Von **Affektlabilität** sprechen wir bei schnellen Stimmungswechseln, wobei die Affekte häufig nur von kurzer Dauer sind und rasch ins Gegenteil umschlagen können.
- **Affektinkontinenz** beinhaltet die mangelnde Affektsteuerung, in der Affekte übermäßig rasch anspringen, eine übermäßige Stärke haben und nicht beherrscht werden können.
- Manche Betroffene berichten über eine **Gefühlsleere,** die häufig als Empfindung der Gefühllosigkeit bezeichnet wird. **Parathymie** beschreibt hingegen einen Gefühlsausdruck, der mit den Inhalten des Gesagten nicht übereinstimmt. So lacht der Patient z. B., während er von seinen Suizidgedanken erzählt.

Störungen des Antriebs und der Motorik: Antrieb ist ein Begriff zur Kennzeichnung der belebenden Kraft für alle psychischen und physischen Leistungen eines Menschen. Störungen des Antriebs werden z. B. deutlich in der Antriebsarmut oder dem Antriebsmangel. Der Betroffene ist in unterschiedlichem Ausmaß aspontan bis apathisch, die Motorik kann verlangsamt sein, die Redeweise ist schwunglos einsilbig, die Anregbarkeit allgemein herabgesetzt. Mangelnde Entschlussbereitschaft und -fähigkeit bis hin zur Willenlosigkeit kennzeichnen die Antriebsarmut. Schwere Antriebsarmut kann auch in eine Sprach- und Reglosigkeit (Stupor, ➤ Kap. 12) einmünden, wobei differenzialdiagnostisch häufig schwer zu entscheiden ist, ob der Stupor durch Antriebsarmut oder durch eine Sperrung oder Hemmung des Antriebs bedingt ist. Die Antriebssteigerung macht sich hingegen durch einen gesteigerten Rededrang, Unruhe bis hin zu schwerer allgemeiner Erregung bemerkbar.

Die Motorik wird in Mimik, Gestik, Haltung, Einzelbewegungen und kombinierten Bewegungsabläufen deutlich. Es gibt eine Vielzahl von motorischen Störungen. Man unterscheidet z. B. die Bewegungsarmut, die auch mit einer Verminderung der mimischen Bewegungen einhergeht (Hypokinese), und die Hyperkinese mit überschießenden Bewegungsabläufen. Weiterhin finden sich Grimassieren, Fratzenschneiden und Haltungsstereotypien, in denen unnatürliche Haltungen starr und über längere Zeit beibehalten werden. Im Rahmen des Negativismus sperren sich die Betroffenen gegen jede Bewegung, zu der sie aufgefordert werden, oder tun das Gegenteil des Verlangten. Bei der Echopraxie/Echolalie ahmt oder spricht der Betroffene automatenhaft Bewegungen bzw. Wörter und Sätze, die er bei anderen Menschen wahrgenommen hat, nach. Unter motorischen Störungen eingeordnet wird auch unangemessenes Verhalten bis hin zu bizzaren oder geziertmanierierten Bewegungen. Ebenfalls erwähnenswert sind sogenannte motorische Stereotypien mit gleichförmig wiederholten, z. T. einfachen Bewegungen (Kratzen, Nesteln) oder auch komplizierten Bewegungsabläufen.

10.2 Umgang mit dem Patienten

Patienten mit akuten Psychosen sind häufig in hohem Maße geängstigt, insbesondere bei Ersterkrankungen, wenn sich die wahrgenommenen psychopathologischen Symptome einem ihnen bekannten Krankheitsverständnis völlig entziehen. Da die Patienten in der Regel verbalen Interventionen nur schwer zugänglich sind, erleben auch die nächsten Angehörigen intensive Gefühle der Hilflosigkeit und Angst.

> Im Hinblick darauf ist ein aktiv ärztliches Vorgehen erforderlich. Ein sachliches und ruhiges Auftreten trägt meist zur Beruhigung der Situation bei.

Dies betrifft nicht nur den Patienten und seine Angehörigen, sondern auch manche ärztlichen Kollegen und Mitarbeiter des Pflegepersonals, die nicht hinreichend im Umgang mit akut psychisch Kranken geschult sind.

Der Arzt sollte den Betroffenen erläutern, dass es sich um eine seelische Erkrankung handelt. Er sollte weiter darstellen, dass zur Diagnosestellung einige Untersuchungen erforderlich sind. Alle diagnostischen und therapeutischen Maßnahmen sollten kurz und klar erläutert werden. Dies schließt bei eingeschränkter oder aufgehobener Willensfähigkeit auch eine rechtliche Aufklärung über ggf. ohne Zustimmung des Patienten durchzuführende Maßnahmen ein.

> Gleichwohl sollte der behandelnde Arzt sich darüber im Klaren sein, dass die rechtlichen Rahmenbedingungen für eine Unterbringung bzw. Behandlung gegen den Willen des Patienten sehr eng gesteckt sind.

Die meisten Gesetze auf nationaler bzw. Länderebene sehen hierzu vor, dass nicht nur eine psychische Störung von längerer Dauer und erheblicher Ausprägung vorliegt, sondern dass auch eine akute Eigen- oder Fremdgefährdung gegeben sein muss. Deshalb sollte der behandelnde Arzt immer anstreben, notwendige Behandlungsschritte in Übereinstimmung mit dem Patienten durchzuführen, und bei fehlender Krankheitseinsicht zumindest die Zustimmung der begleitenden Angehörigen suchen (➤ Kap. 6).

> In jedem Fall sollte es der behandelnde Arzt vermeiden, mit dem Betroffenen über den Wahrheitsgehalt des psychotischen Erlebens zu diskutieren, sondern dessen Schilderung als seine subjektive Realität akzeptieren.

Obwohl von der Gesamtheit der psychisch Kranken im Vergleich zur Allgemeinbevölkerung keine erhöhte Fremdgefährdung ausgeht, so ist dennoch in Rechnung zu stellen, dass Situationen der Eigen- oder Fremdgefährdung bei akut psychisch Erkrankten nicht ganz selten und manchmal unvorhersehbar auftreten.

Auf eine angemessene physische (räumliche) Distanz zwischen Untersucher und Patient sollte geachtet werden, und zwar sowohl im Interesse des Untersuchers als auch zur Vorbeugung möglicher Bedrohungsgefühle seitens des Patienten. Für stark geängstigte Patienten kann die Anwesenheit einer vertrauten Person hilfreich sein.

Der betroffene Patient muss sowohl zu seinem eigenen wie auch zum Schutze seiner Umgebung bei entsprechenden Hinweisen nach gefährlichen Gegenständen (z. B. Messer oder andere Waffen) untersucht werden. Die Untersuchungssituation muss so gestaltet werden, dass sich der Untersucher unter Umständen unverzüglich zurückziehen kann. Sofern Gewalttätigkeit droht, muss unter Umständen die Polizei zur Unterstützung hinzugezogen werden. Dabei muss man sich allerdings vor Augen halten, dass die Anwesenheit von Polizisten bei der Untersuchung nicht unbedingt zur Entspannung der Situation beiträgt.

> Solange noch keine hinreichende Sicherheit über den Gefährdungsgrad gegeben ist, sollte der Patient ständig überwacht werden.

Der Untersucher muss beachten, dass bei so schwerwiegenden Störungen, die mit gestörtem Realitätsbezug und gestörter Einsichts- und Steuerungsfähigkeit von erheblichem Ausprägungsgrad einhergehen, ein Großteil der Behandlungsverantwortung – auch in rechtlicher Hinsicht – auf ihm liegt. Deshalb muss er dafür Sorge tragen, dass der Patient das Untersuchungs- bzw. Wartezimmer nicht unbemerkt verlassen kann.

Fallbeispiel: Akute Psychose

Ein 26-jähriger Mann wurde von der Polizei in der Notfallaufnahme vorgestellt, nachdem er in Selbstgespräche versunken auf der Straße sitzend Passanten aufgefallen war. Der Polizei gegenüber konnte er keine konkreten Angaben machen und wirkte nach Aussagen der Polizei „verwirrt". Im psychiatrischen Gespräch wurde bald klar, dass der Patient ausgeprägte Wahnvorstellungen hatte und lebhaft akustisch und visuell halluzinierte. Der Patient gab an, dass er in der Ambulanz einer nahe gelegenen Klinik schon länger behandelt würde. Warum, wollte er nicht sagen, gab aber nach einigem Zögern seine Erlaubnis, mit der behandelnden Klinik Kontakt aufzunehmen. Der zuständige Arzt berichtete, dass der Patient im Methadonprogramm der Klinik wegen einer multiplen Substanzstörung, v. a. einer Heroinabhängigkeit, sei. Des Weiteren sei der Patient an die HIV-Sprechstunde einer anderen Klinik angebunden. Im Rahmen der AIDS-Behandlung und Methadonsubstitution habe er sich stabilisieren können. Die letzten Monate sei er nicht mehr erschienen, verschiedene Versuche zur Kontaktaufnahme seien gescheitert.

Die neurologisch-internistische Untersuchung zeigte keine groben Auffälligkeiten. Allerdings erlitt der Patient während der Untersuchung einen Grand-Mal-Anfall. Der Drogentest im Urin war positiv für multiple Substanzen, v. a. Opioide und Benzodiazepine. In der hämatologischen Untersuchung fanden sich CD4-Zellen $< 150/\mu l$. Das kraniale CT mit Kontrastmittel (KM) zeigte mehrere raumfordernde Läsionen mit fleckförmiger KM-Aufnahme. Der Liquor war nur unspezifisch verändert. Die Toxoplasmoseserologie war positiv. Es wurde eine symptomatische Psychose bei einer zerebralen Toxoplasmose diagnostiziert, und es wurden die entsprechenden spezifischen Behandlungsmaßnahmen eingeleitet. Die Psychose wurde symptomatisch mit Antipsychotika behandelt. Der Patient zeigte sich bereits nach 14 Tagen klinisch wie radiologisch deutlich gebessert.

10.3 Diagnostisches Vorgehen

Bei allen akuten Psychosen geht es zunächst darum, körperlich begründbare Krankheitsbilder von funktionellen Psychosen abzugrenzen, da sich aus dieser Abgrenzung erhebliche therapeutische Konsequenzen ergeben.

Die Diagnose erfolgt aufgrund der Anamnese, auf der Basis des psychopathologischen Befundes, körperlicher (Begleit-)Symptome und der apparativen Diagnostik einschließlich Laboruntersuchung.

Anamnese

Bei der Anamnese ist neben der aktuellen Symptomatik zu erfragen, ob körpermedizinische oder psychiatrische Vorerkrankungen bekannt sind. ➤ Tab. 10.1 fasst einige wesentliche anamnestische Fragen zusammen, insbesondere im Hinblick auf ggf. bekannte Vorerkrankungen.

Psychopathologischer Befund

Für den geübten Untersucher beginnt die Erhebung des psychopathologischen Befundes mit der Kontaktaufnahme und verläuft parallel zur diagnostischen Abklärung. Ungeübte Untersucher sollten sich die Zeit nehmen, den psychopathologischen Befund gesondert zu erheben. Dabei ist die Orientierung im Hinblick auf den gegenwärtigen Aufenthaltsort, die Kalender-, Jahres- und Tageszeit sowie die Orientierung zur eigenen Person und Situation zu prüfen. Die Auffassung wird während des Gesprächs geprüft.

Tab. 10.1 Wichtige anamnestische Fragen bei Patienten mit akuten psychotischen Zustandsbildern

- Bei psychiatrischen Krankheitsbildern: Wie war der bisherige Krankheitsverlauf?
- Unterscheidet sich der jetzige Verlauf von früheren Erkrankungsepisoden?
- Sind neue Symptome hinzugekommen?
- War bei früheren Episoden Eigen- oder Fremdgefährdung gegeben?
- Welche körpermedizinischen Vorerkrankungen sind bekannt?
- Sind neue somatische Symptome hinzugekommen?
- Welche Medikamente wurden verordnet (wurden sie regelmäßig/unregelmäßig eingenommen?), und welche Medikamente werden gegenwärtig eingenommen?
- Liegt ein Substanzmissbrauch vor?
- Sind aus jüngerer Zeit (Schädel-Hirn-)Traumen bekannt?

Versteht der Patient z. B., was gesprochen wird? Versteht er komplexe oder abstrakte Inhalte? Der ungeübte Untersucher kann ggf. kleine Geschichten vorlesen und nacherzählen lassen. Die mnestischen Funktionen können geprüft werden, indem man den Patienten Zahlen nachsprechen, Wörter oder Gegenstände erinnern lässt etc. Wahninhalte und Halluzinationen werden häufig spontan berichtet. Der Untersucher sollte sich trotzdem immer aktiv auch davon ein Bild zu machen versuchen, weil misstrauische Patienten, Patienten mit inneren Stimmen, die dem Betroffenen verbieten, über sein Erleben zu sprechen, oder Patienten, die den untersuchenden Arzt in das Wahnsystem einbeziehen, nicht spontan über ihre Wahrnehmungserlebnisse berichten.

Der geübte Untersucher integriert die Erhebung des psychopathologischen Befundes in den normalen Gesprächsablauf. Wenn immer im Laufe des Gespräches zu „Hilfsmitteln" zur Prüfung der gestörten seelischen Funktionsbereiche gegriffen wird, ist das dem Patienten zu erläutern und zu begründen.

Zur Diagnostik körperlich begründbarer Psychosen können psychopathologische Kriterien herangezogen werden, die auf der Beschreibung organisch bedingter psychopathologischer Merkmalskombinationen beruhen (➤ Kap. 15). Innerhalb der Vielfalt solcher Merkmalskombinationen lässt sich eine Untergliederung in zwei verschiedenartige Symptomengruppen vornehmen. Bei einer ersten Gruppe stehen qualitative und quantitative Störungen des Bewusstseins oder Beeinträchtigungen höherer kognitiver Leistungen (z. B. Störungen des Gedächtnisses und der Orientierung) im Vordergrund, die sich von den psychopathologischen Merkmalen funktioneller psychischer Krankheiten im Allgemeinen gut unterscheiden lassen und den Rückschluss auf eine primäre und sekundäre Hirnschädigung oder -funktionsstörung nahelegen. Weniger richtungweisend sind hingegen Affektstörungen, z. B. Affektlabilität oder -inkontinenz, Wahnsymptome, Halluzinationen (vorwiegend optische) oder auch Störungen des Antriebs (z. B. Apathie) und der Motorik (z. B. Nesteln). Solche psychopathologischen Befunde erlangen dann aber zunehmend Gewicht, wenn sie in engem zeitlichem Zusammenhang mit körpermedizinischen Erkrankungen oder mit der Einnahme kurz zuvor verordneter Medikamente bzw. bei Änderung vorbestehender Medikation oder mit der Aufnahme bzw. dem Entzug psychotroper Substanzen auftreten.

Internistisch-neurologische Untersuchung

Als Nächstes erfolgt eine sorgfältige internistisch-neurologische Untersuchung. Von besonderer Bedeutung ist die Erfassung der Vitalparameter (Blutdruck, Puls, Temperatur, Atmung). Bei der Prüfung des Allgemeinzustands wird auf Ernährungszustand, Exsikkosezeichen und Hautveränderungen geachtet. Die allgemeine Inspektion schließt auch die Suche nach Verletzungen, insbesondere Kopfverletzungen, ein. Die Beweglichkeit des Genicks wird geprüft, die Größe der Schilddrüse palpiert. Herz und Lunge werden auskultiert, das Abdomen wird palpiert. Die neurologische Untersuchung beinhaltet die Untersuchung der Hirnnerven, der Motorik wie der Koordination. Der Reflexstatus wird erhoben, die Sensibilität geprüft.

Die unerlässliche internistisch-neurologische Untersuchung hat unter psychologischen Aspekten darüber hinaus den Vorteil, dass zumindest ein Teil misstrauischer und geängstigter Patienten in dem Gefühl bestärkt wird, wirklich in medizinischer Behandlung zu sein. Das Gespräch über körpermedizinische Befunde einschließlich somatischer Vorerkrankungen sowie über die internistisch-neurologische Untersuchung kann auch den Einstieg in die Anamnese zu psychiatrischen Vorerkrankungen und die Erhebung des psychopathologischen Befundes erleichtern, sodass dieser Teil der Untersuchung variabel nachgeordnet sein kann.

Laboruntersuchungen

Der körperlichen Untersuchung und der Erhebung des psychopathologischen Befundes schließen sich in der Regel Laboruntersuchungen an. Laboruntersuchungen ersetzen die körperliche Untersuchung nicht. Unverzichtbare Laborparameter sind BKS, großes Blutbild, Elektrolyte, Nieren- und Leberfunktionsparameter, Gesamteiweiß, Blutzucker, CPK und Urinstatus sowie Urinsediment. Bei entsprechendem Verdacht muss die Notwendigkeit weiterer Zusatzdiagnostik im Einzelfall geprüft werden (EEG, cCT oder MRT, Lumbalpunktion, Drogenscreening). Auch die Messung des Alkoholspiegels im Blut bzw. des Atemalkohols wird häufig erforderlich.

Auf der Basis der nun vorliegenden Informationen kann zusammen mit dem psychopathologischen Befund eine **vorläufige Diagnose** gestellt werden. Sofern die begleitenden Untersuchungen keine pathologischen Ergebnisse bringen, kann bei Vorliegen entsprechender psychopathologischer Symptome vorläufig die Diagnose einer endogenen oder funktionellen Psychose gestellt werden. Aber auch im weiteren Verlauf sollten Hinweise auf körperlich begründbare Psychosen unbedingt beachtet werden.

10.4 Differenzialdiagnose

Akute körperlich begründbare Psychosen

> In der Gruppe der akuten körperlich begründbaren Psychosen sollten eine Intoxikation mit oder Entzug von psychoaktiven Substanzen wegen deren hoher Ablaufgeschwindigkeit vorrangig ausgeschlossen werden.

Die Gruppe der akut körperlich begründbaren Psychosen zeigt zunächst keine morphologischen Hirnveränderungen. Diese Psychosen sind in der Regel reversibel. Sie können längerfristig aber auch Defektzustände hinterlassen.

Drogen-, alkohol- und medikamenteninduzierte psychotische Zustandsbilder

Die anamnestischen Angaben der Patienten sind häufig unzuverlässig, ein Drogenscreening ist deshalb unerlässlich. Eine positive Toxikologie sollte nicht dazu führen, dass weiterführende Untersuchungen, die dem Nachweis oder Ausschluss differenzialdiagnostisch zu erwägender Krankheitsbilder dienen, unterlassen werden.

Substanzmissbrauch mit illegalen Drogen kommt vorzugsweise in der Altersgruppe der 20- bis 30-Jährigen vor. Am häufigsten finden sich Intoxikationen mit Halluzinogenen (z. B. LSD), Amphetaminen, Kokain oder Cannabis (➤ Kap. 17).

Die genannten illegalen Substanzen erzeugen in der Regel mehr eine psychische als physische Abhängigkeit. Im Rahmen von Intoxikationen zeigen sich die unterschiedlichsten paranoid-halluzinatorischen Zustandsbilder. Affektstörungen mit Euphorie oder depressive Zustände, die von ausgeprägter Angst und panikartiger Symptomatik begleitet sein können, sind häufig.

Im Rahmen des legalen Konsums psychotroper Substanzen ist der **Alkoholmissbrauch** in der Gesellschaft am weitesten verbreitet (➤ Kap. 16). Bei den Patienten, die im Rahmen von Alkoholentzugssyndromen akut behandlungsbedürftig werden, handelt es sich häufig um Alkoholabhängige, die bereits einen sozialen Abstieg durchlaufen haben. Inanspruchnehmer sind in der Mehrzahl Männer im Alter zwischen 30 und 40 Jahren. Alkoholabhängige haben ein hohes Suizidrisiko. Suizidäußerungen sind deshalb sehr ernst zu nehmen.

Die bekannten Entzugssymptome (Schwitzen, Tremor, Übelkeit, innere Unruhe) können nahtlos in ein Delirium tremens übergehen mit Desorientiertheit, illusionären Verkennungen, Halluzinationen, Wahngedanken etc.

Vor dem Hintergrund von Ernährungsstörungen bei Alkoholkranken muss auch eine Wernicke-Enzephalopathie mit Augenmuskellähmungen, Nystagmus, Bewusstseinsstörungen, Ataxie und peripherer Neuropathie in Betracht gezogen werden. Erwähnenswert ist ferner die Korsakow-Psychose mit Gedächtnisstörung, Konfabulation, Desorientiertheit etc. Ein eher seltenes Krankheitsbild stellt die Alkoholhalluzinose dar mit vorherrschenden akustischen Halluzinationen von bedrohlichem Charakter.

Darüber hinaus können akute psychotische Zustände bei den verschiedenartigsten **Medikamenten** – Psychopharmaka wie Nichtpsychopharmaka – beobachtet werden.

Es handelt sich dabei um unerwünschte Arzneimittelwirkungen, die nicht nur bei Überdosierungen, sondern auch bei Einnahme von therapeutischen Dosen auftreten können (➤ Kap. 29).

Zu beachten ist auch, dass im Rahmen von Substanzmissbrauch häufig verschiedene Substanzen und Medikamente, z. T. mit wechselseitiger Verstärkung oder gar Potenzierung, kombiniert werden.

Insbesondere bei älteren Menschen können eine unkontrollierte Einnahme von Medikamenten, die Ersteinnahme von Medikamenten oder eine Änderung vorbestehender Medikation zu den Symptomen einer akuten Psychose führen, ohne dass ein Medikamentenmissbrauch vorliegen muss. In einer solchen Gefahr stehen ältere Menschen insbesondere dann, wenn mehrere Medikamente mit anticholinerger Wirkung miteinander kombiniert werden. Üblicherweise zeigen diese Krankheitsbilder typische Symptome organischer Psychosen (➤ Kap. 15 und ➤ Kap. 28).

Psychotische Zustandsbilder im Rahmen internistischer und neurologischer Erkrankungen

Es gibt eine Reihe von internistischen und neurologischen Erkrankungen, die mit den Symptomen einer akuten Psychose einhergehen können (➤ Kap. 15). Dies gilt z. B. für viele Infektionserkrankungen, schwere Herz- und Lebererkrankungen, Vitaminmangelzustände und verschiedene endokrine Störungen. Ebenso vielfältig können die neurologischen Erkrankungen sein, auf deren Boden sich die Symptome einer akuten Psychose entwickeln. Das Krankheitsspektrum reicht von gefäßbedingten über entzündliche Hirnerkrankungen bis zu Tumoren und Hirnverletzungen.

Es ist zu beachten, dass bei diesen Krankheitsbildern die nicht selten bedrohlichen körperlichen Grunderkrankungen durch die „lärmende" Symptomatik der seelischen Störung maskiert werden können. Deshalb werden solche Patienten immer wieder vorschnell in psychiatrische Kliniken überwiesen, obwohl die Diagnostik und Therapie der somatischen Erkrankung vorrangig wäre. Relativ häufig handelt es sich dabei um ältere Menschen. Gerade für diese Altersgruppe gilt jedoch, dass – abgesehen von wahnhaften Depressionen – psychotische Ersterkrankungen überwiegend organisch verursacht sind, sodass eine dahingehende Abklärung immer möglichst rasch in die Wege geleitet werden muss (➤ 28.6).

Funktionelle Psychosen

Schizophrenie und verwandte Erkrankungen

Zu dieser Erkrankungsgruppe gehören schizophrene, schizophrenieähnliche und wahnhafte Psychosen sowie die schizoaffektiven Störungen (➤ Kap. 18). Es handelt sich um eine heterogene Gruppe von Störungen. Allen gemeinsam ist, dass ihre Ätiologie bisher weitgehend unbekannt ist.

Die schizophrenen Psychosen sind die häufigsten und schwersten Erkrankungen dieser Gruppe. Folgende Symptome gelten als charakteristisch für schizophrene Störungen:

- Gedankenlautwerden
- Gedankeneingebung oder Gedankenentzug
- Gedankenausbreitung
- verschiedene Wahninhalte
- Das sogenannte Gefühl des Gemachten
- Kommentierende oder dialogisierende Stimmen

Optische Halluzinationen kommen auch, jedoch seltener vor. Neben solchen produktiven Symptomen gibt es auch sogenannte negative Symptome mit Apathie, verflachtem oder inadäquatem Affekt. In der Phase der akuten Erkrankung treten die Negativsymptome mit Apathie, Lust- und Freudlosigkeit hinter die produktiven Symptome wie Wahn und Halluzinationen zurück, ohne jedoch zu verschwinden.

Bei der Schizophrenie werden verschiedene Untergruppen unterschieden. Am häufigsten sind **paranoid-halluzinatorische Zustandsbilder** mit Vorherrschen von Wahn und Halluzinationen. Die Validität dieser Subtypen wurde im Rahmen der Revision der diversen Klassifikationssysteme DSM und ICD in Zweifel gezogen. Für eine psychopathologische Einordnung sind sie jedoch nach wie vor nützlich und werden deshalb hier weiter genutzt.

Bei der **katatonen Schizophrenie** stehen psychomotorische Störungen im Vordergrund, die zwischen Extremen wie Erregung und Stupor alternieren können. Weiterhin finden sich Haltungsstereotypien und Negativismus. Bei der perniziösen Katatonie kommt es zusätzlich zu schweren vegetativen Regulationsstörungen, wie Puls- und Blutdruckveränderungen, Elektrolytverschiebungen und einer vital gefährlichen Hyperthermie (über die Schwierigkeiten der Abgrenzung vom malignen neuroleptischen Syndrom ➤ Kap. 29).

Bei der **Hebephrenie** (desorganisierter Typ) stehen affektive Veränderungen im Vordergrund. Wahnvorstellungen und Halluzinationen sind flüchtig und bruchstückhaft, das Verhalten unvorhersehbar. Die Stimmung ist flach und unpassend. Das Denken ist ungeordnet, die Sprache weitschweifig und zerfahren.

Die **schizoaffektiven Störungen,** bei denen – meistens gleichzeitig oder höchstens durch einige Tage getrennt – sowohl schizophrene als auch affektive Symptome in der gleichen Krankheitsphase auftreten, zeigen einen episodischen Verlauf. Die affektive Symptomatik kann dabei entweder als manisches oder als depressives Bild imponieren.

Affektive Erkrankungen

Bei diesen Erkrankungen bestehen die Hauptsymptome in einer Veränderung der Affektivität (➤ Kap. 19). Die wichtigsten Erkrankungen, die mit akuten psychotischen Zustandsbildern einhergehen, sind

- Manie (mit psychotischen Symptomen),
- schwere depressive Episoden (mit psychotischen Symptomen),
- affektive Mischzustände (mit psychotischen Symptomen).

Bei der **Manie** ist die Stimmung situationsinadäquat gehoben. Übliche soziale Hemmungen gehen verloren. Selbstüberschätzung und Größenideen können in Wahn einmünden; aus Reizbarkeit und Misstrauen kann sich ein Verfolgungswahn entwickeln. Ideenflucht und Rededrang können dazu führen, dass der Betreffende nicht mehr verstanden wird („verworrene Manie"). Ausgeprägte und anhaltende körperliche Aktivität und Erregung können in Aggression oder Gewalttätigkeit umschlagen.

Bei **schweren depressiven Episoden** werden sowohl durch psychomotorische Hemmung wie durch Agitiertheit gekennzeichnete Bilder gesehen. Verlust des Selbstwertgefühls, Gefühle von Verzweiflung, Nutzlosigkeit und Schuld sind meist vorherrschend, in schweren Fällen besteht ein hohes Suizidrisiko. Hinzutreten können Wahnideen, Halluzinationen oder ein depressiver Stupor. Der Wahn schließt gewöhnlich Ideen der Versündigung, der Verarmung oder einer bevorstehenden Katastrophe ein.

Bei **affektiven Mischzuständen** treten einmal gehobene Stimmung, vermehrter Antrieb und erhöhte Aktivität (Manie) auf, dann wieder ein Stimmungstief, verminderter Antrieb und Aktivität (Depression). In der akuten Notfallsituation erlauben anamnestische Angaben über frühere Krankheitsepisoden ggf. eine Einordnung im Sinne einer bipolaren Störung.

Artifizielle Störungen (absichtliches Erzeugen oder Vortäuschen von Symptomen)

Alle bisherigen differenzialdiagnostischen Überlegungen müssen noch dahingehend ergänzt werden, dass die oben beschriebenen Symptome in Einzelfällen absichtlich erzeugt oder vorgetäuscht sein können.

Derartige psychische Störungen, die sich typischerweise mit großer Dramatik darstellen, sind zwar selten, führen jedoch bei den involvierten Ärzten und dem Pflegepersonal zu großer Irritation und lösen im Allgemeinen intensive diagnostische und therapeutische Bemühungen aus.

Typisch für diese Patienten ist, dass sie „verrückt spielen". Sie beschreiben z. B. ungewöhnliche optische Halluzinationen („kleine grüne Männchen") und produzieren bereitwillig jedes Symptom, nach dem sie gefragt werden (➤ Kap. 32).

Die Gründe für solches Verhalten sind häufig unklar. Zumeist liegen diesem Verhalten schwere Persönlichkeitsstörungen zugrunde (➤ Kap. 24). Abzutrennen hiervon ist die Simulation, z. B. zur Vermeidung von Strafverfolgung oder zur Verschaffung finanzieller Vorteile durch das Kranksein.

10.5 Diagnostischer Stufenplan

Wenn aufgrund der oben skizzierten Symptomatologie die Verdachtsdiagnose einer akuten Psychose gestellt wird, so sind für die weitere Differenzialdiagnose drei Kriterien von besonderer Wichtigkeit:

- Liegen die **Leitsymptome einer organischen Psychose** vor, also insbesondere quantitative oder qualitative Bewusstseinsstörungen und eine Beeinträchtigung kognitiver Leistungen, wie Mnestik, Orientierung etc.?
- Lassen sich **wesentliche somatische Auffälligkeiten** im Rahmen internistischer oder neurologischer Erkrankungen als Ursache der Psychose nachweisen? Entsprechende Hinweise können sich ergeben aus der Anamnese bzw. klinischen und zusatzdiagnostischen Befunden (also z. B. Symptome einer kardiovaskulären Erkrankung, Fieber, laborchemische Korrelate einer gestörten Leber- oder Nierenfunktion etc.).
- **Könnte es sich um eine substanzinduzierte Psychose handeln?** Dies betrifft in erster Linie Zustandsbilder infolge der Einnahme von psychotropen Substanzen (Alkohol, Drogen, psychotrope Medikamente), daneben sind aber auch Medikamente ohne primär psychotrope Wirkung als mögliche Ursache zu bedenken. Hinweise auf ein substanzinduziertes psychotisches Geschehen resultieren zum einen aus der Anamnese einer gegenwärtigen oder kurz – d. h. Tage bis Wochen – zurückliegenden Einnahme entsprechender Pharmaka, Drogen etc. Zum anderen sind die typischen Intoxikations- bzw. Entzugssymptome, die unter Einwirkung von psychotropen Substanzen auftreten können, zu beachten (z. B. Bewusstseinstrübung, Miosis, Mydriasis, Ataxie, Nystagmus, Dysarthrie, Tremor, Blutdrucksteigerung, Tachykardie, Hyperhidrosis). Schließlich können der Diagnose einer substanzinduzierten Psychose auch entsprechende toxikologische Nachweise zugrunde liegen.

In ➤ Abb. 10.1 ist ein Entscheidungsbaum unter Verwendung dieser Kriterien dargestellt, aus dem acht verschiedene idealtypische Symptomenkonstellationen abgeleitet werden können, die im Allgemeinen eine vorläufige diagnostische Einordnung eines Krankheitsbildes erlauben. Auch wenn demnach die Diagnose einer funktionellen Psychose im Wesentlichen auf dem Wege des Ausschlusses anderer Ursachen gestellt wird, so gibt es andererseits auch positive Hinweise, die hierfür herangezogen werden können. Dies gilt unter anderem für das Vorliegen einer positiven Familienanamnese, ebenso wie für Vorerkrankungen aus dem Formenkreis der funktionellen Psychosen in der Eigenanamnese des Patienten.

Ob somatische Auffälligkeiten als die wesentlichen ätiologischen Faktoren für ein psychotisches Krankheitsbild anzusehen sind, bedarf immer einer individuellen Beurteilung. Neben zerebralen Prozessen sind es in der Regel schwere Allgemeinerkrankungen mit potenzieller Beeinträchtigung der Hirnfunktion, die eine psychotische Symptomatik verursachen können (weitere Ausführungen ➤ s. o. und ➤ Kap. 15). Ein zeitlicher Zusammenhang zwischen körperlicher Erkrankung und psychopathologischer Symptomatik unterstützt die Annahme eines entsprechenden Kontextes ebenso wie die Besserung der psychischen Störung nach wirksamer Behandlung der mutmaßlichen Grunderkrankung. An eine durch somatische Faktoren bedingte Psychose ist ferner zu denken, wenn eine für eine funktionelle Psychose untypische Symptomenkonstellation besteht (z. B. deutliches Überwiegen optischer gegenüber akustischen Halluzinationen).

Wegen der Vielfalt möglicher körperlicher Grunderkrankungen kann im Rahmen der diagnostischen Abklärung die konsiliarische Hinzuziehung anderer Fachgebiete erforderlich werden, wobei ein Großteil körpermedizinischer Erkrankungen mit vorherrschender psychopathologischer Symptomatik mit einer begrenzten Zahl relativ wenig aufwendiger diagnostischer Maßnahmen identifiziert werden kann.

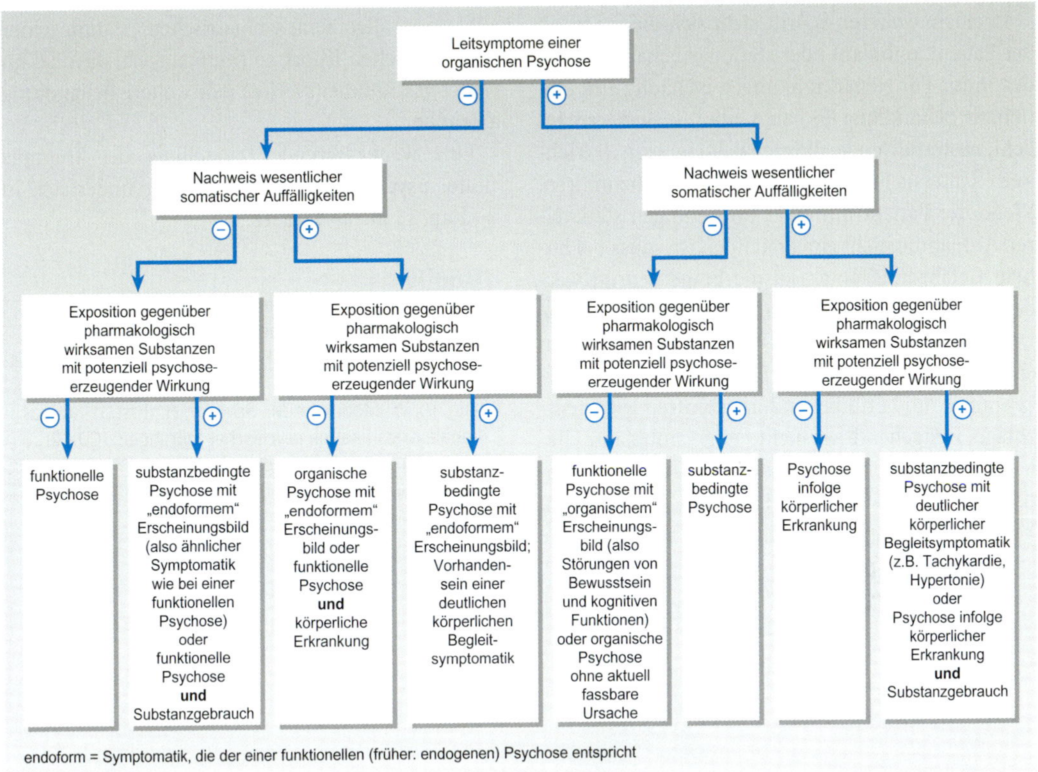

Abb. 10.1 Diagnostischer Stufenplan bei Patienten mit akuten psychotischen Zustandsbildern

10.6 Therapeutische Prinzipien

Das therapeutische Vorgehen ist zunächst davon bestimmt, ob und inwieweit es gelingt, mit dem Patienten zu einem Konsens über die Behandlungsnotwendigkeit der Erkrankung zu kommen. Dabei kann es hilfreich sein, sich über Teilaspekte der Behandlung zu verständigen oder ggf. Vorschläge des Patienten zunächst aufzugreifen. In manchen Fällen kann bereits eine Reizabschirmung wesentlich zur Beruhigung des Patienten beitragen.

Soweit der Patient erregt, aggressiv, ängstlich, agitiert, misstrauisch o.Ä. ist, sind medikamentöse Maßnahmen angezeigt. Welche Substanzklassen jeweils indiziert sind, ist ➤ Kap. 7 und ➤ Kap. 18 zu entnehmen.

Der behandelnde Arzt muss dabei immer bedenken, dass akut lebensbedrohliche Erkrankungen, wie z. B. ein Schädel-Hirn-Trauma, nicht verschleiert werden dürfen. Wenn hierüber Unsicherheit besteht, ist bei aggressiven und agitierten Patienten unter Umständen eine Fixierung einer Medikation mit nicht abzuschätzenden Folgewirkungen vorzuziehen.

Dabei gilt, dass die Fixierung als freiheitsentziehende Maßnahme nur im äußersten Notfall durchgeführt werden darf (➤ Kap. 6). Wenn die notwendigen diagnostischen und therapeutischen Maßnahmen vom Patienten abgelehnt werden, so ist individuell darüber zu entscheiden, ob eine Notfallsituation sofortiges Handeln erfordert oder zunächst bis zu einer richterlichen Entscheidung nach den nationalen Unterbringungs- bzw. Betreuungsgesetzen abgewartet werden muss.

10

In einem weiteren Schritt stellt sich die Frage, ob der Patient ambulant oder stationär behandelt werden muss. Für Neuerkrankungen ist häufig eine stationäre Behandlung indiziert, die es auch ermöglicht, weiterführende, differenzialdiagnostisch wichtige Untersuchungsmaßnahmen durchzuführen. Wenn der Patient mit einer notwendigen stationären Aufnahme nicht einverstanden ist, muss bei hohem Gefährdungspotenzial die Frage geprüft werden, ob die rechtlichen Voraussetzungen für eine Unterbringung wider den Willen des Betroffenen erfüllt sind. Im Rahmen der Etablierung von Früherkennungs- und Frühbehandlungszentren wird heutzutage weitgehend versucht, eine ambulante Behandlung einzuleiten, um eine langfristige therapeutische Beziehung mit dem Patienten zu etablieren. Viele der Betroffenen sind durch eine Erstaufnahme auf einer allgemeinpsychiatrischen Station einer psychiatrischen Klinik so traumatisiert, dass sie im weiteren Krankheitsverlauf jede weitere Behandlung ablehnen.

Eine weiterführende Darstellung der Therapie akuter psychotischer Zustandsbilder findet sich in ➤ Kap. 15 bis ➤ Kap. 18.

LITERATUR

Kind, H., Haug, H. J.: Psychiatrische Untersuchung. 7. Aufl. Springer, Berlin – Heidelberg – New York 2007.

Scharfetter, C.: Allgemeine Psychopathologie. 6. Aufl., Thieme, Stuttgart 2010.

Dilling, H., W. Mombour, M., Schmidt, H. (Hrsg.): Internationale Klassifikation psychischer Störungen: ICD-10, Kap. V (F). Klinisch-diagnostische Leitlinien. 9. Aufl. Huber, Bern 2013.

KAPITEL

11 Suizidalität

Thomas Bronisch

11.1 Epidemiologie

Deutschland liegt, was die Häufigkeit der Suizide betrifft, in der Rangfolge der europäischen Staaten im oberen Drittel (Bronisch und Hegerl 2010). Die Dunkelziffer wird auf ca. 25 % geschätzt (Schmidtke et al. 2005).

Die Suizidraten bei beiden Geschlechtern nehmen mit steigendem Alter zu bei gleichzeitig eher abnehmender Zahl der Suizidversuche. Die Frauen weisen dabei bis zum 50. Lebensjahr eine deutlich niedrigere Suizidrate auf. Bei den Suizidversuchen allerdings überwiegt das weibliche Geschlecht, insbesondere im jugendlichen und jungen Erwachsenenalter. Während der Anteil der männlichen Altersgruppen über 60 Jahre an allen Suiziden über die Zeit nur gering zugenommen hat und etwa 27–32 % beträgt, stieg der Anteil weiblicher Altersgruppen über 60 Jahre von 26 % an der Gesamtzahl der Suizide bei Frauen zu Beginn der 1950er-Jahre auf im Durchschnitt 49 % in den letzten 5 Jahren überproportional an (Schmidtke et al. 2008).

Soziale Isolation ist mit dem Ansteigen von Suizidziffern verknüpft. Die höchsten Suizidraten finden sich bei Geschiedenen, gefolgt von Ledigen und Verwitweten. Suizide wie Suizidversuche kommen gehäuft bei Arbeitslosen vor und Suizidversuche mehr in den unteren als in den oberen sozialen Schichten (Bronisch & Hegerl 2010).

Zwischen 15 und 35 % der Betroffenen wiederholen den Suizidversuch in den darauffolgenden zwei Jahren. Die Suizidrate beträgt dabei 0,9 bis 2,5 % pro Jahr. Laut Langzeitstudien, die sich über einen Zeitraum von zehn Jahren und mehr erstrecken, vollenden 10–13 % der Patienten schließlich einen Suizid (Bronisch 2014).

Ein bis zwei Drittel der Suizidenten suchten im letzten Monat ihres Lebens einen Arzt auf, zumeist einen Nichtpsychiater, der unter Umständen Hinweise für eine Suizidalität seines Patienten hätte feststellen können (Bronisch & Hegerl 2010).

11.2 Symptomatik

In dem Begriff Suizidalität gehen drei verschiedene Formen suizidalen Erlebens und Verhaltens auf:

- Suizidideen
- Suizidversuche
- Suizide

Suizidideen können beinhalten: Nachdenken über den Tod, Todeswünsche und suizidale Ideen im engeren Sinne.

Für **Suizidversuche** wird mittlerweile in der wissenschaftlichen Literatur weitgehend die Definition von Kreitman (1980) akzeptiert. Demnach ist ein Suizidversuch, von dem Autor **Parasuizid** genannt, wie folgt definiert: Ein *„selbstinitiiertes, gewolltes Verhalten eines Patienten, der sich verletzt oder eine Substanz in einer Menge nimmt, die die therapeutische Dosis oder ein gewöhnliches Konsumniveau übersteigt und von welcher er glaubt, sie sei pharmakologisch wirksam"*. (Kreitman 1980)

Aus der Definition des Suizidversuchs/Parasuizids ergibt sich, dass eine aktive Intention zur Beendigung des eigenen Lebens bei dem Suizidenten vorhanden sein muss. Psychische Störungen, wie z. B. Alkohol-, Medikamenten- und Drogenabhängigkeit oder Magersucht, die oftmals als protrahierte Selbsttötung beschrieben werden, fallen somit nicht unter suizidale Verhaltensweisen.

In der ambulanten und klinischen Praxis ist man am häufigsten mit Patienten nach einem Suizidversuch konfontriert, weswegen die folgenden Ausführungen in besonderem Maße dieser Patientengruppe gelten. Grundsätzlich sind sie aber auch auf Patienten vor einem möglichen Suizidversuch anwendbar.

Einteilung von Suizidversuchen

Bei der Beschreibung von suizidalen Verhaltensweisen/Suizidversuchen hat es sich als klinisch brauchbar erwiesen, eine Unterteilung zu treffen, die sich nach den Motiven des Suizidenten richtet:

- **Wunsch nach Zäsursetzung,** d. h. die Absicht, durch eine suizidale Handlung mit einer unbewältigten Lebenssituation abzuschließen oder Abstand davon zu gewinnen (parasuizidale Pause)
- **Appell an die Mitmenschen,** d. h., im Vordergrund steht der Hilferuf an die Umgebung, der auf unerträgliche Belastungen und Konflikte hinweisen soll (parasuizidale Geste)
- **Autoaggression,** die mit einer Selbsttötungsabsicht im eigentlichen Sinne verbunden ist (parasuizidale Handlung)

Alle drei Formen können kombiniert mit unterschiedlichen Schwerpunkten auftreten.

11.3 Befunderhebung

Empfehlenswert ist das in ➤ Tab. 11.1 dargestellte diagnostische Vorgehen.

Tab. 11.1 Diagnostisches Vorgehen bei Suizidalität

Diagnostische Ebene	Diagnostische Ziele
1. Anamnese	Erfassen der Symptomatik und ihrer chronologischen Entwicklung; Information über Vorerkrankungen (insbesondere Suizidversuche) und Lebenssituation
2. Exploration	Erkennen psychiatrischer Erkrankungen, insbesondere depressiver Syndrome; Verstehen auslösender Konfliktsituationen Beurteilung der aktuellen Suizidgefährdung (➤ Tab. 11.2): • aktive vs. passive Gedanken • konkrete Planung vs. ungerichtete Absichten • häufige, drängende vs. seltene Gedanken • Gefährlichkeit einer geplanten oder ausgeführten suizidalen Handlung • Art des Suizidmotivs
3. Körperliche Untersuchung	Erfassen therapierelevanter körperlicher Begleiterkrankungen (einschließlich der Folgen durchgeführter suizidaler Handlungen)
4. Fremdanamnese	Ergänzung und Überprüfung der Angaben des Patienten (besonders bei Bagatellisierungstendenzen; möglichst mit dem Einverständnis des Betroffenen)

Einschätzung der Ernsthaftigkeit eines Suizidversuchs

Neben der Suizidintention sind Suizidarrangement und Ernsthaftigkeit der **Suizidmethode** von Bedeutung:

- Das **Suizidarrangement** gibt Auskunft darüber, inwieweit der Suizident ein (rasches) Auffinden seiner Person nach erfolgtem Suizidversuch möglich oder unmöglich macht. Wird ein Suizidversuch so geplant, dass ein Rettungsversuch unwahrscheinlich wird, besteht naturgemäß ein sehr hohes Risiko. Wenn sich z. B. jemand ein Zimmer in einem Hotel nimmt und um 18:30 Uhr eine Überdosis Schlaftabletten und Alkohol einnimmt, so hat er den Suizidversuch ganz offensichtlich in der berechtigten Annahme geplant, dass er bis zum folgenden Morgen nicht gefunden werden wird. Dagegen hat jemand, der, kurz bevor sein Ehepartner nach Hause kommt, eine Überdosis Tabletten einnimmt, in der Regel ein kleineres Suizidrisiko, ebenso jemand, der selbst Rettungsdienste benachrichtigt.
- Die **Suizidmethode** gibt Hinweis auf die Endgültigkeit des Todeswunsches. Hierbei spielen die sogenannten harten Methoden eine besondere Rolle. Dazu zählen alle Methoden, die nicht mit einer Einnahme von Drogen oder Medikamenten verbunden sind, z. B. sich erhängen, sich erschießen, vor einen Zug springen, sich ertränken, sich aus einem hohen Gebäude stürzen, sich die Pulsadern aufschneiden oder sich eine todbringende Substanz spritzen oder infundieren (z. B. Insulin). Bei potenziell letalem Vorgehen ist die Ernsthaftigkeit des Suizidversuchs entsprechend hoch einzuschätzen. Ein Patient, der sich die

Pulsadern aufschneidet oder versucht, sich zu erhängen oder zu erschießen, trägt in der Regel ein höheres Risiko als jemand, der zehn Aspirintabletten schluckt. In der Beurteilung der Gefährlichkeit eines Suizidversuchs muss auch die subjektive Auffassung des Patienten bezüglich der „Tauglichkeit" des Selbsttötungsversuchs mit eingehen. So kann z. B. ein Patient irrtümlicherweise glauben, dass die Wirkung von 50 nicht verschreibungspflichtigen Aspirintabletten weniger gravierend sei als die von 10–50 Tabletten Diazepam, das nur auf Rezept erhältlich ist.

Hinsichtlich der **Gefahr eines erneuten Suizidversuchs** sollten also besonders das Arrangement und die Methode des vorangegangenen Suizidversuchs beachtet werden: Je härter die Methode und je weniger das Arrangement die Möglichkeit des Eingreifens von außen offen ließ, desto höher ist die Ernsthaftigkeit der Suizidalität einzuschätzen und damit die Wahrscheinlichkeit, dass der Patient von seinen Suizidabsichten auch in Zukunft nicht abrücken wird. Es darf allerdings auf keinen Fall der Umkehrschluss gezogen werden, dass ein vorangegangener nicht ernsthafter Suizidversuch „nur" zu weiteren nicht ernsthaften Suizidversuchen führe.

Die **suizidale Absicht** ist das entscheidende Kriterium bei der Diagnose Suizidalität. So werden von psychotischen, zumeist schizophrenen Patienten Handlungen begangen, die zunächst als Suizidversuch imponieren (z. B. Sturz aus dem Fenster), diese rühren aber von Wahnideen her (z. B. fliegen zu können). Hierzu gehören auch imperative Stimmen, die eine selbstschädigende oder selbsttötende Handlung befehlen.

Von Suizidversuchen abzugrenzen sind ferner selbstschädigende Verhaltensweisen, wie etwa selbst zugefügte Schnittverletzungen an den Armen oder das Ausdrücken von Zigaretten auf dem Handrücken, was des Öfteren bei Patienten mit schweren Persönlichkeitsstörungen vorkommt.

Indikatoren für Suizidalität

Die wichtigsten Indikatoren für eine akute suizidale Gefährdung sind aus ➤ Tab. 11.2 zu ersehen.

Von besonderer Wichtigkeit ist das Vorliegen einer depressiven Verstimmung. Nahezu jeder Suizidgefährdete hat eine zumindest leichte depressive Verstimmung. Daher empfiehlt es sich, bei Verdacht auf Suizidalität zunächst nach den entsprechenden Symptomen zu fragen, wie depressive Verstimmung, Schlafstörungen, Appetit- und Libidostörungen, Konzentrationsstörungen, Apathie, Müdigkeit, Freud- und Lustlosigkeit, Selbstabwertung, Schuldgefühle, Hoffnungslosigkeit.

Hervorzuheben ist auch eine Familienanamnese mit Suiziden und Suizidversuchen, da dadurch das Risiko des Betroffenen deutlich erhöht ist.

Tab. 11.2 Indikatoren einer akuten suizidalen Gefährdung. Je mehr dieser Merkmale vorhanden sind, desto höher ist die aktuelle Suizidgefährdung eines Patienten einzuschätzen.

Anamnese
• Ein oder mehrere Suizidversuche in der Vorgeschichte • Positive Familienanamnese mit Suiziden und/oder Suizidversuchen • Suizidarrangement, das eine Auffindung schwierig oder unmöglich macht • Suizidversuch mit harter Methode oder entsprechende Gedanken • Konflikt, der zu Suizidideen/Suizidversuch führte, weiterhin ungelöst • Soziale Isolierung, zunehmender Rückzug des Patienten in der letzten Zeit • Vorliegen einer Suchterkrankung
Psychopathologischer Befund
• Fehlende Distanzierung von Suizidideen/Suizidversuch, auch eventuell nach ausführlichem Gespräch • Erleben von drängenden Suizidgedanken • Ausgesprochene Hoffnungslosigkeit, Fehlen von Zukunftsperspektiven • Schwere depressive Verstimmung, eventuell mit depressiven Wahnideen • Akute psychotische Symptomatik • Hinweise auf mangelnde Impulskontrolle, z. B. bei akuter Alkoholintoxikation oder im Alkoholentzug • Gereiztes/aggressives oder agitiertes Verhalten des Patienten, Fehlen eines tragfähigen Gesprächsrapports

Einschätzung des Risikos eines erneuten Suizidversuchs

Die Gefahr eines erneuten Suizidversuchs ist umso geringer, je konkreter der Patient darstellen kann, warum er zum jetzigen Zeitpunkt nicht mehr suizidal ist, d. h., was

11

sich in seiner Einstellung zum Leben (Tode) und in seiner sozialen Situation so grundlegend geändert hat, dass ein Suizidversuch nicht mehr sinnvoll und notwendig erscheint.

Hat der Arzt Zweifel an der Aufrichtigkeit der Antworten seines Patienten, sollten möglichst viele Fremdinformationen eingeholt werden.

Auch die Einstellung des Patienten zu seinem Suizidversuch lässt Rückschlüsse auf ein zukünftiges Risiko zu. Ein weniger ausgeprägtes Suizidrisiko haben Patienten, die froh sind, den Suizidversuch überlebt zu haben, die Suizidideen und suizidales Verhalten unannehmbar und schrecklich finden oder die um Hilfe bitten.

Ein Patient dagegen, der unwirsch, trotzig, schweigsam, unkooperativ oder teilnahmslos, sogar feindselig ist, hat möglicherweise einen anhaltenden Todeswunsch. Deshalb muss mit einem weiterhin bestehenden beträchtlichen Suizidrisiko gerechnet werden, wenn der Patient sich nicht offen und direkt äußert.

Ein Patient, der die Gefährlichkeit seines Suizidversuchs herunterspielt oder leugnet, ist schwer einzuschätzen. Er wird möglicherweise versuchen, den Arzt davon zu überzeugen, dass sein selbstzerstörerisches Verhalten unbeabsichtigt war (häufig bei Alkohol- und Drogenabhängigen). Dies lässt ebenfalls auf ein fortbestehendes hohes Suizidrisiko schließen.

Besondere Wachsamkeit ist angezeigt, wenn sich ein Patient nach einer Tablettenintoxikation, dem Aufwachen aus einem Koma oder nach Rettung aus anderen lebensbedrohlichen Situationen wie „neu geboren" fühlt. Solch ein Patient ist vielleicht euphorisch und behauptet, dass die beinahe tödliche Episode seine „unglückliche Vergangenheit ausgelöscht" habe. Diese gehobene Stimmung ist in der Regel jedoch nur kurzlebig, und es kann dann wieder zu einer suizidalen Gefährdung kommen, wenn der Patient ins reale Leben mit all seinen Enttäuschungen und Widrigkeiten zurückkehrt.

Besonders zu beachten ist dabei auch die gedankliche **Einengung** des suizidalen Menschen auf seine Innenwelt, d.h. die ausschließliche Beschäftigung mit dem eigenen, extrem negativ geprägten Erleben.

Vorsicht ist besonders dann geboten, wenn der Patient nach Suizidandeutungen und ausgeprägter depressiver Verstimmung ganz plötzlich, ohne dass sich Wesentliches in seinem Leben geändert hat, eine „unheimliche" Ruhe ausstrahlt oder in einen ausgesprochen agitierten Zustand gerät.

Weiterhin sind suizidale Zwangsgedanken, die oftmals im Rahmen einer schweren Depression auftreten, als besonders gefährlich anzusehen.

11.4 Risikofaktoren für Suizidalität

Der bedeutendste Risikofaktor für einen Suizid ist ein vorangegangener Suizidversuch, und je mehr Suizidversuche in der Vorgeschichte erfolgt sind, desto größer wird die Wahrscheinlichkeit eines Suizids.

Risikofaktoren von Bedeutung sind auch psychiatrische Erkrankungen, vor allem Suchterkrankungen und Depressionen. Es gibt Hinweise dafür, dass ca. 15 % der stationär behandelten Depressiven und Suchtkranken sich im Laufe ihrer Erkrankung suizidieren (Miles 1977). Weiterhin finden sich gehäuft Suizide und Suizidversuche bei Schizophrenen und Patienten mit Panikstörungen, organischen Psychosyndromen sowie bei Patienten mit Persönlichkeitsstörungen, insbesondere mit Borderline- (emotional instabiler), dissozialer, narzisstischer und dependenter Persönlichkeitsstörung (➤ Kap. 24).

Auch bei konsumierenden körperlichen Erkrankungen, wie z.B. Krebs oder AIDS, treten – leicht – erhöhte Suizidraten auf.

Es muss jedoch darauf hingewiesen werden, dass mit diesen Prädiktoren ein Suizid im Einzelfall nur unzureichend vorausgesagt werden kann.

Motive und Bedeutungen von suizidalem Verhalten

Eine Reihe von Motiven und Bedeutungsmöglichkeiten für suizidales Verhalten lässt sich grundsätzlich voneinander unterscheiden (➤ Tab. 11.3).

Tab. 11.3 Mögliche Motive und Bedeutungen von Suizidalität

• Erlösung von seelischem (Depression, Angst, Psychose) und körperlichem Leid (Krebs, AIDS, Diabetes, Niereninsuffizienz)
• Wunsch nach einem Gottesurteil bezüglich des eigenen Weiterlebens, d. h. weder leben noch sterben können
• Suche nach Ruhe und Geborgenheit
• Hilferuf und Hilfsappell
• Entlastung von Schuldgefühlen
• Wendung der Aggression gegen das eigene Ich, da Aggression nicht gegen den Partner gerichtet werden darf
• Primäre Aggressivität gegen das eigene Ich
• Identifikation mit einer Idolfigur (sogenannter Werther-Effekt)
• Erpressung, Wunsch, die soziale Umwelt zu kontrollieren/zu manipulieren
• Racheakt im Sinne der Bestrafung des Partners
• Kränkung aufgrund eines mangelhaft entwickelten Selbstwertgefühls (narzisstische Kränkung)
• Einzige Möglichkeit, das Selbstwertgefühl noch zu retten (Suizidversuch als „narzisstische Plombe")
• Appell an menschliche Bindung bzw. Aufkündigung aller menschlichen Bindungen
• Aktive und freie Handlung eines Menschen (sogenannter Bilanzselbstmord)
• Spannungsabfuhr: kein Suizidversuch im engeren Sinne

Meistens ist keiner dieser Gründe allein zutreffend. Insbesondere narzisstische Motive, vor allem aber der Appell an die menschliche Bindung sind als die wesentlichen Beweggründe für suizidales Verhalten anzusehen.

Die geschilderten Bedeutungen und Beweggründe suggerieren eine gewisse Abwägung, Entscheidung, Reflexion des Suizidenten. Dies entspricht jedoch nicht der klinischen Realität.

> Suizidversuche und Suizide sind meist Impulshandlungen, wobei der momentane seelische Schmerz nicht ausgehalten werden kann. Es handelt sich hierbei also um einen Ausnahmezustand von Krankheitswert.

Dies wird auch dadurch deutlich, dass sich in 99 % der Fälle die Betroffenen innerhalb von zehn Tagen von dem Suizidversuch distanzieren (Linden 1969).

11.5 Therapie

Notfallbehandlung

Wenn der Patient aufgrund seiner Äußerungen oder seines Verhaltens als akut suizidgefährdet anzusehen ist, sind alle Maßnahmen, die dazu geeignet sind, ihn vom Vollzug des Suizids zurückzuhalten, prinzipiell gerechtfertigt (also Verhindern der Einnahme einer toxischen Medikamentendosis, Festhalten des Patienten, um ihn an einem Sprung aus dem Fenster zu hindern, Verordnen eines Medikaments zur Dämpfung der akuten Suizidimpulse etc.).

> Aufgrund der Pflicht zur Hilfeleistung müssen Ärzte, aber auch andere anwesende Personen im Rahmen ihrer Möglichkeiten den suizidalen Menschen daran hindern, sich das Leben zu nehmen.

Alle dazu erforderlichen Maßnahmen sind rechtlich abgedeckt durch die Bestimmungen des „rechtfertigenden Notstandes" bzw. der „Geschäftsführung ohne Auftrag", während man sich andererseits bei Nichteingreifen im Sinne einer unterlassenen Hilfeleistung strafbar machen kann (➤ Kap. 6).

> Die stationäre Aufnahme ist indiziert, wenn eine suizidale Handlung innerhalb der nächsten Minuten, Stunden oder Tage zu erwarten ist. In diesen Fällen ist eine beschützende Unterbringung meist nicht zu vermeiden.

Der Patient darf nicht allein gelassen werden und ist sofort in das zuständige psychiatrische Krankenhaus einzuliefern. Wenn immer möglich, sollte dies auf freiwilliger Basis geschehen, wobei behandelnder Arzt und Angehörige versuchen sollten, in diesem Sinne auf den Patienten einzuwirken. Gibt er sein Einverständnis nicht, ist eine Aufnahme unter Anwendung der auf Länderebene gültigen Unterbringungsgesetze möglich, ggf. unter Hinzuziehung der Polizei (➤ Kap. 6).

Das Vorliegen einer schweren oder diagnostisch nicht sicher einzuordnenden psychiatrischen Erkrankung ist ein zusätzliches Argument für die Einleitung einer klinischen Behandlung. Ähnliches gilt für die Fälle, in denen es nach einem Suizidversuch zu einer beobachtungs- oder behandlungsbedürftigen körperlichen Schädigung gekommen ist.

Erhebliche Probleme können sich in Grenzfällen ergeben, wenn einerseits eine akute Suizidgefährdung nicht eindeutig zu fassen und andererseits die Distanzierung von den Selbsttötungsabsichten nicht glaubhaft ist. Es ist auch keineswegs selten, dass der Patient eine psychiatrische Exploration verweigert oder sich unkooperativ verhält, oft verbunden mit der ultimativen Forderung nach sofortiger Entlassung.

Man sollte sich durch provokatives Verhalten dieser Art nicht beirren lassen und unter Berücksichtigung aller vorliegenden Informationen über die Notwendigkeit einer stationären Aufnahme entscheiden, der im Zweifelsfall der Vorzug zu geben ist.

In derartigen Situationen sollte immer ein psychiatrisches Konsil durchgeführt werden. Ist ein Psychiater nicht verfügbar, kann dies im Einzelfall bedeuten, dass der Patient im regional zuständigen psychiatrischen Krankenhaus vorgestellt werden muss, ggf. auch unter Anwendung der Unterbringungsgesetze.

Bei der Entscheidung über eine Zwangseinweisung muss dem Grundsatz der Verhältnismäßigkeit Rechnung getragen werden. Wesentliche Momente bei dieser Güterabwägung sind die im Einzelfall gegebenen ambulanten Versorgungsmöglichkeiten, das vorhandene Potenzial an sozialer Unterstützung sowie der Grad der Absprachefähigkeit aufseiten des Patienten.

Psychotherapeutische Krisenintervention

Die folgenden Elemente der psychotherapeutischen Krisenintervention kommen zur Anwendung:

- Akzeptieren des suizidalen Verhaltens als Notsignal
- Verstehen der Bedeutung und subjektiven Notwendigkeit dieses Notsignals
- Bearbeitung der gescheiterten Bewältigungsversuche
- Aufbau einer tragfähigen Beziehung
- Wiederherstellen der wichtigsten Beziehungen
- Gemeinsame Entwicklung alternativer Problemlösungen für die aktuelle Krise
- Gemeinsame Entwicklung alternativer Problemlösungen auch für künftige Krisen
- Kontaktangebot als Hilfe zur Selbsthilfe
- Einbeziehung von Angehörigen

Der wichtigste Punkt ist dabei der Aufbau einer tragfähigen Beziehung, d. h., dass sich der Therapeut auf die Beziehung zum Suizidgefährdeten einlässt oder dafür sorgt, dass dieser eine weiterführende Betreuung erhält.

Suizidale Patienten neigen dazu, ihnen angebotene Hilfe nicht wahrzunehmen oder abzulehnen, und zwar umso häufiger, je größer der zeitliche Abstand zwischen dem Suizidversuch und dem therapeutischen Angebot ist. Deswegen ist eine feste weitere Terminvereinbarung bzw. die persönliche Vermittlung in eine weiterführende psychiatrische oder psychotherapeutische Behandlung unbedingt erforderlich.

Interventionsstrategien

Basis jeder psychotherapeutischen Intervention ist eine eindeutige Einstellung/Haltung des Therapeuten zur Suizidalität.

Es sollten folgende Leitsätze für einen erfolgreichen therapeutischen Umgang mit Suizidalität beachtet werden:

- Suizidversuche basieren in den meisten Fällen auf sehr subjektiven Bilanzen des eigenen Lebens, die meist korrigiert werden können.
- Therapeut und Patient müssen sich darüber im Klaren sein, dass ein Suizid etwas ist, was **nicht** rückgängig gemacht werden kann.
- Nahezu jeder Suizidversuch enthält als wesentliches Element einen Appell an menschliche Bindungen.
- Der Therapeut muss mit dem suizidalen Patienten einen zeitlichen Aufschub vereinbaren, während dessen er – noch einmal – mit dem Patienten die Lebenssituation unter verschiedenen Aspekten betrachten kann.

- Kein Therapeut kann einen Patienten **langfristig** von einem Suizidversuch/Suizid abhalten. Der Therapeut muss mit der Kränkung fertigwerden, dass er nicht um jeden Preis Leben erhalten kann.
- Der Therapeut muss für den Patienten stellvertretend Hoffnung signalisieren können.
- Ein Suizidversuch ist immer ernst zu nehmen, auch bei suizidalen Gesten muss therapeutisch gehandelt werden.
- Das psychosoziale Umfeld des Patienten sollte in die therapeutischen Überlegungen mit einbezogen werden.

Unter den oben genannten Voraussetzungen ist die Aufrechterhaltung und Festigung des Kontakts zum Patienten die entscheidende therapeutische Intervention. Jüngere und unerfahrene Therapeuten sollten sich nicht davon abhalten lassen, schwierige suizidale Patienten weiter zu betreuen, und, statt den Fall an einen erfahrenen Therapeuten zu delegieren, einen Supervisor einschalten.

Grundsätzlich kann ein Suizidpakt (d. h. eine Abmachung über das momentane Aufschieben bzw. Aussetzen der Suizidhandlung) geschlossen werden, sofern bei dem Patienten nicht eindeutig manipulative Tendenzen vorherrschen oder eine Psychose vorliegt. Zeitlich sollte ein solcher Suizidpakt auf maximal eine Woche begrenzt sein.

Pharmakologische Krisenintervention

Tranquilizer ermöglichen eine vorübergehende Beruhigung und Entspannung, eine Angstlösung, eine emotionale Distanzierung des suizidalen Patienten (etwa Lorazepam 1,0–2,0 mg). Sie können hierbei von typischen oder atypischen Antipsychotika mit sedierender Wirkung unterstützt werden (etwa Perazin 50–100 mg oder 200–400 mg Quetiapin). Ausgeprägte depressive Verstimmungen sollten – meist in Kombination mit einer der oben genannten Stoffgruppen – mit Antidepressiva behandelt werden (etwa Citalopram 20–40 mg, Amitriptylin 75–150 mg). Psychotische Erlebnisformen wie Wahn oder Halluzinationen sollten durch atypische oder typische Antipsychotika (etwa Olanzapin 10–20 mg oder Haloperidol 5–10 mg/d) angegangen werden. Weitere Informationen zur Pharmakotherapie finden sich in ➤ Kap. 4, ➤ Kap. 18 und ➤ Kap. 19.

Behandlung von Suizidalität bei bestimmten psychischen Störungen

Eine spezielle Behandlungsstrategie bei Suizidalität betrifft psychotische, depressive und Suchterkrankungen:

Patienten mit einer **psychotischen Erkrankung** weisen einen erheblichen Realitätsverlust auf, der sich z. B. in Wahn, Halluzinationen und Denkstörungen äußert. Meist sind eine sofortige Unterbringung des Patienten auf einer beschützenden psychiatrischen Station und eine unverzügliche antipsychotische Behandlung unter Einschluss sedierender Medikamente erforderlich. Die weitere Abschätzung der Suizidalität sollte dann einem erfahrenen Psychiater überlassen werden.

Bei **schweren Depressionen** gilt Ähnliches wie bei den Psychosen. Hier sollte sofort eine antidepressive Behandlung unter Einschluss sedierender Medikamente erfolgen. Zu beachten ist, dass ein schwer depressiver Mensch oftmals allein deswegen suizidal wird, weil die Symptome der Depression aktuell eine unerträgliche Qual für ihn bedeuten. Deshalb treten suizidale Impulse häufig bereits im Rahmen einer symptomorientierten medikamentösen Behandlung in den Hintergrund. In einer schweren Depression ist das Selbstwertgefühl des Betroffenen stark beeinträchtigt. Zusätzlich können ausgeprägte Schuldgefühle bestehen. Vor diesem Hintergrund sind eine kritische Beleuchtung der Lebensgeschichte und Konfrontation mit Defiziten oder Fehlentwicklungen zu vermeiden, um den Patienten nicht noch mehr in Schuld- und Minderwertigkeitsgefühle zu stoßen, die zu einer akuten Verschlimmerung der Suizidgefährdung führen können.

Bei **Suchterkrankungen** ist der körperliche Entzug die wichtigste suizidprophylaktische Maßnahme. Daher steht an erster Stelle jeder Behandlung der körperliche Entzug bzw. die Motivierung dazu. Abhängige Patienten geraten oft dann in eine suizidale Krise, wenn das soziale Netz mehr und mehr zerreißt, d. h. Arbeit und Familie verloren gehen und körperliche Folgeerscheinungen der Sucht hinzutreten. Hier ist es besonders angebracht, das soziale Umfeld mit in die Therapie einzubeziehen.

11.6 Umgang mit dem Patienten

Das Vertrauensverhältnis zwischen Patient und Therapeut ist die wichtigste Voraussetzung, um suizidale Patienten zuverlässig erkennen und wirksam behandeln zu können. Deshalb muss man von Anfang an sein besonderes Augenmerk auf das Zustandekommen einer tragfähigen therapeutischen Beziehung richten.

> Dem Patienten muss objektiv, vorurteilsfrei und empathisch, ohne Vorwürfe, Geringschätzigkeit oder Gleichgültigkeit begegnet werden. Nie darf ärztlicherseits ein Suizidversuch bagatellisiert werden.

Auf provokatives Verhalten sollte man mit Gelassenheit reagieren und solche Angriffe nicht persönlich nehmen.

Da ein Suizident auf Zurückweisung außerordentlich empfindlich reagieren kann, muss ernsthaft auf das Verhalten des Patienten und seine entsprechenden Gedanken eingegangen werden, auch wenn im Gespräch schnell klar wird, dass er keine eigentliche Selbsttötungsabsicht hatte, sondern vor allem Aufmerksamkeit auf sich lenken wollte.

Auch das übrige Personal muss einen suizidalen Patienten ernst nehmen und entsprechend betreuen. Das Vorurteil vom suizidalen Patienten als dem manipulativen und vorsätzlichen Schöpfer seiner eigenen Probleme findet sich häufig beim Krankenpflegepersonal, das sich unter Umständen nur widerwillig um „Selbstmordkandidaten“ kümmert, wenn „wir doch wirklich kranke Patienten haben, die Hilfe brauchen“. Hier wird übersehen, dass viele Patienten, die wiederholt suizidale Gesten ausführen, sich zu einem späteren Zeitpunkt tatsächlich umbringen.

Die meisten Probleme in der therapeutischen Beziehung bereitet die ausgeprägte Ambivalenz des Patienten. Einerseits appelliert er an die Hilfsbereitschaft des Therapeuten und sucht die menschliche Bindung, andererseits wehrt er Hilfestellung und Zuwendung ab. Der Therapeut muss sich dieses Wechselspiel immer wieder bewusst machen und konstant in seiner Distanz haltenden Zuwendung zum Patienten bleiben bzw. dahin zurückkehren. Oftmals sind die wechselseitigen Ansprüche von Patient und Therapeut überhöht, sodass es zwangsläufig zu Enttäuschungen auf beiden Seiten kommt.

Nicht zu vergessen sind auch eigene suizidale Tendenzen oder Todeswünsche des Therapeuten, die dann in die Beurteilung der subjektiven Bilanz des Patienten einfließen und womöglich zu einem Einverständnis in dessen suizidale Tendenzen führen können. Umgekehrt besteht auch die Gefahr der Bagatellisierung, wobei der Therapeut eine drohende Suizidgefahr übersieht. Letztendlich ist es dann für den Therapeuten besser, zu akzeptieren, dass er für die Therapie von suizidalen Patienten weniger gut geeignet ist, und die Therapie an einen anderen Therapeuten abzugeben. Wenn der Therapeut suizidales Verhalten als „Schwäche“ bewertet, bedeutet dies eine massive Entwertung des ohnehin schon in seinem Selbstwertgefühl stark beeinträchtigten Patienten. Dieser reagiert unter Umständen so, dass er seine „Schwäche“ überwindet und sich umbringt.

> So ist eine stabile Beziehung zwischen Therapeut und Patient von zentraler Bedeutung für die Therapie suizidalen Verhaltens. Dies beinhaltet nicht zuletzt auch, dass der Therapeut seine Gegenübertragung, also seine emotionale Reaktion auf das Verhalten des Patienten, reflektieren und kontrollieren kann.

Typische Fehler im Umgang mit suizidalen Menschen

> Der wohl häufigste Fehler ist das zu frühe Ende einer Betreuung.

Angesichts der oftmals schlechten Compliance von Suizidenten sollte man mit Nachdruck auf eine Behandlung bis zum Abklingen der suizidalen Tendenzen drängen bzw. bis zu einem Zeitpunkt, wenn eine Zukunftsperspektive erkennbar wird mit einer Veränderung der Einstellung des Patienten und seiner Lebensumstände. Für den Fall, dass sich der betreuende Arzt überfordert fühlt, ist es immer noch besser, sich Rat und Hilfe von einem Fachkollegen zu holen, als den Patienten, zu dem sich meistens eine therapeutische Beziehung entwickelt hat, einfach an eine „fremde“ Person abzugeben.

Weitere typische Fehler sind:

- Nichtansprechen von Suizidgedanken aus der Sorge heraus, solche zu provozieren
- Fehleinschätzung der „Ruhe vor dem Sturm"
- Bei Entlassung unverbindliche Therapieempfehlung anstatt einer festen Terminabsprache
- Fruchtlose Diskussionen mit dem Patienten über die Notwendigkeit einer stationären Aufnahme anstelle der Erörterung der zum Suizidversuch führenden Motive
- Einseitige Betonung medikamentöser oder psychotherapeutischer Maßnahmen
- Nichterkennen von Bagatellisierungstendenzen des Patienten
- Unzureichende Würdigung fremdanamnestischer Hinweise, die eine hohe Gefährdung anzeigen
- Depressive oder wahnhafte Denkinhalte suizidaler Menschen als real akzeptieren
- Umgang mit suizidalen Patienten, der durch negative emotionale Reaktionen geprägt ist
- Verordnung unnötig hoher Dosen potenziell toxischer Pharmaka in der Akutsituation (insbesondere trizyklischer Antidepressiva)

Fallbeispiel

Frau A. (79 Jahre) hatte etwa 50 Tabletten Lorazepam in suizidaler Absicht eingenommen, da sie sich gegenüber den Familienangehörigen als Belastung erlebte. Sie gab an, ihren 80. Geburtstag nicht mehr erleben zu wollen, zu dem sämtliche Verwandte eingeladen werden sollten. Die Patientin wurde vom Sohn aufgefunden und auf die Intensivstation eines Allgemeinkrankenhauses eingewiesen. Dort wurde unter Intubation der Magen gespült und die Patientin zur Krisenintervention auf unsere Station verlegt.

Die Mutter der Patientin hatte sich ca. im Alter von 44 Jahren mit Lysol (Lösungsmittel, mit Alkohol und aliphatischen und aromatischen Salzen) im Rahmen einer reaktiven, möglicherweise auch endogenen Depression suizidiert. Der älteste Sohn der Patientin erinnerte sich an eher appellative Suiziddrohungen der Patientin, wobei es sich nun um den ersten Suizidversuch gehandelt habe.

Bei Aufnahme war Frau A. in altersentsprechendem Zustand, bewusstseinsklar und allseits orientiert. Die kognitiven Beeinträchtigungen waren leichten Grades und zeigten keinerlei Anhaltspunkte für das Vorliegen etwa einer Demenz. Frau A. kam immer wieder in Form von deutlichen Schuldgefühlen und Selbstvorwürfen auf den Suizidversuch zu sprechen, für den sie sich schämte. Sie war affektiv gut schwingungsfähig, mäßig depressiv und leicht affektlabil. Von dem Suizidversuch war sie nicht vollständig distanziert, verneinte jedoch glaubhaft akute Suizidalität.

Zunächst gaben wir die Vormedikation von Amitriptylin retard 75 mg am 1. Tag weiter, reduzierten die antidepressive Therapie dann jedoch auf 50 mg zur Nacht wegen leichten Schwindels und Gangunsicherheit. Zum Schlafen wurde die Vormedikation von 1 mg Lormetazepam weitergegeben. Frau A. konnte sich auf Station sehr gut einordnen und blühte regelrecht auf. Sie fand schnell Kontakt zu Mitpatienten, wurde zunehmend gesprächig und wirkte kaum mehr depressiv. Im Zusammenhang mit einem Gespräch mit den Angehörigen, in dem doch erhebliche chronisch vorhandene belastende Konflikte mit der Schwester und der Schwiegertochter deutlich wurden, stellten die Angehörigen klar, dass sie Frau A. auf jeden Fall weiter bei sich haben möchten. Das letzte Wochenende vor Entlassung verbrachte die Patientin bei ihrer Familie, und dieses verlief nach ihren und den Angaben des Sohnes recht unproblematisch.

LITERATUR

Bronisch, T.: Krisenintervention bei Suizidalität. Psychotherapie im Dialog 2012; 13:15–20.

Bronisch, T.: Der Suizid. Ursachen, Warnsignale, Prävention, 6. Aufl. Beck, München 2014.

Bronisch, T., M. Bohus, M. Dose, L. Reddemann, C. Unckl: Krisenintervention bei Persönlichkeitsstörungen, 4. überarbeitete Aufl. Klett-Cotta, Stuttgart 2009.

Bronisch, T. Hegerl H.-U.: Suizidalität. In: Möller, H. J., G. Laux, H.-P. Kapfhammer (Hrsg.): Psychiatrie und Psychotherapie, S. 1469–1501, 4. Neu bearbeitete Aufl. Springer, Berlin – Heidelberg – New York 2010.

Kreitman, N.: Die Epidemiologie des Suizids und Parasuizids. In: Kisker, K. P., H. Lauter, J.-E. Meyer, C. Müller, E. Strömgren (Hrsg.): Psychiatrie der Gegenwart. 2. Krisenintervention. Suizid. Konsiliarpsychiatrie, S. 87–106. Springer, Berlin – Heidelberg – New York – Tokyo 1986.

Kreitman, N. Die Epidemiologie von Suizid und Parasuizid. Der Nervenarzt 1980; 51:131–138.

Linden, K. J.: Der Suizidversuch. Enke, Stuttgart 1969.

Miles, C. P.: Conditions predisposing to suicide: a review. J Nerv Ment Dis 1977; 164:231–246.

Schmidtke, A., Sell, R., Wohner. J., Löhr, C., Tatsek, K.: Epidemiologie von Suizid und Suizidversuch in Deutschland. Suizidprophylaxe 2005; 32:87–93.

Schmidtke, A., Sell, R., Löhr, C. (2008) Epidemiologie von Suizidalität im Alter. Z Gerontol Geriatr 2008; 41:3–13.

Sonneck, G.: Krisenintervention und Suizidverhütung. UTB, München 2000.

KAPITEL

12 Stupor

Walter Hewer und Paul Hoff

12.1 Krankheitsbild

Unter **Stupor** versteht man einen Zustand der deutlich verminderten bzw. aufgehobenen psychomotorischen Aktivität, der weder durch Schlaf noch durch eine quantitative Bewusstseinsstörung zu erklären ist (abweichend davon wird Stupor in der Neurologie, vor allem im angloamerikanischen Sprachraum, meist als eine mit einer Vigilanzminderung einhergehende Bewusstseinsstörung definiert). Beim Stupor – im Sinne der oben formulierten, in der Psychiatrie üblichen Definition – handelt es sich um ein unspezifisches Syndrom, das durch das Phänomen der Reglosigkeit gekennzeichnet ist und bei ganz unterschiedlichen Grunderkrankungen auftreten kann (➤ Tab. 12.1).

Stupor kann als ein „Erstarren in Angst, Schreck und Ratlosigkeit" verstanden werden (Scharfetter 2017). Die Dauer des Krankheitsbildes ist sehr variabel und reicht von wenigen Minuten bis zu mehreren Wochen.

Beim **Substupor** ist die beschriebene Symptomatik weniger stark ausgeprägt, d. h., der Patient ist in seiner psychomotorischen Aktivität nicht vollständig eingeschränkt. Das Krankheitsbild zeigt insgesamt einen stärker fluktuierenden Verlauf. Das diagnostische und therapeutische Vorgehen entspricht demjenigen bei voll ausgebildetem Stupor.

Mutismus wird definiert als die Unfähigkeit eines Patienten zu sprachlichen Äußerungen bei intaktem Sprach- und Sprechvermögen. Es handelt sich dabei um eine Störung des Antriebs, die sich definitionsgemäß auf die verbale Kommunikationsfähigkeit beschränkt, während andere motorische Abläufe im Wesentlichen unbeeinträchtigt bleiben. Der Mutismus stellt in vielen Fällen eine minderschwere Ausprägungsform des Stupors dar, sodass im Wesentlichen die gleichen Richtlinien für das Vorgehen in Akutsituationen gelten.

Mutismus – im Sinne der oben getroffenen Definition – tritt überwiegend in Verbindung mit den in ➤ Tab. 12.1 genannten psychischen Störungen ohne nachweisbare somatische Grunderkrankung auf. Sprach- und Sprechstörungen im Rahmen neurologischer Erkrankungen, wie etwa Aphasien in ihrer Initialphase, müssen jedoch differenzialdiagnostisch erwogen werden (Ziegler und Ackermann 1994), ebenso wie drogeninduzierte mutistische Bilder.

Tab. 12.1 Grunderkrankungen bei stuporösen und stuporähnlichen Zuständen (in Anlehnung an Hyman und Tesar 1994)

Erkrankungen des Zentralnervensystems:
• Enzephalitis • Epilepsie (Status nonconvulsivus, postiktale Zustandsbilder) • Parkinson-Krise • Malignes neuroleptisches Syndrom • Fortgeschrittene Demenz • Stupor bei zerebralen Prozessen unterschiedlicher Genese (neoplastisch, traumatisch, vaskulär etc.), vor allem bei frontaler, temporaler oder dienzephaler Lokalisation (z. B. akinetischer Mutismus bei bilateralen frontalen Läsionen)
Psychische Störungen ohne nachweisbare somatische Grunderkrankung:
• Katatone Schizophrenie • Depression • Manie (selten!) • Dissoziative Zustände (z. B. in Verbindung mit akuten Belastungssituationen)
Sonstige Erkrankungen:
• Metabolische Störungen (u. a. diabetische Ketoazidose, Hypoglykämie, Hyperkalzämie, Urämie, hepatische Enzephalopathie, akute intermittierende Porphyrie) • Unerwünschte Arzneimittelwirkungen (Antipsychotika, Kortikosteroide u. a. m.) • Drogeninduzierter Stupor (Halluzinogene, Phencyclidin, sog. Designerdrogen) • Stupor bei artifizieller Störung (Vortäuschung psychischer Symptome)

Zu beachten ist auch, dass es Einzelfälle gibt, bei denen es sich nicht um einen Mutismus im eigentlichen Sinne, sondern um willentliches Schweigen handelt, z. B. bei sehr misstrauischen Patienten, die befürchten, dass man ihnen ihre Aussagen zum Nachteil auslegen könnte. Schließlich ist das Phänomen des selektiven Mutismus bei Kindern zu erwähnen, bei dem sprachliche Kommunikation nur mit bestimmten Personen, etwa den Familienangehörigen, stattfindet.

Alle drei erwähnten psychopathologischen Phänomene – Stupor, Substupor und Mutismus – sind nosologisch vieldeutige Syndrome und keine Krankheiten im engeren Sinne. Über die komplexe Begriffsgeschichte informiert Berrios (1981).

12.2 Symptomatik

Meist findet man einen liegenden Patienten vor, jedoch können die Patienten auch eine sitzende oder stehende Position einnehmen.

Wesentliche Merkmale des Stupors sind das Fehlen äußerlich erkennbarer psychischer Aktivität sowie eine aufgehobene Spontanmotorik. Der Kranke ist mutistisch und zeigt auf den ersten Blick auch keine nonverbalen Reaktionen auf das Geschehen in seiner Umgebung. Lediglich die Augenbewegungen lassen mitunter eine gespannte Beobachtung der anwesenden Personen erkennen. Die Mimik kann ausdruckslos sein, aber auch Angst, Anspannung, Depression oder – selten – ekstatische Verzückung verraten. In der Mehrzahl der Fälle sind die Augen geöffnet, sind sie geschlossen, so handelt es sich meist um ein aktives „Zukneifen". Typisch sind auch Abwehrbewegungen, beispielsweise wenn man sich dem Patienten nähert, um Blutdruck zu messen, Blut abzunehmen etc.

> Da der Patient zumindest bei ausgeprägtem Stupor die Nahrungs- und Flüssigkeitszufuhr verweigert, ergeben sich die häufigsten Komplikationen aus einer Exsikkose mit Störungen des Elektrolythaushalts.

Bei länger dauernder psychomotorischer Erstarrung kann es zu einer drastischen Gewichtsabnahme, unter Umständen auch zu Kontrakturen kommen. Daneben sind die typischen durch Immobilität verursachten Komplikationen zu beobachten, also vor allem Thrombembolien und hypostatische Pneumonien.

Ein Stupor beeinträchtigt auch die Ausscheidungsfunktionen: Üblicherweise sind die Patienten inkontinent, umgekehrt können aber auch Harn- oder Stuhlverhaltung auftreten.

12.3 Umgang mit dem Patienten

Beim Umgang mit dem stuporösen Patienten ist Folgendes zu beachten:

Während bestimmte äußerlich beobachtbare Krankheitsmerkmale gut zu erkennen sind, liegt es in der Natur des Krankheitsbildes, dass die Exploration des subjektiven Erlebens im floriden Stadium nicht möglich ist. Nach Besserung der Symptomatik besteht häufig eine Amnesie. Bei einem Teil der Patienten lässt sich jedoch retrospektiv annäherungsweise explorieren, was sie im Stupor erlebt haben. Patienten mit psychotischen Erkrankungen befinden sich in dieser Situation typischerweise unter dem Einfluss einer hochakuten paranoid-halluzinatorischen Symptomatik. Dabei steht häufig eine „... *Wahnstimmung mit heftiger affektiver Erregung, die vorwiegend ängstlich, manchmal feindselig getönt ist*" im Vordergrund (Sass 1989). Dies ist die Erklärung dafür, dass die Patienten die Geschehnisse in ihrer Umgebung wahnhaft fehldeuten können.

Im Kontext von psychotischem Erleben kann ein Stupor unvermittelt in eine ausgeprägte psychomotorische Erregung mit Eigen- oder Fremdgefährdung umschlagen. Speziell bei kataton schizophrenen Patienten kann es zu massiver Gewalttätigkeit kommen, während bei wahnhaft depressiven Patienten in erster Linie die Möglichkeit raptusartiger suizidaler Handlungen in Betracht zu ziehen ist.

Ähnlich gravierende Ereignisse sind möglich bei einem Stupor im Rahmen eines Anfallsleidens.

Auch wenn diese Situationen selten sind, so ergibt sich dennoch daraus die Konsequenz, dass ein stuporöser Patient nicht unbeaufsichtigt gelassen werden darf und nach Möglichkeit noch mindestens eine weitere Person bei seiner Versorgung anwesend sein sollte.

Obwohl sich ein Teil der stuporösen Patienten in einem traumähnlich umdämmerten Zustand befindet, also eine qualitative Bewusstseinsstörung bietet, sind andere trotz fehlender Reagibilität durchaus wach und aufnahmefähig, mitunter registrieren sie Wortwahl und nonverbales Verhalten des Untersuchers mit erhöhter Sensibilität.

Deshalb sollte man sich im Erstkontakt genauso wie bei anderen Patienten verhalten, d. h. sich zunächst einmal persönlich vorstellen und erklären, welche ärztlichen Maßnahmen man vorzunehmen beabsichtigt.

Der Stil des Umgangs sollte durch Empathie und Unmissverständlichkeit in der Wortwahl geprägt sein. Es ist auch wichtig, dem Patienten zu vermitteln, dass man damit vertraut ist, dass er sich infolge seiner Krankheit momentan nicht äußern kann. Schließlich kann man darauf verweisen, dass sich der Zustand der Reglosigkeit durch geeignete Behandlungsmaßnahmen gut bessern lässt.

Stuporöse Patienten sind aufgrund ihrer Erkrankung in der Regel nicht in der Lage, diagnostische oder therapeutische Maßnahmen adäquat zu beurteilen und ihnen zuzustimmen. Dies gilt beispielsweise für den katatonen Patienten, der sich der notwendigen Behandlung aus einer psychotischen Realitätsverkennung heraus verweigert. Aus einem solchen Verhalten kann in einer Notsituation mit dringendem Handlungsbedarf eine rechtswirksame Ablehnung der Behandlung nicht abgeleitet werden. Vielmehr ist der Arzt dazu berechtigt, aber auch verpflichtet, alle in der Notfallsituation indizierten Maßnahmen unter Anwendung angemessener Mittel durchzuführen.

12.4 Diagnostisches Vorgehen

12.4.1 Beobachtung – Exploration

Die Beobachtung des Patienten ist beim stuporösen Syndrom besonders wichtig. Hinweise, die sich aus der Registrierung von Mimik und Augenbewegungen ergeben, wurden bereits erwähnt. Sind die Augen geschlossen und der Patient reagiert nicht auf Ansprache, so ist zu prüfen, ob die Augen aktiv geschlossen gehalten werden. Ist dies nicht der Fall, ist eine Vigilanzminderung als mögliche Ursache für diesen Zustand zu bedenken (➤ Kap. 13). Wichtig ist auch zu erkennen, ob es in Abhängigkeit von äußeren Faktoren (Ansprache, Nichtbeachtung etc.) zu einer Modulation der Symptomatik kommt.

Bei dem Versuch eines explorierenden Gesprächs ist es notwendig, dass man sich Zeit lässt, da manche Patienten erst mit erheblicher Verzögerung und deutlich verlangsamt reagieren. Eine Antwort des Patienten kann man am ehesten auf einfach ausgedrückte Fragen zu konkreten Inhalten erwarten („Wie geht es Ihnen? Möchten Sie etwas trinken? Haben Sie Schmerzen?"). Beachtet werden sollte auch, ob die Patienten anderen Personen gegenüber gesprochen haben und welche Inhalte sie dabei geäußert haben.

12.4.2 Fremdanamnese

Da die Patienten im Stupor oder bei Mutismus bestenfalls einige wenige Worte oder nur einzelne Satzbruchstücke äußern, müssen die Angehörigen oder sonstige Anwesende fremdanamnestisch befragt werden. Dies sollte nicht in Anwesenheit des Patienten geschehen. Es ist empfehlenswert, zumindest den Versuch zu unternehmen, den Patient davon zu informieren und – wenn möglich – sogar sein Einverständnis (etwa durch ein Kopfnicken) einzuholen.

Zum einen sollte die Fremdanamnese Aufschluss geben darüber, ob der Patient schon einmal psychiatrisch erkrankt war. Zum anderen können aus der

Beschreibung des Verhaltens in den Tagen und Wochen vor Einsetzen des Stupors unter Umständen wesentliche diagnostische Rückschlüsse gezogen werden:

- Bei Grunderkrankungen aus dem schizophrenen oder affektiven Formenkreis tritt der Stupor im Allgemeinen nicht ohne Vorboten auf. Vielmehr lassen sich im Vorfeld typischerweise zunehmende psychotische Auffälligkeiten bzw. depressive Verhaltensweisen explorieren.
- Bei psychogenen Stuporzuständen, z. B. bei dissoziativen Störungen, ist meist eine Auslösesituation mit enger zeitlicher Bindung an die Entwicklung der akuten Symptomatik in Erfahrung zu bringen.

Unerlässlich ist eine exakte Medikamentenanamnese unter besonderer Berücksichtigung der Antipsychotika. Dabei ist zu beachten, dass die Gabe eines Depot-Antipsychotikums schon Wochen zurückliegen kann und deshalb von den Angehörigen nicht unbedingt spontan angegeben wird. Auch die Information über das Absetzen zuvor verordneter Medikamente ist von wesentlicher diagnostischer Bedeutung, da es häufig mit einer gewissen Latenz zu einem Rückfall in eine erneute Krankheitsepisode kommt.

12.4.3 Internistisch-neurologische Untersuchung

Als Erstes sind die Vitalparameter zu erfassen, also Puls, Blutdruck, Temperatur, Atmung und Vigilanz/Bewusstseinslage. Bezüglich der Bestimmung der Körpertemperatur ist zu beachten, dass die rektale Messung deutlich zuverlässiger ist als die z. B. mittels Ohrthermometer bestimmten Werte (Niven et al. 2015). Sind die Vitalparameter nicht pathologisch verändert und ergeben sich keine Hinweise auf eine akute neurologische Erkrankung in Form von Störungen der Pupillomotorik, Halbseitenzeichen etc. (➤ Kap. 13), so kann eine unmittelbare Bedrohung des Patienten zunächst einmal ausgeschlossen werden.

Wichtig sind auch die Beachtung von Exsikkosezeichen sowie eine genaue Prüfung des Muskeltonus. Dabei ist zu unterscheiden zwischen einem in seiner Intensität konstanten Rigor, wie er beim Parkinson-Syndrom oder beim malignen neuroleptischen Syndrom auftritt, und einer eher variablen Tonuserhöhung bei Katatonie, die als „Gegenhalten" imponieren kann (Hermle und Oepen 1986).

Wegen der fehlenden Kooperationsfähigkeit des Patienten im Stupor ist es notwendig, ihn zu einem späteren Zeitpunkt noch einmal vollständig körperlich zu untersuchen. Dies gilt insbesondere für die neurologische Befunderhebung.

12.4.4 Technische Untersuchungen

Unverzichtbare Laborparameter sind CRP, Blutbild einschließlich Differenzialblutbild, Elektrolyte, Urinstatus, Kreatinin, Harnstoff, Gesamteiweiß, Blutzucker, GOT, GPT, Gamma-GT, alkalische Phosphatase, Bilirubin und Kreatinkinase (CK). Die Indikation zu einer zerebralen Bildgebung mittels CT oder MRT sollte bei unklaren stuporösen Zuständen großzügig gestellt werden, vor allem wenn eine entsprechende psychiatrische Vorgeschichte fehlt. Ferner ist die Ableitung eines EEG indiziert. Wenn der EEG-Befund normal ausfällt, spricht dies eher gegen eine (hirn)organische Ursache des Krankheitsbildes. Die Indikation für eine u. U. unverzüglich durchzuführende Liquordiagnostik sollte großzügig gestellt werden wegen der weitreichenden therapeutischen Konsequenzen, die sich bei Nachweis z. B. einer Anti-NMDA-Rezeptor-Enzephalitis (Walther und Strik 2016) oder einer Herpes-simplex-Enzephalitis ergeben. Spezialuntersuchungen, wie Porphyrinbestimmung, endokrine Diagnostik (vor allem Schilddrüsen- und Nebennierenrindenhormone), Drogen- bzw. Medikamentennachweis im Serum oder Urin werden bei entsprechenden klinischen Verdachtsmomenten durchgeführt.

12.4.5 Pharmakologische Interventionen

In manchen Fällen kann die Gabe bestimmter Pharmaka (Benzodiazepine, insbesondere Lorazepam; Biperiden) diagnostische Rückschlüsse erlauben (➤ 12.6).

12

12.5 Differenzialdiagnose, Grunderkrankungen

Auf der **syndromalen Ebene** muss der Stupor in erster Linie von hypovigilanten Zuständen (➤ Kap. 13) abgegrenzt werden. Dabei spricht für einen Stupor und gegen eine Vigilanzminderung, wenn der Patient die Augen geöffnet oder aktiv geschlossen hält, der Muskeltonus eher erhöht denn erniedrigt ist und der Patient sich Initiativen des Untersuchers erkennbar verweigert oder sogar das Gegenteil davon tut (Negativismus).

Zwischen stuporösen Syndromen im Rahmen internistischer oder neurologischer Erkrankungen und dem hypoaktiven Delir (➤ Kap. 13, ➤ Kap. 15) gibt es fließende Übergänge. Beim letztgenannten Krankheitsbild erwartet man eine zumindest intermittierend bestehende Bewusstseinstrübung sowie einen insgesamt stärker fluktuierenden Verlauf, ohne dass anhaltend ein Zustand der vollständigen Reglosigkeit besteht. Diese Patienten wird man auch eher zu verbalen Äußerungen veranlassen können, die dann in der Regel eindeutige Hinweise auf eine kognitive Beeinträchtigung liefern (inkohärentes Denken, Desorientierung etc.). Wenn sie sich ärztlichen Maßnahmen gegenüber verweigern, so ist dieses Verhalten nicht so gezielt und koordiniert wie beim klassischen Stupor.

Schließlich sind Zustände der ausgeprägten Antriebslosigkeit abzugrenzen, z. B. bei Demenz und chronischer Schizophrenie. Das Unterscheidungskriterium ist hier, dass bei apathischen Syndromen durchaus eine Reagibilität gegenüber Außenreizen gegeben ist, nur dass die angewandten Stimuli wesentlich stärker als beim Gesunden sein müssen.

Die wesentlichen Grunderkrankungen für das stuporöse Syndrom sind in ➤ Tab. 12.1 zusammengefasst, und zwar unterteilt nach organischen Ursachen einerseits und psychischen Störungen ohne nachweisbare somatische Grunderkrankung andererseits (sog. funktionelle psychische Störungen). Stupor ist stets ein primär psychopathologisches Phänomen, das allerdings bei den organisch begründbaren psychischen Störungen ätiologisch und pathogenetisch dem zerebralen Substrat weit klarer zugeordnet werden kann, als dies bei den funktionellen psychischen Störungen der Fall ist.

Bei den **organischen Grunderkrankungen** handelt es sich u. a. um Krankheitsbilder, bei denen eine somatisch erklärbare Bewegungsunfähigkeit der psychomotorischen Erstarrung zugrunde liegt. Dies trifft beispielsweise zu auf Zustandsbilder infolge einer massiven dopaminergen Unterfunktion, nämlich die Parkinson-Krise sowie akinetische Syndrome unter Antipsychotika. Letztere zeigen fließende Übergänge zum malignen neuroleptischen Syndrom (MNS). Das MNS geht häufig mit einem Stupor einher und ist differenzialdiagnostisch, wenn überhaupt, nur schwer von der lebensbedrohlichen febrilen Katatonie abzugrenzen (weitere Ausführungen dazu in ➤ 18.2.2 und ➤ 29.3.3). Erwähnenswert erscheint in diesem Zusammenhang, dass manche Autoren vermuten, es handele sich bei MNS und febriler Katatonie um verwandte oder gar weitgehend identische Krankheitsprozesse (Fink 1996). Leitsymptome des MNS (➤ 29.3.3) sind Fieber, Rigor und die Zeichen der vegetativen Entgleisung. Kennzeichnend für manche dieser Patienten ist, dass sie bei der Untersuchung den Eindruck erwecken, sich bewegen zu wollen, jedoch offensichtlich dazu nicht in der Lage sind.

Wenn auch selten, so doch unbedingt differenzialdiagnostisch zu beachten sind Krankheitsbilder, bei denen das Phänomen der Reglosigkeit durch eine Lähmung der Extremitäten in Verbindung mit Ausfallserscheinungen im Bereich der Hirnnerven hervorgerufen wird. Klassisches Beispiel hierfür ist das Locked-in-Syndrom, bei dem sich die Patienten aufgrund ihres neurologischen Defizits nur durch vertikale Augen- und Lidbewegungen äußern können.

> Generell wird organisch verursachter Stupor nach den üblichen klinischen Kriterien durch die gängigen pathognomonischen Untersuchungsbefunde diagnostisch verifiziert (z. B. paroxysmale Veränderungen im EEG, entzündliche Liquorveränderungen etc.).

Die Diagnose eines Stupors infolge einer **psychischen Störung ohne nachweisbare somatische Grunderkrankung** gründet zum einen auf dem Ausschluss relevanter organischer Differenzialdiagnosen, zum anderen sollte nach positiven Hinweisen für das infrage kommende Krankheitsbild gesucht werden. Die ICD-10-Klassifikation führt als Grunderkrankungen für nichtorganische stuporöse Syndrome neben der Schizophrenie die wahnhafte Depression und dissoziative Störungen auf.

Katatone Schizophrenie

Für die Diagnose einer **katatonen Schizophrenie** muss neben den allgemeinen diagnostischen Kriterien (➤ 18.2.2) *mindestens* einer der folgenden (hier leicht gekürzt aufgeführten) Symptombereiche vorliegen und das klinische Bild dominieren:

- Stupor (eindeutige Verminderung der Reaktionen auf die Umgebung sowie Verminderung spontaner Bewegungen oder Aktivität) oder Mutismus
- Erregung, die nicht durch äußere Reize beeinflusst wird
- Haltungsstereotypien (freiwilliges Einnehmen und Beibehalten unsinniger und bizarrer Haltungen)
- Negativismus (anscheinend unmotivierter Widerstand gegenüber Aufforderungen oder Versuchen, bewegt zu werden)
- Rigidität (Beibehalten starrer Haltung bei Versuchen, bewegt zu werden)
- Wächserne Biegsamkeit (Verharren des Körpers in Haltungen, die von außen auferlegt werden)
- Andere Symptome, wie Befehlsautomatismus oder verbale Perseveration

Bei katatoner Schizophrenie lässt sich meist für die Prodromalphase des Stupors eine psychotische Symptomatik mit Wahn, Halluzinationen, Denkzerfahrenheit etc. explorieren. Wichtig ist zu beachten, dass bei antipsychotisch behandelten Patienten ein primär katatones Syndrom unter Umständen medikamentös exazerbieren beziehungsweise durch ein MNS überlagert werden kann.

Anmerkungen: Abweichend von der ICD-10 wird das katatone Syndrom im amerikanischen Diagnosemanual DSM-5 stärker diagnoseübergreifend definiert. Von 12 Symptomen müssen mindestens drei vorliegen (American Psychiatric Association 2013).

Die vielfältige Symptomatik stuporös-katatoner Syndrome wird abgebildet in einer jüngst ins Deutsche übersetzten Skala, der Northoff Catatonia Rating Scale (Hirjak et al. 2016). Die Autoren heben hervor, dass neben den motorischen und Verhaltenssymptome auch die affektiven Symptome einer genauen Beurteilung bedürfen.

Depressiver Stupor

Der **depressive Stupor** wird durch eine maximale Hemmung des Antriebs infolge typischer Veränderungen im Fühlen und Denken verursacht. Der ängstlich gequälte Gesichtsausdruck des Patienten vermittelt Rat- und Hoffnungslosigkeit. Oft handelt es sich weniger um eine einfühlbare Traurigkeit denn um eine Erstarrung in einem Zustand der Gefühllosigkeit und Devitalisierung. Häufig tritt diese schwere Verlaufsform bei der wahnhaften Depression auf, für die synthym paranoide Denkinhalte wie Schuld, Versündigung, Zerstörung und Katastrophenerleben kennzeichnend sind.

Psychogener (dissoziativer) Stupor

Der **psychogene** (oder dissoziative) **Stupor** stellt meist eine Reaktion auf ein umschriebenes schwerwiegendes Ereignis dar, das bei dem Betroffenen Schreck oder Panik hervorruft. Möglich ist aber auch eine Auslösung durch länger dauernde Konflikte im psychosozialen Umfeld, denen der Patient sich hilflos gegenübersieht. Diese Stuporform findet sich auch im Kontext einer akuten oder chronischen posttraumatischen Belastungsstörung (PTBS). Die auslösenden Bedingungen lassen sich fremdanamnestisch meist relativ leicht in Erfahrung bringen. Mitunter führt die Wahrnehmung des Patienten, beachtet bzw. beobachtet zu werden, zu einer Verstärkung der Symptomatik.

Psychogener Stupor zeigt im Allgemeinen einen eher kurzfristigen und gutartigen Verlauf, dauert selten länger als einige Stunden, während die vorgenannten Krankheitsbilder ohne spezielle Behandlung sich über Wochen hinziehen können und mit einem deutlich erhöhten Risiko somatischer Sekundärkomplikationen belastet sind.

Stuporös-katatone Syndrome sind, wie alle psychopathologischen Syndrome, nosologisch unspezifisch. Sie können im Rahmen einer katatonen Schizophrenie auftreten, aber auch bei affektiven Störungen. Relativ häufig sind

> depressive und dissoziative Stuporzustände, deutlich seltener tritt der sog. „manische Stupor" auf. Wegen der therapeutischen Konsequenzen müssen stuporöse Bilder infolge definierter somatischer Erkrankungen frühzeitig erkannt werden, dabei ist dem Leitsymptom Fieber besondere Beachtung zu schenken.

12.6 Therapeutisches Vorgehen

Da eine normale verbale Kommunikation mit dem stuporösen Patienten nicht möglich ist, ist es umso wichtiger, die allgemeinen Regeln des Umgangs mit diesen Patienten zu beachten (s. o.).

> Die Entgleisung von Vitalparametern (Vorliegen von Fieber) signalisiert eine akute Gefährdung, sodass die unverzügliche Aufnahme auf einer Intensivstation in Betracht gezogen werden muss.

Dies gilt vor allem dann, wenn die vorliegenden Befunde Anhaltspunkte für eine febrile Katatonie bzw. ein MNS liefern.

Eine **intravenöse Flüssigkeitszufuhr** ist indiziert, wenn Exsikkosezeichen vorliegen oder wenn aufgrund der Dauer des Stupors die Notwendigkeit einer Substitution gegeben ist. Man hat zu prüfen, ob neben dem Grundbedarf an Flüssigkeit und Elektrolyten zusätzlich ein Korrekturbedarf besteht (z. B. bei Hypokaliämie oder Hypernatriämie). Bis zum Vorliegen der Laborparameter erhält der Patient eine Halbelektrolytlösung, danach ist die Infusionstherapie gegebenenfalls zu modifizieren.

Mit einer **künstlichen Ernährung** kann zunächst zugewartet werden, da die Mehrzahl der Patienten innerhalb von ein bis zwei Tagen einen Zustand erreicht, der eine Wiederaufnahme der physiologischen Nahrungs- und Flüssigkeitszufuhr erlaubt. Hingegen ist es bei Patienten in schlechtem Ernährungszustand notwendig, unverzüglich eine ausreichende Kalorienzufuhr sicherzustellen. Dabei sollte der enteralen Ernährung über eine Magensonde der Vorzug gegeben werden, soweit dies nicht am Widerstand des Patienten scheitert. In solchen Fällen kommt alternativ eine kurzfristige parenterale Ernährung in Betracht, u. U. als periphervenöse Ernährung, wie sie u. a. in der Geriatrie zur Anwendung kommt (Volkert et al. 2013). Handelt es sich um eine Grundkrankheit, die einen längeren Verlauf erwarten lässt, so kann im Einzelfall auch die Anlage einer PEG (perkutane endoskopische Gastrostomie) in Erwägung gezogen werden.

Daneben sind die allgemeinen Prinzipien der Behandlung und Pflege von Schwerkranken zu beachten, also die Durchführung einer Thromboseprophylaxe, üblicherweise durch Low-Dose-Heparin (Encke et al. 2015), die Bilanzierung von Ein- und Ausfuhr, die richtige Lagerung und Durchführung von passiven Bewegungsübungen.

Bei **mutistischen Zustandsbildern** stellen körperliche Sekundärkomplikationen im Allgemeinen kein Problem dar. Es sind die gleichen Regeln des Umgangs wie beim stuporösen Patienten zu beachten, insbesondere ist eine angemessene Überwachung des Patienten zu gewährleisten. Das weitere therapeutische Vorgehen richtet sich nach den Prinzipien, die für die jeweilige Grunderkrankung gelten.

12.6.1 Kausale Behandlung

Sofern der Stupor durch eine definierte internistisch-neurologische Erkrankung oder ein toxisches Agens bedingt ist (➤ Tab. 12.1), steht die entsprechende kausale Behandlung im Vordergrund (Näheres dazu s. Lehrbücher Innere Medizin/Neurologie, z. B. Brandt et al. 2012, Wolff und Weihrauch 2016). Alle anderen Maßnahmen, die in diesem Kapitel besprochen werden, werden in diesen Fällen nur supportiv im Bedarfsfall eingesetzt.

12.6.2 Behandlung von Komplikationen

Körperliche Sekundärkomplikationen eines Stupors werden nach den üblichen internistischen Behandlungsprinzipien therapiert (z. B. Wolff und Weihrauch 2016). Parallel dazu muss von psychiatrischer Seite eine Behandlung mit dem Ziel einer möglichst raschen Beendigung der psychomotorischen Erstarrung eingeleitet werden. Bei derart gravierenden

Krankheitsbildern ist deshalb eine enge interdisziplinäre Zusammenarbeit zwischen Internist und Psychiater in besonderem Maße erforderlich.

12.6.3 Medikamentöse Behandlung

Benzodiazepine (insbesondere Lorazepam)

Lorazepam ist diejenige Substanz aus der Gruppe der Benzodiazepine, die sich durch eine besonders gute stuporlösende Wirkung, und zwar insbesondere bei psychischen Störungen ohne nachweisbare somatische Grunderkrankung, auszeichnet. Bei wahnhafter Depression und katatoner Schizophrenie kommt es unter Lorazepam in der Mehrzahl der Fälle zumindest zu einer Lockerung der psychomotorischen Erstarrung, die wenigstens eine bruchstückhafte verbale Kommunikation erlaubt, mitunter kann man aber auch ein völliges Verschwinden der Symptomatik beobachten.

Diese beeindruckende Wirkung darf jedoch nicht zu der Fehleinschätzung führen, dass das Krankheitsbild „geheilt" sei und weitere Behandlungsmaßnahmen sich erübrigten. Vielmehr muss man damit rechnen, dass der Patient innerhalb einiger Stunden wieder in den alten Zustand zurückfällt.

Bei längerfristiger Anwendung von Lorazepam ist neben einer potenziellen Abhängigkeitsentwicklung auch eine mögliche Abnahme der Wirksamkeit zu beachten. Deshalb kann diese Substanz die Gabe von Antidepressiva bzw. Antipsychotika bei entsprechenden Krankheitsbildern nicht ersetzen. Lediglich bei psychogenem Stupor kann sich die Pharmakotherapie – soweit überhaupt erforderlich – in den meisten Fällen auf eine kurzfristige Anwendung von Lorazepam beschränken.

Lorazepam wird zum einen unter diagnostischem Aspekt angewendet, da ein beträchtlicher Anteil der Patienten erst danach exploriert werden kann und die prompte Reaktion auf dieses Pharmakon die Diagnose eines stuporösen Syndroms wesentlich unterstützt. Zum anderen kann die Besserung nach Lorazepam für die Aufnahme von Nahrung und Flüssigkeit ausgenutzt werden. Die übliche orale Dosis bei stuporösen Krankheitsbildern liegt bei 2 bis 2,5 mg. Wenn der Patient keine Medikamente schluckt, ist eine parenterale Verabreichung möglich (1 Amp. = 2 mg). Dabei tritt die Wirkung der intramuskulären Gabe nur mit geringer Verzögerung gegenüber der intravenösen Injektion ein, wobei Letztere wegen der Gefahr der Atemdepression in jedem Falle langsam zu erfolgen hat, während bei i. m.-Injektion ein daraus resultierender leichtgradiger CK-Anstieg beachtet werden muss. Alternativ kann Lorazepam in der Expidet-Form (à 1 bzw. 2,5 mg) appliziert werden, da auch beim nicht kooperationsfähigen Patienten meist eine Öffnung des Mundes so weit gelingt, dass der notwendige Kontakt des Medikaments mit der Mundschleimhaut möglich ist.

Soweit sich unter Lorazepam innerhalb von 30 bis 60 Minuten keine Besserung einstellt, kann die Initialdosis nochmals verabreicht werden, es sei denn, dass es darunter zu einer deutlichen Sedierung ohne Stuporlösung gekommen wäre. Bei Ansprechen der Symptomatik kann Lorazepam unter Beachtung der weiter oben getroffenen Einschränkungen und generellen Kontraindikationen vorerst fortgeführt werden, die übliche Tagesdosis liegt in der Größenordnung von 3 bis 6 mg, höhere Dosen können unter Umständen unter entsprechender Beobachtung gegeben werden (Benkert u. Hippius 2017).

Biperiden

Wenn der Verdacht auf eine durch Antipsychotika verursachte Akinese besteht (unter heutigen Bedingungen selten), sollte ein Versuch mit Biperiden unternommen werden. Die Initialdosis beträgt 2,5 mg (= ½ Amp.) intravenös, bei nicht ausreichender Wirkung ist eine Wiederholung nach zehn bis 15 Minuten möglich. Die Wirkung von Biperiden tritt rasch ein, d. h. innerhalb von Minuten bis etwa einer Viertelstunde nach Injektion.

Es ist zu beachten, dass die Wirkung nicht streng spezifisch ist. So kann es beispielsweise auch bei primär katatonen Zustandsbildern zu einer transitorischen Lockerung der Psychomotorik unter Biperiden kommen.

Antipsychotika

Zur Behandlung des Stupors im Rahmen einer katatonen Schizophrenie wurden in der Vergangenheit hochpotente klassische Antipsychotika – üblicherweise Haloperidol – empfohlen (übliche Initialdosis 5 mg; intravenöse Applikation nur unter EKG-Monitoring!).

In den letzten Jahren haben jedoch atypische Antipsychotika (z. B. Olanzapin, Risperidon, Aripiprazol) bei dieser Indikation an Bedeutung gewonnen (➤ 18.2.2, Benkert u. Hippius 2017). Olanzapin und Risperidon stehen auch als Schmelztabletten zur Verfügung (übliche Initialdosis für Olanzapin 5–10 mg, Risperidon: 1–2 mg).

> Antipsychotika dürfen jedoch nur dann verordnet werden, wenn ein durch diese Substanzgruppe bedingter akinetisch-stuporöser Zustand sicher ausgeschlossen werden kann. Depot-Antipsychotika sind in jedem Fall kontraindiziert.

Da in der Akutsituation oft nicht zu klären ist, ob und wann zuletzt Antipsychotika verabreicht wurden, muss deren Gabe im Zweifelsfall bis zur Klärung dieser Frage aufgeschoben werden, wobei Lorazepam im Intervall gegeben werden kann.

Wenn ein katatoner Zustand von Fieber begleitet wird, so sollte für den Einsatz von Antipsychotika eine besonders sorgfältige Indikationsstellung erfolgen. Dies zum einen wegen der häufig im Querschnitt nicht zu klärenden Differenzialdiagnose zwischen febriler Katatonie und MNS („katatones Dilemma"), zum anderen aber auch deswegen, weil das Auftreten von Fieber als Komplikation eines katatonen Syndroms eine bedrohliche Situation anzeigt, in der die Elektrokrampftherapie wegen ihrer im Vergleich zu Medikamenten rascheren und zuverlässigeren Wirkung in den meisten Fällen das Mittel der Wahl ist.

Antidepressiva

Diese sind bei depressiven Syndromen indiziert, es sei denn, dass aufgrund der Dauer und Schwere des Stupors eine Notwendigkeit zum primären Einsatz der Elektrokrampftherapie besteht. Bezüglich Auswahl und Dosierung der angewandten Substanzen gelten die allgemeinen Regeln der antidepressiven Pharmakotherapie (➤ Kap. 19). Zu beachten ist die Wirklatenz der Antidepressiva, wegen der in der Initialphase auf eine Komedikation mit Lorazepam meist nicht verzichtet werden kann. Da es sich häufig um Depressionen mit psychotischen Symptomen handelt, ist die Kombination mit einem (atypischen) Antipsychotikum grundsätzlich sinnvoll. Schließlich ist zu beachten, dass nur wenige Antidepressiva parenteral verabreicht werden können (z. B. Amitriptylin, Citalopram).

Sofern die bekannten Kontraindikationen ausgeschlossen werden können (➤ Kap. 9, ➤ Kap. 19), können trizyklische Antidepressiva zum Einsatz kommen. Systematische Untersuchungen zum Einsatz neuerer Antidepressiva, etwa der Serotonin-Wiederaufnahmehemmer (SSRI), bei stuporös-depressiven Syndromen liegen bislang nicht vor.

12.6.4 Elektrokrampftherapie

> Die Elektrokrampftherapie (EKT) ist bei der seltenen akuten lebensbedrohlichen Katatonie die wirksamste Behandlungsform und damit bei diesem Krankheitsbild eindeutig indiziert (➤ Kap. 5).

Bei afebriler Katatonie und bei depressivem Stupor ist sie ebenfalls Mittel erster Wahl und sollte vor allem dann, wenn körperliche Sekundärkomplikationen absehbar oder bereits eingetreten sind und deshalb die Behandlungsform mit dem raschesten Wirkungseintritt bevorzugt werden sollte, frühzeitig in die Wege geleitet werden.

Die EKT scheint auch bei malignem neuroleptischem Syndrom einen therapeutischen Effekt aufzuweisen, sodass ihr Einsatz auch im Fall des erwähnten „katatonen Dilemmas" zu diskutieren ist, wenn febrile Katatonie und MNS nicht sicher voneinander abgegrenzt werden können.

Wie bei jedem anderen Behandlungsverfahren muss auch bei der EKT eine individuelle Nutzen-Risiko-Abwägung vorgenommen werden. Dabei gilt generell, dass bei Beachtung der heute üblichen Kautelen (Grözinger et al. 2013) die mit der EKT verbundenen Risiken relativ gering sind.

Die Anwendung der EKT setzt eine rechtswirksame Einwilligung des Patienten bzw. seines Rechtsvertreters voraus. Gegebenenfalls kommt die Einrichtung einer Betreuung auf dem Weg der einstweiligen Anordnung in Betracht. Bei akut bedrohlichen Krankheitsbildern, deren Behandlung keinen Aufschub duldet, kann jedoch im Sinne eines rechtfertigenden Notstandes unverzüglich mit der EKT begonnen werden (weitere Ausführungen in ➤ Kap. 5 und ➤ Kap. 6).

12.6.5 Weitere Maßnahmen

Gespräch

Sobald der Stupor abgeklungen ist, ist ein Gespräch mit dem Patienten, das nicht unter Zeitdruck stehen sollte, unverzichtbar. Es dient zwei Zielen:

- Zum einen erlaubt das Gespräch die bis dahin nicht mögliche Exploration. Man muss versuchen, das Erleben des Patienten während der stuporösen Phase nachzuvollziehen, wird also etwa nach dem Vorhandensein depressiver oder paranoid-halluzinatorischer Symptome fragen. Kann der Patient keine genaue Schilderung seines Befindens während des fraglichen Zeitraums abgeben, so sollte man sein besonderes Augenmerk auf die davor liegende Prodromalzeit richten.
- Das Gespräch hat aber auch eine therapeutische Funktion. Diese wird bei schizophren und schwer depressiv Erkrankten eher in einem supportiven Sinne wahrgenommen, während bei psychogenem Stupor ein konfliktzentriertes Gespräch unter Umständen bereits zu diesem Zeitpunkt stattfinden kann.

Stationäre Aufnahme

Da es sich beim Stupor um ein schweres Krankheitsbild handelt, ist die stationäre Aufnahme im Regelfall indiziert. Sie ist obligat, wenn Erkrankungen des schizophrenen oder affektiven Formenkreises die Ursache darstellen, ebenso bei Vorliegen einer organischen Grunderkrankung bzw. körperlicher Sekundärkomplikationen. Ob vor dem Transport ein Medikament verabreicht und eine Infusionstherapie begonnen werden muss, ist im Einzelfall zu entscheiden.

Bei kurzfristiger Dauer des stuporösen Zustandsbildes – wie bei psychogenem Stupor häufig der Fall – kann unter Umständen eine Klinikaufnahme nach einer eingehenden Exploration vermieden werden, sofern diese eine akute Gefährdung des Patienten mit hinreichender Wahrscheinlichkeit ausschließen lässt.

LITERATUR

American Psychiatric Association (APA): Diagnostic and Statistical Manual of Mental Disorders. 5th ed. Washington, DC. 2013.

Benkert, O., Hippius, H. (Hrsg.): Kompendium der psychiatrischen Pharmakotherapie. 11. Aufl. Springer, Heidelberg 2017.

Berrios, G. E.: Stupor revisited. Comprehensive Psychiatry 22 (1981): 466–478.

Brandt, Th., Diener, H. Ch., Gerloff, Chr. (Hrsg.): Therapie und Verlauf neurologischer Erkrankungen, 6., vollständig überarbeitete und erweiterte Aufl. Kohlhammer, Stuttgart 2012.

Bräunig, P., Krüger, S.: Katatonie. Psychiat Prax 2005;32 (Supplement 1): 7–24.

Bräunig, P., Krüger, S., Höffler, J.: Verstärkung katatoner Symptome unter Neuroleptikatherapie. Nervenarzt 66 (1995): 379–382.

Encke, A., Haas, S., Kopp, I. et al.: S3-Leitlinie Prophylaxe der venösen Thromboembolie (VTE), 2. Aufl. 2015, AWMF-Register-Nr. 003–001. http://www.awmf.org/leitlinien/detail/ll/003-001.html (letzter Zugriff am 10.1.2017).

Fink, M.: Neuroleptic malignant syndrome and catatonia: one entity or two? Biol Psychiatry 39 (1996): 1–4.

Förstl, H., Hewer, W.: Malignes neuroleptikainduziertes Syndrom und akute lebensbedrohliche Katatonie. Intensivmed 26 (1989): 117–122.

Grözinger, M., Conca, A., Nickl-Jokschat, T., Di Pauli, J. (Hrsg.): Elektrokonvulsionstherapie kompakt. Springer, Heidelberg 2013.

Häfner, H., Kasper, S.: Akute lebensbedrohliche Katatonie. Nervenarzt 53 (1982): 384–394.

Hermle, L., Oepen, G.: Zur Differentialdiagnose der akut lebensbedrohlichen Katatonie und des malignen Neuroleptikasyndroms – ein kasuistischer Beitrag. Fortschr Neurol Psychiat 54 (1986): 189–195.

Hirjak, D., Thomann, P. A., Northoff, G. et al.: Deutsche Version der Northoff Catatonia Rating Scale (NCRS-dv). Nervenarzt 2016 (Epub): DOI 10.1007/s00115-016-0136-7.

Hyman, S. F., Tesar, G. E.: Manual of Psychiatric Emergencies, 3rd ed. Little Brown & Co., Boston–New York–Toronto–London 1994.

Kindt, H.: Katatonie – ein Modell psychischer Krankheit. Ferdinand Enke, Stuttgart 1980.

Lishman, W. A.: Lishman's Organic Psychiatry: A Textbook of Neuropsychiatry, 4th ed. Wiley-Blackwell, Oxford 2012.
Messer, T., Pajonk, F.-G., Müller, M. J.: Pharmakotherapie von psychiatrischen Akut- und Notfallsituationen. Nervenarzt 86 (2015): 1097–1110.
Niven, D. J., Gaudet, J. E., Laupland, K. B. et al.: Accuracy of peripheral thermometers for estimating temperature. A systematic review and meta-analysis. Ann Intern Med 163 (2015):768–777.
Northoff, G., Krill, W., Wenke, J., Travers, H., Pflug, B.: Subjektives Erleben in der Katatonie: Systematische Untersuchung bei 24 katatonen Patienten. Psychiat Prax 23 (1996): 69–73.
Northoff, G.: Catatonia and malignant neuroleptic syndrome: psychopathology and pathophysiology. J Neural Transm 109 (2002): 1453–1467.
Sass, H.: Die Stellung katatoner Syndrome zwischen den affektiven und schizophrenen Psychosen. In: Hippius, H., Rüther, E., Schmauss, M. (Hrsg.): Katatone und dyskinetische Syndrome. Springer, Berlin–Heidelberg–New York 1989.
Scharfetter, Ch.: Allgemeine Psychopathologie, 7. Aufl. Thieme, Stuttgart–New York 2017.
Taylor, M. A., Fink, M.: Catatonia in psychiatric classification: a home of its own. Am J Psychiatry 160 (2003): 1233–1241.
Volkert, D., Bauer, J. M., Frühwald, T. et al.: Leitlinie der Deutschen Gesellschaft für Ernährungsmedizin (DGEM) in Zusammenarbeit mit der GESKES, der AKE und der DGG. Klinische Ernährung in der Geriatrie. Aktuel Ernährungsmed 38 (2013): e1–e48.
Walther, S., Strik, W.: Catatonia. CNS Spectrums 4 (2016): 341–348.
Wolff, H. P., T. R. Weihrauch, T. R. (Hrsg.): Internistische Therapie 2016/2017. 21., neubearbeitete Aufl. Urban & Fischer, München–Jena 2016.
Ziegler, W., Ackermann, H.: Mutismus und Aphasie – eine Literaturübersicht. Fortschr Neurol Psychiat 62 (1994): 366–371.

KAPITEL

13 Bewusstseins- und Aufmerksamkeitsstörungen – Delir und verwandte Syndrome

Friedel M. Reischies und Walter Hewer

Mitautor der Vorauflage: Jörg Walden

13.1 Krankheitsbilder mit Bewusstseinsstörungen

Bewusstseinsstörungen sind psychopathologisch das Leitsymptom der akuten Hirnschädigungssyndrome bzw. Syndrome bei akuten Hirnfunktionsstörungen, die üblicherweise auch als *akute organisch bedingte psychische Störungen* bezeichnet werden. Quantitative Bewusstseinsstörungen sind äußerst spezifisch, denn sie treten nur bei diesen Syndromen auf, aber sie sind nicht sehr sensitiv, weil sie in vielen Fällen nur in sehr leichter Ausprägung vorhanden sind oder ganz fehlen. Dies wird bei Durchgangssyndromen – die nach Wieck durch das Fehlen einer Bewusstseinsstörung gekennzeichnet sind – und auch bei Verwirrtheitssyndromen beobachtet.

Als **quantitative Bewusstseinsstörungen** sind definiert:

- Die **Somnolenz.** Sie wirkt oberflächlich wie Schläfrigkeit, d. h., der Patient versinkt, allein gelassen und ohne externe Stimulation, in einen schlafähnlichen Zustand. Vorherrschend sind meist Aspontaneität und Verlangsamung. In diesem Stadium ist der Patient durch Ansprache, Berührung etc. weckbar und zu gezielten verbalen und motorischen Reaktionen in der Lage, wirkt dann jedoch bei näherer Untersuchung leicht benommen. Dies stellt den geringsten Ausprägungsgrad einer quantitativen Bewusstseinsstörung dar. Angehörige, die den Patienten in seinen Reaktionsweisen gut kennen, können die Benommenheit in manchen Fällen bestätigen. Die Reflexe sind erhalten, der Muskeltonus kann vermindert sein. Bei einer Prüfung kognitiver Leistungen werden Beeinträchtigungen deutlich.
- Bei stärkerer Bewusstseinseintrübung kann ein Stadium erreicht sein, das als **Sopor** bezeichnet wird. Dabei kann der Kranke nur durch intensive äußere Einwirkungen, wie Schütteln oder kräftige Schmerzreize, zu einer Reaktion veranlasst werden. Diese fällt je nach Schweregrad der Bewusstseinsstörung gerichtet oder ungerichtet aus. Ein Zustand vollständiger Wachheit wird nicht erreicht, der Patient ist dann „verhangen", stark „benommen". Bei einer Prüfung beispielsweise der Orientierung, soweit sie überhaupt möglich wäre, würde sich eine zeitliche und örtliche Desorientierung zeigen. Der Patient versinkt nach der Stimulation sofort wieder in den schlafähnlichen Zustand.
- Bei weitergehender Bewusstseinseintrübung ist der Patient schließlich nicht mehr weckbar, es liegt dann eine Bewusstlosigkeit, ein **Koma,** vor. Im tiefen Koma ist der Muskeltonus stark herabgesetzt, und die Hautreflexe sowie die peripheren Sehnenreflexe sind nicht mehr auslösbar.
- Differenzialdiagnostisch ist, besonders bei jungen Patienten, eine dissoziative Störung zu erwägen.

Die Glasgow Coma Scale (z. B. in Reischies et al. 2004) beschreibt unter anderem die Mühe, derer es bedarf, den Patienten zu wecken, die Gerichtetheit der Antwort und das Ausmaß der Wachheit und Geordnetheit, die die Person nach der Weckung erreicht, sowie zuletzt die Latenz des erneuten Versinkens in den schlafähnlichen Zustand.

13.2 Die akuten psychischen Hirnschädigungssyndrome

Bei akuten psychischen Hirnschädigungssyndromen (dieser Begriff wird hier synonym mit dem der „akuten organischen psychischen Störungen" im Sinne der ICD-10 benutzt) wie dem Delir werden neben dem Leitsymptom der *Bewusstseinstrübung* (Definition s. u.) auch weitere psychopathologische Phänomene wie Wahn, Halluzinationen oder psychomotorische Unruhezustände, beobachtet:

- Das **Delir** ist durch Störungen der Aufmerksamkeit und des Bewusstseins, der Orientierung und des episodischen Gedächtnisses, weiter durch formale und inhaltliche Denkstörungen sowie durch emotionale Symptome wie eine ängstliche Erregung, motorische Unruhe und eine Störung im Schlaf-Wach-Rhythmus gekennzeichnet.
  Das Delir wird in der deutschen psychopathologischen Tradition anders als nach DSM-5 definiert. Die amerikanische Klassifikation fordert nur eine Störung der Aufmerksamkeit bzw. der Bewusstheit der Umgebung, Gedächtnis- und Orientierungsstörungen sowie möglicherweise weitere Störungen kognitiver Funktionen. Nach der traditionellen deutschen Konzeptualisierung (➤ Tab. 13.1) umfasst das Syndrom des Delirs typischerweise auch Illusionen (Missdeutungen von realen Sinneseindrücken) sowie optische und teilweise auch akustische Halluzinationen (besonders Akoasmen, d. h. die Wahrnehmung nicht vorhandener lauter Geräusche, wie Krachen, Trommeln etc.). Haptische Halluzinationen (also den Berührungssinn betreffende Trugwahrnehmungen) können ebenfalls auftreten. Charakteristisch sind ferner auffällige Nestelbewegungen. Bei bestimmten Formen des Delirs sind insbesondere die Zeichen einer Überaktivierung des sympathischen Nervensystems (Schwitzen, Tremor, Tachykardie) klinisch wichtig. Der Patient kann sich nach dem Abklingen des deliranten Zustands nicht daran erinnern, es besteht also eine amnestische Lücke für die Phase des Delirs.
- Beim **Verwirrtheitszustand** steht der Verlust der Orientierung zu Zeit und Ort im Vordergrund. Darüber hinaus sind Konzentrations-, Denk- und Urteilsstörungen in der Regel vorhanden. Die Störung der Vigilanz und eine Eintrübung des Bewusstseins können ganz in den Hintergrund treten oder fehlen (Vigilanz wird hier dem internationalen Verständnis des Begriffs folgend als Dimension der Wachheit/Müdigkeit und der Einschlafneigung aufgefasst).
- Beim **amentiellen Syndrom** dominieren formale Denkstörungen (Ähnlichkeiten mit dem assoziativ gelockerten, verworrenen Denken im Halbschlaf oder Traum) in Verbindung mit Perseverationen (Haften am Gedankengang), Ratlosigkeit und Verlust der Kritikfähigkeit.
- Beim **Dämmerzustand** ist das Bewusstsein weniger getrübt als traumartig eingeengt. Patienten im Dämmerzustand erscheinen so, als ob sie etwas Bestimmtes erleben, das ihre Aufmerksamkeit fesselt. Die Patienten sind bei erster Betrachtung häufig nicht auffällig, es ist jedoch tatsächlich ein erheblicher Verlust an Steuerungs- und Besinnungsfähigkeit vorhanden. Die Kommunikation mit der Umwelt ist für den Patienten erheblich eingeschränkt. Manchmal kommen beim Dämmerzustand auch Illusionen und Halluzinationen vor. Für die Dauer des Dämmerzustands besteht eine Amnesie, einzelne lückenhafte Erinnerungen können jedoch vorhanden sein. Besonders für die Dämmerzustände besteht die Notwendigkeit einer Differenzierung gegenüber den dissoziativen Syndromen, die auch mit Einengung des Bewusstseins und möglicherweise psychisch bedingten amnestischen Phänomenen einhergehen.

Tab. 13.1 Diagnostische Leitlinien nach ICD-10 für das nicht durch Alkohol oder sonstige psychotrope Substanzen bedingte Delir (modifiziert nach den diagnostischen Leitlinien der ICD-10 von 1991 unter Berücksichtigung der ICD-10-Forschungskriterien von 1994)

- Störung des Bewusstseins und der Aufmerksamkeit
- Globale Störungen der Kognition, Wahrnehmungsstörungen (Wahrnehmungsverzerrungen, Illusionen und meist optische Halluzinationen), Beeinträchtigung von abstraktem Denken und Auffassung, unter Umständen mit flüchtigen Wahnideen, inkohärentes Denken; mnestische Störungen (v. a. des Immediat- und Kurzzeitgedächtnisses bei relativ intaktem Langzeitgedächtnis); Desorientierung zur Zeit, in schweren Fällen auch zu Ort und Person
- Psychomotorische Störungen (z. B. Hypo- und Hyperaktivität)
- Störungen des Schlaf-Wach-Rhythmus
- Akuter Beginn, fluktuierender Verlauf
- Fakultativ: affektive Störungen wie Depression, Angst oder Furcht, Reizbarkeit, Euphorie, Apathie oder staunende Ratlosigkeit

In den modernen Klassifikationssystemen psychiatrischer Erkrankungen (ICD-10, DSM-5) wird die hier besprochene Einteilung der akuten psychischen Hirnschädigungssyndrome so nicht mehr vorgenommen. Die oben genannten Prägnanztypen werden aufgegeben. Es kann nur noch das Delir klassifiziert werden (zur Aufstellung der diagnostischen Kriterien ➤ Tab. 13.1).

Die Definition eines Delirs im weiteren Sinne nach DSM-5 beinhaltet im Wesentlichen neben einer Aufmerksamkeitsstörung eine Störung der Bewusstheit der Umgebung und eine allgemeine kognitive Leistungseinschränkung. Zusätzlich werden bestimmte Verlaufsmerkmale gefordert: **akuter Beginn und fluktuierende Symptomausprägung**. ICD-10 beschreibt darüber hinaus auch Störungen der Psychomotorik und des Tag-Nacht-Rhythmus. Diese Definitionen des Delirs sind heute international üblich, dennoch sollte unter dem Aspekt einer sorgfältigen Beschreibung psychopathologischer Zustandsbilder und differenzialdiagnostischer Würdigung dies nicht dazu führen, dass Begriffe wie die des Verwirrtheits- oder Dämmerzustands völlig aufgegeben werden (Reischies 2016).

Von zentraler Bedeutung für akute psychische Hirnschädigungssyndrome ist traditionsgemäß der Terminus „Bewusstseinstrübung". Eine Bewusstseinstrübung ist nicht mit Schläfrigkeit zu verwechseln, denn sie schließt neben einer unterschiedlich stark ausgeprägten Vigilanzminderung (also einer quantitativen Bewusstseinsstörung) Störungen von Aufmerksamkeit, Auffassung, Mnestik und Orientierung sowie der Fähigkeit zum Vollzug geordneter Denkabläufe ein. Die Vigilanzminderung kann sogar in den Hintergrund treten oder fehlen. Vom äußeren Erscheinungsbild her können die Patienten durch Merkmale wie „Benommenheit", „Verhangenheit" oder „Geistesabwesenheit" beschrieben werden; in leichten Fällen fällt dies besonders den Angehörigen auf.

13.3 Umgang mit dem deliranten Patienten

Angesichts der dargestellten kognitiven Einschränkungen, die im Rahmen von akuten psychischen Hirnschädigungssyndromen auftreten, und der Tatsache, dass die Symptomatik – insbesondere auch der Grad der Vigilanz – starken Schwankungen unterliegen kann, ist beim Umgang mit dem Patienten Folgendes von Bedeutung:

Nicht verzichtet werden darf auf eine engmaschige Überwachung hinsichtlich möglicher Eigen- oder Fremdgefährdung. Dies gilt auch in sogenannten „luziden Intervallen" wegen des häufigen Fluktuierens der Symptomatik. Dazu kommen mögliche Kurzschlussreaktionen bei Angst- oder Depressionssymptomatik sowie Fehlhandlungen bei Wahn und Halluzinationen.
Das Delir kann als ein *„psychiatrisches Fiebersyndrom"* ein Warnsignal dafür darstellen, dass eine dringend behandelbare somatische Erkrankung vorliegt, welche die *Hirnfunktionen* beeinträchtigt. Das Leben des Patienten ist aufgrund einer somatischen Grunderkrankung nicht selten gefährdet. Demnach müssen Vitalparameter überwacht werden. Die zugrunde liegenden körperlichen Erkrankungen können im Einzelfall zu einer rasch lebensbedrohlichen Dekompensation führen. Besonders ist an diabetische oder andere endokrine Stoffwechselentgleisungen, schwere Infektionen oder Intoxikationen zu denken.
Eine psychomotorische Unruhe kann durch äußere Faktoren, wie den Aufenthalt in ungewohnter Umgebung, die durchgeführten diagnostischen Maßnahmen etc., leicht eskalieren. Es kommt dann möglicherweise zu nicht beherrschbaren agitierten Verhaltensweisen. Deshalb ist es wichtig, durch eine ruhige, aber gezielte Vorgehensweise und durch Hilfestellungen, die der Orientierung des Patienten dienen, dem entgegenzuwirken.

Rechtlich gesehen ist in der Regel auch bei leichteren Bewusstseinsstörungen zumindest eine Einschränkung in der freien Willensbildung anzunehmen. Die in der Notfallsituation erforderlichen Entscheidungen müssen vom behandelnden Arzt getroffen werden, da die Patienten zu einer rechtswirksamen Erklärung ihres Willens nicht in der Lage sind (Geschäftsführung ohne Auftrag bzw. rechtfertigender Notstand). Die Einbeziehung von Angehörigen in den Entscheidungsprozess kann auch aus diesem Grund sehr hilfreich sein. Dies gilt auch, wenn deren Willensäußerung keinen rechtlich bindenden Charakter hat. Bei länger dauernden Bewusstseinsstörungen kann eine stationäre Unterbringung gemäß den geltenden rechtlichen Bestimmungen erforderlich werden (in Deutschland Betreuungsgesetz bzw. die länderspezifischen Unterbringungsgesetze).

13.4 Vulnerabilität, pathophysiologische Prozesse und auslösende Faktoren

Man geht heute in der Erklärung von Delirsyndromen von Vulnerabilitätsfaktoren und einer Auslösung des Syndroms durch eine (oder auch mehrere) körperliche Erkrankung(en) aus, d. h., ein spezieller pathophysiologischer Prozess bzw. eine akute Hirnschädigung trifft auf ein Gehirn, das vulnerabel ist: Bestimmte Hirnfunktionen sind in einem labilen Zustand, sie werden durch im Einzelfall geringfügige Einflussfaktoren kritisch gestört, weswegen das Gehirn zur Ausbildung der Delirsymptomatik neigt.

Das Vulnerabilitätskonzept begründet sich durch die Beobachtung, dass eine gleichwertige Schädigung oder Noxe bei dem einen Patienten ein Delir auslöst, bei einem anderen jedoch nicht. Mit anderen Worten, das Ausmaß der Schädigung, die zur Auslösung des Delirs notwendig ist, variiert. Wichtigste Vulnerabilitätsfaktoren sind die Demenzerkrankungen im Alter. Weitere Faktoren, die die Vulnerabilität bezüglich der Entwicklung eines Delirs – speziell beim alten Menschen – erhöhen, sind in ➤ Tab. 13.2 genannt.

Von den meist längere Zeit bestehenden Vulnerabilitätsfaktoren zu unterscheiden sind die **auslösenden und aktuell kausal wirksamen Faktoren,** die zu dem Delir geführt haben. So ist die Demenz an sich noch kein ausreichender Grund für ein Delir, wenn man einmal von fluktuierend deliranten Verläufen der Lewy-Körperchen-Demenz absieht. Nicht selten wird aber bei einer Demenz z. B. ein sonst harmloser urogenitaler Infekt einen deliranten Zustand hervorrufen. Die auslösenden Faktoren sind jedoch nicht in jedem Fall eindeutig von Vulnerabilitätsfaktoren zu trennen (➤ Tab. 13.5). In vielen Fällen haben wir es demnach mit einer multikausalen Verursachung von Delirien zu tun.

Tab. 13.2 Delir – wichtige Vulnerabilitätsfaktoren (modifiziert nach Inouye et al. 2014)

- Demenzerkrankungen
- Verminderte Nahrungs- oder Flüssigkeitsaufnahme
- Multimedikation, speziell Psychopharmaka
- Alkohol, Benzodiazepine
- Multimorbidität
- Schwere somatische Erkrankung und/oder terminaler Krankheitszustand
- Chronische Leber- oder Nierenkrankheit
- Schlaganfall und weitere neurologische Erkrankungen
- Metabolische Entgleisungen
- Trauma, Fraktur
- Postoperativer Status
- HIV
- Infektionen
- Funktionelle Abhängigkeit/Immobilität
- Sensorische Einschränkung

Inwieweit die spezielle Ausgestaltung der Delirsymptomatik von spezifischen Vulnerabilitätsfaktoren abhängt, ist unklar. Beispielsweise könnte das Auftreten von Halluzinationen mit einer speziellen Vulnerabilität zur Ausbildung dieser Wahrnehmungsstörungen in Zusammenhang stehen.

Pathophysiologische Prozesse, die einem Delir zugrunde liegen können, sind beispielsweise:

- cholinerges Defizit, besonders eine Funktionsstörung cholinerger Neurone,
- dopaminerge Überfunktion,
- serotonerge Überfunktion,
- Zytokine bei entzündlichen/fieberhaften Erkrankungen,
- Läsionen (z. B. zerebrovaskuläre Schädigung) in kritischen Hirnregionen.

Stoffwechselentgleisungen, Hypoxie oder Exsikkose können zu einer Funktionsstörung z. B. der cholinergen Neurone beitragen.

13.5 Diagnostisches Vorgehen

13.5.1 Anamnese

Da die Patienten in der Regel durch Auffassungs-, Denk- und Orientierungsstörungen beeinträchtigt sind und zudem häufig Auskunft und Untersuchung verweigern, kommt der **Fremdanamnese** eine große Bedeutung zu. Es sollte insbesondere nach dem Beginn und dem möglicherweise wechselnden Verlauf der Symptome sowie nach Störungen des Tag-Nacht-Rhythmus gefragt werden. Ferner ist zu eruieren, ob schon früher ähnliche Zustandsbilder oder andere psychische Erkrankungen aufgetreten sind.

Vor allem aber muss über fremdanamnestische Angaben nach den Ursachen der Bewusstseinsstörung gefahndet werden. Dabei spielen Angaben über Alkoholkonsum und die Einnahme psychotroper Substanzen, körperliche Vorerkrankungen und deren medikamentöse Behandlung eine herausragende Rolle.

13.5.2 Beobachtung, Exploration

Bei der Beobachtung und Exploration des Patienten muss der Grad der Bewusstseinsstörung ermittelt werden. Wie wach ist der Patient? Ist er sich seiner Umgebung vollkommen bewusst? Auf die Aufmerksamkeit des Patienten wird geachtet, wie z. B. die Augenbewegungen und aufmerksamkeitsbegleitende Bewegungen. Wie reagibel ist der Patient, ist er verlangsamt? Hierbei ist eine Fremdbeobachtung durch Angehörige hilfreich.

Merkmale einer leichten Störung der Bewusstheit der Umgebung und Aufmerksamkeit im Delir

Rating (vgl. Reischies et al. 2004):

1. Die Reagibilität ist verringert – die Person respondiert nicht im üblichen Ausmaß auf Stimuli der Mitmenschen, des Interviews bzw. mimische, gestische oder prosodische Stimuli.
2. Die Person reagiert verzögert.
3. Interpersonal: Die Zuwendung der vollen Aufmerksamkeit erfolgt nicht, auch nicht bei angemessenen Versuchen, das größte Ausmaß der Aufmerksamkeit zu erlangen (auch aufmerksamkeitsbegleitende Bewegungen beachten).
4. Reaktion auf Stimuli aus der Umgebung: Die Wendung der Aufmerksamkeit zu Ereignissen der Umgebung ist vermindert; z. B. schaut die Person nicht zur Tür, wenn eine Person eintritt.
5. Interview: Vergegenwärtigung der Situation bzw. der Interviewthematik gelingt nicht prompt (d. h., die Auffassung ist verzögert).
6. Vergegenwärtigung der Situation bzw. der Interviewthematik gelingt nicht vollständig (d. h., das Interview wird immer nur Teilaspekte beispielsweise der lebensgeschichtlichen Situation des Patienten berühren können).

Bei den genannten Merkmalen ist auf produktiv psychotische, dissoziative und intendierte Zustände differenzialdiagnostisch zu achten (s. u.). Es wird weiterhin die zeitliche und örtliche Orientierung geprüft. In Akutsituationen sind weitere neuropsychologische Untersuchungen in den meisten Fällen nicht möglich. Es lassen sich aber meist auch ohne spezielle Testuntersuchungen Störungen des episodischen Gedächtnisses nachweisen. Psychopathologisch ist weiterhin auf formale Denkstörungen sowie auf Halluzinationen und Wahn zu achten. Nach emotionaler Symptomatik, vor allem Angst, ist zu fragen. Das explorierende Gespräch sollte nicht unter Zeitdruck erfolgen, da die Patienten häufig sehr verlangsamt reagieren.

13.5.3 Internistisch-neurologische Untersuchung

Für die Differenzialdiagnostik der Bewusstseinsstörung ist die internistisch-neurologische Untersuchung essenziell (➤ Tab. 13.3). Bei unkooperativen Patienten müssen zumindest die Vitalparameter wie Puls, Blutdruck, Temperatur und Atmung erfasst werden.

13.5.4 Technische Untersuchungen

Laborchemisch sind zunächst Basisparameter, wie CRP, Blutbild, Elektrolyte, Kreatinin, Harnstoff, Leberenzyme, Blutzucker und gegebenenfalls auch die Schilddrüsenhormone, zu bestimmen. Außerdem sollte eine Urinuntersuchung, ggf. mit einem der gängigen Schnelltests, erfolgen, die die Erfassung von Hämaturie, Proteinurie, Leukozyturie, Ketonurie, Glukosurie etc. erlauben. Bei Verdacht auf Erkrankungen von Nieren und Harnwegen ist die mikroskopische Untersuchung des Harnsediments zusätzlich durchzuführen. Bei entsprechender Indikation sollte die erforderliche Liquordiagnostik frühzeitig erfolgen.

Ferner sollten ein EKG und möglichst bald auch ein EEG abgeleitet werden. Das EEG stellt ein wichtiges Untersuchungsverfahren beim Delir dar. Jedoch wird häufig keine Möglichkeit zur Ableitung eines EEG bestehen, und die Patienten sind auch in vielen

Tab. 13.3 Internistisch-neurologische Untersuchung bewusstseinsgestörter Patienten (verändert nach Biniek und Schindler 1996)

Bewusstseinslage/Psychopathologie
Prüfung des quantitativen Grades der Bewusstseinsstörung und psychopathologischer Parameter: • Bei deutlicher Vigilanzminderung Weckreize • Orientierung prüfbar? (Name, Geburtsdatum, Ort, Datum) • Kommunikation und Spontanmotorik beobachten • Affektive Ausdrucksbewegungen beobachten • Aphasische Symptome beachten
Prüfung der weiteren Vitalparameter
• Atmung • Puls, Blutdruck • Temperatur
Internistischer Notfallstatus
• Inspektion des gesamten Körpers, z. B. Suche nach äußeren Verletzungen • Kardiopulmonale Befunderhebung, Untersuchung des Abdomens etc.
Neurologischer Basisstatus bei Bewusstseinsstörung
Motorik:
• Beobachtung der Körperhaltung (z. B. Beuge-/Streckstellung der Extremitäten) • Registrierung von Spontanbewegungen – seitengleich – halbseitig? • Suche nach Paresen, Tonusdifferenzen
Abwehr auf Schmerzreize:
• Zielgerichtetheit • Seitengleichheit • Streck-/Beugesynergismen • Tonus
Meningismus:
• Nackensteifigkeit? • **Cave:** Nicht nach Trauma mit Möglichkeit der HWS-Instabilität!
Augen:
• Öffnung der Augen (spontan, nach Ansprache bzw. nach Schmerzreizen) • Lidspalte (z. B. Seitendifferenz)
Pupillenweite:
• Lichtreaktion, direkte und konsensuelle • Isokorie – Anisokorie
Bulbi:
• „Schwimmend" • Divergent • Fixierung • Konjugierte Blickwendung • Spontane vertikale Bulbusbewegungen • Nystagmus, spontan • Okulozephaler Reflex • Prüfung des Kornealreflexes: einseitig/beidseitig abgeschwächt oder aufgehoben?
Reflexe:
• Eigenreflexe: Seitengleichheit, abgeschwächt, gesteigert • Fremdreflexe/pathologische Reflexe: Babinski-, Bauchhautreflexe

Fällen nicht ruhig genug, um ein ausreichend artefaktfreies EEG ableiten zu können. In der Regel werden beim Delir eine deutliche Verlangsamung des Grundrhythmus bzw. eine „Allgemeinveränderung" beobachtet. Bei unauffälligem EEG-Befund ist ein Delir eher unwahrscheinlich. Besteht ein Verdacht auf einen Dämmerzustand bzw. einen nicht-konvulsiven Status epilepticus, ist ein EEG zur Diagnostik dringend erforderlich.

Bei Verdacht auf eine strukturelle Hirnläsion als Ursache der Bewusstseinsstörung (z. B. subdurales Hämatom, Tumor usw.) muss eine bildgebende strukturelle Untersuchung des Gehirns, ein cCT bzw. ein MRT, unverzüglich durchgeführt werden.

13.5.5 Differenzialdiagnose

Wenn eine (quantitative) Bewusstseinsstörung vorliegt, die Aufmerksamkeit und/oder Wachheit sowie die Orientierung und Denkfähigkeit gestört sind, so ist dies ein wegweisender Befund für die Diagnose einer akuten Hirnschädigung oder akuten Hirnfunktionsstörung durch eine systemische körperliche Erkrankung. Die perseverative, mit zupfenden und nestelnden Bewegungen einhergehende Leerlaufmotorik bzw. motorische Unruhe, die bei deliranten Patienten häufig zu beobachten ist, stellt zusätzlich einen relativ spezifischen Hinweis auf ein organisch verursachtes Krankheitsbild dar.

Auch wenn die Bewusstseinstrübung im oben definierten Sinne das Leitsymptom der akuten psychischen Hirnschädigungssyndrome darstellt, so kann eine körperliche Krankheit als Ursache des Krankheitsbildes beim Fehlen dieses Merkmals keineswegs ausgeschlossen werden: Akute körperlich bedingte psychische Syndrome können durchaus bei klarer Bewusstseinslage bestehen, wie beispielsweise schizophreniforme oder affektive Störungen aufgrund internistisch-neurologischer Erkrankungen (➤ Kap. 15, insbesondere ➤ Tab. 15.1 und 15.2).

> Generell ist zu beachten, dass keine spezifischen Zusammenhänge zwischen somatischen Krankheitsprozessen und psychopathologischer Symptomatik bestehen, d. h., aus den somatischen Krankheitsprozessen kann nicht unmittelbar die Art der psychischen Symptomatik vorausgesagt werden.

So kann ein Delir durch eine Vielfalt unterschiedlicher Grunderkrankungen bedingt sein (➤ Tab. 13.5), während umgekehrt eine bestimmte körperliche Erkrankung unterschiedliche psychopathologische Syndrome hervorrufen kann (z. B. kann ein Hyperparathyreoidismus ebenso ein Delir wie ein organisches affektives Syndrom verursachen).

In der Praxis empfiehlt sich ein differenzialdiagnostisches Vorgehen in zwei Schritten:

1. Im Rahmen der syndromalen Differenzialdiagnose erfolgt die Abgrenzung deliranter Zustandsbilder gegenüber anderen psychopathologischen Syndromen. Dabei ist insbesondere Folgendes zu beachten:
   - Vor allem bei Patienten im höheren Lebensalter ist eine Abgrenzung gegenüber demenziellen Zuständen von Bedeutung: Eine Demenz beginnt nicht akut, weist keinen stärker fluktuierenden Verlauf auf (Ausnahme: Lewy-Körperchen-Demenz) und ist nicht mit einer Bewusstseinsstörung verbunden. Im Querschnitt kann es manchmal schwierig oder gar unmöglich sein, delirante und demenzielle Zustandsbilder zu differenzieren (➤ Kap. 28).
   - Ferner ist eine Abgrenzung zu affektiven Störungen und schizophrenen Psychosen vorzunehmen. Bei affektiven Störungen kann es zum Stupor kommen, der aber nur selten mit einem hypoaktiven Delir verwechselt wird. Bei der Schizophrenie wird eine Symptomatik, die fälschlicherweise als eine Bewusstseinstrübung angesehen wird, nur in Ausnahmen (meist bei hochakuten Verläufen) beobachtet. Kognitive Defizite sind bei diesen Krankheitsbildern üblicherweise nicht in der für das Delir kennzeichnenden massiven Ausprägung festzustellen. Die Patienten sind zudem in manchen Fällen wahnhaft fehlorientiert, was Anlass für Verwechslungen geben kann. Wenn Halluzinationen bestehen, so gilt, dass ein Überwiegen der optischen Sinnesmodalität eher für eine organische Psychose spricht, während akustische, verbale Halluzinationen häufiger bei schizophrenen Psychosen auftreten.
   - Dissoziative Zustände geben gelegentlich Anlass zu Schwierigkeiten in der Differenzierung von akuten Hirnschädigungssyndromen. Bei einem unbekannten Patienten kann ein disso-

Tab. 13.4 Differenzialdiagnose wichtiger Delirtypen

Art des Delirs	Klinische Befunde
Entzugsdelir	Bei Alkohol: vegetative Symptome, psychomotorische Unruhe
Intoxikationsdelir	Alkohol: Nystagmus, Ataxie, anticholinerges Delir: z. B. trockene Haut, Mydriasis
ZNS-Infektionen	Meningismus, Labor, Entzündungsparameter
Schädel-Hirn-Trauma	Anamnese, fokale neurologische Symptomatik
Metabolisches Delir, metabolische Enzephalopathie	Labor: Glukose, Ammoniak, Bilirubin, Prothrombinzeit (INR), Kreatinin, Natrium, Kalium, Kalzium u. a. m.
Delirantes Syndrom bei Demenz	Anamnese, aphasische und apraktische Symptome; auffällige Laborparameter infolge auslösender Störungen, z. B. Korrelate einer Exsikkose (Blutbild, Harnstoff, Kreatinin)

Tab. 13.5 Delirursachen „ACHTE DIESE" (nach Reischies et al. 2004)

Alkohol/Drogen/Medikamente • z. B. Delirium tremens • Benzodiazepin-Entzug
Cardio-/zerebrovaskulär • z. B. nach Herzinfarkt • nach Schlaganfall
Hypoxie/Lungenerkrankung • z. B. Pneumonie • exazerbierte COPD
Traumatisch/Hirnläsion (z. B. Raumforderung) • z. B. progredient bei Hirntumor
Endokrin/metabolisch • z. B. Hypoglykämie, Hyperglykämie
Degenerativ • z. B. Lewy-Körperchen-Demenz
Infektion/Entzündung • z. B. urogenitaler Infekt
Ernährung • z. B. Wernicke-Enzephalopathie, Exsikkose
Schwermetalle/toxisch • z. B. Blei, Mangan • Clozapin, Digitalis, Lösungsmittel
Epilepsie • z. B. nicht-konvulsiver Status epilepticus • postiktal

ziativer Zustand schwer von einem Dämmerzustand zu unterscheiden sein. Dazu kommt die Problematik der Diagnostik von dissoziativen Zuständen bei psychogenen Anfällen.

2. Nachdem die Syndromdiagnose „Delir" gestellt wurde, ist als Nächstes die ätiologische Differenzialdiagnose zu leisten (➤ Tab. 13.4 und ➤ Tab. 13.5). Diese beruht auf der vorangehend dargestellten internistisch-neurologischen Untersuchung des Patienten, einschließlich der erforderlichen Zusatzdiagnostik (➤ Tab. 13.3 und ➤ Abb. 13.1). Hierbei gilt, dass zuallererst akut lebensbedrohliche Erkrankungen, wie gefährliche Intoxikationen (➤ Kap. 14), kritische Stoffwechselkrisen, intrakranielle Blutungen, Lobärpneumonien etc., dringlich ausgeschlossen werden müssen. Bei einem Delir älterer Patienten sind atypische Krankheitsmanifestationen – z. B. bei einem Herzinfarkt oder einer Pneumonie – besonders zu beachten.

13.6 Therapeutisches Vorgehen in der Akutsituation

Nachfolgend werden die therapeutischen Prinzipien, die bei den akuten psychischen Hirnschädigungssyndromen zur Anwendung kommen, dargestellt, und zwar fokussiert auf das Delir als das in der klinischen Praxis mit Abstand wichtigste Syndrom. ➤ Abb. 13.2 gibt eine Übersicht über das klinische Management dieses Krankheitsbilds. Hier sind die wesentlichen diagnostischen und therapeutischen Schritte zusammengefasst. Zusätzlich enthält die Abbildung auch einen Hinweis auf präventive Maßnahmen, deren Stellenwert in den letzten Jahren zunehmend erkannt wurde (➤ Kap. 28.2).

13.6.1 Sicherung des Patienten und der Umgebung

Patienten mit einem Delir sollten stationär aufgenommen werden. Dort sollte in jedem Fall auf eine Sicherung hinsichtlich selbst- und fremdgefährdender Handlungen geachtet werden. Bei der Entschei-

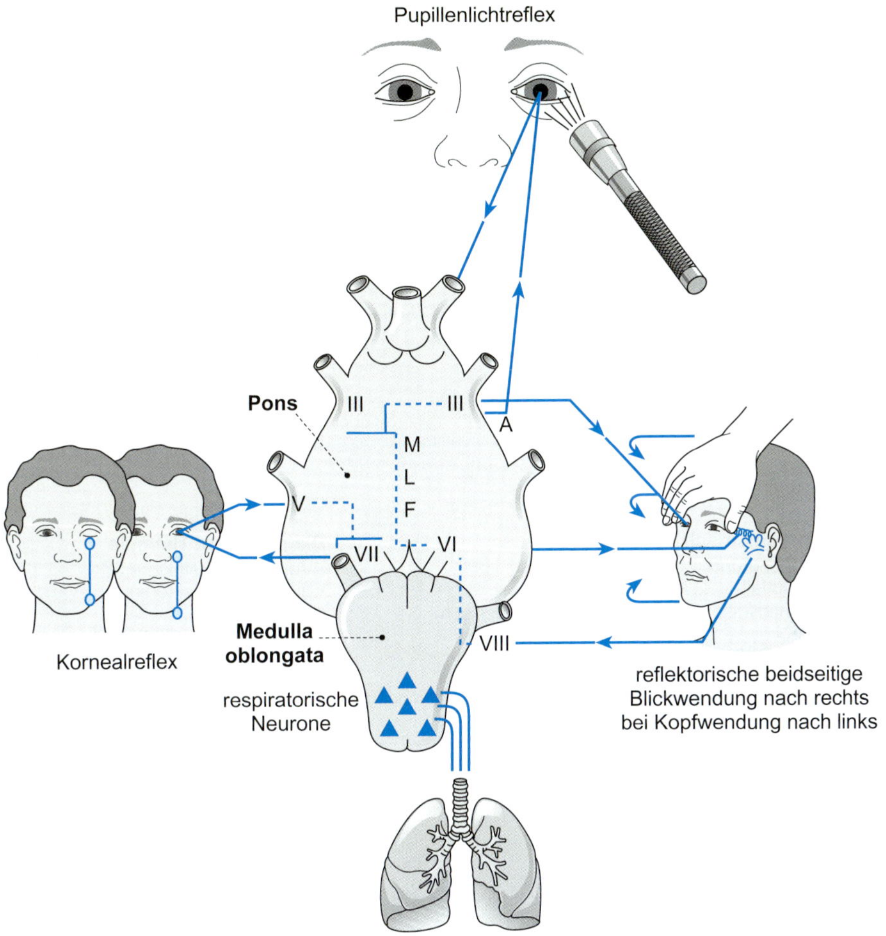

Abb. 13.1 Überwachung bewusstseinsgestörter Patienten: neurologische Screening-Untersuchung von Hirnstammläsionen auf verschiedenen Ebenen

dung, von welcher der medizinischen Fachdisziplinen der Patient weiterbehandelt werden soll, ist zu prüfen, ob bekannte oder zu vermutende schwere somatische Grunderkrankungen spezifische diagnostische oder therapeutische Maßnahmen erfordern. Eine stationäre psychiatrische Behandlung ist dann indiziert, wenn psychopathologische Phänomene im Vordergrund stehen, die unter Umständen mit Eigen- oder Fremdgefährdung verbunden sind, und damit die Notwendigkeit besteht, den Patienten auf einer geschlossenen Station mit lückenloser Überwachungsmöglichkeit aufzunehmen. So können sich unruhige Patienten im Krankenhaus verlaufen oder gefährlich stürzen. Wenn eine Aufnahme in einer psychiatrischen Klinik vorgesehen ist, hat es sich als hilfreich erwiesen, zuvor dringlich durchzuführende somatische Untersuchungen vorzunehmen (cCT etc.), soweit diese dort nicht erfolgen können.

Eine Beobachtung unter ambulanten Bedingungen kommt in Ausnahmefällen nur dann infrage, wenn sichere Anhaltspunkte für eine sich selbst limitierende Symptomatik vorliegen (z. B. eine Somnolenz nach erstmaliger Gabe eines kürzer wirkenden Medikaments mit ZNS-depressiver Wirkung), d. h., wenn die relativ harmlose Ursache der akuten Hirnfunktionsstörung als sicher bekannt gelten kann. Allerdings muss auch in diesen Fällen eine angemessene Überwachung des Patienten gewährleistet sein.

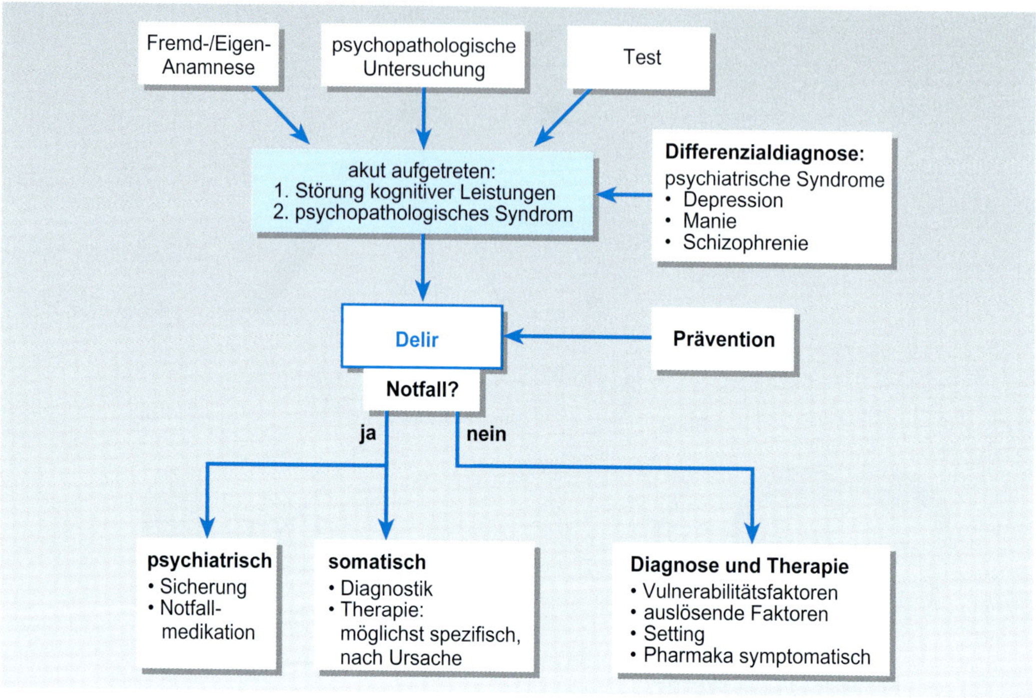

Abb. 13.2 Delir – Diagnostisches und therapeutisches Prozedere (modifiziert nach Inouye 2006)

13.6.2 Behandlung der Grunderkrankung

Primär sollte eine Behandlung der zugrunde liegenden Erkrankung erfolgen (z. B. Elektrolytausgleich, Infektionsbehandlung, Entfernung toxischer Agenzien).

Spezielle Delirverursachung:

Bei durch anticholinerge Substanzen bedingten Bewusstseinsstörungen ist eine Antidotbehandlung mit Physostigmin in Betracht zu ziehen (übliche Initialdosis 2 mg langsam i. v. unter Monitorkontrolle, ➤ Kap. 14, ➤ 29.3.1).

Zur Aufhebung der zentral dämpfenden akuten Wirkung von Benzodiazepinen kann als Antidot Flumazenil (initial 0,2 mg i. v., bei ausbleibender Wirkung in Abständen von 60 Sekunden jeweils weitere 0,1 mg bis zu einer Gesamtdosis von 1 mg) appliziert werden (Voraussetzung: hinreichende Erfahrung des Anwenders mit dieser Substanz).

13.6.3 Internistische Basistherapie

Diese umfasst insbesondere (Hewer und Füeßl 2016):

- Überwachung und gegebenenfalls Stabilisierung der Vitalfunktionen (Herz-Kreislauf-, respiratorische Situation etc.)
- Überwachung und gegebenenfalls Korrektur des Flüssigkeits- und Elektrolythaushalts; bedarfsgerechte Flüssigkeitszufuhr und Ernährung
- Thrombose- und Pneumonieprophylaxe, Lagerung, Mobilisation etc.

13.6.4 Prinzipien der medikamentösen Therapie bei Bewusstseinsstörungen

Da delirante Syndrome Ausdruck gestörter zentralnervöser Funktionen sind, ist generell zu berücksichtigen: Eine Sedation ist zwar in manchen Fällen wünschenswert (besonders beim hyperattent-hyperaktiven Delir), aber wegen der vorliegenden Hirnschädigung bzw. akuten Hirnfunktionsstörung, wenn überhaupt, nur sehr vorsichtig zu realisieren. Da es unter psychotropen, aber auch anderen Medikamenten relativ leicht zu einer Verschlechterung der psychopathologischen Symptomatik kommen kann, bedarf das pharmakotherapeutische Vorgehen bei Patienten mit derartigen Bewusstseinsstörungen einer besonders sorgfältigen Indikationsstellung und engmaschigen Überwachung.

Wenn eine Minderung der Vigilanzfunktion deutlich ist – es sich also um eine quantitative Bewusstseinsstörung handelt –, sind psychotrope Medikamente in der Regel kontraindiziert. Dies gilt insbesondere auch für **intoxikationsbedingte Bewusstseinsstörungen.** Falls in solchen Situationen ausnahmsweise eine medikamentöse Therapie erforderlich wird (z. B. bei einem massiv erregten alkoholintoxikierten Patienten), ist Haloperidol diejenige Substanz, bei der eine zusätzliche Vigilanzminderung und unerwünschte Arzneimittelwirkungen aufgrund weltweit gesammelter Erfahrungen bei der Kürze der Anwendungsdauer am wenigsten zu befürchten sind.

Für die Behandlung des Delirs gilt grundsätzlich, dass Psychopharmaka dann indiziert sind, wenn psychopathologische Phänomene, wie Wahngedanken und Halluzinationen oder psychomotorische Unruhe, in den Vordergrund treten. Bestehen Hinweise auf ein entzugsbedingtes delirantes Syndrom, so ist unbedingt auf den möglichst frühzeitigen Beginn einer psychopharmakologischen Behandlung zu achten, da sich diese Krankheitsbilder unbehandelt innerhalb kurzer Zeit dramatisch verschlechtern können. In vielen Kliniken ist das regelmäßige Rating des psychopathologischen Zustands auf einer der Alkoholdelir-Skalen eingeführt, um möglichst umgehend mit einer Behandlung zur Verhinderung eines schweren Delirs beginnen zu können.

Die wichtigsten Pharmaka zur Behandlung deliranter Syndrome sind Clomethiazol, hochpotente Antipsychotika, von denen bei dieser Indikation am häufigsten Haloperidol zur Anwendung kommt, und die Benzodiazepine (Diazepam, Lorazepam u. a. m.). Unter Berücksichtigung der wesentlichen Wirkqualitäten dieser Medikamente resultieren folgende Empfehlungen für die praktische Therapie (➤ Kap. 15.2.1 und Tab. 15.3):

- Beim **Alkoholdelir** ist Clomethiazol Mittel der ersten Wahl. Wenn Clomethiazol kontraindiziert bzw. nicht anwendbar ist, weil der Patient nur parenteral mediziert werden kann, können Benzodiazepine eingesetzt und gegebenenfalls mit Haloperidol kombiniert werden. Zur Behandlung der nicht selten ausgeprägten vegetativen Entgleisung kommt auch der Einsatz von Clonidin infrage (alternativ auch Dexmedetomidin als neuere Substanz mit einem vergleichbaren Wirkmechanismus wie Clonidin).
- Bei **deliranten Syndromen,** die **nicht durch Alkohol oder psychotrope Substanzen bedingt** sind, also in der Regel im Zusammenhang mit schweren internistisch-neurologischen oder sonstigen somatischen Erkrankungen auftreten, kommt bevorzugt Haloperidol, alternativ auch Clomethiazol in Betracht; wesentliche Kriterien für den differenzialtherapeutischen Einsatz der beiden Substanzen sind neben deren Nebenwirkungsprofil die im Einzelfall vorliegende Zielsymptomatik (bei im Vordergrund stehender psychotischer Symptomatik eher Haloperidol, bei ausgeprägter Erregung mit deutlicher vegetativer Symptomatik bzw. starker Störung des Schlaf-Wach-Rhythmus könnte auch der Einsatz von Clomethiazol erwogen werden).
  Als Alternative zu Haloperidol werden in den letzten Jahren zunehmend auch sog. **atypische Antipsychotika** im Sinne einer Off-Label-Anwendung eingesetzt. Unter Berücksichtigung der vorliegenden Studien, der in der wissenschaftlichen Literatur niedergelegten Empfehlungen und der Erfahrungen der Verfasser kommen bei dieser Indikation neben Risperidon Quetiapin bzw. Amisulprid in Betracht.
- Wenn sich abzeichnet, dass die delirante Symptomatik unter einem der genannten Medikamente nicht ausreichend gedämpft werden kann, so sollte frühzeitig eine **Kombinationstherapie** in Erwägung gezogen werden. Unbedingt vermieden werden sollte die Anwendung von niederpotenten Antipsychotika aus der Gruppe der Phenothiazine (z. B. Levomepromazin, Promethazin) und der Thioxanthene (z. B. Chlorprothixen) wegen ihrer anticholinergen (und damit potenziell delirogenen) Wirkung. Streng kontraindiziert ist die Kombination von Benzodiazepinen und Clo-

methiazol wegen der Gefahr respiratorischer Komplikationen. Bei der Anwendung von Benzodiazepinen ist zu beachten, dass das Risiko paradoxer Wirkungen im höheren Lebensalter, bei Demenz mit Enthemmungssymptomatik und bei zerebraler Vorschädigung erhöht ist.

- Bei **Verwirrtheitssyndromen** im Alter, wenn eine Sedation nicht vermeidbar ist, kann nach Erfahrungen der Verfasser Valproat zuweilen hilfreich sein (als Off-Label-Anwendung). Wie auch bei anderen Medikamenten empfiehlt sich eine Testdosis (bei Valproat von 150 mg), bei der im Zeitraum von ca. 4–6 Stunden die Wirkung beobachtet werden muss, um einen zu starken Sedierungseffekt zu erkennen und die weitere Akutmedikation begründet dosieren zu können.
- Wie generell bei Psychopharmaka der Fall, variieren die für eine wirksame Behandlung erforderlichen Dosen – in Abhängigkeit von individueller Sensitivität gegenüber Medikamentenwirkungen, Alter, Vorerkrankungen etc. – auch bei deliranten Syndromen erheblich (zum Teil um ein Mehrfaches); deshalb muss die Dosisfindung immer unter Berücksichtigung der im Einzelfall beobachteten erwünschten und unerwünschten Arzneimittelwirkungen vorgenommen werden.

Zu dem pharmakotherapeutischen Vorgehen im Einzelnen sei auf die entsprechenden Kapitel verwiesen. Dort finden sich weitergehende Ausführungen zur Behandlung deliranter Syndrome bei unterschiedlichen klinischen Konstellationen: bei Alkoholkrankheit (➤ 16.4.1), unter Einwirkung anderer psychotroper Substanzen (➤ Kap. 17), bei internistisch-neurologischen Erkrankungen (➤ 15.2.1), im höheren Lebensalter (➤ Kap. 28.2).

LITERATUR

Benkert, O., Hippius, H.: Kompendium der Psychiatrischen Pharmakotherapie, 11. Aufl. Springer, Heidelberg – Berlin 2017.

Bickel, H., Gradinger, R., Kochs, E., Wagner, K., Förstl, H.: Inzidenz und Risikofaktoren eines Delirs nach Hüftoperation. Psychiatr Prax 2004; 31: 360–365.

Biniek, R., Schindler, E.: Untersuchung des bewusstlosen Patienten. Nervenarzt 1996; 67: 975–982.

Hewer, W., Füeßl, H. S, Drach, L. M: Therapie. In: Hewer, W., Thomas, Ch., Drach, L. M.: Delir beim alten Menschen. Kohlhammer, Stuttgart 2016, S. 156–190.

Inouye, S. K: Delirium in older persons. N Engl J Med. 2006; 354: 1157–1165.

Inouye, S. K., Westendorp, R. G. J., Saczynski J. S.: Delirium in elderly people. Lancet 2014; 383: 911–922.

Lipowski, Z. J.: Delirium. Acute confusional states. Oxford University Press, Oxford 1990.

Reischies, F. M., Diefenbacher, A., Reichwaldt, W.: Delir. In: Arolt, V., Diefenbacher, A. (Hrsg.): Psychiatrie in der klinischen Medizin, Steinkopff, Darmstadt, 2004, S. 259–284.

Reischies, F. M.: Organische Psychosen. In: Gastpar, M., Kasper, S., Linden, M. (Hrsg.): Lehrbuch der Psychiatrie, 2. Aufl. Springer Verlag, Wien 2003, S. 19–34.

Reischies, F. M.: Symptome und Syndrome des Delirs. In: Hewer, W., Thomas, Ch., Drach, L. M.: Delir beim alten Menschen. Kohlhammer, Stuttgart 2016, S. 16–32.

KAPITEL

14 Intoxikationen

Thomas Zilker

14.1 Symptomatik

Eine einheitliche Symptomatik für Vergiftungen gibt es nicht. Je nach dem Wirkmechanismus des Giftes stehen unterschiedliche Symptome im Vordergrund, dennoch gibt es typische sogenannte Toxidrome, die auf ganz bestimmte Vergiftungen hinweisen können.

Bei den für die Psychiatrie wichtigen Intoxikationen handelt es sich meist um Suizidversuche.

> Da bei Suizidversuchen überwiegend Medikamente verwendet werden, die ZNS-depressiv sind, ist das Leitsymptom dafür die quantitative Bewusstseinsstörung im Sinne eines Kontinuums von der leichten Somnolenz bis hin zum tiefen Koma.

Diese Bewusstseinsstörung muss differenzialdiagnostisch von anderen Erkrankungen mit primärer und sekundärer zerebraler Beteiligung unterschieden werden. Besonders schwierig ist die Unterscheidung gegenüber einer diffusen hypoxischen Hirnschädigung, die ebenfalls durch die Vergiftung ausgelöst werden kann.

Bei Vergiftungen durch **Schlafmittel** und **Sedativa** mit einer mehr oder minder starken ZNS-Depression ist eine Überprüfung der Reflexe zur Einschätzung der Komatiefe hilfreich, wobei eine besonders starke Herabsetzung der Muskeldehnungsreflexe bei der Barbituratvergiftung gesehen wird.

> Entsprechend der Verfügbarkeit von Psychopharmaka, Schmerz- und Schlafmitteln stehen aktuell Vergiftungen durch Quetiapin, Paracetamol, die Z-Substanzen, Benzodiazepine und die neueren Antidepressiva wie die selektiven Serotoninwiederaufnahmehemmer (SSRI) und die Serotonin-Noradrenalin-Wiederaufnahmehemmer (SNRI) im Vordergrund.

An weiteren Substanzen finden sich die freiverkäuflichen Schlafmittel, deren Inhaltsstoffe Diphenhydramin und Doxylamin sind. Danach kommen die älteren Antidepressiva, die TCA (trizyklische Antidepressiva) und Monoaminoxidase(MAO)-Hemmer. Vergiftungen durch ältere Antipsychotika sind selten geworden, während Vergiftungen durch das häufig verschriebene Quetiapin eine Spitzenposition einnehmen. Vergiftungen durch die Schlafmittel Methaqualon, Glutethimid, Meprobamat, Carbromal und auch durch Barbiturate treten heute in Deutschland nur noch sehr selten, und wenn, dann durch gehortete Altbestände, auf.

Auch die Intoxikation durch **Opiate** führt zu einer ZNS-Depression. Diese ist zusätzlich gekennzeichnet durch eine herabgesetzte Atemfrequenz und miotische Pupillen.

Andere in der Psychiatrie verwendete Medikamente führen im Vergiftungsfall ebenfalls zu komatösen Zuständen: Während bei **Benzodiazepin-, Zopiclon-, Zolpidem-** und **Barbituratintoxikationen** ein sogenanntes ruhiges Koma vorliegt, sind Vergiftungen durch **Antidepressiva, Antipsychotika, Diphenhydramin** und **Carbamazepin** – sofern nicht eine sehr schwere Vergiftung vorliegt – durch eine agitierte Bewusstseinsstörung gekennzeichnet, der häufig Konvulsionen und delirante Zustände vorausgehen. Ein Status epilepticus ist typisch für die **Isoniazid- und Theophyllinvergiftung,** während ein Opisthotonus mit Krämpfen der quergestreiften Muskulatur ohne Bewusstseinsverlust für die sehr selten gewordene **Strychninintoxikation** charakteristisch ist.

Übelkeit und Erbrechen sind typisch für Vergiftungen durch **Säuren** und **Laugen,** durch die Schmerzmittel **Paracetamol** und **Salicylat,** durch **Schwermetalle** und **Pilze** sowie die **Digitalisintoxikation.**

Schwere Herz-Kreislauf-Symptome in Kombination mit ZNS-Symptomen werden bei Vergiftungen durch **Chinin, Chinidin, Digitalis, Chloroquin** und **Lidocain** gesehen. Bei Intoxikationen mit **Kalziumantagonisten** und **β-Rezeptorenblockern** findet sich eine starke Wirkung am Herz-Kreislauf-System mit nur geringer Wirkung am ZNS.

Eine pulmonale Symptomatik herrscht bei Vergiftungen durch **Reizgase, Kohlenwasserstoffe** und **Paraquat** vor. Dabei führen die Reizgase zu einem toxischen Lungenödem, die Kohlenwasserstoffe zu einer Pneumonie und Paraquat zu einer irreversiblen Lungenfibrose.

Gifte, die zu einer ausgesprochenen metabolischen Azidose führen, haben eine Hyperventilation zur Folge. Der Organismus versucht so, die Azidose auszugleichen. Hyperventilation ist charakteristisch für die Vergiftung durch **Ethylenglykol, Methanol** und **Salicylate.**

> Besteht bei vergifteten Patienten eine Hyperventilation ohne ausgeprägte metabolische Azidose mit niedrignormalem Sauerstoffpartialdruck und erniedrigtem CO_2-Partialdruck, so muss an eine Lungenschädigung im Rahmen einer Aspiration, einer Pneumonie oder eines beginnenden Lungenversagens gedacht werden.

Dieser Zustand kann bei Vergiftungen vorkommen, die über eine längere Phase hin zu einer ZNS-Depression oder einem Schockgeschehen geführt haben.

Wenn nach einer Vergiftung eine schwere Hepatopathie mit Gelbsucht auftritt, so muss vor allem an eine **Paracetamol-** oder **Knollenblätterpilzintoxikation** gedacht werden.

Im Gefolge von schweren Vergiftungen kommt es sehr häufig aufgrund der Kreislaufdepression oder nach langem Liegen im Rahmen einer Rhabdomyolyse zu einem akuten Nierenversagen. Das akute Nierenversagen ist aber auch Leitsymptom bei der Intoxikation durch Ethylenglykol.

14.2 Diagnostisches Vorgehen

Bei Giften, die primär nicht zu einer Bewusstseinsstörung führen, kann die Diagnose in der Regel durch die Anamnese gestellt werden.

> Ist bei Patienten aufgrund einer Bewusstseinsstörung keine Anamnese zu erheben und fehlen fremdanamnestische Angaben, so muss immer an die Möglichkeit einer Vergiftung gedacht werden.

Indizien für eine Vergiftung sind z. B. leere Tablettenblister oder Reste von aufgelösten Tabletten in einem Trinkglas.

Da häufig die Fremdanamnese nur unvollständig erhoben werden kann, kommt der Giftanalytik eine besondere Bedeutung zu.

> Um aber eine ausreichende Giftanalytik durchführen zu können, ist beim Vergiftungsverdacht immer geeignetes Material unter Vermeidung von Kontamination für den Giftnachweis zu asservieren.

Infrage kommen vor allem Urin, wobei mindestens 50 ml gebraucht werden, Venenblut (je 10 ml nativ sowie 10 ml in EDTA) und die vorgefundenen Giftreste. Unter Umständen sollten Erbrochenes und Stuhl zusätzlich asserviert werden. Die Proben sind genau mit Name, Zeit und Identitätskennzeichen zu beschriften, eine zusätzliche Medikation, die vor der Asservierung erfolgte, muss protokolliert werden.

Die wichtigsten Methoden zur Giftanalytik sind verschiedene Immunoassays, die High-Pressure Liquid Chromatography (HPLC), die Liquidchromatografie gekoppelt mit Massenspektrometrie (LC-MS) oder die Gaschromatografie-Massenspektrometrie (GC-MS). Die beiden zuletzt genannten Methoden sind die besten Techniken zum Nachweis der meisten Chemikalien und Medikamente, sie bedürfen jedoch eines hohen Kapital- und Personalaufwands und stehen deshalb meist nur in rechtsmedizinischen Instituten zur Verfügung.

Für die Analytik von Schwermetallen gibt es die Atomabsorptionsspektrometrie. Mit der modernen Methode der sogenannten „induktiv gekoppelten Plasma-Quadrupol-Massenspektrometrie" (ICPMS) ist ein Screening auf Schwermetalle möglich. Die Gaschromatografie ohne Massenspektrometrie ermöglicht den Nachweis von Lösungsmitteln und toxischen Alkoholen.

Die Giftanalytik ist darauf ausgerichtet, die ursächliche Substanz zu identifizieren. Meist handelt es sich deshalb um qualitative bzw. semiquantitative

Nachweismethoden. Nur für wenige Gifte ist aus prognostischen bzw. therapeutischen Gründen eine Quantifizierung notwendig:

- Barbiturate (Indikation zur Hämodialyse/Hämoperfusion)
- Paracetamol (Indikation für eine Antidottherapie)
- Salicylatvergiftung (Indikation zur Hämodialyse)
- Lithium (Indikation zur Hämodialyse)
- Theophyllin (Indikation zur Hämodialyse/Hämoperfusion)
- Paraquat (Unterscheidung zwischen infausten und solchen Vergiftungen, die überlebt werden können)

Neben diesen direkten Giftnachweisen gibt es auch noch laborchemisch erfassbare indirekte Nachweise der toxischen Wirkung bestimmter Gifte:

- Die sogenannte **Osmolalitätslücke** (Differenz zwischen gemessener und berechneter Osmolalität) kann gefunden werden bei Vergiftungen durch Methanol, Isopropanol und Ethylenglykol.
- Ein **erniedrigter Blutzucker** kann auf eine Vergiftung mit Insulin, Sulfonylharnstoffen oder Gliniden hinweisen.
- Ein **erhöhter Blutzucker** findet sich bei Vergiftungen durch Kalziumkanalantagonisten.
- **Erhöhte Transaminasen** können ein Zeichen für eine Vergiftung mit hepatotoxischen Substanzen wie Paracetamol, Knollenblätterpilzgift (Amatoxin), Pflanzengiften oder halogenierten Kohlenwasserstoffen sein.
- Eine **gestörte Nierenfunktion** mit Erhöhung des Kreatinins kann auf eine Vergiftung mit Ethylenglykol, nephrotoxischen Pilzen (Orellana-Syndrom) oder Schwermetallen wie Cadmium, Quecksilber und Arsen hindeuten.
- Eine **gestörte Blutgerinnung** mit Herabsetzung der Blutungszeit, Thromboplastinzeit bzw. einer Erhöhung der INR mag als Hinweis auf eine Vergiftung durch Antikoagulanzien dienen.
- **Hämolysezeichen** (Anämie, Anstieg der Laktatdehydrogenase [LDH] und des indirekten Bilirubins) treten bei Vergiftungen durch Arsenwasserstoff, Kupfer oder organische Säuren auf.
- **Rhabdomyolysen** mit einer Erhöhung der Kreatininkinase (CK) können durch Gifte wie Amphetamine, Heroin, Methadon, Antipsychotika, MAO-Hemmer, Phencyclidin und am häufigsten durch Diphenhydramin ausgelöst werden.
- Die wichtigsten Gifte, die zur **Methämoglobinämie** führen, sind Anilin, Chlorate, Nitrobenzol, Nitrat, Primaquin und Dapson.

14.3 Sofortmaßnahmen

Wird ein Rettungssanitäter oder Hausarzt zu einem vergifteten Patienten gerufen, so ist es in Abhängigkeit vom Schweregrad der Vergiftung indiziert, einen Notarzt nachzualarmieren. Lediglich bei ansprechbaren bzw. motorisch reaktiven Patienten ist ein Verbringen ins Krankenhaus durch den Rettungsassistenten ohne Arztbegleitung möglich, sofern aufgrund der Umstände nicht mit einer raschen Verschlechterung des Zustandsbilds zu rechnen ist.

> Bei komatösen Patienten, die nicht motorisch reaktiv sind, oder bei Patienten, die eine Kreislaufdepression aufweisen, hat die Erstversorgung immer durch den Notarzt zu erfolgen.

Dabei steht die Beachtung der Regeln der Elementarhilfe im Vordergrund.

14.3.1 Atmung

> Die erste Priorität hat die Überprüfung der Atemwege.

Zu einer Verlegung der Atemwege kommt es bei Vergiftungen durch das Zurückfallen des Zungengrunds, Zahnprothesen, Aspiration, Ödem oder Krampf der Glottis und durch Sekretüberflutung aufgrund einer starken Bronchorrhö. Oft gelingt es durch geeignete Lagerung (Bauch- oder stabile Seitenlage) und Überstrecken des Kopfes, die Luftwege freizuhalten. Fremdkörper müssen entfernt, die oberen Atemwege durch Absaugen gereinigt werden.

Die Atmung kann jedoch auch gestört sein im Gefolge eines lang anhaltenden Krampfgeschehens oder bei einer Vergiftung durch relaxierende bzw. dauerdepolarisierende Medikamente oder Gifte. Bei einem Krampfanfall, der sich nicht selbst limitiert, muss eine Narkose mit Benzodiazepinen (z. B. Midazolam 5–10 mg i. v. 5 mg/Minute), Propofol (2,5 mg/kg KG) oder Barbituraten (z. B. Phenobarbital 10–20 mg/kg KG) eingeleitet werden und eine sofortige orotracheale Intubation erfolgen.

Die wesentlich häufigere Ursache für eine nicht ausreichende Ventilation und mangelnde Oxygenierung ist eine Lähmung des Atemzentrums durch ZNS-wirksame Substanzen. Auch diese Störung bedarf einer raschen orotrachealen Intubation mit anschließender Beatmung.

Ist auf diese Art und Weise die Ventilation des Patienten gesichert, so kann das Augenmerk auf die Kreislaufstabilisation gerichtet werden.

14.3.2 Kreislauf

Als Schock bezeichnet man den Zustand der nicht ausreichenden Gewebsperfusion. Obwohl ein erniedrigter Blutdruck und eine verringerte Herzleistung oft zusammen auftreten, sind diese beiden Zustände für sich betrachtet nicht unbedingt einem Schock gleichzusetzen. Der Patient kann einen normalen Blutdruck und dennoch eine Minderperfusion des Gewebes haben. Andererseits können Patienten mit erniedrigtem Blutdruck eine durchaus normale Gewebsperfusion aufweisen.

> Eindeutige Schockzeichen sind in der Regel ein erniedrigter Blutdruck bei peripherer Vasokonstriktion mit reflektorischer Tachykardie und verminderter kapillärer Durchblutung, die über eine verlangsamte Wiederauffüllung der Kapillaren beobachtbar ist.

Um diese Kapillarwiederauffüllung zu testen, kann der Fingernagel des Patienten gedrückt werden: Das Wiedererscheinen der roten Farbe nach dem Loslassen des Nagels dauert beim Schock deutlich länger als zwei Sekunden.

Bei Vergiftungen kann der Schock verursacht sein durch

- Volumenverlust, z. B. bei Intoxikationen durch Schwermetalle, Colchicin und Lebensmittel,
- Herabsetzung des peripheren Widerstandes wie bei Vergiftungen durch Antipsychotika,
- Verminderung der Kontraktilität des Herzens wie bei Vergiftungen durch Schlafmittel und trizyklische Antidepressiva,
- Verminderung der Herzfrequenz durch Bradyarrhythmien oder sonstige Rhythmusstörungen wie bei Vergiftungen mit Digitalis, β-Blockern, Chloroquin und Kalziumkanalantagonisten.

Die Therapie der Kreislaufinsuffizienz bei Vergiftungen richtet sich nach der Ursache der Störungen. Als Erstmaßnahme bei noch unklarer Vergiftung bietet sich zunächst eine Volumengabe an, wobei 500–1 000 ml einer kristalloiden Lösung rasch infundiert werden sollten. Lässt sich dadurch keine Verbesserung der Kreislaufsituation erzielen, so ist die Gabe von adrenergen Substanzen indiziert, z. B. Noradrenalin in einer Dosis von 0,1 bis 0,2 µg/kg KG/min. Bei direkt kardiotoxischen Substanzen müssen Dobutamin (2,5–10 µg/kg KG/min) in Kombination mit Antiarrhythmika bzw. spezifische Antidota angewendet werden.

14.3.3 Bewusstseinslage

Nach Stabilisierung des Kreislaufs ist eine Abschätzung der Bewusstseinslage des Patienten erforderlich.

Als besonders geeignet für die Abschätzung der Komatiefe bei Schlafmittelvergiftungen hat sich folgende fünfstufige Klassifikation erwiesen.

- **Grad 1. Ansprechbare leichte Vergiftung:** Charakterisiert durch Benommenheit, eine Anamnese ist möglich, der Patient ist ataktisch, Reflexe, Atmung und Kreislauf sind unauffällig.
- **Grad 2. Soporöse leichte Vergiftung:** Der Patient wird schlafend aufgefunden, kann aber erweckt werden und gibt einzelne Antworten auf Fragen. Er kann nicht stehen, Spontanbewegungen sind vorhanden, es besteht noch keine Störung der Reflexe, der Atmung oder des Kreislaufs.
- **Grad 3. Motorisch-reaktive mittelschwere Vergiftung:** Der Patient ist bewusstlos und nicht erweckbar, auf Schmerzreize ist er motorisch reaktiv. Der Reflexstatus ist unauffällig. Durch Aspiration in Rückenlage ist jedoch eine Verlegung der Atemwege möglich. Eine Kreislaufdepression besteht noch nicht.
- **Grad 4. Areaktive schwere Vergiftung:** Der Patient ist bewusstlos, es findet sich keine Reaktion auf Schmerzreize mehr, der Hustenreflex ist erloschen, die Reaktion der Pupillen auf Licht ist träge, die Muskeldehnungsreflexe sind vor allem bei der

Barbituratvergiftung abgeschwächt. Die Atmung ist oberflächlich, das Atemminutenvolumen ist reduziert, eine Verlegung der Atemwege durch Zungengrund und Aspiration ist leicht möglich, es besteht eine Tachykardie, der systolische Druck und die Blutdruckamplitude sind vermindert.

- **Grad 5. Areaktive lebensbedrohliche Vergiftung:** Der Patient ist bewusstlos, er zeigt keinerlei Reaktion. Die Pupillenreflexe sind nicht mehr vorhanden, die Muskeldehnungsreflexe sind abgeschwächt, es besteht häufig eine Anisokorie oder Mydriasis. Die Spontanatmung ist erloschen, es besteht eine Tachykardie oder Bradykardie, der systolische Druck liegt unter 80 mmHg, der diastolische Druck ist nach Riva-Rocci nicht mehr messbar.

Im komatösen Zustand ist eine Unterscheidung zwischen einem toxisch-metabolischen Koma und einem Koma durch eine strukturelle Zerstörung von Hirngewebe nicht immer möglich, vor allem dann, wenn einseitige fokale neurologische Ausfälle nicht erkennbar sind. Als besonders wichtige Symptome, die auf ein fokal-neurologisches Defizit hindeuten, sind zu beachten eine Anisokorie, eine Seitendifferenz der Muskeldehnungsreflexe, das einseitige Fehlen einer Schmerzreaktion sowie halbseitige Pyramidenbahnzeichen. Die Differenzialdiagnose toxischer bzw. nichttoxisch-metabolischer Komata besteht vor allem zur Basilaristhrombose, zur Subarachnoidalblutung, zur Hirnmassenblutung und zu Enzephalitiden. Eine Hypoglykämie muss immer ausgeschlossen werden.

14.4 Rechtliche Probleme bei akuten Vergiftungen

Bei akuten Vergiftungen sind, vor allem bei drogenabhängigen und suizidalen Patienten, einige rechtliche Aspekte zu beachten:

> Der Arzt befindet sich in der Notfallsituation in der Garantenpflicht. Das bedeutet, dass er als Garant für die Unversehrtheit eines bedrohten Rechtsgutes – nämlich der Gesundheit des Vergifteten – einzustehen hat.

In dem Moment, wo er von einer Vergiftung erfährt, tritt diese Garantenpflicht ein. Er muss sich um den Patienten kümmern, ggf. durch einen Hausbesuch bzw. durch die Alarmierung eines Notarztes. Auf Angaben Dritter darf er sich nicht verlassen. Vernachlässigt der Arzt die Garantenpflicht, so kann er sich, je nach Ausgang des Falls, strafbar machen.

Bei Suizidversuchen gilt, wie bei einem Unglücksfall, die Verpflichtung zur Hilfeleistung, und zwar auch für Laien. Darüber hinaus kommt auch hier für den Arzt die Garantenpflicht zum Tragen, aufgrund derer er gehalten ist, im Rahmen seiner Möglichkeiten eine suizidale Handlung bzw. deren nachteilige Folgen für Leben und Gesundheit des Betroffenen zu verhindern.

> Äußert ein Patient nach einer in suizidaler Absicht herbeigeführten Vergiftung unter dem Einfluss fortbestehender Suizidabsichten, dass er keine ärztliche Hilfe in Anspruch nehmen will, so entbindet dies den Arzt nicht von der Pflicht, alle medizinisch erforderlichen Maßnahmen zu treffen.

Wenn ein Patient in solchen Fällen nicht von der Notwendigkeit einer Behandlung überzeugt werden kann, so kann ggf. gegen seinen Willen vorgegangen werden, im Extremfall unter Anwendung von Zwangsmaßnahmen. Rechtsgrundlage hierfür ist der § 34 StGB (rechtfertigender Notstand).

Das dargestellte Vorgehen ist aufgrund höchstrichterlicher Rechtsprechung auch bei einem sogenannten „frei verantworteten Suizid" prinzipiell geboten und vertretbar. Bei dem „frei verantworteten Suizid" handelt es sich im Übrigen um eine in der klinischen Praxis außerordentlich seltene Ausnahmesituation, deren Verifizierung im Kontext der Akutversorgung eines Patienten nahezu unmöglich erscheint (Saß und Habermeyer 2006, vgl. ➤ 6.1.1 und ➤ 6.3.3).

Bei Patienten, die sich nach einem Suizidversuch in einem bewusstlosen Zustand befinden, gilt analog zu dem vorher Gesagten ebenfalls die Pflicht zur Hilfeleistung. Besteht keine Möglichkeit zur Kommunikation, so sind die Voraussetzungen für eine Geschäftsführung ohne Auftrag gegeben (§§ 677–687 BGB). Ein entsprechendes Vorgehen ist im Regelfall auch dann geboten, wenn eine Patientenverfügung vorliegt, in der eine Therapie abgelehnt

14

wird, da Vergiftungen häufig auch ohne Therapie, dann allerdings mit zusätzlicher Schädigung des Betroffenen, überlebt werden.

Wenn es infolge des Konsums von Drogen, Alkohol oder Medikamenten zu einer exogen-psychotischen Reaktion kommt, gilt die Garantenpflicht nur so lange, bis die Betroffenen wieder zu einer freien Willensäußerung in der Lage sind. Wenn sie dann eine Weiterbehandlung ablehnen, so muss dem entsprochen werden, es sei denn, es lägen konkrete Anhaltspunkte für eine akute suizidale Gefährdung vor.

Alkoholisierte Patienten, die sich in erheblichem Maße fremd- und selbstgefährdend verhalten, können vorübergehend im Sinne eines rechtfertigenden Notstands behandelt werden.

Patienten mit exogen-toxisch verursachten Psychosen sind für den Zeitraum des Anhaltens dieser Symptomatik genauso zu behandeln wie z. B. Patienten mit floriden Psychosen des schizophrenen Formenkreises. Wenn sie eine Therapie ablehnen, muss ggf. eine Unterbringung nach den Bestimmungen der auf Länderebene geltenden Unterbringungsgesetze (PsychKGs) eingeleitet werden (➤ Kap. 6).

Bei akzidentellen oder suizidalen Vergiftungen gilt eine gesetzliche **Meldepflicht** nach § 16e Chemikaliengesetz, wenn es sich um Vergiftungen durch chemische Stoffe und Produkte, Pflanzenschutzmittel, Holzschutzmittel und beruflich verwendete Chemikalien handelt (Arzneimittel und Drogen fallen jedoch nicht unter diese Bestimmungen!). Auch ist der Verdacht auf Vergiftungen durch gesundheitsschädliche chemische Stoffe aus der Umwelt nach diesem Paragrafen meldepflichtig. Die Meldung hat mittels eines Formbogens an das Bundesinstitut für Risikobewertung (BfR) zu erfolgen.

14.5 Therapiemöglichkeiten

Zur Therapie bei Vergiftungen stehen neben der oben bereits ausgeführten Elementarhilfe die Giftentfernung aus dem primären und sekundären Giftweg sowie – in eher seltenen Fällen – eine Antidottherapie zur Verfügung.

14.5.1 Giftentfernung aus dem primären Giftweg

Um eine weitere Resorption zu verhindern, sollten noch nicht vom Körper aufgenommene Giftanteile aus dem primären Giftweg entfernt werden. Dabei richtet man sich nach der Eintrittspforte:

- Die Resorption oral eingenommener Gifte kann bei bewusstseinsklaren Patienten durch die Gabe von Medizinalkohle verhindert oder vermindert werden.
- Gifte, die auf die Haut oder ins Auge gekommen sind, werden durch Abwaschen bzw. Augenspülung eliminiert.
- Rektal eingeführte Gifte müssen durch ein Klistier, subkutan oder intramuskulär applizierte Gifte können in seltenen Fällen durch Exzision beseitigt werden.

Am häufigsten werden Gifte oral aufgenommen. Das Auslösen von Erbrechen ist nach heutiger Auffassung nicht mehr indiziert.

Nach dem heutigen Wissensstand ist auch die Magenspülung nur innerhalb der ersten Stunde nach Giftingestion effektiv.

> Die Magenspülung, die früher häufig angewandt wurde, ist damit praktisch vollständig verlassen worden. Die meisten Patienten mit suizidalen Vergiftungen kommen in der Regel später als eine Stunde nach Giftaufnahme zur Therapie. Bei akzidentellen Vergiftungen oder beim frühen Auffinden nach suizidaler Vergiftung ohne Bewusstseinsstörung ist die Gabe von Medizinalkohle im 10-fachen Überschuss zur aufgenommenen Giftmenge genauso wirksam und weniger riskant. Eine Magenspülung zur „Bestrafung" oder „Erziehung" des Patienten ist abzulehnen.

14.5.2 Giftentfernung aus dem sekundären Giftweg

Ist ein Gift einmal resorbiert, können nur noch Maßnahmen ergriffen werden, die zu einer beschleunigten Wiederausscheidung führen.

- Die Exkretion über die Niere kann über eine Anregung der Diurese, meistens kombiniert mit Alkalisierung, gefördert werden.

- Die Ausscheidung über Leber und Galle kann durch die repetitive Gabe von Kohle gefördert werden, die im Duodenum und im oberen Dünndarm das Gift absorbiert, das im enterohepatischen Kreislauf zirkuliert.
- Mittels Hämodialyse, Hämoperfusion und Plasmapherese können manche Gifte nach Resorption aus dem Blut beschleunigt entfernt werden. Dieses Verfahren ist nur bei einem kleinen Verteilungsvolumen des Gifts sinnvoll.
- Die Alkalisierung erfolgt durch die i. v. Gabe von Bikarbonat (initial beim Erwachsenen 1 bis 2 mval/kg KG, dann je nach Säure-Basen-Status), der pH-Wert des Urins sollte in vierstündigen Abständen gemessen werden.

In letzter Zeit wurde die Effektivität der Giftentfernung aus dem sekundären Giftweg verschiedentlich massiv angezweifelt. Für eine Reihe von Giften ist diese Methode jedoch nachgewiesenermaßen wirksam:

- Alkalische Diurese: mittelschwere Salicylatvergiftung, mittelschwere Barbituratvergiftung, Methotrexatvergiftung
- Hämodialyse: Vergiftung durch Methanol, Ethylenglykol, Lithium und Salicylat
- Hämoperfusion: schwere Vergiftungen durch lang wirkende Barbiturate sowie Meprobamat und Theophyllin
- Repetitive Gabe von Medizinalkohle: schwere Vergiftungen durch Barbiturate, Carbamazepin, Theophyllin, Chinin, Dapson und Salicylate; möglicherweise wirksam bei Vergiftungen mit Digitoxin, Phenytoin, Valproinsäure, Ciclosporin und Meprobamat

Für jeden Arzt, der einen Patienten mit Vergiftung zu behandeln hat, ist es geboten, eine Giftinformationszentrale zu konsultieren. Dort erhält er die Auskunft über kritische Mengen des aufgenommenen Giftes und über neueste Therapiemöglichkeiten, die außerhalb des klinisch-toxikologischen Schrifttums noch nicht erschienen sind.

14.5.3 Antidottherapie

Bei den Antidoten kann man unabhängig von ihrer Wirkungsweise zwischen lebensrettenden, supportiven und unspezifischen Antidoten unterscheiden.

Zu den unspezifischen Antidoten gehören z. B. Medizinalkohle (bindet die meisten Gifte im Gastrointestinaltrakt) oder Colestyramin (bindet an Gallensäuren gebundene Gifte).

Eine spezifische Antidottherapie ist nur für wenige Gifte vorhanden. Allerdings gibt es Vergiftungen, die ohne den raschen Einsatz eines spezifischen Antidots tödlich verlaufen. Supportive Antidote können den Verlauf einer Vergiftung abkürzen oder günstig beeinflussen. Zu weiterführenden Informationen über die Anwendung von Antidoten sei auf die Spezialliteratur verwiesen sowie auf das entsprechende Kapitel in der „Roten Liste“.

14.6 Vergiftungen mit Psychopharmaka

Nachfolgend soll speziell auf einzelne Vergiftungen eingegangen werden, die bei psychisch Kranken gehäuft vorkommen. Dies betrifft insbesondere Intoxikationen mit Psychopharmaka, die zum Zwecke des Suizids eingenommen werden (s. a. hier Spezialliteratur).

14.6.1 Antidepressiva

Von den Antidepressiva gelten als besonders toxisch die trizyklischen Antidepressiva (TCA) und die nichtselektiven Monoaminoxidase(MAO)-Hemmer. Die neueren Antidepressiva aus der Reihe der Serotonin-Reuptake-Inhibitoren (SSRI) und der spezifischen Monoaminoxidasehemmer sind wesentlich weniger toxisch.

Tri- und tetrazyklische Antidepressiva

> Die suizidale Einnahme von tri- und tetrazyklischen Antidepressiva führt neben den MAO-Hemmern zu den schwersten Vergiftungen mit Psychopharmaka.

Die wichtigsten **Trizyklika** sind Amitriptylin, Imipramin und Doxepin. Das wichtigste tetrazyklische Antidepressivum ist Maprotilin.

Symptome

Gewöhnlich erscheinen Intoxikationszeichen innerhalb der ersten vier Stunden nach Ingestion. Es kommt zu zentralnervösen Symptomen in Form von Unruhe, deliranten Zuständen, Myoklonien und choreoathetotischen Bewegungen. Krampfanfälle können auftreten, und schließlich kommt es zu einer tiefen Bewusstlosigkeit, wobei die Reflexe erhalten bleiben.

Die anticholinerge Wirkung dieser Medikamente führt zu einer Erweiterung der Pupillen, zu trockenen Schleimhäuten, verminderter Darmperistaltik, Sinustachykardie und Hyperthermie.

Bei der Aufnahme von mehr als 1 g dieser Medikamente kann es zu schweren kardiotoxischen Wirkungen mit Überleitungs- und Repolarisationsstörungen kommen. Im EKG finden sich eine Verlängerung der QTc-Zeit sowie eine Verbreiterung des QRS-Komplexes. Rhythmusstörungen in Form einer ventrikulären Tachykardie oder eines Kammerflimmerns sind lebensbedrohliche Folgen dieser Vergiftung.

> Probleme kann auch das Kreislaufversagen bereiten, das sowohl auf Volumengabe als auch auf Katecholamine refraktär sein kann. Eine Komplikation der schweren Vergiftung mit diesen Antidepressiva ist das Multiorganversagen.

Therapie

Die Therapie richtet sich nach dem Schweregrad der Vergiftung:

- Besteht lediglich ein anticholinerges Syndrom, so kann Physostigmin eingesetzt werden. Physostigmin beeinflusst auch die Herzfrequenz, sofern nur eine Sinustachykardie vorliegt. **Cave:** Bei schweren Vergiftungen mit Herzrhythmusstörungen darf Physostigmin nicht eingesetzt werden.
- Kommt es zu Krämpfen, so können diese mit Benzodiazepinen (Diazepam, Lorazepam) oder Phenobarbital beherrscht werden.
- Sind die Patienten komatös, so ist meist eine Respiratortherapie indiziert.
- Liegt eine Hypotonie ohne eindeutige Schockzeichen vor, so kann durch die Gabe von Volumen – am besten in Form von physiologischer Kochsalzlösung – der Blutdruck stabilisiert werden. Reicht die Volumengabe nicht aus, so muss Noradrenalin als vasopressorische Substanz eingesetzt werden.
- Wenn der QRS-Komplex im EKG 0,14 s überschreitet, ist die Gabe von Natriumbikarbonat als Antidot angezeigt. Hierfür werden 2 mval/kg KG der 8,4-prozentigen Natriumbikarbonatlösung innerhalb einer halben Stunde infundiert. Mit Nebenwirkungen ist bei dieser Dosis nicht zu rechnen. Man erklärt sich die Wirkungsweise des Natriumbikarbonats so, dass einerseits im alkalischen Bereich mehr trizyklische Antidepressiva an Eiweiß gebunden sind und dass andererseits durch die Zufuhr von Natrium der am Herzmuskel blockierte Natriumkanal wieder aktiviert wird. Selten treten bei Trizyklikavergiftungen auch sogenannte Torsade-de-pointes-Tachykardien auf, die dann mit Magnesium oder einer sogenannten Overdrive-Therapie behandelt werden müssen (vergleiche Intoxikation mit Antipsychotika, ➤ s. u.).

Für eine beschleunigte Giftelimination gibt es kein probates Mittel.

Eine Hämoperfusion ist wegen des großen Verteilungsvolumens wirkungslos, am besten scheint noch die wiederholte Gabe von Medizinalkohle die Giftausscheidung zu fördern.

Da die Patienten mit dieser Vergiftung zur Harnverhaltung neigen, müssen sie in jedem Fall katheterisiert werden.

MAO-Hemmer

Der nichtselektive, **irreversible MAO-Hemmer Tranylcypromin** kann ebenfalls zu schweren Vergiftungen führen. Die Ingestion von mehr als 3 mg/kg KG gilt als gefährlich.

Symptome

Man kann die Vergiftung durch MAO-Hemmer in vier Phasen einteilen:

- Innerhalb der ersten zwölf Stunden nach Ingestion zeigen sich in der Regel noch keine Vergiftungszeichen.

- Nach dieser Zeit treten Kopfschmerzen, Rötung des Gesichts, Hyperreflexie, Mydriasis, Übelkeit, Palpitationen, Nystagmus und Tremor auf. Es kommt zu vermehrtem Speichelfluss, der Tonus der Muskulatur nimmt zu, und es zeigen sich Faszikulationen. Die ZNS-Symptomatik ist gekennzeichnet durch Halluzinationen, Lethargie und Delir. Zunächst kommt es zu Hypertonie und Hyperventilation sowie zu Tachykardie. Es entsteht ein Koma mit Konvulsionen und Hyperpyrexie.
- Die dritte Phase bei der schweren MAO-Hemmer-Vergiftung ist charakterisiert durch einen kardiovaskulären Kollaps.
- Wird der kardiovaskuläre Kollaps aufgrund von therapeutischen Maßnahmen überstanden, so kann es in der vierten Phase zu weiteren schweren Komplikationen kommen mit Hämolyse, Rhabdomyolyse, Verbrauchskoagulopathie und akutem Nierenversagen.

Therapie

In der frühen Phase kann es notwendig sein, den stark erhöhten Blutdruck zu senken. Hierfür bietet sich Urapidil in einer Dosis von 10–50 mg i. v. an. Bei Hypotonie ist die Gabe von Noradrenalin indiziert. Bei dem Auftreten einer malignen Hyperthermie, die dann meist einhergeht mit Tachykardie, Tachypnoe, metabolischer Azidose, Hyperkapnie, Temperaturen über 41 °C und Muskelstarre, kann eine Sedierung mit Benzodiazepinen, eine Relaxierung mit nichtdepolarisierenden Muskelrelaxanzien, physikalische Kühlung oder als Versuch, wenn die oben erwähnten Maßnahmen nicht greifen, Dantrolen in Form einer raschen Infusion von 2,5–10 mg/kg KG i. v. als Initialdosis eingesetzt werden.

Serotonin-Reuptake-Inhibitoren

Symptome

Bei der Vergiftung durch SSRI (selektive Serotonin-Reuptake-Inhibitoren) oder SNRI (Serotonin-Noradrenalin-Reuptake-Inhibitoren, wie Duloxetin, Venlafaxin) muss man zwischen den Symptomen einer reinen Überdosis, die nach der Aufnahme der Monosubstanz auftreten, und dem Serotonin-Syndrom unterscheiden, das gelegentlich auch bei Monointoxikationen auftritt, jedoch viel häufiger bei Mischintoxikationen, die zu einer zusätzlichen Hemmung des Serotonin-Abbaus führen. Die Symptome der akuten Vergiftung ohne Serotonin-Syndrom bestehen in Benommenheit bis hin zum Koma, wobei das Koma erst bei hohen Dosen auftritt. Weitere Zeichen können sein: Schwindel, Kopfschmerzen, extrapyramidal-motorische und grippeähnliche Symptome. Vonseiten des Gastrointestinaltrakts finden sich Übelkeit und Erbrechen, die Kreislaufstörung manifestiert sich in Hypotension und Tachykardie. Eher selten treten Arrhythmien auf, wobei es wie bei den trizyklischen Antidepressiva zu einer Verbreiterung des QRS-Komplexes kommt. Muskuläre Symptome sind Tremor und Myoklonien. Eine schwere, jedoch selten auftretende ZNS-Symptomatik besteht in epileptiformen Krämpfen. Erst Dosen über 2 g führen zu diesen schweren ZNS-Symptomen, diese treten dann allerdings innerhalb der ersten zwei Stunden nach Giftaufnahme ein. Meist bleibt es bei einem einmaligen Krampfanfall. Sollte es zu einer QRS-Verbreiterung im EKG kommen, bildet sich diese Veränderung innerhalb von zwölf Stunden zurück. Lebensbedrohliche Herzrhythmusstörungen wurden bisher für die selektiven Serotonin-Reuptake-Inhibitoren nicht beschrieben. Bislang ist in der Literatur nur ein gesicherter Todesfall durch Citalopram nach Einnahme von 3,9 g beschrieben.

Von dieser reinen SSRI-Intoxikation ist das unter Umständen gefährlichere **Serotonin-Syndrom** zu unterscheiden, das in aller Regel bei Kombinationsvergiftungen, die häufiger vorkommen als Monovergiftungen, auftritt. Typische Kombinationsvergiftungen, die zu einem Serotonin-Syndrom führen, sind diejenigen mit SSRI/SNRI und Monoaminoxidasehemmern, Clomipramin, Moclobemid, Trazodon, Buspiron und zyklischen Antidepressiva. Auch eine Kombinationstherapie mit Lithium und SSRI kann zum Serotonin-Syndrom führen. Hervorzuheben ist nun, dass es sich in solchen Fällen nicht immer um eine suizidale Aufnahme einer solchen Kombination handeln muss, sondern dass bereits bei der Gabe des jeweiligen Medikaments im therapeutischen Rahmen ein Serotonin-Syndrom erzeugt werden kann.

Serotonin-Syndrom

Die Diagnose des Serotonin-Syndroms beruht auf einer Reihe von Symptomen des ZNS, der neuromuskulären Übertragung und des autonomen Nervensystems. Allerdings sind diese Symptome nicht pathognomonisch, sie treten auch bei Vergiftungen durch Sympathomimetika, Monoaminoxidasehemmer, Lithium, Salicylate und Anticholinergika auf. Im Folgenden werden all jene Symptome angeführt, die mit einer Häufigkeit von mehr als 30 % auftreten. Vonseiten des **Zentralnervensystems** finden sich ein **Verwirrtheitszustand mit Desorientierung** sowie **Unruhe** und **Reizbarkeit.** Seitens des **autonomen Nervensystems** finden sich **Hyperthermie, starke Transpiration, Sinustachykardie** und **Bluthochdruck.**

Als Symptome der **neuromuskulären Übertragung** zeigen sich **Myoklonie, Hyperreflexie, Rigor, motorische Unruhe, Tremor, Ataxie** und **fehlende Koordination.** Die besondere Differenzialdiagnose gilt dem malignen neuroleptischen Syndrom (MNS), das eine ähnliche Symptomatik aufweisen kann. Allerdings sind dabei die Symptome ausgeprägter. Die wesentliche Unterscheidung zwischen einem malignen neuroleptischen Syndrom und einem Serotonin-Syndrom kann über das Vorliegen einer metabolischen Azidose, die Zeichen der Hepatotoxizität und Nephrotoxizität erfolgen, die beim MNS eher vorhanden sind. Beim MNS fehlen die Hyperreflexie und die Myoklonie.

Therapie

Die Therapie ist vorwiegend symptomatisch. Eine intensivmedizinische Überwachung ist in der Regel indiziert. Beim Auftreten von zerebralen Krämpfen können Benzodiazepine Anwendung finden, obwohl sich die Krämpfe meist nicht wiederholen. In seltenen Fällen mag eine Dauersedierung mit Respiratortherapie notwendig sein. Vor allem bei den Vergiftungen mit nicht selektiven Serotonin-Reuptake-Inhibitoren ist mit kardialen Komplikationen in Form von Rhythmusstörungen zu rechnen. Diese nehmen nur selten lebensbedrohlichen Charakter an. Lediglich von Venlafaxin sind schwerere Herzrhythmusstörungen beschrieben. Zur Beherrschung dieser Rhythmusstörung ist die Gabe von Bikarbonat wie bei der TCA-Vergiftung indiziert. Bei suizidaler Überdosierung ist, sofern der Patient noch ansprechbar ist, die Gabe von Aktivkohle in 10-fachem Überschuss gegenüber der aufgenommenen Giftmenge empfehlenswert.

Beim **Serotonin-Syndrom** ist eine primäre oder sekundäre Giftentfernung nicht indiziert, weil es sich meist nicht um eine Überdosis, sondern um eine Nebenwirkung bei einer kombinierten Ingestion von Medikamenten handelt. Auch bei einem Serotonin-Syndrom ist eine Überwachung auf der Intensivstation notwendig. Die Gabe von Flüssigkeit und Elektrolyten zur Korrektur einer Elektrolytentgleisung bzw. Dehydratation ist angezeigt. Die Agitiertheit, die Übererregung und Unruhe der Patienten sind mit Benzodiazepinen zu behandeln. Die Hyperthermie spricht nicht auf Antipyretika an, vielmehr kann sie durch externes Kühlen beherrscht werden. Um die Rigidität zu behandeln, ist wiederum die intravenöse Gabe von Benzodiazepinen angezeigt. Sollten Krampfanfälle auftreten, sind ebenfalls die Benzodiazepine das Mittel der Wahl. Für die Therapie von Krämpfen während eines Serotonin-Syndroms werden 10 mg Diazepam oder 2 mg Lorazepam empfohlen. Das spezifische Antidot beim Serotonin-Syndrom ist die Gabe von Cyproheptadin. Cyproheptadin gibt es nur in oraler Applikationsform. Cyproheptadin kann bei Überdosierung zum zentralen anticholinergen Syndrom führen, weshalb für seine Anwendung eine Dosisbegrenzung gilt. Die maximale Einzeldosis beträgt 8 mg per os. Diese Dosis darf nur alle zwei Stunden wiederholt werden. Eine Höchstdosis von 32 mg/d darf nicht überschritten werden. Die Wirkung des Cyproheptadins ist auf seine antagonistische Wirkung am 5-HT1A- und 5-HT2-Rezeptor zurückzuführen. Auch andere Antagonisten wie Methysergid und β-Rezeptorenblocker wie Propranolol sind zur Therapie des Serotonin-Syndroms eingesetzt worden, allerdings gibt es hierzu nur anekdotische Mitteilungen.

14.6.2 Benzodiazepine

Symptome

Bei der Benzodiazepinvergiftung steht die Sedierung im Vordergrund. Meistens findet sich ein komatöser

Patient, der noch motorisch auf Schmerzreize reagiert. Eine Kreislaufdepression und ein Erlöschen der Reflexe finden sich selten, auch ist die atemdepressive Wirkung der Benzodiazepine eher gering. Werden Benzodiazepine jedoch in Kombination mit Alkohol eingenommen, so können sie zu einer tiefen Narkose mit Atemdepression führen. Wenn Patienten mit schweren Benzodiazepinvergiftungen lange nicht aufgefunden werden, können sich die Komplikationen einstellen, wie sie bei anderen Schlafmittelvergiftungen auch vorkommen: Rhabdomyolyse, Pneumonie, Lungen- und Nierenversagen.

Therapie

Die Benzodiazepinvergiftung bedarf in der Regel nur einer symptomatischen Therapie mit Überwachung. Gelegentlich ist bei massiver Überdosierung, vor allem von Flunitrazepam, eine längerfristige Respiratortherapie notwendig.

Die Anwendung von Flumazenil erfolgt zunächst unter diagnostischen Gesichtspunkten. Liegt eine ausschließliche Benzodiazepinvergiftung vor, kommt es durch den Antagonisten zu einem kurzfristigen Aufklaren des Bewusstseins. Bei älteren Personen und Patienten mit vorbestehenden Lungenerkrankungen, die schwer vom Respirator zu entwöhnen sind, kann durch eine Dauerinfusion mit diesem Antagonisten eine Beatmungspflichtigkeit vermieden werden.

14.6.3 Zopiclon/Zolpidem (Z-Substanzen)

Zopiclon und Zolpidem sind in ihrer Wirkung den Benzodiazepinen sehr ähnlich, obwohl beide Substanzen strukturell mit den Benzodiazepinen keine Verwandtschaft aufweisen.

Symptome

Die Symptome bestehen zunächst bei leichteren Vergiftungen in einer Ataxie, verschwommenem Sehen und mäßiger Hypotonie, auch Halluzinationen können vorkommen. Bei höherer Dosis kommt es wie bei den Benzodiazepinen zu verschiedenen Graden der Bewusstseinsstörung bis hin zu einem tiefen Koma, zur Atem- und Kreislaufdepression. Hier sei nochmals betont, dass die Toxizität des Zolpidems und Zopiclons geringer ist als bei den meisten anderen Schlafmitteln. Meistens befinden sich die Patienten nach Intoxikation nur in einem somnolenten bis soporösen Zustand, der innerhalb von wenigen Stunden wieder verschwindet.

Therapie

Die Gabe von Medizinalkohle ist bei Patienten, die noch ohne Bewusstseinsstörung aufgefunden werden, indiziert. Flumazenil kann bei Vergiftungen mit höherem Schweregrad und tieferem Koma eingesetzt werden, es ist jedenfalls imstande, das Zolpidem aus seiner Rezeptorbindung zu verdrängen. Wegen der kurzen Halbwertszeit des Zolpidems ist hierfür eine einmalige Bolusgabe von 0,2, maximal 5 mg Flumazenil, die zum Wiedererwachen des Patienten führt, ausreichend. Dennoch müssen die Patienten auf einer Intensivstation oder Überwachungsstation verbleiben und für den Zeitraum von acht Stunden ein Herz-Kreislauf-Monitoring erhalten.

14.6.4 Carbamazepin

Symptome

Die Symptome der Carbamazepin-Vergiftung sind Unruhe und Verwirrtheit mit Ataxie und athetotischen Bewegungen. Schreitet die Vergiftung fort, so kommt es zum Koma mit erhöhtem Muskeltonus und Krampfneigung, wobei dieser Zustand mit einer großen Latenz zur Giftaufnahme eintreten kann. An ZNS-Symptomen bestehen in der Regel eine Mydriasis mit Nystagmus und Strabismus divergens.

Therapie

Da Carbamazepin langsam resorbiert wird, wird die repetitive Gabe von Aktivkohle empfohlen. Weil dieses Medikament im Magen zum Zusammenklumpen neigt, kann bei komatösen Patienten eine Gastroskopie, ggf. mit gastroskopischer Giftentfernung, erwogen werden.

Die weiteren Therapiemaßnahmen richten sich nach dem Schweregrad der Vergiftung:

- Ist der Patient komatös, bedarf es einer Intubation mit Beatmung.
- Bei Hypotonie braucht der Patient zunächst Volumen, wenn dies nicht ausreicht, Noradrenalin zur Kreislaufstabilisierung.
- Treten Krämpfe auf, so ist ein Benzodiazepin das Mittel der Wahl.

Aufgrund der langen Verweildauer im Magen-Darm-Trakt ist die wiederholte Gabe von Kohle zusammen mit der Gabe von Laxanzien wie Polyethylenglykol die wichtigste Maßnahme zur Gifteliminatio n. Die Wirksamkeit der Hämoperfusion ist umstritten. Häufig kommt es nach kurzfristigem Aufklaren wieder zu einem Rückfall ins Koma, da die Patienten bei Verbesserung der Gesamtsituation nachresorbieren.

14.6.5 Chloralhydrat

Symptome

Die Symptome der schweren Chloralhydrat-Überdosierung bestehen in einem tiefen Koma mit Lähmung des Atemzentrums und einer Herz-Kreislauf-Instabilität. Es kommt zu einer Ataxie und Lethargie, und innerhalb von zwei Stunden nach Ingestion tritt dosisabhängig ein tiefes Koma ein. Die Pupillen sind in der Regel eng.

> Der typische Geruch nach Birne erlaubt es, die Chloralhydrat-Vergiftung von anderen Schlafmittelvergiftungen zu unterscheiden.

Da Chloralhydrat die Schleimhäute reizt, können in der Frühphase der Vergiftung Übelkeit und Erbrechen auftreten.

Aufgrund des Lösungsmittelcharakters von Chloralhydrat (ein Metabolit ist die Trichloressigsäure) kommt es mit einer Latenz von mehreren Tagen zu hepatotoxischen Erscheinungen mit Gelbsucht und einer Erhöhung der Transaminasen. Außerdem kann Chloralhydrat schwere Herzrhythmusstörungen hervorrufen.

Bei der Diagnose der Chloralhydrat-Vergiftung kann eine Abdomenaufnahme weiterhelfen, da Chloralhydrat röntgendicht ist.

Therapie

Patienten mit Chloralhydrat-Vergiftung sind in der Regel beatmungspflichtig. Bei Hypotonie muss Volumen gegeben werden.

> Vor der Gabe von Katecholaminen wird gewarnt, da durch diese ventrikuläre Rhythmusstörungen ausgelöst werden können. Sie sollen nur zum Einsatz kommen, wenn der Kreislauf ohne diese Substanzen nicht zu stabilisieren ist.

14.6.6 Vergiftungen durch Lithiumsalze

Zur Lithium-Vergiftung kommt es entweder im Rahmen einer suizidalen Handlung oder akzidentell bzw. iatrogen durch eine relativ zu hohe Lithium-Dosis. Dies ist besonders dann gegeben, wenn Patienten unter Lithium-Therapie zusätzlich mit Diuretika behandelt werden oder nicht genügend trinken bzw. einen verstärkten Flüssigkeitsverlust durch Schwitzen, Diarrhö oder Erbrechen erleiden. Auch bei einer plötzlich gestörten Nierenfunktion kommt es akkumulativ zur Lithium-Intoxikation.

> Die akkumulativen Lithium-Intoxikationen sind als gefährlicher einzuschätzen, da zu dem Zeitpunkt, zu dem die Patienten zur Behandlung kommen, sich Lithium schon im ganzen Körper und im Gehirn verteilt hat, während bei der akuten Intoxikation diese Verteilung noch nicht abgeschlossen ist und durch Entgiftungsmaßnahmen verhindert werden kann.

Symptome

Die typischen Zeichen einer Lithium-Intoxikation sind zunächst ZNS-Symptome. Es kommt zu Desorientierung, Konzentrations- und Gedächtnisstörungen. Manchmal werden die Symptome im Rahmen der Grunderkrankung gedeutet und die Lithium-Dosis gesteigert, wodurch die Vergiftung verstärkt wird.

Zusätzliche neurologische Symptome sind ein Parkinsonoid mit Zahnradphänomen, Tremor, Myoklonien, Ataxie, Dysarthrie, Choreoathetosen, Faszikulationen und positive Pyramidenbahnzeichen. In der Anfangsphase der Vergiftung klagen die Patienten oft über Übelkeit, Erbrechen und Durchfall.

Die Elimination von Lithium erfolgt ausschließlich renal. Da die Vergiftung jedoch selbst zu einer Herabsetzung der renalen Clearance führt, ist die Elimination während der Intoxikation weiter herabgesetzt. Bei der schweren Überdosierung ist der Patient komatös, Krampfanfälle treten auf.

Auch das Herz-Kreislauf-System ist bei Lithium-Intoxikationen beteiligt, es kommt zur AV-Blockierung mit Bradykardie und in der Folge davon zur Hypotonie, aber auch schwere Blutdrucksteigerungen sind schon beschrieben worden.

Therapie

Die Therapie ist abhängig von dem Zustand des Patienten und dem Lithiumspiegel:

- Alle Patienten mit einem Spiegel > 4 mmol/l sollten dialysiert werden.
- Bei einem Lithiumspiegel zwischen 2,5 und 4 mmol/l hängt die Dialyseindikation vom klinischen Zustand und von der Entstehungsweise der Lithiumintoxikation ab.

Sind deutliche Intoxikationszeichen vorhanden, so ist eine Hämodialyse indiziert. Sind die Intoxikationszeichen nur wenig ausgeprägt, wie meist bei akuter Vergiftung der Fall, so können ein Aufrechterhalten der Diurese und die Zufuhr von Natrium ausreichend sein.

Bei normaler Nierenfunktion sollte ein Serumnatriumspiegel von 140–145 mmol/l bei einer täglichen Urinmenge von 3–5 l angestrebt werden. Bei eingeschränkter Nierenfunktion mit entsprechendem Ausgleich des Natriums kann Furosemid zur Aufrechterhaltung der Diurese eingesetzt werden. Thiaziddiuretika, wie z. B. Hydrochlorothiazid, müssen gemieden werden.

> Auch bei Lithium-Spiegeln unter 2,5 mmol/l können – und zwar fast ausschließlich bei akkumulativen Vergiftungen – schwere Intoxikationssymptome vorliegen, die im Einzelfall eine Indikation zur Hämodialyse darstellen können.

Ansonsten gelten hier die gleichen Prinzipien wie oben dargestellt, d. h., es sollte unter Aufrechterhaltung eines Serumnatriumspiegels im hochnormalen Bereich für eine reichliche Diurese gesorgt werden.

14.6.7 Antipsychotika

Symptome

Die Toxizität der Antipsychotika ist relativ gering. In schwersten Fällen können Bewusstlosigkeit, Ateminsuffizienz und Kreislaufversagen auftreten. Wegen der anticholinergen Wirkung der meisten Antipsychotika kommt es oft zu Pupillenerweiterung und Tachykardie. Bei anfälligen Patienten kann es durch Senkung der Krampfschwelle zu generalisierten zerebralen Krampfanfällen kommen.

Ein frühes Zeichen der Antipsychotikaintoxikation, das als Nebenwirkung bei den klassischen Antipsychotika bereits bei therapeutischen Dosierungen auftreten kann, ist das hyperkinetisch-dystone Syndrom. Dieses besteht in einer Dyskinesie, eventuell mit nach oben gerichtetem Blick und Torticollis, Grimassieren und Opisthotonus. Das Schlucken fällt schwer, es treten Schlundkrämpfe auf. Diese Symptomatik ist in der Regel leicht mit Biperiden zu durchbrechen.

Therapie

Die Therapie der Antipsychotikavergiftung besteht in der Gabe von Kohle, einer Stabilisierung des Kreislaufs durch Volumenzufuhr und unter Umständen Katecholamingabe.

Von einzelnen Phenothiazinen, vor allem Thioridazin (das aber heute in Deutschland nicht mehr verfügbar ist), sind auch schwere kardiotoxische Effekte beschrieben. In Analogie zu den trizyklischen Antidepressiva sollte als Erstes eine Erhöhung des Serumnatriumspiegels (145–150 mval/l) angestrebt werden. Bei Verbreiterung des QRS-Komplexes im EKG und Rhythmusstörungen sollte Bikarbonat wie bei der TCA-Vergiftung zur Anwendung kommen.

Vor allem bei Haloperidol wurden auch mit einer Latenz bis zu 24 Stunden auftretende Torsade-de-pointes-Tachykardien beschrieben. Diese kündigen sich durch eine verlängerte QT-Zeit an und sind mit einem Bolus von 8–16 mval Magnesiumsulfat i. v. und einer anschließenden Dauerinfusion mit 24–

40 mval/24 h zu behandeln. Ist diese Maßnahme erfolglos, so kann noch eine Schrittmacherstimulation mit Overdriving versucht werden. Das zurzeit am meisten verordnete Antipsychotikum ist Quetiapin. Es ist momentan das am häufigsten verwendete Medikament bei Suizidversuchen. Obwohl die meisten Vergiftungen gut überstanden werden, geht von den Retardpräparaten in hoher Dosis eine nicht zu unterschätzende Gefahr mit u. U. tödlichem Ausgang aus. Deshalb sollte bei Patienten mit einer solchen Vergiftung immer eine Darmlavage in Betracht gezogen werden, wenn innerhalb von 24 Stunden nach Einnahme keine Besserung der Bewusstseinslage eintritt oder der Patient nach Aufklaren wieder eintrübt.

14.7 Vergiftung durch andere psychotrope Substanzen

14.7.1 Ethanol

Zur Alkoholvergiftung (Ethanolvergiftung) mit anschließender Hospitalisierung kommt es in der Regel bei Patienten mit chronischem Alkoholismus. Häufig wird Alkohol in Kombination mit Medikamenten im Rahmen von Suizidversuchen von Alkoholabhängigen eingenommen.

Symptome

Die Ethanolvergiftung ist durch zwei Phasen gekennzeichnet:

- **Die erste Phase** besteht in einem akuten Rauschzustand mit ataktischem Gang, verwaschener Sprache, Benommenheit, Reizbarkeit, Distanzlosigkeit und Logorrhö. Das Gesicht ist gerötet, die Pupillen sind weit, der Patient schwitzt, leidet an Übelkeit oder erbricht.
- **Die zweite Stufe** der Alkoholvergiftung ist gekennzeichnet durch Bewusstlosigkeit mit schwerer ZNS-Depression, die bis zur Atemdepression gehen kann.

Die vital bedrohlichen Alkoholspiegel beginnen bei 3 g/l für Patienten, die nicht an Alkohol gewöhnt sind. Bei Alkoholikern beginnt die kritische Konzentration bei über 5 g/l. Kinder sind wesentlich empfindlicher, es kann bereits bei 1,5 g/l zu schwersten Vergiftungen kommen.

Therapie

Wichtigste Maßnahme ist die Überwachung der Vitalfunktionen. Bei schwer intoxikierten Patienten kann eine vorübergehende kontrollierte Beatmung notwendig werden. In solchen Fällen, die meist nach einer schweren akuten Überdosierung („Komasaufen“) vorkommen, ist auch die Indikation für eine Hämodialyse gegeben. Ebenfalls hämodialysiert werden sollten Kinder, wenn ein Blutalkoholspiegel von > 3 g/l und eine anhaltende zentralnervöse Störung vorliegen.

Da die Patienten oft aggressiv sind, ist gelegentlich eine medikamentöse Sedierung notwendig. Hierbei wird zur Vorsicht mit der Anwendung von Benzodiazepinen geraten, da diese die Vergiftung verstärken und zum Atemstillstand führen können. Besser erscheint die Sedierung durch Antipsychotika, auch wenn diese die Gefahr der Krampfauslösung in sich bergen (➤ 16.3).

14.7.2 Amphetamine

Die wichtigsten Amphetamine sind Amphetamin und Metamphetamin. Die wichtigste „Designerdroge“, ein Amphetamin-Abkömmling, ist das **Ecstasy** (3,4-Methylendioxymetamphetamin). Ecstasy hat neben seiner stimulierenden Wirkung auch starke psychotomimetische Wirkungen, sodass es ungeachtet seiner Amphetaminstruktur und Wirkung manchmal auch den Halluzinogenen zugeordnet wird (➤ 17.1).

Symptome

Eine akute Überdosis von Amphetaminen bzw. Amphetamin-Analoga führt zu Hyperaktivität, Verwirrtheitszustand, Hypertonie, Tachypnoe, Tachykardie, Erbrechen, Bauchschmerzen, Schwitzen und Temperaturerhöhung. Schwere Vergiftungen führen zu dem Vollbild eines Delirs, die Körpertemperatur kann auf mehr als 40 °C ansteigen, es treten zerebrale Krampfanfälle auf. Schließlich kommt es zum Zusammenbruch des Kreislaufs mit tiefem Koma und hämodynamisch wirksamen Herzrhythmusstörungen.

Therapie

Bei Agitiertheit und Delir bietet sich ein Benzodiazepin i. v. an. Butyrophenone können dann verwendet werden, wenn psychotische Symptome im Vordergrund stehen.

Sind Hyperthermie und Dehydratation die Leitsymptome, sollte auf eine genügende Infusionsmenge geachtet werden, bis eine Urinausscheidung von mindestens 100 bis 150 ml/h einsetzt. Gegen die Hyperpyrexie sind Antipyretika nicht wirksam. Die Patienten sollten zusätzlich zur Rehydratation physikalisch gekühlt werden.

> Bei Hypertonie dürfen β-Rezeptorenblocker nach neueren Erkenntnissen nicht eingesetzt werden, da sie zu einer zusätzlichen Demaskierung der α-adrenergen Katecholaminwirkung mit kardialen Komplikationen führen können. Behandlungsbedürftige hypertone Zustände sind bei der Amphetamin-Vergiftung meist kurz dauernd und sollten daher mit kurz wirkenden Pharmaka wie Nitraten oder Urapidil (10–50 mg i. v.) behandelt werden.

Nach Ecstasy-Einnahme sind schwere Vergiftungen mit Rhabdomyolyse, Nierenversagen und Multiorganversagen beschrieben. Gelegentlich kommt es im Rahmen dieses Multiorganversagens auch zum Leberversagen. Das selten zu beobachtende isolierte Leberversagen ist wahrscheinlich durch eine idiosynkratische Reaktion des Organismus verursacht, es kann nicht spezifisch behandelt werden. Wir haben zwei Fälle von fulminantem Leberausfall beobachtet. Das Leben dieser Patienten war nur durch eine Lebertransplantation zu erhalten.

14.7.3 Cannabis

Schwerwiegende Vergiftungen mit Cannabis sind relativ selten. Dennoch kann es vor allem nach oraler Aufnahme zu sehr starken psychischen und körperlichen Reaktionen kommen (➤ 17.3).

Symptome

Es kommt zu Übelkeit, Erbrechen und starkem Schwindel. Ein lethargischer Zustand kann auftreten. Manche Patienten reagieren mit einem Stupor. Dabei registrieren sie alle äußeren Ereignisse, können sich jedoch nicht äußern und haben das Gefühl, „wahnsinnig" zu werden. Diese Zustände klingen spontan nach mehreren Stunden ab.

Therapie

Die Therapie besteht in der Gabe von Antiemetika (z. B. Metoclopramid 10–20 mg oral oder i. v.). Es kann notwendig sein, Flüssigkeit intravenös zuzuführen und Benzodiazepine zur Durchbrechung des psychischen Ausnahmezustands einzusetzen.

14.7.4 Kokain

Die Kokain-Vergiftung hat große Ähnlichkeit mit der Amphetamin-Vergiftung, sie ist aber noch gefährlicher (➤ 17.5).

Symptome

Durch eine verminderte Noradrenalin-Wiederaufnahme im ZNS, aber auch im peripheren Nervensystem kommt es zu einer adrenergen Übererregung. Diese führt am Herz-Kreislauf-System zunächst zu Tachykardie, Hypertonie und Blässe. Im weiteren Verlauf und bei schwerer Vergiftung kommt es zu Angina pectoris. Es kann sich auch ohne vorgeschädigte Koronarien ein Herzinfarkt entwickeln. Aufgrund der Hypertonie kann sich auch bei jungen Patienten eine Rhexisblutung im Gehirn ausbilden. Auch ischämische Hirninfarkte, wohl im Gefolge von lokalen Thrombosen oder Vaskulitiden, sind beobachtet worden.

Es können sich ungünstige Auswirkungen auf die zentrale Atemregulation und die Lungenfunktion entwickeln. So kommt es zunächst zur Hyperventilation, dann zu Atemnot, schließlich bildet sich im Gefolge eines Lungenödems eine Zyanose aus, im weiteren Verlauf kann ein Atemstillstand auftreten.

Das führende Symptom kann auch ein Status epilepticus sein.

Therapie

Die Therapie besteht in einer Sedierung mit Benzodiazepinen, notfalls einer kontrollierten Beatmung. Steht die Hypertonie mit drohendem Linksherzversagen im Vordergrund, so muss Glyzeroltrinitrat 5–8 mg/h intravenös unter intensivmedizinischer Überwachung eingesetzt werden. Alternativ bietet sich Nifedipin als intravenöse Infusion mit 1,25 mg/h an.

14.7.5 LSD

Eine LSD-Vergiftung führt nie zu schweren körperlichen Symptomen, allerdings ist der Patient als psychiatrischer Notfall zu betrachten (➤ 17.7).

Symptome

Psychopathologisch kann es zu Panikattacken, akuten exogenen Psychosen, maniformen Zustände und mitunter zu einem völligen Verlust des Realitätsbezugs kommen. In diesen Zuständen können die Patienten selbstgefährdend sein und durch Unfälle zu Tode kommen.

Therapie

Die Therapie besteht in Zuwendung zu dem Patienten, einer Reduzierung der äußeren Stimuli, also das Verbringen in einen abgedunkelten und ruhigen Raum, und der Gabe von Benzodiazepinen. Steht weniger die Angst, sondern die akute psychotische Reaktion im Vordergrund, so können Butyrophenone eingesetzt werden.

14.7.6 Neue psychoaktive Substanzen (NPS)

In den letzten Jahren ist der Gebrauch von Designerdrogen, die sich von den Amphetaminen ableiten, wie Ecstasy (Methylendioxymethamphetamin, MDMA) zurückgegangen, und neue Drogen, die über das Internet bezogen werden können, haben den Markt erobert. Dabei handelt es sich einerseits um Abkömmlinge des Cathinons, anderseits um in Kräutermischungen enthaltene Cannabisrezeptoragonisten (Cannabinoide). Sie werden allgemein als „legal high" bezeichnet, da die Gesetzgebung mit ihrer Regulation nicht hinterherkommt. Die am häufigsten in Europa nachgewiesene Substanz ist das Mephedron (4-Methylmetcathinon), gefolgt von MDPV (Methylendioxypyrovalerion) und vielen weiteren synthetischen Cathinonen. Im Internet sind sie als „Badesalze" bestellbar. Gewünschte Effekte sind das Gefühl verstärkter Leistungsfähigkeit, mehr Offenheit und Empathie sowie eine Steigerung der Libido. Es handelt sich dabei um einen serotonergen Effekt. Da jedoch die Dopaminwiederaufnahme ebenfalls gehemmt wird, wirken diese Substanzen halluzinogen. Im Vergleich zu den amphetaminbasierten Designerdrogen scheinen die NPS schwerer steuerbar.

Symptome

Es kommt eher zu deliranten Zuständen mit schwerer Agitation mit Fremd- und Selbstgefährdung. Neben diesen psychiatrischen Symptomen erzeugen sie wie die Amphetamine kardiale, neurologische und vegetative Symptome wie Tachykardie, Hypertonie, Krampfanfälle und Hyperthermie. Es kann sich eine Rhabdomyolyse mit Nierenversagen aufpfropfen. Tödliche Fälle weisen ein Multiorganversagen auf.

Therapie

Eine spezifische Therapie ist noch nicht etabliert. Die Sedierung durch Benzodiazepine und die Anwendung von Antipsychotika zum Kupieren der exogen psychotischen Zustände erscheinen angebracht. Die weitere Therapie entspricht der der Amphetamin- bzw. Kokainvergiftung.

Eine weitere neue Droge, die auf dem Markt als **„Spice"** erschien und zunächst als harmlose Kräutermischung zum Rauchen bezeichnet wurde, konnte insofern entlarvt werden, als dass Cannabisrezeptoragonisten (Cannabinoide) zugesetzt worden waren. John W. Huffmann hatte im Rahmen pharmazeutischer Forschung diverse dieser Substanzen synthetisiert und ihre Synthesewege veröffentlicht, was zur heftigen Nachahmung führte. JWH 018 war die erste dieser Substanzen, mit denen die Kräutermischungen versetzt worden waren. In der Zwischenzeit gibt es eine Vielzahl dieser Substanzen, die als JWH, CP, HU, RCS durchnummeriert werden. Sie alle haben eine bis hundertfach stärkere Bindung an den CB1-Rezeptor als das THC aus der Cannabis-sativa-Pflanze. Es ist deshalb verständlich, dass mit diesen Substanzen eher Vergiftungserscheinungen auftreten als nach dem Gebrauch von THC. Im Gegensatz zum reinen Cannabisgebrauch wurden bereits Todesfälle durch Multiorganversagen nach dem Gebrauch von synthetischen Cannabinoiden beobachtet.

Symptome

Im Vergiftungsfall treten psychotische Zustände mit Gedankenkreisen und Halluzinationen auf. Es kommt zu Hypertonie, Tachykardie, Tachypnoe, Angina pectoris und Krampfanfällen.

Therapie

Die Therapie besteht auch hier in der Sedierung mit Benzodiazepinen, der Anwendung von hochpotenten Antipsychotika und der Unterbringung in einer reizfreien Umgebung.

14.7.7 Opiate

Die häufigste Opiatvergiftung (➤ 17.2) ist die Heroin-Überdosierung bei einem i. v. Drogenabhängigen. Allerdings werden auch Vergiftungen mit Methadon – meist in Kombination mit anderen Suchtstoffen im Rahmen einer Polytoxikomanie – beobachtet.

Symptome

Leitsymptome sind ZNS-Depression bis zum Koma, Atemdepression und Miosis. Außerdem finden sich Bradykardie, erniedrigter Blutdruck und gelegentlich Hypothermie. Besonders gefürchtet ist das Heroin-induzierte Lungenödem, wobei unklar ist, ob dies auf Verunreinigungen des Heroins oder auf eine Hypoxämie infolge der Atemdepression zurückzuführen ist.

Therapie

Die Therapie besteht – solange der Patient noch mit ausreichenden Vitalfunktionen vorgefunden wird – in einer Lagerung in stabiler Seitenlage und bei nicht ausreichender Spontanatmung in einer Intubation mit Beatmung.

Der spezifische Opiatantagonist Naloxon kann eingesetzt werden, wenn eine Intubation nicht möglich ist. Dies führt jedoch häufig dazu, dass der Patient schlagartig erwacht, Entzugssymptome entwickelt und sich einer Klinikaufnahme widersetzt. In diesem Zusammenhang ist unbedingt zu beachten, dass der Patient anschließend ohne eine erneute Heroindosis ins Koma zurückfallen kann, da die Wirkdauer des Naloxons mit 45–70 Minuten die Wirkdauer der aktiven Metaboliten des Heroins mit drei bis vier Stunden bei Weitem unterschreitet.

LITERATUR

Brent, J., K. L. Wallace, K. K. Burkhart, S. D. Phillips, J. W. Donovan: Clinical Care Toxicology, 8th ed. Elsevier Mosby, Philadelphia 2005.

Bretteville-Jensen A. L., S. S. Tuv, O. R. Bilgrei, B. Fjeld, L. Bachs: Synthetic Cannabinoids and Cathinones: Prevalence and Markets. Forensic Sci Rev 2013; 25, 7–26.

Flomenbaum, N. E., L. R. Goldfrank, R. S. Hoffman, M. A. Howland, N. A. Lewin, L. S. Nelson: Goldfrank's Toxicologic Emergencies. Mc Graw Hill, New York 2006.

Ford, M. D., K. A. Delany, L. J. Ling, T. Erickson: Clinical Toxicology. Saunders, Philadelphia 2001.

Haddad, L. M., J. F. Winchester: Clinical Management of Poisoning and Drug Overdose, 2nd ed. Saunders, Philadelphia 1990.

Mühlendahl von, K. E., U. Oberdisse, R. Bunjes, M. Brockstedt: Vergiftungen im Kindesalter, 4. Aufl. Thieme, Stuttgart 2003.

Saß, H., E. Habermeyer: Rechtliche Grundlagen bei der Behandlung psychisch Kranker. In: Möller, H.-J. (Hrsg.): Therapie psychiatrischer Erkrankungen, S. 1294–1301, 3. Aufl. Thieme, Stuttgart 2006.

Zilker T: Klinische Toxikologie für die Notfall- und Intensivmedizin. UNI-MED Verlag Bremen, 2008.

Zilker T.: Akute Intoxikationen bei Erwachsenen – Was Sie wissen sollten. DMW 2014;139, 31–46.

III Psychiatrische Krankheitsbilder

KAPITEL

15 Organische psychische Störungen

Friedel M. Reischies und Walter Hewer

Mitautor der Vorauflage: Jörg Walden

15.1 Einleitung

Psychische Störungen bei Hirnerkrankungen oder bei sonstigen somatischen Erkrankungen mit Auswirkungen auf das Gehirn haben in der Akut- und Notfallpsychiatrie ein großes Gewicht. Mehr oder weniger synonym werden die Begriffe „organische Psychose", „symptomatische Psychose", „körperlich begründbare Psychose" sowie „somatogene Psychose" gebraucht. Das Dilemma, das dadurch entsteht, dass nach heutigem Verständnis z. B. auch schizophrene Psychosen eine „organische" Ursache haben, also auch „körperlich begründbar" sind, führt zum Vorzug des Begriffs psychische Hirnschädigungssyndrome bzw. psychische Syndrome bei Hirnfunktionsstörungen aufgrund somatischer Erkrankungen. In diesem Kapitel liegt der Schwerpunkt der Darstellung auf den für die Akut- und Notfallpsychiatrie wichtigen Syndromen.

15.2 Psychische Hirnschädigungssyndrome

Psychische Hirnschädigungssyndrome bzw. psychische Syndrome bei Hirnfunktionsstörungen aufgrund somatischer Erkrankungen werden nach den modernen Klassifikationssystemen anders eingeteilt als in der Tradition deutscher Psychiatrie (➤ Tab. 15.1).

Wesentlich für die Einordnung psychischer Störungen bei Hirnschädigungen und exogenen Hirnfunktionsstörungen ist der **zeitliche Verlauf.** So zeigt das Delir (ebenso wie die nach heutiger Klassifikation unter diesem Begriff subsumierten Verwirrtheits- und Dämmerzustände) einen akuten oder subakuten Verlauf. Demgegenüber sind Chronizität und überwiegend auch Irreversibilität charakteristische Merkmale von Demenzerkrankungen und organischen Persönlichkeitsveränderungen (➤ Kap. 28).

Diese psychischen Syndrome stellen meist unspezifische Reaktionsformen des Gehirns auf eine Vielzahl unterschiedlicher Noxen bzw. Schädigungen dar. Ein bestimmtes psychopathologisches Störungsbild kann durch unterschiedliche zerebrale und extrazerebrale Erkrankungen ausgelöst werden, d. h., verschiedene ZNS-Störungen können zu gleichen psychischen Symptomen führen. Die Grundlage dieser Reaktionsformen ist weitgehend unbekannt. Das Bild wird noch komplexer durch die Erfahrung, dass *eine* organische Grundkrankheit, wie z. B. der Hyperkortisolismus, verschiedene Typen von psychopathologischen Störungen induzieren kann. Die Faktoren, die bestimmen, welches psychische Syndrom auftritt, sind noch nicht bekannt. Es handelt sich dabei, so ist zu vermuten, um die Angriffspunkte von schädigenden Einflüssen in verschiedenen Hirnfunktionssystemen, aber auch um Einflüsse wie Alterseffekte auf das Gehirn sowie dispositionelle und situative Faktoren.

Pathogenetisch kommen prinzipiell die folgenden Gruppen von Krankheiten bzw. Einflüssen als Ursachen infrage:

- **Zerebrale Erkrankungen**
- **Extrazerebrale Erkrankungen** mit sekundärer Hirnfunktionsstörung
- **Toxische Einwirkungen** von Drogen, Medikamenten, Toxinen (z. B. Schwermetalle, Lösungsmittel), bestimmten pflanzlichen Stoffen etc.
- **Entzugssyndrome** bei Abhängigkeit von psychotropen Substanzen (➤ Kap. 16 und ➤ Kap. 17)

Einen Eindruck von der Vielfalt möglicher Ätiologien vermittelt ➤ Tab. 15.2.

Tab. 15.1 Psychische Hirnschädigungssyndrome bzw. psychische Syndrome bei Hirnfunktionsstörungen aufgrund somatischer Erkrankungen

Verlauf	Komplexe Symptomatik	ICD-10*	Partialsymptomatik	ICD-10*
akut	Delir	F05.0	Perzeption: akute organische Halluzinose	F06.0
	reversible leichte kognitive Störung	F06.7	Gedächtnis: akute organische Amnesie	F04
			Denken: organisches amentielles Syndrom	F05.8
			Affekt: organisches depressives/manisches/Angst-Syndrom	F06.32 F06.30 F06.4
			Antrieb: organisches katatones Syndrom	F06.1
			Bewusstsein: organisches dissoziatives Syndrom	F06.5
chronisch	Demenzsyndrom vom Alzheimer-Typ	F00.0	organisches Wahnsyndrom	F06.2
	Demenzsyndrom vom frontotemporalen Typ	F02.0		
	Frontalhirnsyndrome	F06.8	Affekt: organische Affektkontrollstörung und organisch emotional-labile (oder asthenische) Störung	F06.6
	organische Persönlichkeitsveränderung	F07.0		

* Kodierung entsprechend ICD-10-Klassifikation, Kategorie F0: Organische, einschließlich symptomatischer psychischer Störungen

15.2.1 Delir und Verwirrtheitssyndrome im Rahmen internistisch-neurologischer Erkrankungen

Delirsyndrome gehören zu den häufigsten Krankheitsbildern der Psychiatrie. Das Delir ist durch das Leitsymptom der Bewusstseinstrübung gekennzeichnet und wurde bereits in ➤ Kap. 13 ausführlich abgehandelt. Delirähnliche Syndrome ohne Bewusstseinsstörung kommen vor und wurden früher als Durchgangssyndrome bezeichnet. Dieser Begriff wird von Nichtpsychiatern vielfach als Oberbegriff für akute reversible psychische Syndrome verwendet, ohne die Beschränkung des Begriffs auf Syndrome ohne Bewusstseinsstörung. Bei Verwirrtheitssyndromen im Alter (z. B. bei Exsikkose) fehlen vielfach Bewusstseinsstörungen.

Nachdem die Diagnostik und die Prinzipien des therapeutischen Vorgehens (allgemeintherapeutische Maßnahmen auf psychiatrischem und somatischem Gebiet, Stellenwert einer kausalen Behandlung) in ➤ Kap. 13 besprochen wurden, wird an dieser Stelle auf die spezielle Pharmakotherapie des Delirs im Rahmen internistisch-neurologischer und anderer somatischer Erkrankungen eingegangen. Dabei gilt grundsätzlich, dass die Therapie mit Psychopharmaka unter symptomatischem Aspekt erfolgt, d. h., sie ist nur dann indiziert, wenn trotz Ausschöpfung kausaler und allgemeintherapeutischer Maßnahmen eine Zielsymptomatik von entsprechender Schwere persistiert (psychomotorische Unruhe, psychotische Symptome, Schlafstörungen etc.). Diese Situation ist in der klinischen Praxis allerdings sehr häufig gegeben.

In ➤ Tab. 15.3 findet sich eine Zusammenstellung der wesentlichen infrage kommenden Medikamente, deren Anwendung nachfolgend besprochen wird.

Wie generell bei Psychopharmaka der Fall, variieren die für eine wirksame Behandlung erforderlichen Dosen – in Abhängigkeit von individueller Sensitivität gegenüber Medikamentenwirkungen, Alter, Vorerkrankungen etc. – auch bei deliranten Syndromen erheblich (zum Teil um ein Mehrfaches); deshalb muss die Dosisfindung immer unter Berücksichtigung der beobachteten erwünschten und unerwünschten Arzneimittelwirkungen vorgenommen werden. Bezogen auf die in ➤ Tab. 15.3 niedergelegten Empfehlungen wird man generell versuchen, bei betagten und multimorbiden Patienten mit (sehr) niedrigen Dosierungen auszukommen, während bei jüngeren und körperlich weniger

Tab. 15.2 Ursachen für psychische Syndrome bei Hirnschädigungen bzw. Hirnfunktionsstörungen

1. Hirnschädigung
• Entzündlich (z. B. Herpes-Enzephalitis, Anti-NMDA-Rezeptor-Enzephalitis) • Traumatisch (z. B. Contusio cerebri) • Vaskuläre Läsionen (kritische Infarkte) • Raumforderung/Tumor
2. Hirnfunktionsstörung aufgrund einer Erkrankung des ZNS
• Epilepsie bzw. anderweitig verursachte Krampfanfälle (z. B. Status nicht-konvulsiver Anfälle) • Migraine accompagnée
3. Hirnfunktionsstörung aufgrund einer Allgemeinerkrankung
Betroffene Organsysteme:
• Kardiovaskulär (z. B. Herzinfarkt, Herzinsuffizienz, Arrhythmie, hypertone Krisen) • Pulmonal (z. B. respiratorische Insuffizienz) • Hepatisch (z. B. hepatische Enzephalopathie) • Nephrologisch (z. B. Urämie) • Endokrin (z. B. Hypo-/Hyperglykämie, Hypo-/Hyperkortisolismus, Hypo-/Hyperthyreose)
Krankheitsbilder:
• Entzündungen (z. B. urogenitaler Infekt, Pneumonie, Sepsis, HIV) • Autoimmunerkrankungen, Kollagenosen (z. B. systemischer Lupus erythematodes) • neoplastisch (z. B. paraneoplastische Endokrinopathien) • Ernährung (z. B. Vitaminmangelzustände, Exsikkose) • Elektrolytentgleisung (z. B. Hyper-, Hyponatriämie, Hyperkalzämie) • Intoxikationen

beeinträchtigten Patienten u. U. höhere Dosierungen benötigt werden. Unter dem Aspekt der Arzneimittelsicherheit gilt, dass in jedem Einzelfall mit der niedrigstmöglichen effektiven Dosis für den kürzestmöglichen Zeitraum therapiert werden sollte.

Es versteht sich, dass unter der pharmakologischen Delirbehandlung ein regelmäßiges Monitoring der Vitalparameter notwendig ist, ggf. ergänzt durch EKG- und Laborkontrollen. Dies muss mit besonderer Sorgfalt erfolgen, wenn die in ➤ Tab. 15.3 genannten Dosierungen ausgeschöpft bzw. in begründeten Einzelfällen vielleicht sogar überschritten werden. Unter bestimmten Voraussetzungen – z. B. bei hochdosierter Kombinationsbehandlung mit Haloperidol und Benzodiazepinen – ist eine Intensivüberwachung indiziert.

Bei dem Delir infolge internistisch-neurologischer und sonstiger somatischer Erkrankungen gilt nach wie vor **Haloperidol** als Mittel der Wahl. Haloperidol ist das Mittel, für das die meisten Studien vorliegen und das mit guter Wirksamkeit und – bei Beachtung der Kontraindikationen – auch mit hinreichender Verträglichkeit eingesetzt werden kann. Günstig sind die eher geringen vegetativen Begleitwirkungen, während Probleme am häufigsten durch die bekannten extrapyramidalen Nebenwirkungen der Antipsychotika entstehen (s. dazu auch ➤ 29.3.2). Deshalb ist Haloperidol beim Parkinson-Syndrom und bei der Lewy-Körperchen Demenz kontraindiziert, ferner sollte bei anamnestisch bekannten schweren Antipsychotika-induzierten extrapyramidalen Störungen – einschließlich des malignen neuroleptischen Syndroms – eine Anwendung nur nach sorgfältiger Prüfung der Indikation erfolgen. Bei geriatrischen Patienten genügen oft schon Tagesdosen von 1–2,5 mg Haloperidol. Zu beachten ist, dass speziell bei vulnerablen Alterspatienten das Risiko unerwünschter Wirkungen ab einer Tagesdosis von 3 mg signifikant zunimmt. Das möglichst frühzeitige Erkennen parkinsonoider Symptome ist bei dieser Patientengruppe von besonderer Bedeutung. Kardiale Begleiteffekte sind eher selten, allerdings sind QTc-Verlängerungen zu beachten. Diese mit dem Risiko vital bedrohlicher Kammertachykardien (sog. Torsade de pointes) verbundene EKG-Veränderung ist dosisabhängig und wird durch eine gleichzeitig bestehende Hypokaliämie begünstigt (weitere Ausführungen dazu ➤ 29.5.1). Eine i. v.-Gabe ist wegen des Risikos vital bedrohlicher Herzrhythmusstörungen nur unter intensivmedizinischen Bedingungen (Monitorkontrolle) möglich.

Sog. **atypische Antipsychotika** stellen eine Alternative zu Haloperidol dar, wobei die infrage kommenden Substanzen unter Off-Label-Bedingungen eingesetzt werden und eine wissenschaftliche Evaluation ihrer Wirksamkeit bisher nur in begrenztem Umfang erfolgt ist. Wesentlicher Vorteil dieser Medikamente gegenüber Haloperidol ist ihre bessere Verträglichkeit in Bezug auf extrapyramidale Nebenwirkungen, die allerdings auch unter „Atypika" dosisabhängig auftreten können.

Tab. 15.3 Pharmakologische Optionen bei der Behandlung eines Delirs aufgrund von internistisch-neurologischen oder sonstigen somatischen Erkrankungen (weitere Ausführungen zur Anwendung im Text)

Substanz bzw. Substanzgruppe	Hauptwirkungen	Wichtige unerwünschte Arzneimittelwirkungen	Dosierung*	Anmerkungen
Klassische hochpotente Antipsychotika	Suppression von halluzinatorischer und Wahnsymptomatik, dämpfende Wirkung	Extrapyramidale Wirkungen: akut – Dystonie (orofazial, Rumpf), Parkinsonoid; chronisch – tardive Dyskinesie	• Haloperidol: initial 1–2,5(–5) mg i. m., p. o. • Übliche Tagesdosis: 2–10 mg, in Ausnahmefällen bis 20 mg (und mehr)	• Parenterale Gabe möglich • Cave: M. Parkinson, Lewy-Körperchen-Demenz • Cave: QTc-Verlängerung bei höheren Dosen
Atypische Antipsychotika (z. B. Risperidon, Quetiapin, Amisulprid)	Suppression von halluzinatorischer und Wahnsymptomatik, dämpfende Wirkung	Extrapyramidale Wirkungen (v. a. bei Risperidon), Hypotonie, v. a. in Orthostase (Quetiapin, Risperidon)	• Risperidon: 1–2(–6) mg • Quetiapin: 25–150(–300) mg • Amisulprid: 50–200 mg	• Nur p. o. Anwendung • Risperidon als Schmelztablette verfügbar
Niederpotente Antipsychotika vom Butyrophenon-Typ (Melperon, Pipamperon)	Sedierung, schlafanstoßende Wirkung	Extrapyramidale Wirkungen i. d. R. gering	• Melperon: 50–150(300) mg • Pipamperon: 60–240 mg(–360 mg)	• p. o. Applikation
Clomethiazol	Sedierung, antikonvulsive Wirkung	Atemdepression, bronchialer Sekretverhalt, Abhängigkeitsentwicklung	Bei Alkoholdelir: • Maximal 6–8 Kps. in den ersten 2 h • Maximal 20(–24) Kps./24 h	• Nur p. o. Applikation (Kps. oder Mixtur)
Benzodiazepine	Anxiolyse, Sedierung, schlafanstoßende Wirkung, antikonvulsive Wirkung	Übersedierung, Atemdepression (Cave: Myasthenia gravis), paradoxer Effekt	• Diazepam: initial 5–10 mg p. o., i. v., Tagesdosis; 10–40(–60) mg • Lorazepam: initial 1–2,5 mg p. o., i. m., i. v., Tagesdosis: 2–6(–10) mg	• Diazepam nicht i. m. • Lorazepam als Schmelztablette verfügbar

* Initiale Tagesdosen, wenn nicht anders bezeichnet. Aufteilung in mindestens zwei Einzeldosen, bei Clomethiazol meist 3 und mehr Einzeldosen erforderlich.

Niederpotente Antipsychotika: Es kommen Substanzen wie Melperon oder Pipamperon zur Anwendung, die weitgehend frei sind von unerwünschten anticholinergen Begleitwirkungen. Sie kommen vor allem in Ergänzung zu Haloperidol mit dem Ziel der Dämpfung psychomotorischer Unruhe, Schlafanstoßung etc. zum Einsatz. Bei leichterer Symptomatik kann, besonders bei betagten Patienten, eine Monotherapie mit diesen Pharmaka ausreichend sein. Niederpotente Antipsychotika mit starker anticholinerger Komponente wie Chlorprothixen dürfen wegen ihrer delirogenen Eigenschaften und ihrer potenziell ungünstigen Auswirkungen auf die Kreislaufparameter bei deliranten Syndromen nicht verwendet werden.

Clomethiazol stellt eine weitere Alternative zu Haloperidol dar, insbesondere wenn ein ausgeprägtes Delir mit markanter psychomotorischer Unruhe und deutlicher vegetativer Symptomatik besteht. Die in ➢ Tab. 15.3 genannten, den Herstellerangaben weitgehend entsprechenden Dosisempfehlungen gelten primär für die Anwendung von Clomethiazol beim Alkoholdelir, können prinzipiell aber auch auf nicht durch Alkohol oder psychotrope Substanzen verursachte Delirien übertragen werden. Es ist zu berücksichtigen, dass für multimorbide

Patienten im höheren Lebensalter abweichende, deutlich niedrigere Dosisempfehlungen gelten (➤ Kap. 28). Die Dosierung von Clomethiazol wird im Verlauf nach der Intensität der Sedierung des Patienten gesteuert. Wegen des Suchtpotenzials der Substanz muss die Behandlung zeitlich streng limitiert werden. Schließlich sind, trotz einer insgesamt guten Verträglichkeit von Clomethiazol, relevante Nebenwirkungen auf internistischem Gebiet zu bedenken, wie bronchopulmonale Sekretverhaltung, Ateminsuffizienz, Herzfrequenzanstieg, Blutdruckabfall. Entsprechende Risiken bestehen vor allem bei schwerer körperlicher Vorschädigung des Patienten.

Benzodiazepine: Diese werden in der Regel adjuvant, z. B. in Kombination mit Haloperidol, eingesetzt. Benzodiazepine können, wie Clomethiazol, atemdepressiv wirken, und zwar in erster Linie bei vorbestehender respiratorischer Insuffizienz. Dazu kommt die Gefahr einer Sedation. Eine Monotherapie mit Benzodiazepinen sollte bei deliranten Syndromen im Rahmen internistisch-neurologischer Grunderkrankungen möglichst vermieden werden. Es besteht ein erhöhtes Risiko paradoxer Wirkungen von Benzodiazepinen im höheren Lebensalter, bei Demenz und bei zerebraler Vorschädigung mit Enthemmungssymptomatik.

Bei Verwirrtheitssyndromen aufgrund allgemeinmedizinischer somatischer Störungen im Alter kann nach Erfahrungen der Verfasser, wenn zuweilen auf eine Verminderung motorischer Unruhe, vor allem bei Enthemmungssymptomatik, nicht verzichtet werden kann, Valproat hilfreich sein. Wie bei anderen Medikamenten empfiehlt sich eine Testdosis (150 mg). In einem Zeitraum von ca. 4–6 Stunden muss der Effekt beobachtet werden, um einen starken Sedierungseffekt erkennen und die weitere Akutmedikation begründet dosieren zu können. Auch wenn die wissenschaftlichen Evidenzen für die Anwendung dieser Substanz begrenzt sind, liegen andererseits Erkenntnisse vor, die die Anwendung dieser Substanzen in ausgewählten Fällen rechtfertigen (Sher et al. 2015). Begrenzte Erfahrungen liegen auch für den Einsatz von Trazodon vor. Es ist zu beachten, dass beide Substanzen für diese Indikation über keine Zulassung verfügen.

Kombination verschiedener Substanzen: Wenn eine Monotherapie unter Verwendung üblicher Dosierungen nicht ausreicht, kommt eine Kombinationsbehandlung in Betracht. Übliche Kombinationen sind z. B. Haloperidol/niederpotentes Antipsychotikum oder Haloperidol/Benzodiazepin. Auch kann Haloperidol mit Clomethiazol kombiniert werden. Hingegen ist die gleichzeitige Anwendung von Clomethiazol und Benzodiazepinen strikt kontraindiziert.

15.2.2 Organisches amnestisches Syndrom

Krankheitsbild

Das organische amnestische Syndrom ist durch eine deutliche Störung des episodischen Gedächtnisses charakterisiert, d. h., die Patienten vergessen rasch alles, was sie gerade erlebt haben. Sie können nur für kurze Zeit etwas behalten und wiedergeben, wenn die mentale Aktivität nicht unterbrochen wird. Beispielsweise gelingt das unmittelbare Nachsprechen von Wörtern oder Zahlen, während die verzögerte Wiedergabe nach Zwischenschaltung einer anderen Aufgabe gestört ist.

Verantwortlich sind in vielen Fällen mediotemporale Schädigungen, d. h. des Hippokampus und der parahippokampalen Regionen. Amnestische Syndrome werden auch verursacht durch Läsionen der Septumregion des basalen Vorderhirns, welche den Hippokampus cholinerg innerviert. Dazu kommen Schädigungen um den III. Ventrikel herum, unter anderem der Corpora mamillaria und angrenzender Teile des Hypothalamus, welche zu einem Neuronenverbund gehören, dessen Funktion für das episodische Gedächtnis notwendig ist. Diese letztgenannten Läsionen finden sich häufig beim Wernicke-Korsakow-Syndrom (➤ Tab. 15.4).

In der Regel sind amnestische Syndrome irreversibel. Reversible amnestische Symptome können als Ausdruck einer Funktionsstörung z. B. bei Commotio cerebri, nach der Applikation schnell wirkender Benzodiazepine (wie Midazolam) und bei schweren Intoxikationen auftreten. Dann ist die Differenzialdiagnose gegenüber dem Delir schwierig. Ein Krankheitsbild, bei dem die Symptomatik definitionsgemäß reversibel ist, ist die transiente globale Amnesie (s. u.).

Tab. 15.4 Ursachen eines organischen amnestischen Syndroms

Syndrom	Häufig assoziierte Symptomatik oder anamnestische Hinweise
Wernicke-Korsakow-Syndrom	Periphere Neuropathie
Schädel-Hirn-Trauma	Häufig Frontalhirnschädigung
Hippokampale Infarkte	Gesichtsfelddefekte oder kortikale Blindheit
Anoxie	Anamnese eines Ereignisses
Kohlenmonoxidvergiftung	Anamnese eines Ereignisses
Herpes-simplex-Enzephalitis	Klüver-Bucy-Syndrom, aphasische Symptome, Anfälle, MRT-Befunde
Ruptur eines Aneurysmas der A. communicans anterior	Persönlichkeitsveränderung, Diabetes insipidus, Hypothermie
Tumoren	Homonyme Hemianopsie, Zephalgie
Toxisch: Blei, Arsen	Anamnese

Da die Fähigkeit, neue Inhalte zu speichern, beim amnestischen Syndrom reduziert ist, entwickeln sich definitionsgemäß eine anterograde Amnesie und eine zeitliche Desorientiertheit. Zusätzlich kann auch eine retrograde Amnesie in individuell unterschiedlicher Ausprägung bestehen. Häufig treten Konfabulationen auf (Erinnerungslücken werden mit Einfällen „ausgefüllt", die vom Patienten selbst für wirkliche Erinnerungen gehalten werden). In der Regel sind die Wahrnehmung und andere kognitive Funktionen, d.h. die Intelligenzfunktionen, ungestört. Demgegenüber ist die ausgestanzte Störung des episodischen Gedächtnisses besonders auffällig.

Symptomatik und Befunderhebung

Nach der ICD-10-Klassifikation gelten die folgenden diagnostischen Kriterien:

- Beeinträchtigung des Kurzzeitgedächtnisses; antero- und retrograde Amnesie; verminderte Fähigkeit, vergangene Erlebnisse in ihrer chronologischen Reihenfolge in Erinnerung zu rufen
- Anamnestischer oder objektiver Nachweis einer Hirnschädigung oder einer Hirnerkrankung
- Fehlen einer Störung im Immediatgedächtnis (d.h. der unmittelbaren Wiedergabe der dargebotenen Inhalte, geprüft z.B. durch das Nachsprechen von Zahlen); Fehlen von Aufmerksamkeits- und Bewusstseinsstörungen und Fehlen einer Beeinträchtigung der allgemeinen intellektuellen Leistungsfähigkeit
- Fakultativ: Konfabulationen, Mangel an Einsichtsfähigkeit, emotionale Veränderungen

Akuttherapie

Bei der Akutversorgung von Patienten mit amnestischen Syndromen sind zwei Aspekte besonders zu beachten:

- Eine somatische Abklärung muss sofort erfolgen, damit therapierbare Grunderkrankungen ohne Verzug einer gezielten Behandlung zugeführt werden (z.B. Herpes-simplex-Enzephalitis, Wernicke-Enzephalopathie, ➤ 16.7).
- Es sind protektive Aspekte zu beachten, d.h., durch Unterstützung, Beobachtung und Überwachung des Patienten müssen Gefährdungen, die aus den mnestischen Defiziten und der damit verbundenen Desorientierung resultieren (z.B. durch Verirren im Krankenhaus), minimiert werden.

Psychopharmaka können unter symptomatischem Aspekt indiziert sein, z.B. niederpotente Antipsychotika (Melperon, Pipamperon) bei agitierten Zuständen.

Transiente globale Amnesie

Die transiente globale Amnesie (TGA) ist ein reversibles akutes Syndrom im Sinne einer isolierten Störung des episodischen Gedächtnisses. Sie tritt plötzlich auch aus völliger Gesundheit heraus auf und verschwindet nach einigen Stunden – meist innerhalb von 24 Stunden – ohne Folgen.

Differenzialdiagnostisch ist eine TGA immer im Notfall zu erwägen, wenn ein Patient mit einer „Verwirrtheit", d.h. mit Störung der Orientierung und Erinnerung an kürzliche Ereignisse, in die Klinik kommt. Während einer TGA sind keine weiteren kognitiven Veränderungen zu finden und die Patienten haben keine Aufmerksamkeitsstörungen, wie sie beim Delir zu erwarten sind. Eine neurologische Abklärung möglicher symptomatischer Auslösung ist indiziert. Eine psychogene Amnesie muss differenzialdiagnostisch erwogen werden.

15.2.3 Andere psychische Hirnschädigungssyndrome (Halluzinosen, katatone, wahnhafte, affektive, Angst- und dissoziative Störungen)

Psychische Hirnschädigungssyndrome können viele Zustandsbilder zeigen, die auch bei den körperlich nicht (oder zurzeit nicht) begründbaren psychischen Erkrankungen wie z. B. der Schizophrenie auftreten (➤ Tab. 15.1). Auf der Basis einer organischen Erkrankung sind so halluzinatorische Zustände, katatone Störungen (häufiger bei Enzephalitis und Kohlenmonoxidvergiftung), wahnhafte, affektive und dissoziative Störungen möglich. In manchen Fällen kommt es dabei auch zu einer Aufeinanderfolge verschiedener Syndrome in Abhängigkeit von der Dynamik der Grunderkrankung. So kann sich etwa nach einem Herz-Kreislauf-Stillstand aus einem anfänglichen Koma heraus ein Delir entwickeln, das dann in ein paranoid-halluzinatorisches Syndrom und schließlich in eine organische affektive Störung einmündet.

Organische affektive Störung

Unter organischer affektiver Störung wird eine depressive oder manische Symptomatik in einem kausalen, zumindest zeitlichen Zusammenhang mit einer Hirnschädigung bezeichnet. Ein organisches Angstsyndrom wird zusätzlich in ICD-10 aufgeführt.

Organisch bedingte affektive Störungen werden beispielsweise nach ischämischen Schlaganfällen beobachtet (sog. Post-Stroke-Depression). Sie können aber auch durch Medikamente und endokrinologische Störungen (z. B. Funktionsstörungen von Schilddrüse oder Nebennierenrinde) hervorgerufen werden (➤ Kap. 9 und ➤ Kap. 19).

Eine depressive Symptomatik nach Hirnschädigungen bzw. bei Hirnfunktionsstörungen ist nicht selten. Differenzialdiagnostisch ist beispielsweise bei monotoner Sprache, die in manchen Fällen Anlass zur Untersuchung auf eine Depression hin gibt, eine Aprosodie zu erwägen. Diese tritt bei Läsionen der den Sprachzentren der sprachdominanten, meist linken Hemisphäre analogen Regionen der subdominanten Hirnhälfte auf. So bedingt beispielsweise eine Läsion des der Broca-Region entsprechenden Areals der subdominanten Hemisphäre eine Unfähigkeit, die Sprache affektiv zu modulieren. Eine weitere Differenzialdiagnose ist eine Pseudodepression bei präfrontaler Hirnschädigung: Eine starke Antriebsstörung wird beobachtet, aber der Patient sagt, seine Stimmung sei nicht schlecht, er fühle sich nicht bedrückt. Ein Leidensdruck existiert nicht.

Organische Maniesyndrome sind meist durch aggressive Tendenzen und Disinhibitionssymptomatik, also durch Enthemmung von aggressivem, distanzlosem, sexuell übergriffigem Verhalten, gekennzeichnet. Dabei muss auch eine Entwicklung einer frontotemporalen Demenz differenzialdiagnostisch in Betracht gezogen werden. Eine rein manische Symptomatik bei Hirnschädigungen wird sich auch durch Größenideen oder Größenwahn äußern.

Akuttherapie

Eine spezielle Akuttherapie der Depression als Hirnschädigungssyndrom existiert nicht – Antidepressiva sowie eine psychotherapeutische Behandlung je nach kognitiven Reserven sind indiziert (Reischies 2005a). Zum Vorgehen in Fällen akuter Suizidalität s. ➤ Kap. 11 und ➤ Kap. 19. Bei der Therapie der Manie bei Hirnschädigungen bzw. Hirnfunktionsstörungen ist daran zu denken, dass ältere Personen Antipsychotika schlechter vertragen als jüngere. Die Therapie sollte deswegen bevorzugt mit Valproat bzw. Lithium (ggf. auch in Kombination) versucht werden.

Organische Katatonie

Stuporöse Krankheitsbilder treten nach Hirnschädigungen und bei Intoxikationen auf. Hier gibt es eine terminologische Überschneidung mit der Abulie und vor allem dem akinetischen Mutismus aus der Neurologie. Patienten mit Hirnschädigungen oder exogenen Hirnfunktionsstörungen können einen massiven Antriebsverlust erleiden, der klinisch wie ein depressiver oder katatoner Stupor erscheint. Diese Krankheitsbilder können einen Notfall darstellen, da sie zu einem plötzlichen massiven Funktionsverlust der Person führen.

Ein Negativismus und andere psychomotorische Zeichen der Katatonie, wie sie bei katatoner Schizophrenie gesehen werden, treten nur sehr selten nach Hirnschädigungen auf. Eine neurologische Abklärung auf möglicherweise therapierbare Ursachen des Stupors muss erfolgen (➤ Kap. 12).

15.2.4 Organische Persönlichkeitsveränderungen

In der psychiatrischen Nosologie werden von den körperlich nicht begründbaren Persönlichkeitsstörungen (➤ Kap. 24), die als Ausdruck ätiologisch noch nicht geklärter – z. T. anlagebedingter – lebenslanger Maladaptationsprozesse angesehen werden, die sogenannten organischen Persönlichkeitsstörungen (bzw. Persönlichkeitsveränderungen) durch eine ZNS-Schädigung abgegrenzt. Sie sind relativ selten Anlass für notfallpsychiatrische Interventionen.

Organische Persönlichkeitsveränderungen können sowohl aus umschriebenen zerebralen Läsionen (nach Blutungen, Infarkten, Traumata, Raumforderungen etc.) als auch aus diffusen Hirnerkrankungen, z. B. Abbauprozessen, resultieren. Eine Sonderform stellt die sogenannte epileptische Wesensänderung dar, welche beispielsweise mit verlangsamtem und „haftendem" kommunikativem Verhalten einhergeht.

Krankheitsbild

Charakteristisch für organische Persönlichkeitsveränderungen ist 1. eine veränderte emotionale Reagibilität, die sich beispielsweise in einer verstärkten Affektlabilität, unangemessenen Gefühlsreaktionen, aber auch in einer Affektverflachung manifestieren kann. Typisch sind 2. eine Antriebsminderung und eine Einschränkung im Durchhaltevermögen hinsichtlich zielgerichteter Aktivitäten. Häufig kommen 3. leichte kognitive Beeinträchtigungen hinzu, ohne dass die Kriterien für die Diagnose einer Demenz erfüllt sind. Die Patienten fallen z. B. auch durch Umständlichkeit und Langsamkeit im Denken sowie Perseverationstendenzen auf.

Im Krankheitsverlauf können charakteristische prämorbide Persönlichkeitsmerkmale sowohl eine Akzentuierung wie eine Nivellierung erfahren. Schließlich werden in manchen Fällen neue, dem ursprünglichen Wesen des Betroffenen fremde Verhaltensweisen beobachtet, welche vielfach den Frontalhirnstörungen zugerechnet werden können.

Läsionen des Frontallappens sind besonders häufig mit organischen Persönlichkeitsveränderungen assoziiert. Das Frontallappensyndrom ist durch Defizite in der Planung von Handlungsabläufen, motorische und kognitive Störungen sowie eine charakteristische Witzelsucht gekennzeichnet (Reischies 2005b).

Typische Akutsituationen, die bei organischen Persönlichkeitsveränderungen auftreten können, sind:

- Erregungszustände, meist im Kontext erhöhter Reizbarkeit und eingeschränkter Affektkontrolle
- Sozial unangemessene Verhaltensweisen im Rahmen einer Enthemmung
- Abnorme affektive Zustände, vor allem depressiver Natur, unter Umständen verbunden mit Suizidalität
- Paranoide Reaktionen, meist auf dem Boden eines ausgeprägten Misstrauens

Akuttherapie

Zunächst sollte man versuchen, auf dem Wege des Gesprächs auf den Patienten einzuwirken (je nach Ausgangssituation stützend, beruhigend, konfrontierend etc.). Es kann auch notwendig sein, bei Konflikten mit Bezugspersonen vermittelnd einzugreifen, da diesen die Krankhaftigkeit der genannten Verhaltensweisen nicht immer bewusst ist.

Bei entsprechendem Schweregrad ist eine am Zielsymptom orientierte medikamentöse Behandlung indiziert. Eine stationäre Aufnahme wird erforderlich bei akuter Eigen- oder Fremdgefährdung sowie in den Fällen, bei denen ambulante Interventionsmöglichkeiten offensichtlich nicht ausreichen. Schließlich kann sie in Einzelfällen auch zur diagnostischen Abklärung indiziert sein.

15.3 Psychische Syndrome bei speziellen Hirnerkrankungen

Prinzipiell können alle Arten von Hirnerkrankungen (also entzündliche, degenerative, traumatische, raumfordernde, vaskuläre Prozesse etc.) organische psychische Störungen auslösen bzw. verursachen. Deshalb ist die neurologische Befunderhebung, gegebenenfalls ergänzt durch zusatzdiagnostische Verfahren, unverzichtbarer Bestandteil der psychiatrischen Untersuchung. Zu beachten ist die Möglichkeit einer Erstmanifestation schwerer und häufig notfallmäßig behandlungsbedürftiger somatischer Erkrankungen unter dem Bild psychopathologischer Auffälligkeiten (➤ Tab. 15.1). Exemplarisch sei hier nochmals auf die Anti-NMDA-Rezeptor-Enzephalitis hingewiesen, deren klinische Bedeutung in den letzten Jahren zunehmend erkannt wurde (Malter und Bien 2014, Prüß et al 2010).

Wie bereits erwähnt (➤ 15.2), gilt auch für Hirnerkrankungen das Prinzip der Unspezifität, es kann also in der Regel nicht vom psychopathologischen Syndrom auf die zugrunde liegende Erkrankung geschlossen werden.

Akuttherapie

In therapeutischer Hinsicht stehen Maßnahmen zur Behandlung der Grunderkrankung an erster Stelle. Wenn darüber hinaus, was häufig der Fall ist, symptomorientierte Behandlungsprinzipien zur Anwendung kommen (z. B. die Gabe von Antipsychotika bei einem organischen paranoid-halluzinatorischen Syndrom), so muss die medikamentöse Einstellung unter besonders sorgfältiger Beobachtung stattfinden. Dies ist darin begründet, dass es in solchen Fällen manchmal zu unerwünschten Arzneimittelwirkungen kommen kann, die aus einer Interaktion von Medikation und organischer Grunderkrankung resultieren.

Nachfolgend werden psychopathologische Störungen bei ausgewählten Hirnerkrankungen exemplarisch besprochen.

15.3.1 Schädel-Hirn-Trauma

Krankheitsbild

Die Schwere von Schädel-Hirn-Traumata (SHT) wird anhand der Dauer (a) des Komas, (b) der Dauer und Schwere der posttraumatischen Bewusstseinsstörung, (c) der anterograden Amnesie bestimmt (der Grad der posttraumatischen Bewusstseinsstörung kann nach der Glasgow Coma Scale bestimmt werden, wobei der Score unmittelbar nach dem Trauma und nicht beeinflusst durch die Wirkung von Analgosedativa und Muskelrelaxanzien erhoben worden sein sollte) (Supprian 2014).

SHT I

Das Schädel-Hirn-Trauma vom Schweregrad I ist durch eine Commotio cerebri gekennzeichnet, d. h. ohne bemerkenswerten Hirnsubstanzschaden. Beim leichten Schädel-Hirn-Trauma besteht eine Bewusstlosigkeit mit einer Dauer von Sekunden bis 30 Minuten. Eine Bewusstseinstrübung bzw. Störung psychischer Funktionen und eine posttraumatische Amnesie von nicht länger als 24 Stunden sind vereinbar mit dieser Diagnose. Eine sehr leichte Störung kognitiver Leistungen kann auftreten, ist aber praktisch in allen Fällen nach einigen Tagen wieder normalisiert.

SHT II

Das Schädel-Hirn-Trauma vom Schweregrad II entspricht einer Contusio cerebri (Glasgow Coma Scale 9 bis 12 Punkte). Beim mittelschweren Schädel-Hirn-Trauma bewegt sich die Dauer des komatösen Zustands in der Größenordnung von Minuten bis einer Stunde, maximal 24 Stunden, und die sich anschließende Bewusstseinstrübung bzw. amnestische Periode beträgt zwischen 1 und 7 Tagen.

SHT III

Beim schweren Schädel-Hirn-Trauma schließlich werden die genannten Zeitintervalle – z. T. erheblich – überschritten (Glasgow Coma Scale <9).

Die Indikation zu einer diagnostischen Untersuchung mittels struktureller Bildgebung des Gehirns (cCT, cMRT) bei leichteren Formen von SHT wird kontrovers diskutiert. Sie ist sicherlich gegeben im Fall einer längeren Bewusstseinstrübung, persistierender Amnesie, Krampfanfällen, persistierenden Kopfschmerzen, Erbrechen und höherem Lebensalter sowie bei fokalneurologischen Befunden und Zeichen einer Schädelfraktur.

Auch nach leichten Schädel-Hirn-Traumata können gefährliche posttraumatische Komplikationen, vor allem raumfordernde Blutungen, auftreten. Es ist daher in jedem Fall eine kontinuierliche, möglichst stationäre Überwachung für wenigstens 24 Stunden ratsam.

Ein posttraumatisches psychopathologisches Syndrom wird beschrieben mit persistierenden leichten Kopfschmerzen, Schwindel Ermüdbarkeit und Geräuschempfindlichkeit sowie Reizbarkeit, ängstlich depressiven Zustandsbildern und subjektiven Störungen der kognitiven Leistungen. Dazu kommen Schlafstörungen und verminderte Alkoholtoleranz.

Posttraumatische Psychose und posttraumatisches Delir

Mit der Rückbildung der quantitativen Bewusstseinsstörung treten häufig weitere psychopathologische Auffälligkeiten in den Vordergrund. Diese können unter dem Bild eines Delirs ebenso wie dem eines amnestischen Syndroms verlaufen. In manchen Fällen kommt es zu einer transitorisch überaktiven Phase.

Treten Wahn oder Halluzinationen auf, kann man von einer Kontusionspsychose sprechen. Auch sind affektive Störungen möglich, wobei das Aufeinanderfolgen verschiedener Syndrome im Krankheitsverlauf recht charakteristisch ist (z. B. initiale Bewusstlosigkeit, gefolgt von Delir, an das sich ein paranoid-halluzinatorisches und dann ein organisch affektives Syndrom anschließen). Bei schweren Verläufen kann eine psychopathologische Akutsymptomatik u. U. über Wochen bis Monate persistieren.

Epileptische Anfälle werden in der unmittelbaren posttraumatischen Phase beobachtet, wobei ein prognostisch ungünstigeres posttraumatisches Anfallsleiden meist erst nach Monaten auftritt.

Akuttherapie

Die Therapie der Komplikationen des Schädel-Hirn-Traumas erfolgt durch die involvierten Fachdisziplinen (Neurochirurgie, Neurologie etc.), wobei der Therapie des posttraumatischen Hirnödems besondere Bedeutung zukommt (Näheres hierzu findet sich in Lehrbüchern der Intensivmedizin, vgl. auch Brandt et al. 2012).

Treten psychopathologische Symptome in den Vordergrund, erfolgt die Verordnung von Psychopharmaka syndrombezogen. Immer ist der protektive Aspekt zu beachten, d. h., in Situationen, in denen die Patienten krankheitsbedingt sich selbst oder (selten) andere gefährden, müssen Vorkehrungen zur Abwendung dieser Gefahren getroffen werden (z. B. die Aufnahme des Patienten auf einer geschlossenen Station mit Sonderwachen etc.). Generell gilt für die Verordnung psychotroper Medikamente, dass die Aufdosierung unter sorgfältiger Beobachtung von Wirkungen und Nebenwirkungen beim individuellen Patienten erfolgen muss:

- Antipsychotika (➤ Kap. 13, ➤ 15.2.1)
- Clomethiazol (➤ Kap. 13, ➤ 15.2.1)
- Benzodiazepine (➤ Kap. 13, ➤ 15.2.1)
- Antidepressiva (➤ Kap. 4, ➤ Kap. 9, ➤ Kap. 19)

Antikonvulsiva kommen in Betracht bei ausgeprägten Affektschwankungen, unter Umständen mit gereizt-maniformen Zuständen. Infrage kommen in erster Linie Valproinsäure und Carbamazepin.

Insbesondere müssen Interaktionen mit der Grunderkrankung berücksichtigt werden (z. B. Senkung der Krampfschwelle durch Antipsychotika und Antidepressiva).

Schließlich ist im Krankheitsverlauf bei einer Verschlechterung der psychopathologischen Symptomatik immer zuerst auch an eine zerebrale Komplikation, z. B. eine Einblutung, zu denken.

15.3.2 Epilepsien und epileptische Anfälle

Man geht davon aus, dass sich in jedem Gehirn epileptische Nervenzell-Entladungen und auch epileptische Anfälle entwickeln können, wenn in einer besonderen Situation die Krampfschwelle kritisch erniedrigt ist. Epileptische Anfälle können fokal oder generalisiert auftreten. Die Symptomatik einfach-fokaler Anfälle wird durch die Lokalisation des epileptogenen Fokus bestimmt (also beispielsweise motorische Entäußerungen kontralateral bei einem Herd in der Präzentralregion). Aus diesem Grund ist klinisch auf die Seite von Wendebewegungen im epileptischen Anfall zu achten. Wenn ein epileptischer Anfall auftritt, ist abzuklären, ob eine der genetischen Epilepsieformen vorliegt.

Gelegenheitsanfälle

Bei einigen Hirnerkrankungen treten häufig epileptische Anfälle auf, sodass in der **Differenzialdiagnose** von Anfällen in der psychiatrischen Klinik auch an derartige Hirnschädigungen gedacht werden muss: Sinusvenenthrombose, arteriovenöse Malformation, Lupus erythematodes, zerebrale Ischämie, maligner arterieller Hypertonus mit akuter hypertonischer Enzephalopathie, Subarachnoidalblutung, schweres Schädel-Hirn-Trauma und Enzephalitiden.

Bewusstseinsstörungen

Epileptische Anfälle müssen nicht mit einer Bewusstseinsstörung einhergehen. Bei den generalisierten Anfallsformen sind sowohl der Grand Mal als auch die Absence obligat mit einer schweren Bewusstseinsstörung verbunden. Wenn ein fokales Anfallsgeschehen mit einer Bewusstseinsstörung einhergeht, so handelt es sich um sogenannte komplex fokale Anfälle. Diese Anfälle rufen die meisten psychiatrischen Notfallsituationen hervor.

Psychische Störungen bei epileptischen Anfällen können klassifiziert werden als

- Störung aufgrund der organischen Erkrankung, die auch den epileptischen Anfall verursacht hat,
- Störung, die als Folge oder Ausdruck des epileptischen Anfalls zu diagnostizieren ist (iktal),
- Störung, die zwischen Anfällen (interiktal) auftritt.

Iktale psychische Störungen

Psychopathologische Phänomene können ein Symptom sowohl einfacher als auch komplex-fokaler Anfälle darstellen. Der paroxysmale Charakter der Symptomatik (➤ Tab. 15.5) stellt im Allgemeinen einen guten Hinweis auf ein epileptisches Geschehen dar.

Status nicht-konvulsiver Anfälle: Zu länger anhaltenden iktal bedingten Dämmerzuständen (d. h. Bildern, die durch eine Trübung bzw. Einengung des Bewusstseins charakterisiert sind [➤ Kap. 13]), kann es bei Petit-Mal-, myoklonisch-astatischen und bei komplex-fokalen Anfällen kommen, wenn diese im Sinne eines Status epilepticus aufeinanderfolgen, ohne dass der Zustand der Bewusstseinsklarheit zwischenzeitlich erreicht wird. Das Auftreten von Automatismen kann diagnostisch weiterhelfen. Beim Status myoklonisch-astatischer Anfälle lenken mitunter leichte Myoklonien den Verdacht auf eine epileptische Genese. Auch wenn die Patienten bei diesen Anfallsformen umdämmert erscheinen, so können sie doch noch einfache Handlungen durchführen und auf Ansprache eine Reaktion zeigen. Diagnostisch wegweisend ist beim Petit-Mal- und beim myoklonisch-astatischen Status das EEG mit typischen Anfallsäquivalenten, während es für den komplex-fokalen Status keine obligaten pathognomonischen EEG-Veränderungen gibt.

Der Status komplex-fokaler Anfälle mit bizarren Handlungen bietet eine schwierige Differenzialdiagnose zu anderen deliranten Zuständen. Ein EEG steht im Notfall meist nicht zur Verfügung, und der Patient ist häufig auch zu unruhig für eine Ableitung.

Akuttherapie

Therapeutisch muss bei iktal bedingten Dämmerzuständen sofort eine Anfallsunterbrechung erfolgen. Als Mittel der ersten Wahl dient die intravenöse Injektion eines Benzodiazepins, bevorzugt Lorazepam

Tab. 15.5 Häufige iktale Symptome

- Aphasische Symptome
- Gedächtnisstörung (auch Déjà-vu)
- Derealisation, Depersonalisation, oneiroide (traumähnliche) Zustände
- Emotionale Symptomatik: Angst, Aggressivität, Euphorie
- Illusionäre Verkennungen, Halluzinationen
- Psychomotorische Störungen (Stupor, Perseverationen, schablonenhafte Verhaltensweisen, Automatismen)

15

1–2 mg, alternativ Clonazepam 1(–2) mg oder Diazepam, z. B. 10 mg, jeweils langsam i. v. (mehr als 5 Minuten für die Injektion) oder als Rektiole. Unter klinischen Bedingungen ist als Alternative Phenytoin in Betracht zu ziehen. Eine Prolongierung eines epileptischen Anfallsgeschehens über 3 Minuten hinaus sollte zur Vorsicht mahnen. Bei einer Dauer über 5 Minuten sollte eine Durchbrechung des Anfallsgeschehens erfolgen (Näheres s. neurologische Leitlinien bzw. Lehrbücher der Neurologie bzw. Notfallmedizin).

Postiktale Dämmerzustände

Bei postiktalen Dämmerzuständen sind die Patienten meist deutlich verlangsamt und bewusstseinsgetrübt. Es handelt sich um delirante Zustandsbilder, die sehr vielfältige psychopathologische Symptome aufweisen können. Patienten in derartigen Dämmerzuständen neigen zu Situationsverkennungen und können in diesem Rahmen verängstigt sein. Scheinbar unmotivierte aggressive Reaktionen werden beobachtet. Möglich sind auch Unruhezustände ohne erkennbaren äußeren Anlass.

Im Normalfall klingen postiktale Dämmerzustände innerhalb von Minuten bis Stunden ab, ausnahmsweise können sie aber über Tage oder sogar Wochen persistieren. Das EEG ist durch eine Allgemeinveränderung gekennzeichnet, welche in etwa der Ausprägung der Bewusstseinsstörung entspricht.

Akuttherapie

Therapeutisch sind protektive Maßnahmen vorrangig. Wegen möglicher Eigen- oder Fremdgefährdungen während der Phase der Bewusstseinsstörung sind entsprechende Vorkehrungen zu treffen, d. h., der Patient muss in adäquater Weise geschützt und überwacht werden. Falls eine medikamentöse Sedierung bei stärkergradigen Unruhezuständen indiziert ist, kommen Benzodiazepine in Betracht. Wenn bei postiktalen psychotischen Krankheitsbildern Antipsychotika symptomatisch angewandt werden müssen, dann wegen der geringeren Beeinflussung der Krampfschwelle vorzugsweise Olanzapin, Quetiapin, Risperidon oder von den konventionellen Antipsychotika Haloperidol (Kraus & Schmitz 2014). Bei dem niederpotenten Antipsychotikum Melperon ist davon auszugehen, dass die Krampfschwelle nicht negativ beeinflusst wird (Benkert Hippius 2017).

Interiktale Psychosen

Akute interiktale psychotische Syndrome können nach einem Anfall ausgelöst werden bzw. in einen Anfall münden. Häufig jedoch ist eine direkte Beziehung zu einem speziellen epileptischen Anfall nicht nachzuweisen. Eine besondere Konstellation ergibt sich bei der sogenannten Alternativpsychose, die typischerweise zu einem Zeitpunkt auftritt, wenn Patienten mit einer Epilepsie anfallsfrei sind und auch im EEG epileptische Äquivalente nicht mehr registriert werden (sogenannte forcierte Normalisierung). Dieses Krankheitsbild ist durch eine schizophrenieähnliche Symptomatik mit formalen Denkstörungen, akustischen Halluzinationen, Gedankeneingebungen und sonstigen produktiv-psychotischen Symptomen bei meist normaler Bewusstseinslage gekennzeichnet. Hinsichtlich der Pathogenese geht man bei diesen Syndromen von einer antagonistischen Beziehung zwischen Epilepsie und Auslösung psychotischer Symptome aus.

Akuttherapie

Diese ist syndromal orientiert. So besteht beispielsweise bei einer paranoid-halluzinatorischen Symptomatik das übliche Vorgehen darin, zusätzlich zur antikonvulsiven Therapie ein hochpotentes Antipsychotikum zu verordnen (Auswahl von Substanzen mit relativ geringer Beeinflussung der Krampfschwelle: s. o.). Bei Alternativpsychosen kommt eine vorübergehende Reduktion der Antikonvulsiva bei gleichzeitiger Zugabe eines Antipsychotikums in Betracht. Nach Rückbildung der psychotischen Symptome werden die Antiepileptika wieder schrittweise erhöht. Diese Vorgehensweise ist natürlich mit einem gewissen Risiko einer Anfallsprovokation verbunden, weswegen diese Maßnahmen mit dem behandelnden Neurologen abgestimmt werden sollten.

Sonstige interiktale Störungen

Interiktal kann es zu ausgeprägten Verstimmungszuständen ohne äußeren Anlass kommen, deren

Entstehungsweise bisher nicht geklärt ist. Häufig sind depressive Syndrome zu beobachten. Die Möglichkeit einer suizidalen Gefährdung ist bei diesen Patienten sorgfältig zu bedenken (➤ Kap. 9, ➤ Kap. 11, ➤ Kap. 19). Affektive Störungen, wie depressive Verstimmungen oder vermehrte Reizbarkeit, können Anfallsprodrome darstellen. Bei depressiven Verstimmungen von Epilepsiekranken sollte zunächst eine Überprüfung der antiepileptischen Medikation erfolgen, unter besonderer Berücksichtigung der affektmodulierenden Einflüsse von Antiepileptika. Wenn danach weiterhin eine Indikation zum Einsatz eines Antidepressivums besteht, sind Serotoninwiederaufnahmehemmer (SSRI) wegen ihrer geringen epileptogenen Potenz den trizyklischen Antidepressiva vorzuziehen. Mirtazapin kann eine Alternative zu den SSRI darstellen (Schmitz 2004).

15.3.3 Parkinson-Erkrankung und psychiatrische Symptomatik bei der Therapie der Parkinson-Erkrankung

Krankheitsbild

Etwa 1 % der über 60 Jahre alten Bevölkerung leidet an einem Parkinson-Syndrom, wobei die Prävalenz mit dem Alter steil ansteigt. Bei älteren Patienten mit einem Parkinson-Syndrom kommen besonders häufig psychiatrische bzw. neuropsychiatrische Notfälle vor.

Akinetische Krise und Stupor

Neben den charakteristischen neurologischen Symptomen Rigor, Tremor und Akinese kann es zu einem Syndrom kommen, das durch einen stark ausgeprägten Antriebsmangel und eine allgemeine Verlangsamung psychischer Prozesse (Bradyphrenie) gekennzeichnet ist. Die Akinese kann sich zu einer akinetischen Krise steigern. Die Differenzialdiagnose zu psychiatrischen Stuporsyndromen ist meist leicht zu klären, da die Patienten bereits schon lange unter Parkinson-Symptomatik litten. Eine Differenzialdiagnose gegenüber dem malignen L-Dopa-Absetzsyndrom ist einerseits ebenfalls über die Anamnese und weiterhin durch eine geringe oder fehlende CK-Erhöhung bei der akinetischen Krise zu klären. Die Therapie sollte in Abstimmung mit den neurologischen Kollegen erfolgen.

Parkinson-Demenz

Leichte spezielle kognitive Symptome hängen mit der Pathophysiologie des Parkinson-Syndroms zusammen. Kognitive Störungen wie Vergesslichkeit können aber auch in ein Parkinson-Demenz-Syndrom übergehen. Die Parkinson-Demenz wird selten einmal als solche zu einem psychiatrischen Notfall. Es kommt aber, wie generell bei M. Parkinson der Fall, gehäuft zum Auftreten depressiver Zustandsbilder.

Produktiv-psychotische Symptomatik

Psychiatrische Akutsituationen ergeben sich am häufigsten im Zusammenhang mit Halluzinationen und einer Wahnsymptomatik. Häufig halluzinieren Patienten wiederholt Tiere oder fremde Menschen in ihrer Umgebung und sind geängstigt. Halluzinationen werden bei bis zu einem Drittel der längere Zeit mit dopaminerger Medikation behandelten Patienten beobachtet und haben insgesamt eine längerfristig schlechtere Prognose. Ein erhöhtes Risiko, eine produktiv-psychotische Symptomatik auszubilden, ist bei fortgeschrittener Parkinson-Erkrankung gegeben, vor allem bei beginnender oder bereits zusätzlich bestehender Demenz.

Akuttherapie

Bei schwererer paranoid-halluzinatorischer Dekompensation ist im Regelfall eine sofortige Reduktion der Antiparkinson-Medikation notwendig. Dies gilt auch, wenn dies auf Kosten der Mobilität des Patienten gehen könnte. Falls die Medikamente ausnahmsweise komplett abgesetzt werden müssen, so darf dies nicht abrupt geschehen, insbesondere nicht bei L-Dopa und Anticholinergika (wobei Anticholinergika ohnehin nicht zu den Mitteln erster Wahl bei der Parkinsonbehandlung zählen, vgl. Deutsche Gesellschaft für Neurologie 2016).

Konventionelle und die Mehrzahl der atypischen Antipsychotika sind wegen ihres Dopaminantagonismus kontraindiziert. Hingegen kann bei persistierender paranoid-halluzinatorischer Symptomatik

15

ein Therapieversuch mit Clozapin durchgeführt werden. Eine einschleichende Dosierung ist notwendig (Initialdosis: 12,5 mg, u. U. sogar nur 6,25 mg), die erforderlichen Enddosierungen bewegen sich üblicherweise in der Größenordnung von 25–50 mg (Claßen und Naumann 2014). Bei zu rascher Aufdosierung besteht ein erhöhtes Risiko für Nebenwirkungen (Übersedierung, orthostatischer Kollaps, Delir, vgl. ➤ Kap. 29). Die besonderen Anwendungsrichtlinien für dieses Medikament müssen beachtet werden (u. a. wöchentliche Blutbildkontrollen). Im Hinblick auf die Einschränkungen, die sich bei der Anwendung von Clozapin ergeben, kann alternativ – unter Off-Label-Bedingungen – Quetiapin zur Behandlung psychotischer Symptome bei Parkinson-Patienten eingesetzt werden. Bei Berücksichtigung der bei dieser Substanz nicht seltenen orthostatischen Hypotonie stellt Quetiapin nach den Erfahrungen der Verfasser eine Bereicherung der therapeutischen Möglichkeiten dar. Die Evidenzen für die Äquivalenz von Quetiapin mit Clozapin im genannten Indikationsbereich sind allerdings nicht eindeutig (Deutsche Gesellschaft für Neurologie 2016), auch sind unerwünschte extrapyramidale Wirkungen bei Quetiapin nicht ganz auszuschließen.

Im weiteren Verlauf ist eine möglichst frühzeitige Diagnose und Behandlung komplizierender Begleiterkrankungen notwendig. Außerdem sollte eine ausreichende Flüssigkeitszufuhr gewährleistet werden. Nach Abklingen der paranoid-halluzinatorischen Symptomatik muss in Abstimmung mit dem behandelnden Neurologen eine medikamentöse Neueinstellung vorgenommen werden.

15.4 Psychiatrische Syndrome bei extrazerebralen Erkrankungen

Die Vielfalt der psychischen Hirnschädigungssyndrome kann nicht nur direkt durch Hirnerkrankungen, sondern auch indirekt durch Einflüsse von sonstigen somatischen Erkrankungen auf die Hirnfunktionen verursacht sein. Es können sich auch schwere, sogar lebensbedrohliche extrazerebrale Erkrankungen unter dem Bild einer psychischen Störung manifestieren, sodass dem Psychiater als demjenigen, der die erste Diagnose stellt, die Aufgabe zufällt, den Patienten gegebenenfalls sofort in eine internistische Intensivtherapie einzuweisen.

Es existieren keine spezifischen Zusammenhänge zwischen Grunderkrankung und Psychopathologie, wie an anderer Stelle bereits ausgeführt (➤ Kap. 15.2). Beispielsweise entwickeln beim M. Cushing etwa 50 % der Betroffenen psychische Störungen, wobei depressive Zustandsbilder überwiegen, aber es können auch maniforme und schizophreniforme Bilder sowie delirante Syndrome auftreten. Bei den letztgenannten Syndromen dominieren Störungen von Merkfähigkeit und Gedächtnis sowie Symptome gestörter Aufmerksamkeit und Bewusstheit der Umgebung.

Das breite Spektrum von Allgemeinerkrankungen, die psychopathologische Syndrome induzieren können, wurde bereits in ➤ Tab. 15.2 aufgezeigt. In der klinischen Praxis kommt kardiovaskulären Erkrankungen (z. B. Tachyarrhythmien bei Vorhofflimmern, Herzinfarkten mit atypischer Präsentation, z. B. NSTEMI-Infarkte bei alten Menschen), Dekompensationen bei chronisch obstruktiver Atemwegserkrankung (COPD), Infektionen (Lunge, Atem-/Harnwege; Cave: Urosepsis) und Störungen des Wasser- und Elektrolythaushalts (insbesondere Exsikkose, Hyponatriämie) eine besonders große Bedeutung zu (Hewer et al. 2016).

Die psychopathologischen Folgeerscheinungen der genannten (und vieler anderer) Erkrankungen werden häufig überlagert durch unerwünschte psychotrope Effekte von Pharmaka, die aus somatischer Indikation eingesetzt werden (➤ Kap. 29, ➤ Tab. 29.10) (Lange-Asschenfeldt 2014). Exemplarisch sei Bezug genommen auf die vielgestaltigen psychopathologischen Syndrome in Verbindung mit der Anwendung von Glukokortikoiden, die bei der Behandlung von zahlreichen Erkrankungen zum Einsatz kommen (Dubovsky et al. 2012). Therapeutisch ist bei diesen Krankheitsbildern neben einer kausalen Intervention in Bezug auf das Grundleiden und der Anwendung allgemeiner Behandlungsprinzipien (Überwachung, beruhigende Zusprache) im Einzelfall die Indikation zu einer symptomorientierten Gabe von Psychopharmaka zu stellen.

Wegen ihrer besonderen Bedeutung im notfallmedizinischen Kontext sei an dieser Stelle Bezug genommen auf die Porphyrien als Störungen im Häm- bzw. Porphyrinstoffwechsel mit neuroviszeraler bzw. photokutaner Symptomatik, von denen die psychiatrisch wichtigste die **akute intermittierende Porphyrie** ist. Auf diese Erkrankung, die wegen ihrer Vielgestaltigkeit bei unklaren akuten neurologisch-psychiatrischen Erkrankungen immer differenzialdiagnostisch zu bedenken ist, soll auch im Hinblick auf die Implikationen für das pharmakotherapeutische Vorgehen eingegangen werden.

Krankheitsbild

Das klinische Erscheinungsbild der akuten intermittierenden Porphyrie kann variieren (Anderson et al. 2005):

- Akute abdominelle Krisen (in über 85 %)
- Psychopathologische Symptome (in über 40 %): meist Verhaltensstörungen und Agitation, aber auch z. B. psychotische Symptome, histrionisch imponierende Bilder und kognitive Defizite; viele Patienten weisen eine Angst- bzw. depressive Symptomatik auf.
- Möglich sind auch neurologische Zustandsbilder (z. B. polyneuropathische Erscheinungen, zentrale Paresen, Krampfanfälle). Bei akuten psychischen Syndromen können deswegen die polyneuropathischen Störungen, mehr motorischer als sensibler Art, und Schmerzen (in den Extremitäten, im Rücken, Nacken oder Kopf in über 50 %) wegweisend sein.

Wegen der genetischen Grundlagen ist die Familienanamnese zu beachten. Die Stoffwechselkrisen können durch eine Vielzahl von Medikamenten (u. a. bestimmte Antikonvulsiva wie Valproat und Phenytoin, Barbiturate, Sulfonamide, Ergot-Alkaloide oder Antikonzeptiva), aber auch durch Alkoholkonsum und prolongiertes Fasten ausgelöst werden.

Akuttherapie

Bei dem geringsten Verdacht auf eine akute intermittierende Porphyrie ist zu prüfen, ob potenziell gefährliche Medikamente verabreicht wurden, die dann unverzüglich abgesetzt werden müssen. Generell sollte die medikamentöse Behandlung wegen der unklaren Auswirkungen vieler Substanzen auf den Hämstoffwechsel auf ein Minimum beschränkt werden. Welche Medikamente als ungefährlich gelten und welche unbedingt vermieden werden müssen, kann auf aktuellem Stand über entsprechende Websites abgerufen werden (z. B. National Acute Porphyria Service: http://porphyria.eu/sites/default/files/files/2014%20Porphyria%20safe%20list%20only.pdf, letzter Zugriff 11.3.2017). Zu beachten ist, dass solche Listen nur Wahrscheinlichkeitsaussagen treffen („drugs that are considered to be safe"). Nach den Angaben der zitierten Website gelten u. a. Haloperidol und Lorazepam als sichere Medikamente. Informationen können auch bei Porphyrie-Zentren, z. B. am Klinikum Chemnitz, eingeholt werden. Bezüglich der Behandlung der Stoffwechselkrisen bei akuter intermittierender Porphyrie (Flüssigkeits- und Glukosezufuhr, Bilanzierung etc.) sei auf die einschlägige Literatur verwiesen (Lehrbücher der Inneren und der Intensivmedizin).

15.5 Typische Fehler bei Notfällen aufgrund von somatisch verursachten psychiatrischen Syndromen

- Psychopharmakologische Behandlung bei mangelhafter organischer Abklärung der Grunderkrankung
- Zu starke pharmakologische Sedierung (die z. B. die Beurteilung der Bewusstseinsstörung erschwert)
- Nichterkennen organischer Ursachen von affektiven oder paranoid-halluzinatorischen Symptomen bei Patienten mit körperlichen Grunderkrankungen
- Vernachlässigung der Beurteilung des Verlaufs der Erkrankung bei Überbewertung des Querschnittbefundes (z. B. häufig fluktuierender Verlauf von Bewusstseinsstörungen).

LITERATUR

Anderson, K. E., J. R. Bloomer, H. L. Bonkovsky, J. P. Kushner, C. A. Pierach, N. R. Pimstone, R. J. Desnick: Recommendations for the diagnosis and treatment of the acute porphyrias. Ann Intern Med 2005; 142: 439–450.

Benkert, O., H. Hippius: Kompendium der Psychiatrischen Pharmakotherapie, 11. Aufl. Springer, Heidelberg – Berlin 2017.

Brandt, T., J. Dichgans, H. C. Diener (Hrsg.): Therapie und Verlauf neurologischer Erkrankungen, 6. Aufl. Kohlhammer, Stuttgart 2012.

Bronnick, K., D. Aarsland, J. P. Larsen: Neuropsychiatric disturbances in Parkinson's disease clusters in five groups with different prevalence of dementia. Acta Psychiatr Scand 2005; 112: 201–207.

Claßen, J., M. Naumann: Parkinsonsyndrome. In: Supprian, T., M. Naumann: Neuropsychiatrie. Kohlhammer, Stuttgart 2014, S. 65–81.

Deutsche Gesellschaft für Neurologie (Hrsg.): S3-Leitlinie „Idiopathisches Parkinson-Syndrom" (2016) AWMF-Register-Nr. 030–010. http://www.awmf.org/leitlinien/detail/ll/030-010.html (letzter Zugriff: 7.3.2017).

Dubovsky, A. N., S. Arvikar, T. A, Stern, L. Axelrod; The neuropsychiatric complications of glucocorticoid use: steroid psychosis revisited. Psychosomatics 2012; 53: 103–115.

Hewer, W., Ch. Thomas, L. M. Drach: Delir beim alten Menschen. Kohlhammer, Stuttgart 2016.

Kraus, R., B. Schmitz: Epilepsien. In: Supprian, T., M. Naumann: Neuropsychiatrie. Kohlhammer, Stuttgart 2014, S. 169–190.

Lange-Asschenfeldt, C. Unerwünschte neuropsychiatrische Arzneimittelreaktionen. In: Supprian, T., M. Naumann: Neuropsychiatrie. Kohlhammer, Stuttgart 2014, S. 211–226.

Lauter, H.: Die organischen Psychosyndrome. In: Kisker, K. P., H. Lauter, J.-E. Meyer et al. (Hrsg.): Psychiatrie der Gegenwart, Bd. 6: Organische Psychosen, 3. Aufl. Springer, Berlin – Heidelberg – New York 1988, S. 3–56.

Lishman W. A.: Organic Psychiatry: The psychological consequences of cerebral disorder; 4. Aufl. Blackwell, Oxford 2009.

Malter, M., G. G. Bien: Autoimmunvermittelte und paraneoplastische Enzephalitiden. In: Supprian, T., M. Naumann: Neuropsychiatrie. Kohlhammer, Stuttgart 2014, S. 130–140.

Poeck, K., W. Hacke: Neurologie, 14. Aufl. Springer, Berlin – Heidelberg – New York 2015.

Prüß, H., J. Dalmau, V. Arolt, K.-P. Wandinger: Anti-NMDA-Rezeptor-Enzephalitis: ein interdisziplinäres Krankheitsbild. Nervenarzt 2010; 81: 396–408.

Reischies, F. M.: Organische Psychosen. In: Gastpar, M., S. Kasper, M. Linden (Hrsg.): Lehrbuch der Psychiatrie, 2. Aufl. Springer, Wien 2003, S. 19–34.

Reischies, F. M.: Organische Ursachen für Therapieresistenz der Depression. In: Bauer, M., A. Berghöfer, M. Adli (Hrsg.): Therapieresistente Depression, 2. Aufl. Springer, Berlin – Heidelberg – New York 2005a, S. 75–85.

Reischies, F. M.: Psychopathologie des Frontalhirns. In: H. Förstl (Hrsg.): Frontalhirn, Funktionen und Erkrankungen, 2. Aufl. Springer, Berlin – Heidelberg – New York 2005b, S. 83–101.

Reischies F. M.: Psychopathologie – Merkmale psychischer Krankheitsbilder und klinische Neurowissenschaft. Springer, Berlin – Heidelberg – New York 2007.

Robinson, R. G., K. L. Kubos, L. B. Starr, K. Rao, T. R. Price: Mood disorders in stroke patients: importance of location of lesion. Brain 1984; 107: 81–93.

Schmitz, B.: Psychische Störungen bei Epilepsie. In: Arolt V., A. Diefenbacher (Hrsg.): Psychiatrie in der klinischen Medizin. Steinkopff, Darmstadt 2004, S. 528–564.

Schmitz, B., M. Trimble: Psychiatrische Epileptologie. Thieme, Stuttgart 2005.

Sher, Y., A. C. Miller Cramer, A. Ament et al.: Valproic acid for treatment of hyperactive or mixed delirium: rationale and literature review. Psychosomatics 2015; 56: 615–625.

Supprian, T.: Traumatische Hirnverletzungen (Schädel-Hirn-Traumata). In: Supprian, T., M. Naumann: Neuropsychiatrie. Kohlhammer, Stuttgart 2014, S. 159–169.

KAPITEL

16 Alkoholkrankheit

Leo Hermle, Walter Hewer und Anil Batra

16.1 Einleitung

Fallbeispiel

Herr R., 33 Jahre, verheiratet, gelernter Bauschlosser, kam zum sechsten Mal im alkoholintoxikierten Zustand in unsere stationäre psychiatrische Behandlung. Der Patient zeigte bei der Aufnahme einen Händetremor mit Tachykardie, wirkte innerlich ängstlich, unruhig. Der Blutalkoholgehalt ergab 2,8 Promille. Er berichtete, seit zwei Jahren völlig alkohol- und drogenabstinent gewesen zu sein. Zwei Wochen vor der Aufnahme kam es zu einem Rückfall, als er in seinem früheren Stammlokal einkehrte und sich dort mit festem Vorsatz, abstinent zu bleiben, ein Mineralwasser bestellte. Beim Beobachten seiner Bier trinkenden Kumpane sei er plötzlich von massivem Drang nach Alkohol ergriffen worden. Seitdem trinke er täglich wieder bis zu zehn Flaschen Bier und mehrere Schnäpse. Aufgrund der Vorgeschichte mit schwer beherrschbaren Entzugsanfällen wurde der Patient medikamentös mit Carbamazepin retard, Clomethiazol und Clonidin behandelt. Zur **Biografie** ist erwähnenswert, dass sein leiblicher Vater ebenfalls schwerer Alkoholiker war. Unser Patient wurde gleich nach der Geburt in ein Säuglingsheim gegeben. Er wuchs ebenso wie sein jüngerer Bruder in einem Kinder- und Jugenddorf auf. Von dort aus habe er seine Lehre als Kunst- und Bauschlosser mit Erfolg absolviert. Seit dem 17. Lebensjahr begann er vermehrt Alkohol zu trinken, konsumierte auch gelegentlich Haschisch und Speed. Bei einer heroinabhängigen Frau infizierte er sich mit Hepatitis C. Wegen schwerer Alkoholintoxikationen wurde er mehrfach als Notfall in verschiedenen Kliniken behandelt.

Im Rahmen eines strukturierten Therapieablaufs wurde in Einzel- und Gruppengesprächen, Rollenspielen und themenzentrierten Interaktionsgruppen versucht, konfliktverarbeitende Strategien zu entwickeln. Durch seine anfänglich häufigen Regelverstöße und sein provozierendes Verhalten war der Umgang mit dem Patienten sehr schwierig. Immer wieder versuchte der Patient durch Überanpassung seine Eskapaden „wiedergutzumachen", so wie er auch an seinen früheren Arbeitsstellen seine alkoholbedingten Versäumnisse durch enormes Engagement in nüchternem Zustand wieder auszugleichen versuchte. Herr R. konnte sich während des dreiwöchigen stationären Aufenthalts schließlich gut in das Stationsleben einordnen. Der Patient zeigte sich zur Abstinenz motiviert, und es konnten Ansätze zu alternativen Verhaltensmustern erarbeitet werden. Dieser Prozess wurde durch die Forderung seiner alkoholabhängigen, schwangeren Frau unterbrochen, die von ihm die Rückkehr nach Hause verlangte. Herr R. brach die Behandlung ab und wurde schließlich zu Hause erneut alkoholrückfällig.
Entlassungsdiagnosen: 1. Alkoholabhängigkeit, gegenwärtig abstinent, aber in beschützender Umgebung (ICD 10: F10.21) 2. Kombinierte Persönlichkeitsstörung (F61.0).

In Deutschland sind schätzungsweise 1,9 Millionen Menschen alkoholabhängig. Bei rund 1,6 Millionen liegt ein „schädlicher Gebrauch" vor (Pabst et al. 2013). Im Durchschnitt werden mehr als 10 Liter reinen Alkohols pro Kopf und Jahr konsumiert.

Von einem „riskanten Konsum" spricht man bei einem Alkoholkonsum von mehr als 24 g reinem Alkohol pro Tag bei Männern bzw. mehr als 12 g/d bei Frauen (Mann et al. 2007). (Ca. 40 g reiner Alkohol entsprechen 1 Liter

Bier oder ½ Liter Weißwein!) Nach Daten des Bundesministeriums für Gesundheit sterben in Deutschland jährlich etwa 42.000 Menschen an den direkten oder indirekten Folgen von Alkohol. Wird noch der Überlappungsbereich von zusätzlichem Tabakkonsum hinzugerechnet, erhöht sich diese Zahl auf etwa 73.000 Tote pro Jahr (Singer et al. 2010, Gaertner et al. 2015).

Der weitverbreitete Alkoholmissbrauch führt in vielen Fällen zu schwerwiegenden Organschäden und psychosozialen Folgestörungen mit der Konsequenz einer sehr häufigen Inanspruchnahme unseres medizinischen Versorgungssystems durch die Betroffenen. Von herausragender Bedeutung sind die Schädigung von zentralem und peripherem Nervensystem, Leber, Gastrointestinaltrakt und Herz. Als weitere Folgeprobleme kommen Unfälle, Gewaltdelikte, Arbeitsunfähigkeit und Frühinvalidität hinzu. Die direkten Kosten alkoholbezogener Krankheiten liegen in Deutschland mit mindestens 30 Milliarden € pro Jahr im europäischen Vergleich an der Spitze (Effertz und Mann 2013).

Die Entstehung der Alkoholabhängigkeit ist ein komplexer Prozess, bei dem neben biologischen auch psychische und soziale Faktoren eine wichtige Rolle spielen. Die Einbeziehung dieser Faktoren kann in einem *Dispositions-Expositions-Modell* zusammengefasst werden (Mann 2007). Daraus lässt sich herleiten, dass bei manchen Individuen mit einer ausgeprägten Prädisposition ein relativ niedriger Alkoholkonsum zu einer Abhängigkeit führen kann. Verschiedene Untersuchungen haben gezeigt, dass Alkoholkranke relativ häufig noch weitere psychische Erkrankungen aufweisen. Überrepräsentiert sind die Diagnosen „dissoziale Persönlichkeitsstörung“ (F60.2), „affektive Störungen“ (F30.xx – F39) und „Missbrauch anderer psychotroper Substanzen“ (F19.xx). Insbesondere treten bei bis zu einem Drittel der alkoholabhängigen Männer und zwei Dritteln der alkoholabhängigen Frauen Angst- und Panikstörungen (F40.xx, 41.xx) auf. In einigen Studien wurden z. B. bei schizophren Erkrankten Prävalenzraten für Alkoholabhängigkeit von 12–43 % ermittelt, wobei neben dem Alkohol häufig auch illegale Drogen (insbesondere Cannabis und Stimulanzien) konsumiert werden. Bei kombinierter Abhängigkeit von Alkohol und anderen psychotropen Substanzen im Rahmen einer Polytoxikomanie ergeben sich besondere Probleme (➤ Kap. 17).

Zirka 15 % der Alkoholkranken sterben durch Suizid, 25 % begehen Suizidversuche, wobei die Ursachen hierfür sehr unterschiedlich sind (Feuerlein et al. 1998).

Alkoholabhängige finden sich in allen Alters- und Berufsgruppen, aber bevorzugt im dritten und vierten Lebensjahrzehnt. In den letzten 30 Jahren hat insbesondere der Anteil alkoholkranker Frauen erheblich zugenommen (Geschlechterrelation Männer zu Frauen etwa 3:1).

16.2 Diagnosestellung

Zur Diagnose „Alkoholabhängigkeitssyndrom" (ICD-10, F10.2) müssen mindestens drei der folgenden sechs Kriterien während des letzten Jahres erfüllt gewesen sein:
- Starkes Verlangen oder eine Art Zwang, Alkohol zu konsumieren
- Verminderte Kontrolle bezüglich des Beginns, der Beendigung und der Menge des Alkoholkonsums
- Körperliches Entzugssyndrom, wenn die Substanz reduziert oder abgesetzt wird, Substanzgebrauch, um Entzugssymptome zu mildern
- Nachweis einer Toleranzentwicklung
- Fortschreitende Vernachlässigung anderer Interessen zugunsten des Alkoholkonsums
- Anhaltender Alkoholkonsum trotz eindeutiger körperlicher, psychischer und sozialer Schädigungen

Im DSM-5 (APA 2013) werden 11 Kriterien für die Diagnose „Alkoholkonsumstörung" beschrieben. Bei Auftreten von zwei oder mehr klinischen Kriterien innerhalb eines 12-Monats-Zeitraums gilt diese Störung als erfüllt. Der Schweregrad der Symptomatik lässt sich auf einem Kontinuum von mild (2 bis 3 Kriterien), moderat (4 bis 5 Kriterien) und schwer (6 und mehr Kriterien) spezifizieren.

Die Diagnosestellung in den Anfangsstadien der Alkoholkrankheit kann schwierig sein, da die Befindensstörungen, die den Patienten zum Arzt führen, oft uncharakteristisch sind. Zudem ist vonseiten der Betroffenen und deren Bezugspersonen häufig mit Bagatellisierungs- und Verleugnungstendenzen zu rechnen. Symptome wie z. B. morgendlicher Brechreiz mit Zittern und allgemeiner vegetativer Labilität, Schlafstörungen etc. können sowohl Folge einer alkoholtoxischen Organschädigung als auch bereits Symptome eines beginnenden Entzugssyndroms sein.

Nach der aktuellen S3-Leitlinie „Screening, Diagnose und Behandlung alkoholbezogener Störungen" der DGPPN und der DG Sucht (2016) umfasst die Diagnostik einer alkoholbezogenen Störung folgende Elemente:

- Ausführliche Eigen- und Fremdanamnese
- Klinisch-somatische Untersuchung
- Bestimmung klinisch relevanter Laborparameter
- Fakultativ die Anwendung von Fremd- und Selbstbeurteilungsinstrumenten

Klinische Zeichen, die auf eine Alkoholkrankheit hinweisen, sind insbesondere (Kiefer und Soyka 2011):

- Foetor alcoholicus; ödematöses, gerötetes Gesicht und gerötete Bindehäute bei reduziertem Allgemeinzustand, Gangunsicherheit; typischer Habitus: stammbetonte Adipositas in Kontrast zur Atrophie der Schulter- und Beinmuskulatur
- Typische Hautveränderungen: z. B. Teleangiektasien, Spider-Naevi, Palmarerythem, Rhinophym
- Vegetative Dysregulation: Schweißneigung, Tremor der Hände, schneller Puls etc.
- Gastrointestinale Störungen: insbesondere morgendlicher Brechreiz, Gastritis, Ulkus, Pankreatitis
- Psychische Symptome: erhöhte Reizbarkeit, Schlafstörungen, Libidoverlust, mnestische Störungen

Zur Alkoholanamnese sind folgende Informationen zu explorieren:

- Aktuelle Trinkmenge und Trinkhäufigkeit, trinkfreie Tage bzw. Abstinenzperioden
- Familienanamnese bezüglich Substanzabhängigkeiten
- Bisherige Entgiftungs-, Entwöhnungsbehandlungen (ambulant, stationär)
- Komplikationen: z. B. Anfälle, delirante Syndrome, „pathologischer Rausch"
- Verlust der Fahrerlaubnis, Straftaten unter Alkoholeinfluss, Veränderung im sozialen Umfeld in Zusammenhang mit exzessivem Trinken

Aufgrund der häufigen Komorbidität mit anderen psychiatrischen bzw. psychosomatischen Erkrankungen ist eine gezielte Befragung erforderlich. Vor allem sollten affektive Erkrankungen (z. B. depressive Störungen), Angststörungen und Belastungsreaktionen erfragt werden. Diese Störungen können sich vor, während oder nach einem Alkoholmissbrauch manifestieren. Entsprechend kann eine Unterscheidung zwischen einer alkoholinduzierten Störung und einer substanzunabhängigen Komorbidität sehr schwierig sein. Deshalb ist zur Differenzialdiagnose eine Wiederholung der klinischen Diagnostik nach zwei- bis vierwöchiger Alkoholabstinenz prinzipiell sinnvoll.

Zusatzuntersuchungen

Bei Hinweisen auf internistische Begleiterkrankungen sollte zunächst eine Labordiagnostik durchgeführt werden. Aktueller Alkoholkonsum kann am einfachsten durch den Nachweis von Ethylalkohol in der Atemluft, im Blut und Urin festgestellt werden. Zum Nachweis längerfristigen Alkoholkonsums sollten EtG (Ethylglukuronid) und EtS (Ethylsulfat) im Serum als geeignete Zustandsmarker eingesetzt werden. Zum Nachweis von chronischem Alkoholkonsum haben sich die Alkoholmetaboliten EtG in Haaren und Phosphatidylethanol (PEth) im Vollblut bewährt (S-3 Leitlinie „Screening, Diagnose und Behandlung alkoholbezogener Störungen" 2016).

Geeignete Labormarker, die einen exzessiven Alkoholkonsum anzeigen, sind die γ-Glutamyl-Transferase (γ-GT), das mittlere korpuskuläre Volumen der Erythrozyten (MCV) und das kohlenhydratdefiziente Transferrin (CDT). Keiner dieser Marker ist allein genügend sensitiv oder spezifisch. In der klinischen Routine hat sich bei Männern eine Kombination aus dem CDT und der γ-GT, bei Frauen eine Kombination aus CDT, γ-GT und MCV als hinreichend sensitiv erwiesen (Sander et al. 2006). γ-GT und MCV können auch bei anderen Erkrankungen falsch positive Werte ergeben. CDT ist ein verlässlicher spezifischer Marker für rückfälliges Trinken (> 60 g Alkohol/d in den letzten zwei Wochen). Nur bei schweren Lebererkrankungen und bei jungen Frauen kann es zu falsch positiven Werten kommen.

Zur Abschätzung der körperlichen und psychischen Abhängigkeit wurden Fragebögen entwickelt, die auch relativ leicht in die Anamneseerhebung eingebaut werden können. Zur standardisierten Diagnosesicherung von Missbrauch bzw. Abhängigkeit von psychotropen Substanzen spielt das „Composite International Diagnostic Interview Substance Abuse

Module" (CIDI-SAM) eine wichtige Rolle (Wittchen und Pfister 1996). Ein besonders häufig eingesetztes Verfahren ist der Alkohol Use Disorders Identification Test (AUDIT) sowie seine Kurzform AUDIT-C (Wetterling und Veltrup 1997). Der AUDIT besteht aus 10 Fragen. Die Punktzahlen der vom Patienten gewählten Antworten werden addiert (maximale Punktzahl = 40), wobei bereits eine Punktzahl von 8 und mehr auf einen schädlichen Alkoholkonsum hinweist. Der positiv prädiktive Wert beträgt für einen Cut-off von 8 Punkten 49 % für Männer und 46 % für Frauen.

Der einfachste Test ist der sogenannte **CAGE-Test,** der vier Fragen umfasst:

1. Haben Sie (erfolglos) versucht, Ihren Alkoholkonsum zu reduzieren? (**C**ut-down)
2. Ärgern Sie sich über kritische Bemerkungen Ihrer Umgebung wegen Ihres Alkoholkonsums? (**A**nnoyed)
3. Haben Sie Schuldgefühle wegen Ihres Trinkens? (**G**uilt feelings)
4. Brauchen Sie morgens Alkohol, um erst richtig leistungsfähig zu werden? (**E**ye-opener)

Jede Frage, die mit „Ja" beantwortet wird, zählt mit einem Punkt. Die Diagnose ist wahrscheinlich, wenn zwei oder mehr Fragen bejaht werden. Der **„Münchner Alkoholismus-Test" (MALT)** ist als Screening-Instrument mit 24 Items umfangreicher (Feuerlein et al. 1989). Letzterer kombiniert einen Selbstbeurteilungsbogen mit einem Fremdbeurteilungsbogen, womit etwa 90 % der Alkoholkranken eindeutig diagnostiziert werden können.

Als weitere Zusatzuntersuchungen sollten je nach klinischer Fragestellung eine Computertomografie bzw. Magnetresonanztomografie des Gehirns, EEG, EKG, Sonografie, Gastroskopie, EMG u. a. m. durchgeführt werden. Bei kognitiven Störungen besteht die Indikation für eine neuropsychologische Testung.

16.3 Intoxikation

Krankheitsbild

Die Intoxikation, wie sie in der ICD-10 (F10.0) beschrieben wird, ist ein durch Alkohol hervorgerufenes klinisches Bild, das durch Störungen des Verhaltens und körperliche Symptome gekennzeichnet ist, wobei zwischen der Schwere der Intoxikation und der aufgenommenen Dosis in der Regel ein enger Zusammenhang besteht. Die Verträglichkeit von Alkohol kann je nach Toleranzlage sehr schwanken, wobei mit fortschreitender Abhängigkeit auch eine zunehmende Toleranzentwicklung zu beobachten ist. Jedoch kann auch bereits nach Konsum relativ geringer Alkoholmengen bzw. bei relativ niedrigen Blutalkoholspiegeln eine Intoxikation mit bedrohlichen Komplikationen auftreten, und zwar in erster Linie bei Kindern und Jugendlichen sowie bei Vorliegen einer zerebralen Vorschädigung.

Symptomatik und Befunderhebung

Generell werden 4 Ausprägungsgrade gestörter Verhaltensfunktionen im Rahmen einer Alkoholintoxikation (früher: Rauschzustand) unterschieden:

Eine **leichte Intoxikation** (= ICD-10: F10.00) entspricht in der Regel einer Blutalkoholkonzentration zwischen 0,5 und 1,5 Promille. Bei erhaltener Orientierung stehen vor allem Verhaltensänderungen (z. B. Enthemmung, Rededrang, Euphorie und/oder Gereiztheit, Verminderung der Kritikfähigkeit) und neurologische Störungen (z. B. Gang- und Standunsicherheit, Dysarthrie) im Vordergrund. Relative Fahruntüchtigkeit ist bereits ab 0,3 Promille gegeben (S3-Leitlinie „Screening, Diagnose und Behandlung alkoholbezogener Störungen" 2016).

Mittelgradige Intoxikationszustände werden in der Regel durch eine Blutalkoholkonzentration (BAK) von in etwa 1–2,5 Promille hervorgerufen. Sie sind gekennzeichnet durch zunehmende affektive Störungen (z. B. inadäquate Euphorie, Gereiztheit bis zur Aggressivität) und Koordinationsstörungen. Die Orientierung ist in der Regel noch erhalten, die Kritik- und Urteilsfähigkeit sowie die mnestischen Funktionen sind meistens deutlich beeinträchtigt.

Bei einer BAK von über 2,5 Promille liegt bei den meisten Menschen eine **schwere Intoxikation** vor. Klinisch finden sich z. T. schwere Verhaltensstörungen und deutliche Koordinationsstörungen (Ataxie, Dysarthrie, Diplopie). Zudem bestehen häufig deutliche Bewusstseins- und Orientierungsstörungen sowie vegetative Dysregulationen (Schwindel, Erbrechen, Kreislaufstörungen etc.).

Bei einem BAK über 4 Promille ist mit **vital bedrohlichen medizinischen Komplikationen** zu rechnen (F10.01 bzw. F10.02). Bei Kindern und Jugendlichen kann bereits bei einer BAK von unter 3 Promille ein alkoholisches Koma auftreten (➤ Kap. 14). Symptome: Foetor alcoholicus, gerötete Konjunktiven, eventuell Zyanose, Bewusstseinsstörung, Erbrechen mit Aspirationsgefahr, Blutdruckabfall, Tachykardie und Unterkühlung. Bei Fehlen der Muskeleigen- und der Pupillenreflexe besteht eine schwere Einschränkung zentralnervöser Funktionen, sodass die Gefahr einer respiratorischen Insuffizienz mit daraus resultierendem Herzstillstand besteht.

Cave: Ein Koma tritt oft auch infolge einer kombinierten Intoxikation von Alkohol mit Drogen und/oder Medikamenten auf!

Akuter Alkoholkonsum kann direkt durch Ermittlung der Alkoholkonzentration in Atemluft und Blut festgestellt werden.

> Bei Rauschzuständen aller Schweregrade können latente suizidale Tendenzen verstärkt werden. Die unter Alkoholwirkung auftretende Enthemmung und erhöhte Risikofreudigkeit bei reduziertem Kritikvermögen sind auch von erheblicher forensischer Bedeutung.

Differenzialdiagnose

> Differenzialdiagnostisch zu bedenken sind: Schädel-Hirn-Trauma, epidurale und subdurale Blutung, Coma diabeticum, Hypoglykämie, andere Intoxikationen.

Die Verträglichkeit von Alkohol hängt immer ab von der individuellen Toleranzlage und von der Umgebung bzw. jeweiligen Situation, in der sich der Alkoholisierte befindet. Im Allgemeinen geht die Alkoholwirkung mit der Blutalkoholkonzentration parallel. Jedoch kann bereits nach Konsum von relativ geringen Alkoholmengen (z. B. ¼ l Wein!) ein sogenannter **pathologischer Rausch** (ICD-10: F10.07) auftreten. Pathologische Rauschverläufe werden insbesondere bei hirngeschädigten Personen beobachtet, die daneben auch „typische“ Alkoholintoxikationen haben können (die Begriffe „komplizierter“, „abnormer“ und „atypischer“ Rausch werden in der Literatur widersprüchlich definiert und sind daher entbehrlich).

> Der pathologische Rausch tritt innerhalb weniger Minuten nach Alkoholkonsum auf und kann mit Wahn, Halluzinationen und akuter Suizidalität verbunden sein. Der Patient ist desorientiert und verkennt die Situation mit der Folge eines schweren Erregungszustands, einhergehend mit Angst und Aggressivität. Retrograd bestehen meist eine amnestische Lücke bzw. eine komplette Amnesie („Filmriss").

Akuttherapie

> Die Therapie der Alkoholintoxikation kann nur symptomatisch erfolgen, da eine Beschleunigung des Alkoholabbaus (ca. 0,13 Promille/h) weder durch Infusionstherapie noch durch Medikamente möglich ist.

Eine **leichte Alkoholintoxikation** erfordert keine besondere Überwachung, sofern kein Anhalt für eigen- oder fremdgefährdende Verhaltensweisen besteht.

Bei **mittelgradiger** und **schwerer Alkoholintoxikation** kann wegen Erregungszuständen eine medikamentöse Intervention erforderlich werden. Im Hinblick auf die geringere Kreislaufwirkung soll bevorzugt Haloperidol 2–10 mg i. m. verabreicht werden (Benkert und Hippius 2017). In der Klinik können bei stärkster Erregung auch Chlorprothixen oder alternativ Promethazin je 25 mg langsam i. v. bzw. auch i. m. injiziert werden. Im Hinblick auf eine mögliche QT-Verlängerung sollte zeitnah eine EKG-Ableitung durchgeführt werden.

Bei **schweren Alkoholintoxikationen** ist die Überwachung der Vitalfunktionen die wichtigste Maßnahme. Zur Behandlung schwerer Alkoholintoxikationen ➤ Kap. 14 und intensivmedizinische Literatur.

> Benzodiazepine und Clomethiazol sind bei Alkoholintoxikationen kontraindiziert, da eine toxische Wirkungsaddition befürchtet werden muss. Da mit Kreislauf- und Atmungskomplikationen zu rechnen ist, muss die zur Beherrschung solcher Situationen erforderliche Ausrüstung (Ambu-Beutel, Intubationsbesteck etc.) vorhanden sein.

Bei **sehr schwerer Alkoholintoxikation,** insbesondere beim **Alkoholkoma** (Blutalkohol meist über 4 Promille), sind die gängigen Prinzipien der Notfalltherapie akuter Intoxikationen zu beachten. Die Behandlung vor Ort umfasst einen sicheren venösen Zugang mit Volumen- und Glukosesubstitution, ggf. Intubation, Beatmung und Schutz vor Unterkühlung. Die Weiterbehandlung sollte auf einer Intensivstation erfolgen.

Cave: Ohne Substitution von Vitamin B_1 könnte die routinemäßige Zugabe von Glukose die Gefahr einer Wernicke-Enzephalopathie provozieren.

Die Indikation zur Hämodialyse kann in Abhängigkeit vom klinischen Bild bei einem Blutalkohol über 4 Promille gegeben sein.

Wegen der besonderen Gefährdung durch Hypoglykämien ist bei schwerer Alkoholintoxikation bei Kindern und Jugendlichen sofort eine 20-prozentige Glukoselösung (1 g/kg KG) i. v. zu geben (Schuchardt und Hacke 2000). Bereits bei Blutalkoholspiegeln von mehr als 2 Promille können in dieser Altersgruppe schwere Komplikationen auftreten.

Umgang mit dem intoxikierten Patienten

Alkoholintoxikierte Patienten neigen häufig dazu, ihren Alkoholmissbrauch zu verleugnen bzw. zu dissimulieren, was beim Arzt und bei Helfern anderer Disziplinen zu einer moralisierenden Haltung und Abneigung gegenüber Alkoholkranken führen kann. Der therapeutische Umgang erfordert daher ein großes Maß an Geduld und Flexibilität. Andererseits kann es sich als notwendig erweisen, bei dem häufig zu beobachtenden uneinsichtigen Verhalten konfrontativ zu argumentieren.

Ein alkoholintoxikierter Patient, der eine Gefahr für andere darstellt oder sich selbst gefährdet, kann durch die Polizei oder die Ordnungsbehörde gegen seinen Willen in eine geschlossene Abteilung einer psychiatrischen Klinik eingewiesen und fürsorglich zurückgehalten werden. Eine sofortige Unterbringung gegen den Willen des Betroffenen ist vom Vorhandensein auto- und fremdaggressiver Verhaltensweisen und von der Schwere der Intoxikation (z. B. Vorhandensein einer massiven Sturzgefährdung) abhängig zu machen. Hierbei spielt der jeweilige Blutalkoholspiegel nur eine untergeordnete Rolle.

Näheres regeln die verschiedenen Unterbringungsgesetze der Bundesländer bzw. das Betreuungsgesetz (➤ Kap. 6).

Weiterbehandlung

Nach abgeklungener Alkoholintoxikation sollte man versuchen, im Fall einer Alkoholabhängigkeit den Patienten für eine Entgiftungsbehandlung zu motivieren. Bei Alkoholmissbrauch sollten die Betroffenen eingehend über die Gefahr einer Abhängigkeitsentwicklung beraten werden. Die Erfolgsaussichten einer Therapie hängen entscheidend von der Motivation des Alkoholkranken ab. Besonders wichtig ist es, bei bestehender Abhängigkeit den Betroffenen nach erfolgter Intoxikationsbehandlung zumindest an eine Selbsthilfegruppe (z. B. Anonyme Alkoholiker, Blaukreuzler, Freundeskreis etc.) zu vermitteln. Eine wesentlich bessere Prognose ist allerdings durch einen qualifizierten Entzug bzw. durch eine längerfristige stationäre Entwöhnungstherapie in einer Fachklinik zu erreichen.

Bei Patienten nach akzidenteller Intoxikation besteht im Allgemeinen eine ausreichende Einsicht, dennoch sollten auch sie über die akuten und chronischen Folgen des überhöhten Alkoholkonsums informiert werden.

16.4 Entzugssyndrome

Bei etwa der Hälfte der Alkoholkranken, bei denen der Alkoholentzug plötzlich erfolgt, ist mit dem Auftreten eines Alkoholentzugssyndroms zu rechnen. Ein voll ausgebildetes klassisches Alkoholdelir, das in jedem Fall eine stationäre Behandlung erforderlich macht, entwickelt sich bei weniger als 5 bis maximal 10 % der Patienten (Feuerlein 2000, S3-Leitlinie „Screening, Diagnose und Behandlung alkoholbezogener Störungen" 2016). Etwa 20–50 % aller Delirien beginnen mit einem zerebralen Krampfanfall. Die klinische Schwierigkeit besteht darin, möglichst frühzeitig zu beurteilen, ob sich aus einem zunächst harmlos erscheinenden Alkoholentzugssyndrom nicht doch ein voll ausgeprägtes Alkoholdelir entwickelt.

Das Delirium tremens wurde seit seiner Erstbeschreibung 1813 (Jost et al. 1992) als Krankheitseinheit aufgefasst und insbesondere in der deutschsprachigen Psychiatrie vom sogenannten Prädelir (heute: Alkoholentzugssyndrom nach ICD-10: F10.3x) abgegrenzt. Der Übergang vom „Prädelir" zum Delir wurde klinisch abhängig gemacht teils von der Schwere des Krankheitsbildes (insbesondere vom Ausmaß der vegetativen Dysregulation!), teils vom Hinzutreten psychopathologischer Symptome (vor allem Desorientierung und Halluzinationen etc.). In den letzten 50 Jahren haben vor allem amerikanische Autoren die Eigenständigkeit des Krankheitsbildes Alkoholdelir bezweifelt und es als höchste Stufe des Alkoholentzugssyndroms aufgefasst.

Es ist heute bekannt, dass auch ohne wesentlichen Entzug schon längere Zeit vor dem Delirausbruch nachts traumartige, optisch-halluzinatorische Episoden und morgenbetonte vegetative Dysregulationen beobachtet werden (Jost et al. 1992). Solche abortiven Formen können sich als Prodrome (früher: „Prädelir") zum Vollbild eines Delirs entwickeln.

Das Delirium tremens wird durch plötzliche Abstinenz (gewöhnlich 1–3 Tage nach Entzug des Alkohols) bzw. durch einen relativ milden Abfall des Alkoholspiegels, selten durch einen Alkoholexzess provoziert, das seltenere Kontinuitätsdelir entwickelt sich bei fortgesetztem Trinken.

Hinsichtlich der Pathogenese von Entzugserscheinungen bestehen deutliche Parallelen zu dem aus der Neurophysiologie bekannten sogenannten Kindling-Phänomen, wobei durch unterschwellige Reizung im Bereich des limbischen Systems tierexperimentell ein Syndrom erzeugt werden kann, das dem Alkoholentzugssyndrom sehr ähnlich ist.

16.4.1 Delir

Krankheitsbild

Das Alkoholdelir (ICD-10: F10.4) hatte vor der Einführung von Clomethiazol im Jahre 1963 eine schlechte Prognose (etwa 20 % Letalität). Nach der S3-Leitlinie „Screening, Diagnose und Behandlung alkoholbezogener Störungen" (2016) liegt die Letalität des Alkoholdelirs in Abhängigkeit von Art und Schwere der somatischen Begleiterkrankungen trotz Intensivbehandlung immer noch bei etwa 1–2 %.

Das Alkoholdelir tritt in der Regel nur nach jahrelangem gewohnheitsmäßigem, nicht selten rauscharmem Trinken auf. Jenseits des 40. Lebensjahres und im jugendlichen Alter entwickelt sich das Delir häufiger. Ein Delir entwickelt sich meist innerhalb weniger Stunden bis zu drei Tagen nach Alkoholabstinenz zum Vollbild. Aber auch ohne wesentlichen Entzug können sich im Laufe von Tagen bis Wochen vegetative Prodrome und nächtliche traumartige, optisch-halluzinatorische Episoden zu einem Delir entwickeln (sogenanntes Kontinuitätsdelir).

Das voll ausgeprägte Delir dauert, falls keine Komplikationen auftreten, unbehandelt in der Regel vier bis zehn Tage; unter Behandlung ist die Krankheitsdauer oft deutlich kürzer. Das Delir endet mit einem tiefen Schlafzustand („Terminalschlaf"). In ungünstigen Fällen können Restschäden zurückbleiben.

Die diagnostischen Kriterien für das Alkoholentzugsdelir finden sich in ➤ Tab. 16.1 (wobei das Kontinuitätsdelir sich symptomatologisch davon nicht unterscheidet). Als Frühsymptome des Delirs sind ängstliche Unruhe, erhöhte Reizbarkeit und vegetative Störungen zu beachten, denn:

Die Wahrscheinlichkeit, ein ausgeprägtes Delir zu entwickeln, ist umso größer, je später mit einer spezifischen Therapie begonnen wird.

Symptomatik

Alle in ➤ Tab. 16.1 genannten Symptome können im Krankheitsverlauf stark wechseln und zeigen Tagesschwankungen. Typische Kennzeichen des voll ausgebildeten Delirs sind der plötzliche Beginn, die Umkehr des Schlaf-Wach-Rhythmus und eine Symptomentrias aus Bewusstseinstrübung und Verwirrtheit, lebhaften Halluzinationen verschiedener Sinnesmodalitäten und ausgeprägtem Tremor.

Das klinische Bild des Delirs ist durch psychopathologische, autonome und neurologische Symptome ge-

Tab. 16.1 Diagnostische Kriterien des Alkoholentzugssyndroms mit Delir (nach den Forschungskriterien der ICD-10)

Allgemeine Kriterien eines Delirs:
• Bewusstseinstrübung, Störung der Aufmerksamkeit • Globale Störung der Kognition, Wahrnehmungsstörungen • Psychomotorische Störungen (z. B. Hyperaktivität) • Störung des Schlaf-Wach-Rhythmus • Akuter Beginn, fluktuierender Verlauf • Plötzlicher Beginn bei Absetzen bzw. Reduzieren des Konsums großer Mengen von Alkohol • Symptomatik nicht auf eine vom Alkoholmissbrauch unabhängige körperliche Erkrankung oder eine andere psychische Störung zurückführbar
Spezielle Symptomatik des Alkoholentzugssyndroms (mindestens drei Symptome):
• Tremor der vorgehaltenen Hände, der Zunge oder der Augenlider • Schwitzen • Übelkeit, Würgen und Erbrechen • Tachykardie oder Hypertonie • Psychomotorische Unruhe • Kopfschmerzen • Insomnie • Krankheitsgefühl oder Schwäche • Optische, taktile oder akustische Halluzinationen oder Illusionen • Krampfanfälle

kennzeichnet: mnestische Störungen, Desorientiertheit hinsichtlich Ort und Zeit bei meist erhaltener persönlicher Orientierung, Übererregbarkeit mit Wechsel zwischen Schreckhaftigkeit, Angst, inadäquater Heiterkeit und Bewusstseinstrübung entsprechen der Symptomgruppe des exogenen Reaktionstyps nach Bonhoeffer. Grand-Mal-Anfälle treten gehäuft in den ersten Tagen des Alkoholentzugs bzw. im beginnenden Delir auf (etwa 20–50 % aller Delirpatienten sind davon betroffen). Illusionäre Verkennungen, optische und taktile Halluzinationen von szenischem und oneiroidem (d. h. traumhaftem) Charakter, Personen- und Situationsverkennung und Suggestibilität sind weitere typische psychopathologische Symptome.

Die körperlichen und vegetativen Begleitsymptome (Tremor, Schwitzen, Fieber bis 38,5 °C, Hypertonie, Tachykardie) und die stereotype Motorik (Nesteln, Fädenziehen, Greif- und Zupfbewegungen) geben dem Delirium tremens seine charakteristische Färbung.

Differenzialdiagnose

Differenzialdiagnostisch muss das Delir einerseits von anderen (hirn)organischen Psychosyndromen abgegrenzt werden (➤ Kap. 15). Zum anderen muss geprüft werden, ob es sich um ein Alkoholdelir oder um ein Delir aufgrund anderweitiger körperlicher Erkrankungen handelt, wobei auch Mischformen vorkommen können (➤ Kap. 15). Wichtige Hinweise auf häufige somatische Begleiterkrankungen bei Alkoholdelirien und Alkoholentzugssyndromen, von denen manche auch ein Delir verursachen oder unterhalten können, sind in ➤ Tab. 16.2 zusammengestellt.

Befunderhebung

Das Delirium tremens ist eine psychiatrische und medizinische Notfallsituation und erfordert daher eine genaue Fremdanamnese und klinische Untersuchung sowie eine ausreichende Zusatzdiagnostik.

Dabei sind insbesondere die nicht selten vorhandenen somatischen Begleiterkrankungen (z. B. begleitende und auch delirauslösende Pneumonien, Schädel-Hirn-Traumen, Hepatitis, Pankreatitis etc.) zu berücksichtigen (➤ Tab. 16.2). Neben den typischen deliranten Symptomen finden sich meist weitere Hinweise auf chronischen Alkoholismus: Facies alcoholica, typischer Foetor, Hepatopathie (Ikterus, Spider-Naevi, subkutane Hämatome etc.).

Laborchemisch sind die in ➤ Tab. 16.2 genannten Normabweichungen wegweisend.

Deshalb sollte bei allen deliranten Syndromen eine sofortige Labordiagnostik durchgeführt werden.

Akuttherapie

Internistische Basistherapie

Patienten mit ausgeprägtem Delir sollten auf einer Intensivstation überwacht, solche mit vital bedrohlichem Delir (vor allem bei kardialen und pulmonalen Komplikationen!) müssen auf der Intensivstation behandelt werden.

Tab. 16.2 Typische Begleiterkrankungen bei Patienten mit Alkoholentzugssyndrom und Alkoholdelir (modifiziert nach Kiefer und Soyka 2011).

Organe	Erkrankungen
Leber	Fettleber, Alkoholhepatitis, erhöhte Aktivität von γ-GT, SGOT (ASAT), SGPT (ALAT), alkalischer Phosphatase, Erhöhung von Ammoniak und Bilirubin; Erniedrigung von Quick, Albumin und Cholinesterase; Zirrhose, Zieve-Syndrom
Pankreas	akute/chronische Pankreatitis
Gastrointestinaltrakt	Stomatitis, Gingivitis, Karies, Refluxösophagitis, Parotisschwellung, akute Gastritis, Mallory-Weiss-Syndrom, Duodenojejunitis; Resorptionsstörungen (für Glukose, Laktose, Aminosäuren, Thiamin, Vitamin B_{12}, Wasser und Natrium)
endokrines System	• **bei Männern:** Hypogonadismus, Hodenatrophie, Feminisierung, Potenzstörungen • **bei Frauen:** Oligo-Amenorrhoe, Hyperkortisolismus (Pseudo-Cushing-Syndrom), Hemmung der Vasopressinsekretion
Stoffwechsel	Hyperlipidämie, Hypoglykämie, Hyperurikämie, Porphyria cutanea tarda, akute intermittierende Porphyrie, Elektrolytstörungen
kardiovaskuläres System	dilatative Alkohol-Kardiomyopathie, Hypertonie, pulmonale Erkrankungen (vor allem bei Nikotinabusus)
hämatologisches/Immunsystem	Makrozytose und Hyperchromie der Erythrozyten, Anämie, Hämolyse; Leukozytose, Leukopenie, Thrombozytopenie, Immunschwäche mit gehäuften bakteriellen Infektionen; erhöhtes Risiko für Pharynx-, Larynx-, Ösophagus-, Leber-, Pankreas-, Kolorektal-Karzinome
ZNS	Hirnatrophie, Alkoholdemenz, Tremor, epileptische Anfälle, Wernicke-Enzephalopathie, Wernicke-Korsakow-Syndrom, zentrale pontine Myelinolyse, Marchiafava-Bignami-Syndrom
peripheres Nervensystem	Polyneuropathie
Skelett, Muskulatur	alkoholische Osteopathie, Myopathie, Schädel-Hirn-Traumata (**Cave:** epidurales und subdurales Hämatom!), Rhabdomyolyse, Alkohol-Embryopathie

Bei Delirpatienten kann es durch die Desorientierung, die illusionären Verkennungen und die optisch-taktilen Halluzinationen zu einer Selbst- und Fremdgefährdung kommen. Sie sind daher auf eine ständige, lückenlose Überwachung und Zuwendung angewiesen. Dies geschieht am sinnvollsten unter den relativ restriktionsfreien Bedingungen einer psychiatrischen Station, sofern die Patienten nicht aufgrund schwerer körperlicher Begleit- und Folgeerkrankungen einer Intensivbehandlung in einer somatischen Klinik bedürfen.

Aufgrund des starken Schwitzens, des Fiebers und gastrointestinaler Störungen leiden delirante Patienten häufig unter **Dehydratation** und Elektrolytmangel. Eine initiale Laboruntersuchung mit Bestimmung der entsprechenden Parameter ist daher unverzichtbar. Therapeutisch sollten ausreichende Flüssigkeitsmengen (3 000–4 000 ml/24 Stunden; in kritischen Fällen unter ZVD-Kontrolle!) zugeführt werden. Auf eine exakte Flüssigkeitsbilanz ist auch deshalb Wert zu legen, weil bei einigen Delirpatienten bei einer erhöhten ADH-Sekretion mit konsekutiver Wasserretention und der Gefahr eines Hirnödems zu rechnen ist.

Die bei Delirien häufig zu beobachtende Hypokaliämie, Hypomagnesiämie und Hyponatriämie werden mit oralen Präparaten bzw. durch Infusionstherapie substituiert. Eine **Hypokaliämie** kann häufig durch orale Substitution mit Kaliumpräparaten ausgeglichen werden, wobei als Richtdosis 80–120 mmol Kalium/d unter Kontrolle des Serumspiegels gegeben werden können. Bei parenteraler Zufuhr dürfen keinesfalls mehr als 20 mmol Kalium/h zugeführt werden, die übliche Dosierung liegt bei 5(–10) mmol/h (bezüglich des Vorgehens im Einzelnen s. internistische Therapiemanuale).

Ein **Magnesiummangel** ist unabhängig von der Serumkonzentration bei den meisten Delirpatienten anzunehmen. Die orale und parenterale Ernährung sollte daher ausreichend Magnesium enthalten, sofern keine Nierenfunktionsstörung vorliegt. Der Magnesiummangel kann z. B. durch die Gabe von Magnesium (15 mmol/d) ausgeglichen werden (bei manifestem Magnesiummangel unter Umständen auch höhere Dosierung).

> Wegen der Gefahr, eine zentrale pontine Myelinolyse (CPM) auszulösen, darf bei der Behandlung einer eventuell bestehenden Hyponatriämie das Serumnatrium nicht zu rasch angehoben werden (Richtwert: pro 24 Stunden nicht mehr als 8 mmol/l)!

Hinsichtlich spezieller Probleme in diesem Zusammenhang sei auf die einschlägigen Manuale der internistischen und neurologischen Intensivmedizin verwiesen.

Durch orale oder parenterale **Kohlenhydratzufuhr** kann eine Wernicke-Enzephalopathie provoziert werden. Deshalb sollte nach den aktuellen Leitlinien bei jedem Delir prophylaktisch Vitamin B_1 verabreicht werden. Empfohlen wird eine Initialdosis von 100 mg i. m., die Weiterbehandlung sollte mit 100–200 mg/d oral und zusätzlicher Vitamin-B_6-Substitution erfolgen. Wenn Patienten deutliche kognitive Einschränkungen zeigen, empfiehlt sich eine über eine einmalige Gabe hinausgehende parenterale Vitamin-B_1-Substitution. Therapie der manifesten Wernicke-Enzephalopathie mit parenteraler Vitamin-B_1-Gabe ➤ 16.7.

Weitere internistische Maßnahmen sind Thrombose- und Dekubitus-Prophylaxe und ggf. die medikamentöse Prophylaxe von gastrointestinalen Blutungen.

Psychopharmakologische Behandlung

Für die spezifische Behandlung des Delirium tremens ist eine sedierende Pharmakotherapie notwendig. Die Notfallbehandlung kann mit verschiedenen Substanzen durchgeführt werden (➤ Tab. 16.3), die aufgrund ihrer Wirkungen und Nebenwirkungen im Einzelnen zu besprechen sind.

Beim unkomplizierten Alkoholdelir ist **Clomethiazol**, das sedierende, hypnotische und antikonvulsive Eigenschaften hat, Mittel der Wahl. Die orale Therapie wird mit zwei bis drei Kapseln Clomethiazol à 192 mg (oder therapeutisch äquivalent: 10–15 ml Mixtur) begonnen und alle zwei bis drei Stunden fortgesetzt (Clomethiazol-Tabletten haben im Vergleich zu den Kapseln mehr Nebenwirkungen, z. B. bezüglich der Entwicklung von Ösophagusulzera). Die orale Maximaldosis beträgt 24 Kapseln in 24 Stunden. Zu Beginn der Behandlung sind unter Umständen höhere Dosierungen erforderlich (bis zu 6–8 Kapseln in den ersten 2 Stunden).

Der Patient muss dabei gut sediert und jederzeit leicht erweckbar sein. Mit einer schrittweisen Dosisreduktion (mit 2–3 Kapseln im Vergleich zum Vortag) kann nach Remission der deliranten Symptomatik im Allgemeinen bereits nach drei bis vier Tagen begonnen werden. Wegen der Suchtgefahr ist die Clomethiazolmedikation innerhalb von zehn bis 14 Tagen wieder ausschleichend abzusetzen. Für die ambulante Therapie ist Clomethiazol heute obsolet.

Die intravenöse Clomethiazol-Therapie ist inzwischen ebenfalls obsolet. Die Substanz steht mittlerweile nicht mehr als parenterale Applikationsform zur Verfügung.

> Der Patient sollte durch Schmerzreize jederzeit erweckbar sein. Die Dosierung sollte daher nicht streng schematisch, sondern flexibel nach der Schwere der Entzugssymptome erfolgen. Die Entzugsschwere kann z. B. mit dem AESB (Alkoholentzugssymptombogen nach Lange-Aschenfeldt et al.) erfasst werden. Als weitere Skalen zur Feststellung des Schweregrads der Entzugssymptomatik kommen die SAB-P (nach Banger et al. 1992), die AES (Alkohol-Entzugssyndrom-Skala, nach Wetterling et al. 1995) sowie die deutsche Version der CIWA-Skala in Betracht (S3-Leitlinie „Screening, Diagnose und Behandlung alkoholbezogener Störungen" 2016; abgedruckt in Benkert und Hippius 2017). Die AES z. B. bewertet psychische und vegetative Entzugssymptome anhand einer vierteiligen Skalierung. Wenn 6 oder mehr Punkte (für psychische Symptome bzw. für den Summenwert) erreicht werden, besteht eine Indikation zur Pharmakotherapie, wobei eine Differenzialtherapie hinsichtlich der eingesetzten Pharmaka nach Höhe des AES-Scores empfohlen wird (Wetterling und Veltrup 1997). Es ist zu beachten, dass die symptomgesteuerte Behandlung des Alkoholentzugssyndroms eine Schulung des Personals voraussetzt.

Zur Vermeidung einer Narkose und anderer Komplikationen ist eine kontinuierliche Überwachung der Vitalfunktionen (insbesondere Puls und Sauerstoffsättigung) erforderlich.

Nebenwirkungen von Clomethiazol sind vermehrte Bronchialsekretion, Atemdepression, Tachykardie und Blutdruckabfall. **Die Kombination von Clomethiazol mit Butyrophenonen ist möglich, mit Benzodiazepinen jedoch strikt kontraindiziert.**

> Patienten mit pulmonalen Erkrankungen (insbesondere bei chronischer Bronchitis mit Tendenz zum Sekretstau) sollten daher andere Sedativa als Clomethiazol erhalten. Auf eine Verlegung der Atemwege durch ein Zurückfallen der Zunge ist zu achten.

Nachfolgend sind die Alternativen aufgeführt:

Der sedierende Effekt von **Benzodiazepinen** ist durch die Sättigung der GABA-Rezeptoren begrenzt. Aus diesem Grund sind Benzodiazepine zwar sicherer als Clomethiazol, als Monotherapie jedoch weniger wirksam. Wenn Diazepam angewandt wird, so bewegt sich die Initialdosis in der Größenordnung von 10–20 mg. Übliche initiale Tagesdosen liegen – unter Berücksichtigung der Klinik – bei 40–60 mg. Diese können, bei stabiler klinischer Situation, an den Folgetagen jeweils um ca. 20 % reduziert werden.

Bei schweren Verläufen sind höhere Dosierungen – ebenso wie die i. v. Applikation – häufiger nicht zu umgehen. Unter Intensivbedingungen müssen Diazepam-Dosen bis zu 240 mg/d (S1-Leitlinie „Alkoholdelir und Verwirrtheitszustände" 2014) unter Umständen über mehrere Tage gegeben werden. Vor der Verordnung solch hoher Benzodiazepin-Dosen sollten allerdings die Möglichkeiten einer Kombination mit hochpotenten Antipsychotika ausgeschöpft worden sein (➤ Tab. 16.3).

Als Alternative zum Diazepam kann bei schwerer Hepatopathie auch Oxazepam oral oder Lorazepam oral oder intravenös verabreicht werden. Diese beiden Substanzen kumulieren weniger, da sie über einen sogenannten Phase-II-Metabolismus ausgeschieden werden. Eine weitere Alternative stellt wegen der kurzen Halbwertszeit Midazolam dar.

Tab. 16.3 Medikamentöse Behandlung des Alkoholentzugssyndroms mit Delir (F10.4). Die Dosisangaben beziehen sich auf den ersten Behandlungstag; detaillierte Angaben im Text.

Unkompliziertes Delir:
• Clomethiazol: alle 2–3 Stunden zwei (initial bis drei) Kapseln à 192 mg (wenn kontraindiziert: Benzodiazepin, z. B. Diazepam, 40–60 mg/d, unter Umständen auch höher dosiert) • Eventuell in Kombination mit Haloperidol: 0,5–2 mg oral oder i. m. alle 2 Stunden (Dosierung nach Klinik, i. d. R. < 10 mg/24 h; Details s. Text)
Schweres (lebensbedrohliches) Delir:
• Benzodiazepin hochdosiert, z. B. Diazepam 100–240 mg i. v./24 Stunden und • Haloperidol: bis zu 6 × 10 mg/d i. v., fakultativ zusätzlich Clonidin i. v.

Mit ansteigender intravenöser Benzodiazepin-Dosis muss mit respiratorischen Komplikationen gerechnet werden. Als Antidot muss in diesen Fällen der Benzodiazepinantagonist Flumazenil zur Verfügung stehen.

Eine Monotherapie mit **Antipsychotika** ist nachweislich mit einer längeren Krankheitsdauer und einer höheren Symptomintensität verbunden und kann daher nicht empfohlen werden. Möglich ist, dass diese Medikamentengruppe beim Alkoholentzugssyndrom eine delirogene Eigenwirkung hat. Außerdem senken diese Pharmaka die Krampfschwelle, sodass ihr Einsatz insgesamt im Vergleich zu Clomethiazol mit einer höheren Komplikationsrate und Letalität einhergeht.

Hingegen kann die Kombination von Clomethiazol **oder** Benzodiazepinen und hochpotenten Antipsychotika vom Butyrophenontyp sinnvoll zur Behandlung schwerer Delirien angewandt werden, da auf diese Weise die Dosis der erstgenannten Medikamente und damit deren Nebenwirkungsrisiko reduziert werden kann.

Vorzugsweise wird Haloperidol verordnet, das sich wegen seiner antipsychotischen Wirkung gut zur Therapie der paranoid-halluzinatorischen Symptome des Delirs eignet. Dabei sollte Haloperidol in einer Dosis von 0,5–2,5 mg oral, i. m. oder i. v. alle 2 Stunden so lange wie klinisch notwendig verabreicht werden, wobei die Gesamtdosis meist weniger als 10 mg pro 24 Stunden, in einigen Fällen aber auch mehr (10–40 mg/d) beträgt (S3-Leitlinie „Screening, Diagnose und Behandlung alkoholbezogener Störungen" 2016). Bei sehr schweren Verläufen müssen unter Umständen noch höhere Dosen eingesetzt werden (S1-Leitlinie „Alkoholdelir und Verwirrtheitszustände 2014"). Besonders bei hochdosierter Behandlung mit Haloperidol sind EKG-Kontrollen und ein u. U. kontinuierliches Monitoring erforderlich (Cave: QTc-Verlängerung).

Die Anwendung von Clomethiazol bzw. Benzodiazepinen ist wegen unkalkulierbarer synergistischer Effekte dann problematisch, wenn der Patient noch unter einer Restalkoholwirkung steht. Als Faustregel kann gelten, dass im Falle einer Blutalkoholkonzentration über 1 Promille bei erforderlich werdender Medikation zunächst bevorzugt Haloperidol verordnet und Clomethiazol bzw. Benzodiazepine möglichst erst zu einem späteren Zeitpunkt gegeben werden sollten. In jedem Fall bedürfen diese Patienten einer besonders sorgfältigen Überwachung.

Clonidin, ein α_2-Rezeptor-Agonist, zeigt eine gute Wirkung auf die vegetativen Entzugssymptome („Noradrenalinsturm"), ist aber aufgrund unzureichender Wirkung auf die psychopathologischen Symptome und fehlender antikonvulsiver Eigenschaften zur Monotherapie des Alkoholdelirs nicht zu empfehlen.

In der internistischen und anästhesiologischen Intensivmedizin ist die Behandlung des Delirs und des Alkoholentzugssyndroms mit Clonidin in Kombination mit Benzodiazepinen weit verbreitet. Clonidin wird dabei intravenös verabreicht. Nach einer Initialdosis von 0,025 mg/h i. v. bewegt sich die Tagesdosis in Abhängigkeit von der Entzugssymptomatik sowie dem Puls- und Blutdruckverhalten in einer Größenordnung von 0,3–4 mg, die **unter intensivmedizinischen Bedingungen** kontinuierlich über Perfusor verabreicht werden. Zur Initialbehandlung kann auch eine Dosis von 0,15–0,6 **langsam** i. v. verabreicht werden, an die sich eine Dauerinfusion anschließen kann (S1-Leitlinie „Alkoholdelir und Verwirrtheitszustände" 2014, Benkert und Hippius 2017). Bezüglich spezifisch intensivmedizinischer Aspekte des Einsatzes von Clonidin und des neueren α_2-Rezeptor-Agonisten Dexmedetomidin sei auf die einschlägige Literatur verwiesen (S3-Leitlinie „Analgesie, Sedierung und Delirmanagement in der Intensivmedizin" 2015).

Kontraindikationen sind Bradykardie, Hypotonie und AV-Überleitungsstörungen. Kontinuierliches Herz-Kreislauf-Monitoring ist erforderlich bei parenteraler Gabe.

Die Behandlung des Delirs und seiner Vorstufen mit Clonidin hat sich bisher in den psychiatrischen Krankenhäusern nicht durchsetzen können.

Carbamazepin ist zur Behandlung des Alkoholdelirs nur unzureichend wirksam. **Alkohol** und **Paraldehyd** sind wegen ihrer Toxizität, ihrer Nebenwirkungen und ihres hohen Suchtpotenzials obsolet.

Indikationen für die stationäre Aufnahme

Bereits im Stadium des Alkoholentzugssyndroms ohne Delir (F10.3x) mit ängstlich gefärbter Stimmung, flüchtigen Halluzinationen, Schwitzen und Tachykardie ist eine stationäre Behandlung, möglichst in einer psychiatrischen Einrichtung, erforderlich. Für eine qualifizierte und effiziente Entzugsbehandlung ist eine stationäre Behandlungsdauer von 3 bis 4 Wochen wünschenswert (Mann et al. 2002). Für die Behandlung von chronisch mehrfach beeinträchtigten Alkoholabhängigen gilt, dass die besten Ergebnisse nach einer individuell angepassten Behandlungsdauer von 2–6 Monaten erzielt werden.

Schwere Delirverläufe sollten nur auf der Intensivstation behandelt werden. Da viele Patienten wegen ihrer Primärkrankheit vor allem in somatischen Kliniken behandelt werden, ist die Behandlung auf einer internistisch oder anästhesiologisch betreuten Intensivstation am günstigsten.

Möglichkeiten der Delirprophylaxe

In den **operativen Fächern** ergeben sich häufiger Situationen, in denen eine perioperative Delirprophylaxe erwogen werden muss. Dabei werden im Prinzip die gleichen Substanzen wie bei der Delirbehandlung verwandt (Empfehlungen in Anlehnung an Sander et al. 2006):

- Mittel der 1. Wahl sind Benzodiazepine (z. B. Diazepam alle 6 Stunden, Dosistitration in Schritten von 1–2,5–10 mg),
- **Alternativ** Clomethiazol-Kapseln unter Berücksichtigung der oben genannten Kontraindikationen (Dosis im Allgemeinen niedriger als bei voll ausgebildetem Delir)
- **Adjuvant** bei
  - vegetativen Symptomen Clonidin (initial 0,15–0,3 mg)
  - psychotischen Symptomen Haloperidol (initial 5–10 mg).

Butyrophenone (wie z. B. Haloperidol) sollten dabei nicht als Monotherapie angewandt (delirogene Eigenwirkung aufgrund der leicht anticholinergen Effekte denkbar), sondern mit Benzodiazepinen bzw. Clomethiazol kombiniert werden.

Alkohol wurde ebenfalls zur Delirprophylaxe vorgeschlagen. Nachteile sind jedoch die Toxizität und die Demotivierung der möglicherweise zum Alkoholentzug bereiten Kranken. Deshalb ist dezidiert davon abzuraten (S3-Leitlinie „Screening, Diagnose und Behandlung alkoholbezogener Störungen" 2016).

Generell gilt: Die Anwendung von Alkohol ist sowohl zu prophylaktischen wie auch zu therapeutischen Zwecken prinzipiell abzulehnen.

Rechtliche Hinweise

Rechtlich sind bei Patienten mit deliranter Symptomatik die Voraussetzungen des § 105 Abs. 2 BGB (Nichtigkeit der Willenserklärung) erfüllt. Somit können Patienten im Delir keine wirksamen Willenserklärungen abgeben. Ein deliranter Patient kann unter bestimmten Voraussetzungen gegen seinen Willen zur Behandlung in eine psychiatrische Klinik eingewiesen werden (➤ Kap. 6).

Weiterbehandlung

Bezüglich der nach abgelaufenem Delir erforderlichen Weiterbehandlung sei auf die Ausführungen am Ende von ➤ 16.4.2 verwiesen.

16.4.2 Leichtere Entzugssyndrome

Krankheitsbild

Dieses Syndrom wird auch als „Alkoholentzugssyndrom" (ICD-10: F10.3) bzw. nicht ganz korrekt als „Prädelir" bezeichnet.

Es handelt sich um einen Symptomkomplex, der bei Unterbrechung oder abrupter Verminderung eines erheblichen chronischen Alkoholkonsums auftreten kann. Es kann sich in verschiedenen Schweregraden manifestieren, betrifft meist mehrere Organsysteme und kann fließend in ein Delir übergehen (siehe oben).

Das Syndrom dauert einige Tage bis höchstens wenige Wochen. Das Alkoholentzugssyndrom stellt wie das Alkoholdelir einen in seinen beteiligten Symptomen variablen Prozess dar.

Symptomatik und Befunderhebung

Das in der ICD-10 beschriebene Alkoholentzugssyndrom weist neben dem charakteristischen Tremor der Hände und der Augenlider folgende klinische Merkmale auf:

- Magen-Darm-Störungen, insbesondere Brechreiz, Inappetenz, Durchfälle
- Kreislaufstörungen: Tachykardie, orthostatische Hypotonie
- Vegetative Dysregulation: Schwitzen, Schlafstörung (eventuell Albträume)
- Neurologische Störungen: Tremor, Ataxie, Dysarthrie, Parästhesien, Grand-Mal-Anfälle
- Psychische Störungen: ängstlich-depressive Verstimmung, Schreckhaftigkeit, flüchtige, vor allem morgenbetonte optische Halluzinationen, Unruhe, Konzentrations- und Gedächtnisstörungen

Bezüglich der technischen Untersuchungen gelten die gleichen Richtlinien wie beim Delirium tremens (➤ 16.4.1).

Therapeutisches Vorgehen

Akuttherapie

Die Behandlung des Alkoholentzugssyndroms ist mit oralen Gaben von Carbamazepin oder Clomethiazol ähnlich gut wirksam und in der Regel leicht durchzuführen (➤ Tab. 16.4).

Die üblicherweise empfohlene Dosis liegt bei 4 × 200 mg Carbamazepin für die ersten zwei Tage, 3 × 200 mg für zwei weitere Tage und 200 mg für die nächsten zwei Tage. Bei alten und multimorbiden Patienten muss individuell geprüft werden, ob mit der vollen oder einer reduzierten Dosis begonnen

Tab. 16.4 Medikamentöse Behandlung des Alkoholentzugssyndroms (F10.3). Die Dosisangaben beziehen sich auf den ersten Behandlungstag; s. a. Text.

- Carbamazepin: bis 4 × 200 mg/d
  oder
- Oxcarbazepin: 600–900 mg/d
  oder
- Valproinsäure: 600–900 mg/d
  oder
- Gabapentin: 900 mg/d
  oder
- Clomethiazol: 2 Kapseln à 192 mg alle 3–6 Stunden
  oder
- Diazepam: 20–60 mg/d

16

wird. Alternativ können zwei Kapseln Clomethiazol à 192 mg alle drei bis sechs Stunden gegeben werden. Auch mit anderen Antikonvulsiva (Oxcarbazepin, Valproinsäure oder Gabapentin) kann eine Entzugssymptomatik behandelt werden (S3-Leitlinie „Screening, Diagnose und Behandlung alkoholbezogener Störungen“ 2016). Beta-Blocker und Clonidin eignen sich nicht zu einer Monotherapie des Alkoholentzugssyndroms. Als weitere Alternative kommen Benzodiazepine, wie Diazepam, in Betracht, initial 5–10 (–20) mg p. o., weitere Dosierung nach Wirkung bei einer üblichen Anfangstagesdosis von 20–60 mg. Clomethiazol bzw. Benzodiazepine sollten – abhängig vom klinischen Bild – relativ rasch wieder reduziert werden. Unter Umständen kann damit schon am zweiten Behandlungstag begonnen werden (weitere Ausführungen zur Anwendung dieser Substanzen ➤ 16.4.1).

Generell sollte der Patient ausreichend sediert, aber jederzeit gut ansprechbar sein.

> Mit der Behandlung des Alkoholentzugssyndroms bzw. des beginnenden Delirs muss so früh wie möglich begonnen werden. Die Alkoholentgiftungsphase beim unkomplizierten Alkoholentzugssyndrom dauert in der Regel eine Woche. Unspezifische Symptome (allgemeines Unwohlsein, Schlafstörungen etc.) können jedoch zwei bis drei Wochen persistieren.

Behandlungsplanung – Weiterbehandlung

Die Behandlung chronisch Alkoholkranker kann in vier Phasen eingeteilt werden:

- Kontaktphase
- Entgiftungsphase
- Entwöhnungsphase
- Nachsorgephase

Ziel der Kontaktphase, die weitgehend durch Hausärzte und die ambulanten Suchtberatungsstellen getragen wird, ist, die Motivation des Betroffenen zu einer Therapie zu stärken. In dieser Phase sollte auch ein Therapieplan erstellt und die Frage der Kostenübernahme geklärt werden. Die Entgiftungs- bzw. Entzugsbehandlung kann bei entsprechender Motivation des Patienten auch **ambulant bzw. teilstationär** durchgeführt werden, wenn die Fähigkeit zur aktiven Mitarbeit besteht und/oder eine unterstützende Bezugsperson im häuslichen Umfeld vorhanden ist und keine Kontraindikationen (z. B. Suizidrisiko, Verwirrtheit, Halluzinationen, schwere Entzüge bzw. Komplikationen in der Vergangenheit, schlechter Allgemeinzustand) vorliegen. Bei schweren Entzugserscheinungen ist allerdings eine stationäre Behandlung unumgänglich, ebenso bei höherdosierter sedierender Medikation. Schwere Alkoholentzugssyndrome und Delirverläufe mit zwingend stationärer Entzugsbehandlung sind zu erwarten, wenn internistische Begleiterkrankungen vorliegen, ein massiver Alkoholkonsum über viele Jahre hinweg besteht und bereits ein Alkoholdelir oder Entzugsanfälle in der Vorgeschichte aufgetreten sind.

> Da die Weichen für die nachfolgende Entwöhnungsbehandlung frühzeitig gestellt werden müssen, sollte bereits während der Entgiftungsphase ein psychiatrischer Konsiliarius hinzugezogen werden.

Ohne solche flankierenden Maßnahmen ist eine reine Entgiftungsbehandlung prognostisch sehr ungünstig. Verantwortlich dafür dürften möglicherweise die Amnesie für das durchgemachte Delir sein, eine fehlende Motivation der Patienten und ihrer Angehörigen sowie das auch heute noch unzureichende Therapieangebot zur Entwöhnung von Alkoholabhängigen. Leider sind die meisten Alkoholkranken am Anfang ihrer Abhängigkeit nicht therapiemotiviert. Oft kommt es erst dann zu einer Behandlung, wenn der Missbrauch bereits zu schweren gesundheitlichen und sozialen Schädigungen geführt hat.

Die Frage der Dauer der stationären und ambulanten Behandlung kann nur aufgrund genauer Kenntnis des Patienten im Einzelfall entschieden werden. Die psycho- und soziotherapeutischen Maßnahmen beziehen sich auf die aktuelle berufliche und familiäre Situation, wobei die Einbeziehung der Angehörigen und die Teilnahme der Patienten an Selbsthilfegruppen (z. B. Anonyme Alkoholiker, Blaues Kreuz etc.) unerlässlich sind.

> Es ist daher sinnvoll, frühzeitig mit Angehörigen sowie in der Suchtkrankenbetreuung tätigen Sozialarbeitern und Psychologen Kontakt aufzunehmen. Ist ein selbstständiges Leben des Betroffenen nicht möglich, bietet sich

auch die Möglichkeit der Aufnahme in eine therapeutische Wohngemeinschaft oder in eine betreute Wohngruppe an.

16.5 Krampfanfälle bei Alkoholabhängigen

Krankheitsbild

Hirnorganische Anfälle, meist vom Grand-Mal-Typ, lassen sich bei etwa 20–50 % aller Delirkranken beobachten. Oft sind sie Vorboten eines beginnenden Delirs bzw. Alkoholentzugssyndroms, die meist innerhalb von drei bis vier Tagen nach Alkoholentzug auftreten.

Beim Erwachsenen muss bei jedem erstmalig aufgetretenen epileptischen Anfall eine alkoholische Genese in Erwägung gezogen werden.

Differenzialdiagnostisch müssen jedoch auch bei gesicherter Diagnose einer Alkoholabhängigkeit intrakranielle Raumforderungen durch Blutungen (epidurale, subdurale Hämatome) oder Tumoren sowie die Einnahme von Medikamenten etc., die zu einer Senkung der zerebralen Krampfschwelle führen, ausgeschlossen werden.

Symptomatik und Befunderhebung

In der Regel handelt es sich um tonisch-klonische Anfälle von ein bis zwei Minuten Dauer. Klinisch finden sich während des Anfalls eine zyanotische Gesichtshaut, Schaum vor dem Mund und häufig Einnässen. Postiktal lassen sich oft laterale Zungenbissverletzungen, seltener auch Verletzungen an Kopf, Extremitäten, Wirbelsäule und psychopathologisch passagere Umdämmerungen bzw. Verwirrtheitszustände beobachten. Für den Anfall besteht in der Regel eine komplette Amnesie. Die Patienten klagen über muskelkaterartige Gliederschmerzen.

Andere Anfallsformen, insbesondere Anfälle in Serie oder ein Status epilepticus, und Anfälle, die nicht im Entzug auftreten, sind immer auf zusätzliche Komplikationen und Erkrankungen verdächtig.

Therapeutisches Vorgehen

Meist tritt ein einzelner Grand-Mal-Anfall auf, der keiner spezifischen Therapie bedarf. Die Behandlung erfolgt entsprechend der Akuttherapie des Alkoholdelirs und des Alkoholentzugssyndroms (➤ 16.4.1, ➤ 16.4.2).

Bei den sehr selten als Serie oder als Status epilepticus auftretenden Grand-Mal-Anfällen wird das folgende Vorgehen zur Initialbehandlung empfohlen (in Anlehnung an die S1-Leitlinie „Status epilepticus im Erwachsenenalter“ 2012):

1. Allgemeine Maßnahmen: Lagerung, Überwachung der Vitalfunktionen, ggf. Entfernen von Zahnersatz. Legen eines i. v. Zugangs, Vitamin B_1 100 mg langsam i. v. Bei (Verdacht auf) Hypoglykämie Glukose 40 %, 60 ml (nach Thiamin!).
2. Injektion eines Benzodiazepins: neben Lorazepam und Clonazepam kommt Diazepam in Betracht: Diazepam-Dosis initial 0,15 (–0,25) mg/kg KG i. v., d. h. 10 (–20) mg langsam i. v. (in der Regel nicht mehr als 2 mg, maximal 5 mg/min). Ist eine intravenöse Injektion nicht möglich, so kann Diazepam auch in Form einer Rektiole in der gleichen Dosis appliziert werden. Alternativ zu Diazepam können Lorazepam oder Clonazepam bzw. Midazolam (intranasal) in äquivalenter Dosis verabreicht werden.
3. Nach erfolgloser Diazepam-Injektion bzw. Injektion eines anderen Benzodiazepins wird unter Monitoring von EKG und Blutdruck Phenytoin 250 mg langsam i. v. gegeben (initial 25 bis max. 50 mg/min). Danach Fortsetzung der Aufsättigung bis zu einer Gesamtdosis von 15–20 mg/kg KG, verabreicht innerhalb 30 Minuten (**Cave:** Hypotonie, Arrhythmien!, Gewebsnekrosen durch Paravasate). Alternativ kommen Valproat, Phenobarbital oder Levetiracetam in Betracht.

Zur Behandlung eines Status epilepticus muss der Patient schnellstmöglich auf eine Intensivstation verbracht werden.
Cave: Ateminsuffizienz und sekundäre Komplikationen (z. B. intrakranielle Blutung; s. o.).

Nach Auftreten eines Anfalls bei einem chronisch alkoholabhängigen Patienten sollte in der Regel eine stationäre Beobachtung von mindestens einem bis drei Tagen erfolgen, da eine Reihe schwerwiegender zerebraler Erkrankungen (z. B. intrakranielle Blutungen) ursächlich dafür infrage kommen und diese mitunter erst im Laufe einer solchen Beobachtungsphase diagnostiziert werden können.

16.6 Psychotische Störungen

Krankheitsbild

Ebenfalls im Rahmen des chronischen Alkoholismus, aber wesentlich seltener als das Delir kann sich eine Alkoholhalluzinose (ICD-10: F10.52) entwickeln.

Sie ist charakterisiert durch akustische Halluzinationen und Verfolgungswahn, wobei die delirtypische Bewusstseinstrübung und vegetative Dysregulation fehlen. Inhaltlich werden die Halluzinationen häufig von Vorwürfen und Beschimpfungen dominiert, die sich auf das süchtige Verhalten des Betroffenen beziehen. Entsprechend reagiert der Patient mit Schuldgefühlen, depressiver Verstimmung und mit Angst bis hin zur Panik.

Die Alkoholhalluzinose tritt am häufigsten in der frühen Abstinenzphase auf, ist aber nicht als Teil des Alkoholentzugssyndroms anzusehen. Übergangsformen zwischen Delir und Alkoholhalluzinose sind möglich, aber eher selten. Die Alkoholhalluzinose heilt unter Abstinenz in einigen Tagen bis zu sechs Monaten ab, oder sie geht in eine chronisch-paranoid-halluzinatorische Psychose bzw. eine hirnorganische Persönlichkeitsänderung über.

Differenzialdiagnostisch kann die Abgrenzung gegenüber einer Schizophrenie schwierig sein, insbesondere beim Fehlen einer organischen Wesensänderung.

Selten kommt es zu einem chronischen Eifersuchtswahn (ICD-10: F10.51), bei dem psychoreaktive Faktoren und, wie bei der Alkoholhalluzinose, hirnorganische und endogene Faktoren zu berücksichtigen sind. Die nicht selten vorkommende reale Ablehnung seitens des Partners kann zu wahnähnlichen Eifersuchtsbefürchtungen führen, mit denen Schuldgefühle auf den Partner projiziert werden.

Die Indikation für eine stationäre Aufnahme ist bei massiver Ausprägung der psychotischen Symptomatik, insbesondere bei Suizidgefährdung, gegeben.

Therapeutisch kommt bei den alkoholbedingten psychotischen Störungen neben supportiven Maßnahmen die Verordnung eines hochpotenten oder eines atypischen Antipsychotikums in Betracht, so etwa Haloperidol, Initialdosis 2×2–2×5 mg/d, oder Risperidon 2–4 mg/d. Aufgrund geringerer Nebenwirkungen scheinen atypische Antipsychotika generell Vorteile zu bieten.

16.7 Wernicke-Enzephalopathie

Krankheitsbild

Die von Wernicke ursprünglich als Polioencephalitis haemorrhagica superior (Diagnose wird in der ICD-10 unter dem Code E51.2 im Kapitel „Endokrine, Ernährungs- und Stoffwechselstörungen" aufgeführt!) beschriebene Veränderung (petechiale Blutungen, Kapillarvermehrung, Spongiose) im Bereich des III. und IV. Ventrikels, des Aquädukts, des Thalamus (vorderer und medialer Anteil), der hinteren vier Hügel, des Nucleus vestibularis, der Corpora mamillaria und des Lobus anterior des Cerebellums befällt etwa 3 bis 5 % aller schwer Alkoholkranken.

Das Syndrom tritt meist akut auf, manchmal im Zusammenhang mit einem initialen Delirium tremens, und ist psychopathologisch durch eine akute organische Psychose mit Verwirrtheit, Desorientierung und fluktuierender Bewusstseinstrübung charakterisiert.

Neurologisch finden sich Nystagmus, Augenmuskellähmung, Pupillenstörung und Ataxie (Wernicke-Trias: Psychosyndrom, Augensymptome, Gangstörung).

Die genannten Symptome können einzeln oder in verschiedenen Kombinationen auftreten.

Das lebensbedrohliche Krankheitsbild ist die Folge eines Mangels an Thiamin (Vitamin B_1), wodurch die Oxidation von Glukose verhindert wird. Thiamin ist in Form seines Pyrophosphates an der Glykolyse, am Trikarbonsäurezyklus und an der Transketolasereaktion im Hexosemonophosphat-Shunt als Coenzym metabolisch beteiligt.

Wegen der ernsten Prognose (etwa 15 % letale Verläufe durch vorwiegend dienzephal bedingte vegetative Dysregulationen; 65 % bleibende Störungen im Sinne eines Korsakow-Syndroms und nur in ca. 20 % völlige Heilung) sollte die Frühdiagnose nicht versäumt werden.

Die Wernicke-Enzephalopathie ist keineswegs immer Folge der Alkoholkrankheit. Weitere Ursachen können Fehlernährung (z. B. bei Fasten, Anorexie), Hämodialyse, Urämie, Hyperemesis gravidarum, Tuberkulose, Cholera, Zöliakie, Thyreotoxikosen, Tumoren des oberen Verdauungstrakts und des lymphatisch-hämatopoetischen Systems sein.

Symptomatik und Befunderhebung

Die klinische Symptomatik kann sich innerhalb von Stunden bis Tagen akut aus einem Entzugsdelir heraus, selten auch ohne erkennbaren Anlass, entwickeln.

Zu Beginn werden relativ häufig Magen-Darm-Störungen und Fieber beobachtet. Das Vollbild ist geprägt durch okuläre Störungen, Ataxie und ein amnestisches Psychosyndrom mit Bewusstseinsstörungen. Die neurologischen Symptome sind jedoch oft nicht nachweisbar, weswegen das Krankheitsbild leicht übersehen werden kann.

Ungeklärte Bewusstseinsstörungen oder ein plötzliches Koma mit Hypothermie und Hypotonie bei einem Alkoholkranken sind deswegen immer auf eine Wernicke-Enzephalopathie verdächtig.

Als somatische Folgeerkrankungen des Vitamin-B_1-Mangels können sich kardiovaskuläre Störungen, eine Polyneuropathie und Ödeme entwickeln („Beriberi-Krankheit").

Die okulären Symptome zeigen sich typischerweise in einem Blickrichtungsnystagmus, in Störungen der Pupillomotorik, selten in konjugierten Blickparesen oder einer internukleären Ophthalmoplegie. Als Ausdruck einer zerebellären Schädigung finden sich Gang- und Standataxie sowie eine skandierende Sprache.

Weiterhin ist eine eingehende laborchemische (**Cave:** internistische Komplikationen!) und apparative Abklärung erforderlich. Wie bei anderen basalen Hirnprozessen kann das EEG diffus verlangsamt sein (Deltaparenrhythmie). Häufig finden sich aber auch Normalbefunde im EEG. Der Liquor zeigt allenfalls eine geringe Eiweißerhöhung. Bei den bildgebenden Verfahren ist die Kernspintomografie (MRT) diagnostisch wegweisend. In T2-Gewichtung können hyperintense Bezirke um den III. Ventrikel, den Aquädukt und eine Volumenminderung der Corpora mamillaria dargestellt werden. Die Diagnose wird erhärtet durch den Nachweis eines erniedrigten Vitamin-B_1-Spiegels.

16

Akuttherapie

Beim Auftreten einer Wernicke-Enzephalopathie ist eine sofortige hochdosierte parenterale Thiamin(Vitamin B_1)-Therapie dringend notwendig.

Wenn möglich, sollte zuvor eine Blutentnahme zur Bestimmung des Vitamin-B_1-Spiegels bzw. der Transketolaseaktivität erfolgen.

Bei einer unspezifischen psychopathologischen Symptomatik ohne die typischen neurologischen Ausfälle kann es sich um eine atypische bzw. monosymptomatische Wernicke-Enzephalopathie handeln, weswegen auch in solchen Fällen eine Vitamin-B_1-Therapie gerechtfertigt ist.

In den aktuellen Leitlinien wird empfohlen, Thiamin über 7 Tage in hoher Dosis (täglich 3 × 250–500 mg) i. v. über 30 min. in jeweils 50–100 ml Ringer- oder 0,9 % NaCl-Lösung zu verabreichen (S3-Leitlinie „Screening, Diagnose und Behandlung alkoholbezogener Störungen" 2016, S1-Leitlinie „Alkoholdelir und Verwirrtheitszustände" 2014). Eine orale Weiterbehandlung sollte sich anschließen (Richtdosis 2 × 100 mg/d).

Weltweit wurden vereinzelte Todesfälle als dosisunabhängige Folge anaphylaktischer Reaktionen auf

Vitamin B_1 berichtet. Bei sehr langsamer intravenöser bzw. intramuskulärer Applikation (i. m. nicht bei Gerinnungsstörungen!) ist diese schwerwiegende Komplikation unwahrscheinlich. Mildere Unverträglichkeitsreaktionen sind häufiger. Wegen der **Anaphylaxie-Gefahr** müssen Maßnahmen zur Reanimation vorgehalten werden. In Anbetracht der Tatsache, dass ca. 15 % der Patienten mit einer Wernicke-Enzephalopathie versterben, sind die Risiken der Vitamin-B_1-Therapie als relativ gering einzuschätzen (Schuchardt und Hacke 2000).

Tritt innerhalb von drei Tagen keine deutliche Besserung ein, muss mit einem chronischen Verlauf im Sinne des Wernicke-Korsakow-Syndroms (s. u.) gerechnet werden.

Da Glukosegaben bei Thiamin(Vitamin-B_1)-Mangel eine Wernicke-Enzephalopathie auslösen oder verschlimmern können, muss Thiamin stets vor der Glukosezufuhr substituiert werden!

(Wernicke-)Korsakow-Syndrom

Krankheitsbild

Nach neueren Auffassungen stellen die Wernicke-Enzephalopathie und das (Wernicke-)Korsakow-Syndrom (ICD-10: F10.6) keine getrennten Krankheiten dar, sondern gelten als verschiedene Stadien der gleichen Krankheit.

Das Korsakow-Syndrom kann sich akut oder subakut im Gefolge einer Wernicke-Enzephalopathie oder auch primär entwickeln. Die Prognose des Korsakow-Syndroms ist ungünstig und zeigt häufig einen chronischen Verlauf (nur ca. 15 % völlige Heilungen).

Das klinische Bild ist gekennzeichnet durch Desorientiertheit hinsichtlich Zeit, Ort und Situation, Störungen des Altgedächtnisses und schwere Merkfähigkeitsstörungen mit Neigung zu Konfabulationen, womit die Gedächtnislücken überbrückt werden. Auch Sprach- und Artikulationsstörungen sind häufig.

Das Korsakow-Syndrom ist keine spezifische Alkoholfolgekrankheit. Differenzialdiagnostisch kann das Syndrom auch im Gefolge von Schädel-Hirn-Traumen und Hypoxien, insbesondere bei bilateralen Schädigungen mediotemporaler und dienzephaler Hirnstrukturen durch Enzephalitiden und Subarachnoidalblutungen, auftreten.

Symptomatik und Befunderhebung

Am Anfang kann ein Delir bzw. eine Wernicke-Enzephalopathie stehen. Richtungweisend sind Desorientiertheit, Störungen von Gedächtnis und Merkfähigkeit sowie Konfabulationen.

Zu erheben sind Neurostatus und internistischer Status einschließlich der üblichen Laborparameter. An apparativen Untersuchungen sind einzusetzen EEG, CT sowie eventuell MRT.

Akuttherapie

Die Therapie besteht in der hochdosierten Thiamin (Vitamin-B_1)-Gabe über mehrere Wochen entsprechend den oben angegebenen therapeutischen Richtlinien. Die Autoren empfehlen, Thiamin über mindestens eine Woche parenteral zu verabreichen.

16.8 Andere akute und chronische Alkoholfolgekrankheiten

16.8.1 Zentrale pontine Myelinolyse

Krankheitsbild

Die seltene zentrale pontine Myelinolyse (CPM; Häufigkeit 7 % bei Hirnautopsien von Alkoholkranken, Menger und Paehge 2009) manifestiert sich klinisch als Hirnstammsyndrom mit Hirnnervenausfällen (vor allem Dysarthrie, Dysphagie), tetra- und paraparetischen Syndromen, die in schweren Fällen in ein Koma bzw. ein „Locked-in-Syndrom" einmünden. Das Krankheitsbild ist pathologisch-anatomisch durch Demyelinisierungen in den ventralen Anteilen des Pons gekennzeichnet. Extrapontine Myelinolysen können hinzukommen.

Mittels CT und MRT ist inzwischen die intravitale Diagnose möglich geworden.

Die beim chronisch Alkoholkranken häufige Hyponatriämie und insbesondere deren zu rascher Ausgleich werden als wichtigster pathogenetischer Faktor vermutet. CPM kommt neben der Alkoholkrankheit auch bei anderen schweren Erkrankungen vor.

Differenzialdiagnostisch müssen andere Hirnstammerkrankungen, insbesondere eine Arteria-basilaris-Thrombose, ein Morbus Wilson, andere Hepatopathien und bösartige Tumoren ausgeschlossen werden.

Akuttherapie

Präventiv sollte beim Ausgleich einer Hyponatriämie der Serumnatriumspiegel nur sehr vorsichtig angehoben werden (Richtwert: nicht mehr als 8 mmol/l pro 24 h; näheres siehe intensivmedizinische Literatur). In jedem Fall muss eine Hypernatriämie vermieden werden.

Bei moderat bzw. leicht hyponatriämischen Werten (121–134 mmol/l), wird die Natriumzufuhr im Normalfall eingestellt. Eine möglicherweise gleichzeitig bestehende Wernicke-Enzephalopathie muss durch Thiamin(Vitamin-B_1)-Gaben mit behandelt werden (➤ 16.7).

16.8.2 Marchiafava-Bignami-Syndrom

Von der CPM ist die Corpus-callosum-Degeneration, das sehr seltene Marchiafava-Bignami-Syndrom (bei ca. 0,05 % der Alkoholkranken), abzugrenzen. Sie ist häufig mit einer glialen Sklerose der dritten Schicht der Großhirnrinde assoziiert. Pathologisch-anatomisch bilden sich symmetrische Entmarkungen im vorderen Balken. Betroffen sind v. a. Rotweintrinker, die 2 Liter und mehr pro Tag konsumieren.

Symptomatik

Klinisch können sich akute psychotische Syndrome, Anfälle und eine hirnorganische Wesensänderung mit Demenz entwickeln. Dysarthrie, Astasie, Abasie, Greifreflexe, muskuläre Hypertonie, Pyramidenbahnzeichen und Bewusstseinsstörungen sind weitere typische Symptome. Augenmuskellähmungen sprechen eher gegen das Vorliegen eines Marchiafava-Bignami-Syndroms.

Akuttherapie

Eine kausale Therapie ist nicht bekannt. Die Therapie der Wahl ist die absolute Alkoholkarenz.

Bei drohenden oder bereits eingetretenen Vitalfunktionsstörungen müssen sowohl bei der CPM als auch beim Marchiafava-Bignami-Syndrom die Patienten intensivmedizinisch überwacht bzw. behandelt werden.

16.8.3 Alkoholdemenz

Die Demenz infolge der chronischen Alkoholkrankheit unterscheidet sich klinisch nicht prinzipiell von einer Demenz anderer Genese. Das demenzielle Syndrom entwickelt sich auf dem Hintergrund der ständigen Betrunkenheit und wird oft nicht einmal von den Angehörigen des Patienten wahrgenommen, die die Symptomatik der chronischen Alkoholintoxikation zuschreiben. Das klinische Bild kann daher nur bei Abstinenz deutlich werden.

Hirnschädigungen bei chronisch Alkoholabhängigen erfassen kortikale und subkortikale Strukturen im Sinne eines irreversiblen Untergangs von Nervenzellen und einer Reduktion von Dendriten und Dendritendornen.

Die alkoholische Demenz tritt bei etwa 3–10 % der Alkoholkranken auf. Klinisch stehen Störungen von Antrieb, Affektivität und kognitiven Fähigkeiten im Vordergrund. Störungen des Frisch- und Altgedächtnisses mit Desorientierung, der Kritik- und Urteilsfähigkeit sowie des Sozialverhaltens runden das demenzielle Bild ab.

Die Regenerationsfähigkeit des alkoholgeschädigten Gehirns ist bemerkenswert. In mehreren Nachuntersuchungen unter strikter Abstinenz konnte mittels bildgebender Verfahren (CT, MRT) gezeigt werden, dass mit einer Zunahme des Hirnvolumens und parallel dazu mit einer Verbesserung der kognitiven Defizite gerechnet werden kann. Somit könnten neuroplastische Vorgänge im Gehirn abstinenter Alkoholkranker das morphologische Korrelat ihrer funktionellen Verbesserung sein. Entsprechend kann sich eine alkoholische Demenz bei konsequenter Abstinenz ganz oder teilweise im Laufe von Monaten wieder zurückbilden (bezüglich des generellen diagnostischen und therapeutischen Vorgehens bei demenziellen Syndromen ➤ 28.3).

Differenzialdiagnose

Die Diagnose einer alkoholischen Demenz wird gestellt, wenn anamnestisch ein langjähriger Alkoholkonsum vorliegt und andere Ursachen einer Demenz ausgeschlossen werden können.

Zu erheben sind Neurostatus und internistischer Status. An apparativen Untersuchungen sind einzusetzen EEG, CT und eventuell MRT.

Akuttherapie

Therapeutische Maßnahme ist die konsequente Alkoholabstinenz. Ein Therapieversuch mit hochdosierter Thiamin(Vitamin-B_1)-Substitution sollte unternommen werden (mindestens 100 mg/d parenteral über eine Woche).

16.8.4 Suizidalität bei Alkoholkranken

Suizidale Krisen sind bei alkoholabhängigen Patienten etwa zwölfmal häufiger als in der Durchschnittsbevölkerung.

Diesen liegen in der Regel depressive und ängstliche Verstimmungen auf toxischer, psychoreaktiver, psychotischer und hirnorganischer Basis zugrunde. Die alkoholbedingte Euphorie schlägt nicht selten in eine depressive Verstimmung um, wobei es dann häufig zu Suizidhandlungen kommen kann. Davon sind Suizidhandlungen zu unterscheiden, die bei ansteigendem Blutalkoholspiegel aus einem plötzlichen autoaggressiven Impuls heraus ausgeführt werden. Schließlich kann bei Alkoholkranken akute Suizidalität als Reaktionsbildung auf die körperlichen und sozialen Folgeerscheinungen der Sucht entstehen („Bilanzsuizid"). Es kommen die gleichen Behandlungsprinzipien wie bei suizidalen Krisen anderweitiger Genese zur Anwendung (➤ Kap. 11).

16.9 Ambulant einsetzbare Medikamente zur Verminderung des Rückfallrisikos

Im Rahmen eines therapeutischen Gesamtkonzepts mit begleitenden psychotherapeutischen und psychosozialen Maßnahmen können folgende Medikamente eingesetzt werden (Leitlinie „Screening, Diagnostik und Behandlung alkoholbezogener Störungen" 2016):

- Acamprosat
- Naltrexon
- Nalmefen
- Disulfiram

Bezüglich der Anwendung dieser Substanzen, die nicht in Akutsituationen begonnen wird, sei auf die weiterführende Literatur verwiesen, beispielsweise Benkert und Hippius 2017, S3-Leitlinie „Screening, Diagnose und Behandlung alkoholbezogener Störungen" 2016.

16.10 Typische Fehler bei der Behandlung von Alkoholkranken

- Es liegt im Wesen der Sucht, dass die Patienten ihren Alkoholmissbrauch häufig verleugnen bzw. dissimulieren. Dieses Verhaltensmuster kann beim Helfer Verärgerung und Ablehnung hervorrufen. Typischer Fehler ist entsprechend häufig eine moralisierende und tabuisierende Haltung und Ablehnung der „Sucht". Aber auch ein übertriebenes Maß an Verständnis für den Patienten kann antitherapeutisch sein.
- Mit einem zu späten Therapiebeginn bei Delirium tremens wird eine massive, unter Umständen lebensbedrohliche Symptomatik in Kauf genommen.
- Bei zu langer Verordnungsdauer von Clomethiazol besteht die Gefahr einer Clomethiazol-Abhängigkeit.
- Es werden bei Alkoholintoxikation und beim Delir komplizierende körperliche Erkrankungen übersehen.

- Obwohl obsolet, wird auf die Anwendung von Alkohol zur Prophylaxe oder Therapie des Delirs zurückgegriffen.

LITERATUR

American Psychiatric Association (APA): Diagnostic and Statistical Manual of Mental Disorders (DSM-5). APA Publishing, Arlington 2013.

Banger, M., M. Philipp, T. Herth et al.: Development of a rating scale for quantitative measurement of the alcohol withdrawal syndrome. Eur Arch Psychiatry Clin Neurosci 1992: 241–246.

Benkert, O., H. Hippius: Kompendium der Psychiatrischen Pharmakotherapie, 11. Aufl. Springer, Heidelberg 2017.

Bühringer, G., R. Augustin, E. Bergmann, K. Bloomfield, W. Funk, B, Junge, L. Kraus, C. Merfert-Diete, H. J. Rumpf, R. Simon, J. Töppich: Alcohol consumption and alcohol-related problems in Germany. Hogrefe and Huber Publishers, Seattle WA 2002.

Effertz, T., K. Mann: The burden and the cost of disorders of the brain in Europe with the inclusion of harmful alcohol use and nicotine addiction. Eur Neuropsychopharmacol 2013;23: 742–748

Feuerlein, W., H. Küfner, C. M. Haf, C. Ringer, K. Antons: Kurzfragebogen für Alkoholgefährdete. Beltz, Weinheim 1989.

Feuerlein, W., H. Küfner, M. Soyka: Alkoholismus – Mißbrauch und Abhängigkeit, 5. Aufl. Thieme, Stuttgart – New York 1998.

Feuerlein, W.: Akuttherapie der Alkoholkrankheit. In: Seitz, H. K., C. S. Lieber, U. A. Simanowski (Hrsg.): Handbuch Alkohol, Alkoholismus, alkoholbedingte Organschäden, S. 1–20. Barth, Leipzig – Heidelberg 2000.

Gaertner B, Freyer-Adam, Meyer C, John U. Alkohol – Zahlen und Fakten zum Konsum. In: Deutsche Hauptstelle für Suchtfragen (Hrsg.): Jahrbuch Sucht 2015: 39–71.

Jost, A., L. Hermle, M. Spitzer, G. Oepen: Zur klinischen und labortechnischen Differenzierung des Alkoholentzugssyndroms („Prädelir") und des Alkoholdelirs. Psychiat Prax 1992;19: 16–22.

Kiefer, F., M. Soyka: Störungen durch Alkohol. In: Möller, H. J., G. Laux, H. P. Kapfhammer (Hrsg.): Psychiatrie und Psychotherapie. 5. Aufl., Band 2, S. 133–162. Springer, Berlin – Heidelberg – New York 2011.

Mann, K. (Hrsg.): Neue Therapieansätze bei Alkoholproblemen. Pabst Science Publishers, Lengerich 2002.

Mann, K., A. Diehl, J. Hein, A. Heinz: Alkoholabhängigkeit. In: Voderholzer, U., F. Hohagen (Hrsg.): Therapie psychischer Erkrankungen. 2. Aufl., S. 23–38. Urban & Fischer, München – Jena 2007.

Menger, H., T. Paehge: Zentrale pontine Myelinolyse. Fortschr Neurol Psychiatr 2009;77: 44–54

Pabst, A., L. Kraus, E. Gomes de Matos, D. Piontek: Substanzkonsum und substanzbezogene Störungen im Jahr 2012. Sucht 2013;59: 321–331.

S3-Leitlinie „Screening, Diagnose und Behandlung alkoholbezogener Störungen". AWMF-Register Nr. 076–001 (Stand: Februar 2016). www.awmf.org/leitlinien/detail/ll/076-001.html (letzter Zugriff: 30.6.2016).

S3-Leitlinie „Analgesie, Sedierung und Delirmanagement in der Intensivmedizin" (DAS Leitlinie 2015). AWMF-Register-Nr. 001/012 (Stand: August 2015). www.awmf.org/leitlinien/detail/ll/001-012.html (letzter Zugriff: 30.6.2016).

S1-Leitlinie „Alkoholdelir und Verwirrtheitszustände". AWMF-Register-Nr. 030/006 (Stand: Dezember 2014). www.awmf.org/leitlinien/detail/ll/030-006.html (letzter Zugriff: 30.6.2016).

S1-Leitlinie „Status epilepticus im Erwachsenenalter". AWMF-Register-Nr. 030/079 (Stand: September 2012). www.awmf.org/leitlinien/detail/ll/030-079.html (letzter Zugriff: 30.6.2016).

Sander, M., T. Neumann, V. von Dossow, H. Schönfeld, A. Lau, V. Eggers, C. Spies: Alkoholabusus. Risikofaktoren für die Anästhesie und Intensivmedizin, Internist 2006;47: 332–341.

Schuchardt, V., W. Hacke: Klinik und Therapie alkoholassoziierter ZNS-Schäden und peripherer Neuropathie. In: Seitz, H. K., C. S. Lieber, U. A. Simanowski (Hrsg.): Handbuch Alkohol, Alkoholismus, alkoholbedingte Organschäden, S. 493–415. Barth, Leipzig – Heidelberg 2000.

Singer, M., A. Batra, A., K. Mann: Alkohol und Tabak. Grundlagen und Folgekrankheiten. Thieme, Stuttgart 2010

Soyka, M.: Alkoholabhängigkeit. Grundlagen und Therapie. Springer, Berlin – Heidelberg 1999.

Soyka M., H. Küfner, W. Feuerlein: Alkoholismus – Missbrauch und Abhängigkeit, 6. Aufl. Thieme, Stuttgart – New York 2008.

Spies, C., K. Eyrich: Perioperative Problemsituationen bei chronischem Alkoholmißbrauch. In: Tretter, F., S. Busello-Spieth, W. Bender (Hrsg.): Therapie von Entzugssyndromen, S. 240–256. Springer, Berlin – Heidelberg 1994.

Spies, C. D., H. Rommelspacher: Alcohol withdrawal in the surgical patient: prevention and treatment. Anesth Analg 1999;88: 946–954.

Thier, P., M. Maschke: Alkoholfolgekrankheiten. In: Brandt, T., J. Dichgans, H. C. Diener (Hrsg.): Therapie und Verlauf neurologischer Erkrankungen, 4. Aufl., S. 740–760. Kohlhammer, Stuttgart – Berlin – Köln 2003.

Victor, M., R. D. Adams: The effect of alcohol on the nervous system. Res Publ Ass Nerv Ment Dis 1953;32: 526.

Wetterling, T., C. Veltrup: Diagnostik und Therapie von Alkoholproblemen. Springer, Berlin – Heidelberg – New York – Tokio 1997.

Wetterling, T., R. D. Kanitz, D. Besters, G. Speil: Skala zur Erfassung des Schweregrades eines Alkoholentzugssyndroms (AES-Scale) – Erste klinische Erfahrungen. Sucht (Sonderband 1), S. 41–43. Neuland Verlag, Geesthacht 1995.

Wittchen, H. U., H. Pfister: DIA-X-Diagnostisches Expertensystem für ICD-10 und DSM-IV. Swets & Zeitlinger, München 1996.

KAPITEL

17 Psychische Störungen infolge anderer psychotroper Substanzen

Michael Soyka

Mitautor der Vorauflage: Rudolf Stohler

17.1 Einleitung

Substanzmissbrauch und -abhängigkeit zählen in den westlichen Industrieländern zu den häufigsten psychischen Störungen, und Intoxikationen sowie organische psychische Störungen infolge der Einnahme psychotroper Substanzen spielen für Notfallsituationen und in der klinischen Psychiatrie eine herausragende Rolle.

Die Zahl der Cannabiskonsumenten hat in Deutschland, Österreich und der Schweiz stark zugenommen. Epidemiologische Untersuchungen aus Deutschland zeigen, dass 4,5 % der Befragten in den letzten 12 Monaten Drogen konsumierten (Cannabis: 4,5 %, Amphetamine 0,7 %, Ecstasy 0,4 %, Heroin 0,2 %, Kokain/Crack 0,8 %) (Pabst et al. 2013). Dabei dürfte sich Deutschland im europäischen Mittelfeld bewegen; in den USA liegen die entsprechenden Kennzahlen etwas höher (EMCDDA 2015). Jugendliche berichten in allen europäischen Ländern häufiger über Drogenkonsum als Erwachsene (in Deutschland 7,8 % der 12–17-Jährigen).

Die Inzidenz der Heroinabhängigkeit und die Drogenmortalität haben in der Schweiz seit Anfang der 90er-Jahre stark abgenommen (Nordt und Stohler 2006). Auch in vielen anderen europäischen Ländern zeigt sich ein ähnlicher Trend.

Auch das Konsummuster hat sich deutlich geändert: Zwar sind unter den illegalen Drogen noch immer die Opioide die Substanzen, die mit der höchsten Problemlast einhergehen; jedoch sind der Konsum von Kokain, Psychostimulanzien, sog. Designerdrogen sowie Mischkonsum heute häufiger als früher.

In den USA zeigt sich in der letzten Dekade bei eher sinkender Zahl von Heroin-Konsumenten ein dramatischer Anstieg von Individuen, die opioidhaltige Analgetika missbrauchen (Cicero et al. 2015). Korrespondierend dazu gibt es eine enorme Rate von Todesfällen aufgrund des Konsums und Missbrauchs von Opioid-Analgetika. Europäische Zahlen fehlen dazu weitgehend, von einem flächenhaften Missbrauch von Opium und Analgetika in Europa ist aber nicht auszugehen (Übersicht in Soyka 2016).

Die therapeutischen Chancen und die Prognose bei Drogenabhängigkeit variieren je nach Substanz (siehe dazu z. B. Poehlke et al. 2000, Berglund et al. 2003).

Substitutionsbehandlungen stellen heute bei Opiatabhängigkeit neben abstinenzorientierten Therapien das Mittel der Wahl dar. Die beste Evidenzlage besteht hier bei Methadon und Buprenorphin, in den letzten Jahren wurden auch Morphinsulfat sowie in einigen Ländern wie der Schweiz und Deutschland Heroin für Schwerstabhängige zur Substitutionsbehandlung eingeführt. Neuere Opioide befinden sich in der klinischen Testung.

Aber auch neue pharmakologische Ansätze sind in die Therapie Drogenabhängiger eingeführt worden, die ihrerseits zu Problemen und Notfallsituationen führen können (➤ 17.2.3 und ➤ 17.2.4).

Zum Thema Drogenabhängigkeit liegen – über die Behandlung von Notfallsituationen hinausgehend – sehr gute Übersichten und Therapierichtlinien vor (Uchtenhagen 2000, Soyka et al. 2011, Department of Health 2007), ebenso wie für die Psychopharmakotherapie im Allgemeinen und speziell in Notfallsituationen sowie zur Pharmakologie einzelner empfohlener Substanzen. Für Suchterkrankungen liegt eine aktuelle S3-Behandlungs-Leitlinie leider nur für Alkohol vor (AWMF-Leitlinie Alkoholbezogene Störungen 2014). Auf die Prinzipien des diagnostischen und therapeutischen Vorgehens bei Intoxikationen geht ➤ Kap. 14 dieses Buches ein. Zu den neurobiologischen Grundlagen von Suchterkrankungen siehe Volkow und Morales 2015, Heinz et al. 2012.

Von den sieben von der WHO definierten Substanzgruppen mit Suchtpotenzial – Alkohol, Barbiturate (einschließlich der Benzodiazepine), Morphine, Kokain, Cannabis, Amphetamine, Kath, Halluzinogene – beinhalten nur die ersten zwei Gruppen klare körperliche Entzugssyndrome, auch wenn bei Kokain ebenfalls Entzugssymptome auftreten können.

Der früher übliche Terminus Sucht ist durch die besser operationalisierten Begriffe Missbrauch und Abhängigkeit ersetzt worden (Soyka 1995a). Dabei liegt dem Abhängigkeitsbegriff in modernen Klassifikationssystemen wie DSM-IV und ICD-10 das von Edwards und Gross vorgeschlagene dimensional angelegte Abhängigkeitssyndrom zugrunde.

Abhängigkeit wird hier als ein Cluster von kognitiven, physiologischen und Verhaltenssymptomen aufgefasst, wobei diese nicht unbedingt gleichzeitig vorhanden sein müssen und durchaus in verschiedenen Schweregraden vorliegen können (➤ Tab. 17.1).

Das Vorliegen einer körperlichen Toleranz ist für die Diagnose einer Abhängigkeit von psychotropen Substanzen keineswegs erforderlich. Der Abhängig-

Tab. 17.1 Substanzinduzierte psychische Störungen: ICD-10- und DSM-IV-Kriterien für schädlichen Gebrauch/Missbrauch und Abhängigkeit

ICD-10	DSM-IV
„Schädlicher Gebrauch"	**Substanzmissbrauch**
Konsummuster psychotroper Substanzen, das zu Gesundheitsschädigung (körperlich oder psychisch) führt *Diagnostische Leitlinien:* Diagnose erfordert tatsächliche Schädigung der Gesundheit des Konsumenten. Negative soziale Folgen oder akute Intoxikationen bzw. „Kater" genügen nicht. Ist nicht zu diagnostizieren bei Abhängigkeitssyndrom (F1x.2), psychotischer Störung (F1x.5) oder anderen spezifischen alkohol- oder substanzbedingten Störungen.	A. Unangepasstes Muster von Substanzgebrauch mit der Folge von klinisch bedeutsamer Beeinträchtigung, erfüllt ist ≥ 1 der folgenden Kriterien innerhalb eines Zeitraums von 12 Monaten • Wiederholter Substanzgebrauch mit der Folge des Nichterfüllens von Pflichten • Wiederholter Substanzgebrauch mit der Folge körperlicher Gefährdung • Konflikt mit dem Gesetz in Zusammenhang mit dem Konsum • Fortgesetzter Substanzgebrauch trotz der durch die psychotropen Substanzen verursachten bzw. verstärkten sozialen Probleme B. Kriterien der Substanzabhängigkeit der jeweiligen Substanzklasse nicht erfüllt
Abhängigkeitssyndrom	**Substanzabhängigkeit**
Gruppe körperlicher, Verhaltens- und kognitiver Phänomene, bei denen der Konsum einer Substanz(klasse) Vorrang gegenüber anderen früher präferierten Verhaltensweisen hat; starker, gelegentlich übermächtiger Wunsch nach Konsum psychotroper Substanzen; eventuell schnellerer Rückfall nach Abstinenzphase als bei Nichtabhängigkeit *Diagnostische Leitlinien:* Abhängigkeit liegt vor, wenn irgendwann während des letzten Jahres ≥ 3 Kriterien gleichzeitig vorhanden waren: • Starker Wunsch/Zwang, psychotrope Substanzen zu konsumieren • Verminderte Kontrollfähigkeit bezüglich Beginn, Beendigung und Menge des Konsums • Körperliches Entzugssyndrom nach Beendigung/Reduktion • Nachweis einer Toleranz • Fortschreitende Vernachlässigung anderer Interessen und zunehmender Zeitaufwand zugunsten des Konsums • Anhaltender Konsum trotz eindeutig schädlicher Folgen	Unangepasstes Muster von Substanzgebrauch mit der Folge von klinisch bedeutsamer Beeinträchtigung, erfüllt sind ≥ 3 der folgenden Kriterien innerhalb eines Zeitraums von 12 Monaten • Toleranzentwicklung (Verlangen nach Dosissteigerung, verminderte Wirkung bei beibehaltener Dosis) • Entzugssymptome (charakteristisches Entzugssyndrom, Einnahme der gleichen [oder ähnlicher] Substanz zur Linderung bzw. Verhinderung von Entzugssymptomen) • Häufig längere oder größere Aufnahme als beabsichtigt • Wunsch/erfolglose Versuche der Konsumkontrolle/-beendigung • Großer Zeitaufwand zur Substanzbeschaffung • Aufgabe/Einschränkung wichtiger Aktivitäten zugunsten des Konsums • Fortgesetzter Konsum trotz negativer Folgen

Tab. 17.2 ICD-10-Klassifikation der durch psychotrope Substanzen induzierten psychischen und Verhaltensstörungen (F10-F19)

F1x.0 Akute Intoxikation
.00 ohne Komplikationen .01 mit Verletzung oder anderer körperlicher Schädigung .02 mit anderer medizinischer Komplikation .03 mit Delir .04 mit Wahrnehmungsstörung .05 mit Koma .06 mit Krampfanfällen .07 pathologischer Rausch
F1x.1 Schädlicher Gebrauch
F1x.2 Abhängigkeitssyndrom
.20 gegenwärtig abstinent .21 gegenwärtig abstinent, aber in beschützender Umgebung .22 gegenwärtig Teilnahme an einem ärztlich überwachten Ersatzdrogenprogramm .23 gegenwärtig abstinent, aber in Behandlung mit aversiven oder hemmenden Medikamenten (z. B. Disulfiram) .24 gegenwärtiger Substanzgebrauch .25 ständiger Substanzgebrauch .26 episodischer Substanzmissbrauch (Dipsomanie)
F1x.3 Entzugssyndrom
.30 ohne Komplikationen .31 mit Komplikationen
F1x.4 Entzugssyndrom mit Delir
.40 ohne Krampfanfälle .41 mit Krampfanfällen
F1x.5 Psychotische Störung
.50 schizophreniform .51 vorwiegend wahnhaft .52 vorwiegend halluzinatorisch .53 vorwiegend polymorph .54 vorwiegend depressive Symptome .55 vorwiegend manische Symptome .56 gemischt
F1x.6 Amnestisches Syndrom
F1x.7 Durch psychotrope Substanzen bedingter Restzustand und verzögert auftretende psychotische Störung
.70 Nachhallzustände (Flashbacks) .71 Persönlichkeits- und Verhaltensstörung .72 affektives Zustandsbild .73 Demenz .74 andere anhaltende kognitive Beeinträchtigung .75 verzögert auftretende psychotische Störung
F1x.8 Andere psychische oder Verhaltensstörungen
F1x.9 Nicht näher bezeichnete psychische oder Verhaltensstörung

keitsbegriff hat mittlerweile eine große Ausdehnung erfahren, sodass zumindest im DSM-IV die Diagnose Missbrauch psychotroper Substanzen eher eine diagnostische Reservekategorie darstellt.

Die modernen psychiatrischen Klassifikationssysteme wie ICD-10 und DSM-IV nennen eine Reihe verschiedener psychischer Störungen wie Delir, Entzugssyndrom oder organisches affektives Syndrom, die infolge des Gebrauchs psychotroper Substanzen auftreten können. Die einzelnen psychischen Folgestörungen treten dabei nicht bei allen genannten Substanzgruppen mit Missbrauchspotenzial auf, sondern jeweils nur bei einigen Substanzgruppen (➤ Tab. 17.2 und ➤ Tab. 17.3). So finden sich Entzugsdelir und Halluzinationen typischerweise nicht bei Opioidabhängigen, während umgekehrt ein (vegetatives) Entzugssyndrom bei Cannabiskonsumenten nicht auftritt.

17

> Akut- und Notfallsituationen sind vor allem bei den Substanzgruppen zu erwarten, die zu körperlicher Abhängigkeit, Entzugssyndromen, Delir, Halluzinosen, anderen Psychosen und weiteren organisch begründbaren psychischen Störungen führen können.

Vital bedrohliche Zustandsbilder können bei einer Reihe von verschiedenen Substanzen (Rauschdrogen) auftreten (➤ Tab. 17.4).

Im vor Kurzem erschienenen DSM-5 ist die kategoriale Unterscheidung von Missbrauch und Abhängigkeit zugunsten eines dimensionalen Konzepts aufgegeben worden (Übersicht in Heinz und Friedel 2014, Soyka und Baumgärtner 2015). Hier werden für substanzbezogene Störungen insgesamt 11 Symptome genannt, die sich mit Ausnahme von Craving (Drogenverlangen) auch schon in den bisherigen DSM-IV-Diagnosen (Missbrauch und Abhängigkeit) gefunden haben. Liegen 2 oder 3 Symptome vor, ist von einer leichten, bei 4–5 von einer mäßigen, bei 6 oder mehr Merkmalen von einer schweren Substanzgebrauchsstörung auszugehen. Dem Vernehmen nach wird die ICD, die in einigen Jahren zur Revision ansteht, aber die kategoriale Unterscheidung von Missbrauch (schädlicher Gebrauch) und Abhängigkeit beibehalten. Die klinischen Implikationen, die sich aus dem neuen dimensionalen DSM-5-Konzept für Suchtstörungen ergeben, sind derzeit noch nicht abzusehen.

Tab. 17.3 Mögliche DSM-IV-Diagnosen in den verschiedenen Substanzklassen

	Abhängigkeit	Missbrauch	Intoxikation	Entzug	Intoxikationsdelir	Entzugsdelir	Demenz	Amnestische Störung	Psychotische Störung	Affektive Störungen	Angststörungen	Sexuelle Funktionsstörungen	Schlafstörungen
Alkohol	+	+	+	+	+	+	+*	+*	+	+	+	+	+
Amphetamine	+	+	+	+	+				+	+	+	+	+
Cannabis	+	+	+		+				+		+		
Halluzinogene	+	+	+		+				+**	+	+		
Inhalanzien	+	+	+		+		+*		+	+	+		
Koffein			+								+		+
Kokain	+	+	+	+	+				+	+	+	+	+
Nikotin	+			+									
Opioide	+	+	+	+	+				+	+		+	+
Phencyclidin	+	+	+		+				+	+	+		
Sedativa, Hypnotika, Anxiolytika	+	+	+	+	+	+	+*	+*	+	+	+	+	+
Multiple Substanzen	+												
Andere	+	+	+	+	+	+	+*	+*	+	+	+	+	+

* persistierende Störung
** auch persistierende Wahrnehmungsstörung im Zusammenhang mit Halluzinogenen (Flashbacks)

Tab. 17.4 Vital bedrohliche Zustandsbilder infolge rauscherzeugender Drogen

Notfallsituation	Wichtigste verursachende Substanzen
Atemdepression	Opioide, Sedativa, Hypnotika
Herz-Kreislauf-Komplikationen (sympathomimetische Effekte)	Psychostimulanzien (Kokain, Amphetamine, inkl. „Designerdrogen")
Hypotonie	Opioide, Sedativa, Lösungsmittel
Hypothermie	Opioide, Sedativa, Lösungsmittel
Hyperthermie	Psychostimulanzien
Koma	Opioide, Sedativa, Lösungsmittel
Status epilepticus	Psychostimulanzien, Sedativaentzug
Diverse (Anaphylaxie, Sepsis etc.)	i. v. applizierte Drogen

17.2 Opioide

Zu den Opioiden (synonym: Opiate) gehört eine große Anzahl natürlicher Opioide wie Morphium sowie synthetische Opioide mit morphinähnlicher Wirkung, die ebenfalls über Opioidrezeptoren wirken. Die Substanzen werden in der Medizin z. T. als Analgetika, Anästhetika oder auch als Antitussiva verwendet (Soyka 2016). Eine Reihe von Substanzen hat gemischt agonistische und antagonistische Effekte, wie z. B. Buprenorphin, das auch in der Substitutionstherapie eingesetzt wird, mit allerdings vielfach höheren Dosen als in der Schmerzbehandlung.

Im klinischen Alltag ist vor allem die Abhängigkeit von Heroin, zunehmend aber auch von Substitutionsmitteln sowie Opioidanalgetika von Bedeutung.

Heroin wurde früher von den meisten Drogenabhängigen intravenös konsumiert. Seit Mitte der 90er-Jahre haben andere Applikationsformen (Sniffen, Inhalation, Rauchen) zunehmend an Bedeutung gewonnen. Auch letztere Applikationsformen können zu Rausch und körperlicher Abhängigkeit führen.

Regelmäßige Einnahme von Opioiden führt zu einer deutlichen Toleranz. Eine körperliche Abhängigkeit entwickelt sich insbesondere bei Heroin rasch. Heroin führt im psychischen Bereich zu Euphorie und Enthemmung. Außerdem kommt es dosisabhängig zu Atemdepression, Miosis und den anderen typischen Symptomen einer Opioidintoxikation (➤ Tab. 17.5).

Substitutionsmedikamente wie Buprenorphin oder Methadon wirken pharmakologisch ähnlich wie Heroin und können die Entwicklung eines Heroinentzugssyndroms verhindern. Heroin hat eine Halbwertszeit von wenigen, Methadon dagegen von ca. 24 Stunden, sodass bei körperlicher Abhängigkeit von Heroin, Codein oder anderen Opioiden sich relativ rasch innerhalb weniger Stunden ein Opioidentzugssyndrom entwickelt, bei Methadon und Buprenorphin dagegen erst längere Zeit (ca. ein bis drei Tage) nach der letzten Einnahme der Substanz.

17.2.1 Opioidintoxikation

Krankheitsbild

Schon zehn bis 20 Sekunden nach intravenöser oder pulmonaler Zufuhr kann es zu Symptomen des Dro-

Tab. 17.5 Symptomatologie der Opioidintoxikation

Symptome:

- Flush (Rötung des Gesichts)
- Hautjucken
- Initiale Euphorie
- Enthemmung
- Apathie, Verlangsamung, verminderte Aufmerksamkeit
- Benommenheit
- Einschränkung der Urteils- und der allgemeinen Leistungsfähigkeit
- Verwaschene Sprache
- Miosis
- Bradykardie, Areflexie
- Hypalgesie
- Emesis

Komplikationen:

- Koma
- Hirnödem
- Atemdepression
- Lungenödem
- Hypotonie, Bradykardie
- Hypothermie
- epileptische Anfälle (sehr selten)
- Rhabdomyolyse
- Nierenversagen

genrausches, dem „Kick“, kommen. Die übrigen Symptome der Opioidintoxikation treten dann innerhalb von zwei bis fünf Minuten nach der Injektion auf (➤ Tab. 17.5).

Typischerweise kommt es zu einer Euphorie, die zehn bis 30 Minuten dauern kann und dann für etwa zwei bis sechs Stunden zu einem Zustand führt, der durch Antriebsminderung, Lethargie, Somnolenz und affektive Verstimmungen gekennzeichnet ist.

Diese Symptome einer „einfachen“ Opioidintoxikation sind spontan reversibel und bedürfen keiner spezifischen medizinischen Intervention.

Als schwerwiegendste **Komplikationen** kann es bei Opioiden zum einen zu Überdosierungen, zum anderen zu toxischen Reaktionen kommen.

Noch immer versterben die meisten opiatabhängigen Patienten an der Drogenwirkung bzw. Überdosierungen, seltener an Selbstmorden, Verletzungen oder körperlichen Erkrankungen (Degenhardt et al. 2014), ➤ Tab. 17.6.

Klinisch sind Überdosierungen und toxische Reaktionen nicht sicher zu unterscheiden. Dies ist im Notfall auch nicht erforderlich, da die Therapie ohnehin symptomorientiert erfolgt. Typische Symptome einer schweren Opioidüberdosierung sind stecknadelkopfgroße Pupillen, Schock, Koma und Atemlähmung mit potenziell tödlichem Ausgang. Weitere Symptome sind kalte Extremitäten, eine Hyporeflexie, Zyanose sowie pulmonale Störungen (Lungenödem). Besonders gefährdet sind Patienten mit kardiopulmonaler Vorschädigung oder Atemwegserkrankungen.

Tab. 17.6 Todesursachen bei Patienten mit Opioidabhängigkeit (N=3685, Degenhardt et al. 2014)
• Drogenbezogen 52 %
• Verletzungen 26 %
• Straßenverkehr 5 %
• Gewalttaten 2 %
• Suizide 13 %
• Lebererkrankungen 7 %
• Kardiovaskuläre Erkrankungen 6 %
• Malignome 6 %
• HIV/AIDS 2 %
• Alkoholassoziiert 3 %

Prädisponierend für schwere, vital bedrohliche Intoxikationen sind in erster Linie der wechselnde Reinheitsgrad des Heroins, eine verminderte oder fehlende Toleranz bei Erstkonsumenten bzw. nach (relativ kurzer) Heroinpause oder Mischintoxikationen.

Möglicherweise durch Fremdbeimengungen bedingt, wurde speziell bei Heroinkonsumenten eine Vielzahl neurologischer Auffälligkeiten beschrieben. Dazu zählen Ataxie, Parkinson-Symptome, toxische Amblyopien, Neuritiden, Myopathien und auch Rhabdomyolysen, die tödlich verlaufen können. Außerdem kann es bei i. v. Heroinkonsum zu Apoplexien und (sehr selten) epileptischen Anfällen kommen sowie – durch Nadelverunreinigungen – zu Hirnabszessen, mykotischen Aneurysmen und Tetanus. Auch Myelopathien wurden beschrieben, deren Prognose schlecht ist (➤ 17.12.1).

Die wichtigsten **Differenzialdiagnosen** sind in ➤ Tab. 17.7 aufgeführt. Zur Verifizierung und Behandlung einer schweren Opioidintoxikation ist die i. v. Gabe von Naloxon indiziert (s. u.), das sich in jedem Notfallkoffer befindet. Bei Koma ist eine ganze Reihe weiterer medizinischer Störungen differenzialdiagnostisch in Erwägung zu ziehen (➤ Tab. 17.8).

Tab. 17.7 Differenzialdiagnosen der Opioidvergiftung
• Intoxikationen durch Alkohol oder Sedativa (fehlende Pupillenverengung)
• Intoxikationen durch Kokain, Amphetamine oder Halluzinogene
• Psychosen, ggf. andere psychische Störungen

Tab. 17.8 Wichtige Differenzialdiagnosen schwerer Rauschzustände mit Koma
• Alkoholintoxikation
• Mischintoxikation
• Hypoglykämie, schwere Leberfunktionsstörungen, Störungen des Wasser-Elektrolyt-Haushalts
• Herz-Kreislauf-Erkrankungen (z. B. Zustand nach Herz-Kreislauf-Stillstand)
• Schädel-Hirn-Trauma
• Intra-/extrazerebrale Blutungen, zerebraler Insult
• Epilepsie
• Psychosen

Akuttherapie

ABC-Regeln beachten!

Naloxon, Dosierung nach Wirkung: 0,4–2 mg i. v., ggf. wiederholte Gabe von 0,4–2 mg nach zwei bis drei Minuten unter Kontrolle der Vitalfunktionen.

Die Gabe von einer Ampulle Naloxon (0,4 mg) kann auch als Diagnostikum bei unklaren Intoxikationen mit Verdacht auf Opioidüberdosierung eingesetzt werden. Falls nach fraktionierter Gabe von insgesamt maximal 10 mg Naloxon keine Reaktion erfolgt, liegt wahrscheinlich keine Opioidintoxikation vor. Zu beachten ist die Gefahr eines durch Naloxon ausgelösten Entzugssyndroms.

Es sind die üblichen Maßnahmen zur Sicherung der Vitalfunktionen zu ergreifen. Ein intravenöser Zugang sollte gelegt und eine Glukoseinfusion angehängt werden. Anschließend wird die stationäre Aufnahme eingeleitet.

Beim Ansprechen auf die Therapie mit Naloxon muss, abhängig vom klinischen Bild, wegen dessen kurzer Halbwertszeit meist innerhalb von 45 Minuten nachdosiert werden. Nur in Ausnahmefällen ist eine Infusion mit kontinuierlicher Zufuhr von Naloxon notwendig. Auf jeden Fall muss der Patient für einige Stunden nachbeobachtet werden, da wegen der erwähnten kurzen Halbwertszeit des Antidots eine erneute Eintrübung auftreten kann (bezüglich spezieller Probleme bei der Antidotbehandlung ➤ Kap. 14).

Wenn Hypotonie und Hypoxämie bestehen, werden eine Volumen- und Sauerstoffzufuhr erforderlich, und zwar unter engmaschigem Monitoring von Kreislaufparametern und Sauerstoffsättigung bzw. Blutgasen. Der Patient muss nach der Akuttherapie ausreichend lange beobachtet werden. Bei Lungenödem ist eine internistische Intensivbehandlung, ggf. mit Beatmung, unverzüglich einzuleiten. Furosemid und Prednisolon sind dann indiziert.

Cave: In Einzelfällen kann auch durch Naloxon ein Lungenödem induziert werden.

17.2.2 Opioidentzugssyndrom

Krankheitsbild

Die typischen klinischen Symptome des Opioidentzugssyndroms sind in ➤ Tab. 17.9 zusammengefasst.

Bei längerer (meist mehrwöchiger) Einnahme von Opioiden, insbesondere Heroin, kommt es bei Absetzen oder Dosisreduktion meist innerhalb weniger Stunden zu einem Entzugssyndrom mit verschiedenen vegetativen, psychischen und körperlichen Störungen. Bei Gabe eines Opioidantagonisten, wie z. B. Naltrexon (s. u.), treten diese Symptome innerhalb weniger Minuten auf.

Tab. 17.9 Stadien des Opioidentzugs (Benkert und Hippius 1996)

Stadium	Symptome	Auftreten der Symptomatik in Stunden nach der letzten Dosis		
		Morphin	Heroin	Methadon
0	Verlangen nach Opioiden, Angst	6	4	12
I	Gähnen, Schwitzen, Tränenfluss, Rhinorrhö, „Yen-Schlaf"	14	8	32–48
II	vermehrte Intensität von Stadium-I-Symptomen; zusätzlich: Mydriasis, Piloarrektion, Tremor, Muskelzucken, Hitze- und Kältegefühle, Knochen- und Muskelschmerzen, Anorexie	16	12	48–72
III	vermehrte Intensität von Stadium-II-Symptomen; zusätzlich: Schlaflosigkeit, Blutdruck- und Temperatursteigerung, Tachykardie, Steigerung von Atemfrequenz und -tiefe, Übelkeit, psychosomatische Unruhe	24–36	18–24	> 48*
IV	vermehrte Intensität von Stadium-III-Symptomen; zusätzlich: Fieber, Erbrechen, Durchfall, Gewichtsverlust, Spontanejakulation und -orgasmus, Muskelkrämpfe, Hämokonzentration mit Leukozytose, Eosinopenie, Anstieg von Blutzucker- und Laktatwert	36–48	24–36	> 48*

*widersprüchliche empirische Daten und Literaturangaben

Ein Entzug von Heroin setzt erst üblicherweise sechs bis acht Stunden nach der letzten Dosis ein und erreicht seinen Höhepunkt am zweiten oder dritten Tag. Selten dauert er länger als sieben bis zehn Tage, häufig auch kürzer. Ein Entzugssyndrom nach Pethidin beginnt rascher und verläuft schneller.

Ein Methadonentzug beginnt, wegen der längeren Halbwertszeit dieser Substanz, typischerweise erst ein bis drei Tage nach der letzten Dosis, dauert dafür auch länger, gewöhnlich zehn bis 14 Tage. Je nach Einnahmedauer/-dosis können der zeitliche Beginn und die Dauer eines Entzugssyndroms auch variieren.

Schwerwiegende **Komplikationen** wie psychotische Reaktionen sind im Opioidentzug in der Regel nicht zu erwarten. Letale Verläufe sind ausgesprochen selten und betreffen fast ausschließlich Patienten mit körperlicher Vorschädigung bzw. Grunderkrankung (z. B. Herz-Kreislauf-Erkrankungen).

Differenzialdiagnostisch ist an den Entzug von anderen psychotropen Substanzen wie Sedativa, Hypnotika und Anxiolytika zu denken, die zu ähnlichen klinischen Bildern wie das Opioidentzugssyndrom führen. Auch ein grippaler Infekt kommt infrage, da milde Entzugssyndrome häufig eine grippeähnliche Symptomatik hervorrufen.

Wichtig ist neben der Eigen- auch die Fremdanamnese. Die körperliche Untersuchung kann Hinweise für Injektionsstellen liefern.

Laboruntersuchungen

Ein Drogenscreening ist in den meisten Fällen erforderlich, da der nicht erkannte Konsum psychotroper Substanzen den Behandlungserfolg mindern kann. Dies beinhaltet im Einzelfall auch die Bestimmung der Alkoholkonzentration in der Atemluft.

Insbesondere bei intravenösem Konsum von Opioiden sind ferner auch Untersuchungen auf Hepatitis B und C sowie HIV notwendig.

Akuttherapie

Für die Therapie des Opioidentzugssyndroms hat sich die (ausschleichende) Substitution mit Methadon oder Buprenorphin am besten bewährt.

Auch wenn bei leichten Opioidentzugssyndromen keine zwingende Indikation für spezielle pharmakologische Interventionen besteht, so lässt sich dennoch in der Praxis in der Mehrzahl der Fälle eine medikamentöse Behandlung nicht umgehen. Beruhigendes Auftreten, eine freundliche, nicht reizdeprivierte Umgebung und ausreichende Flüssigkeitssubstitution können für sich allein schon viel zur Linderung des Opioidentzugssyndroms beitragen.

Mit der Gabe von Opioidrezeptor-Agonisten, die allenfalls langsam herabdosiert werden, lässt sich in den meisten Fällen die Entzugsbehandlung gut beherrschen. Besonders verbreitet ist die tägliche Gabe von Methadon mit schrittweiser Dosisreduktion, je nach Schweregrad liegt der Substitutionsbeginn z. B. bei Dosen von 50–60 mg/d. Das Herabsetzen ist meist innerhalb von 3–6 Tagen möglich.

Eine Alternative zu Methadon stellt das Buprenorphin dar. Wegen der speziellen pharmakologischen Eigenschaften von Buprenorphin verläuft das Entzugssyndrom häufig milder.

Seit einigen Jahren ist auch eine Kombination von sublingual verabreichtem Buprenorphin mit dem oral nicht wirksamen Naloxon verfügbar. Die Kombination soll den i. v. Missbrauch von Buprenorphin verhindern, da der Opioidrezeptor-Antagonist Naloxon bei i. v. Applikation ein Entzugssyndrom auslöst.

Ein spezielles Problem stellt die Substitutions- und vor allem Entzugsbehandlung von Schwangeren bzw. Neugeborenen dar. Generell wird bei opiatsüchtigen Schwangeren von einer Entzugsbehandlung abgeraten, um das Leben des Fötus nicht zu gefährden. Die Substitutionsbehandlung mit Methadon ist hier das Mittel der ersten Wahl. In den letzten Jahren wird auch die Substitution mit Buprenorphin als Alternative diskutiert (Fischer et al. 2006). Vor allem das neonatale Entzugssymptom verläuft hier wohl milder.

Die verschiedenen Möglichkeiten der medikamentösen Behandlung sind in ➤ Tab. 17.10 aufgeführt.

Eine Alternative ist, insbesondere bei Patienten mit ausgeprägter Hypertonie und vegetativen Symptomen, die Gabe von Clonidin: 3 × 0,1 mg; Steigerung bis 2 × 0,3 mg/d, maximal 0,8 mg/d in mehreren Einzeldosen. Unter der Gabe von Clonidin sind

Tab. 17.10 Medikamentöse Behandlungsalternativen bei Opioidentzugssyndrom

Mittel der ersten Wahl
• Gabe von Opioiden (Methadon), Dosierung: abhängig von Klinik, bis 50 mg/d, schrittweiser Entzug über 3–6, maximal 10 Tage • Alternativ: Buprenorphin
Mittel der zweiten Wahl
• Clonidin, Lofexidin
Alternativen:
• Therapie mit Antidepressiva, vorzugsweise sedierenden Trizyklika vom Typ des Doxepin, Dosierung: 100–150 mg/d, in Ausnahmefällen auch bis 300 mg/d oder • Benzodiazepine – Diazepam, Dosierung: initial bis zu 10 mg alle 2 Stunden (unter Berücksichtigung der Klinik) – alternativ: Dikaliumchlorazepat in vergleichbarer Dosis wie Diazepam

regelmäßige Puls- und Blutdruckkontrollen erforderlich. Clonidin ist in Deutschland zur Entzugsbehandlung nur unter stationären Bedingungen und in der Schweiz überhaupt nicht zugelassen und vermindert vorwiegend die vegetativen Entzugssymptome. Drogenhunger (Craving), psychomotorische Unruhe, Muskelschmerzen oder Schlafstörungen werden weniger beeinflusst als durch Opioide, worüber der Patient bei Behandlungsbeginn aufgeklärt werden muss. Generell sind in der Entzugsbehandlung Opioide effektiver als Clonidin allein.

Im Falle von Überdosierungserscheinungen (Bradykardie, AV-Überleitungsstörungen etc.) ist je nach Schweregrad eine entsprechende symptomatische Behandlung indiziert (z. B. Atropin bei Bradykardie).

Andere potenziell wirksame Substanzen wie Phenobarbital und andere Hypnotika sind nicht zu empfehlen. Niederpotente Antipsychotika sind nur in Einzelfällen hilfreich, auch wenn der sedierende Effekt von z. B. Chlorprothixen oder Prothipendyl manchmal von Nutzen ist. Höherpotente Antipsychotika wie z. B. Haloperidol führen zwar seltener zu Hypotonien als niederpotente, werden aber häufig schlechter vertragen (u. a. wegen extrapyramidaler Störungen) und sind daher nicht empfehlenswert. Schließlich lassen sich Entzugssyndrome auch mit Benzodiazepinen beherrschen.

Ultrakurzentgiftung durch Opioidantagonisten in Narkose

In den vergangenen Jahren sind Therapieversuche zur Entzugsbehandlung Opioidabhängiger durch Gabe von Opioidantagonisten wie Naloxon und Naltrexon propagiert worden. Opioidantagonisten führen beim Opioidabhängigen zum sofortigen Auftreten eines Entzugssyndroms, das durch eine gleichzeitige Vollnarkose eventuell teilweise „verschlafen" werden kann. Dem offensichtlichen Vorteil einer hundertprozentigen Compliance stehen viele Nachteile gegenüber:

- Narkoserisiko
- Hohe Kosten
- Gefahr von „Drehtür-Entgiftungen"
- Fehlen psychotherapeutischer Interventionsmöglichkeiten

Die empirische Datenlage ist schlecht (Gowing et al. 2008). Die meisten Arbeitsgruppen haben sich wieder von solchen Entzugsmethoden zurückgezogen.

Behandlung von Komplikationen

Epileptische Anfälle gehören nicht zum typischen Bild des Opioidentzugssyndroms. Sollten solche, insbesondere bei polytoxikomanen Patienten, trotzdem auftreten, können Benzodiazepine eingesetzt werden (➤ Tab. 17.10). Alternativ kann eine Behandlung mit Phenytoin 300 mg/d für fünf Tage oder Carbamazepin (600–1 000 mg/d) notwendig werden.

> Psychosen und Delir gehören ebenfalls nicht zum typischen Bild des Opioidentzugssyndroms und zwingen zur differenzialdiagnostischen Abklärung anderer möglicher Ursachen (andere Rauschdrogen, zerebrale Schädigungen etc.). Depression und Angststörungen sind dagegen häufiger.

Die typischen medizinischen Folgeschäden bei Drogenabhängigen (➤ Tab. 17.27) können sehr unterschiedliche Maßnahmen erforderlich machen.

Abhängig vom Allgemeinzustand des Patienten kann bei ausgeprägter Malnutrition oder dem Vorliegen von Hypovitaminosen die Gabe von Multivitaminpräparaten einschließlich Thiamin und Folsäure sinnvoll sein.

Wichtig sind eine Korrektur der Flüssigkeits-/Elektrolytbilanz und Zufuhr von Glukose.

Weiteres therapeutisches Vorgehen

Idealerweise sollte sich an eine Entzugsbehandlung bei Opioidabhängigen eine Entwöhnungstherapie anschließen. Diese ist in einigen europäischen Ländern wegen fehlender Therapieplätze manchmal schwierig oder nur mit großer zeitlicher Latenz (oft mehrere Monate) zu erreichen.

Die Abbruchquoten bei Entwöhnungsbehandlungen von Opioidabhängigen sind deutlich höher als bei Alkoholabhängigkeit (Berglund et al. 2003). Langfristige Abstinenzraten liegen sicher nicht höher als 20–30 %.

Nach abgeschlossener Entgiftung sollten bis zum möglichen Antritt einer Entwöhnungstherapie eine engmaschige ambulante ärztliche Kontrolle und eine psychotherapeutische Begleitung des Patienten erfolgen. Selbstentlassungen sind gefährlich und sollten vermieden werden (z. B. durch das Anbieten alternativer Behandlungsmodalitäten wie Substitutionsbehandlungen).

Bei gut motivierten Patienten kann bis zum Antritt einer Entwöhnungstherapie auch eine vorübergehende Behandlung mit Opioidantagonisten vom Typ Naltrexon indiziert sein (s. u.).

Das Problem hier ist, dass nach Absetzen von Naltrexon eine früher bestehende Opioidtoleranz nicht mehr besteht, d. h. dass es leichter zu tödlich verlaufenden Opioidvergiftungen bei Heroinrückfällen kommen kann. Eine genaue Aufklärung des Patienten ist daher unerlässlich.

In vielen Fällen stellt auch eine mehr oder weniger lange Substitution mit Methadon oder Buprenorphin die Methode der Wahl dar. Die Indikation dafür wird mittlerweile wesentlich weniger restriktiv gesehen als früher, die gesetzlichen Grundlagen in den jeweiligen Ländern haben sich dem Wissensstand angepasst. Gesichert ist eine geringere Mortalität durch Überdosierungen, Infektionen oder andere Erkrankungen. Die 1-Jahres-Mortalität unter Substitutionstherapie beträgt nur rund 1 % (Soyka et al. 2011).

17.2.3 Notfälle bei opioidsubstituierten Patienten

Die Substitutionsbehandlung Opioidabhängiger mit Opioidagonisten, speziell Methadon, hat viele Befürworter gefunden. Sie ist unbestritten Therapie der ersten Wahl. Zugelassen zur Substitutionsbehandlung sind Methadon, Buprenorphin bzw. Buprenorphin/Naloxon und Morphinsulfat (Deutschland, Österreich, Schweiz) und für Schwerstabhängige Heroin (Deutschland, Schweiz). Für eine Substitutionsbehandlung bieten sich als Medikamente der ersten Wahl Buprenorphin und Methadon wegen ihrer langen Halbwertszeit an.

Methadon ist ein vollsynthetisch hergestelltes Razemat aus einer rechts- und linksdrehenden Form, wobei nur die linksdrehende Form am Opioidrezeptor biologisch aktiv ist. In Deutschland war lange nur das L-Isomer im Handel, das doppelt so stark wirksam ist wie das Razemat.

D,L-Methadon (und L-Methadon) unterliegen – wie auch andere Opioide – dem Betäubungsmittelgesetz (BtMG). Die Vorschriften zum Einsatz von Opioiden zu therapeutischen Zwecken sind in verschiedenen europäischen Ländern unterschiedlich geregelt, besonders die Verschreibung an Drogenabhängige.

In Deutschland war die Opioidabhängigkeit selbst lange Zeit keine Indikation zur Substitution zulasten der Krankenkassen. Für die Substitutionsbehandlung gelten Richtlinien, die vom Bundesausschuss der Ärzte und Krankenkassen am 4.12.1990 erstmals beschlossen und in den Folgejahren mehrfach modifiziert wurden (Übersicht in Soyka et al. 2006). Diese beziehen sich primär auf die ambulante Behandlung (Substitution) Opioidabhängiger. Unabhängig davon kann Methadon aber auch im stationären Bereich bei Heroinabhängigen mit schweren interkurrenten Erkrankungen indiziert sein.

In Deutschland besteht eine Einschränkung der Indikation für die Verschreibung von Substitutionsmitteln nach der Betäubungsmittelverordnung (BtMVV). Nach § 5 der geltenden BtMVV ist die Anwendung eines ärztlich verschriebenen Betäubungsmittels bei einem opiatabhängigen Patienten möglich zur

1. Behandlung der Opiatabhängigkeit mit dem Ziel der schrittweisen Wiederherstellung der Betäu-

bungsmittel-Abstinenz, einschließlich der Besserung und Stabilisierung des Gesundheitszustands,
2. Unterstützung der Behandlung einer neben der Opiatabhängigkeit bestehenden schweren Erkrankung oder
3. Verringerung der Risiken einer Opiatabhängigkeit während einer Schwangerschaft und nach der Geburt.

Für einen Patienten darf der Arzt ein Substitutionsmittel unter den Voraussetzungen des § 13 Abs. 1 BTMVV verschreiben, wenn und solange
1. der Substitution keine medizinische allgemein anerkannten Ausschlussgründe entgegenstehen,
2. die Behandlung erforderliche psychiatrische, psychotherapeutische und psychosoziale Behandlungs- und Betreuungsmaßnahmen einbezieht,
3. der Arzt die Melde-Verpflichtungen … erfüllt hat,
4. die Untersuchung und Erhebung des Arztes keine Erkenntnisse ergeben hat, dass der Patient
   a. ein von einem anderen Arzt verschriebenes Substitutionsmittel erhält,
   b. die … erforderlichen Behandlungs- und Betäubungsmaßnahmen derzeit nicht in Anspruch nimmt,
   c. Stoffe gebraucht, deren Konsum nach Art und Menge den Zweck der Substitution gefährden, oder
   d. das ihm verschriebene Substitutionsmittel nicht bestimmungsgemäß verwendet,
5. der Patient im erforderlichen Umfang, in der Regel wöchentlich, den behandelnden Arzt konsultiert und
6. der Arzt Mindestanforderungen an eine suchttherapeutische Qualifikation erfüllt, die von den Ärztekammern nach dem allgemeinen anerkannten Stand der medizinischen Wissenschaft festgelegt werden.

In Deutschland müssen Ärzte die sogenannte suchtmedizinische Qualifikation nachweisen, um Substitutionsmittel verschreiben zu können. Der Patient muss jeweils bei der Bundesopiumstelle gemeldet werden, wo ein Register geführt wird. Die heute geltenden Regelungen nach der aktuellen BtMVV vom 20.01.1989 (Stand 05.12.2014) sind weit weniger restriktiv als frühere Versionen, die rechtlichen Hürden haben aber dazu geführt, dass die Zahl der substituierenden Ärzte in den letzten Jahren in Deutschland eher rückläufig ist.

Wichtige Indikationen für eine Substitution zulasten der Krankenkassen sind in Deutschland in den sogenannten BUB-Richtlinien dargelegt, die laufenden Veränderungen unterworfen sind. Im Vergleich zu früheren Fassungen ist seit Anfang 2003 neu, dass auch eine Opiatabhängigkeit alleine eine Indikation zur Substitutionsbehandlung zulasten der Krankenkassen darstellen kann, eingebettet in ein umfassendes Therapiekonzept. Das Vorliegen schwerwiegender körperlicher oder psychischer Folgeerkrankungen wird nicht mehr gefordert. Bei einer weniger als 2 Jahre bestehenden Opiatabhängigkeit sowie bei Opiatabhängigen, die das 18. Lebensjahr noch nicht vollendet haben, erfolgte eine Überprüfung der Substitution gemäß den BUB-Richtlinien. In diesen Fällen ist eine Substitution in der Regel meist als zeitlich begrenzte Therapiemaßnahme zum Übergang in eine drogenfreie Therapie zulässig (Übersicht in Soyka et al. 2006). Österreich und die Schweiz kennen keine solchen Einschränkungen.

Methadon und auch Buprenorphin interagieren pharmakologisch mit einer Reihe von Substanzen (➤ Tab. 17.11, Übersicht bei Mc Cance-Katz 2012). Buprenorphin wird in der Leber überwiegend über CYP3A4 metabolisiert; CYP3A4-Inhibitoren können die Plasmakonzentrationen von Buprenorphin erhöhen, Induktoren senken. Methadon wird ebenfalls über CYP3A4 verstoffwechselt, aber auch über CYP2B6, CYP2C9, CYP2C19 und vor allem CYP2D6.

Relative Kontraindikationen für eine Methadonsubstitution sind erhöhter Hirndruck, Erkrankungen, bei denen eine Dämpfung des Atemzentrums

Tab. 17.11 Interaktionen von Methadon mit anderen Substanzen

Beschleunigter Methadonabbau z. B. durch (Auswahl)	Verzögerter Methadonabbau z. B. durch (Auswahl)
• Rifampicin • Phenytoin • Phenobarbital • Carbamazepin	• Cimetidin • Chinidin • β-Blocker • Antidepressiva (Trizyklika, Fluvoxamin) • Antimykotika • Antiarrhythmika • Kontrazeptiva

17

vermieden werden muss, eine akute hepatische Porphyrie, ein „Long-QTc-Syndrom" sowie Hyperthyreose, Colitis ulcerosa und Pankreatitis.

QTc-Zeit Verlängerungen bei Opioiden sind in den letzten Jahren vermehrt in das klinische und erst recht wissenschaftliche Interesse gerückt. Möglicherweise haben neuere Substitutionsmittel wie Morphinsulfat hier einige Vorteile.

Anwendungsbeschränkungen resultieren im Wesentlichen aus der zentral sedierenden und analgetischen Wirkung von Methadon, die zu einem Verdecken von Beschwerden bzw. Krankheitssymptomen führen kann.

Akuttherapie bei organisch begründbaren psychischen Störungen bei methadonsubstituierten Opioidabhängigen

Auch bei Opioidabhängigen, die substituiert werden, können verschiedenste psychische Störungen auftreten, die durch eine körperliche Grunderkrankung verursacht werden (z. B. AIDS-Enzephalopathie). Dabei kann es schwierig sein, psychopathologische Auffälligkeiten differenzialdiagnostisch abzugrenzen. Die Therapie erfolgt im Regelfall symptomorientiert.

- Bei psychotischen Episoden, die während einer Substitutionsbehandlung mit Methadon auftreten, wird die Gabe von Antipsychotika (analog zur Behandlung nichtsubstituierter Patienten mit diesem Störungsbild) empfohlen.
- Bei ängstlich-depressiven Syndromen kann eine symptomorientierte Therapie mit vorwiegend sedierenden Trizyklika vom Typ des Amitriptylins in Dosen von 50–100 mg/d oder z. B. Mirtazapin (15–45 mg) versucht werden. Dabei müssen mögliche pharmakologische Interaktionen beachtet werden (➤ Tab. 17.11).
- Bei hartnäckigen Schlafstörungen können entweder Antidepressiva in der genannten Größenordnung oder auch niederpotente Antipsychotika sinnvoll sein.
- Substanzen mit Abhängigkeitspotenzial, wie z. B. Sedativa und Hypnotika, sind mit Vorsicht einzusetzen.

Vorbeugung eines Methadonentzugssyndroms

Wie oben dargestellt, verlaufen Methadonentzugssyndrome wegen der langen Halbwertszeit der Substanz im Vergleich zu anderen Opioidentzügen prolongiert, d. h., sie beginnen später und halten länger an, zeigen häufig auch eine schwerere Symptomatik als der Heroinentzug.

> Beim Absetzen von Methadon ist daher ein schrittweises Vorgehen mit Reduktion der Dosis über einen Zeitraum von zehn bis 14 Tagen (im klinischen Rahmen) oder sogar über mehrere Wochen bei ambulanten Entzügen notwendig.

Häufige Probleme

Ein häufiges praktisches Problem, vor allem an Wochenenden, ist, dass sich methadonsubstituierte Patienten in Allgemeinkrankenhäusern und Ambulanzen vorstellen und angeben, dass ihnen das Methadon ausgegangen sei, etwa weil der behandelnde Arzt im Urlaub oder der Saft verschüttet, verloren oder vergessen worden sei. Das Vorgehen im Einzelfall ist schwierig und hängt von der klinischen Symptomatik ab (Intoxikation? Entzugssyndrom?). Die möglichen therapeutischen Optionen beinhalten neben der Verweigerung der Abgabe von Methadon bei offenkundig intoxikierten Patienten das Angebot einer kurzzeitigen stationären Überwachung für einen Tag oder die ggf. fraktionierte Abgabe von Methadon (im Abstand von mehreren Stunden). Entschließt man sich zur Behandlung mit Methadon, muss in der Regel auf der Einnahme unter Aufsicht bestanden werden, schon um die Einspeisung in den Schwarzmarkt zu verhindern. In jedem Fall ist der behandelnde Arzt über das gewählte Vorgehen zu informieren.

Tödliche Intoxikationen sind bei methadonsubstituierten Patienten bei adäquater psychosozialer Betreuung und regelmäßigen toxikologischen Urinkontrollen nicht sehr häufig. Viele sogenannte Methadontote sind gar nicht in Substitutionsbehandlung, sondern haben sich die Medikamente auf dem sogenannten Schwarzmarkt besorgt.

Bei methadonsubstituierten, aber auch anderen Drogenabhängigen ist im Übrigen auf die Gefahr eines zusätzlichen Alkoholismus zu achten, der häufig übersehen wird und Mitursache tödlicher Mischintoxikationen sein kann.

17.2.4 Notfälle bei Patienten unter Naltrexon

Neben der Behandlung mit Opioidagonisten werden auch Opioidantagonisten vom Typ des Naltrexons als „Nüchternheitshilfe" bei Opioidabhängigen eingesetzt. Die Studienlage ist insgesamt nicht sehr überzeugend (Minozzi et al. 2011).

Naltrexon ist ein nahezu reiner Opioidantagonist ohne sonstige pharmakologische Wirkung. Die Substanz bindet an Opioidrezeptoren (insbesondere den μ-Rezeptor), und zwar stärker als die meisten zentral wirksamen Opioide, die dadurch vom Rezeptor verdrängt und ferngehalten werden. Eine Tablette Naltrexon (50 mg) ist ausreichend, um ca. 25 mg Heroin i. v. für 24 Stunden zu blockieren.

Die Substanz selbst hat kein Suchtpotenzial. Neben der oralen Form gibt es auch Depotpräparate. Sehr stark ist die Evidenzbasierung speziell für Depot-Naltrexon auch hier (noch) nicht (Lobmaier et al. 2008).

Mögliche Indikationsbereiche und die notwendigen Laboruntersuchungen sowie das praktische Vorgehen bei der Behandlung mit (oralem) Naltrexon sind in ➤ Tab. 17.12 zusammengefasst.

Notfallsituationen können sich vor allem dadurch ergeben, dass bei nichtentzogenen Opioidabhängigen durch die gleichzeitige Gabe von Naltrexon ein akutes Opioidentzugssyndrom ausgelöst werden kann. Außerdem besteht nach dem Absetzen einer Naltrexonbehandlung keine erhöhte Opioidtoleranz mehr, sodass bei einem Drogenrückfall die Gefahr tödlicher Intoxikationen hoch ist.

Vor Beginn einer Behandlung mit Naltrexon ist daher sorgfältig zu überprüfen, ob der Patient tatsächlich vollständig entzogen bzw. drogenfrei ist.

Nebenwirkungen von Naltrexon sind eher selten. Vor allem bei höheren Dosen kann es zur Erhöhung von Lebertransaminasen, Durchfall, Erbrechen und anderen gastrointestinalen Symptomen sowie in Einzelfällen zur Entwicklung einer thrombozytopenischen Purpura kommen.

Tab. 17.12 Praktisches Vorgehen bei Naltrexonbehandlung Opioidabhängiger (aus Soyka 1995b)

Indikationsbereiche:
• Frühfälle von Drogenabhängigkeit • Gute soziale Integration, hohe Motivation zur Abstinenz • Festes Therapiesetting • Eventuell zur Überbrückung bis zum Beginn einer Langzeittherapie
Erforderliche Laboruntersuchungen vor Behandlungsbeginn:
• Leberenzyme • Unauffälliges Drogenscreening (Urin): Voraussetzung für den Behandlungsbeginn
Opioidfreies Intervall vor Behandlungsbeginn:
• Bei Opioiden mit kurzer Halbwertszeit (Heroin, Morphin etc.): ≥ 7 Tage • Bei Opioiden mit längerer Halbwertszeit (Methadon): ≥ 10 Tage
Dosierung:
• Initial 25 mg Testdosis (Ausschluss Drogenentzug) • Danach 50 mg/d • Alternativ: 350 mg Wochendosis (Mo 100 mg – Mi 100 mg – Fr 150 mg)

17.3 Cannabinoide

Aus der Cannabispflanze wird eine ganze Reihe Substanzen mit psychotropen Eigenschaften gewonnen bzw. abgeleitet, insbesondere das **Delta-9-Tetrahydrocannabinol** (THC), der eigentlich wirksame Bestandteil dieser Substanzen. Übliche Handelsformen sind **Haschisch** (Cannabis) und **Marihuana.** Cannabinoide werden fast ausschließlich geraucht, seltener gekaut oder oral eingenommen.

Cannabis ist eine weitverbreitete Droge (Übersicht in Roffman und Stephens 2006), die von einigen Konsumenten ausschließlich, von vielen aber in Kombination mit anderen Rauschmitteln (z. B. Opioiden, Alkohol, Kokain) eingenommen wird.

Die Gefährlichkeit von mehr oder weniger mäßigem Cannabiskonsum wird sehr unterschiedlich eingeschätzt.

17

Akute Zufuhr von Cannabis führt häufig nur zu geringen psychischen Wirkungen. THC-haltige Substanzen verursachen in erster Linie Euphorie, Entspannung und ein Gefühl des „High"-Seins. Die Arbeitsgedächtnisfunktionen können beeinträchtigt sein, und im Einzelfall können auch neurologische Störungen (z. B. Koordinationsstörungen) auftreten. Eine typische körperliche Abhängigkeit gibt es bei THC-haltigen Substanzen kaum, wohl aber eine psychische Abhängigkeit mit Gewöhnung und Toleranzsteigerung.

(Synthetische) Cannabinoide werden zunehmend auch zu medizinischen Zwecken (Schmerzen, Spastik) eingesetzt. Eine „Liberalisierung" und auch Legalisierung oder Freigabe von Cannabisprodukten zumindest zur Schmerzbehandlung wird aktuell in verschiedenen Ländern diskutiert oder ist absehbar. Eine kürzlich publizierte Metaanalyse zeigte eine gewisse Wirksamkeit von Cannabinoiden bei Übelkeit, Erbrechen, Schmerz und Spastik (Whiting et al. 2015). Häufige Nebenwirkungen sind unter anderem Benommenheit, Somnolenz, trockener Mund, Müdigkeit, Desorientierung, Verwirrtheit, Gleichgewichtsstörungen, Halluzinationen, also überwiegend Symptome, die das ZNS betreffen. Spezifische psychiatrische Notfallsituationen betreffen vor allem Cannabisintoxikationen und psychotische Störungen. Sie sind aber selten (EMCDDA 2015).

17.3.1 Cannabisintoxikation

Krankheitsbild

Die typischen Symptome der Cannabisintoxikation sind in ➤ Tab. 17.13 aufgeführt.

Cannabiskonsum führt häufig zu Bronchitiden. Diese können bei nachfolgenden Opioidintoxikationen zum Atemstillstand prädisponieren.

Cannabisintoxikationen scheinen wegen der eingeschränkten motorischen Koordinationsfähigkeit auch eine häufige Ursache von Autounfällen zu sein. Schwere Intoxikationen oder toxische Reaktionen auf THC sind meist rasch reversibel, können aber mitunter auch drei Wochen oder länger persistieren.

Differenzialdiagnostisch sind in erster Linie Intoxikationen durch andere psychotrope Substanzen in Erwägung zu ziehen, neben Alkohol sind dies insbesondere Halluzinogene. Außerdem sind endogene Psychosen auszuschließen.

Tab. 17.13 Symptome einer Cannabisintoxikation

Psychisch:
• Entspannung • Euphorie • Angst • Misstrauen, paranoide Reaktionen • Gefühl der Zeitverlangsamung • Beeinträchtigung der Urteils- und Kritikfähigkeit • Verminderte Konzentration, Merkfähigkeit • Sozialer Rückzug, aber auch Logorrhö
Somatisch:
• Konjunktivale Injektion • Mydriasis • Gesteigerter Appetit • Mundtrockenheit • Tachykardie • Muskelentspannung

Akuttherapie

Nur ausgeprägte Cannabisintoxikationen erfordern eine pharmakologische Intervention und stationäre Aufnahme.

> In den meisten Fällen reichen nichtpharmakologische Interventionen (beruhigende Ansprache und Zuwendung, freundliche Umgebung etc.) aus.

Wenn Patienten nach einem ambulanten Kontakt entlassen werden, sollte eine ausreichende Beobachtung und Betreuung durch enge Bezugspersonen gewährleistet sein, zumal im Einzelfall eine gewisse Gefährdung, z. B. durch Stürze und Unfälle (eingeschränkte Fahrtauglichkeit!), besteht.

Bei ausgeprägten Depersonalisations- oder Derealisationsphänomenen oder anderen psychotischen Symptomen sind Benzodiazepine (z. B. Oxazepam) in einer Dosis von 7,5, meist aber 15 mg/d sinnvoll. Antipsychotika sollen nur bei längerer Persistenz der psychotischen Symptomatik in Betracht gezogen werden.

17.3.2 Cannabisentzug

Lange Zeit war das Vorliegen einer klinisch relevanten Entzugssymptomatik im Zusammenhang mit dem Konsum von Cannabis umstritten. Man kann aber heute davon ausgehen, dass ca. 10 Stunden nach dem letzten Konsum ein meist sehr milde verlaufendes Entzugssyndrom auftreten kann, das immerhin bis 21 Tage persistieren kann. Leitsymptome sind:

- Craving
- Appetitminderung
- Schlafstörung
- Schwitzen
- Reizbarkeit, z. T. Aggressivität
- Innere Unruhe
- Hyperalgesie (vor allem im Kopf-, Bauch- und Muskelbereich)
- Dysphorie

Eine medikamentöse Intervention ist meist nicht notwendig.

17.3.3 Cannabisinduzierte wahnhafte bzw. psychotische Störungen

Bei stärkerem Cannabiskonsum kommt es nicht selten zu vorübergehenden psychotischen Episoden (Intoxikationspsychosen), die meist nicht das Ausmaß einer klinisch relevanten psychotischen Störung erreichen. Es gibt möglicherweise auch länger anhaltende cannabisassoziierte psychotische Störungen (sogenannte Cannabispsychose), die häufig eine schizophrenieähnliche Symptomatik haben.

Eine höhere Prävalenz von schizophrenen Psychosen bei chronischen Cannabis-Konsumenten wird seit Langem diskutiert, ist aber wissenschaftlich umstritten, ebenso die Existenz einer cannabisassoziierten toxischen Psychose. Klar ist, dass bei chronischem Cannabis-Konsum leichtere paranoide Symptome, gesteigertes Misstrauen und Beziehungsideen auftreten können.

Psychopathologisch stehen bei cannabisinduzierten wahnhaften Störungen folgende Symptome im Vordergrund:

- Mild ausgeprägte Wahnsymptome, meist ein Verfolgungswahn
- Ausgeprägte Angst
- Emotionale Labilität
- Depersonalisation und Derealisation
- Eventuell Kurzzeitamnesien.

Die somatischen Symptome entsprechen jenen bei Cannabisintoxikation (➤ Tab. 17.13).

Der Verlauf ist meist günstig.

Differenzialdiagnostisch sind bei allen THC-induzierten Psychosen in erster Linie endogene (schizophrene) Psychosen auszuschließen, ggf. auch eine bipolare Erkrankung.

Akuttherapie

Eine stationäre Behandlung ist meist nicht notwendig, allenfalls zur differenzialdiagnostischen Abklärung. Meist ist eine gute klinische Beobachtung ausreichend, spezifische Pharmaka können nicht empfohlen werden.

17.3.4 Andere THC-induzierte psychische Störungen

Krankheitsbild

Dazu gehören Angstzustände, insbesondere Panikreaktionen. Das Auftreten von Flashbacks (veränderte Wahrnehmung ohne erneuten Cannabiskonsum) ist umstritten, und in der wissenschaftlichen Literatur liegen nur schwer zu beurteilende Einzelfallberichte vor. Andere schwierig zu klassifizierende psychotische Symptome, z. B. apophäne Syndrome (abnormes Bedeutungsbewusstsein, Wahnvorstellungen), sowie Persönlichkeitsveränderungen wurden rapportiert, sind aber nicht gesichert.

Akuttherapie

Akute Angstzustände sollten anxiolytisch behandelt werden (Lorazepam 1–2 mg als Einzeldosis). Bei leichteren psychotischen Symptomen reicht oft eine beschützende Umgebung zur Beruhigung aus. Die Symptomatik sollte ansonsten mit Benzodiazepinen therapiert werden.

17.4 Sedativa/Hypnotika

Fast alle Hypnotika und Sedativa wie Barbiturate, Benzodiazepine, Z-Drugs (Zolpidem, Zopiclon, Zaleplon), Chloralhydrat, Methaqualon etc. haben ein erhebliches Missbrauchs- oder Abhängigkeitspotenzial, das bei den Benzodiazepinen und Z-Drugs etwas geringer ist als bei den anderen Substanzen (Soyka 2016). Missbräuchlich werden diese Substanzen oral eingenommen, obwohl insbesondere Benzodiazepine und Barbiturate auch intravenös zugeführt werden können.

> Viele der Patienten mit Missbrauch und Abhängigkeit von Sedativa/Hypnotika sind alkohol- oder drogenabhängig; allerdings gibt es auch primäre Abhängigkeitsentwicklungen bei einer Vielzahl von psychischen Störungen, insbesondere bei Angsterkrankungen, aber auch bei Patienten mit Schlafstörungen und bei solchen, die Sedativa/Hypnotika aus anderen Gründen verschrieben bekommen.

Die Intoxikations- und Entzugssyndrome bei Sedativa/Hypnotika (➤ Tab. 17.14 und ➤ Tab. 17.15) sind ähnlich wie die bei Alkoholismus (➤ Kap. 16). Letale Intoxikationen gibt es insbesondere bei Barbituraten, aber auch bei Methaqualon, Chloralhydrat und den meisten anderen Hypnotika/Sedativa, kaum je dagegen bei Benzodiazepinen wie Diazepam, Flurazepam oder Triazolam, die eine ungewöhnlich hohe therapeutische Breite haben. Mischintoxikationen (Alkohol, Opioide etc.) mit Benzodiazepinen können dagegen tödlich verlaufen.

Bei den meisten Sedativa/Hypnotika, insbesondere den Benzodiazepinen, kann man zwei verschiedene Abhängigkeitsformen unterscheiden, nämlich eine Abhängigkeit vom „High-Dose"-Typ (Dosen jenseits des therapeutischen Bereichs) und eine Abhängigkeit vom „Low-Dose"-Typ mit Dosen innerhalb des therapeutischen Bereichs. Patienten mit High-Dose-Abhängigkeit weisen in der Regel einen schwereren Entzug auf als Patienten mit Low-Dose-Abhängigkeit (➤ Abb. 17.1).

17.4.1 Intoxikation durch Sedativa, Hypnotika oder Anxiolytika

Krankheitsbild

Abhängig von Dosis und Einnahmedauer können alle der oben aufgeführten Substanzen zu Intoxikationen führen. Sie äußern sich in erster Linie durch eine Reihe von Verhaltensauffälligkeiten und psychischen Beeinträchtigungen sowie somatisch-neu-

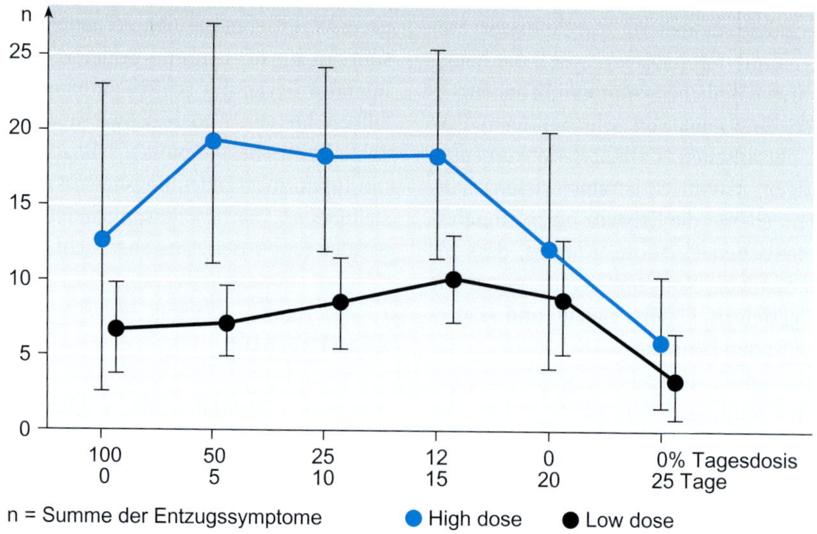

Abb. 17.1 Entzugssymptome bei sechs Patienten mit High-Dose-Abhängigkeit

rologischen Symptomen, die denen der Alkoholintoxikation ähneln (➤ Tab. 17.14).

Differenzialdiagnostisch kommen Intoxikationen mit Alkohol bzw. anderen psychotropen Substanzen infrage. Bei bewusstseinsgetrübten bzw. komatösen Zustandsbildern ist eine Fülle weiterer körperlicher Erkrankungen in die Differenzialdiagnose mit einzubeziehen (s. ➤ Tab. 17.8).

Akuttherapie

Eine Krankenhausaufnahme, eventuell mit intensivmedizinischer Betreuung, ist erforderlich. Die üblichen Maßnahmen zur Sicherung der Vitalfunktionen sind zu beachten, ein Zugang ist zu legen, ggf. die toxikologische Untersuchung einzuleiten.

Bei unklarer Intoxikation kann eine Benzodiazepinintoxikation in folgender Weise ausgeschlossen werden: Wacht der Patient nach i. v. Gabe von Flumazenil in fraktionierter Dosis, im Mittel 0,3–0,6 mg (s. a. Herstellerinformation), nicht innerhalb kurzer Zeit auf, liegt keine Benzodiazepinintoxikation vor.

Wegen der kurzen Halbwertszeit von Flumazenil besteht die Gefahr einer erneuten Bewusstseinstrübung bei nachlassender Wirkung des Antidots. Keinesfalls darf der Patient vor ausreichender Entgiftung und somatischer Stabilisierung vorzeitig entlassen werden. Für die anderen Hypnotika/Sedativa stehen keine spezifischen Antidote zur Verfügung.

Nur bei kurz zurückliegender Aufnahme ist eventuell eine Magenspülung indiziert. Bei schwersten Mischintoxikationen bzw. Koma ist unter Umständen eine sekundäre Giftelimination durch Hämoperfusion oder Plasmapherese zu diskutieren (➤ Kap. 14).

Tab. 17.14 Symptome einer Intoxikation durch Sedativa, Hypnotika oder Anxiolytika

Psychisch:
• Verschiedene Verhaltensauffälligkeiten • Affektive Enthemmtheit • Stimmungslabilität • Beeinträchtigung von Urteilsvermögen und Kritikfähigkeit • Ausgeprägte Sedierung bis hin zum Koma
Neurologisch:
• Verwaschene Sprache • Koordinationsstörungen • Unsicherer Gang, Ataxie • Kognitive und mnestische Störungen • Atemdepression • Areflexie • Verminderte Körpertemperatur

17.4.2 Entzug von Sedativa/ Hypnotika

Krankheitsbild

Die wichtigsten Symptome beim Entzug von Sedativa, Hypnotika oder Anxiolytika führt ➤ Tab. 17.15 auf. Sie ähneln denen bei Alkoholabhängigkeit.

Vor allem bei Barbituraten, aber auch bei Methaqualon und anderen Hypnotika kann es zu deliranten Zuständen kommen. Je nach Halbwertszeit der einzelnen Substanzen kann es innerhalb weniger Stunden bis zu mehreren Tagen zum Auftreten von Entzugserscheinungen kommen.

Die Erfahrung zeigt, dass Entzugssyndrome von Barbituraten, Benzodiazepinen und anderen Hypnotika häufig prolongiert über viele Wochen anhalten können. Deswegen ist fast immer ein schrittweises Absetzen der Medikamente angezeigt.

Tab. 17.15 Symptomatik des Entzugs von Sedativa, Hypnotika oder Anxiolytika

• Übelkeit und Erbrechen • Unwohlsein und Schwäche • Autonome Hyperaktivität (Schwitzen, Tachykardie) • Angst, Depression, Reizbarkeit • Orthostatische Hypotension • Grobschlägiger Tremor • Schlafstörungen • Epileptische Anfälle (Grand-Mal-Typ) • Perzeptionsstörungen (insbesondere bei Benzodiazepinentzug), z. B. Körperfühlstörungen, Oszillopsien, Kinästhesien • Verschiedene körperliche Beschwerden, z. B. Schmerzen, Krämpfe, Muskelzuckungen • Depersonalisation, Derealisation
In schweren Fällen: • Delir • Halluzinosen (sehr selten)

Differenzialdiagnostisch kommt der Entzug von Alkohol oder anderen psychotropen Substanzen infrage, eventuell auch eine Hyperthyreose. Zur Differenzialdiagnose des Delirs siehe ➤ Tab. 17.16.

Akuttherapie

Die Entscheidung, ob eine stationäre Aufnahme notwendig ist, hängt vom Einzelfall ab. Bei ausgeprägten depressiven Verstimmungen, Angst oder sogar suizidalen Impulsen ist sie indiziert.

Bei leichten Entzugssyndromen ist keine Medikation erforderlich. Bei stärker ausgeprägten Entzugssymptomen wird z. B. Diazepam, initial 10 mg, verabreicht. Manche Autoren favorisieren die Gabe länger wirksamer Benzodiazepine vom Typ Diazepam bei Benzodiazepin-Entzügen, die Datenlage dazu ist aber recht heterogen (Soyka 2016).

Eine Nachdosierung erfolgt in Abhängigkeit von der klinischen Symptomatik und der Höhe der vor dem Entzug eingenommenen Benzodiazepindosis. So können z. B. 10 mg Diazepam alle zwei Stunden verabreicht werden, bis es zum Sistieren der Entzugssymptomatik bzw. zu einer erkennbaren Sedierung kommt. Danach kann die Medikation schrittweise abgesetzt werden. In der Klinik hat sich eine Halbierung der notwendigen Ausgangsdosis alle fünf Tage als praktikables Entzugsschema erwiesen (➤ Abb. 17.1). Eine antiepileptische Abschirmung (z. B. mit Carbamazepin, 600–1 000 mg/d) ist nicht evidenzbasiert.

Bei Barbituratentzügen ist wegen der geringeren Toxizität eine Entgiftung mit Benzodiazepinen zu bevorzugen.

Tab. 17.16 Wichtige Differenzialdiagnosen deliranter Zustandsbilder

• Alkoholdelir
• Pharmakoinduzierte Delirien
• Drogeninduzierte Delirien
• Intoxikationen
• Wernicke-Korsakow-Syndrom
• Demenz
• Zerebrale Hypoxie
• Zerebrale Insulte und andere vaskuläre Erkrankungen (Aneurysmen etc.)
• ZNS-Infektionen
• Metabolische Störungen
• Exsikkose
• Hitzschlag, Verbrennungen
• Epilepsie
• Kardiale Schädigungen und Infarkte
• Extra- und intrakranielle Tumoren
• Subdurale/intrazerebrale Hämatome
• Traumata

17.4.3 Andere organisch bedingte psychische Störungen nach Einnahme von Sedativa/Hypnotika oder Anxiolytika

Nicht selten kommt es nach Einnahme dieser Substanzen zum Auftreten eines amnestischen Syndroms. Der Verlauf ist dabei variabel, die Prognose aber meistens recht gut. Eine spezifische Behandlung kann außer dem Absetzen der Medikamente unter Beachtung einer möglichen Gefährdung durch ein Entzugssyndrom nicht empfohlen werden (➤ 17.4.2).

Nach chronischer Einnahme, insbesondere von Anxiolytika, kann es zu organischen Persönlichkeitsveränderungen mit ängstlich-depressiver Symptomatik kommen, die schwierig von Persönlichkeitsstörungen abzugrenzen sind. Die Therapie besteht hier ggf. symptomorientiert in der Gabe von Antidepressiva, z. B. Serotonin-Wiederaufnahmehemmern. Außerdem können psychotherapeutische, besonders verhaltenstherapeutische Maßnahmen zur Verbesserung der psychosozialen Integration notwendig werden.

Paranoid-halluzinatorische Syndrome bei Entzug von Sedativa, Hypnotika oder Anxiolytika sind selten. Ggf. ist die Gabe von Antipsychotika indiziert, vorzugsweise in Kombination mit Benzodiazepinen.

17.5 Kokain

Das aus den Blättern der Kokapflanze gewonnene Kokain gewinnt als Droge auch in Deutschland zunehmende Verbreitung. Kokablätter selber können gekaut oder als Kokapaste geraucht werden; in den meisten Fällen wird Kokainhydrochlorid als Pulver entweder inhaliert, injiziert oder als Kokainalkaloid als „Free Base“ oder „Crack“, versetzt z. B. mit Backpulver, geraucht. Von vielen Abhängigen wird Kokain zusammen mit Heroin injiziert („Speed Ball“).

Bei chronischer Einnahme von Kokain kommt es meist innerhalb von Wochen bis Monaten zu einer starken psychischen Abhängigkeit, die mit einer erheblichen Toleranz gegenüber der Wirkung der Droge einhergeht. Kokain selbst führt zu euphorischer Enthemmung, Antriebssteigerung, auch vermehrtem Lustempfinden und reduziertem Schlafbedürfnis. Bei chronischem Konsum kommt es zu einer zunehmenden Toleranz und dysphorischer Verstimmung bis hin zum „Crash“. Kokainkonsum kann zu verschiedenartigen organischen psychischen Störungen führen. In körperlicher Hinsicht kommt es nicht selten zu einem deutlichen Gewichtsverlust. Typisch sind Ulzera an der Nasenschleimhaut aufgrund der vasokonstriktorischen Wirkung der Substanz. Die 12-Monats-Prävalenz für Kokainkonsum in Europa beträgt 1 %, Lebenszeitprävalenz 4,6 % (EMCDDA 2015).

Dabei stehen die psychischen Wirkungen bei chronischem Kokainkonsum gegenüber den körperlichen Schäden meist im Vordergrund.

17.5.1 Intoxikation

Krankheitsbild

Eine Kokainintoxikation führt typischerweise zu den in ➤ Tab. 17.17 aufgeführten Symptomen. Die typische Kokainintoxikation klingt je nach Art der Zufuhr (i. v., durch Schnupfen oder Rauchen) innerhalb von wenigen Stunden bis längstens einem Tag ab.

Akute Manien, schizophrene Psychosen, Amphetaminintoxikation oder andere substanzinduzierte Intoxikationen können das klinische Bild der Kokainintoxikation imitieren und kommen als **Differenzialdiagnose** infrage. Die typischen somatischen Auffälligkeiten bei chronischem Kokainkonsum wie Ulzera der Nasenscheidewand (!), Untergewicht sowie chemisch-toxikologische Urin- bzw. Plasmakontrollen können zur Differenzialdiagnose beitragen. Mögliche **Komplikationen** ➤ Tab. 17.18.

Tab. 17.17 Symptome einer Kokainintoxikation

Psychisch:
• Euphorie und affektive Enthemmung • Beleidigendes Verhalten, Aggressivität • Größenideen • Gesteigerte Vigilanz • Psychomotorische Erregung • Beeinträchtigung von Urteilsvermögen und Kritikfähigkeit • Affektlabilität • Stereotypes Verhalten • Taktile, optische oder akustische Sinnestäuschungen • Paranoide Gedanken • Angst und Depression (mit fließendem Übergang zum „Crash“, s. Text)
Somatisch:
• Tachykardie • Pupillenerweiterung • Hypertonie • Schwitzen oder Schüttelfrost, Schweißausbrüche, Kälteschauer • Übelkeit oder Erbrechen • Migräneartige Kopfschmerzen • Stereotype Mund- oder Zungenbewegungen • Tremor • Kardiale Arrhythmien oder andere Symptome einer adrenergen Überfunktion • Thorakale Schmerzen • Muskelschwäche

Tab. 17.18 Komplikationen einer Kokainintoxikation

Psychisch:
• Massive Erregungszustände • Fremdaggressivität (bis hin zu Tätlichkeit) • Hypersexualität
Somatisch:
• Pektanginöse Beschwerden • Herzinfarkt • Kardiomyopathie • Blutdruckabfall • Schlaganfall • Krampfanfälle • Neurologische Fokaldefizite • Hyperthermie • Atemdepression • Koma • Herz-Kreislauf-Stillstand

Akuttherapie

Die Akuttherapie richtet sich nach den vorrangigen Symptomen (➤ Tab. 17.19).

Als weitere Maßnahme soll das Ansäuern des Urins durch orale Gabe von Ammoniumchlorid (Ammonchlor), alternativ eventuell Ascorbinsäure, die Elimination von Kokain beschleunigen.

17.5.2 Kokainentzugssyndrom

Es gibt keine körperliche Kokainabhängigkeit im engeren Sinne, aber eine psychische Abhängigkeit, die beim Fehlen der Droge zu einer Reihe von psychovegetativen Beschwerden führen kann.

Zwischen Kokainintoxikation, nach Abklingen der Kokainwirkung auftretendem „Crash" (unangenehme Nachwirkungen im Sinne einer vermehrten Depressivität und eines starken Verlangens nach Kokain) und Kokainentzugssyndrom bestehen fließende Übergänge.

Der „Crash" kann auch zum Kokainentzugssyndrom gerechnet werden.

Tab. 17.19 Symptomorientierte Akuttherapie bei Kokainintoxikation

Symptom	Maßnahme
schwere Erregung in Verbindung mit Angst	Benzodiazepine oral, eventuell auch i. v.: initial Diazepam 10 mg, eventuell Dosis alle 2 Stunden wiederholen
kokaininduzierte Panikanfälle	Lorazepam 2 mg, eventuell mehrfache Gabe; alternativ: Propranolol 40–80 mg, 2-mal täglich
ausgeprägte Angst bei psychotischer Symptomatik	Haloperidol 5–10 mg/d, ggf. auch deutlich mehr (Antipsychotika wirken dabei insbesondere gegen psychotische Symptome, nicht aber gegen die typische kokaininduzierte Euphorie!)
Krampfanfälle	10 mg Diazepam langsam i. v.
Hyperthermie	Haloperidol 5 mg i. m./i. v., physikalische Maßnahmen (kalte Umschläge)
akute Überdosierung	Magenspülung nur, wenn möglich, kurz nach dem (oralen) Konsum; bei Störungen der Vitalfunktionen: notfallmedizinische Therapie (➤ Kap. 14)

Krankheitsbild

Typische Merkmale des Kokainentzugssyndroms sind
- Müdigkeit und Erschöpfung
- Schlaflosigkeit oder Hypersomnie (selten)
- Psychomotorische Unruhe und Erregung
- Hyperphagie
- Depressive und dysphorische Verstimmungen, Reizbarkeit und Angst

Als häufige Komplikation gelten paranoide oder suizidale Gedanken.

Suizide sind bei Kokainkonsumenten besonders häufig!

Meist erreichen die Symptome nach zwei bis vier Tagen ihren Höhepunkt, Depression und Reizbarkeit können jedoch über Monate persistieren.

Akuttherapie

Eventuell ist eine stationäre Aufnahme erforderlich. Bei Suizidgefährdung (➤ Kap. 11) und ausgeprägten paranoiden Gedanken ist sie kaum zu umgehen.

Die Wirksamkeit antriebssteigernder trizyklischer Antidepressiva im Kokainentzug ist zu vermuten. Eine evidenzbasierte Pharmakotherapie der Kokainabhängigkeit gibt es nicht. Die Effektivität von Modafinil (hauptsächlich Beeinflussung des Orexin- und des Glutamat-Systems) wurde in Doppelblindstudien gezeigt (Dackis et al. 2005). Diskutiert wird derzeit bei Kokainabhängigkeit neben Modafinil der Einsatz von Methylphenidat und Disulfiram. Zahlreiche andere Substanzen werden untersucht, auch eine Impfung. Eine Standardtherapie existiert nicht (Shorter et al. 2015, Soyka und Mutschler 2015).
- Bei starken vegetativen Symptomen können β-Blocker vom Propranololtyp indiziert sein. Allerdings besteht bei einem Rückfall unter dieser Medikation eine erhöhte Gefahr von Myokardinfarkten.
- Bei ausgeprägter Depressivität sollten Antidepressiva, insbesondere Serotoninwiederaufnahmehemmer, eingesetzt werden. Die therapeutische Begründung dahinter ist, dass Kokain häufig zu einer serotonergen Dysfunktion führt.

- Bei starker psychomotorischer Erregung und paranoiden Gedanken sind Benzodiazepine die Mittel der Wahl.

17.5.3 Kokaindelir

Krankheitsbild

Ein Kokaindelir ist wesentlich seltener als ein kokaininduziertes Wahnsyndrom. Klinisch unterscheidet sich die Symptomatik des Kokaindelirs nicht grundsätzlich von anderen substanzinduzierten Delirien. Es beginnt meist innerhalb von 24 Stunden nach der letzten Einnahme von Kokain.

Differenzialdiagnostisch ist eine Vielzahl anderer organisch begründbarer Erkrankungen zu berücksichtigen (➤ Tab. 17.16).

Akuttherapie

Mittel der Wahl ist Diazepam: initial 10 mg langsam i. v., danach nach Klinik etwa alle zwei Stunden nachdosieren. Dosen von über 50 bis 100 mg/d sind kaum je nötig, zwingen aber dann zu einer intensivmedizinischen Behandlung.

Bei schwersten Delirien mit erheblicher psychomotorischer Unruhe kommt die Kombination mit Haloperidol, 5–10 mg/d, mitunter auch 20–40 mg/d, infrage.

17.5.4 Wahnhafte bzw. psychotische Störungen

Krankheitsbild

Bei Kokainkonsum kommt es häufig zu organisch bedingten psychotischen Störungen, wobei meist ein Verfolgungswahn dominiert (➤ Tab. 17.20).

Komplikationen: Die taktilen Halluzinationen (Formicatio) können durch Kratzen zu ausgiebigen Hautexkoriationen führen. Aggressive und gewalttätige Durchbrüche kommen vor, sind aber selten. In einigen Fällen können kokaininduzierte wahnhafte Störungen prolongiert verlaufen.

Tab. 17.20 Symptomatik kokaininduzierter psychotischer Störungen
• Paranoide Gedanken, insbesondere Verfolgungswahn
• Innere Unruhe und Erregung
• Aggression bis hin zu gewalttätigen Ausbrüchen
• Vorwiegend taktile Halluzinationen (z. B. Wahrnehmung von Insekten oder Ungeziefer auf der Haut)
• Andere schizophreniforme Symptome

Akuttherapie

Mittel der Wahl sind auch hier primär Benzodiazepine. Allenfalls bei prolongiertem Verlauf mit psychotischen Symptomen kann eine antipsychotische Behandlung nötig werden.

17.6 Andere Psychostimulanzien

Wie bei Kokain kommt dem Missbrauch von Psychostimulanzien, insbesondere Amphetaminen und ähnlich wirkenden Sympathomimetika, klinisch eine zunehmende Bedeutung zu. Konsumverhalten, Wirkung und substanzinduzierte organische psychische Störungen ähneln jenen bei Kokainkonsum.

Die Gruppe der Psychostimulanzien umfasst eine Gruppe von Substanzen mit substituierter Phenylmethylaminstruktur, wie z. B. Amphetamin und Methamphetamin („Speed"), und eine Gruppe ähnlich strukturierter Substanzen, die entweder oral genommen, geschnupft oder intravenös injiziert werden.

Kokain und Psychostimulanzien werden im Gegensatz zu Opioiden, Sedativa und Alkohol („Downers") im Straßenjargon häufig auch als „Uppers" tituliert. Vor allem methamphetaminhaltige Substanzen haben in den letzten Jahren eine zunehmende Verbreitung gefunden.

17.6.1 Intoxikation

Krankheitsbild

Die Intoxikation mit Amphetaminen oder ähnlich wirkenden Substanzen ist klinisch kaum von einer Kokainintoxikation zu unterscheiden.

Im Vordergrund stehen Symptome eines erhöhten Sympathikotonus wie Tachykardie, Pupillenerweiterung, erhöhter Blutdruck oder Schwitzen sowie Symptome wie Schüttelfrost, Übelkeit und Erbrechen. Beim Auftreten von Fieber und epileptischen Anfällen kann es zu lebensbedrohlichen Situationen kommen (➤ Kap. 14).

Psychopathologisch dominieren affektive Enthemmung, Größenideen, gesteigerte Vigilanz, psychomotorische Erregung, Aggression und Gewalttätigkeit sowie eine Beeinträchtigung von Urteilsfähigkeit und Kritikvermögen.

Differenzialdiagnostisch ist in erster Linie an eine Kokainintoxikation oder andere substanzinduzierte Intoxikationen, aber auch an eine Manie zu denken. Bei Vorliegen spezifischer somatischer Symptome sind differenzialdiagnostisch auch Migräne, Herzinfarkt, Schlaganfall oder andere neurologische Erkrankungen auszuschließen. Die Diagnose wird erleichtert durch den Nachweis von Einstichstellen (bei intravenösem Konsum) sowie entsprechende Blut- und Urintests.

Akuttherapie

Die Akuttherapie richtet sich nach dem im Vordergrund stehenden Symptom:

- Bei starker psychomotorischer Erregung: Haloperidol 5–10 mg
- Bei starker Angst (Panikreaktion): Lorazepam 2 mg langsam i. v., eventuell wiederholte Gaben

Als weitere Maßnahme soll das Ansäuern des Urins durch orale Gabe von Ammoniumchlorid (oder Ascorbinsäure) die Elimination von Amphetaminen beschleunigen (➤ Kap. 14).

17.6.2 Entzugssyndrome

Krankheitsbild

Auch die Entzugserscheinungen sind klinisch nicht von denen des Kokainentzugs zu unterscheiden (➤ 17.5.2).

Akuttherapie

Eine pharmakologische Intervention ist nur bei stärkerer Depression, Angst oder Erregung notwendig.

Bei starker Angst und Erregung ist Diazepam 5–10 mg oral oder langsam i. v. indiziert. Alternativ kommen Lorazepam 2(–4) mg oral oder Antipsychotika infrage. Bei länger anhaltenden depressiven Syndromen sollte antidepressiv behandelt werden.

17.6.3 Delir

Krankheitsbild

Die Klinik des durch Amphetamine und andere Sympathomimetika induzierten Delirs ist identisch mit der des Kokaindelirs oder anderer substanzinduzierter Delirien. Im Vordergrund stehen dabei taktile und auch andere Halluzinationen, Affektlabilität, auch Gewalttätigkeit und aggressives Verhalten sowie Bewusstseinsstörungen. Ein amphetamininduziertes Delir ist eher selten und tritt meist innerhalb von 24 Stunden nach dem letzten Amphetaminkonsum auf. Zur **Differenzialdiagnose** ➤ Tab. 17.16.

Akuttherapie

Der Patient muss stationär aufgenommen werden, Legen eines intravenösen Zugangs sowie ausreichende Sauerstoff- und Glukosezufuhr sind erforderlich, eventuell intensivmedizinische Maßnahmen. Gegebenenfalls sind die Gabe von Thiamin sowie die Korrektur der Flüssigkeits- und Elektrolytbilanz in Betracht zu ziehen.

Eine Medikation z. B. mit Haloperidol 5–10 mg i. m. oder i. v. ist einzuleiten. Bei starker psychomotorischer Unruhe kann Diazepam, initial 10 mg, erforderlich sein, mit Nachdosierung je nach Klinik.

17.6.4 Wahnhafte bzw. psychotische Störungen

Krankheitsbild

Psychotische Störungen sind bei Amphetaminen oder ähnlich wirkenden Sympathomimetika deutlich häufiger als Delirien. Sie ähneln den kokaininduzierten psychotischen Störungen und treten relativ kurz nach dem letzten Konsum des Rauschmittels ein (➤ Tab. 17.21).

Differenzialdiagnostisch sind in erster Linie kokaininduzierte, aber auch schizophrene und manische Psychosen auszuschließen.

Akuttherapie

Der Patient muss stationär aufgenommen werden. Mittel der Wahl sind vorübergehend Antipsychotika und Benzodiazepine. Bei starker Erregung kann z. B. Haloperidol 5–10 mg i. v. oder i. m. gegeben werden, eventuell auch neuere Atypika, z. B. Risperidon.

Bei starker psychomotorischer Unruhe, Angst und Erregung ist Diazepam, initial 10 mg langsam i. v. oder oral, indiziert.

Tab. 17.21 Symptomatik wahnhafter bzw. psychotischer Störungen bei Konsum von Amphetaminen oder ähnlich wirkenden Sympathomimetika

• Verzerrung des Körperbildes
• Paranoide Reaktionen
• Verfolgungsideen
• Vorwiegend taktile Halluzinationen
• Häufig: aggressive und gewalttätige Durchbrüche
• Eventuell Flashbacks

17.7 Halluzinogene

Halluzinogene sind eine sehr heterogene Gruppe von Drogen und schließen im Wesentlichen zwei Gruppen psychotroper Substanzen ein:

- Substanzen, die strukturell mit 5-Hydroxytryptamin verwandt sind, wie z. B. Lysergsäurediethylamid (LSD) und Dimethyltryptamin (DMT).
- Substanzen, die strukturchemisch Ähnlichkeiten mit Katecholaminen aufweisen, wie z. B. Mescalin.

Das auch zu dieser Gruppe gehörende Phencyclidin (PCP) wird in modernen psychiatrischen Klassifikationssystemen wie dem DSM-IV von den übrigen Halluzinogenen getrennt betrachtet, da es nur selten eine reine Halluzinose verursacht. Das Gleiche gilt für das stark halluzinogen wirkende Narkosemittel Ketamin, das dem PCP nahesteht. Zu neurobiologischen Grundlagen siehe Liechti (2015) und Vollenweider und Kometer (2010).

Halluzinogene werden fast ausschließlich oral eingenommen.

Lediglich die chemisch synthetisierten Substanzen LSD und PCP werden in reiner Form aufgenommen; bei den anderen Halluzinogenen handelt es sich meist um verunreinigte bzw. Mischpräparate.

Die Gruppe der synthetisch hergestellten Halluzinogene erweitert sich ständig, und diese Substanzen erleben derzeit, insbesondere in der Verbindung mit dem Aufkommen der Techno-Musik, eine zunehmende Verbreitung. Dazu gehören z. B. MDMA („Ecstasy") und vergleichbare Substanzen.

Die Wirkungen der sogenannten „Designerdrogen" sind zum Teil halluzinogenähnlich, zum Teil entsprechen sie aber auch denen der Amphetamine, weswegen sie von manchen Autoren dieser Gruppe zugerechnet werden (➤ Kap. 14).

17.7.1 Halluzinose

Krankheitsbild

Halluzinogene führen zu einem breiten Spektrum von Intoxikationssymptomen, wobei psychotisches bzw. halluzinatorisches Erleben im Vordergrund stehen. Außerdem kann es aber auch zu Angstreaktionen mit panikartigen Zuständen und Psychosen andersartiger Symptomatologie kommen.

Klinisch stehen bei halluzinogeninduzierten Halluzinosen die in ➤ Tab. 17.22 aufgeführten Symptome im Vordergrund.

Komplikationen, vor allem bei Designerdrogen, sind vasomotorischer Kollaps, epileptische Anfälle, Verwirrtheitszustände, Hyperthermie (➤ Kap. 14, Abschnitt **Amphetamine**). Daneben kann es (wie vor allem bei PCP-Intoxikationen) zu Ataxie, Erhöhung des Muskeltonus, Hyperreflexie, Myoklonien, Nystagmus und anderen neurologischen Symptomen kommen.

Bei prolongierten Verläufen werden schizophreniforme Psychosen beobachtet, auch katatone Syndrome können sich entwickeln.

Tab. 17.22 Symptome halluzinogeninduzierter Halluzinosen

Psychisch:
• Ausgeprägte Angst oder Depression • Beziehungs- und Verfolgungsideen, Paranoia • Furcht, „den Verstand zu verlieren" • Beeinträchtigung des Kritik- und Urteilsvermögens • Ausgeprägte Wahrnehmungsveränderungen mit Depersonalisation, Derealisation, Illusionen • Ausgeprägte Halluzinationen (visuell, optisch, taktil), Illusionen • Körperhalluzinationen
Somatisch:
• Pupillenerweiterung • Tachykardie • Schwitzen • Palpitationen • Verschwommenes Sehen • Tremor • Koordinationsstörungen • Hypertonus • Andere Symptome eines gesteigerten Sympathikotonus

Differenzialdiagnostisch kommen infrage:
- Durch andere psychotrope Substanzen, wie z. B. Kokain und Cannabis, induzierte Intoxikationen
- Schizophrene, seltener maniforme Psychosen
- Alkoholhalluzinose
- Andere körperlich begründbare Halluzinosen
- Hyperthyreose (seltene Differenzialdiagnose)

Akuttherapie

Der Patient muss bei ausgeprägter Symptomatik stationär aufgenommen werden.

Wichtig ist die beruhigende Ansprache („Talking down").

- Initial sollten bei Flashbacks und Psychosen Benzodiazepine, z. B. Diazepam initial 5–10 mg langsam i. v. oder i. m., verabreicht werden. Meist werden damit auch hypertone Zustände behandelt. Persistieren Letztere dennoch, kann Clonidin i. v. appliziert werden.
- Bei epileptischen Anfällen: Diazepam 10 mg i. v. (➤ 16.5).

Cave: Antipsychotika sind bei Intoxikationen und Flashbacks kontraindiziert.

17.7.2 Halluzinogeninduzierte wahnhafte Störung

Recht häufig kommt es nach Halluzinogeneinnahme zu teilweise prolongierten paranoiden Reaktionen, bei denen psychopathologisch neben Wahrnehmungsveränderungen verschiedenartige Wahngedanken, insbesondere Verfolgungsideen, im Vordergrund stehen.

Differenzialdiagnostisch sind neben anderen rauschmittelinduzierten Störungen (insbesondere durch PCP und Kokain) vor allem schizophrene Psychosen auszuschließen.

Akuttherapie

Allenfalls vorübergehend Benzodiazepine. Antipsychotika und Antidepressiva sind bei psychotischen Rauschverläufen und starken Nacheffekten bei Ecstasy und anderen Halluzinogenen kontraindiziert.

17.7.3 Halluzinogeninduzierte affektive Störung

Nicht selten kommt es relativ rasch nach Beendigung des Halluzinogenkonsums zu einem organisch bedingten affektiven Syndrom mit Depression oder Angst, seltener Euphorie.

Differenzialdiagnostisch sind sowohl primäre affektive Erkrankungen als auch andere organisch bedingte affektive Störungen auszuschließen.

Akuttherapie

Bei kurzem Verlauf ist meist keine Therapie notwendig. Bei prolongierten Verläufen sollte die Gabe von Antidepressiva, z. B. Serotoninwiederaufnahmehemmern, erwogen werden.

17.7.4 Halluzinogeninduzierte Flashbacks (Nachhallzustände) und Wahrnehmungsveränderungen

Bei kaum einem anderen Rauschmittel kommt es, auch nach längerer Abstinenz (bis zu mehreren Monaten), zum plötzlichen Auftreten insbesondere optischer Halluzinationen und Wahrnehmungsstörungen, wie sie vorher unter Drogeneinfluss erlebt wurden.

Die pathophysiologischen Grundlagen dieser sogenannten Flashback-Psychosen sind nicht bekannt. Klinisch stehen hierbei vor allem geometrische Halluzinationen, andere visuelle und akustische Halluzinationen (Geräusche, Stimmen, aber auch Farbblitze, andere Farbwahrnehmungen, Makro- und Mikropsie, seltener taktile Halluzinationen im Sinne von Zönästhesien) im Vordergrund.

Die Symptome scheinen nach der Einnahme von Cannabis sowie von Phenothiazinen häufiger aufzutreten. Letztere sollten deshalb bei bekanntem Halluzinogenmissbrauch zurückhaltend eingesetzt werden.

Differenzialdiagnostische Erwägungen sind in ➤ Tab. 17.23 zusammengefasst.

Akuttherapie

Da spontane Remissionen häufig sind, ist eine pharmakologische Intervention primär nicht notwendig.

Gegebenenfalls kann eine niedrigdosierte anxiolytische Behandlung mit Diazepam 5–10 mg/d erfolgen.

Weiteres therapeutisches Vorgehen

Gerade nach chronischer Einnahme von Halluzinogenen kann es auch zu chronischen organischen Psychosyndromen kommen, die zu einer längerfristigen oder sogar dauerhaften Einschränkung der kognitiven bzw. mnestischen Funktionen führen und von psychotischen Reaktionen und Flashbacks begleitet sein können. Eine testpsychologische Untersuchung kann entsprechende Defizite aufzeigen. Der klinische Verlauf ist wechselhaft: Eine Restitutio ad integrum ist selten, aber immerhin möglich.

Tab. 17.23 Differenzialdiagnose bei halluzinogeninduzierten Flashbacks und Wahrnehmungsveränderungen

• Schizophrene Psychose
• Chronisch hirnorganische Psychosyndrome
• Zerebrale Erkrankungen unterschiedlicher Genese (z. B. Enzephalitis)
• Delirien unterschiedlicher Genese
• Demenz
• Sensorische (visuelle) Epilepsien
• Entoptische Erscheinungen
• Hypnopompe Halluzinationen
• Starke Übermüdung

Bei einem mehr als dreimonatigen Verlauf solcher chronischen organischen Psychosyndrome kommt, anders als bei alkoholinduzierten Psychosyndromen (wichtigste Differenzialdiagnose!), eine vollständige Erholung offensichtlich nicht vor.

Eine pharmakologische Behandlung ist nicht bekannt; die Gabe von Multivitaminpräparaten mit Thiamin und Folsäure kann versucht werden.

17.8 Phencyclidin (PCP) und ähnlich wirkende Arylcyclohexylamine

Phencyclidin (PCP), ähnlich wirkende Arylcyclohexylamine und weitere Stoffe mit vergleichbarer Wirkung wie Ketamin können oral oder i. v. (Ketamin) zugeführt oder inhaliert werden.

Ketamin ist ein häufig verwandtes Narkosemittel. Die anderen Halluzinogene, die dieser Substanzgruppe zugerechnet werden, werden im Straßenjargon unter verschiedenen Namen, wie beispielsweise „Angel Dust", verkauft, in Deutschland aber eher selten konsumiert. Häufig werden sie in Kombination mit Amphetaminen und Kokain eingenommen.

Eine Toleranz wie bei den meisten anderen Rauschdrogen und Entzugssymptome entwickeln sich bei PCP und verwandten Substanzen wahrscheinlich nicht.

PCP-Intoxikation

Krankheitsbild

Die toxischen Wirkungen von PCP ähneln stark denen anderer Halluzinogene (➤ 17.7).

Die typischen PCP-induzierten Intoxikationen klingen innerhalb längstens eines Monats ab. Ein chronisches organisches Psychosyndrom wird bei dieser Droge nicht beobachtet.

PCP hat einen anästhetischen Effekt, sodass Verletzungen eventuell nicht wahrgenommen werden. Außerdem besteht die Gefahr einer Rhabdomyolyse, wobei das Risiko hierfür möglicherweise durch die Gabe von Antipsychotika erhöht wird. Eine Mydriasis tritt bei PCP nicht auf.

Akuttherapie

Patienten mit PCP-Intoxikationen sind häufig aggressiv und gewalttätig.

„Talking down" ist oft eher kontraproduktiv und führt unter Umständen zu einer Zunahme der Erregung.

Das Ansäuern des Urins durch orale Gabe von Ammoniumchlorid soll die Elimination von PCP beschleunigen.

Initial können zur Sedierung Benzodiazepine, Diazepam 5–10 mg, oder insbesondere Lorazepam 1–3 mg gegeben werden. Alternativ werden bei PCP-induzierten Intoxikationen eher atypische Antipsychotika empfohlen (**Cave:** Rhabdomyolyse!). β-Blocker sind eher ungünstig (nicht blockierte adrenerge Komponente).

PCP-induziertes Delir

Krankheitsbild

Die Symptomatik des seltenen PCP-induzierten Delirs, das sich meist innerhalb der ersten 24 Stunden nach Konsum dieser Substanz entwickelt, ähnelt der anderer substanzinduzierter Delirien. In wenigen Fällen kann ein Delir auch mit einer Latenz von bis zu sieben Tagen auftreten.

Akuttherapie

Die Therapie besteht zusätzlich zu der üblichen Basistherapie in der Gabe von Antipsychotika, z. B. Haloperidol, initial 5–10 mg/d (➤ 15.2.1).

PCP-induzierte wahnhafte bzw. psychotische Störungen

Die PCP-induzierten psychotischen Störungen lassen sich klinisch nicht von anderen halluzinogen-

oder auch kokaininduzierten wahnhaften Störungen unterscheiden. Die Therapie erfolgt entsprechend wie in ➤ 17.7.2 beschrieben.

PCP-induzierte affektive Störungen

Krankheitsbild

Die Symptomatik entspricht der der halluzinogen-induzierten affektiven Störung (➤ 17.7.3).

Differenzialdiagnostisch sind affektive Störungen anderer Genese auszuschließen.

Akuttherapie

Therapeutisch werden Serotoninwiederaufnahmehemmer empfohlen.

Andere PCP-induzierte organische psychische Störungen

Ähnlich wie bei anderen Halluzinogenen kann es nach Einnahme von PCP zu relativ unspezifischen psychischen Symptomen wie Wahnphänomenen, Halluzinationen und Desorientiertheit kommen, aber auch zu Wahrnehmungsstörungen.

Die Therapie richtet sich nach der jeweiligen Symptomatik.

17.9 Lösungsmittel bzw. Schnüffelstoffe (Inhalanzien)

Zu dieser Stoffgruppe gehören unterschiedlichste legale Substanzen (Lösungsmittel), die entweder über den Mund oder die Nase inhaliert werden, wie z. B. aliphatische und aromatische bzw. sauerstoffhaltige oder halogenierte Kohlenwasserstoffe, die Bestandteile von Benzin, Klebstoffen, Farbverdünnern und Farben etc. sind, aber auch in Reinigungsmitteln und als Treibgase z. B. in Spraydosen enthalten sein können. Auch Lachgas und „Poppers“ fallen in diese Gruppe. In aller Regel handelt es sich um eine Mischung verschiedener Substanzen.

Man kann Lösungsmittel bzw. Schnüffelstoffe grob in folgende Gruppen unterteilen:
- Gruppe der flüchtigen Lösungsmittel: z. B. Klebstoffe, Lackverdünner
- Aerosole, z. B. Treibgas
- Gruppe der Anästhetika (Narkosemittel), z. B. Chloroform, Lachgas, Äther
- Gruppe der flüchtigen Nitrit-Verbindungen („Poppers“), z. B. Amylnitrit.

Inhalanzien werden überwiegend von Jugendlichen, z. T. auch Kindern aus oft sehr ungünstigem sozialem Milieu konsumiert, aber z. B. auch von Strafgefangenen.

17.9.1 Intoxikation durch Inhalanzien

Krankheitsbild

Die typischen Symptome einer Inhalanzienintoxikation sind in ➤ Tab. 17.24 genannt. Die Symptomatik des Schnüffelstoffrausches kann in vier Stadien eingeteilt werden:
- Im **ersten Stadium,** dem Rausch, kommt es zu einem euphorisch getönten Dämmerzustand.
- Im **zweiten Stadium** kommt es zu eher deliranten Bildern mit Einschränkung des Bewusstseins und der Wahrnehmungsfunktionen.

Tab. 17.24 Symptome einer Inhalanzienintoxikation

• Aggression
• Eingeschränkte Urteils- und Kritikfähigkeit
• Antriebsminderung, Apathie, Lethargie
• Psychomotorische Verlangsamung
• Stupor oder Koma
• Euphorie
• Hypertonus
• Schwindel
• Nystagmus
• Koordinations- und Gangstörungen
• Verwaschene Sprache
• Unsicherer Gang
• Hyporeflexie
• Tremor
• Muskelschwäche
• Verschwommenes Sehen oder Doppeltsehen

- Im **dritten Stadium** kann es zu Bewusstlosigkeit mit Erschlaffung der Körpermuskulatur und vitaler Bedrohung, z. B. durch Aspiration, kommen.
- Im **vierten Stadium** kommt es dann zum Atemstillstand bzw. Exitus.

Differenzialdiagnostisch lassen sich Intoxikationen durch Alkohol und verschiedene Sedativa und Hypnotika klinisch kaum von einer Intoxikation durch Lösungsmittel abgrenzen. Im Einzelfall muss auch eine endogene Psychose differenzialdiagnostisch abgegrenzt werden.

Wie beim Alkohol können durch die eingeschränkte Kritik- und Urteilsfähigkeit sowie die Verminderung der motorischen Fähigkeiten verschiedene **Komplikationen** hervorgerufen werden (Unfälle, Schädel-Hirn-Traumen etc.). Im Einzelfall kann es auch zu Delinquenz, Aggression oder suizidalem Verhalten kommen. Schädigungen im ZNS sind häufig.

17

Die bedeutendsten medizinischen Komplikationen sind eine ZNS-Depression sowie kardiale Arrhythmien. Einige Kohlenwasserstoffe können den Herzmuskel für die Wirkung von Adrenalin sensibilisieren und so zu Schock, Kammerflimmern und Exitus führen. Manche Konsumenten inhalieren die Substanzen bei gleichzeitigem Bedecken des Kopfes mit einer Plastiktüte, was zum Erstickungstod führen kann.

Nicht ganz selten kann es auch zu einem plötzlichen Schnüffler-Herztod („Sudden-Sniffing-Death-Syndrom“) kommen. Die Ätiologie ist unbekannt (Elsner 2006).

Akuttherapie

Durch Ansäuern des Urins auf einen pH-Wert < 5 können die Substanzen schneller eliminiert werden.

> Leichtere Intoxikationen klingen meist rasch ab, bei schweren Intoxikationen ist eine stationäre Aufnahme meist nicht zu umgehen.

Bei ausgeprägter Hypertonie kann die Gabe von Clonidin notwendig werden.

Benzodiazepine sind eher ungünstig, da sie die Inhalanzien-Effekte verstärken können. Gegebenenfalls können kurzfristig Antipsychotika gegeben werden.

17.10 Andere psychotrope Substanzen

Neben Nikotin wird eine Vielzahl anderer psychotroper Substanzen missbräuchlich eingenommen, manchmal auch Stoffe ohne klare psychotrope Wirkung (Übersicht in Soyka 1998). Ein solcher Missbrauch erfolgt fast ausschließlich in Kombination mit der Einnahme anderer Substanzen mit Missbrauchspotenzial (➤ Tab. 17.25). Dazu kommt eine unüberschaubere Fülle von pflanzlichen oder biogenen Suchtstoffen (Soyka 2016).

Die Differenzialdiagnose umfasst im Einzelfall eine Vielzahl körperlicher und psychischer Störungen, vor allem aber auch die Einnahme der weiter oben aufgeführten Pharmaka und Drogen mit psychotroper Wirkung. Vor allem bei anticholinergen Substanzen, die relativ häufig zu einem Delir führen, ist mit dem Auftreten von psychopathologischen Auffälligkeiten zu rechnen.

Therapeutisch kann bei anticholinergem Delir die Gabe von cholinergen Substanzen wie Physostigmin, das aber nur in der Intensivmedizin angewandt werden sollte, notwendig sein (➤ 28.2, ➤ 29.3.1). Im Übrigen orientiert sich die Behandlung deliranter Syndrome an den sonst üblichen Richtlinien (➤ Tab. 17.26).

Tab. 17.25 Substanzen mit Missbrauchspotenzial, die häufig in Kombination mit psychotropen Substanzen missbräuchlich eingenommen werden

• Substanzen mit atropinartiger Wirkung
• Analgetika
• Steroide
• Anabolika
• Antihistaminika
• Nichtsteroidale Entzündungshemmer
• Koffeinhaltige Substanzen
• Kurz wirkende Vasodilatanzien (z. B. Amylnitrit, Butylnitrit)
• Narkosegase (Lachgas, Äther)

Tab. 17.26 Behandlungsprinzipien bei deliranten Syndromen verschiedener Ursachen (modifiziert nach Benkert und Hippius 1996)

Ursache	Behandlung
Alkoholdelir	sofortiger Entzug; medikamentöse Therapie: Clomethiazol, alternativ: Benzodiazepine
Delir bei Medikamentensucht (einschließlich Clomethiazol)	• bei Opioiden: sofortiger Entzug • bei Barbituraten oder anderen Hypnotika: sukzessiver Entzug über 10 Tage; medikamentöse Therapie: eventuell Clomethiazol • bei Clomethiazolsucht: sukzessiver Entzug über 10 Tage; medikamentöse Therapie: ggf. Haloperidol, eventuell Benzodiazepine
Delir nach Rauschmitteln	sofortiger Entzug; medikamentöse Therapie: Clomethiazol oder Haloperidol, eventuell Benzodiazepine (nicht in Kombination mit Clomethiazol)
Delir bei therapeutischer Anwendung von zentral wirksamen Pharmaka (z. B. Antidepressiva, Antipsychotika, Anticholinergika)	sofortiges Absetzen oder starke Reduktion der Pharmaka entsprechend dem Schweregrad des Delirs; medikamentöse Therapie: Physostigmin (s. Text), eventuell zusätzlich Clomethiazol, alternativ Benzodiazepine
Delir bei schweren Allgemeinkrankheiten (z. B. Infektionskrankheiten, Vergiftungen, Stoffwechselkrankheiten, Kreislaufstörungen, akute zerebrale Krankheiten)	primäre Behandlung der Grunderkrankung; eventuell Clomethiazol

17.11 Polytoxikomanie

Ein polytoxikomanes Suchtverhalten liegt dann vor, wenn der Betroffene über einen Zeitraum von mindestens einem Jahr wiederholt psychotrope Substanzen aus wenigstens drei verschiedenen Substanzgruppen eingenommen hat, aber keine psychotrope Substanz für sich allein dominiert (Diagnose nach DSM-IV).

Polytoxikomanie ist heute unter Drogenabhängigen nicht mehr die Ausnahme, sondern der Regelfall, wobei Opioide insbesondere mit Kokain, Amphetaminen („Uppers“) oder Sedativa, Hypnotika, Anxiolytika und Alkohol („Downers“) kombiniert werden. Intoxikationen mit häufig letalem Ausgang sind hier die Folge.

Krankheitsbild

Intoxikationssymptome bei polytoxikomanem Suchtverhalten richten sich nach den einzelnen eingenommenen Substanzen. Ein typisches Intoxikationssyndrom liegt hierbei nicht vor. Meist handelt es sich um unspezifische Mischbilder.

Die jeweils auftretenden Entzugssyndrome richten sich ebenfalls nach den eingenommenen Substanzen. Bei Opioiden, Alkohol und Stimulanzien entwickelt sich ein Entzugssyndrom meist rasch, während es bei Sedativa und Hypnotika mehrere Tage dauern kann. Da Sedativa und Hypnotika bei Opioid- und Alkoholentzügen therapeutisch wirksam sind, empfiehlt es sich, diese zunächst zur Entzugsbehandlung von Opioiden und Alkohol einzusetzen und dann nach meist nur wenigen Tagen mit deren Reduktion zu beginnen.

Delirien, Halluzinosen und epileptische Anfälle sowie andere neuropsychiatrische Folgeschäden sind bei polytoxikomanem Suchtverhalten sehr häufig.

Die Diagnose muss jeweils durch Blut- und Urintests verifiziert werden. Wegen der unterschiedlichen Halbwertszeiten verschiedener missbräuchlich eingenommener Substanzen kann es z. B. bei Opioidabhängigen mit Einnahme von Sedativa und Hypnotika nach Abklingen des eigentlichen Opioidentzugs zum Wiederauftreten von Entzugssymptomen kommen.

Spielen Opiate eine wesentliche Rolle, ist auch die Einleitung einer Substitutionsbehandlung mit Methadon oder Buprenorphin zu prüfen.

Akuttherapie

- Bei unklaren Intoxikationen kann die Gabe von Naloxon bzw. Flumazenil zum Ausschluss/zur Verifizierung einer Opioid- bzw. Benzodiazepinintoxikation sinnvoll sein. Andere spezifische Antidote stehen derzeit nicht zur Verfügung (➤ 17.2.1 und ➤ 17.4.1).
- Bei unklaren Erregungszuständen und Halluzinosen ist – wegen des geringen anticholinergen Wirkprofils – Butyrophenonen vom Typ des Haloperidols in Dosen von 5–10 mg/d, häufig auch höher, der Vorzug vor Phenothiazinen zu geben.
- Bei unklaren Angstsyndromen oder starken vegetativen Entzugserscheinungen ist in der Regel die Gabe von Benzodiazepinen vom Typ des Diazepams in Dosen von initial 10–20 mg indiziert. Diese wirken auch gegen epileptische Anfälle.

Ein besonderes Problem stellen häufig Mischintoxikationen mit hohen Blutalkoholspiegeln dar. Letale Verläufe sind hier insbesondere bei gleichzeitiger Einnahme von Opioiden sowie Barbituraten zu erwarten. Daher schließt die Differenzialdiagnose unklarer Intoxikationszustände auch eine Kontrolle des Blutalkoholspiegels ein.

17.12 Besondere Aspekte der Diagnostik und Therapie bei Drogenabhängigkeit

17.12.1 Folge- und Begleiterkrankungen

Patienten mit Substanzmissbrauch, speziell mit intravenösem Drogenkonsum, weisen eine Fülle von somatisch-neurologischen und psychischen Folge- und Begleiterkrankungen auf, nach denen im Einzelfall sorgfältig zu suchen ist (Soyka et al. 2006, Uchtenhagen und Zieglgänsberger 2000).

Tab. 17.27 Häufige medizinische Folgeschäden bei Drogenkonsumenten

Neuropsychiatrische Komplikationen:
• Delir
• Halluzinosen
• Psychosen
• Hirnorganische Beeinträchtigungen (Amnesie, Demenz)
• Epileptische Anfälle
• Entzündliche Hirnerkrankungen
• Schädel-Hirn-Verletzungen im Kontext intoxikationsbedingter Unfälle
• Apoplexie
• Parkinson-Symptome (durch MPTP- oder PEPTP-Beimengungen)
• Ataxie, andere Symptome einer Kleinhirnschädigung
• Amblyopien
• Polyneuropathien, Neuritiden
• Periphere Nervenläsionen
Allgemeinerkrankungen:
• Malnutrition
• Traumata im Kontext intoxikationsbedingter Unfälle
• Gefäßerkrankungen: (Thrombo-)Phlebitiden, Arteriitiden, mykotische Aneurysmen, Thromboembolien
• Bakterielle Endokarditis
• Kardiomyopathien, Arrhythmien
• Pneumonien
• Pneumothorax
• Hepatopathien
• Hepatitiden, insbesondere Hepatitis B, C und D
• Immunsuppression
• Knochenmarksuppression
• HIV-Infektion, AIDS (und Folgeerkrankungen)
• Tuberkulose
• Pilzinfektionen
• Abszesse, speziell Spritzenabszesse
• Phlegmone
• Sepsis
• Tetanus
• Hauterkrankungen
• Venerische Erkrankungen einschließlich Gonorrhö und Syphilis
• Andere Infektionen des Urogenitaltrakts
• Schlechter Zahnstatus
• Rhabdomyolyse, toxische Myopathien
• Anaphylaxie
• Osteoporose

➤ Tab. 17.27 und ➤ Tab. 17.28 geben einen Überblick über die wichtigsten medizinischen Begleiterkrankungen und psychosozialen Folgeschäden bei Drogenkonsumenten, die je nach Abhängigkeitsmuster unterschiedlich häufig sind. Infektionen und die meisten anderen nichtpsychiatrischen Komplikationen treten vor allem bei i. v. Drogenkonsum auf. Die Behandlung dieser vielfältigen Erkrankun-

Tab. 17.28 Wichtige psychosoziale Folgeschäden von Drogenmissbrauch und -abhängigkeit

Weitere Komplikationen
• Schulschwierigkeiten • Schwierigkeiten in der Berufsausbildung • Depravation, Verwahrlosung • Arbeitslosigkeit • Mangelnder Versicherungsschutz • Armut • Obdachlosigkeit • Fehlende soziale Kontakte außerhalb der Drogenszene • Vereinsamung • Familiäre Probleme • Partnerprobleme, Vernachlässigung von Kindern • Dissozialität, Prostitution • Delinquenz, Kriminalität • Suizide

gen erfordert in der Regel ein interdisziplinäres Vorgehen, sodass in die Akutbehandlung von Patienten mit Drogenmissbrauch und -abhängigkeit nicht nur Psychiater und Psychotherapeuten, sondern auch Allgemeinärzte, Internisten und Ärzte anderer Fachgebiete mit einbezogen sind.

17.12.2 Nachweismethoden

Beim Fehlen klarer eigen- oder fremdanamnestischer Angaben oder körperlicher Symptome, wie z. B. Nasenscheidewandperforationen bei Kokainkonsumenten oder Spritzenabszesse bei i. v. Drogenkonsum, wird sich die Diagnose einer substanzinduzierten psychischen Störung in vielen Fällen auf den chemisch-toxikologischen Nachweis der Substanzen im Blut und Urin stützen müssen oder auf Haaranalysen. Für die wichtigsten missbräuchlich eingenommenen Substanzen steht hier eine Reihe laborchemischer Methoden zur Verfügung. Dazu gehören gaschromatografische und immunchemische Verfahren. Letztere sind als Gruppentests zum Drogennachweis unspezifisch, während Erstere quantitative Nachweise ermöglichen. Zu beachten ist, dass der Drogennachweis z. T. noch mehrere Wochen nach dem letzten Drogenkonsum positiv sein kann (z. B. bei Cannabis).

Vor allem für forensische Fragestellungen bietet sich darüber hinaus auch die Haaranalyse an, die die Einnahme von Suchtmitteln rückwirkend für einen mehrmonatigen Zeitraum zumindest semiquantitativ nachweisen kann (Haarwachstum ca. 1 cm pro Monat).

17.12.3 Besonderheiten im Umgang mit Drogenabhängigen

> Das Kernproblem der Therapie ist die meist eingeschränkte bis völlig fehlende Krankheitseinsicht und Behandlungsmotivation, die außerdem im Behandlungsverlauf stark schwanken kann.

Nur bei klarer Fremd- oder Selbstgefährdung und schweren psychischen Störungen kann ein Drogenabhängiger auch gegen seinen Willen stationär-psychiatrisch behandelt werden. Eine Unterbringung allein aufgrund einer Abhängigkeit ist nur in Ausnahmefällen möglich. Insofern muss ein Therapieabbruch in den meisten Fällen akzeptiert werden.

Problematisch ist das häufig erpresserische Auftreten mancher Drogenabhängiger, die etwa ultimativ mit Suizid oder Gewalt gegenüber dem Arzt oder Therapeuten drohen, wenn ihnen nicht sogenannte Ausweichmittel verschrieben werden.

Bei stationären Aufnahmen sollte daran gedacht werden, dass Patienten Drogen einschließlich dazugehöriger Utensilien bei sich führen, sodass eine dahingehende Überprüfung von Kleidung und Gepäck erfolgen sollte.

Idealerweise sollte sich an jede Entzugsbehandlung eine Entwöhnungsbehandlung anschließen. In den meisten Fällen wird dies aber schon aus Kapazitätsgründen nicht möglich sein.

> In die ambulante Versorgung und Beratung Drogenabhängiger ist eine Vielzahl teils ehren-, teils hauptamtlicher Suchtberatungsstellen eingebunden, die häufig für die Betreuung Drogenabhängiger besser geeignet und ausgebildet sind als das Personal psychiatrischer Einrichtungen.

Mit diesen Suchtberatungsstellen ist eine engmaschige Kooperation anzustreben. Von hier aus kann auch die Weiterbehandlung der Patienten mit organisiert werden.

Schwierig sind neben der angesprochenen Fremdgefährlichkeit mancher Drogenabhängiger die häufige Begleitkriminalität (Apothekeneinbrüche etc.), aber auch die hohe Suizidrate der Betroffenen. Dabei ist häufig nicht zwischen gewollten und ungewollten Intoxikationen mit letalem Ausgang zu unterscheiden („goldener Schuss"), da der Reinheitsgrad der i. v. konsumierten Substanzen stark schwankt.

Erfahrungsgemäß ist die Suizidrate bei Patienten mit schweren körperlichen (z. B. HIV-Infektion) oder auch psychischen Begleiterkrankungen besonders hoch.

> Suizidalität ist bei Drogenabhängigen oft situativ bedingt, entwickelt sich rasch und sollte im ärztlichen Gespräch stets thematisiert werden.

17.12.4 Prognose Drogenabhängiger

Die Prognose Drogen-(Opioid-)Abhängiger ist nicht so ungünstig, wie häufig angenommen wird. Kurzzeitkatamnesen von in Entwöhnungstherapien behandelten Drogenabhängigen haben zwar häufig nur Abstinenzraten von 20–30 % gezeigt, wobei noch der hohe Anteil von Therapieabbrüchen zu berücksichtigen ist. Trotzdem finden auf Dauer mehr Patienten zu einem drogenfreien Leben zurück, häufig auf Umwegen über mehrere Entgiftungen und Therapien.

Langzeitkatamnesen von Opioidabhängigen lassen Folgendes erkennen (Soyka et al. 2006, Termorshuizen et al. 2005):

- Die Letalität ist hoch.
- Ein im Verlauf wachsender, aber relativ kleiner Anteil von Patienten ist dauerhaft „clean".
- Ein kleiner Teil von Patienten nimmt nur noch gelegentlich Drogen.
- Der Anteil inhaftierter Opioidabhängiger ist sehr hoch.
- Ein relativ großer Anteil von Patienten wird in Substitutionsprogrammen behandelt (bei Opiatabhängigkeit).

17.12.5 Therapie mit Anti-Craving-Substanzen nach Entzug

Anders als bei Alkoholabhängigen, wo mittlerweile eine Reihe möglicher Pharmaka zur Rückfallprophylaxe erprobt wurde („Anti-Craving-Substanzen", vgl. Soyka und Lieb 2015), existieren bei Drogenabhängigen noch keine klaren Konzepte zur pharmakologischen Rückfallprophylaxe, sieht man von der Substitutionsbehandlung Opioidabhängiger ab. Am ehesten könnte hier noch Disulfiram als vor Kurzem bei Kokainkonsumenten mit Erfolg eingesetztes Medikament genannt werden, auch Impfungen (Heroin, Kokain) befinden sich in Entwicklung. Ob die im Tiermodell z. T. erfolgreichen Immunisierungen auch beim Menschen einsetzbar sein werden, sei dahingestellt. Die Motivation der betroffenen Patienten gegenüber einer solchen Behandlung ist allerdings manchmal skeptisch zu beurteilen.

17.12.6 HIV-positive drogenabhängige Patienten

Grundsätzlich unterscheidet sich die Therapie psychischer Störungen infolge psychotroper Substanzen bei HIV-infizierten drogenabhängigen Patienten nicht von derjenigen bei anderen Drogenabhängigen. Die Prognose HIV-infizierter Patienten ist heute viel besser als noch vor Jahren. Allerdings ist insbesondere bei Psychosen und Delirien bei HIV-infizierten Drogenabhängigen ein breites Spektrum HIV-assoziierter körperlicher Erkrankungen, wie z. B. Enzephalitiden, mit in Erwägung zu ziehen. Letalität und Suizidalität HIV-infizierter Drogenabhängiger sind höher als die anderer Drogenabhängiger, was bei der Therapie zu beachten ist. Bei Opioidabhängigen ist die Indikation zu einer Substitutionsbehandlung großzügig zu stellen.

Wichtig ist eine Aufklärung betroffener Patienten über die Natur ihrer Erkrankung, mögliche Infektionswege und etwaige Begleiterkrankungen. In den ärztlichen Aufgabenbereich fällt hier auch die Aufklärung Angehöriger und der Intimpartner(in). Voraussetzung ist selbstverständlich das entsprechende Einverständnis des Patienten (Entbindung von der ärztlichen Schweigepflicht). Das Pflegepersonal und andere in die Behandlung Drogenabhängiger involvierte Personen sind über das Risiko der Ansteckung (insbesondere beim Umgang mit Blut, anderen Körperflüssigkeiten und Spritzen etc.) aufzuklären.

Eine Reihe der bei AIDS-Patienten eingesetzten Medikamente, wie z. B. Aciclovir, und auch AIDS selbst können zu paranoid-halluzinatorischen Psychosen oder anderen psychischen Störungen führen, was im Einzelfall erhebliche differenzialdiagnostische Probleme bereiten kann. Die zahlreichen pharmakologischen Interaktionen der HIV-Medikamente sind zu beachten (Soyka et al. 2006).

LITERATUR

AWMF-Leitlinie Alkoholbezogene Störungen: Screening, Diagnose und Behandlung. AWMF 2014.

Benkert P, Hippius H: Psychiatrische Pharmakotherapie, 6. Aufl. Berlin – Heidelberg – New York: Springer, 1996.

Berglund M, Thelander S, Jonsson E (eds.): Treating alcohol and drug abuse. Weinheim: VCH-Wiley, 2003.

Cicero TJ, Ellis MJS, Harney JH: Shifting patterns of prescription opioid and heroin abuse in the United States. New Engl J Med 2015; 373:18.

Dackis, CA, Kampman KM, Lynch KG, Pettinati HM, O'Brian CP: A double-blind, placebo-controlled trial of modafinil for cocaine dependence. Neuropsychopharmacology 2005; 30:205–211.

Degenhardt L, Larney S, Randall D, Burns L, Hall W: Causes of death in a cohort treated for opioid dependence between 1985 and 2005. Addiction 2014; 109:90–99.

Department of Health (England) and the developed administrations. Drug misuse and dependence. UK Guidelines on Clinical Management. London: Department of Health, 2007.

Elsner, H: Die unbekannte Gefahr: Schwerwiegende Gesundheitsschäden und Todesfälle durch Schnüffelstoff-Konsum. Suchtmed 2006; 1: 15–22.

Europäische Beobachtungsstelle für Drogen und Drogensucht (EMCDDA): Europäischer Drogenbericht 2015. Lissabon: EMCDDA, 2015. www.emcdda.europa.eu/edr2015 (letzter Zugriff: 26. Juni 2016).

Fischer G, Ortner R, Rohrmeister K, Jagsch R, Baewert A, Langer M, Aschauer H: Methadone versus buprenorphine in pregnant addicts: a double-blind, double-dummy comparison study. Addiction 2006; 101:275–281.

Gowing L, Ali R, White JM: Opioid antagonists under heavy sedation or anesthesia for opioid withdrawal. Cochrane Syst Rev 2010; 1:CD002022.

Heinz A, Batra A, Scherbaum N, Gouzulis-Mayfranck E: Neurobiologie der Abhängigkeit: Grundlagen und Konsequenzen für Diagnose und Therapie von Suchterkrankungen. Stuttgart: Kohlhammer, 2012.

Liechti M. Novel psychoactive substances (designer drugs): overview and pharmacology of modulators of monoamine signalling. Swiss Med Weekly 2015; 145: w14043.

Lobmaier P, Kornor H, Kunøe N, Bjørndal A. Sustained-release naltrexone for opioid dependence. Cochrane Syst Rev 2008; 2:CD006140.

McCance-Katz E: Drug-drug interactions in opioid therapy, 7th ed. London: PCM Healthcare, 2012.

Minozzi S, Amato S, Vecchi S, Davoli M, Kirchmayer U, Verster A. Oral naltrexone maintenance treatment for opioid dependence. Cochrane Database Syst Rev 2011; 4:CD001333.

Nordt C, Stohler R: Incidence of heroin use in Zürich, Switzerland: a treatment case register analysis. Lancet 2006;367:1830–1834.

Pabst A, Kraus L, Gomes de Matos L, Piontek D: Substanzkonsum und substanzbezogene Störungen in Deutschland im Jahr 2012. Sucht 2013; 59:321–332.

Poehlke T, Flenker I, Schlüter HJ, Busch H (Hrsg.): Suchtmedizinische Versorgung 2: Drogen. Heidelberg: Springer, 2000.

Roffman RA, Stephens RS (eds.) Cananbis dependence. Cambridge: Cambrige University Press, 2006.

Schuckit MA (Hrsg.): Drug and alcohol abuse. A clinical guide to diagnosis and treatment. 4th ed. New York – London: Plenum, 1995.

Shorter D, Domingo CB, Kosten TR. Emerging drugs for the treatment of cocaine use disorders: a review of neurobiological targets and pharmacotherapy. Expert Opin Emerg Drugs 2015; 20:15–29.

Soyka M: Die Alkoholkrankheit – Diagnostik und Therapie. London: Chapman & Hall, 1995a.

Soyka M (1995b): Naltrexon in der Behandlung von Abhängigkeitserkrankungen. Psychopharmakotherapie 1995;3: 110–114.

Soyka M (Hrsg.): Drogennotfälle. Stuttgart: Schattauer, 2013.

Soyka M: Medikamentenabhängigkeit. Stuttgart: Schattauer, 2016.

Soyka M, Träder A, Klotsche J, Backmund M, Bühringer G, Rehm J, Wittchen HU: Six-year mortality rates of patients in methadone and buprenorphine maintenance therapy: Results from a national representative cohort study. J Clin Psychopharmacol 2011; 31:678–680

Soyka M, Baumgärtner G: Schweregradeinteilung für Suchterkrankungen im neuen DSM-5. Swiss Archiv Neurol Psychiatry 2015; 166:45–50.

Soyka M, Banzer K, Erbas B, Koller G, Backmund M: Substitutionsbehandlung Drogenabhängiger. Rechtliche Grundlagen und neue Ergebnisse in der Therapieforschung. Nervenheilkunde 2006; 25:286–294.

Soyka M, Lieb M: Recent developments in pharmacotherapy of alcoholism. Pharmacopsychiatry 2015; 48:125–135.

Soyka M, Mutschler J. Treatment-refractory substance use disorder: Focus on alcohol, opioids, and cocaine. Prog Neuropsychopharmacol Biol Psychiatry 2016; 70:148–161.

Termorshuizen F, Krol A, Prins M, van Ameijden EJ: Long-term outcome of chronic drug use: The Amsterdam cohort study among drug users. Am J Epidemiol 2005; 161:271–279.

Uchtenhagen A, Zieglgänsberger W (Hrsg.): Suchtmedizin. München: Urban und Fischer, 2000.

Volkow ND, Morales M : The brain on drugs: from reward to addiction. Cell 2015; 16:712–725.

Vollenweider FX, Kometer M: The neurobiology of psychedelic drugs: implications for the treatment of mood disorders. Nat Rev Neurosci 2010; 11:642–651.
Whiting PF, Wolff RF, Deshpande S, Di Nisio M, Duffy S, Hernandez AV, Keurenties JC, Lang S, Misso K, Ryder S, Schmidkofer S, Westwood M, Kleijnen J: Cannabinoids for medical use: A systematic review and meta-analysis. JAMA 2015; 31:2456–2473.

KAPITEL

18 Schizophrenie und verwandte Erkrankungen

Anita Riecher-Rössler

18.1 Einleitung

Zu dieser Erkrankungsgruppe gehören schizophrene, schizophrenieähnliche und wahnhafte Psychosen. Es handelt sich um eine heterogene Gruppe von Störungen, die klinisch – besonders in ihren Anfangsstadien – manchmal nur schwer voneinander zu unterscheiden sind.

Allen gemeinsam ist, dass ihre Ätiologie bisher weitgehend unbekannt ist. Man weiß allerdings, dass – insbesondere bei der Schizophrenie – neurobiologische Faktoren entscheidend zur Prädisposition beitragen. Zumindest bei Teilgruppen von Patienten ist die genetische Belastung von entscheidendem Einfluss. Unbestritten ist aber auch, dass psychosoziale Faktoren eine bedeutende Rolle bei der Auslösung dieser Erkrankungen und für ihren Verlauf spielen können.

Allen gemeinsam sind auch bestimmte Charakteristika, die häufig zu Krisen und Notfällen führen, so z. B. die mangelnde Krankheitseinsicht und der mangelnde Behandlungswille im Akutstadium der Erkrankung oder die soziale Behinderung und Funktionseinschränkung, die vorübergehend – bzw. bei chronischem Verlauf auch andauernd – die Fähigkeit beeinträchtigen können, adäquat für sich selbst zu sorgen.

Schließlich ist allen gemeinsam, dass – insbesondere bei erstmaligem Auftreten – zunächst eine organische Ursache der Psychose ausgeschlossen werden muss, da prinzipiell alle schizophrenen und paranoiden Symptome auch organisch begründet sein können.

18.2 Schizophrene Psychosen

Krankheitsbild

Die schizophrenen Psychosen sind die häufigsten und schwersten Erkrankungen dieser Gruppe, die mit großem persönlichem Leid der Betroffenen und ihrer Angehörigen einhergehen können, wenn sie nicht rechtzeitig und adäquat behandelt werden. Sie zeigen kein einheitliches Krankheitsbild und sind wahrscheinlich auch ätiologisch heterogen. Als eines der weitest akzeptierten Entstehungsmodelle gilt derzeit das sogenannte Vulnerabilitätsmodell. Danach ist davon auszugehen, dass bestimmte – zum Teil genetisch determinierte – neurobiologische Faktoren bei den betroffenen Menschen zu einer erhöhten psychischen Vulnerabilität führen, sodass es bei Einwirken psychosozialer Stressoren oder auch anderer Belastungsfaktoren zur Auslösung der Erkrankung bzw. im weiteren Verlauf zu Rückfällen kommt.

Gemeinsame psychopathologische Merkmale sind **charakteristische Störungen des Denkens, der Wahrnehmung und des Affekts bei klarem Bewusstsein.** Der Verlauf ist sehr heterogen, kann aber von wiederholten Rezidiven und bleibenden Behinderungen geprägt sein.

Etwa zehn von 100 000 Menschen erkranken jährlich erstmals an einer Schizophrenie. Der Ersthospitalisationsgipfel der Männer liegt zwischen dem 20. und 24. Lebensjahr, derjenige der Frauen zwischen dem 25. und 29. Lebensjahr. Nur etwa 15 bis 20 % aller Erkrankungen beginnen noch nach dem 40. Lebensjahr, wobei es sich bei diesen Späterkrankten überwiegend um Frauen handelt.

Nur in etwa 30 % der Fälle beginnt die Erkrankung akut mit Wahn und Halluzinationen sowie typischen psychotischen Denkstörungen. Viel häufiger ist ein langsamer, schleichender Beginn. Im Mittel vier bis fünf Jahre vor Beginn einer floriden Psychose kommt es schon zu ersten uncharakteristischen Veränderungen, sog. „Prodromi". Auch erste psychotische Symptome, ja sogar kurze psychotische Episoden treten im Mittel schon ein bis zwei Jahre vor der ersten Klinikaufnahme auf.

➤ Tab. 18.1 zeigt die Symptome, die als charakteristisch für schizophrene Erkrankungen gelten. Es handelt sich dabei zum einen um die sogenannte produktiv-psychotische oder Plussymptomatik mit Wahn, Halluzinationen und Ich-Störungen, zum anderen um die sogenannte Negativ- oder Minussymptomatik mit einer allgemeinen Minderung vieler psychischer Funktionen.

Die Minussymptomatik tritt in der Akutphase der Erkrankung meist hinter der eindrucksvolleren Produktivsymptomatik zurück, geht aber häufig der akuten Störung voraus und/oder überdauert diese und kann das klinische Bild im weiteren Verlauf bestimmen.

Eine besondere Bedeutung für die Diagnose haben die ersten vier in ➤ Tab. 18.1 genannten Symptomgruppen, d. h., der Verdacht auf eine Schizophrenie besteht insbesondere:

- wenn die Kranken ihre eigenen Gedanken laut hören können oder wenn sie davon überzeugt sind, dass ihnen fremde Gedanken eingegeben werden, dass ihnen ihre eigenen Gedanken von fremden Mächten oder Kräften entzogen werden oder dass andere an ihren Gedanken teilhaben können;
- bei bestimmten Formen des Wahns (zur Definition des Wahns ➤ Kap. 10). Patienten mit einer Schizophrenie halten etwa ihre Gedanken und Handlungen oder ihren Körper in bizarrer Weise für von außen beeinflusst oder gesteuert, z. B. durch übernatürliche Kräfte oder Computersysteme. Bei einer sogenannten „Wahnwahrnehmung" beziehen die Kranken harmlose und zufällige Wahrnehmungen auf sich selbst und sind überzeugt, dass diese Wahrnehmungen eine ganz bestimmte Bedeutung für sie persönlich haben;
- wenn Patienten Stimmen hören, die über sie oder ihr Verhalten Kommentare abgeben, oder Stimmen, die sich miteinander unterhalten.

Weniger eindeutig sind die in ➤ Tab. 18.1 unter Punkt 5 bis 8 genannten Symptome, also vor allem die sogenannte Negativsymptomatik, aber auch katatone Symptome (➤ 18.2.2) und die „formalen" Denkstörungen, durch die die Äußerungen der Kranken in der Akutphase oft seltsam vage und unzusammenhängend wirken. Im Extremfall kann es hier zu einem sinnlosen Aneinanderreihen von Satzteilen oder Wörtern, sogenanntem Wortsalat, kommen oder zu sinnlosen Wortneubildungen (Neologismen).

Tab. 18.1 Charakteristische Symptome der Schizophrenie (nach ICD-10)

1. Gedankenlautwerden, Gedankeneingebung oder Gedankenentzug, Gedankenausbreitung
2. Kontrollwahn; Beeinflussungswahn; Gefühl des Gemachten, deutlich bezogen auf Körper- und Gliederbewegungen oder bestimmte Gedanken, Tätigkeiten oder Empfindungen; Wahnwahrnehmungen
3. Kommentierende und dialogische Stimmen, die über den Patienten und sein Verhalten sprechen, oder andere Stimmen, die aus einem Körperteil kommen
4. Anhaltender, kulturell unangemessener und völlig unrealistischer Wahn, wie der, eine religiöse oder politische Persönlichkeit zu sein oder übermenschliche Kräfte und Möglichkeiten zu besitzen (z. B. das Wetter kontrollieren zu können oder im Kontakt mit Außerirdischen zu sein)
5. Anhaltende Halluzinationen jeder Sinnesmodalität, begleitet entweder von flüchtigen oder undeutlich ausgebildeten Wahngedanken ohne deutliche affektive Beteiligung oder begleitet von anhaltenden überwertigen Ideen bzw. täglich für Wochen oder Monate auftretend
6. Gedankenabreißen oder -einschiebungen in den Gedankenfluss, was zu Zerfahrenheit, Danebenreden oder Neologismen führt
7. Katatone Symptome wie Erregung, Haltungsstereotypien oder wächserne Biegsamkeit (Flexibilitas cerea), Negativismus, Mutismus und Stupor
8. „Negative" Symptome wie auffällige Apathie, Sprachverarmung, verflachte oder inadäquate Affekte (dies hat zumeist sozialen Rückzug und Nachlassen der sozialen Leistungsfähigkeit zur Folge) – es muss sichergestellt sein, dass diese Symptome nicht durch eine Depression oder antipsychotische Medikation verursacht werden

Keines der genannten Symptome ist aber pathognomonisch, d. h. für die Erkrankung beweisend. Nach ICD-10 sind für die Diagnose „Schizophrenie" mindestens ein eindeutiges Symptom (zwei oder mehr, wenn weniger eindeutig) der Gruppen 1 bis 4 oder mindestens zwei Symptome der Gruppen 5 bis 8 erforderlich. Auch muss die Symptomatik mindestens einen Monat lang bestehen; zuvor darf nur eine „akute schizophreniforme Störung" diagnostiziert werden. Vor allem aber darf die Diagnose einer Schizophrenie nur gestellt werden, wenn exogene oder organische Ursachen der Symptomatik ausgeschlossen werden können (z. B. Gehirnerkrankungen, Intoxikationen, Entzugssyndrome – weitere Differenzialdiagnosen siehe die nachfolgenden Abschnitte und ➤ Tab. 18.3).

Das psychische Befinden der Patienten wird aber nicht nur durch den Krankheitsprozess selbst bestimmt, sondern ist auch als Reaktion auf das Krankheitsgeschehen und seine psychosozialen Folgen zu verstehen (z. B. Angst, Depression, Verleugnung der Erkrankung etc.). In Abhängigkeit von der individuellen Vulnerabilität, den einwirkenden psychosozialen und anderen Stressoren, der individuellen Krankheitsbewältigung und nicht zuletzt der angewandten Therapie kann der Krankheitsverlauf sehr heterogen sein.

Häufig kommt es nach einer akuten Krankheitsphase mit produktiv-psychotischer Symptomatik bei rechtzeitiger Therapie zu einer mehr oder weniger vollständigen Remission. Viele Patienten können mit einer vollständigen Heilung rechnen. Bei anderen bleibt ein sogenanntes Residualsyndrom mit überwiegender Minussymptomatik zurück. Das heißt, die Patienten leiden oft an anhaltenden Störungen der Aufmerksamkeit, der Konzentration, des Kurzzeitgedächtnisses, der Motivation, aber auch der Fähigkeit zu Freude oder Empathie. Ihre Arbeits- und Beziehungsfähigkeit kann beeinträchtigt sein. Auch können – insbesondere bei ungenügender Nachbetreuung und nicht ausreichender prophylaktischer Medikation – immer wieder neue, akut-psychotische Krankheitsepisoden auftreten.

Diese kündigen sich zum Teil – wie auch die erste Episode – durch unspezifische Prodrome an, wie Spannung und Unruhe, Konzentrationsschwierigkeiten, Schlafstörungen, depressive Verstimmungen und sozialen Rückzug. Nach jeder Episode besteht die Gefahr, dass Symptome verbleiben. In Einzelfällen nimmt die Erkrankung auch einen chronisch kontinuierlichen Verlauf. Durch die verbesserten Behandlungsmethoden der letzten Jahre und Jahrzehnte ist insgesamt eine Verbesserung des Verlaufs zu beobachten.

Moderne Therapieansätze müssen dem komplexen Krankheitsgeschehen sowohl durch medikamentöse als auch durch psychotherapeutische und die verschiedensten psychosozialen Behandlungsmaßnahmen Rechnung tragen.

18.2.1 Akutsituation paranoid-halluzinatorische Zustandsbilder

Symptomatik

Bei dieser häufigsten Manifestationsform der Schizophrenie stehen Halluzinationen und/oder Wahn (Paranoia) im Vordergrund des klinischen Bildes. Halluzinationen können dabei auf den verschiedensten Sinnesgebieten auftreten. Häufig besteht ein Verfolgungs- oder Beziehungswahn. Die Patienten fühlen sich bedroht, haben das Gefühl, es sei etwas oder gar ein Komplott gegen sie im Gange. Sie beziehen bestimmte, ganz alltägliche Dinge wie eine Nachricht im Fernsehen auf sich persönlich. Sie hören Geräusche oder Stimmen, die sie bedrohen. Körperhalluzinationen oder optische Halluzinationen können ebenfalls auftreten, stehen aber selten im Vordergrund.

Paranoide Patienten sind äußerst misstrauisch, oft angstgetrieben und können in ihrer Angst auch aggressiv, feindselig, ja bedrohlich agitiert wirken. Manche Patienten zeigen aufgrund ihres Wahns und/oder ihrer Halluzinationen ein bizarres Verhalten. So verbarrikadieren sich manche vor Angst in ihrer Wohnung. In der Untersuchungssituation fallen zum Teil die angstgeweiteten Augen auf. Andere Psychosekranke wirken zunächst relativ unauffällig und können ihren Wahn und ihre Halluzinationen recht gut verbergen.

Untersuchung des Patienten

Der Patient sollte schnell, ohne Wartezeiten und in einer ruhigen, stressfreien Umgebung gesehen werden. Der Arzt sollte sich vorstellen. Nach einer ersten Orientierung über Bewusstseinslage und Vitalfunktionen des Patienten sollte der Anlass der Vorstellung, gegebenenfalls durch Befragung auch der Begleitperson, eruiert werden.

Anamnese und Befunderhebung

Das Erstgespräch mit dem Patienten dient diagnostischen, aber auch schon therapeutischen Zwecken.

Der Arzt sollte sich klar und eindeutig ausdrücken und alles vermeiden, was den Kranken zusätzlich beunruhigen oder verwirren könnte. Eine empathische, Struktur und Halt gebende klassische Arztrolle kann bereits sehr zur Beruhigung des Patienten beitragen.

Die Exploration beginnt mit allgemeinen Fragen zu den Beschwerden und ihrer Vorgeschichte. Der Patient braucht dabei Zeit, über all seine Beschwerden, Befürchtungen und Ängste spontan zu berichten. Zu bedenken ist aber, dass viele Patienten nur begrenzt belastbar sind – man muss deshalb auf die Zeit achten (Exploration im Akutfall normalerweise nicht länger als eine halbe Stunde).

Bei entsprechendem Verdacht kann bald auch gezielt nach ungewöhnlichen Erlebnissen, merkwürdigen Erfahrungen etc. gefragt werden. Nötigenfalls gibt man Beispiele und fragt dann auch konkret nach einzelnen psychotischen Symptomen wie Stimmenhören etc. Protestieren die Patienten dagegen, können sie damit beruhigt werden, dass diese Fragen bei den genannten Beschwerden zur Routineuntersuchung gehören. Falls die Patienten nicht antworten, lässt man das Thema zunächst fallen und nimmt es im Verlauf der weiteren Exploration wieder auf.

Insbesondere bei Patienten mit starken formalen Denkstörungen sollte möglichst kurz und direkt gefragt werden. Auch bizarres Verhalten kann eine eingehende Exploration erschweren, gibt aber für sich genommen oft schon entscheidende diagnostische Hinweise.

Der Arzt sollte im Akutstadium nicht versuchen, dem Patienten seinen Wahn oder anderes psychotisches Erleben auszureden oder zu bagatellisieren. Diese müssen zunächst als subjektive Realität des Patienten akzeptiert, seine Ängste und Befürchtungen etc. ernst genommen werden.

Wirken Patienten bedrohlich, so sollte die Exploration in unmittelbarer Rufbereitschaft oder Anwesenheit einer Hilfsperson (z. B. Pflegekraft) und bei offener Tür (Fluchtweg für alle) durchgeführt werden.

Ein ängstlicher Arzt kann den Patienten schlecht beruhigen.

Die wesentlichen Inhalte der Exploration sind in ➤ Tab. 18.2 aufgeführt.

Fremdanamnese

Ist der Patient einverstanden, sollte sodann auch seine Bezugsperson in das Gespräch mit einbezogen werden. Auch kann es erforderlich sein, frühere Therapeuten zu kontaktieren, um genauere Informationen zu gewinnen. Bei akut erregten Patienten kann die Fremdanamnese die Hauptinformationsquelle darstellen.

Weitere Untersuchungen

Der Patient muss vorab über die Notwendigkeit weiterer Untersuchungen und Maßnahmen unterrichtet werden.

Im Notfall sollten zumindest die Vitalzeichen kontrolliert und eine kurze, orientierende körperliche Untersuchung durchgeführt werden. So bald wie möglich sind weiterhin durchzuführen: eine gründliche körperliche und neurologische Untersuchung, Labortests (Blutbild, Elektrolyte, Toxikologie etc.) sowie gegebenenfalls – besonders bei Ersterkrankten – auch apparative Untersuchungen wie EEG und MRI zum Ausschluss einer organischen Psychose (➤ Tab. 18.3).

Differenzialdiagnose

Differenzialdiagnostisch infrage kommen prinzipiell alle Erkrankungen, die zum Bild einer akuten Psychose führen können (➤ Kap. 10). In der Akutsituation ist es nicht immer möglich, eine präzise Diagnose zu stellen bzw. andere Erkrankungen eindeutig auszuschließen. Folgende prinzipielle Fragen sind aber immer zu stellen:

1. Handelt es sich um eine psychotische Ersterkrankung oder um einen Rückfall? Eine psychotische Ersterkrankung bedarf eingehender diagnostischer Abklärung.

Tab. 18.2 Wesentliche Inhalte der Exploration bei einem Patienten mit Verdacht auf schizophrene Psychose

Aktuelle Beschwerden und ihre Entwicklung
Anlass für die Vorstellung des Patienten, z. B.: • Bei plötzlichem Erkrankungsbeginn das akute psychotische Erleben oder auch die aus paranoidem Erleben resultierende Angst • Bei schleichendem Beginn Leistungsabfall, sozialer Rückzug oder bizarres Verhalten • Im Laufe der Erkrankung Depression und Suizidalität (➤ 18.2.4) • Psychotischer Rückfall bei bekannter schizophrener Erkrankung, möglicherweise ausgelöst durch eine unzureichende medikamentöse Rückfallprophylaxe, durch psychosoziale Belastungen des Patienten oder durch Störungen in seinem sozialen Unterstützungssystem • Medikamentennebenwirkungen, insbesondere durch Antipsychotika: akute Dystonien (z. B. Zungenschlundkrämpfe), Bewegungsdrang im Rahmen einer Antipsychotika-bedingten Akathisie (wird z. T. mit psychotischer Unruhe verwechselt) u. a. m. • Bei ungünstigem chronischem Verlauf zunehmende soziale Behinderung und Funktionseinschränkung und damit Unfähigkeit, für sich selbst zu sorgen, mit Verwahrlosung und chronischer Selbstgefährdung • Bei manchen schwer chronisch Kranken ist die stationäre Aufnahme im (ihnen wohlbekannten) Krankenhaus auch Zuflucht bei Konflikten mit ihren Betreuern im Heim oder in der Gemeinde.
Psychiatrische und – soweit relevant – auch medizinische Vorgeschichte
Psychische Erkrankungen in der Familie
Mögliche Gefährdungen und andere Faktoren, die die therapeutischen Überlegungen beeinflussen können: • Suizidalität (➤ 18.2.4) und sonstige Formen der Eigengefährdung wie Selbstvernachlässigung oder auch (selten) Selbstverstümmelung • Drohende Selbsttötung unter dem Einfluss von Wahn und Halluzinationen (z. B. infolge von imperativen Stimmen, die dem Patienten befehlen, aus dem Fenster zu springen) • Fremdgefährdung: Besteht die Gefahr, dass der Patient (z. B. aufgrund seiner paranoiden Befürchtungen) anderen gegenüber gewalttätig wird? • Medikation einschließlich eventueller Nebenwirkungen: Welche Medikamente hat der Patient eingenommen bzw. welche verordneten Medikamente hat er nicht eingenommen? Ist er durch Medikamentennebenwirkungen beeinträchtigt? • Compliance: Ist damit zu rechnen, dass der Patient die unter Notfallbedingungen verordnete Medikation – bei ambulanter Therapie – einhält? • Besteht ein Drogen- oder Alkoholabusus? • Versorgung des Patienten: Kann der Patient bei ambulanter Therapie geeignet betreut werden? Gibt es eine Wohnung, eine Betreuungsperson? Beim chronischen Patienten: Gibt es einen behandelnden Arzt, betreuenden Sozialarbeiter? Lebt der Patient im Heim?

2. Kann eine organische Psychose ausgeschlossen werden? In jedem Fall – auch bei fraglichem Rückfall – sollte ausgeschlossen werden, dass der psychotischen Symptomatik eine Gehirnerkrankung, eine Intoxikation, ein Entzugssyndrom oder andere Ursachen zugrunde liegen (➤ Kap. 10 und ➤ Tab. 18.3).
3. Liegt möglicherweise eine andere psychische Erkrankung vor? Infrage kommen hier z. B. andere mit Wahn einhergehende Erkrankungen (➤ 18.4), affektive Psychosen (➤ Kap. 19), Persönlichkeitsstörungen insbesondere der Borderline-, schizoiden oder paranoiden Form (➤ Kap. 24), dissoziative Störungen (➤ 20.4) sowie vorgetäuschte Störungen (➤ Kap. 32).

Schließlich ist zu beachten, dass bei Mitgliedern kultureller oder religiöser Minderheiten bestimmte Denk- und Verhaltensweisen vor diesem Hintergrund erklärbar sind und nicht als Ausdruck einer Psychose angesehen werden können.

Eher gegen eine Schizophrenie und für eine organische Psychose sprechen:
- Störung der Vitalfunktionen,
- Bewusstseinstrübung,
- Desorientiertheit bezüglich Zeit, Ort und/oder eigener Person,
- medizinische Erkrankung in engem zeitlichem Zusammenhang mit dem Beginn der psychotischen Symptomatik,

- Einnahme oder Entzug bestimmter psychoaktiver Substanzen in zeitlichem Zusammenhang mit der Symptomatik,
- im Vordergrund stehende optische Halluzinationen,
- plötzlicher Symptombeginn ohne jegliche Prodrome,
- Erkrankungsbeginn nach dem 60. Lebensjahr, insbesondere bei Männern.

Keines dieser Kriterien ist aber eindeutig. Im Einzelfall kann auch eine Kombination von schizophrener und organischer Psychose vorliegen, z. B. bei Drogenabusus oder wenn ein Patient mit chronischer Schizophrenie ein Schädel-Hirn-Trauma erleidet.

Tab. 18.3 Organische/exogene Ursachen für schizophrenieähnliche Zustandsbilder

Neurologische Erkrankungen, z. B. • Entzündliche oder immunologische Hirnerkrankungen (u. a. Meningoenzephalitiden, Anti-NMDA-Rezeptor-Enzephalitis, multiple Sklerose, Lues, Neuro-Behçet, Hashimoto-Enzephalopathie) • Hirntumoren • Bestimmte neurodegenerative Erkrankungen (z. B. Chorea Huntington im Initialstadium) • Normaldruckhydrozephalus • Temporallappenepilepsie
Krankheitsbilder im Zusammenhang mit Substanzmissbrauch bzw. -abhängigkeit, z. B. • Alkoholhalluzinose • Wahnhafte Störung bei Alkoholabhängigkeit (v. a. Eifersuchtswahn) • Pathologischer Rausch • Alkoholentzugs- und Alkoholintoxikationssyndrom • Intoxikation mit Stimulanzien (Kokain, Amphetamine) • Einwirkung anderer psychotroper Substanzen (Halluzinogene, Cannabis, Phencyclidin, „Designerdrogen", Sedativa/Hypnotika) • Entzug von Sedativa/Hypnotika
Unerwünschte Wirkungen von Arzneimitteln, z. B. Kortikosteroide, Digitalis, Disulfiram, L-Dopa, Isoniazid, anticholinerg wirksame Pharmaka
Endokrine Störungen, z. B. • M. Addison • M. Cushing • Hyper- oder Hypoparathyreoidismus, Thyreoiditis • Hyper- oder Hypothyreose • Hypoglykämien
Verschiedenes, z. B. • Intoxikationen (z. B. Organophosphate, Schwermetalle) • Phäochromozytom • Akute intermittierende Porphyrie, Homocystinurie • Systemischer Lupus erythematodes • M. Wilson • Vitaminmangelzustände (z. B. Vitamin-B_{12}-Mangel)

Therapeutisches Vorgehen

Akuttherapie

Zunächst wird der Patient ruhig und sachlich über das weitere Vorgehen aufgeklärt. Zeigt er keine Krankheitseinsicht, so sollte nicht versucht werden, ihn in der Akutphase von der Krankhaftigkeit seines Zustandes überzeugen zu wollen.

Dem Patienten sollte vermittelt werden, dass die geplanten Maßnahmen zu seinem Schutz, seiner Entlastung und Beruhigung erfolgen.

Das therapeutische Vorgehen ist nicht nur von der Symptomatik, sondern auch von den Begleitumständen und den unmittelbaren Gefährdungen der Patienten (s. o.) abhängig.

Eine medikamentöse Therapie ist fast immer erforderlich und sollte bei starker Angst oder Erregung sehr schnell erfolgen (s. u.).

Bei einer akuten schizophrenen Erkrankung ist üblicherweise eine stationäre Aufnahme notwendig, vor allem wenn es sich um eine Ersterkrankung handelt. Eine ambulante Therapie ist aber möglich, wenn der Patient weder eigen- noch fremdgefährdend ist, gut betreut wird, eine gute Compliance zeigt etc.

Insbesondere **Rückfälle** bei bekannter schizophrener Erkrankung können in solchen Fällen oft ambulant aufgefangen werden.

Sollten Patienten im Rahmen ihrer Psychose akut eigen- oder fremdgefährdend sein und trotz geduldiger therapeutischer Zuwendung die stationäre Aufnahme verweigern, so ist eine zwangsweise Zurückhaltung vorzunehmen. Im Notfall kann der Arzt hier selbst handeln, wenn notwendig mithilfe von Pflegekräften oder auch der Polizei. Im weiteren Verlauf ist eine behördlich-richterliche Einweisung einzuleiten. Die gesetzlichen Regeln der einzelnen Länder sind zu beachten (➤ Kap. 6).

Gesprächsführung

Schon das diagnostische Gespräch sollte im Idealfall entlastend und beruhigend gewirkt haben. Die oben gegebenen allgemeinen Empfehlungen zur Gesprächsführung gelten auch weiterhin, also auch in der Therapie.

Informationen über alles, was auf den Patienten zukommen wird, müssen einfach und übersichtlich gegeben werden. Falls es zur stationären Aufnahme kommt, ist ihm dort die Kontaktaufnahme zu erleichtern.

Sowohl das ärztliche Gespräch als auch der Kommunikationsstil auf Station sollten von Klarheit, Eindeutigkeit, Echtheit und Offenheit geprägt sein. Unklarheiten und Widersprüchlichkeiten oder Zweideutigkeiten können einen Menschen, der durch seine Psychose ohnehin Schwierigkeiten hat, Informationen aufzunehmen und zu verarbeiten und seine Welt zu überschauen, zusätzlich verwirren und sein Misstrauen schüren.

Medikamentöse Akutbehandlung

Die medikamentöse Akutbehandlung ist im Wesentlichen von folgenden Faktoren abhängig:

- ob der **paranoid-halluzinatorische Zustand mit starker psychomotorischer Erregung** einhergeht,
- ob eine **orale Applikationsweise** möglich ist,
- ob es sich um eine **schizophrene Ersterkrankung** oder einen **Rückfall** handelt,
- ob eine **organische Ursache der Psychose ausgeschlossen** ist,
- von den bestehenden **Kontraindikationen** und **unerwünschten Wirkungen** der prinzipiell einsetzbaren Medikamente.

Prinzipiell werden zur Behandlung von akuter Erregung, Wahn und Halluzinationen im Rahmen einer schizophrenen Erkrankung folgende Medikamente eingesetzt:

- **Hochpotente, herkömmliche Antipsychotika wie Haloperidol** werden heute wegen der potenziellen extrapyramidalmotorischen akuten Nebenwirkungen nur noch ungern eingesetzt. Haloperidol ist aber immer noch das Mittel erster Wahl, wenn Intoxikationen oder andere exogene oder organische Ursachen eines psychotischen Erregungszustands nicht sicher ausgeschlossen sind (➤ Kap. 7 und ➤ Kap. 10).
- Ansonsten wird heute empfohlen, sofort mit einem **Antipsychotikum der zweiten Generation** (sogenannte „atypische" Antipsychotika, Beispiele s. u.) zu beginnen.
- Handelt es sich um einen Rückfall im Rahmen einer bekannten schizophrenen Erkrankung, so kann auch das **in früheren Phasen wirksame Antipsychotikum** wieder eingesetzt bzw. erhöht werden.
- Zur Reduktion von Erregung und Angst kann vorübergehend zusätzlich oder auch alternativ ein Benzodiazepin gegeben werden, vorzugsweise ein kurz wirkendes, gut steuerbares wie **Lorazepam**.
- Insbesondere bei Ersterkrankten, wenn die Abklärung der Psychose noch nicht abgeschlossen ist, wird zunächst eine alleinige Benzodiazepin-Gabe empfohlen.
- Niederpotente Antipsychotika (etwa Chlorprothixen) werden in neueren Richtlinien nicht mehr empfohlen. Insbesondere Levomepromazin kann zu starkem Blutdruckabfall mit Tachykardie führen und sollte nicht mehr eingesetzt werden.
- Wenn der Patient keine Tabletten schlucken will, können andere **orale Darreichungsformen** wie Schmelztabletten, Tropfen oder Lösungen probiert werden. Ansonsten muss eine **i. m. Injektion** erfolgen.
- Eine intravenöse Applikation von Medikamenten ist bei akut erregten Patienten kaum möglich. Auf eine i. v. Applikation von Benzodiazepinen sollte auch wegen der Gefahr von Hypotonie und Atemdepression/Atemstillstand möglichst verzichtet werden. Sie darf nur erfolgen, wenn gegebenenfalls Reanimationsmaßnahmen und die Antidotbehandlung mit dem Benzodiazepin-Antagonisten Flumazenil ohne Zeitverzug eingeleitet werden können.
- Wenn andere Applikationsformen nicht möglich sind, kann auch das Benzodiazepin Midazolam als **Nasenspray** oder das Antipsychotikum Loxapin zur **Inhalation** versucht werden.

Die **Dosierung** erfolgt in Abhängigkeit von der Akuität und Schwere des Krankheitsbilds sowie der Ausprägung der Erregung und Angst. Die folgenden Startdosierungen sollten bei Ersterkrankten oder älteren Patienten halbiert werden:

- **Bei einfachem paranoid-halluzinatorischem Syndrom ohne starke Erregung z. B.**
  - *Nicht-sedierendes Antipsychotikum:* z. B. Risperidon 2 mg als Schmelztablette oder flüssig (oral verabreichte Lösung 1 mg/ml).

- *Sedierendes Antipsychotikum:* Olanzapin 5–10 mg (als Schmelztablette oder als i. m. Injektion).
- Haloperidol 5–10 mg in Tropfenform oder als i. m. Injektion.
- *Kurzwirksames Benzodiazepin:* Lorazepam 1 mg als Schmelztablette
- Bei Bedarf jeweils Wiederholung nach ca. 30 Minuten möglich.

- **Bei begleitender starker psychomotorischer Erregtheit** (➤ Kap. 7):
  - **First-Line-Medikament bei Bewusstseinstrübung oder unklarer Ursache des Erregungszustands** (insbesondere, wenn Intoxikation nicht sicher ausgeschlossen ist): Haloperidol 5–10 mg oral, i. m. (evtl. i. v.) (bei über 65-Jährigen 2 mg).
  - **falls keine Störung der Bewusstseinslage und keine Intoxikation:**
    – *kurzwirkendes Benzodiazepin:* Lorazepam 2 mg, als Schmelztablette 2,5 mg – einige Sekunden auf der Zunge zergehen lassen, Patienten dabei beobachten, dann schlucken lassen oder als i. m. Injektion
    – *atypisches Antipsychotikum* (Vorsicht bei Demenz!): Olanzapin 10 mg (bei > 65-Jährigen 2,5 mg) oder als Schmelztablette (5, 10 oder 15 mg), (auf Zunge zergehen lassen, s. o., oder in Wasser auflösen)

Bei mangelnder Wirksamkeit kann durch wiederholte Applikation eine langsame, vorsichtige Auftitrierung erfolgen, evtl. auch eine Kombination von Benzodiazepin mit Antipsychotikum. Eine schnelle Aufdosierung im Sinne einer „rapid tranquilization" hat unter kontinuierlicher Überwachung der Vitalfunktionen und in Reanimationsbereitschaft zu erfolgen.

> Eine Kombination der intramuskulären Gabe von Benzodiazepinen und Olanzapin oder Clozapin sollte u. a. wegen vereinzelt aufgetretener plötzlicher Todesfälle vermieden werden.

Bezüglich der **Kontraindikationen und unerwünschten Wirkungen** sei auf die entsprechenden Kapitel verwiesen. Im Folgenden soll nur kurz auf einige wichtige Aspekte hingewiesen werden:

- Bei Gabe herkömmlicher **Antipsychotika** wie Haloperidol muss auf **extrapyramidalmotorische Nebenwirkungen** wie Zungenschlundkrämpfe oder andere akute Dystonien geachtet werden, und im Bedarfsfall sind zusätzlich 2,5–5 mg Biperiden i. m. oder i. v. zu applizieren. Eine prophylaktische Biperidengabe ist wegen der potenziell delirogenen Wirkung meist nicht sinnvoll. Bei ambulanter Behandlung sollten die Patienten und ihre Angehörigen aber über die Möglichkeit der genannten Nebenwirkungen aufgeklärt und Vorsorge für schnelle Behandlung getroffen werden.
- Bei den **Antipsychotika der zweiten Generation** sind extrapyramidalmotorische Nebenwirkungen sehr viel seltener. Hier ist in der Akutsituation je nach Präparat aber auf unerwünschte Wirkungen wie **Hypotonie, Tachykardie, kardiale Repolarisationsstörungen oder Erhöhung der Krampfbereitschaft** zu achten.
- Bei **niederpotenten Antipsychotika** können u. a. **anticholinerge Wirkungen** oder **Blutdruckabfall** eintreten. Auch sollten sie nicht bei gleichzeitig bestehenden Alkohol- oder Sedativa-Intoxikationen eingesetzt werden.
- **Benzodiazepine** gelten als vergleichsweise nebenwirkungsarm. Zu befürchten sind aber eine **Atemdepression** bei eingeschränkter Lungenfunktion und/oder zu schneller i. v. Gabe, eine gewisse **Muskelrelaxation** mit Sturzneigung und selten – v. a. bei Älteren oder vorgeschädigtem Gehirn – auch eine **paradoxe Reaktion.** Auch sie sollten bei gleichzeitiger Alkohol- oder Sedativa-Intoxikation nicht angewandt werden. Wegen des Abhängigkeitspotenzials sollte auch keine Langzeitgabe erfolgen.

Menschen, die an paranoiden Ängsten leiden, sind häufig misstrauisch und verweigern die Medikation. Es sollte daher alles vermieden werden, was zu weiterem Misstrauen beitragen oder die Erregung steigern kann. Dem Patienten sollte man deshalb ruhig und bestimmt gegenübertreten. Ist er krankheitsuneinsichtig, so sollte die Medikation einfühlbar begründet werden. In jedem Fall zu vermeiden ist der Eindruck, der Patient solle durch die Medikamente einfach nur überwältigt werden. Die freiwillige Einnahme einer (höheren) oralen Dosis ist deshalb der parenteralen Injektion vorzuziehen. Mit geduldiger Zuwendung lassen sich viele Kranke trotz anfänglicher Ängste schließlich doch zu einer Medikamenteneinnahme bewegen. Bei schon bestehender starker Erregung muss allerdings zum Teil auch schnell gehandelt und nach gleichzeitigem Festhalten mit mehreren geübten Pflegern i. m. injiziert werden (➤ Kap. 7).

Weiterbehandlung

Im weiteren Verlauf der akuten Psychose sind Antipsychotika die Medikamente der Wahl. Eine konsequente antipsychotische Behandlung hat das Ziel, die produktive Symptomatik schnell zurückzudrängen und die psychotische Angst und Erregung zu dämpfen. Dadurch können die Kranken für weitere therapeutische Möglichkeiten wie Psycho- und Soziotherapie oft überhaupt erst zugänglich gemacht werden. Bezüglich der weiteren Therapie ist auf ausführliche Lehrbücher zu verweisen. An dieser Stelle können nur die wesentlichen Prinzipien kurz angerissen werden.

Generell basiert die Behandlung schizophrener Psychosen – wie schon ausgeführt – auf der Vorstellung, dass es sich um eine Erkrankungsgruppe handelt, bei der auf neurobiologischer Grundlage eine erhöhte Vulnerabilität gegenüber psychosozialen Stressoren der verschiedensten Art besteht. Ob es zum Ausbruch einer Psychose kommt, hängt von der Höhe der individuellen **Vulnerabilität,** vom Ausmaß der psychosozialen **Stressoren** sowie von vorhandenen protektiven Faktoren wie individuellem **Bewältigungsvermögen** und **sozialer Unterstützung** ab. Die Behandlung und Rückfallprophylaxe bestehen deshalb in dem Versuch,

- die Vulnerabilität direkt zu senken: durch Langzeitgabe von Antipsychotika,
- akut oder chronisch einwirkende psychosoziale Stressoren zu reduzieren,
- das Bewältigungsvermögen des Patienten im Umgang mit unvermeidlichen Stressoren zu verbessern und zu stärken,
- dem Patienten psychologische und soziale Unterstützung durch professionelle Helfer und sein soziales Netzwerk zukommen zu lassen.

Als wirksamste Maßnahme zur Rückfallprophylaxe hat sich die **Langzeitgabe von Antipsychotika,** eventuell in Depotform, erwiesen. Wegen ihres im Vergleich zu konventionellen Antipsychotika insgesamt günstigeren Nebenwirkungsprofils werden heute überwiegend sogenannte atypische Antipsychotika der zweiten Generation eingesetzt. Auch hier ist jedoch das individuelle Nebenwirkungsprofil zu beachten (➤ Kap. 4).

Unabdingbar und therapieentscheidend ist aber der Aufbau einer guten therapeutischen Beziehung mit supportiver Psychotherapie, wiederholter Psychoedukation über die Erkrankung und ihrer Behandlungsmöglichkeiten, evtl. auch Compliance-Therapie, psychologische Trainingsprogramme (u. a. kognitives Training, Stressbewältigungsprogramme, Programme zur sozialen Kompetenz). Wenn möglich, sollten die nächsten Bezugspersonen einbezogen werden, selbstverständlich zusammen mit dem Patienten. Eine möglichst schnelle berufliche Reintegration sollte vorsichtig angestrebt werden. Häufig sind auch soziale Maßnahmen und intensives Case Management, teils auch mit aufsuchender Betreuung zu Hause, notwendig.

18.2.2 Akutsituation katatoner Zustandsbilder

Die katatone Schizophrenie ist eine Form der Schizophrenie, die in den Industrieländern gegenwärtig nur noch selten beobachtet wird. Wenn sie auftritt, kann sie allerdings lebensgefährliche Formen annehmen.

Symptomatik

Im Vordergrund des klinischen Bildes stehen psychomotorische Störungen, die zwischen Extremen wie Stupor und Erregung alternieren können. Zwangshaltungen und -stellungen können lange Zeit beibehalten werden. Bezüglich der genauen Beschreibung siehe ➤ Tab. 18.4.

Umgang mit dem Patienten

Für den Umgang mit katatonen Patienten gelten grundsätzlich ähnliche Verhaltensregeln wie für andere Schizophreniekranke (➤ 18.2) – mit der Einschränkung, dass die direkte Exploration der Patien-

Tab. 18.4 Leitsymptome der katatonen Schizophrenie (nach ICD-10)

- Stupor (eindeutige Verminderung der Reaktion auf die Umgebung sowie Verminderung spontaner Bewegungen und Aktivität) oder Mutismus
- Erregung (anscheinend sinnlose motorische Aktivität, die nicht durch äußere Reize beeinflusst ist)
- Haltungsstereotypien (freiwilliges Einnehmen und Beibehalten unsinniger und bizarrer Haltungen)
- Negativismus (anscheinend unmotivierter Widerstand gegenüber allen Anforderungen und Versuchen, bewegt zu werden, oder stattdessen Bewegungen in die entgegengesetzte Richtung)
- Katalepsie (Beibehaltung einer starren Haltung bei Versuchen, bewegt zu werden)
- Wächserne Biegsamkeit (Verharren der Glieder oder des Körpers in Haltungen, die von außen aufgezwungen sind)
- Andere Symptome wie Befehlsautomatismus (automatische Befolgung von Anweisungen) und verbale Perseveration

ten im Akutstadium zunächst nicht oder nur eingeschränkt möglich ist.

Zu beachten ist, dass katatone Patienten, auch wenn sie nicht reagieren, wach und bewusstseinsklar sind. Es müssen deshalb in Anwesenheit der Kranken alle Äußerungen vermieden werden, die sie zusätzlich in Anspannung bringen könnten.

Man sollte sich zunächst wie üblich vorstellen und dem Patienten sein Zustandsbild als eine Erkrankung erklären, die man behandeln könne. Der Patient sollte möglichst beruhigt werden. Alle Maßnahmen müssen erklärt werden, bevor diese ergriffen werden. Für eine sichere Umgebung ist zu sorgen, sowohl für den Patienten als auch für das Personal, da Katatoniekranke unvorhersehbar in einen Erregungszustand, unter Umständen verbunden mit Gewalttätigkeit, geraten können. Der Patient darf nie allein gelassen werden, es muss immer mindestens eine weitere Person hinzugezogen werden.

Befunderhebung

Die allgemeinen diagnostischen Kriterien für Schizophrenie müssen erfüllt sein. Isolierte katatone Symptome können vorübergehend auch bei jeder anderen Schizophrenieunterform auftreten. Um eine katatone Schizophrenie diagnostizieren zu können, sollte eines oder mehrere der in ➤ Tab. 18.4 aufgelisteten Merkmale das klinische Bild beherrschen.

Bei der sogenannten **perniziösen Katatonie,** einer febrilen, akut lebensbedrohlichen Form der Katatonie, kommt es zusätzlich zu den genannten Symptomen zu schweren vegetativen Regulationsstörungen mit Puls- und Blutdruckschwankungen, Elektrolytverschiebungen und einer vital gefährlichen Hyperthermie.

Für das **diagnostische Vorgehen** gelten grundsätzlich alle Erwägungen, wie sie auch zum Stupor angestellt wurden (➤ Kap. 12), wobei besonders die Vielzahl der möglichen Ursachen bedacht werden muss (siehe dazu Abschnitt **Differenzialdiagnose** weiter unten).

- **Beobachtung** des Patienten und behutsamer Versuch der Exploration.
- **Fremdanamnese:** Die Patienten sollten über die Befragung von Bezugspersonen informiert werden und nach Möglichkeit ihr Einverständnis geben. Das Schwergewicht der Anamnese sollte auf den in ➤ Tab. 18.5 angeführten Punkten liegen.
- **Internistisch-neurologische Untersuchung:** Erheben der Vitalparameter: Puls, Blutdruck, Temperatur (rektal), Bewusstseinslage, Atmung. Meist bestehen eine milde Tachykardie sowie eine leichte Blutdruck- und Temperaturerhöhung. Zu beachten sind auch andere akut behandlungsbedürftige pathologische Veränderungen wie Exsikkose, Verletzungen etc.
- **Weiterführende Diagnostik:**
  - In ➤ Tab. 18.6 ist die unter differenzialdiagnostischem Aspekt erforderliche Zusatzdiag-

Tab. 18.5 Schwerpunkte der (Fremd-)Anamnese bei Verdacht auf katatone Schizophrenie

- Vorgeschichte der akuten Symptomatik einschließlich Vorboten
- Frühere psychische Erkrankungen
- Psychische Erkrankungen in der Familie
- Körperliche Erkrankungen
- Medikamentenanamnese, insbesondere bezüglich antipsychotischer Medikation einschließlich Art, Dosis und Beginn der Einnahme
- Drogeneinnahme
- Exposition gegenüber toxischen Substanzen

Tab. 18.6 Weiterführende Diagnostik bei katatoner Schizophrenie

Labor:
• BKS, CRP • Großes Blutbild • Elektrolyte • Nieren- und Leberfunktionsparameter • Gesamteiweiß • Glukose • CK • Urinstatus und -sediment • Toxikologisches Screening
Weitere Zusatzdiagnostik:
• EEG (z. B. Nachweis von epilepsietypischen Potenzialen oder einer Allgemeinveränderung wie bei bestimmten Delirformen) • CCT bzw. MRT (Nachweis diffuser oder lokalisierter zerebraler Prozesse) • Lumbalpunktion (v. a. bei ungeklärtem Fieber in Verbindung mit Leukozytose etc. zum Ausschluss einer Meningoenzephalitis) • Diagnostische Lorazepamgabe • Diagnostische Biperidengabe

nostik zusammengefasst. Dabei kann auch die Anwendung bestimmter Pharmaka diagnostisch relevante Aussagen liefern. Mit Lorazepam aus der Gruppe der Benzodiazepine kann bei katatonen Syndromen eine oft beeindruckende, meist aber nur über Stunden anhaltende Lockerung der psychomotorischen Erstarrung erzielt werden. Dies ist eher bei nicht organisch bedingten Zustandsbildern der Fall und kann deshalb differenzialdiagnostisch genutzt werden. Auch ergibt sich so eine zeitlich begrenzte Möglichkeit zu einer Exploration des Patienten. Applikation: 1–2,5 mg oral in der Expidet-Form oder parenteral (i. m. oder langsam i. v.). Falls es nach 30–60 Minuten zu keiner Stuporlösung kommt und auch eine Sedierung ausbleibt, kann die Initialdosis nochmals wiederholt werden.

- Falls Antipsychotika, v. a. klassische Antipsychotika wie Haloperidol, eingenommen wurden, insbesondere in hoher Dosierung oder unmittelbar vor Auftreten der Katatonie, ist differenzialdiagnostisch ein Antipsychotika-bedingtes akinetisch-stuporöses Bild auszuschließen, d. h., ein Versuch mit Biperiden ist indiziert: 2,5 mg (entsprechen ½ Ampulle) i. v., gegebenenfalls Wiederholung nach zehn bis 15 Minuten. Ist das Bild durch Antipsychotika bedingt, tritt zum Teil eine deutliche Besserung ein.
- Allerdings ist dies nicht immer der Fall, z. B. nicht beim sogenannten malignen neuroleptischen Syndrom (➤ 29.3.3). Umgekehrt kann es unter Biperiden auch bei primärer Katatonie zu einer vorübergehenden Lockerung der Psychomotorik kommen! Dieser Test ist, wie alle anderen, also nicht eindeutig und nur im Rahmen einer Gesamtbeurteilung des Zustands zu werten.

Differenzialdiagnose

Wichtig ist zu beachten, dass katatone Symptome nicht nur bei der Schizophrenie vorkommen, sondern auch Ausdruck einer anderen Störung sein können.

Bei der katatonen Schizophrenie lässt sich aber meist eine frühere schizophrene Symptomatik explorieren. Allerdings schließt auch die Schizophreniediagnose die Überlagerung durch zusätzliche Komplikationen nicht aus.

Die Differenzialdiagnose der Katatonie und katatonieartiger Bilder entspricht weitgehend derjenigen des Stupors (➤ Kap. 12):

- Katatone Syndrome können auch bei **affektiven Psychosen** vorkommen. Hier ergeben sich differenzialdiagnostische Hinweise möglicherweise aus der Vorgeschichte und unter Umständen auch aus einem eher depressiven Gesichtsausdruck der Patienten. Bei schizophrener Katatonie ist dagegen oft noch die zugrunde liegende elementare Angst und paranoide Wahnstimmung in den Augen und im Gesichtsausdruck der Patienten zu erkennen.
- **Psychogene** katatonieähnliche Zustandsbilder (z. B. im Rahmen einer dissoziativen Störung, ➤ Kap. 20) fallen auf durch atypische Präsentation, vorbestehende neurotische oder Persönlichkeitsstörungen, möglicherweise ähnliche Episoden in der Vorgeschichte. Die Augenlider werden oft fest geschlossen, während die Augen bei kata-

tonen Patienten meist geöffnet sind. Wenn der Untersucher sie öffnet, schließen Patienten mit psychogenen Störungen sie meist schnell wieder. Der Muskeltonus ist meist normal. Die „wächserne Biegsamkeit" katatoner Patienten kann kaum imitiert werden. Hebt man die Hand der Patienten über ihr Gesicht und lässt sie – mit der gebotenen Vorsicht – fallen, so werden die Patienten mit psychogener Symptomatik diese meist fallenlassen (aber nicht auf ihr Gesicht!). Bei katatonen Patienten verharrt die Hand häufig in der ihr gegebenen Stellung, während sie bei organischer Bewusstseinseintrübung möglicherweise auf das Gesicht des Patienten fallen würde. Keines dieser Phänomene ist jedoch eindeutig!

- **Intoxikationsbedingte** katatone Bilder werden durch Anamnese und toxikologische Untersuchungen diagnostiziert (z. B. Nachweis von Halluzinogenen, „Designerdrogen" oder PCP).
- Katatone Bilder können auch durch **neurologische Erkrankungen** hervorgerufen werden. Hinweise ergeben sich unter anderem durch die Anamnese, einen Herdbefund bei der neurologischen Untersuchung, das EEG, Fieber mit Leukozytose unklarer Genese etc.
- Bei **metabolischen Erkrankungen** mit katatonem Bild geben die internistische Anamnese und Untersuchung sowie gezielte Laboruntersuchungen entscheidenden Aufschluss.

Besondere Probleme bereitet die Differenzialdiagnose der **perniziösen Katatonie,** also der mit Fieber einhergehenden, akut lebensbedrohlichen katatonen Syndrome. Hier sind unter anderem Enzephalitiden, ausgeprägte febrile Zustände im Rahmen anderer Erkrankungen und auch die sogenannte maligne Hyperthermie nach Narkosen auszuschließen.

Die wichtigste und schwierigste Differenzialdiagnose ist das **maligne neuroleptische Syndrom,** ein katatonieähnlicher Zustand, der durch Antipsychotika – meist bei hohen Dosen oder bei Neueinstellung auf hochpotente Substanzen – hervorgerufen wird. Auf dieses Krankheitsbild wird in ➤ 29.3.3 ausführlich eingegangen.

Schließlich ist zu beachten, dass bei primär afebrilen katatonen Syndromen Fieberzustände anderer Ätiologie hinzutreten können (z. B. bei Virus- und Harnwegsinfekten) und sich damit nur scheinbar das Bild einer „febrilen" Katatonie bietet.

Therapeutisches Vorgehen

Akuttherapie

Zu beachten sind die allgemeinen Verhaltensregeln im Umgang mit Schizophreniekranken, auch wenn der Patient nicht zu reagieren scheint. Für eine gute Überwachung des Patienten muss gesorgt werden. Meist ist eine stationäre Aufnahme unverzüglich erforderlich.

Medikamentöse Behandlung

Bei psychomotorischer Erstarrung ist eine möglichst rasche Beendigung dieses Zustands unbedingt anzustreben, da immer die Gefahr des Übergangs in eine febrile Katatonie mit hoher Letalität besteht.

- Das Benzodiazepin **Lorazepam** scheint ein sicheres, effektives Mittel erster Wahl zur Behandlung von Katatonien. Lorazepam kann in der Anfangsphase auch zu einer zielgerichteten Symptombesserung, z. B. zwecks Nahrungszufuhr, eingesetzt werden. Lorazepam sollte dabei der Klinik entsprechend eintitriert werden, z. B. Beginn mit 2,5 mg als Schmelztablette, danach Festlegung der weiteren Dosis gemäß Verlauf. In der Regel werden bei akuten Katatonien höhere Dosierungen (bis 10 mg/d) benötigt. Mögliche Komplikation ist eine Abhängigkeitsentwicklung, weshalb es nur zeitlich befristet eingesetzt werden sollte.
- Auch **Antipsychotika der zweiten Generation** (z. B. Amisulprid, Olanzapin oder Risperidon) werden bei katatoner Schizophrenie eingesetzt. Letztere können mit Lorazepam kombiniert werden, wobei eine Kombination von Lorazepam mit Clozapin vermieden werden sollte, da es hier in Einzelfällen zu kardiorespiratorischen Zwischenfällen kam.
- Da hochpotente Antipsychotika zu extrapyramidalmotorischen Nebenwirkungen führen können, die nur schwer von der originären katatonen Symptomatik abzugrenzen sind („katatones Dilemma"), wird die Gabe von herkömmlichen Antipsychotika nicht mehr empfohlen, zumal sie sich auch in der Behandlung von katatonen Symptomen als wenig wirksam erwiesen haben.
- Stark kreislaufwirksame Mittel wie niederpotente Antipsychotika sind zu vermeiden, vor allem wenn sich die Notwendigkeit einer Elektro-

krampftherapie abzeichnet, also insbesondere, wenn die Katatonie mit Fieber einhergeht.
- Bei der lebensgefährlichen febrilen Katatonie ist die **Elektrokrampftherapie** das Mittel der Wahl, ebenso bei therapieresistenten Patienten mit katatoner Schizophrenie, da bei ausschließlicher Antipsychotikabehandlung die Letalität bzw. die Rate an Komplikationen sehr hoch ist.

Somatische Allgemeinbehandlung
- Intravenöse Flüssigkeits- und Elektrolytzufuhr unter Berücksichtigung eines gegebenenfalls bestehenden Korrekturbedarfs.
- Falls der Patient nicht innerhalb von einigen Tagen wieder essen kann oder in stark reduziertem Ernährungszustand ist: künstliche Ernährung, vorzugsweise enteral per Magensonde.

Zu beachten sind die allgemeinen Prinzipien der Behandlung von bettlägerigen Schwerkranken:
- Thromboseprophylaxe
- Bilanzierung von Ein- und Ausfuhr
- Richtige Lagerung
- Passive Bewegungsübungen etc.

Gesprächsführung
Nach Abklingen der Katatonie sollten baldmöglichst therapeutische Gespräche mit den Kranken erfolgen. Dabei gelten dieselben Regeln, wie sie auch für andere Schizophreniekranke genannt wurden (➤ 18.2.1). Insbesondere sollte versucht werden, das Erleben der Patienten während der katatonen Phase gemeinsam nachzuvollziehen.

Weiterbehandlung

Hier gelten prinzipiell dieselben Überlegungen wie auch für andere schizophrene Patienten (➤ 18.2.1).

18.2.3 Hebephrene Zustandsbilder

Symptomatik

Bei dieser Form der Schizophrenie stehen die affektiven Veränderungen im Vordergrund. Wahnvorstellungen und Halluzinationen sind flüchtig und bruchstückhaft, das Verhalten ist gestört und zum Teil unvorhersehbar. Die Stimmung ist flach und unpassend, oft begleitet von Kichern oder selbstzufriedenem, selbstversunkenem Lächeln oder von einer hochfahrenden Umgangsweise, von Grimassieren, Manierismen (geziertem, stilisiertem „Gehabe"), hypochondrischen Klagen und ständig wiederholten gleichlautenden Äußerungen (Reiterationen). Das Denken ist ungeordnet, die Sprache weitschweifig und zerfahren. Die Kranken neigen dazu, sich zu isolieren; ihr Verhalten erscheint ziellos und ohne Empfindung. Der Beginn liegt meist zwischen dem 15. und 25. Lebensjahr.

Befunderhebung

Die allgemeinen diagnostischen Kriterien der Schizophrenie (➤ Tab. 18.1) müssen erfüllt sein. Durch das desorganisierte Verhalten der Patienten ist eine geordnete Exploration oft nicht möglich, die Verdachtsdiagnose ergibt sich mehr aus Beobachtung und Fremdanamnese. Die Stellung der Diagnose ist schwierig und kann nur nach längerer Beobachtung erfolgen. Eine stationäre Aufnahme ist deshalb empfehlenswert. Bei gleichzeitig bestehenden Komplikationen wie Suizidalität oder Fremdgefährdung ist sie obligat.

Differenzialdiagnose

Die Differenzialdiagnose entspricht weitgehend derjenigen bei paranoid-halluzinatorischen Bildern.

Therapeutisches Vorgehen

Akuttherapie bei akutem Erregungszustand

Bei einem akuten Erregungszustand im Rahmen einer hebephrenen Schizophrenie ist das Vorgehen durch diesen bestimmt (➤ 18.2.1 und ➤ Kap. 7).

Weiterbehandlung

Das weitere Vorgehen entspricht weitgehend demjenigen bei paranoid-halluzinatorischen Bildern (➤ 18.2.1), wobei mit einer medikamentösen Behandlung sehr viel zurückhaltender verfahren wird:

Zunächst sollte die Diagnose klar sein, und auch dann werden eher sozialtherapeutische Maßnahmen im Vordergrund der Bemühungen stehen müssen, da Antipsychotika auf die hier im Vordergrund stehende Symptomatik häufig nur wenig Einfluss haben.

18.2.4 Weitere Akutsituationen bei Schizophrenie

Suizidalität

Dies ist eine häufige Komplikation der Schizophrenie, wobei die Gefährdung in bestimmten Krankheitsphasen besonders hoch ist:

- Im Rahmen einer akuten psychotischen Episode kann es aufgrund von Wahn und Halluzinationen zu einer Selbsttötung kommen (➤ 18.2.1).
- Wenn nach der akuten Psychose Wahn und Halluzinationen abklingen, tritt häufig eine sogenannte postremissive oder postschizophrene Depression mit Suizidalität auf.
- Depression und Suizidalität drohen auch, wenn der Patient mit den Schwierigkeiten der Wiedereingliederung ins normale Leben konfrontiert ist oder nach längerem Verlauf erkennt, dass bestimmte Krankheitserscheinungen oder Defizite nicht dauerhaft verschwinden.

Bei der Exploration ist immer auf Symptome der Depression zu achten, insbesondere wenn der Patient durch zunehmenden Rückzug, Apathie und Energiemangel aufgefallen ist. Diese Symptome können allerdings auch Ausdruck einer Minussymptomatik oder Folge der Antipsychotikaeinnahme sein, was differenzialdiagnostisch abzugrenzen ist.

Auch wenn keine offensichtliche Depression besteht, sollten Schizophreniekranke immer in Bezug auf Selbsttötungsabsichten exploriert werden, da Suizidgedanken auch im Rahmen eines Wahns entstehen können.

> Suizid ist eine der häufigsten Todesarten bei Schizophreniekranken, weshalb entsprechende Hinweise gerade bei ihnen besonders ernst genommen werden müssen!

Der Umgang mit depressiven und suizidalen Patienten sowie das weitere therapeutische Vorgehen entsprechen im Wesentlichen dem in den entsprechenden Kapiteln Geschilderten (➤ Kap. 9 und 11). Psychotherapeutisch stützenden Gesprächen und gegebenenfalls sozialen Maßnahmen kommt eine große Bedeutung zu. Dies gilt besonders, wenn eine reaktive Auslösung der Depression im Vordergrund steht. Manchmal kann die Umstellung auf Antipsychotika der zweiten Generation hilfreich sein, insbesondere wenn die Symptomatik eher einer Minussymptomatik entspricht oder bei der sogenannten pharmakogenen Depression, die insbesondere herkömmliche Antipsychotika in hohen Dosen hervorrufen können. Wird damit kein Erfolg erzielt, kann zusätzlich zum Antipsychotikum auch ein Antidepressivum gegeben werden, wobei dann das Risiko einer Exazerbation der Psychose besteht. Bei anhaltender Suizidalität kann die Umstellung der Antipsychotika auf Clozapin erwogen werden, das in einzelnen Studien einen antisuizidalen Effekt gezeigt hat.

Bei akuter Suizidalität muss der Kranke meist stationär eingewiesen werden. Verweigert der Patient dies, so ist er unter Umständen gegen seinen Willen zurückzuhalten. Dies ist beim Schizophreniekranken insbesondere dann zwingend, wenn er aufgrund seiner Erkrankung – z. B. in der Akutphase der Psychose oder im Rahmen einer schweren Depression – ohne Krankheitseinsicht und nicht in der Lage ist, eine freie Willensentscheidung zu treffen (➤ Kap. 6).

Selbstvernachlässigung, Automutilation, Wasserintoxikation

Wie schon in ➤ 18.2.1 ausgeführt, kann es im Rahmen schizophrener Erkrankungen zu ausgeprägter **Selbstvernachlässigung** mit Verwahrlosung und den verschiedensten körperlichen und sozialen Folgeerscheinungen kommen. Auch Symptome körperlicher Erkrankungen werden von Psychosekranken oft nicht richtig wahrgenommen. Daraus können sich vielerlei Notfallsituationen ergeben, wie z. B. eine schwere Infektionserkrankung, eine ausgeprägte Kachexie, ein akutes Abdomen ohne wesentliche Schmerzäußerung oder eine akute Hypothermie bei Wohnsitzlosen mit schizophrenen Psychosen.

In seltenen Fällen kommt es im Rahmen einer akuten psychotischen Episode aufgrund wahnhafter

Eingebungen auch zu impulsiven Selbstverletzungen **(Automutilationen).** Diese sind z. T. durch erschreckende Grausamkeit gekennzeichnet (z. B. Amputation von Körperteilen) und erfordern selbstverständlich eine sofortige Notfallversorgung.

Zu erwähnen sind auch mit zum Teil ausgeprägter Hyponatriämie einhergehende **Wasserintoxikationen** bei Polydipsie (➤ 29.5.9).

18.3 Andere Psychosen des schizophrenen Formenkreises

Schizophrenieähnliche Krankheitsbilder kommen auch im Rahmen einer vorübergehenden akuten psychotischen Störung oder einer schizoaffektiven Psychose vor. Die erstgenannten Krankheitsbilder treten akut (innerhalb von zwei Wochen oder weniger) auf, zeigen eine kurze Verlaufsdauer (kürzer als drei Monate) und sind durch ein wechselndes Bild von Wahn, Halluzinationen und affektiven Symptomen gekennzeichnet. Bei der schizoaffektiven Erkrankung handelt es sich um eine episodische Störung, bei der sowohl affektive (depressive oder manische) als auch schizophrene Symptome in der gleichen Krankheitsphase auftreten, meistens gleichzeitig oder höchstens durch einige Tage getrennt.

In der Akutsituation ist eine exakte Diagnose dieser Krankheitsbilder nur bedingt möglich. Das Vorgehen richtet sich nach der im Vordergrund des klinischen Bildes stehenden Symptomatik.

Die Krankheitsbilder entsprechen also denjenigen bei schizophrenen (➤ 18.2), depressiven oder manischen Psychosen (➤ Kap. 19):

- Bei akuter psychotischer Symptomatik ist eine Antipsychotikabehandlung die Therapie der Wahl. Antipsychotika können sowohl schizophrene als auch manische Symptome reduzieren.
- Stehen depressive Symptome im Vordergrund, so ist manchmal eine (zusätzliche) Behandlung mit Antidepressiva oder Phasenprophylaktika indiziert.

Eine stationäre Aufnahme ist in der Regel zur genaueren diagnostischen Abklärung erforderlich.

Zu beachten ist, dass Patienten mit schizoaffektiven Psychosen häufig stärkeren Stimmungsschwankungen unterliegen und dass sie suizidal sein können, auch wenn sie in einer manischen Episode euphorisch erscheinen.

18.4 Wahnerkrankungen

Symptomatik

Das klinische Bild dieser Gruppe von Störungen ist von einem lang andauernden Wahn geprägt, der das einzige oder auffälligste Symptom darstellt (häufige Wahnformen ➤ Tab. 18.7). Depressive Symptome können zeitweilig auftreten, zum Teil entwickeln sich auch olfaktorische und taktile oder akustische Halluzinationen. Die Symptomatik reicht aber nicht aus, eine Schizophrenie zu diagnostizieren.

Der Verlauf ist meist chronisch. Zu Akutsituationen kommt es meist dann, wenn die Patienten infolge ihres Wahns auffälliges Verhalten zeigen.

Befunderhebung

In der Akutsituation hat die differenzialdiagnostische Abgrenzung zur Schizophrenie keine hohe Dringlichkeit und Relevanz. Vielmehr entspricht das Vorgehen, einschließlich der weiteren differenzialdiagnostischen Erwägungen, zunächst demjenigen bei der paranoid-halluzinatorischen Schizophrenie (➤ 18.2.1).

Tab. 18.7 Häufige Wahnformen bei Wahnerkrankungen

- Verfolgungswahn
- Hypochondrischer Wahn
- Größenwahn
- Querulantenwahn
- Eifersuchtswahn
- Andere, z. B. wahnhafte Überzeugungen, dass der Körper deformiert sei oder dass man einen unangenehmen Geruch ausströme

18

Therapeutisches Vorgehen

Therapeutisch sind die isolierten Wahnsyndrome häufig nur schwer beeinflussbar. Bei akuten Erregungszuständen besteht die Indikation für eine antipsychotische Medikation (➤ 18.2), auf den chronischen Wahn hat diese aber leider oft nur begrenzten Einfluss.

In der Akutsituation ist es deshalb entscheidend, eine vertrauensvolle Beziehung aufzubauen und die Patienten zu einer längerfristigen Behandlung zu motivieren.

Im Rahmen einer tragfähigen therapeutischen Beziehung kann durch spezifische kognitiv-verhaltenstherapeutische Techniken eine Verringerung der Symptomatik und des Leidensdrucks erreicht werden.

Im Akutfall sollte nicht versucht werden, den Wahn zu korrigieren. Vielmehr sollte die Behandlung als eine Möglichkeit, sich zu entlasten, angeboten werden. Zu beachten sind mögliche Eigen- bzw. Fremdgefährdungen im Rahmen des Wahngeschehens.

18

18.5 Typische Fehler bei der Akutbehandlung schizophrener und verwandter Erkrankungen

- Missdeuten des wahnhaften Erlebens als Realität
- Mangelndes Eingehen auf Angst des Patienten
- Zu starke/lange Belastung durch Exploration
- Den Wahn im Akutstadium „ausreden" wollen
- Unklares, zweideutiges oder nicht-offenes und unehrliches Verhalten
- „Versteckte" Medikamentengabe
- Unzureichende Medikation
- Verwechseln von Medikamentennebenwirkungen wie Bewegungseinschränkung/-unruhe mit Krankheitssymptomen und daraufhin fehlindizierte Steigerung der Medikamentendosis
- Unnötige Zwangsmaßnahmen
- Nichterkennen der (häufigen) Suizidalität oder einer (eher seltenen) Fremdgefährdung
- Nicht ausreichende Würdigung berechtigter Einwände der Patienten gegen Medikamente wegen ihrer Nebenwirkungen (Konsequenz: mangelnde Compliance)
- Keine zuverlässige Vermittlung in psychiatrische (Weiter-)Behandlung
- Unzureichende Betreuung der Patienten und ihrer Angehörigen
- Ungenügende Berücksichtigung der sozialen Situation der Patienten

LITERATUR

Gillies D, Sampson S, Beck A, Rathbone J Benzodiazepines for psychosis-induced aggression or agitation. Cochrane Database Syst Rev 9 (2013):CD003079.

Hasan A, Falkai P, Wobrock T, Lieberman J, Glenthoj B, Gattaz WF, Thibaut F, Moller HJ, World Federation of Societies of Biological Psychiatry Task Force on Treatment Guidelines for Schizophrenia (2012): World Federation of Societies of Biological Psychiatry (WFSBP) Guidelines for Biological Treatment of Schizophrenia, part 1: update 2012 on the acute treatment of schizophrenia and the management of treatment resistance. World J Biol Psychiatry 2012;13:318–378

Hasan A, Falkai P, Wobrock T, Lieberman J, Glenthoj B, Gattaz WF, Thibaut F, Moller HJ, Schizophrenia WTfoTGf: World Federation of Societies of Biological Psychiatry (WFSBP) guidelines for biological treatment of schizophrenia, part 2: update 2012 on the long-term treatment of schizophrenia and management of antipsychotic-induced side effects. World J Biol Psychiatry 2013;14:2–44.

ICD-10 Kapitel V (F) – Klinisch-diagnostische Leitlinien. Übersetzt und herausgegeben von H. Dilling (Lübeck), W. Mombour (München), M. H. Schmidt (Mannheim) unter Mitarbeit von E. Schulte-Markwort und H. Remschmidt. 10. Aufl. unter Berücksichtigung der Änderungen entsprechend ICD-10-GM 2015. Hogrefe Verlag, Bern 2015

Powney MJ, Adams CE, Jones H Haloperidol for psychosis-induced aggression or agitation (rapid tranquillisation). Cochrane Database Syst Rev 11 (2012):CD009377.

Riecher-Rössler A, McGorry PD (Volume Editors) Early Detection and Intervention in Psychosis. State of the Art and Future Perspectives. Riecher-Rössler A, Sartorius N. (Series Editors) Key Issues in Mental Health Series Vol. 181, Karger, Basel 2016

KAPITEL

19 Affektive Erkrankungen

Hans-Peter Volz

19.1 Einleitung

Affektive Erkrankungen werden in Depressionen und Manien unterteilt.

Affektive Erkrankungen sind nach der ICD-10 klassifiziert:

- Manische Episode (F30)
- Bipolare affektive Störung (F31)
- Depressive Episode (F32)
- Rezidivierende depressive Störungen (F33)
- Anhaltende affektive Störungen (F34)
- Zyklothymia (F34.0)
- Dysthymia (F34.1)
- Sonstige affektive Störungen (F38)

Unter den sonstigen affektiven Störungen (F38) werden in erster Linie die gemischte affektive Episode (F38.00) und die rezidivierende kurze depressive Störung (F38.10) subsumiert.

Für die Notfallsituation ist es entscheidend, eine depressive bzw. eine manische Episode rasch einschließlich des Schweregrades diagnostizieren zu können. Hierbei ist insbesondere auch die Einschätzung entscheidend, ob auch psychotische Phänomene eine Rolle spielen, da hier ein modifiziertes pharmakotherapeutisches Vorgehen notwendig ist.

19.2 Die Depression

19.2.1 Die einzelne depressive Episode (ICD-10: F32.x bzw. F33.x)

In der ICD-10 werden die Symptome einer depressiven Episode in Hauptsymptome, weitere häufige Symptome und in Symptome, die typisch sind für ein somatisches Syndrom, eingeteilt. Zusätzlich wird beurteilt, ob psychotische Symptome vorliegen. Die Symptommuster müssen für mindestens 2 Wochen vorliegen (Zeitkriterium).

Hauptsymptome: gedrückte Stimmung, Interesseverlust und Freudlosigkeit (Anhedonie), Verminderung des Antriebs.

Andere häufige Symptome: verminderte Konzentration und Aufmerksamkeit, vermindertes Selbstwertgefühl und Selbstvertrauen, Schuldgefühle und Gefühle von Wertlosigkeit, negative und pessimistische Zukunftsperspektiven, Suizidgedanken, erfolgte Selbstverletzung oder Suizidhandlungen, Schlafstörungen, verminderter Appetit.

Psychotische Symptome: Wahnideen (synthym: Versündigung, Krankheit, Verarmung, Nihilismus) und/oder Halluzinationen (akustisch: synthym, z. B. diffamierende und/oder anklagende Stimmen; olfaktorisch: synthym, z. B. Verwesungsgeruch).

Merkmale eines somatischen Syndroms: Interesseverlust oder Verlust der Freude an normalerweise angenehmen Aktivitäten, mangelnde Fähigkeit, auf eine freundliche Umgebung oder freudige Ereignisse emotional zu reagieren, frühmorgendliches Erwachen (zwei oder mehr Stunden vor der gewohnten Zeit), Morgentief, der objektivierte Befund einer psychomotorischen Hemmung oder Agitiertheit, deutlicher Appetitverlust, Gewichtsverlust (>5 % des Körpergewichts im vergangenen Monat), deutlicher Libidoverlust. Der Begriff des „somatischen Syndroms" versucht, die früher als „melancholisch" subsumierten Depressionsformen zusammenzufassen.

Schlafstörungen sind das häufigste Symptom einer depressiven Episode. Insbesondere das Früherwachen mit der häufig vorhandenen Grübelneigung stellt eine besondere suizidale Gefährdung dar.

Psychomotorik: Agitiertheit oder Hemmung. Eine schwere psychomotorische Hemmung kann sich bis zum depressiven Stupor steigern, während dessen eine Kontaktaufnahme mit dem Patienten nahezu nicht mehr möglich ist. Ein solcher depressiver

Stupor stellt vor allem wegen der damit verbundenen Nahrungsverweigerung eine vital bedrohliche Situation dar und erfordert sofortiges therapeutisches Handeln.

Entsprechend den Forschungskriterien der ICD-10, die nicht vollständig mit den ICD-10-Kriterien übereinstimmen, aber genauere Definitionen enthalten, werden drei Schweregrade unerschieden:

Leichte depressive Episode ohne somatisches Syndrom (F32.00): mindestens 2 der Haupt- und 1–4 der weiteren häufigen Symptome, wobei keines besonders schwer ausgeprägt sein sollte. Dauer mindestens zwei Wochen. Der Betroffene hat Schwierigkeiten, die normale Berufstätigkeit und soziale Aktivitäten aufrechtzuerhalten, gibt diese aber nicht vollständig auf.

Leichte depressive Episode mit somatischem Syndrom (F32.01): wie F32.00 und zusätzlich mindestens 4 somatische Symptome.

Mittelgradige depressive Episode ohne somatisches Syndrom (F32.10): mindestens 2 der Haupt- und 1–6 der anderen häufigen Symptome. Einige Symptome sollten besonders ausgeprägt sein oder es wird die Mindestanzahl überschritten. Mindestdauer zwei Wochen. Der Patient kann seine Aktivitäten nur unter erheblichen Schwierigkeiten fortsetzen.

Mittelgradige depressive Episode mit somatischem Syndrom (F32.11): wie F32.10 und zusätzlich mindestens 4 somatische Symptome.

Schwere depressive Episode ohne psychotische Symptome (F32.2): alle 3 Haupt- und 1–6 weitere häufige Symptome, einige besonders schwer. Besonders agitierte oder gehemmte Patienten können häufig nicht alle Symptome detailliert beschreiben, in einem solchen Fall ist eine Gesamteinschätzung notwendig. Bei der schweren depressiven Episode wird der somatische Subtyp nicht mehr zusätzlich unterschieden, da das somatische Syndrom praktisch immer vorliegt.

Schwere depressive Episode mit psychotischen Symptomen (F32.3): wie F32.2 und Wahnideen (typisch: hypochondrischer/nihilistischer Wahn, Verarmungs-/Versündigungs-/Skrupulentenwahn), Halluzinationen oder depressiver Stupor. Je nachdem, ob die psychotischen Symptome synthym oder parathym sind, wird die schwere depressive Episode mit synthymen psychotischen Symptomen (F32.30) von jener mit parathymen psychotischen Symptomen (F32.31) unterschieden.

In der Notfallpsychiatrie spielen insbesondere die schwere depressive Episode ohne und mit psychotischen Symptomen (F32/33.2 bzw. 33.3) eine dominierende Rolle wegen der hier besonders häufig auftretenden Unruhe, Angst und Suizidalität.

Suizidalität

Die Bedeutung der Suizidalität (➤ Kap. 11) muss unbedingt hervorgehoben werden, da sich ca. 15 % der Patienten mit schweren rezidivierenden depressiven Episoden suizidieren (Miles 1977). Daneben können auch die wesentlich häufigeren Suizidversuche (im Vergleich zu Normalbevölkerung um den Faktor 40 häufiger, Verhältnis Suizidversuch : Suizid = 3:1) zu Dauerschäden (suizidal motivierte Verkehrsunfälle, Vergiftungen z. B. durch Medikamente, Strangulation) führen. Diese ausgeprägt hohe Mortalität sollte jeden Arzt dazu verpflichten, depressive Patienten bei jedem Kontakt nach Suizidgedanken einfühlsam, aber aktiv zu explorieren. Es sollte auch versucht werden, Anhaltspunkte dafür zu finden, wie konkret die Vorstellungen ausgeprägt sind (Todesgedanken, -sehnsucht, Suizidgedanken, -vorbereitungen, Methode). Folgende Faktoren sind mit einem Suizid bis zu einem Jahr nach Diagnosestellung einer depressiven Episode überzufällig häufig assoziiert: schwere Anhedonie (Freudlosigkeit), Insomnie, Konzentrationsdefizite, komorbide Panikattacken oder Substanzgebrauch.

Insbesondere im Rahmen einer abklingenden Depression bei nachlassender Hemmung und (zunächst noch) weiterbestehender verzweifelter Stimmung besteht eine erhöhte suizidale Gefährdung. Weitere Faktoren, die ein erhöhtes Suizidrisiko bedingen, sind in ➤ Tab. 19.1 zusammengefasst.

19.2.2 Rezidivierende depressive Störung (ICD-10: F33.x)

Von einer rezidivierenden depressiven Störung wird gesprochen, wenn zwei oder mehr depressive Episoden, jeweils getrennt durch ein „gesundes Intervall" (mindestens 2 Monate), aufgetreten sind. Manische, submanische oder gemischte Episoden dürfen hier nicht auftreten, dann handelt es sich um eine bipolare Störung (➤ 19.3.2).

Notfallmedizinische Wertung:

Ein depressives Syndrom ist vergleichsweise leicht erkennbar: Freudlosigkeit gepaart mit Interesselosigkeit und Antriebsstörungen sind leicht zu erfragen; ergibt sich die Verdachtsdiagnose einer stärker ausgeprägten depressiven Episode, muss unbedingt die Suizidalität abgeklärt werden. Diese sowie psychotische Symptome, entweder ausgeprägte Unruhe und/oder psychomotorische Hemmung bis hin zu stuporösen Bildern erfordern in erster Linie ein notfallmäßiges Eingreifen. Daher ist auf diese Symptome und deren möglichst rasche Besserung besonders zu achten.

Tab. 19.1 Faktoren, die mit einem erhöhten Suizidrisiko assoziiert sind

Demografische Faktoren
• Männliches Geschlecht (Suizide bei Männern drei- bis viermal häufiger als bei Frauen) • Kürzlicher Verlust einer nahen Bezugsperson • Fehlen eines Lebenspartners • Höheres Lebensalter
Symptome
• Schwere Depression • Angstsymptome • Hoffnungslosigkeit • Ausgeprägte Schlafstörungen mit Früherwachen
Krankheitsvorgeschichte
• Frühere(r) Suizidversuch(e), insbesondere wenn diese multipel und/oder schwer waren • Suizide in der Familie • Substanzmissbrauch
Weitere Faktoren
• Suizidplan • Suizidmittel vorhanden • Keine Schutzfaktoren (z. B. Kinder, Partner), die den Patienten davon abhalten könnten, den Suizidplan auszuführen

19.3 Manie

19.3.1 Manische Episode (ICD-10: F30.x)

Bei der manischen Episode werden drei Formen unterschieden: Hypomanie (F30.0), Manie ohne psychotische Symptome (F30.1) und Manie mit psychotischen Symptomen (F30.2). Wichtig ist, dass die genannten Kategorien nur verwendet werden dürfen, wenn eine einzelne manische Episode vorliegt. Falls weitere depressive, manische, hypomanische oder gemischte Episoden bekannt sind, muss nach ICD-10 eine bipolare affektive Störung (F31) diagnostiziert werden.

Hypomanie (F30.0): leichtere Ausprägung der Manie (F30.1). Wenigstens für einige Tage hintereinander anhaltend leicht gehobene Stimmung mit Wohlbefinden, gesteigertem Antrieb und Aktivität; häufig vermindertes Schlafbedürfnis; Konzentration und Aufmerksamkeit können vermindert sein, Halluzinationen und/oder Wahn sind nicht vorhanden. Die Stimmungshebung ist deutlicher als bei der Zyklothymia (F34.0), aber nicht so ausgeprägt wie bei der Manie (F30.1).

Manie ohne psychotische Symptome (F30.1): vorwiegend gehobene, expansive oder gereizte Stimmung für mindestens eine Woche mit gesteigerter Aktivität, Ruhelosigkeit, Gesprächigkeit („Rededrang"). Häufig Ideenflucht, manchmal subjektiv als Gedankenrasen wahrgenommen, Verlust sozialer Hemmungen mit unangemessenem Verhalten, Selbstüberschätzung, leichtsinnigem Verhalten und gesteigerter Libido.

Die Differenzialdiagnose zwischen Hypomanie und Manie gestaltet sich mitunter schwierig. Bei der Hypomanie ist die Stimmungslage für den Außenstehenden jedoch eher ansteckend, erheiternd und amüsant, sie wird häufig als nicht krankhaft beurteilt. Bei der Manie ist durch die meist in den Vordergrund tretende Expansion und Gereiztheit selbst bei Fehlen psychotischer Symptome der Krankheitscharakter deutlicher.

Manie mit psychotischen Symptomen (F30.2): wie F30.1, aber mit Wahn und/oder Halluzinationen, die aber nicht typisch schizophrenen Symptomen (wie z. B. bizarre Wahngedanken, kommentierende Stimmen) entsprechen dürfen. Häufige Wahnformen sind Größen-, Liebes-, Beziehungs- oder Verfolgungswahn. Die psychotischen Symptome können synthym, also stimmungskongruent, sein, wie z. B. der Größenwahn, oder parathym, also stimmungsinkongruent sein, wie z. B. der Verarmungswahn. Es können aber auch affektiv neutrale Wahngedanken oder Halluzinationen vorliegen, z. B. ein Beziehungswahn ohne das Thema von Schuld oder Anklage, oder Stimmen, die zu dem Patienten von Ereignissen ohne besondere emotionale Bedeutung sprechen. So ergibt sich die Diagnose Manie mit synthymen psychotischen Symptomen (F30.20) oder Manie mit dysthymen (parathymen) psychotischen Symptomen (F30.21).

Gemischte Episode als Sonderform der manischen Episode

Die gemischte Episode ist mitunter schwer zu diagnostizieren. Hier bestehen depressive und manische Symptome entweder gleichzeitig (z. B. starke psychomotorische Unruhe bei deutlich gedrückter Stimmungslage, früher als agitierte Depression bezeichnet, oder Gedankenrasen bei [psychomotorischer] Antriebshemmung) oder in raschem Alternieren einer depressiven bzw. manischen Stimmungs- und Antriebslage.

19.3.2 Bipolare affektive Störung (IC-10: F31)

Die bipolaren affektiven Störungen sind durch das zeitlich sequenzielle Vorkommen depressiver und manischer, submanischer oder gemischter Episoden, getrennt durch „gesunde Intervalle", charakterisiert.

Rapid Cycling als Sonderform der affektiven Störungen

Das Rapid Cycling ist definiert als das Auftreten von mindestens 4 Episoden einer bipolaren affektiven Störung während 12 Monaten. Trotz der Bezeichnung „Cycling" müssen die Episoden nicht alternierend sein (z. B. depressiv-manisch-depressiv-manisch), entscheidend ist allein die Episodenzahl pro Zeitraum (z. B. erfüllt auch die Sequenz depressiv-depressiv-depressiv-manisch innerhalb eines Jahres die Anforderungen). Diese Kategorie ist insofern von großem klinischem Interesse, als das Ansprechen auf Lithium schlechter als bei den anderen Formen der bipolaren Störung ist.

Notfallmedizinische Wertung:

Voll ausgeprägte manische Episoden ohne oder mit psychotischen Symptomen sowie schwerere Formen gemischter Episoden oder des Rapid Cycling erfordern häufig notfallmäßig Maßnahmen. Die Diagnosestellung dürfte angesichts der meist eindeutigen Symptomatik nicht schwerfallen, v. a. die mangelnde Krankheitseinsicht manischer Patienten bei häufig simultan vorhandener Selbst- und/oder Fremdgefährdung bei Expansivität kann eine große therapeutische Herausforderung darstellen. In diesen Fällen ist die rechtzeitige Klärung der Rechtsgrundlage häufig wichtig (➤ Kap. 6).

19.4 Differenzialdiagnose

19.4.1 Depressive Episode

Andere psychiatrische Erkrankungen

Von der depressiven Episode müssen v. a. die Angststörungen (Panikstörung, generalisierte Angststörung) abgegrenzt werden. Beide Angsterkrankungen können eine z. T. erhebliche depressive Begleitsymptomatik aufweisen.

Mitunter ist es bei Altersdepressionen, also depressiven Episoden bei Patienten, die älter als 65 Jahre sind, schwierig, eine beginnende Demenz auszuschließen. Im Zweifelsfall sollte zunächst von einer depressiven Episode ausgegangen und diese konsequent behandelt werden. Eindeutiger Beginn, konstante Verstimmung, Klagen über die Beschwerden und zirkadiane Stimmungsschwankungen sprechen für eine Depression. Bei der Demenz ist der Beginn hingegen schleichend, die Stimmungsänderungen sind fluktuierend und nicht von der Tageszeit abhängig, demente Patienten bagatellisieren ihre Beschwerden eher. Besonders schwierig wird die Differenzialdiagnose, wenn bei depressiven Patienten eine Pseudodemenz vorliegt. Hierunter werden kognitive Einbußen verstanden, die nur während der depressiven Episode bestehen; ist der Patient euthym, so sind auch diese kognitiven Defizite nicht mehr verifizierbar.

Medikamentöse und somatische Ursachen

In erster Linie müssen medikamentöse Ursachen ausgeschlossen werden. Die wichtigsten Möglichkeiten sind in ➤ Tab. 19.2 zusammengefasst.

Daneben sind körperliche Erkrankungen auszuschließen, insofern ist neben einer ausführlichen Anamneseerhebung eine sorgfältige körperliche und neurologische Untersuchung obligat. Die wichtigsten Laborparameter wie Blutbild, Blutsenkungsgeschwindigkeit, Leber- und Nierenwerte, Glukose, T_3, T_4 und TSH, ein EKG und EEG müssen erhoben werden, bei Ersterkrankung muss auch ein kraniales Computer- oder Kernspintomogramm (zum Ausschluss intrazerebraler Prozesse als Auslöser der Symptomatik) angefertigt werden. Die wichtigsten somatischen Erkrankungen, die depressive Störungen auslösen können, sind in ➤ Tab. 19.3 zusammengefasst.

Notfallmedizinische Wertung:

In der Notfallsituation tritt naturgemäß die differenzialdiagnostische Wertung in den Hintergrund. Dennoch sollten häufige medikamentöse oder somatische Ursachen im Auge behalten werden, insbesondere wenn z. B. durch das Weglassen eines bestimmten depressiogenen Medikaments rasch eine Besserung herbeigeführt werden kann.

Tab. 19.2 Medikamente und Drogen, die eine depressive Symptomatik auslösen können

Antihypertensiva
• Reserpin • α-Methyldopa • Propanolol (und andere hirngängige β-adrenerge Blocker) • Prazosin • Ionidin
Kardiaka und Antiarrhythmika
• Digitalis • Lidocain • Disopyramid
Kortikosteroide
Hormonpräparate
• Orale Kontrazeptiva • Gestagen-haltige Präparate
Cimetidin
Antiglaukom-Medikamente
Indometacin
Antibiotika
• Cycloserin • Isoniacid • Nalidixinsäure • Gyrasehemmer
Disulfiram
Zytostatika
• Vincristin • Vinblastin
Cholinergika
• Physostigmin
Levodopa
Absetzen von
• Koffein, Nikotin • Amphetaminen, Kokain • Fenfluramin • Barbituraten
Psychotrope Substanzen
• Benzodiazepine • Chlorpromazin • Andere aliphatische Benzodiazepine
Andere
• Halothan • Phenylephrin • Antikonvulsiva • Baclofen • Pentazocin • Morphin, andere Opiate

19.4.2 Manische Episode

Andere psychiatrische Erkrankungen

Das größte differenzialdiagnostische Problem, gerade bei jugendlichen Patienten, stellt das Erstauftreten einer schizophrenen Episode dar, da hierbei ebenfalls häufig eine Agitation und Größenideen vorliegen können. Hier sollte nach den diagnoseweisenden schizophrenen Denk- und Ichstörungen gesucht werden. Bei bipolaren affektiven Psychosen liegen im Verlauf eindeutig symptomfreie Intervalle vor. Bei der schizoaffektiven Störung mit einer gegenwärtig manischen Episode (F25.0) handelt es sich – laut ICD-10 – um „episodische Störungen, bei denen sowohl affektive als auch schizophrene Symptome in *derselben* Krankheitsphase auftreten, meistens gleichzeitig oder höchstens durch einige Tage getrennt". Hier kann neben der Beurteilung, ob auch eindeutig eine schizophrene Symptomatik vorliegt, der Längsschnittverlauf mit den bei der bipolaren Störung häufigeren eindeutig symptomfreien Intervallen differenzialdiagnostisch weiterhelfen.

Tab. 19.3 Mögliche somatische Erkrankungen als Ursachen für depressive Störungen (modifiziert nach DGPPN, 2000)

Infektionskrankheiten, z. B.
• Viruspneumonie • Mononukleose • Influenza
Kardiovaskuläre und pulmonale Erkrankungen, z. B.
• Herzinsuffizienz • Arrhythmien • Chronisch obstruktive Bronchitits • Schlafapnoe
Neoplasmen, z. B.
• Pankreaskarzinom • Leukämie • Hirntumore
Endokrinopathien, z. B.
• Hypothyreose • Hyperthyreose • Addison-Erkrankung • Cushing-Syndrom • Hyperparathyreodismus • Hypoparathyreodismus • Diabetes mellitus
Metabolische Störungen, z. B.
• Urämie • Leberinsuffizienz • Vitamin-B12-Mangel • Folsäuremangel • Morbus Wilson • Hypoproteinämie • Porphyrie
Gastrointestinale Erkrankungen, z. B.
• Pankreatitis • Entzündliche Darmerkrankungen • Morbus Whipple
Kollagenosen, z. B.
• Lupus erythematodes • Panarteriitis nodosa
Hirnerkrankungen, z. B.
• Morbus Parkinson • Enzephalomyelitits disseminata • Alzheimer-Erkrankung • Enzephalomalazie • Epilepsie

Medikamentöse und somatische Ursachen

In erster Linie können Medikamente und Drogen (vor allem Stimulanzien und Halluzinogene) eine manische Symptomatik hervorrufen (Übersicht in ➤ Tab. 19.4). Insofern sollten Patienten, die diese Drogen und/oder Medikamente eingenommen haben, zunächst im drogen-/medikamentenfreien Status beobachtet werden – falls dies überhaupt möglich ist –, bevor eine diagnostische Festlegung erfolgt. Aus diesem Grunde kommt einem Drogen- und Medikamentenscreening eine hohe Bedeutung zu. Insbesondere bei jüngeren Patienten sollte ein Drogenscreening (Amphetamine, Halluzinogene) erfolgen.

Auch zahlreiche körperliche Erkrankungen (etwa Hyperthyreoidismus) wurden mit der Auslösung von manischen Episoden (➤ Tab. 19.5) in Zusam-

Tab. 19.4 Medikamente und Drogen, die eine manische Symptomatik auslösen können (Auswahl)

Drogen
• Stimulanzien • Halluzinogene • Alkohol
Medikamente
• Antidepressiva • Adrenerge Substanzen (z. B. Bronchodilatatoren) • L-Dopa • Isoniazid • Kortikosteroide

19

Tab. 19.5 Mögliche somatische Auslöser einer manischen Symptomatik (Auswahl)

Erkrankungen des ZNS
• Rechts frontotemporale Läsionen • Subkortikale Läsionen
Endokrinologische Erkrankungen
• Hyperthyreose • M. Addison • M. Cushing
Infektionen
• Neurosyphilis • Enzephalitis • AIDS
Metabolische Erkrankungen
• Vitamin-B_{12}-Mangel • Postdialyse-Syndrom

menhang gebracht, wobei eindeutige Kausalzusammenhänge bisher nicht nachgewiesen werden konnten. Dennoch sind eine gründliche körperliche einschließlich neurologischer Untersuchung und Zusatzuntersuchungen obligat durchzuführen.

Notfallmedizinische Wertung:

Die hier kurz aufgezählten differenzialdiagnostischen Erwägungen sind in der Notfallsituation zwar von untergeordneter Bedeutung. Hier gilt es in erster Linie, rasch – orientiert an der führenden Symptomatik – eine Therapie zur Entspannung der Situation herbeizuführen. Vor allem medikamentöse und – wohl noch wichtiger – drogeninduzierte manische Syndrome sollten auch in der Notfallsituation nicht übersehen werden.

19.5 Befunderhebung in Notfallsituationen/Umgang mit dem Patienten

19.5.1 Depressive Episode

Der Umgang mit dem depressiven Patienten sollte durch Rücksichtnahme gekennzeichnet sein. Depressive können schon auf kleine, anscheinend unbedeutende Zurückweisungen mit einer deutlichen Verschlechterung der Symptomatik reagieren. In der Notfallsituation ist auf ein rasches Erkennen der wichtigen Punkte Wert zu legen, also depressive Verstimmung, Suizidalität und das eventuelle Vorliegen von psychotischen Symptomen. Dem Patienten sollte zurückhaltend und freundlich, aber ohne Bagatellisierung der Situation begegnet werden. Die ersten Fragen zur Psychopathologie sollten einführend sein, hier empfiehlt sich z. B. die Frage nach dem Vorliegen von Schlafstörungen. Dann sollte rasch nach Freudlosigkeit, Antriebsstörung und depressiver Stimmungslage gefragt werden, gefolgt von Fragen nach psychotischen Symptomen (z. B. Verarmungs- oder hypochondrischer Wahn). Von zentraler Bedeutung zur Risikoabschätzung ist die Erörterung der Suizidalität (➤ 19.2.1, ➤ Kap. 11). Vom Vorliegen von Suizidalität und deren Schweregrad hängt im Wesentlichen das weitere Vorgehen ab. Hier sollte verstärktes Augenmerk auf eventuelle Bagatellisierungstendenzen des Patienten gelegt werden (s. u.).

Ein Hauptfehler im Umgang mit depressiven, suizidgefährdeten Patienten besteht im Nicht-Ansprechen einer möglichen Suizidalität. Einige spezielle Fragen zu Suizidalität sind in ➤ Tab. 19.6 zusammengefasst.

Mitunter wird die Bündnisfähigkeit des suizidalen Patienten überschätzt, auch kann es zu einer Überforderung des depressiven Patienten durch zu hoch gesteckte Therapieziele kommen.

Es sollte immer versucht werden, den Schweregrad der Suizidalität abzuschätzen, um ein gestuftes

Tab. 19.6 Spezielle Fragen zur Suizidalität (nach Müller-Spahn und Hoffmann-Richter, 2000)

- Gedanken an Suizid
  - Häufigkeit, Dauer, Intensität
  - Konkrete Ideen
  - Zwangscharakter der Gedanken
  - mit anderen gesprochen (Ankündigung)
  - Vorbereitung für den Suizid
- Sozialer Rückzug; Qualität der bisherigen sozialen Integration
- Frühere Suizidversuche
- Suizid im sozialen Umfeld
- Motiv für Suizidgedanken, hoffnungslose Situation
- Lösungsmöglichkeiten für aktuelle Konflikte erkennbar
- Interesse an Beruf, Hobbys verloren
- Familiäre und berufliche Verpflichtungen
- Religiöse Bindungen
- Zugehörigkeit zu einer Risikogruppe

19

Vorgehen einleiten zu können. Diese Abschätzung kann (auch für den Erfahrenen) sehr schwierig sein; sie ist fehlerträchtig, eine allgemein verbindliche Stadieneinteilung existiert nicht. Zudem ist Suizidalität ein dynamisches Phänomen, d. h., selbst wenn ein bestimmter Schweregrad im Moment die Suizidalität zutreffend charakterisiert, kann dieser kurze Zeit später nicht mehr zutreffend sein. Hieraus leitet sich zwangsläufig die Notwendigkeit eines häufigen Kontaktes zum suizidgefährdeten Patienten ab.

Folgende Einteilung hat sich klinisch bewährt:

- Unmittelbares Bevorstehen einer Suizidhandlung: Der Patient äußert, dass er sich jetzt sofort umbringen wolle, hat notwendige Vorbereitungen getroffen, ist äußerst entschlossen.
- Andauernde Suizidgedanken mit konkreter Ausgestaltung, drängender Todeswunsch: Der Patient weiß genau, wie er sich suizidieren wird, hat eine effektive Methode vorbereitet, kann die Suizidgedanken nicht mehr kontrollieren, diese drängen sich ihm auf.
- Suizidgedanken mit einer konkreten Ausgestaltung bestehen, sind aber durch Gespräche noch relativierbar: Der Patient äußert zwar ähnlich konkrete Suizidgedanken wie im soeben erwähnten Fall, die Gedanken sind aber besser für ihn kontrollierbar, drängen sich nicht ständig auf, sind durch Außeneinflüsse relativierbar.
- Suizidgedanken, aber Distanzierung von konkreten Suizidhandlungen: Der Patient gibt glaubhaft an, dass er (für eine bestimmte Zeitspanne) keine Suizidhandlungen vornehmen wird, hat keine konkreten Pläne oder Vorbereitungen getroffen.
- Passiver Todeswunsch: Suizidalität wird negiert, wenn allerdings der Tod z. B. „im Schlaf" („Am besten wache ich nicht mehr auf!") einträte, würde dies als Erlösung, Befreiung erlebt werden.

In ➤ Tab. 19.7 sind die zu ergreifenden Maßnahmen bei den einzelnen Schweregraden der Suizidalität zusammenfassend dargestellt.

Tab. 19.7 Zu ergreifende Akutmaßnahmen bei Suizidalität in Abhängigkeit vom Schweregrad

Unmittelbares Bevorstehen einer Suizidhandlung
• Sitzwache (ggf. Fixierung) • Adäquate Medikation (Anxiolytika, Sedativa, ggf. Antipsychotika) • Potenzielle Suizidwerkzeuge sichern • Häufige Gesprächsangebote • Kein Ausgang
Andauernde Suizidgedanken mit konkreter Ausgestaltung, drängender Todeswunsch
• Falls Patient nicht in die Behandlung einwilligt, Rechtsgrundlage schaffen (➤ Kap. 6) • Unterbringung in einer Überwachungseinheit mit Sichtkontrolle • Potenzielle Suizidwerkzeuge sichern • Begrenzter Ausgang in Begleitung des Personals • Krisenintervention
Suizidgedanken mit einer konkreten Ausgestaltung, aber durch Gespräche noch relativierbar
• Falls Patient nicht in die Behandlung einwilligt, Rechtsgrundlage schaffen (➤ Kap. 6) • Unterbringung auf einer geschlossenen psychiatrischen Station (ggf. im Überwachungsbereich) • Kontinuierliche Kontrolle • Sicherung potenzieller Suizidwerkzeuge • Ausgang nur in Begleitung des Pflegepersonals • Krisenintervention
Suizidgedanken, aber Distanzierung von konkreten Suizidhandlungen
• Patienten sind i. d. R. freiwillig zur Behandlung bereit • Unterbringung auf einer offenen psychiatrischen Station • Besondere Kontrollvorkehrungen sind zumeist entbehrlich • Ausgang in Begleitung des Personals (ggf. mit Familie) • Verhaltensbeobachtung und -dokumentation
Passiver Todeswunsch – Suizidalität wird negiert, eintretender Tod (z. B. „im Schlaf") würde jedoch als Befreiung erlebt
• Häufige Kontakte • Behandlung der Grunderkrankung

19.5.2 Manie

Leichtere manische Bilder werden mitunter übersehen, insbesondere wenn dem Arzt keine Fremdanamnese zur Verfügung steht oder er diese nicht richtig deuten kann. Für den begrenzten Zeitraum eines Arztgesprächs gelingt es manchem manischen Patienten (noch), sich situationsadäquat zu verhalten, die Angehörigen berichten aber bereits zu diesem Zeitpunkt über deutlich auffälliges Verhalten (z. B. Schlaflosigkeit, überhöhte Geldausgaben, Größenideen, etc.). Diesen Angaben ist großes Gewicht beizumessen. Da bereits solche leichteren Ausprägungsgrade einer Manie erhebliche soziale Schäden zur Folge haben können, sollte unbedingt versucht werden, diese leichteren Formen zu erkennen und einer effektiven Therapie zuzuführen, auch um die Ausbildung schwerer Manien zu verhindern.

Der Umgang mit einem hochmanischen Patienten ist schwierig. Dies rührt vor allem daher, dass diese Patienten sehr umtriebig sind bei erheblich gesteigertem Selbstwertgefühl, das bis zum Größenwahn gehen kann; zudem sind sie nur selten krankheitseinsichtig. Da die Agitation spontan, aber besonders auch im Gefolge von Außenreizen gesteigert sein kann, sollte zunächst versucht werden, die Einwirkung externer Reize auf den Patienten weitgehend zu reduzieren. Dies ist in der Regel mit einer Einschränkung des Aktionsradius des Patienten verbunden, was manische Patienten nur schwer tolerieren können. Hier sollte auch nicht zu autoritär aufgetreten werden. Vielmehr sollte, um den Patienten zu weiteren therapeutischen Schritten zu motivieren, ein Kompromiss gesucht werden; es sollte deeskalierend vorgegangen werden.

Bei der Erstuntersuchung ist insbesondere auf Folgendes zu achten (modifiziert nach Bohus und Berger, 1998):

- Der Patient darf den Untersuchungsraum nicht unbemerkt verlassen können, vor allem, wenn er von Angehörigen oder der Polizei zur Vorstellung gebracht worden ist.
- Es muss auf die eigene Sicherheit geachtet werden, z. B. indem ausreichend Hilfspersonen bei der Exploration zugegen sind oder rasch gerufen werden können. Der Untersucher sollte möglichst seinen Platz an der Tür einnehmen, es sollten keine Gegenstände im Raum sein, die als Waffe benutzt werden können.
- Neben der Erhebung des psychopathologischen Befundes sollte eine knappe Anamnese bezüglich psychiatrischer und wesentlicher körperlicher Vorerkrankungen erhoben werden. Besonders wichtig hier: Liegen frühere affektive Episoden vor? Gab es eine Einnahme bestimmter Drogen und/oder Medikamente (➤ Tab. 19.4)? (Hier sollte immer auch versucht werden, ein Drogen-/Medikamentenscreening durchzuführen.)
- Eine Fremdanamnese ist angesichts der bei manischer Symptomatik sehr häufigen Tendenz zur Bagatellisierung und Dissimulation unerlässlich.
- Auf eine internistisch-neurologische Untersuchung darf nicht verzichtet werden, da organische Erkrankungen als Ursache eines agitierten Syndroms ausgeschlossen werden müssen (➤ Tab. 19.5). Diese organische Abklärung ist besonders bei Erstauftreten einer affektiven Symptomatik wichtig, da hier die Wahrscheinlichkeit, dass eine organische Ursache vorliegt, höher ist als bei einer affektiven Symptomatik im Rahmen einer bekannten bipolar-affektiven Erkrankung.
- Neben der Abklärung einer Medikamenteneinnahme als Verursacher der manischen Symptomatik ist eine detaillierte Medikamentenanamnese in erster Linie essenziell, um Anhaltspunkte für Medikamente, die bereits in einer früheren Episode wirksam waren, zu erhalten.
- Am Ende der Untersuchung sollten die notwendigen weiteren diagnostischen Maßnahmen und die einzuleitenden therapeutischen Schritte mit dem Patienten und eventuell auch mit den Angehörigen besprochen werden.

Meist wird eine stationäre Behandlung nicht zu umgehen sein, insbesondere wenn Aggressivität im Rahmen der Manie eine Rolle spielt. Eine solche stationäre Aufnahme ist aber gerade mit einer erheblichen Reduktion des Aktionsradius verbunden, sodass besonders am Anfang einer solchen stationären Behandlung die damit verbundenen Konflikte eskalieren können und besondere Umsicht im Umgang mit dem manischen Patienten gerade in dieser Phase notwendig ist.

Nur im äußersten Notfall sollten freiheitsentziehende Maßnahmen wie Unterbringung auf einer geschlossenen Station und, noch weitergehend, Fixierungen durchgeführt werden. Hier ist auf die genaue Einhaltung der ärztlich-pflegerischen Anforderungen wie der rechtlichen Bestimmungen zu achten.

Ist bei massiver Selbst- oder Fremdgefährdung eine Fixierung nicht vermeidbar, sollte diese professionell, aber ohne unnötige Gewaltanwendung und zusätzliche Gefährdung des Patienten oder des Personals durchgeführt werden. Hierzu ist es unerlässlich, dass die Fixierungsmaßnahmen adäquat vorbereitet werden (Bett, Fixierungsgurte), dass genügend Personal für die Fixierung vorhanden ist und dass dann schnell und entschlossen unter Leitung des zuständigen Arztes gehandelt wird.

Der fixierte Patient bedarf der besonderen Pflege und Betreuung, er ist dauerhaft zu überwachen, die Dauer der Fixierung ist auf das unbedingt notwendige Maß zu beschränken. Hierzu muss der psychopathologische Zustand des Patienten engmaschig erhoben werden. Insbesondere ist zu prüfen, ob die in der Regel parallel durchgeführten psychopharmakologischen Interventionen (➤ 19.6.2) bereits einen so großen Erfolg gezeitigt haben, dass die Fixierung wieder gelöst werden kann (weitere Ausführungen zum Vorgehen bei akuten Erregungszuständen und der Anwendung von Zwangsmaßnahmen in ➤ Kap. 6).

19.6 Therapie

19.6.1 Depression

In einer Notfallsituation wird neben dem ärztlichen Gespräch in der Regel eine Psychopharmakotherapie notwendig sein. Nach einem ausführlichem Gespräch mit dem Patienten, bei dem es in erster Linie darauf ankommt, seine Bereitschaft für eine medikamentöse Therapie zu wecken bzw. zu verstärken, sollten im Sinne einer Psychoedukation die Wirkung und auch die Nebenwirkungen von Antidepressiva unter besonderer Berücksichtigung des für den speziellen Patienten ausgewählten Antidepressivums erklärt werden.

Die Aufklärung über Nebenwirkungen ist von zentraler Bedeutung, da Antidepressiva eine Wirklatenz besitzen. In den ersten 7–14 Behandlungstagen setzt i. d. R. keine für den Patienten spürbare antidepressive Wirkung ein, während die Nebenwirkungen nahezu sofort beginnen. Ist der Patient über diese zeitliche Dissoziation des Einsetzens von Wirkung und Nebenwirkungen nicht ausreichend informiert, ist die Wahrscheinlichkeit des Absetzens der Medikation groß.

Die Auswahl des für den Patienten geeigneten Antidepressivums sollte vornehmlich von Verträglichkeits- und Sicherheitsaspekten geleitet sein. Das ausgewählte Antidepressivum wird einschleichend

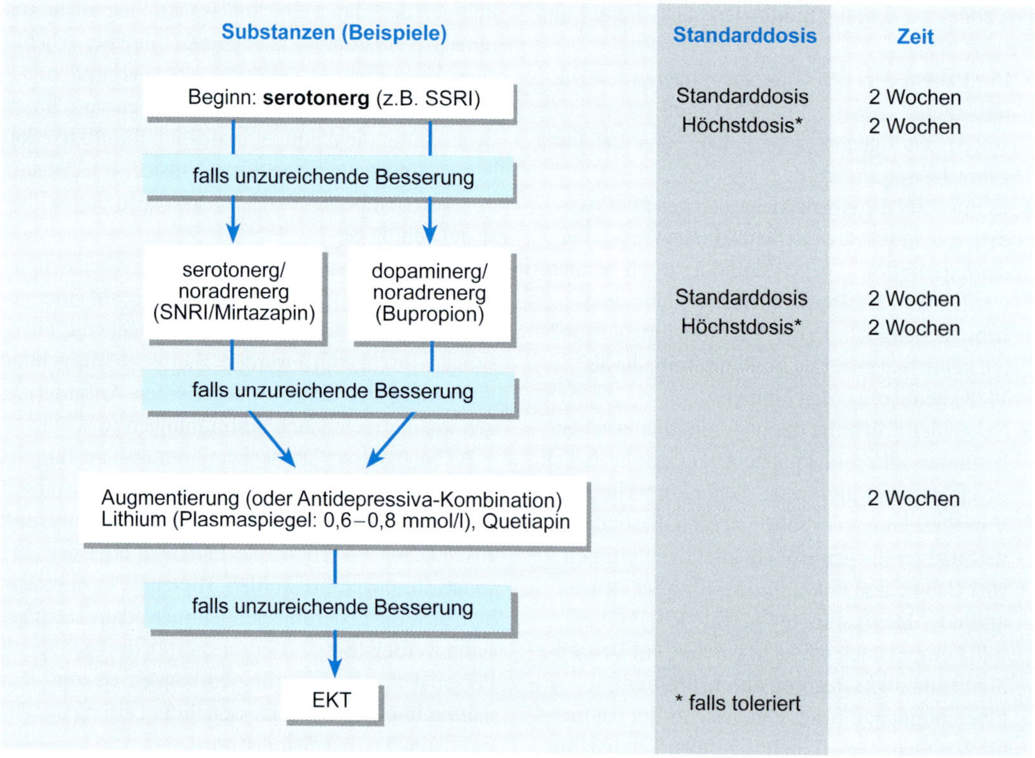

Abb. 19.1 Beispiel für den Ablauf einer medikamentösen antidepressiven Behandlung

dosiert. In ➢ Abb. 19.1 sind mögliche Ablaufschemata für eine antidepressive Therapie exemplarisch dargestellt.

Neben dem Primat der Sicherheits- und Verträglichkeitsaspekte kann das Antidepressivum auch unter dem Aspekt einer evtl. gewünschten Sedierung ausgewählt werden. ➢ Tab. 19.8 gibt hier einen Überblick über die Antidepressiva mit ihrem hauptsächlichen pharmakodynamischen Wirkmechanismus, ➢ Tab. 19.9 geht hauptsächlich auf den Aspekt Sedierung ein.

Wird nach ca. vier Wochen kein ausreichendes Ansprechen erreicht (➢ Abb. 19.1), sollte das Antidepressivum gewechselt werden. Hierbei empfiehlt es sich, ein Medikament mit einem anderen biochemischen Angriffspunkt zu verwenden. So kann bei nicht erfolgreicher Gabe eines SSRI eine Substanz verwendet werden, die entweder sowohl das sero-

Tab. 19.8 Biochemischer Hauptangriffspunkt der wichtigsten Antidepressiva

Wirkstoff		Serotonerg	Noradrenerg	Dopaminerg	Andere
SSRI	Citalopram	++	–	–	–
	Escitalopram	++	–	–	–
	Fluoxetin	++	((+))	–	–
	Fluvoxamin	++	–	–	–
	Paroxetin	++	–	((+))	–
	Sertralin	++	–	–	–
Multimodal	Vortioxetin	++	(+)	(+)	(+)
SNRI	Duloxetin	++	+(+)	–	–
	Venlafaxin	++	+	–	–
NaSSA	Mirtazapin	(+)	(+)	–	α-Blocker
	Mianserin	–	–	–	α-Blocker
SNARI	Reboxetin	–	++	–	–
NDRI	Bupropion	–	++	+	–
RIMA	Moclobemid	+	+	–	–
MASSA	Agomelatin	(+)	–	–	Melatonin-Agonist
G-Mo	Tianeptin	–	–	–	glutamaterger Modulator
SARI	Trazodon	+	–	–	$5HT_2$-Antagonist
MAOI	Tranylcypromin	+	+	+	–
Johanniskraut	LI 160	(+)	(+)	–	(?)
TCA	Amitriptylin	+	+	–	–
	Amitriptylinoxid	+	+	–	–
	Clomipramin	++	((+))	–	–
	Desipramin	–	++	–	–
	Dibenzepin	+	+	–	–
	Doxepin	+	+	–	–
	Imipramin	+	+	–	–
	Trimipramin	–	–	+	–
tri- und tetrazyklische Antidepressiva mit Verträglichkeitsvorteilen	Lofepramin	+	+	–	–
	Maprotilin	(+)	++	–	–
	Nortriptylin	(+)	+	–	–

(G-Mo = **G**lutamat-**Mo**dulator, MAOI =**Mono**amin**o**xidase-**I**nhibitor, MASSA = **M**elatonin-**A**gonist und **s**pezifischer **S**erotonin-**A**ntagonist, NaSSA = **N**oradrenergic **a**nd **S**pecific **S**erotonergic **A**ntidepressant, NDRI = **N**oradrenaline and **D**opamine **R**euptake **I**nhibitor, RIMA = **R**eversible and Selective **I**nhibitor of **M**onoamine Oxidase Type **A**, SNARI = **S**elektiver **N**or**a**drenalin-**Re**uptake-**I**nhibitor, SARI = **S**erotonin-**A**ntagonist and **R**euptake **I**nhibitor, SNRI = **S**erotonin and **N**oradrenaline **R**euptake **I**nhibitor, SSRI = **S**elective **S**erotonin **R**euptake **I**nhibitor, TCA=**triz**[**c**]yklisches **A**ntidepressivum)
++ = sehr stark, + = mäßig, (+) = schwach, ((++)) = sehr schwach, – = nicht vorhanden

19

Tab. 19.9 Einteilung der Antidepressiva mit Angabe der therapeutischen Dosierung (mg/d [Höchstdosis])

Wirkstoff/-gruppe	Nicht sedierend	Sedierend	Stark Sedierend
SSRI	Citalopram (20–40 [60]) Escitalopram (10–20 [30]) Fluoxetin (20–40 [80]) Fluvoxamin (75–150 [300]) Paroxetin (20–40 [50]) Sertralin (50–150 [200])		
Multimodal	Vortioxetin (5–20 [25])		
SNRI	Duloxetin (30–90 [120]) Venlafaxin (75–225 [375])		
NaSSA		Mirtazapin (15–45 [60]) Mianserin (30–120 [180])	
SNARI	Reboxetin (8–10 [12])		
NDRI	Bupropion (150–300 [450])		
RIMA	Moclobemid (300–600 [900])		
MASSA		Agomelatin (25–50)	
G-Mo	Tianeptin (25,0–37,5)		
SARI		Trazodon (100–400 [600])	
MAOI	Tranylcypromin (10–30 [60])		
Johanniskraut	z. B. LI 160, STW-3 (900 [1800])		
TCA	Desipramin (75–150 [300])	Clomipramin/Imipramin (75–150 [300]) Amitriptylinoxid (90–180 [300]) Doxepin (75–225 [300]) Trimipramin (75–150 [300])	Amitriptylin (75–150 [250]) Dipenzepin (160–480 [720])
tri- und tetrazyklische Antidepressiva mit Verträglichkeitsvorteilen	Maprotilin (75–150 [225])	Nortriptylin (75–150 [300]) Lofepramin (140–210 [225])	

(G-Mo = **G**lutamat-**Mo**dulator, MAOI =**M**ono**a**min**o**xidase-**I**nhibitor, MASSA = **M**elatonin-**A**gonist und **s**pezifischer **S**erotonin-**A**ntagonist, NaSSA = **N**oradrenergic **a**nd **S**pecific **S**erotonergic **A**ntidepressant, NDRI = **N**oradrenaline and **D**opamine **R**euptake **I**nhibitor, RIMA = **R**eversible and Selective **I**nhibitor of **M**onoamine Oxidase Type **A**, SNARI = **S**elektiver **N**or**a**drenalin-**R**e-uptake-**I**nhibitor, SARI = **S**erotonin-**A**ntagonist and **R**euptake **I**nhibitor, SNRI = **S**erotonin and **N**oradrenaline **R**euptake **I**nhibitor, SSRI = **S**elective **S**erotonin **R**euptake **I**nhibitor, TCA=**t**riz[**c**]yklisches **A**ntidepressivum)

tonerge als auch das noradrenerge System beeinflusst (z. B. Venlafaxin/Duloxetin in höheren Dosen, Mirtazapin), oder ein Medikament, das dopaminerg/noradrenerg wirkt (Bupropion, ➤ Tab. 19.8).

Weitere wichtige Faktoren, die bei der Auswahl eines bestimmten Antidepressivums berücksichtigt werden sollten, sind in ➤ Tab. 19.10 zusammengefasst.

Spezialfall des akut suizidgefährdeten bzw. wahnhaften Patienten

Bei der medikamentösen Behandlung sollte wie folgt vorgegangen werden:

- Bei akuter Gefährdung des Patienten kommt es zunächst darauf an, ihn zu sedieren, zu entängstigen, ggf. paranoides Erleben zurückzudrängen.

Tab. 19.10 Zu berücksichtigende Faktoren bei der Auswahl und Therapie mit Antidepressiva

Berücksichtigt werden sollen folgende Faktoren
• Früheres positives Ansprechen • Ansprechen eines Familienmitgliedes • Alter • Nebenwirkungen des Präparates • Suizidalität (kein kardiotoxisches Antidepressivum verordnen!) • Agitierte Depression • Vorliegen von Kontraindikationen • Kompatibilität mit internistischer oder psychiatrischer Begleiterkrankung • Potenzielle Interaktionen mit anderen, zeitgleich gegebenen Pharmaka

Insofern sollte vorrangig mit Benzodiazepinen, eventuell in Form schnell resorbierbarer Zubereitungsformen (z. B. Lorazepam in Expidet-Formulation, bis 5 mg/d) oder als i. v.-Gabe, gearbeitet werden. Daneben sollten häufig bestehende Schlafstörungen effektiv, z. B. mit Zopiclon, 7,5 mg/Nacht, behandelt werden.

- Neben der Gabe von Benzodiazepinen sollte bei Vorliegen eines paranoiden Syndroms, aber auch bei ausgeprägter Impulskontrollstörung, ein Antipsychotikum verabreicht werden. Hierbei sind atypische Antipsychotika wegen der geringeren Nebenwirkungslast zu bevorzugen (➤ 19.6.2) (z. B. Olanzapin 5–10 mg/d).
- Bei ausgeprägt suizidalen Patienten sollte zudem die Grunderkrankung, die zur Suizidalität geführt hat, also in dem hier behandelten Fall die Depression, bekämpft werden.
- Zentrale psychotherapeutische Maßnahme ist die Kontaktaufnahme und das Gespräch, „darum herumreden" wird als Zeichen der Inkompetenz des Therapeuten gewertet. Rasche, „praktikable" Lösungswege für aktuelle Konflikte sollten zunächst vermieden werden, das verständnisvolle Zuhören und Ertragen der häufig aggressiven Gesprächsinhalte steht im Vordergrund.

Psychotherapie

In der Akutsituation kommt den klassischen antidepressiven psychotherapeutischen Interventionen wie der *kognitiven Verhaltenstherapie,* den *psychodynamischen Ansätzen* und auch der *interpersonellen Therapie* ein geringerer Stellenwert als in der längerfristigen Behandlung zu. Wichtiger als diese Verfahren sind stützende Gespräche mit der Vermittlung einer kurz- bis mittelfristigen Perspektive, die methodenübergreifend angelegt sein sollten.

19.6.2 Manie

Die Behandlung der manischen Episode erfolgt in erster Linie medikamentös. Daten aus kontrollierten Studien über die Wirksamkeit von psychotherapeutischen Interventionen liegen für manische Episoden nicht vor.

Bei leichteren Formen kann eine rasche Lithium-Aufdosierung vorgenommen werden (Ziel: Plasmaspiegel von ca. 1,0 mmol/l, ➤ s. u.), auch Valproinsäure bis zu einer Dosis von 1 000 mg/d (➤ s. u.) oder Carbamazepin bis zu einer Dosis von 800–1 600 mg/d (langsam – um 200 mg/d – aufdosieren, ➤ s. u.) können gegeben werden. Valproinsäure besitzt gegenüber Lithium den Vorteil, dass es auch i. v. gegeben werden kann. So kann ein schnellerer Wirkeintritt erzielt werden kann.

Lithium zeigt eine verminderte Wirksamkeit bei Rapid Cycling, dem Vorliegen gemischter Episoden oder gleichzeitigem schädlichem Substanzgebrauch bzw. Substanzabhängigkeit. In diesen Fällen sollten primär Valproinsäure oder ein SGA (s. u.) zum Einsatz kommen.

Was die Akutbehandlung schwerer manischer Syndrome betrifft, gehen derzeit die praktischen Empfehlungen auseinander:

Zum einen wird weiterhin die Gabe von hochpotenten, klassischen *First-Generation*-Antipschychotika (FGA) (z. B. Haloperidol 10–20 [maximal 30] mg/d), in der Regel kombiniert mit einem Benzodiazepin (z. B. Lorazepam 2–4 mg/d) empfohlen.

Allerdings besitzen auch eine Reihe von *Second-Generation*-Antipsychotika (SGA) die Zulassung zur Therapie der akuten Manie. Diese haben in der Regel weniger extrapyramidal-motorische Nebenwirkungen und sollten daher bevorzugt zum Einsatz kommen, z. B. Olanzapin: 10–20 mg/d, Risperidon: 3–6 mg/d, Quetiapin: 400–800 mg/d, Ziprasidon 40–120 mg/d, Asenapin: 10–20 mg/d. Auch diese Medikamente sollten bei schwereren Manieformen sofort mit einem Benzodiazepin kombiniert werden. Wenn der Patient nicht kompliant ist, sollte das Antipsychotikum entweder i. m. appliziert oder als schnell resorbierbare Tabletten gegeben werden (Verfügbarkeit abhängig von der Substanz).

Ist die Akutphase der Manie abgeklungen, stellt sich die Frage, wie weiter behandelt werden sollte. Dies ist sorgfältig zu erwägen, stellt aber keine Notfallsituation dar und wird daher im Rahmen dieses Buchbeitrags nicht näher erörtert.

Falls die Monotherapie (bzw. die Kombination einer der genannten Substanzen mit einem Benzodiazepin) nicht ausreichend wirksam ist, sollten Kombinationstherapien durchgeführt werden, wobei die meisten Erfahrungen für die Kombination eines Mood-Stabilizers (Lithium, Valproinsäure, Carbamazepin) mit einem der genannten SGA vorliegen. Bei Kombinationen ist allerdings die potenziell erhöhte Rate unerwünschter Arzneimittelwirkungen zu beachten.

➤ Tab. 19.11 fasst die wichtigsten pharmakotherapeutischen Möglichkeiten zusammen.

Lithium

19

Modifiziert nach Benkert und Hippius 2017

Lithium ist zur Akutbehandlung leichter bis allenfalls mittelschwerer manischer Syndrome in Monotherapie geeignet. Bei schwereren manischen Syndromen sollte eine Kombination mit einem Antipsychotikum und/oder einem Benzodiazepin angestrebt werden. Daneben wird die Substanz vor allem zur Phasenprophylaxe bei bipolar-affektiven und schizoaffektiven Erkrankungen sowie zur antidepressiven Augmentation eingesetzt. Die Substanz weist eine geringe therapeutische Breite auf, nach Absetzen einer Dauertherapie kommen gehäuft manische Episoden vor.

Lithium sollte in der Retardform mit der Hauptdosis abends gegeben werden, die Dosierung erfolgt nach dem Plasmaspiegel, der 12h nach der letzten Einnahme abgenommen werden sollte. Die Dosis und der Plasmaspiegel verhalten sich zueinander linear proportional, d. h., eine Verdopplung der Lithium-Dosis führt zu einem doppelt so hohen Plasmaspiegel. Der Lithiumspiegel, der erforderlich ist, um einen akut-antimanischen Effekt zu erzielen, beträgt 1,0–1,2 mmol/l (in der Rezidivprophylaxe 0,6–0,8 mmol/l). Die in der Akutbehandlung häufig notwendige rasche Aufdosierung sollte unter stationären Bedingungen erfolgen, der Spiegel alle zwei Tage kontrolliert werden.

Nebenwirkungen

Lithium besitzt eine Reihe von Akutnebenwirkungen (➤ Tab. 19.12). Bei der Kombination mit (typischen) Antipsychotika wurde über das Auftreten eines malignen neuroleptischen Syndroms bzw. über Serotoninsyndrome berichtet. Auf die entsprechenden Symptome sollte frühzeitig geachtet werden, da diese Kombination bei schwereren Manien häufig indiziert ist.

Tab. 19.11 Pharmakotherapie der manischen Episode: (X) = nicht in jedem Falle indiziert, X = indiziert, XX = absolut indiziert

Wirkstoff	Hypomanie	Manische Episode ohne psychotische Symptome	Manische Episode mit psychotischen Symptomen
Lithium*	**X**	**XX**	**X**
Atypisches Antipsychotikum, z. B. Olanzapin**	**(X)** [5–10 mg/d]	**X** [10–20 mg/d]	**XX** [10–30 mg/d]
Benzodiazepin, z. B. Lorazepam***	**(X)** [2–4 mg/d]	**X** [4–10 mg/d]	**XX** [4–10 mg/d]
Hochpotentes typisches Antipsychotikum, z. B. Haloperidol	**(X)** [5 mg/d]	**X** [5–15 mg/d]	**XX** [10–20 mg/d]

*Für Ausnahmen (z. B. Rapid Cycling, gemischte Episode) siehe Text
**Alternativ, falls nonkomplianter Patient, in Form einer i. m.-Gabe oder ein atypisches Antipsychotikum als schnell resorbierbare Tablette
***Alternativ, falls nonkomplianter Patient, als i. m.-Gabe oder als lyophilisierte Plättchen mit schnellem Wirkeintritt

Tab. 19.12 Nebenwirkungen bei Behandlung mit Lithium (modifiziert nach Benkert und Hippius, 2017)

Nebenwirkungen	Hinweise
Neurologische/psychiatrische Nebenwirkungen	
Häufig: Feinschlägiger Tremor	*Therapie:* β-Rezeptorenblocker (z. B. Propranolol 3 × 10–40 mg)
Häufig: kognitive Störungen	Werden als stark beeinträchtigend empfunden
Selten: Müdigkeit	Initial
Selten: Muskelschwäche	Initial, gelegentlich auch Funktionsstörung der peripheren Nerven (Leitgeschwindigkeiten und Amplituden der Aktionspotenziale verringert)
Renale Nebenwirkungen	
Häufig: Polyurie, Polydipsie	Initial
Selten, nach langjähriger Behandlung: Nierenfunktionsstörungen (reduzierte Konzentrationsleistung, renaler Diabetes insipidus)	Bei Absetzen von Lithium meist reversibel (hinsichtlich histologischer Veränderungen liegen widersprüchliche Befunde vor)
Sehr selten: Glomerulonephritis (Minimal-Change-Typ)	In der Literatur sind nur wenige Fälle beschrieben
Störungen des Elektrolyt- und Wasserhaushalts	
Häufig: Gewichtszunahme	*Therapie:* Kalorienarme Diät bei normaler Natriumchloridzufuhr
Selten: Ödeme im Bereich des Gesichts und der Gelenke	
Dermatologische Nebenwirkungen	
Selten: Haarausfall, Follikulitis, Juckreiz, Exazerbationen einer bestehenden Psoriasis	Ggf. Absetzen des Lithiumpräparats
Gastrointestinale Nebenwirkungen	
Häufig: Durchfall, Übelkeit, Völlegefühl, Appetitverlust	Initial
Endokrine Nebenwirkungen	
Häufig: Struma, TSH-Anstieg	*Therapie:* Substitution mit Schilddrüsenhormonen
Selten: Hypothyreose	Endokrinologisches Konsil
Selten: Hyperparathyreoidismus	Endokrinologisches Konsil
Selten: Störungen des Kohlenhydratstoffwechsels	Senkung oder Erhöhung der Blutglukosekonzentration
Kardiovaskuläre Nebenwirkungen	
Selten: Repolarisationsstörungen im EKG	Bei Absetzen von Lithium reversibel (hinsichtlich Veränderungen der QTc-Zeit liegen widersprüchliche Befunde vor)
Selten: Arrhythmien (Bradykardien)	
Hämatologische Nebenwirkungen	
Häufig: Leukozytosen	Meist unproblematisch, bei Absetzen von Lithium reversibel

Lithiumintoxikation

Bei Lithiumkonzentrationen über 1,2 mmol/l kann es zu Intoxikationserscheinungen kommen. Da die individuelle Schwelle auch niedriger sein kann, ist dies auch schon bei geringeren Spiegeln möglich (z. B. bei älteren Patienten).

Mögliche Ursachen einer Lithiumintoxikation (nach Benkert und Hippius, 2017):

- Akzidentelle oder in suizidaler Absicht vorgenommene Überdosierungen
- Kalium- oder Kochsalzmangel (z. B. natriumarme Diät, Diuretika, Flüssigkeitsverluste z. B. durch Diarrhö oder starkes Schwitzen)
- Nierenfunktionsstörungen mit Elektrolytverschiebungen
- Verminderung der renalen Clearance durch nichtsteroidale Antiphlogistika oder ACE-Hemmer
- Narkosen oder Operationen (2–3 Tage vor Operation Absetzen von Lithiumsalzen)

Klinische Symptome einer Lithiumintoxikation (nach Benkert und Hippius, 2017):

- Nausea, Emesis, Diarrhö
- Grobschlägiger Tremor der Hände
- Abgeschlagenheit, reduzierte Psychomotorik und Vigilanz
- Vertigo, Dysarthrie, Ataxie
- Im weiteren Verlauf: Rigor, Hyperreflexie, Faszikulationen, zerebrale Krampfanfälle, Schock, Bewusstseinstrübung, Koma, Herz-Kreislauf-Stillstand

Kontraindikationen

Absolute Kontraindikationen sind nach Benkert und Hippius (2017) schwere Nierenfunktionsstörungen wie eine Pyelonephritis oder Glomerulonephritis, schwere Herz-Kreislauf-Erkrankungen, Störungen des Natriumhaushalts und das Vorliegen eines Morbus Addison.

Relative Kontraindikationen bestehen nach Benkert und Hippius (2017) bei Erkrankungen wie Diabetes mellitus, Hypertonie, Gicht und ähnlichen Erkrankungen, die Nierenfunktionsstörungen auslösen können.

Vorsicht geboten ist ferner bei ausgeprägten Ernährungs- und Kräftedefiziten, zerebraler Krampfneigung, Hypothyreose, Parkinson-Krankheit, Psoriasis vulgaris und Myasthenia gravis.

Interaktionen mit anderen Medikamenten

Nach Benkert und Hippius (2017) sind bei kombinierter Gabe von Lithium und **Psychopharmaka** folgende möglichen Interaktionen zu beachten:

- Die Wirkung von **Antidepressiva** kann durch Lithiumaugmentation verbessert werden; allerdings können die Lithium-Nebenwirkungen in Kombination mit Antidepressiva verstärkt werden:
  - **SSRI (insbesondere Fluoxetin):** Durch Erhöhung des Lithiumspiegels oder pharmakodynamisch bedingt sind vermehrte Lithiumnebenwirkungen bis hin zur Neurotoxizität und einem Serotoninsyndrom möglich.
  - **Trizyklische Antidepressiva:** Es kann zu verstärktem Tremor kommen.
  - **Mirtazapin, Reboxetin:** Bei diesen Wirkstoffen sind keine Interaktionen mit Lithium bekannt.
- Die Kombination von **Antipsychotika** und Lithium kann zu verstärkten Nebenwirkungen beider Medikamente bis hin zur Neurotoxizität führen. Möglich sind extrapyramidal-motorische Symptome (in Einzelfällen irreversibel), EEG-Veränderungen (ggf. persistierend), Delirien und Krampfanfälle. Ferner gibt es Hinweise auf ein erhöhtes Risiko für ein malignes neuroleptisches Syndrom.
- Bei der Komedikation mit **Antikonvulsiva** (Carbamazepin, Phenytoin) kann es auch bei therapeutischen Plasmaspiegeln zu vermehrten Nebenwirkungen beider Medikamente bis hin zur Neurotoxizität kommen.

Interaktionen mit anderen Medikamenten sind in ➤ Tab. 19.13 aufgelistet.

Valproinsäure

Valproinsäure ist mittlerweile zur Akuttherapie der Manie und zur Rezidivprophylaxe bei bipolaren Erkrankungen zugelassen. Die Substanz erfordert eine Reihe von Routinekontrollen, insbesondere zur frühzeitigen Erkennung von Störungen der Leber, der Bauchspeicheldrüse, des Knochenmarks und der Gerinnung.

Die Dosierung beträgt 500–1 000 mg/Tag verteilt auf 2–4 Einzeldosen. Zur Akuttherapie der Manie wird ein sogenanntes Loading empfohlen, d. h., es wird zu Beginn eine Tagesdosis von 20 mg/kg Körpergewicht gegeben. In der Akuttherapie der Manie werden Plasmakonzentrationen bis 120 µg/ml gut vertragen. Ein noch rascherer antimanischer Effekt lässt sich möglicherweise durch eine i. v.-Gabe erreichen (dieselbe Dosis wie bei der oralen Therapie).

➤ Tab. 19.14 informiert über die wichtigsten Nebenwirkungen und zu beachtende Kontraindikationen.

Carbamazepin

Carbamazepin ist für die Phasenprophylaxe bipolar-affektiver Störungen zugelassen, wenn Lithium nicht oder nicht ausreichend wirksam ist bzw. wenn unter Lithium Rapid Cycling auftritt oder wenn Kontraindikationen gegen Lithium bestehen. Auch

Tab. 19.13 Interaktionen von Lithium mit anderen Medikamenten (modifiziert nach Benkert und Hippius 2017)

Wirkstoffe	Interaktionen
ACE-Hemmer, Sartane	Erhöhte Lithiumserumspiegel, verbunden mit vermehrten Lithiumnebenwirkungen. **Cave:** Nephrotoxizität. *Maßnahmen:* • In den ersten 8 Wochen wöchentliche Kontrolle des Lithiumserumspiegels • ggf. Reduzierung der Lithium-Dosis • Kontrolle der Lithium-Plasmakonzentration nach Absetzen
Acetazolamid	Erniedrigte Lithiumserumspiegel durch vermehrte Lithiumausscheidung
Antibiotika (Ampicillin, Tetrazykline, Aminoglykoside, Metronidazol)	Evtl. erhöhte Lithiumserumspiegel, verbunden mit vermehrten Lithiumnebenwirkungen bis hin zur Intoxikation. **Cave:** Nephrotoxizität. *Maßnahmen:* häufigere Lithiumserumspiegelkontrollen (ca. monatlich)
Nichtsteroidale Antiphlogistika	ASS: bisher keine Interaktionen berichtet Rofecoxib und Celecoxib: **Cave:** Intoxikationsrisiko durch verminderte Lithium-Clearance berichtet *Maßnahmen:* häufigere Serumspiegelkontrollen (ca. monatlich)
Clonidin	Abschwächung der blutdrucksenkenden Wirkung von Clonidin möglich
Digoxin	Verstärkung der Herzglykosidwirkung möglich, erhöhtes Risiko für Arrhythmien
Diuretika (Thiazid-Diuretika [z. B. Hydrochlorothiazid], kaliumsparende Diuretika [Amilorid, Triamteren])	**Cave:** Intoxikationsrisiko durch verminderte renale Lithiumausscheidung; Schleifendiuretika (z. B. Furosemid, Etacrynsäure) erhöhen Lithiumserumspiegel in geringerem Ausmaß.
Kaliumiodid	Verstärkung der thyreostatischen Wirkung
Kalziumantagonisten vom Typ Diltiazem und Verapamil	Verstärkte Neurotoxizität möglich
Ketamin	Vermehrte Lithiumnebenwirkungen
Methyldopa	Evtl. erhöhte Lithiumserumspiegel, verbunden mit vermehrten Lithiumnebenwirkungen bis hin zur Intoxikation. **Cave:** Lithiumintoxikation in Ausnahmefällen auch bei therapeutischen Serumspiegeln möglich
Methylxanthine (Theophyllin, Coffein)	Verringerte Lithiumserumspiegel durch erhöhte renale Lithiumausscheidung
Muskelrelaxanzien (Pancuronium, Suxamethonium)	Verlängerung der neuromuskulären Blockade (in Einzelfällen um mehrere Stunden) *Maßnahmen:* Lithium präoperativ absetzen
Natriumbikarbonat	Vermehrte Lithiumausscheidung mit niedrigeren Serumspiegeln
Sympathikomimetika	Blutdrucksteigernde Wirkung wird evtl. verringert
Thyreostatika	Verstärkung der thyreostatischen Wirkung

eine akut antimanische Wirkung ist nachgewiesen, es besteht aber hier keine zugelassene Indikation. Vor Behandlungsbeginn sind Herzrhythmusstörungen auszuschließen. Da unter der Langzeitbehandlung mit Carbamazepin hepato- und hämatotoxische Nebenwirkungen auftreten können, sind Routinekontrollen notwendig, insbesondere ist auf Frühsymptome solcher Nebenwirkungen (bei Knochenmarksschädigungen: Fieber, Halsschmerzen, Mundulzera, Hämatome; bei Leberfunktionsstörungen: Abgeschlagenheit, Appetitmangel, Übelkeit, Gelbfärbung der Haut) zu achten und auch den Patienten hierüber aufzuklären.

Carbamazepin wird einschleichend dosiert, da die Nebenwirkungen (➤ Tab. 19.15) vor allem initial auftreten. Beginn mit 200–400 mg/die, Dosissteigerung um 200 mg/die. Falls ein akut antimanischer Effekt angestrebt wird, sind auch raschere Dosissteigerungen möglich, Dosissteigerungen um mehr als 400 mg/die sollten aber nicht durchgeführt werden,

Tab. 19.14 Nebenwirkungen und weitere zu beachtende Eigenschaften der Valproinsäure

Nebenwirkungen
• **Leber:** Erhöhung des Ammoniakspiegels (asymptomatisch), dies erfordert in der Regel keinen Therapieabbruch. Selten kann es dosisunabhängig zu schwerwiegenden bis hin zu tödlich verlaufenden Leberfunktionsstörungen kommen. • **Gastrointestinalsystem:** Erhöhter Appetit, Gewichtszunahme (seltener: Gewichtsabnahme), Diarrhö, Übelkeit, Erbrechen, Hypersalivation, selten: Pankreatitis • **Nervensystem:** Schläfrigkeit, Tremor, Parästhesien, Ataxie, Reizbarkeit, selten: Enzephalopathie • **Haut:** Vorübergehender Haarausfall • **Blutbildendes System:** Beeinträchtigung der Knochenmarksfunktion (Lymphopenie, Neutropenie, Anämie, Panzytopenie), Störungen der Thrombozytenaggregation • **Bewegungssystem:** Spastizität • **Geschlechtsorgane:** Selten Amenorrhö
Interaktionspotenzial
• **Enzyminduzierende Antiepileptika** (Carbamazepin, Phenobarbital, Phenytoin) können die Natriumvalproat-Ausscheidung erhöhen und so den Wirkspiegel senken. • Bei gleichzeitiger Einnahme von Natriumvalproat und **oralen Antikoagulanzien** kann es zu einer verstärkten Blutungsneigung kommen. • Natriumvalproat kann den Blutspiegel gleichzeitig eingenommenen **Phenytoins** deutlich erhöhen. Dies kann, da der Metabolismus gehemmt wird, auch mit Lamotrigin eintreten. • Potenziell **hepatotoxische Arzneimittel,** aber auch **Alkohol,** erhöhen die Lebertoxizität von Valproat.
Weitere zu beachtende Aspekte
• Die Substanz darf nicht bei Leber- oder Pankreaserkrankungen angewandt werden (beachte die Maßnahmen zur Früherkennung von Leberschäden in der Produktinformation). • Bei älteren Patienten empfiehlt sich eine Dosisreduktion. • Auswirkungen auf die Verkehrstüchtigkeit und das Bedienen von Maschinen: Insbesondere zu Beginn der Behandlung, v. a. in Kombination mit anderen, in dieselbe Richtung wirkenden Medikamenten oder Alkohol, ist die Fähigkeit zum Autofahren und zum Bedienen von Maschinen beeinträchtigt.

da ansonsten gravierende Nebenwirkungen auftreten können. Die Erhaltungsdosis beträgt zwischen 800 und 1 600 mg/die, ein antimanische oder phasenprophylaktische Plasmakonzentration ist nicht definiert, angestrebt werden sollten Spiegel zwischen 4 und 12 mg/l. Die Nebenwirkungen und andere wichtige Informationen (auch Interaktionen) der Substanz sind in ➤ Tab. 19.15 zusammengefasst.

Antipsychotika

Antipsychotika sind Mittel der ersten Wahl bei der Akuttherapie der Manie. Hierbei sollten heute die SGA (Second Generation Antipsychotics) gegenüber den FGA (First Generation Antipsychotics) vorgezogen werden. SGA zeigen keine oder eine geringe Inzidenz akuter extrapyramidal-motorischer Nebenwirkungen (ein besonderer Vorteil bei der Gabe bei Patienten mit affektiven Erkrankungen, da diese Patientengruppe häufiger als schizophrene Patienten mit diesen Nebenwirkungen reagiert), zudem ist auch die Rate der tardiven Dyskinesien deutlich geringer. Von den SGA besitzen folgende zum Zeitpunkt der Drucklegung dieses Buches eine Zulassung zur Akuttherapie der Manie: Aripiprazol, Asenapin, Olanzapin, Quetiapin, Risperidon und Ziprasidon.

Im Allgemeinen können drei Nebenwirkungskomplexe bei den SGA unterschieden werden:

- Von der Blockade des D_2-Rezeptors abhängige Nebenwirkungen wie extrapyramidal-motorische Symptome (EPS) und Prolaktin-Erhöhungen (insgesamt geringer ausgeprägt als bei den typischen, hochpotenten Antipsychotika, aber bei einigen der AAP v. a. in höheren Dosen noch vorhanden). Als Langzeitnebenwirkungen tardive Dyskinesien.
- Von der Blockade anderer peripherer und/oder zentraler Rezeptoren ausgelöste Nebenwirkungen wie Hypotension (α_1-Blockade), Mundtrockenheit (muskarinerge Blockade), Müdigkeit (H_1-Blockade)
- Metabolisches Syndrom

Insgesamt zeigen die SGA eine wesentlich geringere Inzidenz D_2-Blockade-vermittelter Nebenwirkungen als FGA (s. o.). Am günstigsten ist in dieser Hinsicht sicherlich Quetiapin zu bewerten. Risperidon, v. a. wenn in höheren Dosen gegeben, schneidet hier deutlich schlechter ab. Die ausgeprägtesten Prolakti-

19

Tab. 19.15 Nebenwirkungen und besonders zu beachtende Eigenschaften von Carbamazepin

Nebenwirkungen
• **Zentralnervensystem:** Benommenheit, Schwindel, Somnolenz, Sedierung, Schläfrigkeit, Ataxie, gelegentlich Kopfschmerzen, bei älteren Patienten auch Verwirrtheit und Unruhe. Depressive Verstimmung. • **Haut:** Allergische Hautreaktionen (s. auch unter „Allgemein") mit und ohne Fieber bis zu schwersten, lebensbedrohlichen exfoliativen Dermatitiden bei Stevens-Johnson- bzw. Lyell-Syndrom. Sofort absetzen! • **Blutsystem:** (sog. gutartige) Leukopenie, Leukozytose, Eosinophilie, Thrombozytopenie. Vereinzelt bis zu lebensbedrohlichen Agranulozytosen gehend (hieraus resultiert die Notwendigkeit, besonders am Anfang der Therapie, das Blutbild regelmäßig zu kontrollieren). • **Herz-Kreislauf-System:** AV-Überleitungsstörungen • **Auge:** Gelegentlich Konjunktivitiden, Akkomodationsstörungen • **Gastrointestinales System:** Appetitlosigkeit, Mundtrockenheit, Übelkeit, Erbrechen • **Hepatisches System:** Verminderte Leberfunktion, selten Ikterus oder Hepatitis (hieraus resultiert die Notwendigkeit, die Leberwerte besonders zu Beginn der Therapie regelmäßig zu überwachen) • **Stoffwechsel:** Selten Hyponatriämie, seltener Hypokalziämie • **Endokrines System:** Selten: Gynäkomastie, Galaktorrhö • **Allgemein:** Überempfindlichkeitsreaktionen mit Fieber, Hautausschlag, Vaskulitis, Lymphknotenschwellung. Hier sollte die Behandlung abgesetzt werden.
Interaktionspotenzial
Das Interaktionspotential von Carbamazepin ist äußerst vielgestaltig. Zahlreiche Medikamente sind betroffen. Bitte konsultieren Sie unbedingt die Fachinformation, falls ein Patient ein weiteres Medikament einnimmt, um zu prüfen, ob eine Interaktionsmöglichkeit gegeben ist. Die Liste der betroffenen Medikamente ist so lang, dass sie an dieser Stelle nicht wiedergegeben werden kann.
Weitere zu beachtende Aspekte
• Bei Vorliegen einer Knochenmarksschädigung darf Carbamazepin nicht angewendet werden, bei anderen hämatologischen Erkrankungen nur nach strengster Indikationsstellung. • Keine Anwendung bei einem AV-Block. Auch andere schwere Herzerkrankungen stellen eine Kontraindikation dar. • Die Substanz darf nicht bei einer Überempfindlichkeit gegen Carbamazepin angewandt werden, wegen der Strukturähnlichkeit ist auch Vorsicht geboten bei einer Überempfindlichkeit gegen trizyklische Antidepressiva. • Bei älteren Patienten empfiehlt sich eine Dosisreduktion. • Auswirkungen auf die Verkehrstüchtigkeit und das Bedienen von Maschinen: Carbamazepin kann die Konzentrationsfähigkeit und die Wachheit beeinflussen, daher ist – besonders in der Anfangsphase der Therapie – Vorsicht geboten, i. d. R. sollte auf das Autofahren und das Bedienen gefährlicher Maschinen verzichtet werden.

nerhöhungen sind bei Risperidon zu verzeichnen, unter Quetiapin, Olanzapin und Ziprasidon treten praktisch keine Prolaktinerhöhungen auf.

Hypotension ist ein Charakteristikum vieler SGA, am ausgeprägtesten scheint sie bei der Therapie mit Quetiapin oder Risperidon in den Vordergrund zu treten, Ziprasidon zeigt keine Hypotension.

Olanzapin weist von den genannten SGA die stärksten antihistaminergen (z. B. Sedierung) und anticholinergen (z. B. Mundtrockenheit) Nebenwirkungen auf, Ziprasidon und Risperidon zeigen solche Nebenwirkungen nicht.

In den letzten Jahren ist die Auslösung eines metabolischen Syndroms (v. a. in der Langzeittherapie) durch die SGA verstärkt in den Blickpunkt gerückt. Die höchste Inzidenz der zu diesem Komplex gerechneten Symptome (Gewichtszunahme, Diabetes mellitus Typ 2, Hyperlipidämie) wird unter Olanzapin beobachtet, sehr günstig sind in diesem Bereich Ziprasidon und Aripiprazol zu bewerten.

In ➤ Tab. 19.16 ist der Versuch unternommen, die wichtigsten Nebenwirkungen für die SGA und Haloperidol qualitativ gewichtet wiederzugeben.

Tab. 19.16 Nebenwirkungen der SGA und Haloperidol (deutlich modifiziert und ergänzt nach APA, 2004)

	EPS/TD	Prolaktin-Erhöhung	Körpergewichtszunahme	Glukose-Erhöhung	Lipidämie	QTc-Verlängerung	Sedierung	Hypotension	Anticholinerge Nebenwirkungen
Haloperidol	+++	+++	+	0	0	+	+	0	0
Aripiprazol	0	0	0	0	0	0	+	0	0
Asenapin	(+)	(+)	+	(+)	(+)	+	+	+	0
Olanzapin	(+)	0	+++	+++	+++	+	++	+	++
Quetiapin	0	0	+	+	+	+	++	++	(+)
Risperidon	+	++	+	+	+	+	+	+	0
Ziprasidon	(+)	0	0	0	0	++	0	0	0

0=kein Risiko oder sehr geringes Risiko, (+)=fragliches Risiko, +=gewisses Risiko, gelegentliches Auftreten der Nebenwirkungen unter therapeutischen Dosen, ++=manchmal tritt die Nebenwirkung unter therapeutischen Dosen auf, +++=häufiges Auftreten der Nebenwirkung unter therapeutischen Dosen. (Berücksichtigt sind nur SGA mit einer Zulassung zur Behandlung der Manie)

LITERATUR

APA, American Psychiatric Association (2004) Practice Guideline for the treatment of patients with schizophrenia, second edition. Am J Psychiatry 161 (2)

Benkert O, Hippius H (2017) Kompendium der Psychiatrischen Pharmakotherapie. 11. Auflage. Springer, Berlin

Bohus M, Berger M. Affektive Erkrankungen. In: Hewer W, Rössler W (Hrsg) Akute Psychische Erkrankungen. Management und Therapie, Urban & Fischer, München, S. 325–355

DGPPN (Hrsg.) (2000) Behandlungsleitlinie Affektive Erkrankungen. Steinkopff, Darmstadt

DGPPN, BÄK, KBV, AWMF (Hrsg.) (2015) S3-Leitlinie/Nationale Versorgungsleitlinie Unipolare Depression, 2. Aufl., Version 5.

Miles, C. P.: Conditions predisposing to suicide: a review. J Nerv Ment Dis 1977; 164:231–246.

Müller-Spahn F, Hoffmann-Richter U. Psychiatrische Notfälle. Kohlhammer, Stuttgart 2000.

WHO (1992) Internationale Klassifikation psychischer Störungen. ICD-10 Kapitel V (F). (hers. von Dilling H, Mombour W, Schmidt MH), Huber, Bern

WHO (1994) Internationale Klassifikation psychischer Störungen. ICD-10 Kapitel V (F). Forschungskriterien (Hrsg. von Dilling H, Mombour W, Schmidt MH, Schulte-Markwort E), Huber, Bern

KAPITEL

20 Neurotische und verwandte Störungen

Harald J. Freyberger, Ulrich Frommberger, Michael Rufer, Ulrich Schnyer und Carsten Spitzer

Mitautor der Vorauflage: Fred Rist (Kap. 20.2 und 20.5)

20.1 Einleitung

Vier Störungsformen sind traditionell eng mit dem Konzept der neurotischen Störung verbunden:

- Angststörungen
- Zwangsstörungen
- Dissoziative Störungen
- Somatoforme Störungen

Gemeinsam ist diesen Störungen, dass ihre Ätiologie, trotz aller biologischen Einflüsse, maßgeblich durch psychische und situative Faktoren bestimmt ist.

Akutsituationen im Sinne einer unmittelbaren Gefährdung von Leben und Gesundheit des Patienten sind bei dieser Gruppe von Störungen relativ selten. Wenn sie auftreten, stehen sie fast immer im Zusammenhang mit Sekundärproblemen (z. B. Suizidalität bei komplizierender schwerer Depression, körperliche Folgen einer sekundären Suchtproblematik), während eine unmittelbare vitale Gefährdung durch die Störungen nicht zu befürchten ist.

Demgegenüber sehr viel häufiger sind Situationen, in denen Handlungsbedarf dadurch entsteht, dass es zu einer Zuspitzung bestimmter Symptome kommt. Diese ist zwar aus medizinischer Sicht nicht bedrohlich, wird vom Patienten aber nicht selten in dieser Weise wahrgenommen.

In besonderem Maße ist dieses der Fall bei Patienten mit Angst- und somatoformen Störungen. Ein großer Teil von ihnen befürchtet immer wieder vielfältige Gefahren, v. a. auf körperlichem Gebiet, was zu gehäuften Notfallkontakten mit Ärzten der verschiedensten Fachrichtungen in Klinik und Praxis führt.

Auch wenn es sich bei diesen störungstypischen Situationen nicht um Notfälle im engeren Sinne handelt, bedürfen die Patienten wegen ihres Leidensdrucks einer medizinisch-psychiatrischen Intervention mit dem primären Ziel einer Linderung der aktuellen Symptomatik. Darüber hinaus können Kontakte, veranlasst durch akute symptomatische Exazerbationen, aber auch eine wichtige weichenstellende Funktion erfüllen, da viele Patienten im Kontext einer krisenhaften Verstärkung ihrer Symptome eher bereit sind, sich zu weiterführenden therapeutischen Maßnahmen im Sinne der psychosomatischen Grundversorgung, einer fachpsychiatrischen Behandlung oder einer ärztlichen oder psychologischen Psychotherapie motivieren zu lassen. Akut- und Notfallsituationen, die sich durch sekundäre und komplizierende psychische Störungen ergeben, sind in den entsprechenden Kapiteln des Buches erörtert (z. B. ➤ Kap. 11, ➤ Kap. 16).

20.2 Angststörungen

Ulrich Frommberger

Krankheitsbild

Eine Angstreaktion hat physiologische, kognitive, affektive und motorische Komponenten. Sowohl in der Rangreihe dieser Modalitäten wie auch in ihrer Ausgestaltung sind Angstreaktionen inter- und intraindividuell sehr variabel. Krankhafte Formen der Angst unterscheiden sich von normaler Angst durch Intensität, zeitlichen Verlauf und Verhältnismäßigkeit in Relation zur angstauslösenden Situation. Eine gebräuchliche Einteilung unterscheidet:

- Panikstörungen,
- phobische Störungen,
  - Agoraphobie,
  - soziale Phobie,
  - spezifische Phobie,
- generalisierte Angststörung.

Angsterkrankungen sind neben den Suchterkrankungen die häufigsten psychischen Störungen. Die Lebenszeitprävalenz aller Angsterkrankungen wird mit ca. 14 % angenommen, dabei sind die generalisierte Angststörung und die Agoraphobie mit mehr als 5 % am häufigsten (Angenendt et al. 2015).

Kennzeichen der **Panikstörung** (episodisch paroxysmale Angst) sind wiederkehrende schwere Angstattacken (Panik), die ohne vom Patienten identifizierbare Auslöser auftreten und nicht auf bestimmte Situationen beschränkt sind. Typisch sind der plötzliche und unvermittelte Beginn und das schnelle Erreichen einer maximalen Angstempfindung. Die Patienten erleben im Anfall vielfältige vegetative Symptome, die sich auf mehrere Organsysteme beziehen, mit rascher Intensitätssteigerung (➤ Tab. 20.1). Das Denken ist beherrscht von der Angst, unmittelbar vor dem Tod zu stehen oder „verrückt" zu werden und peinliche Verhaltensweisen zu zeigen.

Diese Vorstellungen werden im Angstanfall mit großer Gewissheit erlebt. Ein einzelner Anfall dauert meist nur Minuten und hält selten länger als eine halbe Stunde an. Einer einzelnen Panikattacke folgt meist die beständige Furcht vor einer erneuten Attacke. Bereits nach dem erstmaligen Erleben eines solchen Angstanfalls können Patienten beginnen, Situationen zu vermeiden, in denen der Anfall auftrat (z. B. Autofahren), bzw. Vorkehrungen zu treffen, dass sie bei einem weiteren Anfall nicht ohne Unterstützung bleiben.

Tab. 20.1 Symptomenspektrum bei Panikattacken (in Anlehnung an die diagnostischen Kriterien der ICD-10)

- Herzklopfen, erhöhte Herzfrequenz
- Fein- oder grobschlägiger Tremor
- Atembeschwerden/Erstickungsgefühl
- Thoraxschmerzen/-missempfindungen
- Schwindel, Unsicherheit, Benommenheit
- Angst vor Kontrollverlust/vor dem „Verrücktwerden"
- Hitzegefühle, Kälteschauer
- Schweißausbrüche
- Mundtrockenheit
- Thorakales oder abdominelles Beklemmungsgefühl
- Übelkeit, abdominelle Missempfindungen
- Derealisation/Depersonalisation
- Todesangst
- Gefühllosigkeit, Kribbelgefühle

Bei **phobischen Störungen** tritt die Angst überwiegend in eindeutig beschreibbaren, im Allgemeinen ungefährlichen bzw. dem Ausmaß der Angst nicht entsprechenden Situationen auf. Die Angst wird typischerweise vom Patienten antizipiert, und die auslösenden Situationen werden gewohnheitsmäßig vermieden. Allein die Vorstellung einer phobischen Situation erzeugt gewöhnlich eine Erwartungsangst. Je nach Situation bzw. je nach Durchführbarkeit des Vermeidungsverhaltens variiert die Angstreaktion von Unbehagen bis zu Panikzuständen. In aller Regel wissen die Patienten, dass andere Menschen die fraglichen Situationen nicht als bedrohlich einschätzen, ohne dass die Angst dadurch reduziert wird.

Mit der Bezeichnung **Agoraphobie** wird eine Gruppe von Phobien erfasst, bei denen das Vermeidungsverhalten dazu geführt hat, dass die Patienten den eigenen Wohnbereich nicht mehr ohne große Schwierigkeit verlassen können. Häufig bezieht sich die Angst auf offene Plätze (*agora* =Marktplatz), aber auch überfüllte Räumlichkeiten (z. B. Kaufhäuser), öffentliche Verkehrsmittel und andere Situationen, in denen ein „Fluchtweg" fehlt. Befürchtungen der Patienten drehen sich oft um den Gedanken, zu kollabieren, hilflos in der Öffentlichkeit liegen zu bleiben oder etwas Peinliches zu tun. Bei einem Teil der Patienten sind auch in der Vergangenheit Panikanfälle außerhalb des Hauses aufgetreten. Die Agoraphobie schränkt die Patienten in der Bewegungsfreiheit stark ein. Zur eigenen Absicherung versuchen sie meist, eine Begleitung durch vertraute Personen sicherzustellen, was langfristig zu Beziehungsproblemen führen kann.

Bei **sozialen Phobien** konzentrieren sich Befürchtungen auf die Bewertung durch andere Menschen und führen schließlich zur Vermeidung von entsprechenden Situationen. Solche Befürchtungen können auf bestimmte Situationen beschränkt sein, wie z. B. Sprechen, Essen und Trinken in der Öffentlichkeit, Unterschreiben von Schecks und Briefen. Sie sind in manchen Fällen nicht an bestimmte Tätigkeiten oder Situationen gebunden und treten dann in allen sozialen Situationen außerhalb des eigenen Familienkreises auf. Die Befürchtungen können auch auf unangemessene körperliche Reaktionen bezogen sein, wie Zittern, Erröten, Erbrechen, Drang zum Wasserlassen. Die Patienten sehen oft diesen befürchteten Verlust der Kontrolle über eine körperliche Funktion als ihr primäres Problem an, obwohl es sich dabei um eine sekundäre Manifestation der Angst handelt. Gemeinsamkeiten der Patienten mit sozialer Phobie scheinen ein gering ausgebildetes bzw. instabiles Selbstwertgefühl, ein hohes Maß an Selbstaufmerksamkeit und die Angst vor negativer Bewertung durch andere zu sein. Ihre sozialen Interaktionen werden dadurch gestört, dass sie sich vorwiegend damit beschäftigen, welchen Eindruck andere von ihnen gewinnen könnten.

Spezifische (isolierte) Phobien sind auf spezielle Situationen beschränkt, die sehr zahlreich und skurril sein können. Häufige Themen dieser einfachen Phobien sind der Aufenthalt in ungewohnten Höhen oder geschlossenen Räumen, Zahnarztbesuch, Anblick von Verletzungen, bestimmten Tieren wie Spinnen etc. Obwohl die auslösende Situation so eng umschrieben ist, kann sie wie bei der Agoraphobie oder einer sozialen Phobie Panikanfälle auslösen. Spezifische Phobien sind in der Kindheit häufig, auch die spezifischen Phobien Erwachsener reichen häufig in die Kindheit oder Jugend zurück. Wenn die gefürchteten Situationen effektiv vermieden werden können und damit keine Störung des Lebensvollzugs verbunden ist, können diese Phobien unbehandelt jahrzehntelang bestehen.

Kennzeichen der **generalisierten Angststörung** ist eine anhaltende Angst und Besorgtheit („Sorgenkrankheit"), die aber nicht auf bestimmte Situationen beschränkt ist. Die Patienten klagen über Gefühle von ständiger Nervosität oder Anspannung, Zittern, Schwitzen, Benommenheit, Herzklopfen und andere vegetative Beschwerden. Die Befürchtungen richten sich unter anderem auf eine Bedrohung des eigenen Lebens oder des Lebens der Angehörigen durch Krankheit oder Unfall oder Bedrohungen der momentanen Lebenssituation durch materielle und soziale Veränderungen. Die Befürchtungen sind thematisch variabel und lösen sich in immer neuer Form ab. Die vielfältigen Sorgen und Vorahnungen beschäftigen die Patienten kontinuierlich, sie gestalten daraus immer wieder aufs Neue Sachverhalte, die als bedrohlich erlebt werden.

Differenzialdiagnose

Angst ist ein unspezifisches Symptom mit variablen klinischen Manifestationen und unterschiedlichen Ursachen. Das Auftreten von Angstsymptomen ist nosologisch unspezifisch, d.h. störungsgruppenübergreifend (➤ Kap. 8). Differenzialdiagnostische Erhebungen und Überlegungen sind deshalb besonders wichtig. Dafür sind Informationen zu Symptomatik, Beginn und Verlauf, anderen körperlichen und psychischen Störungen, Vorbehandlungen, Familienanamnese und zum Gebrauch psychotroper Substanzen zu erheben. Eine Zusammenfassung der wesentlichen differenzialdiagnostischen Überlegungen findet sich in ➤ Tab. 20.2.

Anhand dieser Fragen ist als Erstes zu entscheiden, ob es sich um „normale Angst" handelt, d.h., ob Art und Intensität der Symptomatik auf besondere Umstände zurückgeführt werden können und ob diese der Situation angemessen ist. Dies könnte etwa der Fall sein bei einer Person vor einem operativen Eingriff.

Danach sollten Allgemeinerkrankungen, die die geklagten Symptome zur Folge haben können, ausgeschlossen werden. Dabei ist an Erkrankungen zu denken mit bestimmten kardialen oder gastrointestinalen Symptomen, auf die mit Angst reagiert wird, oder an hormonelle Störungen, die Zustände von körperlicher Erregung auslösen können. Vor allem bei älteren Patienten ist auch eine zerebrale organische Ursache auszuschließen.

Trifft dies nicht zu, sind Effekte psychotroper Substanzen, die dosisabhängig sowohl bei Missbrauch als auch beim Entzug zu Angstzuständen führen können, in Betracht zu ziehen.

Anschließend ist zu entscheiden, ob die Angstsymptome durch eine anderweitige psychische Erkrankung bedingt sind. Infrage kommen dabei akute Episoden schizophrener oder depressiver Erkrankungen, aber auch andere psychische Störungen, die mit Angstsymptomen einhergehen können, wie z.B. eine Zwangserkrankung (➤ 20.3). Reaktionen auf ein belastendes Erlebnis, z.B. einen Unfall, oder Erinnerungen an frühere Gewalterfahrungen können ebenfalls intensive Angstsymptome hervorrufen (➤ Kap. 21).

Erst nach dem Ausschluss dieser Differenzialdiagnosen ist die diagnostische Zuordnung zu einer primären Angststörung vorzunehmen.

Eine weiter ins Detail gehende Auflistung somatischer und psychischer Erkrankungen, die in diesem

Tab. 20.2 Differenzialdiagnostik von Angststörungen

Fragestellung	Diagnostischer Schritt/ Verdachtsdiagnose
1. Welche körperlichen und psychischen Symptome bestehen: vegetative Angstsymptome, typische Denkinhalte, Vermeidungsverhalten oder gesteigerte Erregung?	Detailliertes Erfassen der Symptomatik
2. Liegt eine körperliche Erkrankung als unmittelbare Ursache der Angst vor?	Abklärung einer möglichen internistischen oder neurologischen Grunderkrankung
3. Hat der Patient (psychotrope) Medikamente oder Drogen eingenommen? Besteht eine Entzugssituation? Besteht eine Exposition gegenüber toxischen Stoffen?	Abklärung einer möglichen Verursachung durch exogene Substanzeinwirkung
4. Bestehen Hinweise auf eine psychotische Erkrankung oder ein depressives Syndrom?	Verursachung der Angst durch eine Erkrankung des schizophrenen oder affektiven Formenkreises
5. Befürchtet der Patient, sterben zu müssen oder „verrückt" zu werden?	Verdacht auf Panikstörung
6. Vermeidet der Patient Aufenthalte außerhalb der eigenen Wohnung?	Verdacht auf Agoraphobie
7. Ist die Angst auf soziale Situationen beschränkt und mit der Furcht vor Versagen in diesen Situationen gekoppelt?	Verdacht auf soziale Phobie
8. Ist die Angst auf bestimmte Objekte gerichtet?	Verdacht auf spezifische Phobie
9. Sind Besorgtheit und Ängste anhaltend und nicht auf bestimmte Situationen oder Themen beschränkt?	Verdacht auf generalisierte Angststörung
10. Ging dem Beginn der Angst ein belastendes Ereignis voraus?	Verdacht auf Belastungsreaktion

Entscheidungsprozess zu berücksichtigen sind, enthält ➤ Kap. 8.

Symptomatik und Befunderhebung

Die Exploration beginnt mit einer detaillierten Erfassung der Symptomatik. Auf der kognitiven Ebene sind Besorgnis, Selbstbeobachtung und spezifische angsterzeugende Beobachtungen und Überzeugungen festzustellen. Die affektive Gestimmtheit ist ängstlich-dysphorisch, auf der Verhaltensebene werden Vermeidung und Flucht, aber auch Zustände, bei denen die Motorik des Patienten wie „gelähmt" ist, beobachtet.

Die Liste physiologischer Symptome ist umfangreich (s. ➤ Tab. 20.1 und ➤ Kap. 8). Eine besondere Bedeutung kommt dabei dem Auftreten einer Hyperventilation als Komponente einer Angstreaktion zu, da diese in Verbindung mit der resultierenden respiratorischen Alkalose typische Sensationen auslöst (z. B. Engegefühl oder Missempfindungen thorakal, Schwindel, Parästhesien), die ihrerseits die Wahrnehmung einer körperlichen Gefährdung verstärken. Die Symptome einer Angstreaktion können vorwiegend körperlicher Natur sein mit der Folge, dass ein Patient zunächst einen Arzt eines somatischen Fachgebiets aufsucht.

Die Exploration von akut ängstlichen Patienten ist häufig durch deren „aufgelösten" Zustand erschwert (➤ 8.2). Auch nach Abklingen eines Panikanfalls kann die Exploration Probleme bereiten, da die Patienten möglicherweise noch vegetative Auslenkungen bei sich wahrnehmen, die ihre Aufmerksamkeit beanspruchen. Ferner kann das Erleben eines Panikanfalls auch Symptome wie bei einer akuten Belastungsreaktion hervorrufen und durch die dafür charakteristische Bewusstseinseinengung die Exploration erschweren. In diesen Fällen sind die Patienten schlecht in der Lage, auf Fragen des Untersuchers präzise zu antworten, und haben Mühe, Abläufe und Zusammenhänge kohärent darzustellen.

Die Exploration muss also klar strukturiert werden, gleichzeitig ist durch gezieltes Nachfragen und Vermitteln situativ angemessener Informationen eine Beruhigung des Patienten anzustreben. Der Patient muss sich in seiner Angst ernst genommen fühlen.

Die Untersuchung beginnt zweckmäßigerweise mit der detaillierten Erfragung der körperlichen Symptome und der Erfassung des subjektiven Erlebens im Angstanfall. Beides beschäftigt den Patienten zu diesem Zeitpunkt am meisten. Das ausführliche Erfassen der Symptome beruhigt den Patienten durch die nachfolgende Gewissheit, dass er dem Untersuchenden alles Wesentliche über deren Ablauf mitteilen konnte. Eine beruhigende Erklärung über den nichtorganischen Charakter der Störung können Patienten eher annehmen, wenn sie ihr Angsterlebnis detailliert darstellen konnten, als wenn nach ihrer Ansicht wichtige Beobachtungen nicht zur Sprache kamen. Deshalb ist es eine wesentliche Voraussetzung für die Motivierung zu längerfristigen therapeutischen Interventionen, dass den Patienten zu einer solchen Gesamtdarstellung Gelegenheit gegeben wird.

Bei Patienten mit überwiegend **körperlichen Angstsymptomen** sind Brustschmerzen, gastrointestinale Symptome, Kurzatmigkeit und Schwindel charakteristische Beschwerden. Die Kombination der Symptome ist gewöhnlich untypisch für eine körperliche Erkrankung, desgleichen liefert die dramatisierende Darstellung der Symptome oft einen Hinweis auf das Vorliegen einer Angststörung. Häufig können Patienten ihre Angst als solche nicht wahrnehmen oder sich und anderen nicht eingestehen, dass sie Angst verspüren.

Typische Beschwerden auf der **affektiven, der kognitiven und der Verhaltensebene** sind das Gefühl drohender Vernichtung, das Gefühl, die Kontrolle zu verlieren oder „verrückt" zu werden, sowie eine Einschränkung des Lebens durch Vermeidungsverhalten. Nicht immer als Angstanfall zu erkennen sind partielle Panikattacken, bei denen z. B. nur ein bestimmtes körperliches Symptom berichtet wird.

Anhand von Entstehung und Verlauf der Symptome können verschiedene Formen von Angsterkrankungen unterschieden werden.

> Angsterkrankungen können prinzipiell in jedem Lebensabschnitt beginnen, typischerweise ist jedoch der Beginn der Symptomatik in die dritte Lebensdekade zu datieren. Phobische Störungen beginnen dagegen oft in der Kindheit. Treten Angstsymptome nach dem 40. Lebensjahr ohne klare situative Auslöser auf, dann sollte die Möglichkeit einer organischen Grunderkrankung besonders berücksichtigt werden.

Die Exploration sollte Hinweise darauf suchen, ob die Angstsymptome erstmalig nach klar identifizierbaren **Stressoren,** z. B. Verlusterlebnissen, aufgetreten sind. Angstsymptome können auch spontan auftreten. Dabei kann ein intrapsychischer Stressor (etwa ein Konflikt in der Beziehung zu einem Partner mit ambivalenten Kognitionen und Gefühlen) zwar vorhanden sein, ist aber unter Umständen nicht sofort zu identifizieren. Dies ist vor allem dann der Fall, wenn sich aus der Sicht des Patienten keine Veränderungen in seinen Lebensumständen ergeben haben oder nicht möglich erscheinen.

> Patienten mit einer Panikstörung können in der Regel ihre erste Panikattacke gut erinnern und detailliert schildern, auch wenn sie Jahre zurückliegt. Ist dies trotz einer aktuell typischen Symptomschilderung nicht der Fall, dann ist besonderes Augenmerk auf die Möglichkeit einer anderen Grunderkrankung zu richten.

Angststörungen können sowohl intermittierend wie auch andauernd sein, sind aber in der Regel **chronisch** und können auch bei erstmaligem Bekanntwerden in einer Akutsituation bereits seit Jahren bestehen. Neben früheren Episoden einer Angststörung kann die Anamnese Hinweise auf andere psychische Störungen und vorangegangene psychiatrische Behandlungen enthalten. Bei diesen Vorbehandlungen ist wichtig, festzustellen, ob diese pharmakologischer oder psychotherapeutischer Natur waren und ob es sich dabei bereits um eine Behandlung der Angststörung oder um die Behandlung einer anderen psychischen Störung handelte. Auch ist zu klären, ob die Behandlung angstspezifisch und leitlinienorientiert geschah. Aber auch eine langjährige Krankheitsdauer gänzlich ohne Behandlung ist häufig, eine Kontaktaufnahme kommt dann erst in der Folge einer besonderen Belastung und des Zusammenbruchs des über lange Zeit etablierten Vermeidungs- und Schutzverhaltens zustande. Patienten mit Panikstörung erwarten oft über Jahre Hilfe von diagnostischen und therapeutischen Maßnahmen anderer Fachgebiete, insbesondere der inneren Medizin, und haben dort oft eine Fülle diagnostischer Maßnahmen absolviert. In schweren Fällen von Agoraphobie verlassen Patienten die Wohnung nicht mehr und erzwingen die ständige Anwesenheit eines Angehörigen so lange, bis die Angehörigen die Situation nicht mehr ertragen.

Der Gebrauch **psychotroper Substanzen** ist bei Patienten mit Angststörungen nicht selten. Dem Beginn von Panikstörungen kann der Gebrauch von illegalen Drogen vorausgegangen sein. Insbesondere Stimulanzien wie Kokain und Amphetamine können einen Zustand ängstlicher Erregung induzieren, aber auch nach Cannabiskonsum können Angstsymptome auftreten. Exzessiver Konsum von Kaffee wirkt verstärkend auf eine vorhandene Angstsymptomatik. Der Geschmacksverstärker Glutamat kann als exzitatorische Aminosäure Unruhezustände bis hin zu Panikattacken auslösen. Alkohol wird wegen der initial erreichten Spannungsreduktion besonders von Patienten mit einer sozialen Phobie im Versuch einer Selbstmedikation konsumiert. In der Behandlungsanamnese finden sich häufig Benzodiazepinverschreibungen; auch bei der vorhandenen Befürchtung der Patienten, abhängig zu werden, ist das Risiko einer Abhängigkeit bei Patienten mit Angststörungen nicht zu unterschätzen.

Wenn Patienten eine Anamnese von Substanzmissbrauch haben und besonders wenn sie vehement ein Medikament fordern, ist an die Möglichkeit einer Substanzabhängigkeit als primäre oder sekundäre Diagnose zu denken.

Therapie

Akuttherapie

Von allen Angststörungen erfordern Angstanfälle im Rahmen einer Panikstörung am häufigsten akute Interventionen. Angstanfälle können aber auch bei der generalisierten Angststörung und sogar bei spezifischen Phobien auftreten, wenn durch Änderungen in den Lebensumständen habituelles Vermeidungsverhalten unterbunden wird.

In einem akuten Angstanfall haben das Eingehen auf den Patienten, die Exploration der ihn beunruhigenden Symptome und die Zerstreuung der oft befürchteten katastrophalen Ereignisse in der Regel einen unmittelbar beruhigenden Effekt auf den Patienten.

Wenn die körperliche Erregung groß ist und mit Hyperventilation einhergeht, sind Anweisungen zur körperlichen Entspannung und zur kontrollierten Atmung (Zwerchfellatmung, „atmen Sie länger aus, als Sie einatmen") hilfreich.

Üblicherweise ist auch ein starker Angstanfall nach 30 Minuten abgeklungen bzw. merklich abgeschwächt. Dies abzuwarten und dem Patienten diesen Verlauf zu erklären sollte die Regel sein.

Wenn Angstanfälle in Zusammenhang mit der Angst vor körperlichen Erkrankungen auftreten, so klingt der Anfall meist ohnehin sehr rasch ab, sobald ein Arzt präsent ist.

Ist die Angst anhaltend, so kann ein rasch wirkendes Benzodiazepin oral verabreicht werden (etwa Lorazepam 1–2 mg oder Diazepam 5–10 mg). Bei akuter und massiver Symptomatik kann die langsame Injektion (Cave: Atemdepression!) dieser Substanzen in gleicher Dosierung hilfreich sein (für Lorazepam kommt neben der intravenösen auch die intramuskuläre Gabe infrage).

Bei der oralen Gabe von Benzodiazepinen ist zu beachten, dass die Wirklatenz ca. eine halbe Stunde beträgt. Da die Panikattacken eine durchschnittliche Dauer von ca. einer halben Stunde aufweisen, verändert eine orale Medikation weniger die Panikattacke an sich, sondern reduziert lediglich die nachfolgende innere Anspannung, Ängstlichkeit und antizipatorische Angst vor der nächsten Panikattacke. Der Patient bezieht die Besserung der Symptomatik jedoch auf die Wirkung des Medikaments. Bei diesem Lernprozess kann sich schwerlich die Motivation für eine Psychotherapie, wohl aber ein Risiko für einen späteren Medikamentenmissbrauch entwickeln.

Weiteres therapeutisches Vorgehen

Systematische Psychotherapiestudien legen nahe, dass eine weitgehende und dauerhafte Reduktion der Angstsymptomatik vor allem durch verhaltenstherapeutische Verfahren erreicht wird. Diese wenden das Prinzip der Reizkonfrontation und der kognitiven Umstrukturierung an mit dem Ziel, habituelles Vermeidungsverhalten wie auch kognitiv dysfunktionale Interpretationen zu löschen. Hierfür müssen individuelle Behandlungspläne erstellt werden, durch deren Anwendung die Bewältigung gefürchteter Situationen erlernt wird. Zu beachten ist, dass verschiedene Faktoren, z. B. mangelnde soziale Unterstützung, ein hoher sekundärer Krankheitsgewinn oder eine andere psychische Komorbidität, einen ungünstigen Einfluss auf die Erfolgsaussichten der Behandlung haben. Eine wesentliche Voraussetzung für den Erfolg der Behandlung ist die Vermittlung eines Krankheitsmodells, das den Patienten die Entstehung und Aufrechterhaltung ihrer Angststörung funktional verständlich macht. Als eher unspezifisch hilfreich wird inzwischen sportliches Ausdauertraining angesehen.

Weiterführende Therapie bei Panikstörung

Psychotherapie: Infrage kommen verhaltenstherapeutische und tiefenpsychologische Therapieverfahren. Geht eine Panikstörung mit einer Agoraphobie einher, ist eine kognitive Verhaltenstherapie mit Exposition in vivo die wirksamste Therapie. Bestehen Ambivalenzkonflikte, ist an eine psychodynamische Therapie zu denken.

Psychopharmakotherapie: Mit der üblichen Latenz bis zum Wirkungseintritt nach Tagen bis Wochen sind auf längere Sicht trizyklische Antidepressiva (TZA) wie Imipramin, Clomipramin und irreversible MAO-Hemmer in ihrer Wirksamkeit wissenschaftlich gut belegt. Diese älteren Substanzen führen oft zu Nebenwirkungen, v. a. durch anticholinerge oder blutdruckwirksame Effekte. Besser werden zumeist die neueren reversiblen MAO-Hemmer, selektive Serotonin-Reuptake-Inhibitoren (SSRI) und Serotonin-Noradrenalin-Reuptake-Inhibitoren (SNRI) oder selektiv-noradrenerg/serotonerge Substanzen (NaSSa) vertragen. Viele dieser neueren Substanzen sind inzwischen wissenschaftlich bei Angsterkrankungen geprüft und haben eine Zulassung zur Behandlung erhalten (➤ Tab. 20.3).

Patienten mit Panikattacken reagieren wegen ihrer habituellen ängstlichen Selbstbeobachtung oft sehr empfindlich auf Medikamente und zeigen bereits in geringen Dosen unerwünschte Arzneimittelwirkungen. Daher ist die Dosierung niedrig zu beginnen. Möglich ist z. B. eine Testdosis von 10 mg Paroxetin/d, die bei guter Verträglichkeit auf 20 mg Paroxetin/d und langsam über 4–6 Wochen steigernd bei Therapieresistenz auf bis zu 50 mg/d erhöht werden kann. Die Behandlung sollte mindestens acht Wochen, eher einige Monate lang durchgeführt werden. Das Absetzen sollte langsam über Wochen erfolgen.

Weiterführende Therapie bei Phobien

Psychotherapie: Die effektive Behandlung der Phobien legte einen Grundstein zur Anerkennung der Verhaltenstherapie als eines wirksamen Psychotherapieverfahrens. Bei der Behandlung der Phobien ist die Exposition in vivo ein entscheidender Faktor. Entsprechendes Informationsmaterial kann dem Patienten empfohlen werden.

Psychopharmakotherapie: Bei Phobien ist eine Verhaltenstherapie Mittel der ersten Wahl. Erst bei sehr schwer ausgeprägten oder therapieresistenten

Tab. 20.3 In Deutschland zugelassene Medikamente für die Behandlung von Angsterkrankungen und verwandten Störungen

Angststörung	TZA	SSRI	Benzodiazepine	SNRI	Andere
Agoraphobie mit/ohne Panik	Clomipramin	Paroxetin Citalopram Escitalopram	Alprazolam	Venlafaxin retard	
Soziale Phobie	Clomipramin	Paroxetin Escitalopram		Venlafaxin	Moclobemid
Generalisierte Angststörung		Paroxetin Escitalopram		Venlafaxin Duloxetin	Pregabalin Buspiron Opipramol
Zwangsstörung	Clomipramin	Paroxetin Fluoxetin Fluvoxamin			
Posttraumatische Belastungsstörung		Paroxetin Sertralin			

Phobien sind Medikamente einzusetzen. Trizyklische Antidepressiva (z. B. Imipramin und Clomipramin), irreversible wie reversible MAO-Hemmer (z. B. Moclobemid) oder SSRI (z. B. Paroxetin) oder SNRIs (z. B. Venlafaxin) können bei Phobien wirksam helfen. Diese Maßnahmen wirken jedoch erst nach längerer Einnahme. Für die Bewältigung einmaliger oder selten auftretender Situationen ist eine Dauermedikation nicht adäquat. Die Bewältigung der Ängste vor einer Flugreise oder einer Rede in der Öffentlichkeit kann z. B. eine einmalige Gabe von 10–20 mg Propranolol oder 0,25–0,5 mg Alprazolam unterstützen. Ratsam sind jedoch das vorherige Verabreichen einer Probedosis, um mögliche unerwünschte Wirkungen frühzeitig zu identifizieren, und die Abklärung möglicher Kontraindikationen.

Weiterführende Therapie bei generalisierter Angststörung

Psychotherapie: Es finden sich Ansätze mit kognitiver Verhaltenstherapie, die am Sorgenprozess selbst ansetzen, mit tiefenpsychologisch orientierter Psychotherapie und Entspannungsmethoden.

Psychopharmakotherapie: SSRI (z. B. Paroxetin), SNRI (z. B. Venlafaxin) oder niedrig dosierte trizyklische Antidepressiva (z. B. Amitriptylin oder Opipramol) helfen bei der Reduktion der Symptomatik, ebenso Buspiron (Azapiron). Zugelassen für die Indikation generalisierte Angst ist auch das Antiepileptikum Pregabalin. Benzodiazepine sollten – wenn überhaupt – nur in Notfallsituationen und sehr kurzfristig eingesetzt werden. Da diese Patienten zur Reduktion der Ängste auch Alkohol, Benzodiazepine oder frei im Handel erhältliche sedierende Präparate einsetzen, sind mögliche Interaktionen zu beachten. Im Vordergrund sollte jedoch die Psychotherapie stehen.

Fallbeispiel

Der Patient ist männlich, 36 Jahre alt, Arbeiter in einer Gießerei und lebt seit mehreren Jahren mit seiner Freundin zusammen. Diese bringt ihn Sonntagabend um 19 Uhr ohne telefonische Voranmeldung als Notfall in das städtische Krankenhaus. Die diensthabende Ärztin findet ihn im Wartebereich erregt auf und ab gehend. Der Patient schwitzt, zittert, fühlt sich selbst den Puls, atmet unregelmäßig, ringt nach Luft. Herzfrequenz und Blutdruck sind erhöht. Er berichtet, er habe zu Hause auf dem Sofa gelegen, da habe plötzlich sein Herz angefangen „verrücktzuspielen“, ihm sei ganz schwindlig geworden, er habe stechende Schmerzen in der Brust und im linken Arm verspürt. Er sei sicher gewesen, dass sein Herz das nicht länger aushalte und er einen Herzinfarkt erleiden würde. Er merke aber, dass die Todesangst schon weggegangen sei, seitdem er die Ärztin gesehen habe. Aber er fühle sich immer noch völlig zittrig, schwach, schwindelig und wirr im Kopf. Die detaillierten Fragen nach weiteren Symptomen eines Panikanfalls erbringen einerseits das typische Profil eines solche Anfalls, beruhigen aber auch den Patienten, da die Ärztin offensichtlich mit seinen Symptomen vertraut ist, da sie diese strukturiert abfragt. Der Patient war im vergangenen Jahr bereits mit einer ähnlichen Symptomatik dreimal im städtischen Krankenhaus vorstellig geworden. Unmittelbar vor dem jetzigen Anfall hatte der übergewichtige und unsportliche Patient mit seiner Freundin einen Fahrradausflug gemacht und sich anschließend hingelegt (eine typische Situation, in der die Wahrnehmung der erhöhten Herzaktivität den Panikanfall auslöste). Nach der Exploration, Erklärung der Störung und der Auslösung des jetzigen Panikanfalls ist der Patient beruhigt, aber noch misstrauisch, ob der Anfall nicht sofort wieder auftreten könne. Es wird mit ihm vereinbart, dass er sich für eine weiterführende psychotherapeutische Behandlung in der nächsten Woche in der Ambulanz der Klinik für Psychiatrie und Psychotherapie vorstellen solle. Seiner Bitte nach Medikation zur Beruhigung wird nicht entsprochen mit der Erklärung, dass es für ihn nicht hilfreich sei, wenn er sich, bevor er die Psychotherapie beginne, angewöhne, sich auf Medikamente zu verlassen.

LITERATUR

Angenendt, J., U. Frommberger, M. Berger: Angststörungen. In: Berger, M. (Hrsg.): Psychische Erkrankungen, S. 439–476. 5. Auflage, Elsevier Urban & Fischer, München 2015.

Bandelow, B., Wiltink, J., Alpers, G. W. et al.: S3-Leitlinie Behandlung von Angststörungen. AWMF-Reg.-Nr. 051–

028, Stand: 15.4.2014. www.awmf.org/leitlinien/detail/ll/051-028.html (letzter Zugriff: 26.3.2017).
Bandelow, B., Linden, M.: Angsterkrankungen – Panikstörung, soziale und generalisierte Angststörung. In: Voderholzer, U., Hohagen, F. (Hrsg.): Therapie psychischer Erkrankungen. State of the Art. 11. Aufl., S. 235–250. Elsevier Urban & Fischer, München 2016.
Hoffmann, S. O.: Psychodynamische Therapie von Angststörungen. Schattauer, Stuttgart 2008.
Neudeck, P., Wittchen H.-U. (Hrsg.): Konfrontationstherapie bei psychischen Störungen, Hogrefe, Göttingen 2005.

20.3 Zwangsstörungen

Michael Rufer und Ulrich Schnyder

Krankheitsbild und Symptomatik

Zwangsstörungen beginnen häufig in der Kindheit oder im frühen Erwachsenenalter und verlaufen unbehandelt meist chronisch. Sie können zu ganz erheblichen, in ihrem Ausmaß mit psychotischen Erkrankungen vergleichbaren Beeinträchtigungen der Lebensqualität der Patienten und nicht selten auch der Angehörigen führen. Die Symptomatik umfasst Zwangshandlungen und -gedanken, welche sich ständig wiederholen und von den meisten Patienten zumindest in Teilen als unsinnig oder übertrieben erkannt werden. Entsprechend versuchen die Patienten, den Zwangssymptomen Widerstand entgegenzusetzen, was aber nicht oder nur teilweise gelingt und oft im Verlauf einer Chronifizierung immer mehr aufgegeben wird.

Zwangshandlungen dienen zumeist der Reduktion von negativen Emotionen (z. B. von Ängsten oder depressiven Affekten), die lebensgeschichtlich bedingt oder durch Zwangsgedanken ausgelöst sein können. Sie bringen in diesem Sinne zwar eine Erleichterung, werden aber für sich genommen nicht als angenehm empfunden. Die häufigsten Zwangshandlungen sind Kontrollzwänge, Reinigungs- und Waschzwänge, Zählzwänge, Ordnungs- und Symmetriezwänge, Wiederholungs- und Nachfragezwänge sowie zwanghaftes Sammeln und Horten.

Zwangsgedanken werden vom Patienten als eigene Gedanken, Vorstellungen oder Impulse erkannt. Inhaltlich beziehen sie sich typischerweise auf Verschmutzung, Sexualität, Aggressionen (z. B. Impulse, sich oder andere zu verletzen), Religiosität, körperliche Gesundheit, Sammeln, Genauigkeit oder Symmetrie. Durch Zwangsgedanken ausgelöste Ängste oder quälende Unruhe werden oft durch Zwangshandlungen neutralisiert.

Fallbeispiel 1

Eine von ihrer Persönlichkeit her besonders besorgte und verantwortungsvolle junge Mutter von zwei kleinen Kindern wird durch den sich immer wieder aufdrängenden Gedanken in Angst und Schrecken versetzt, dass sich ihre Kinder durch kleine Glassplitter, die unbemerkt in das Essen geraten sein könnten, schwer verletzen. Um diese Ängste zu reduzieren, putzt sie die Küche mehrfach am Tag, wäscht wiederholt das Geschirr, auch wenn es ganz sauber ist, und kocht nur in einer bestimmten, vorher nach einem speziellen Ritual ausgeschüttelten Kleidung.

Zwangshandlungen und -gedanken können eng mit magischem Denken verknüpft sein. Die Zwangshandlungen sollen dann zumeist Unheil von Betroffenen, ihren Angehörigen oder anderen ihnen nahestehenden Menschen abwenden. Zum Teil sind Zwangshandlungen aber auch nicht mit Katastrophenbefürchtungen verbunden, sondern es treten Ekelgefühle oder ein diffuses Unbehagen auf, wenn sie nicht ausgeführt werden. Manche Betroffene berichten, dass sie ihre Handlungen in quälender Weise als „unvollständig" oder „nicht genau richtig" („not just right experiences") erleben und sie deswegen vielfach wiederholen müssen. In der Regel bestehen bei einem Patienten mehrere unterschiedliche Zwangshandlungen und/oder -gedanken (➤ Abb. 20.1).

Viele Patienten mit Zwangsstörungen leiden zusätzlich unter komorbiden Achse-I-Störungen (vor allem Depressionen) und/oder Persönlichkeitsstörungen.

Differenzialdiagnose

Bei 30–50 % der Patienten mit Zwangsstörungen besteht gleichzeitig eine depressive Störung. Beide Störungen können unabhängig voneinander auftreten

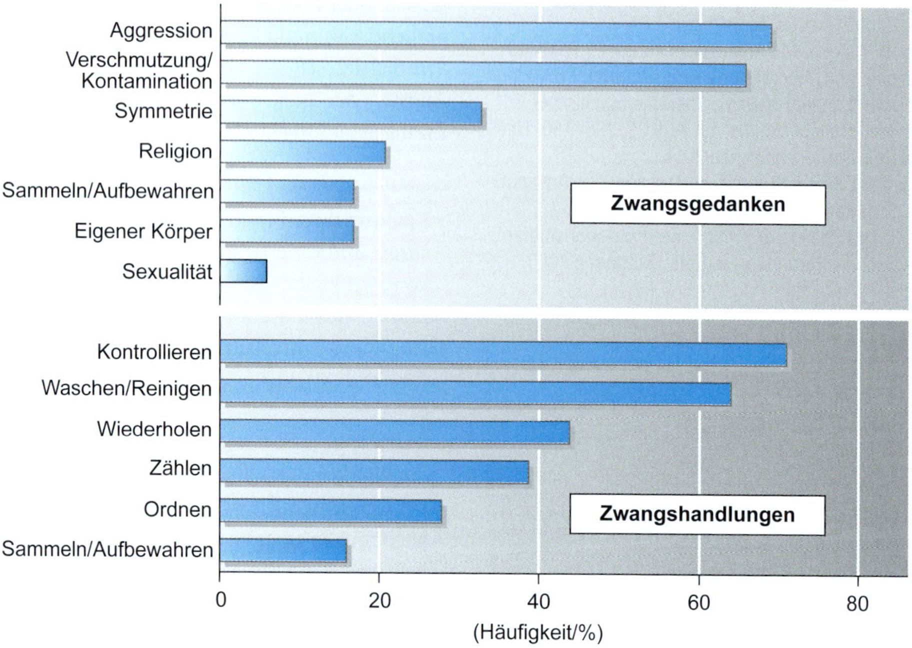

Abb. 20.1 Häufigkeit von Zwangsgedanken und -handlungen, Mehrfachnennungen möglich (Quelle: Rufer et al. 2006)

oder auch auf verschiedene Weise miteinander verbunden sein. Differenzialdiagnostisch ist insbesondere die Klärung der zeitlichen Abfolge von Bedeutung. Wenn Zwangssymptome nur während einer depressiven Episode auftreten und bei einer Besserung der Depression wieder abklingen, spricht dies für Zwangssymptome als Ausdruck einer depressiven Episode („anankastische Depression"). Häufiger liegt aber eine länger dauernde Zwangsstörung mit später hinzukommender depressiver Symptomatik vor. In diesem Fall kann die Depression bei vielen Patienten als Reaktion auf die durch die Zwänge bedingte Erschöpfung, Resignation und Einschränkung der Lebensqualität verstanden werden.

Sowohl für die Akuttherapie als auch für die weitere Behandlung kommt der Abgrenzung einer Zwangsstörung von einer psychotischen Störung hohe Relevanz zu. Für das Vorliegen einer Zwangsstörung und gegen eine Psychose spricht eine vorhandene Fähigkeit zur Realitätsprüfung und Einsicht in die Sinnlosigkeit oder Übertriebenheit der Zwänge („Ich-Dystonie"). Diese klare Abgrenzung kann aber in Einzelfällen ohne Verlaufsbeobachtung sehr schwierig sein, da Zwangsgedanken zum Teil bizarre Inhalte haben, sodass diese mit Wahnvorstellungen verwechselt werden können. Auch ist der Grad der Einsicht bei einem Teil der Patienten mit Zwangsstörungen gering oder gar nicht vorhanden.

In diesem Fall ist eine sehr genaue Exploration der Anamnese, der aktuellen Symptome und der dahinterstehenden Befürchtungen bzw. Erklärungen des Patienten besonders relevant, um die Fehldiagnose einer psychotischen Störung zu vermeiden.

20

Fallbeispiel 2

Eine 23-jährige Patientin litt seit fünf Jahren unter der sehr quälenden Vorstellung, dass eine andere Person Macht über sie gewinne, ihre Gedanken beeinflusse und sie auf diese Weise zu moralisch verwerflichen Handlungen fernlenke. Sie vermied deshalb verschiedene Alltagssituationen, um dieser Person nicht eventuell zu begegnen, und holte vielfach am Tag Rückversicherungen beim Partner dazu ein, dass die Person von ihm nicht gesehen worden sei. Sie wurde in den letzten drei Jahren wegen der Diagnose einer wahnhaften Störung mit Antipsychotika erfolglos behandelt. Wegen ihrer Erkrankung verlor sie in dieser Zeit ihre Arbeitsstelle und befand sich seitdem in einer beruflichen Rehabilitationsmaßnahme. Sie stellte sich dann erstmals in einer auf Zwangsstörungen spezialisierten Ambulanz vor. Eine genaue Exploration über mehrere Sitzungen zeigte, dass sich die Patientin zwar sehr vor einer solchen „Fremdbeeinflussung" fürchtete und eine solche auch für möglich hielt, sie aber nie (wie bei einer Psychose) als „real" erlebt hatte. Es wurde die Diagnose einer Zwangsstörung gestellt und die Patientin kognitiv-verhaltenstherapeutisch, inklusive therapeutenbegleiteter Exposition in vivo mit Reaktionsmanagement, sowie mit einem selektiven Serotonin-Wiederaufnahmehemmer (SSRI) behandelt. Die Symptomatik bildete sich innerhalb weniger Monate nahezu vollständig zurück, und die Patientin konnte beruflich ohne Einschränkungen einer Tätigkeit auf dem ersten Arbeitsmarkt nachgehen.

Bei einer eindeutig vorliegenden psychotischen Störung sind gleichzeitig bestehende Zwangssymptome als Teil dieser Störung zu betrachten (z. B. Zwangssymptome bei Schizophrenie).

Bei Phobien sind die angstauslösenden Situationen in der Regel umgrenzter (z. B. Fahrstuhl) als bei Zwangsstörungen, und die Angst geht schneller zurück, wenn die Situation verlassen wird (z. B. „Flucht" aus dem Fahrstuhl mit sofortiger Erleichterung). Nachfolgend wird die Situation vermieden. Dies wird bei Phobien auch als passive Vermeidung bezeichnet, während Zwangshandlungen eine aktive Vermeidung negativer Emotionen darstellen (es findet eine aktive Neutralisierung statt, beispielswiese durch Händewaschen nach dem Berühren von etwas vermeintlich Schmutzigem). Darüber hinaus bestehen unterschiedliche Qualitäten negativer Emotionen bei einer Konfrontation mit der gefürchteten Situation: Patienten mit einer Phobie schildern meist ein intensives Angstgefühl bis hin zur Panik, während Patienten mit Zwangsstörungen oft ein eher diffuses Angstgefühl oder auch eine fast unerträgliche innere Spannung, ein Unwohlsein oder auch Unvollständigkeitserleben beschreiben.

Einige Überschneidungen mit Zwangsstörungen weisen Impulskontrollstörungen auf (z. B. Trichotillomanie, pathologisches Kaufen, Kleptomanie usw.) sowie somatoforme Störungen wie Hypochondrie und Dysmorphophobie. Daher werden diese von vielen Autoren auch als „Störungen des Zwangsspektrums" bezeichnet. Darüber hinaus können Zwangssymptome bei mehreren neurologischen Erkrankungen auftreten, insbesondere bei Basalganglienschädigungen wie dem Gilles-de-la-Tourette-Syndrom oder der Chorea Huntington. Auch als Verhaltensstörung bei organischen psychischen Störungen bestehen nicht selten stereotype Zwangshandlungen und Zwangsgedanken.

Akuttherapie

Bei der Exploration ist zu beachten, dass manche Patienten ihre Zwangssymptome nicht von sich aus auf allgemeine Fragen nach ihrem Befinden und aktuellen Beschwerden berichten (daher wird die Zwangsstörung auch als „die heimliche Krankheit" bezeichnet).

Gründe hierfür können Schamgefühle sein, die Befürchtung, auf Unverständnis oder Ablehnung zu treffen, oder auch die Angst vor erzwungenen therapeutischen Maßnahmen. Der Wunsch nach therapeutischer Hilfe wird in diesen Fällen in erster Linie über somatische Symptome und unspezifische psychovegetative Beschwerden geäußert, die mit hypochondrischen Befürchtungen verbunden sein können: Hautschäden an den Händen und Unterarmen, gastrointestinale Störungen, Kopfschmerzen, innere Unruhe, Schlafstörungen oder ähnliche Beschwerden. Auch haben manche Patienten mit chronifizierten Zwangsstörungen den Widerstand gegen die Zwänge aufgegeben, das Leben mit diesen ist für sie fast zur Normalität geworden, sodass sie auch nicht von sich aus über sie berichten. Wenn ein Verdacht auf eine Zwangsstörung besteht, sollte der Patient daher einfühlsam direkt auf mögliche Zwänge angesprochen werden.

Um die häufigsten Zwangssymptome zu erfassen, ist als erstes „Screening" zumindest nach Waschzwängen, Kontrollzwängen und Zwangsgedanken zu fragen.

Oft sind die Patienten erleichtert, wenn sie merken, dass sich der Untersucher mit Zwängen auskennt und solche Schilderungen für ihn nicht neu sind.

Bei Patienten mit Zwangsstörungen kann es, trotz des oft chronischen Verlaufs, auch zu Vorstellungen in Notfalldiensten kommen. Häufig spielen einer oder mehrere der folgenden Gründe hierfür eine Rolle:

- Akute Ängste nach ungewollter Konfrontation mit einem aufgrund der Zwänge gefürchteten Stimulus, die der Patient nicht alleine bewältigen kann (siehe Fallbeispiel 3)
- Suizidale Krisen im Rahmen von Hilflosigkeitserleben gegenüber stark belastenden Zwängen mit dadurch verursachter Resignation
- Ausgeprägte komorbide Depressionen
- Stark angstauslösende Zwangsgedanken, z. B. anderen Schaden zuzufügen, weshalb die Patienten vor sich selbst geschützt werden möchten, im Extremfall sogar eine Fixierung fordern, damit sie ihre Zwangsgedanken nicht in die Tat umsetzen können
- Der Wunsch nach sofortigen medizinischen Abklärungen bei Zwangsgedanken in Bezug auf den eigenen Körper
- Eine starke Erschöpfung des Patienten mit dem Gefühl, jetzt sofort etwas gegen die Zwänge unternehmen zu wollen bzw. zu müssen; dies oft auch deshalb, weil die Patienten fürchten, dass ihre Motivation nach kurzer Zeit wieder deutlich abnimmt und sie sich dann wieder mit den Zwängen „arrangieren“
- Körperliche Beschwerden im Zusammenhang mit der dauernden Belastung durch die Zwänge, z. B. vegetative Symptome, Schlafstörungen, psychomotorische Unruhe oder Kopfschmerzen
- Eine dekompensierende Familiensituation, in der die in Zwangsrituale eingebundenen Angehörigen überfordert und erschöpft sind und/oder große Angst um den Betroffenen haben

In der Akuttherapie hat die therapeutische Gesprächsführung sowohl für die Bewältigung der aktuellen Situation als auch zur Bahnung der Weiterbehandlung eine hohe Bedeutung.

> Selbst wenn dem Therapeuten nur wenig Zeit zur Verfügung stehen sollte, ist es seine Aufgabe, dem Patienten nach der Exploration der Symptomatik und psychosozialen Situation in Ruhe seine Symptome als Ausdruck einer Zwangsstörung zu erklären, welche gut bekannt und gut behandelbar ist.

Dies ist auch deshalb wichtig, da die Patienten gerade in solchen Akutsituationen besonders verunsichert sind und ihre Symptome für sie absurd und unerklärlich sind.

> Bei angstauslösenden Zwangsgedanken und -impulsen ist eine Entängstigung im therapeutischen Gespräch anzustreben, indem dem Patienten erklärt wird, dass diese Gedanken Symptome einer Zwangsstörung sind, die nichts mit möglichen wirklichen Absichten zu tun haben und somit auch nicht umgesetzt werden.

Es wäre hingegen ein Fehler, eventuelle „unbewusste Motive“ hinter den Zwängen zu thematisieren, z. B. mit der Patientin aus Fallbeispiel 1 zu besprechen, ob ihre Kinder ursprünglich wirklich „Wunschkinder“ waren und ob die Gedanken vielleicht Ausdruck von unterdrückten Aggressionen gegen die Kinder sein könnten. Zum einen wäre dies in dieser Behandlungsphase völlig spekulativ, und zum anderen, was noch problematischer ist, würde dies die ohnehin schon in diese Richtung denkende Patientin („Bin ich eine schlechte Mutter?“; „Werde ich es wirklich tun?“) noch stärker verunsichern.

Es kann darüber hinaus hilfreich sein, den Patienten zu erläutern, dass funktionelle Veränderungen im Gehirn bei vielen Zwangserkrankten nachgewiesen werden konnten. Diese Information kann eine Entlastung des Patienten bewirken: „Diese schrecklichen Gedanken entsprechen Fehlsteuerungen im Gehirn, sie sind Ausdruck einer Zwangsstörung und nicht meines bösen Willens oder meiner unbewussten Wünsche.“ Es sollte dem Patienten gegenüber betont werden, dass sich diese Funktionsstörungen im Rahmen einer erfolgreichen Psycho- und/oder Pharmakotherapie normalisieren. Auf diese Weise kann die Motivation für eine Weiterbehandlung unterstützt werden.

Die entsprechende Information der Angehörigen, soweit diese involviert sind und der Patient einverstanden ist, gehört ebenfalls zur Akuttherapie. Für Patienten und Angehörige kann geeignete Selbsthilfeliteratur zur Information und Entlastung beitragen, weshalb diesbezüglich Anregungen gegeben werden sollten.

Mittels solcher therapeutischer Maßnahmen wird es meist gelingen, die akute Situation zu bewältigen und den Patienten nach einer Planung der Weiterbehandlung nach Hause gehen zu lassen. Nur selten wird die Gabe eines Anxiolytikums (z. B. 1–2,5 mg Lorazepam) notwendig sein.

Bei guter Compliance und geplanter Weiterbehandlung kann, bei entsprechender Indikation (siehe unten), schon eine Medikation mit einem (S)SRI begonnen werden.

Ein ambulantes Behandlungssetting ist grundsätzlich vorzuziehen. Eine stationäre Aufnahme kann aber insbesondere aus folgenden Gründen notwendig sein:

- Schwere komorbide Störungen, z. B. Depressionen mit ausgeprägtem sozialem Rückzug, Erschöpfung, Resignation und/oder Suizidalität
- Eine äußerst schwere Zwangssymptomatik, aufgrund derer eine ambulante Therapie nicht möglich ist, da der Patient z. B. kaum in der Lage ist, das Haus zu verlassen
- Eine sehr ambivalente Therapiemotivation, sodass der Patient von sich aus einen ambulanten Therapeuten nicht oder nur sehr unregelmäßig aufsuchen würde; multimodale Therapieansätze im stationären Setting können hier erfolgversprechender sein
- Eine erfolglose adäquate ambulante Therapie
- Eine dekompensierende familiäre Situation, die eine Herausnahme des Patienten aus dem häuslichen Konfliktfeld notwendig macht

Fallbeispiel 3

Der 26-jährige Patient kommt zusammen mit den Eltern am späten Abend auf die interdisziplinäre Notfallstation. Er sei seit über zwei Stunden voller Angst, dass er sich mit HIV infiziert habe, da er in seinem Essen etwas Rotes gesehen habe, das er für Blut halte. Er habe zu Hause erbrochen, die Eltern hätten versucht, ihn zu beruhigen, auch ein befreundeter Nachbar sei gerufen worden, nichts half. Zur Vorgeschichte berichtet die Mutter, dass er seit Jahren schwere Waschzwänge habe, verbunden mit der Angst, sich HIV-infiziert zu haben. Zu Hause müssten die Eltern seine Regeln genau befolgen, sonst bekäme er massive Wutausbrüche („vor Angst",wie der Patient ergänzt). So dürften die Eltern sein Zimmer nicht betreten, die Mutter müsse die Küche speziell reinigen und desinfizieren, Gäste könnten sie schon lange nicht mehr einladen. Trotz ambulanter Behandlung habe er in den letzten zwei bis drei Monaten immer häufiger Angstzustände und Wutausbrüche gehabt. Die Eltern fühlen sich dann auf der einen Seite terrorisiert, sind auf der anderen Seite hilflos und fürchten, der Patient könnte vor Angst aus dem Fenster springen. Hinzu komme, dass er jeden Abend Cannabis konsumiere, um die Anspannung zu reduzieren. In dieser Situation wurde vereinbart, den Patienten auf eine Psychotherapiestation aufzunehmen. Auf der Station willigte er nach einigen Tagen in eine medikamentöse Behandlung mit einem SSRI ein, was er bei der bisherigen ambulanten Therapie immer verweigert hatte. Im Rahmen der multimodalen kognitiv-verhaltenstherapeutischen Behandlung wurden auch den Eltern Informationen zum Umgang mit den Zwängen des Patienten vermittelt. Betont wurde gegenüber den Eltern (in seinem Beisein!) die Eigenverantwortung des Patienten und die Notwendigkeit, dass sich die Eltern zukünftig nicht mehr an den Zwangsritualen beteiligen. Bereits nach drei Wochen wollte der Patient wieder entlassen werden, eine Fortsetzung der kognitiven Verhaltenstherapie im ambulanten Setting war jetzt gut möglich. Diese verlief deutlich erfolgreicher als bis dahin, was wahrscheinlich auch der zusätzlichen Medikation zu verdanken war, die dem Patienten eine bessere Distanzierung von seinen Ängsten ermöglichte und dadurch die Therapiemotivation verbesserte.

Für die stationäre Behandlung der Zwangsstörung empfiehlt sich die Aufnahme auf eine Psychotherapiestation mit entsprechendem Schwerpunkt. Häufig ist auch eine teilstationäre Behandlung möglich, leider besteht aber in vielen Regionen kein oder kein ausreichendes Angebot an spezialisierten Psychotherapie-Tageskliniken.

Weiterbehandlung

Zahlreiche Studien belegen die Effektivität kognitiver Verhaltenstherapie inklusive Expositions-Reaktions-Management sowie medikamentöser Behandlungen mit nicht-selektiven (Clomipramin) und selektiven Serotonin-Wiederaufnahmehemmern (SSRI).

Beide Verfahren führen bei 50–70 % der Patienten mit Zwangsstörungen zu befriedigenden bis guten Behandlungsergebnissen (Rufer et al. 2005). Während für die kognitive Verhaltenstherapie überzeugende Langzeiteffekte auch nach Beendigung der Therapie vielfach nachgewiesen wurden, besteht nach dem Absetzen einer rein medikamentösen Behandlung eine Rückfallquote von etwa 80 %.

Evidenzbasiert ist die alleinige kognitive Verhaltenstherapie bei Zwangsstörungen die Behandlung der ersten Wahl. Die zusätzliche Gabe von Clomipramin oder eines SSRI ist dann vorteilhaft, wenn eine ausgeprägte komorbide Depression besteht. Aufgrund des im Mittel günstigeren Nebenwirkungsprofils werden die SSRIs gegenüber Clomipramin bevorzugt eingesetzt.

Langfristig konnte allerdings kein Vorteil einer Kombinationstherapie im Vergleich zur alleinigen kognitiven Verhaltenstherapie gezeigt werden.

In der Praxis finden sich noch weitere Indikationen für eine Kombination beider Verfahren:
- Ausbleibender Erfolg einer kognitiven Verhaltenstherapie
- Skepsis vonseiten des Patienten bzgl. einer alleinigen kognitiven Verhaltenstherapie bzw. wenn eine zusätzliche Medikation die Motivation für eine kognitive Verhaltenstherapie verbessert
- Sehr ausgeprägte Zwänge, aufgrund derer eine alleinige kognitive Verhaltenstherapie nicht möglich ist, da der Patient z. B. kaum aktiv mitarbeiten kann oder nicht in der Lage ist, regelmäßig zur ambulanten Behandlung zu kommen
- Medikamentös behandelbare komorbide Achse-I- und/oder Achse-II-Störungen, die eine alleinige kognitive Verhaltenstherapie erschweren oder verunmöglichen

Eine Monotherapie mit Medikamenten (ohne kognitive Verhaltenstherapie) ist nur dann indiziert, wenn eine kognitive Verhaltenstherapie abgelehnt wird, aufgrund der Schwere der Symptomatik nicht durchführbar ist oder wegen mangelnder Ressourcen nicht zur Verfügung steht.

Bei ausbleibendem oder unzureichendem Ansprechen auf eine Therapie mit SSRI oder Clomipramin kann als Augmentation zusätzlich ein niedrig dosiertes Antipsychotikum eingesetzt werden. Auch bei wenig Distanz zu den Inhalten ausgeprägter Zwangsgedanken oder bei Vorliegen zusätzlicher Tic-Störungen kann eine solche Augmentation Erfolge bringen. Bei Nicht-Ansprechen auf die Augmentation innerhalb von sechs Wochen sollte das Antipsychotikum wieder abgesetzt werden.

Mit Blick auf die Langzeiteffekte sollte eine medikamentöse Behandlung immer mit kognitiv-verhaltenstherapeutischen Maßnahmen kombiniert werden.

Therapiebegleitend können Selbsthilfebücher und/oder der Besuch von Selbsthilfegruppen eine aktive Haltung des Patienten gegenüber der Erkrankung fördern, das Gefühl, dieser ausgeliefert zu sein, vermindern und eine Stärkung der Selbstwirksamkeit bewirken.

Die Erfolge, die heute durch kognitiv-verhaltenstherapeutische Behandlungen mit oder ohne zusätzliche Medikation erzielt werden können, dürfen nicht darüber hinwegtäuschen, dass immer noch 30–50 % der Patienten nur unzureichend oder gar nicht von diesen Behandlungen profitieren (Rufer et al. 2005). Einige neue Therapieansätze wurden in den letzten Jahren in ersten wissenschaftlichen Untersuchungen geprüft. Hierzu gehört das neurochirurgische Verfahren der tiefen Hirnstimulation. Dieses kommt nur als „letzte Wahl" bei schweren, therapieresistenten Zwangsstörungen in einer entsprechend spezialisierten Einrichtung infrage. In Studien wird über ein im Schnitt ca. 50-prozentiges Ansprechen berichtet (DGPPN 2013). Allerdings ist die Anzahl an publizierten durchgeführten Operationen noch gering, und es liegen nur wenige Langzeitergebnisse vor, was den experimentellen Charakter der tiefen Hirnstimulation bei Zwangsstörungen widerspiegelt.

In der Pharmakotherapie betrifft die Weiterentwicklung unter anderem den Einsatz von D-Cycloserin. Dieses soll die Lerneffekte von Expositionsübungen verstärken. Auch von psychotherapeutischer Seite gibt es vielfältige innovative Ansätze für Zwangsstörungen, unter anderem spezialisierte Therapieprogramme für Patienten mit Sammel- und Aufbewahrungszwängen, metakognitive Therapieansätze, Acceptance and Commitment Therapy (ACT), schematherapeutische Konzepte, Danger Ideation Reduction Therapy (DIRT), Inference-Based Approach (IBA) und die Assoziationsspaltung als Zusatzintervention. Wichtig ist, dass diese begrüßenswerte Vielfältigkeit der neuen Entwicklungen in der Praxis nicht dazu führt, dass die wirksamste Behandlung, die kognitive Verhaltenstherapie mit Exposition und Reaktionsmanagement, vernachlässigt wird. Wenn diese, auch in Kombination mit einer adäquaten Medikation, beim einzelnen Patienten nicht ausreicht, wird es in der Praxis immer wieder darauf ankommen, aufgrund klinischer Erfahrungen mit individuell angepassten Interventionen und der Anwendung auch anderer Therapieverfahren zu versuchen, das Leiden der Patienten und, sofern betroffen, auch ihrer Angehörigen zu vermindern oder zumindest einer weiteren Verschlechterung der Erkrankung vorzubeugen.

LITERATUR

Bouvard, M. A., Milliery, M., Cottraux, J.: Management of obsessive compulsive disorder. Psychother. Psychosom. 73 (2004), 149–157.

DGPPN (Hrsg.): S3-Leitlinie Zwangsstörungen; Langfassung. Stand 21.5.2013. http://www.awmf.org/leitlinien/detail/ll/038-017.html (letzter Zugriff: 15.3.2017).

Fricke, S., Hand, I.: Zwangsstörungen verstehen und bewältigen. Hilfe zur Selbsthilfe, 4. Aufl. BALANCE Buch + Medien Verlag, Köln 2007.

Fricke, S., Rufer, M., Hand I.: Verhaltenstherapie bei Zwangsstörungen. Fallbasierte Therapiekonzepte. Elsevier, München 2006.

Keck M. E., Ropohl, A., Bondolfi, G., Constantin Brenni, C., Hättenschwiler, J., Hatzinger, M., Hemmeter, U. M., Holsboer-Trachsler, E., Kawohl, W., Poppe, C., Preisig, M., Rennhard, S., Seifritz, E., Weidt, S., Walitza, S., Rufer, M.: Die Behandlung der Angsterkrankungen – Teil 2: Zwangsstörungen und posttraumatische Belastungsstörung. Schweizerisches Medizin-Forum 13 (2013), 337–344.

Lakatos, A., Reinecker, H.: Kognitive Verhaltenstherapie bei Zwangsstörungen. Ein Therapiemanual. 4. Aufl. Hogrefe, Göttingen 2015.

Rufer, M.: Information, Psychotherapie und Medikamente: State of the Art der Therapie von Zwangsstörungen. InFo Neurologie & Psychiatrie 10 (2012), 12–15.

Rufer M., Fricke, S.: Der Zwang in meiner Nähe – Rat und Hilfe für Angehörige von zwangskranken Menschen. 2. aktualisierte und überarbeitete Aufl. Hogrefe, Göttingen 2016.

Rufer, M., Hand, I., Alsleben, H., Braatz, A., Ortmann, J., Katenkamp, B., Fricke, S., Peter, H.: Long-term course and outcome of obsessive-compulsive patients after cognitive-behavioral therapy in combination with either fluvoxamine or placebo: a 7-year follow-up of a randomized double-blind trial. Eur. Arch. Psychiatry Clin. Neurosci. 255 (2005), 121–128.

Rufer, M., Fricke, S., Moritz, S., Kloss, M., Hand, I.: Symptom dimensions in obsessive-compulsive disorder: prediction of cognitive-behavior therapy outcome. Acta Psychiatr. Scand. 113 (2006), 440–446.

20.4 Dissoziative Störungen

Carsten Spitzer und Harald J. Freyberger

Krankheitsbild und Symptomatik

Die Kategorie der dissoziativen Störungen ist aus der Hysterie hervorgegangen. Nachteilig an dem alten Hysteriekonzept war seine Überfrachtung mit zum Teil überholten ätiologischen und psychogenetischen Modellvorstellungen, seine unscharfe klinische Definition und die damit verbundene diagnostische Unklarheit sowie seine pejorative Konnotation (Spitzer et al. 2015a). Daher kam es im Zuge der Entwicklung der operationalisierten Diagnostik zu einer zunehmenden Differenzierung der Hysterie, die sich weitgehend an der klinischen Symptomatik orientierte und zwischen ICD und DSM nicht parallel verlief: Während das DSM-5 die Konversionsstörungen als eine von mehreren somatoformen Störungen versteht, fasst die ICD-10 die dissoziativen Bewusstseinsstörungen und die Konversionsstörungen mit pseudoneurologischer Körpersymptomatik in einer diagnostischen Kategorie zusammen und verwendet die Begriffe Dissoziation und Konversion quasi synonym. Das gemeinsame Merkmal dieser klinisch heterogenen Störungen besteht in einem teilweisen oder vollständigen Verlust der normalerweise gelingenden Integration der (autobiografischen) Erinnerung, des Identitätsbewusstseins, der Wahrnehmung unmittelbarer Sinnesempfindungen sowie der Kontrolle willkürlicher Körperbewegungen. Es wird eine im weitesten Sinne psychische

Verursachung angenommen und eine körperliche Ursache, welche die Symptomatik **ausreichend** erklärt, ist ausgeschlossen. Aus dieser Definition geht hervor, dass sich dissoziative Symptome einerseits auf einer psychischen Ebene (Gedächtnis, Identitätsempfinden), andererseits auf einer körperlichen Ebene (Sensorik, Willkürmotorik) manifestieren können, wobei es im Einzelfall zu erheblichen Überschneidungen kommen kann (➤ Tab. 20.4).

Das klinisch führende Kennzeichen der **dissoziativen Amnesie** ist eine defizitäre Erinnerung an persönlich relevante, d. h. autobiografische Informationen wie die eigene Identität, wichtige Lebensereignisse oder -abschnitte. Die vergessenen Inhalte sind ganz überwiegend traumatisch oder stark belastend. In der Regel ist die Amnesie unvollständig, selektiv und kann im Verlauf unterschiedlich ausgeprägt sein, übersteigt jedoch immer das Ausmaß natürlicher Vergesslichkeit.

Bei der **dissoziativen Fugue** kommt es zu einer zielgerichteten Ortsveränderung, die über die gewöhnliche Alltagsaktivität des Betroffenen hinausgeht. Obwohl für die Zeit der Fugue eine Amnesie besteht, sind andere psychosozialen Kompetenzen wie z. B. die Selbstversorgung weitgehend erhalten, sodass der Betroffene auf Außenstehende unauffällig wirkt.

Tab. 20.4 Übersicht über die dissoziativen Störungen in der ICD-10

Dissoziative Bewusstseinsstörungen		Konversionsstörungen	
F44.0	Dissoziative Amnesie	F44.4	Dissoziative Bewegungsstörungen
F44.1	Dissoziative Fugue	F44.5	Dissoziative Krampfanfälle
F44.2	Dissoziativer Stupor	F44.6	Dissoziative Sensibilitäts- und Empfindungsstörungen
F44.3	Trance- und Besessenheitszustände		
F44.7 Dissoziative Störungen, gemischt			
F44.8	Sonstige (z. B. Verwirrtheits- und Dämmerzustände)		
F44.80	Ganser-Syndrom		
F44.81	Multiple Persönlichkeitsstörung		

Der **dissoziative Stupor** ist durch eine Verringerung oder ein vollständiges Fehlen willkürlicher Spontanbewegungen, der Sprache und der normalen Reaktionen auf äußere Reize gekennzeichnet. Im Gegensatz zu organisch-stuporösen Bildern ist der Muskeltonus normal und die aufrechte Haltung und Atmung bleiben erhalten. Gerade bei stuporösen Zustandsbildern ist eine schnelle Differenzialdiagnostik wichtig, weil sich daraus – z. B. bei Bestätigung einer organischen Ursache – erhebliche therapeutische Konsequenzen ergeben können (➤ Tab. 20.5).

Dissoziative Trance- und Besessenheitszustände, die überwiegend in Ländern der Dritten Welt beobachtet werden, imponieren durch einen vorübergehenden Verlust der persönlichen Identität und Umgebungswahrnehmung. Einerseits kommt es zu tranceartigen Bildern mit Bewusstseinseinengung und eingeschränkter Psychomotorik. Andererseits gibt es Zustände, bei denen die Betroffenen überzeugt sind, sie seien etwa von einer Gottheit beherrscht.

Das **Ganser-Syndrom** ist durch ein „haarscharfes" Vorbeiantworten auf einfachste Fragen gekennzeichnet, wobei zwar in der richtigen Kategorie, aber dennoch falsch geantwortet wird (z. B. $3 + 4 = 8$). Weitere typische Symptome sind fluktuierende Bewusstseinsstörungen, pseudoneurologische Phänomene sowie visuelle oder akustische Pseudohalluzinationen bei weitgehendem Fehlen anderer Defizite. Diese Störung ist sehr selten und findet sich meist in forensischen Kontexten.

Die **multiple Persönlichkeitsstörung** (die in Analogie zum DSM-5 besser als dissoziative Identitätsstörung [dissociative identity disorder; DID] bezeichnet werden sollte) ist durch zwei oder mehr unterscheidbare Persönlichkeitszustände mit distinkten affektiven, kognitiven und Verhaltensmustern charakterisiert. In der Regel haben die verschiedenen Persönlichkeitsanteile keinen Zugang zu der Existenz oder den Erinnerungen der anderen Anteile. Klinisch wegweisend ist die direkte Beobachtung eines Wechsels zwischen den verschiedenen Persönlichkeitszuständen („switches"). Im europäischen Kulturraum besteht eine große Skepsis gegenüber dieser Diagnose, wobei manche Autoren sie als ein

Syndrom im Rahmen eines komplexeren Störungsgeschehens, etwa bei Borderline-Persönlichkeitsstörung, verstehen.

Bei der **dissoziativen Bewegungsstörung** können alle Funktionen der Willkürmotorik betroffen sein, wobei am häufigsten Lähmungen aller Schweregrade vorkommen. Die Symptomatik folgt häufig den laienhaften Vorstellungen des Patienten, die von physiologischen oder anatomischen Gegebenheiten abweichen. Oft ähnelt die Symptomatik aber auch tatsächlichen neurologischen Erkrankungen wie z. B. einer brachiofazial betonten Hemiparese bei einem zerebralen Insult.

Die **dissoziativen Krampfanfälle** ähneln in ihrer Vielgestaltigkeit epileptischen Anfällen und reichen von nicht-konvulsiven Synkopen zu Anfällen, bei denen es zu rhythmischen Beckenbewegungen kommt, die als Koitusäquivalente interpretiert wurden. Im Gegensatz zu epileptischen Anfällen finden sich bei den dissoziativen Ereignissen keine lichtstarren Pupillen, selten Zungenbisse, Einnässen oder -koten, keine vegetative Dysregulation und kaum schwere Verletzungen. Dissoziative Anfälle treten fast nie aus dem echten Schlaf heraus und eher selten auf, wenn die Betroffenen alleine sind.

Die **dissoziativen Sensibilitäts- und Empfindungsstörungen** sind durch Veränderungen bzw. Ausfälle der Sensibilität und Sensorik gekennzeichnet. Klinisch kommt es zu Dys-, Hyp- und Anästhesien, die in ihrer Ausdehnung häufig den laienhaften Vorstellungen des Patienten entsprechen, sodass eine „schneidermusterartige" Verteilung gesehen wird, die nicht den anatomischen Strukturen folgt (z. B. handschuhartig begrenzte Anästhesie). Unter dieser Diagnose werden auch Störungen der sensorischen Funktionen subsumiert.

Liegt mehr als eine dissoziative Störung vor, sollte eine **„dissoziative Störung, gemischt"** diagnostiziert werden. In die Rubrik „Sonstige dissoziative Störungen" gehören die dissoziativen Verwirrtheits- und Dämmerzustände.

Diagnostik und Differenzialdiagnosen

Für die rein klinisch zu stellende Diagnose fordert die ICD-10 das Vorliegen aller der folgenden drei Merkmale:

- Klinische Charakteristika, wie sie für die einzelnen Störungen typisch sind
- Keine körperliche Erkrankung, welche die Symptome ausreichend erklären könnte
- Nachweis einer psychogenen Verursachung, d. h. zeitlicher Zusammenhang mit einer psychosozialen Belastung (auch wenn diese vom Patienten selbst geleugnet wird).

Die „klinischen Charakteristika" sind zum Teil offensichtlich, etwa bei den Konversionsstörungen (bei denen dann die Differenzialdiagnostik im Vordergrund steht), bei den dissoziativen Bewusstseinsstörungen häufig aber auch verdeckt. Daher ist es wichtig, überhaupt an dissoziative Störungen zu denken. Zudem können diverse psychometrische Verfahren die Diagnosesicherung erleichtern bzw. präzisieren. Eine Übersicht über die verschiedenen Instrumente findet sich an anderer Stelle (Spitzer et al. 2015b).

Nach bzw. neben einer detaillierten Erfassung der Symptomatik ist eine saubere Differenzialdiagnostik unerlässlich. Dabei kommen viele somatische und psychische Erkrankungen als alternative Ursachen infrage (➤ Tab. 20.5).

Insbesondere bei den pseudoneurologischen Konversionsstörungen ergeben sich vielfältige neurologische und internistische Ausschlussdiagnosen. Neben dem Desiderat einer gründlichen Differenzialdiagnostik ist zu beachten, dass eine übermäßige Organdiagnostik den Patienten auf ein somatisches Krankheitskonzept fixieren und somit den Zugang zu einer Psychotherapie erschweren kann. Auch unter ökonomischen Aspekten ist die mehrfache Wiederholung bestimmter Diagnostik nicht sinnvoll. Eine weitere Differenzialdiagnose umfasst den Konsum psychotroper Substanzen.

Die Abgrenzung gegenüber anderen psychischen Störungen ist im Einzelfall nicht immer leicht und häufig erst im Verlauf möglich. So kann z. B. ein dissoziativer Stupor in der Akutphase rein klinisch nicht sicher von einem depressiven Stupor unterschieden werden. Hier ist oft eine gründliche Fremdanamnese hilfreich.

Obwohl das Fehlen einer organischen Ursache ausdrücklich gefordert wird, stellt die Diagnose einer dissoziativen Störung keineswegs eine Ausschlussdiagnose dar. Vielmehr ist der „Nachweis einer psychogenen Verursachung" von ebenso großer

Tab. 20.5 Wichtige Differenzialdiagnosen der dissoziativen Störungen

Somatische Erkrankungen
Neurologische Krankheiten: • Vaskuläre Erkrankungen (z. B. Blutung, Ischämie, Vaskulitis) • Entzündungen (z. B. Meningoenzephalitis) • Epilepsien (z. B. idiopathische Formen mit Absencen, Temporallappenepilepsie, non-konvulsiver Status, postiktaler Dämmerzustand) • Intrakranielle Raumforderungen (z. B. Gliome oder Metastasen) • Transitorische globale Amnesie • Migräne **Internistische Erkrankungen:** • Diabetische Ketoazidose • Porphyrie, M. Addison • Hepatische/renale Enzephalopathie
Toxikologische und pharmakogene Verursachungen bzw. Störungen durch psychotrope Substanzen
• Alkohol- oder Drogenintoxikationen (z. B. LSD, Haschisch, Ecstasy, Kokain, Heroin, Halluzinogene) • Psychopharmaka (z. B. Benzodiazepine, Barbiturate) • Andere Medikamente (z. B. Glukokortikoide, Scopolamin und weitere Anticholinergika, Narkotika, Antikonvulsiva, Beta-Blocker)
Psychische Störungen
• Affektive Erkrankungen • Schizophrene und wahnhafte Störungen • Hirnorganische Störungen, insbesondere demenzielle Erkrankungen (z. B. frontotemporale Demenz) • Artifizielle Störung • Simulation **Psychische Störungen mit erheblicher dissoziativer Symptomatik:** • Akute Belastungsreaktion • Posttraumatische Belastungsstörung • Persönlichkeitsstörungen, v. a. vom Borderline-Typus • Andauernde Persönlichkeitsänderung nach Extrembelastung

Wichtigkeit und betont die Relevanz einer umfangreichen psychiatrisch-psychotherapeutischen Anamnese und Befunderhebung, die parallel zur organmedizinischen Diagnostik erfolgen sollte.

Akuttherapie und Weiterbehandlung

Psychotherapie ist – unabhängig von ihrer Provenienz – das Mittel der Wahl. Allerdings kann je nach Komorbidität eine psychopharmakologische Mitbehandlung sinnvoll sein.

Für die **dissoziativen Bewusstseinsstörungen** lassen sich keine empirisch abgesicherten Behandlungsrichtlinien formulieren. Angelehnt an die Richtlinie der International Society for the Study of Dissociation (Gast & Wirtz, 2014) zur Behandlung der DID orientiert sich die Therapie an folgenden Phasen:

1. Stabilisierung und Symptomreduktion
2. Auseinandersetzung mit akuten Belastungen, traumatischen Erlebnissen, inneren Konflikten, interpersonellen Schwierigkeiten oder ich-strukturellen Defiziten
3. Integration, Alltagstransfer und Rehabilitation

Psychodynamische, kognitiv-behaviorale, hypnotherapeutische und familientherapeutische Vorgehensweisen werden miteinander kombiniert, die letztendlich auf Affektkontrolle und Selbststeuerung abzielen (Priebe et al. 2013). Ist die dissoziative Psychopathologie im Rahmen einer posttraumatischen Belastungs- oder Borderline-Persönlichkeitsstörung zu werten, sollten entsprechende Behandlungsempfehlungen für diese Krankheitsbilder umgesetzt werden. Ansonsten gelten für die dissoziativen Störungen prinzipiell die gleichen differenziellen Psychotherapieindikationen wie für andere Störungen.

Patienten mit **Konversionsstörungen** stellen ein besonderes Problem für die Einleitung einer Psychotherapie dar, weil sie ihre Symptome oft auf eine somatische Ursache attribuieren und daher eine Psychogenese ihrer Beschwerden ablehnen (Scheidt et al. 1998). Weil die Betroffenen sich typischerweise mit einer hochakuten Symptomatik vorstellen, werden sie zunächst häufig einer umfangreichen Diagnostikprozedur unterzogen, die zu einer iatrogenen Fixierung des somatischen Krankheitskonzepts beiträgt. Hier empfiehlt sich eine frühe Zusammenarbeit im Sinne der Konsiliar- bzw. Liaisonversorgung.

> Eine vorschnelle Konfrontation mit einem Psychogenesemodell ist zu vermeiden; vielmehr hat es sich bewährt, den durch die Symptomatik ausgedrückten Leidensdruck zu respektieren, indem eine symptomorientierte Behandlung eingeleitet wird.

Über die Komorbidität mit anderen psychischen Störungen und die psychosozialen Konsequenzen, die sich aus der Symptomatik ergeben, gelingt es häufig, den Patienten über die (teil)ursächliche und verlaufsmodifizierende Bedeutung psychologischer Faktoren aufzuklären. Bei der anschließenden Indikationsstellung sollte auch der sekundäre Krankheitsgewinn als veränderungsrelevante Variable berücksichtigt werden, um sowohl bei dem Patienten als auch bei den Therapeuten unrealistischen Erwartungen vorzubeugen.

Eine konfliktzentrierte, psychodynamisch orientierte Vorgehensweise ist zu wählen, wenn der Patient die prinzipiellen Eingangskriterien erfüllt. Verhaltenstherapeutische Interventionen sind vor allem dann sinnvoll, wenn sich die individuelle Konfliktdynamik mit dem Patienten nicht herausarbeiten lässt oder angesichts eines hohen Chronifizierungsgrades vor allem auf Symptomreduktion abgezielt werden soll. Die wichtigsten Bezugspersonen sind in den Therapieprozess einzubinden.

> Gerade bei den pseudoneurologischen Störungen ist es obsolet, den Patienten nach ausführlicher Organdiagnostik darüber zu informieren, dass er „nichts" habe.

Dies führt im ungünstigsten Fall dazu, dass der Betroffene die Behandlung abbricht und seine Pathologie an einem anderen Ort neu inszeniert. Oberstes Ziel sollte daher sein, einen Beziehungsabbruch zu vermeiden. Auf diese Weise kann der Betroffene auch vor iatrogenen Schäden inklusive wiederholter diagnostischer Maßnahmen geschützt werden.

Prinzipiell ist eine **ambulante Behandlung** anzustreben; Indikationen für eine **stationäre Aufnahme** sind:

- Symptomatik, die eine ambulante Behandlung nicht zulässt,
- Therapieresistenz über einen Zeitraum von mehr als sechs Monaten bei ambulanter Behandlung,
- Auftreten rezidivierender Störungen,
- Komorbidität mit anderen psychischen Störungen,
- Symptomverschiebungen und Komplikationen im therapeutischen Prozess.

Neben einer symptomatischen Besserung und einer Differenzierung des Krankheitsverständnisses zielen stationäre psychotherapeutische Ansätze darauf ab, die zugrunde liegende Pathologie herauszuarbeiten. Patienten mit dissoziativen Störungen scheinen von **gruppenpsychotherapeutischen Ansätzen** zu profitieren, in denen dissoziative Prozesse offenbar besser als in einzeltherapeutischen Settings identifiziert und korrigiert werden können. Bei allen dissoziativen Störungen können Realtraumata eine prominente Rolle spielen – sei es in der Ätiologie, als symptomauslösendes Ereignis oder als den Verlauf komplizierende Faktoren. Hier kann es hilfreich sein, eine traumazentrierte Psychotherapie (oder Elemente daraus) zu wählen. Unabhängig von der Art der Psychotherapie gestaltet sich die Behandlung von Patienten mit dissoziativen Bewusstseins- und Konversionsstörungen häufig als längerfristiger Prozess, bei dem sich ambulante, teil- und vollstationäre Therapien im Sinne einer Intervalltherapie abwechseln.

LITERATUR

Gast, U., Wirtz, G. (2014). International Society for the Study of Trauma and Dissociation. Expertenempfehlung für die Behandlung der Dissoziativen Identitätsstörung (DIS) bei Erwachsenen. Trauma & Gewalt 2014; 8: 7–71.

Priebe, K., Schmahl, C., Stiglmayr, C.: Dissoziation. Springer, Berlin 2013.

Scheidt, C. E., Hartkamp, N., Loew, T.: Diagnose und Behandlung von Konversionsstörungen. Z Psychosom Med Psychother 1998; 44: 233–250.

Spitzer, C., Wibisono, D., Freyberger, H. J.: Theorien zum Verständnis von Dissoziation. In: Seidler. G., Maercker, A., Freyberger H. J. (Hrsg.): Handbuch der Psychotraumatologie. Klett-Cotta, Stuttgart 2015a, S. 18–34.

Spitzer, C., Stieglitz, R. D., Freyberger, H. J.: Der Fragebogen zu Dissoziativen Symptomen (FDS). Bern, Huber 2015b.

20.5 Somatoforme Störungen

Ulrich Frommberger

Krankheitsbild

Gemeinsam sind diesen Störungen eine andauernde Beschäftigung mit körperlichen Symptomen, die Überzeugung, dass diese eine organische Ursache hätten, und das beständige Bemühen um medizinische Abklärung oder Behandlung. Auch die wiederholte Versicherung von ärztlicher Seite, dass es sich nicht um körperlich begründbare Symptome handele, führt zu keiner Änderung dieser Verhaltensmerkmale. Können die Symptome tatsächlich mit körperlichen Erkrankungen in Verbindung gebracht werden, so stehen subjektive Beschwerden und emotionale Beteiligung des Patienten in einem deutlichen Missverhältnis zur Ausprägung des objektiven Befundes.

Obwohl die Symptome auf den ersten Blick durch die damit verbundene Einschränkung des Lebens nur nachteilig zu sein scheinen, tragen sie in paradoxer Weise doch häufig zur Stabilisierung beispielsweise einer gestörten partnerschaftlichen Beziehung oder zur Vermeidung belastender Lebensveränderungen bei.

Im Verlauf können sekundär depressive Krisen mit Suizidversuchen, Angststörungen und sehr häufig eine iatrogene Abhängigkeit, zumeist von Benzodiazepinen, auftreten. Tatsächliche Organerkrankungen lassen sich unter Umständen als auslösende Ereignisse feststellen.

Für die **Somatisierungsstörung** sind vielfältige und häufig wechselnde körperliche Symptome charakteristisch. Die Diagnose wird gestellt, wenn die Symptome seit mindestens zwei Jahren ohne hinreichende Grunderkrankung bestehen. Die Symptome können sich auf jedes Organ und jede Körperregion beziehen.

Die Beschwerden werden dramatisch geschildert, die Patienten erscheinen geängstigt und bemüht, den Arzt zu überzeugen. In der Regel wurden unterschiedliche medizinische Einrichtungen bereits häufig in Anspruch genommen, die Anamnese ergibt zahlreiche aufwendige diagnostische Maßnahmen mit negativem oder grenzwertigem Befund.

Die **undifferenzierte Somatisierungsstörung** bezeichnet ein Störungsbild, bei dem wechselnde oder auch hartnäckige körperliche Beschwerden vorliegen, für die ebenfalls keine ursächliche körperliche Erkrankung gefunden wird. Im Unterschied zum vollen Bild einer Somatisierungsstörung können hier jedoch einzelne Aspekte fehlen oder anders ausgeprägt sein. So können sich die Klagen untypischerweise auf einige wenige Symptome beziehen, oder die sonst vorgefundene betonte und um Überzeugung bemühte Darstellung der Symptome kann fehlen.

Auch bei der **hypochondrischen Störung** ist eine übermäßige Beschäftigung mit körperlichen Symptomen vorhanden. Im Unterschied zur Somatisierungsstörung konzentrieren sich die Patienten jedoch meist nur auf ein oder zwei Organe und befürchten oder sind davon überzeugt, eine oder mehrere bestimmte Erkrankungen zu haben, die sie häufig klar benennen können. Ausgehend von dieser Krankheitsangst oder Krankheitsüberzeugung werden körperliche Vorgänge und die eigene körperliche Erscheinung genau überwacht und auf ihre Normalität und Funktionsfähigkeit hin kontrolliert. Vermeintliche oder vorhandene Abweichungen werden als krankhaft bewertet und als Beweis für die befürchtete Erkrankung bzw. für die Notwendigkeit einer ärztlichen Untersuchung eingestuft. Ärztliche Konsultationen können die Krankheitsangst nur kurzfristig mindern, in der Regel bleibt beim Patienten die Beunruhigung durch den Gedanken, dass bei der ärztlichen Untersuchung Entscheidendes übersehen wurde.

Bei der **somatoformen autonomen Funktionsstörung** schildert der Patient Symptome, die auf körperliche Erkrankungen eines Systems oder Organs verweisen könnten. Dabei handelt es sich immer um ein Organsystem, das vegetativ innerviert und kontrolliert ist. Bevorzugt sind dabei das kardiovaskuläre System („Herzneurose“), das respiratorische („psychogene Hyperventilation“), das obere gastrointestinale System („Magenneurose“) und das untere gastrointestinale System („psychogenes Colon irritabile“). Auch bestimmte Störungen des Urogenitalsystems sind hier zu berücksichtigen („psychogene Pollakisurie“). Die Klagen der Patienten lassen sich meist zwei verschiedenen Gruppen von Symptomen zuordnen:

- Die erste Gruppe, auf der die Diagnose hauptsächlich beruht, umfasst Beschwerden, die objektivierbare Symptome der vegetativen Stimulation darstellen. Häufig gehören dazu typische Angstsymptome wie Herzklopfen, Schwitzen, Erröten, Zittern (jedoch ohne Zusammenhang mit sozialen Situationen).
- Die zweite Gruppe umfasst körperliche Empfindungen im Sinne von Schmerzen, Brennen, Schwere- und Engegefühlen, auch Gefühlen körperlicher Veränderungen wie „auseinandergezogen“ oder „aufgetrieben“ zu sein.

Zum typischen klinischen Bild somatoformer autonomer Funktionsstörungen gehören eine eindeutige vegetative Beteiligung, zusätzliche unspezifische subjektive Beschwerden und das Beharren auf einem bestimmten Organsystem als Ursache der Störung, wobei die beobachteten Organsysteme variabel sein können.

Ein andauernder schwerer und quälender Schmerz ist die vorherrschende Beschwerde bei der anhaltenden **somatoformen Schmerzstörung.** Eine eventuell vorhandene körperliche Erkrankung erklärt die Art und die Intensität der Schmerzempfindung nicht vollständig (z. B. ein ausgeprägter Rückenschmerz bei leichtgradigen degenerativen Wirbelsäulenveränderungen). Auch bei dieser Störung sind die Patienten davon überzeugt, dass ihre Schmerzwahrnehmungen völlig durch eine zugrunde liegende körperliche Erkrankung bedingt sind. Typisch ist auch, dass die Patienten ihre Schmerzen als weitgehend invariant und ohne jeden Zusammenhang mit situativen Bedingungen schildern.

In der Restkategorie **„andere somatoforme Störungen"** werden Beschwerden eingeordnet, die ebenfalls auf bestimmte Systeme oder Teile des Körpers beschränkt, aber nicht durch das vegetative Nervensystem vermittelt sind. Im Wesentlichen handelt es sich hierbei um Störungen der Empfindung, die nicht auf körperliche Erkrankungen zurückzuführen sind, stattdessen aber anscheinend mit belastenden Ereignissen oder interpersonalen Konflikten in Zusammenhang stehen. Zum Teil sind dabei dissoziative Mechanismen beteiligt, so bei Parästhesien im Sinne von Kribbeln und Taubheitsgefühlen (➤ 20.4). Hier ist auch der „Globus hystericus" einzuordnen, ein Kloßgefühl in der Kehle, das Schluckstörungen verursacht. Zum Teil handelt es sich auch um psychisch verursachte motorische Abläufe, wie Tics oder Zähneknirschen. Historische Vorläufer bestehen in den Konzepten zur Hysterie. Da in diesem Buch die im klinischen Alltag relevante ICD-10 der Bezugsrahmen ist, sei auf die neue Konzeption dieser Störungen im DSM-5 (2015) lediglich hingewiesen. Bemerkenswert ist, dass die Neukonzeption die Symptomatik nicht das Fehlen einer körperlichen Erkrankung betont, sondern sie als kognitive und emotionale Reaktion auf körperliche Symptome begreift.

Symptomatik und Befunderhebung

Patienten mit somatoformen Störungen können über die körperlichen Symptome, die sie beschäftigen, detailliert Auskunft geben. Bei der Erhebung dieser Schilderungen ist darauf zu achten, ob sie sich auf bestimmte körperliche Bereiche konzentrieren und welche Interpretation der Patient selbst diesen bereits gegeben hat.

Zu berücksichtigen ist auch immer, wie diese Klagen vorgetragen werden. Typisch für somatoforme Störungen ist eine idiosynkratische, mit Metaphern angereicherte Beschreibung („Es ist, als wenn ich von oben bis unten auseinandergerissen würde").

Oft sind die Schilderungen, etwa bei der hypochondrischen Störung, mit erheblicher Angst verbunden. Im Rahmen der hypochondrischen Störung kann die Entdeckung von – unter Umständen vermeintlichen – Symptomen beim Patienten zu einer akut gesteigerten Angst führen, die einen sofortigen Arztkontakt notwendig macht. Die Intensität der psychophysischen Erregung kann dabei einem Panikanfall ähnlich sein und unterscheidet sich von diesem v. a. durch das Ausbleiben der typischen Panikgedanken, die Kontrollverlust oder unmittelbar bevorstehende Vernichtung zum Inhalt haben.

Gesichtspunkte für die differenzialdiagnostische Einordnung der geschilderten krankheitsängstlichen Überzeugungen und Befürchtungen:

- Von **realistischen Befürchtungen** sind sie durch das Fehlen einer entsprechenden körperlichen Erkrankung abzugrenzen.
- **Zwanghafte Befürchtungen** sind typischerweise ich-dyston (d. h., der Patient betrachtet sie meist als unsinnig oder übertrieben) und beziehen sich auf die Möglichkeit, in der Zukunft krank zu werden; hypochondrisch ist dagegen die Furcht vor den Folgen einer vermeintlich bereits bestehenden Krankheit, diese Überzeugung ist ich-synton.
- **Ängste bei einer Panikattacke** oder in der panikfreien Zeit einer Panikstörung beziehen sich auf sofortige bzw. unmittelbar bevorstehende katastrophale Ereignisse, nicht aber auf zukünftige Folgen wahrgenommener Beschwerden.
- Schließlich ist zu beurteilen, ob die vorgetragenen Krankheitssorgen alleingestellt sind oder nur einen Ausschnitt umfassenderer Ängste und Sorgen bei einer **generalisierten Angststörung** darstellen.

Der langjährige Verlauf, die Serien negativer körperlicher Befunde, die Einengung des Lebens auf die Symptomatik und der vergebliche Kampf um „Anerkennung als körperlich krank" können auch eine zusätzliche depressive Symptomatik nach sich ziehen.

Vehement werden jedoch alle Anregungen, nach psychologischen Einfluss- bzw. Bedingungsfaktoren zu suchen, abgewehrt. Die Abklärung emotionaler Konflikte oder psychosozialer Probleme gelingt deshalb eher über die Erfragung der Einschränkungen des Lebens in der Folge der Störung, z. B. im Zusammenleben mit der Familie bzw. einem Partner.

Dabei können Hinweise auf Bedingungen erhalten werden, die bereits zu Beginn der somatoformen Störung bestanden, bzw. auch auf Veränderungen, die zeitlich mit dem Beginn zusammenfielen. Bereits die Exploration solcher Sachverhalte, vielmehr aber der Versuch, den Patienten funktionale Zusammenhänge zwischen Beschwerden und konflikthaften Umständen im eigenen Leben deutlich zu machen, ist schwierig.

Voraussetzung für eine vertrauensvolle Beziehung zum Patienten ist eine aufmerksame, aber auch gut strukturierte Auseinandersetzung mit den geklagten körperlichen Symptomen. Auch wenn meist schon aufgrund der Anamnese eine organische Ursache der Beschwerden wenig wahrscheinlich ist, so darf dennoch eine auf die im Einzelfall bestehende Symptomatik bezogene körperliche Untersuchung nicht unterbleiben.

Trotz des Umstands, dass differenzialdiagnostisch bedeutsame somatische Ursachen der Beschwerden in der Regel in zahlreichen Voruntersuchungen bereits ausgeschlossen wurden, drängen die Patienten häufig auf eine Wiederholung bestimmter zusatzdiagnostischer Maßnahmen (EKG, Ultraschall, Computertomografie etc.) oder auch auf eine immer weitergehende Abklärung. Dem sollte nicht ohne eine Prüfung, ob die gewünschten Untersuchungen medizinisch indiziert sind, stattgegeben werden. Durch eine solche Ausschlussdiagnostik wird in der Regel nur eine vorübergehende Beruhigung des Patienten erreicht, diese Entlastung verstärkt jedoch das vorausgegangene Bemühen um eine Abklärung.

Es sollte aber auch berücksichtigt werden, dass sich im Verlauf oft über viele Jahre gehender somatoformer Störungen davon unabhängige körperliche Erkrankungen entwickeln können. Deshalb darf man es bei einer richtungweisenden Änderung des Beschwerdebildes (z. B. bei einer neu aufgetretenen Gewichtsabnahme) nicht versäumen, die notwendige Diagnostik in die Wege zu leiten.

Ätiologisch sind bei Somatisierungsstörungen aufgrund neuerer Forschungsergebnisse auch schwere frühe Traumata in Kindheit und Jugend in Erwägung zu ziehen (Egle et al. 2016). Erste Symptome treten auch schon häufig im Jugend- oder frühen Erwachsenenalter auf. Die zerebrale Verarbeitung von Traumata und Schmerzen weist gemeinsame biochemische und neuronale Interaktionen und Endstrecken auf (Frommberger 2016). Nach einem Signal-Filter-Modell können somatoforme Störungen auch als eine neuronale Filterstörung aufgefasst werden.

Therapie

Akuttherapie

Im akuten Angstanfall ist dasselbe Vorgehen wie bei einer Panikattacke angebracht. Die Exploration der Symptomatik und das Eingehen auf die akute Sorge des Patienten wirken dabei bereits beruhigend. Allgemeine Versicherungen der Unbedenklichkeit der beunruhigenden Körperwahrnehmungen werden dagegen kaum angenommen.

Hilfreich ist die Exploration irrationaler, übertriebener Annahmen des Patienten über die Bedeutung einzelner Symptome. Solche Annahmen finden sich bei Patienten mit somatoformen Störungen in großer Zahl. Beispiele dafür sind unter anderem die Meinung, dass körperliche Beschwerden immer ein Anzeichen einer körperlichen Erkrankung seien, dass Ärzte häufig ernste Erkrankungen übersähen und dass etwas Furchtbares passieren könne, wenn der Körper nicht ständig überwacht werde. Auch wenn solche Denkmuster im Rahmen eines Akutkontakts meist nicht korrigiert werden können, so erleichtert ihre Kenntnis ein individuelles Eingehen auf den Patienten und damit den Aufbau einer therapeutischen Beziehung. Zu einem kognitiv-behavioralen Programm (Rief und Henningsen 2015) gehören in der weiteren Therapie u. a. auch Bausteine wie Aufmerksamkeitslenkung, Veränderung von

Bewertungsprozessen, Reduktion von Vermeidungs- und Schonverhalten und Aufbau eines adäquaten Inanspruchnahmeverhaltens.

Psychopharmaka kommen bei somatoformen Störungen nicht primär zum Einsatz. Wenn es jedoch unter den genannten Maßnahmen zu keiner ausreichenden Stabilisierung des psychophysischen Befindens kommt, können Benzodiazepine (wenn überhaupt, dann nur kurzfristig, Cave: Medikamentenmissbrauch) und vor allem Antidepressiva unter Berücksichtigung der Zielsymptomatik angewandt werden. Bei den Antidepressiva sind die substanzspezifischen körperlichen Begleiteffekte und ihre möglichen Wechselwirkungen mit der zu therapierenden Symptomatik zu beachten. Dies betrifft insbesondere die vielfältigen vegetativen oder gastrointestinalen Symptome, die in Verbindung mit trizyklischen Antidepressiva bzw. SSRI oder SNRI auftreten können. Darüber sollten die Patienten aufgeklärt werden, um die katastrophisierenden Kognitionen zu begrenzen und die Adhärenz zu verbessern.

Weiteres therapeutisches Vorgehen

Der weitere Verlauf somatoformer Störungen kann durch eine Psychotherapie günstig beeinflusst werden. Eine – nicht immer leicht zu erfüllende – Voraussetzung hierfür ist eine entsprechende Motivation des Patienten.

> Die Bereitschaft des Patienten, im Rahmen einer psychotherapeutischen Behandlung aktiv mitzuarbeiten, wird dann am ehesten geweckt, wenn er aufseiten des Arztes eine ernsthafte Auseinandersetzung mit seinen körperlichen Symptomen und der damit verbundenen Angst und der Einschränkung des Lebens wahrnimmt.

Von einer verfrühten Konfrontation mit eventuell vermuteten psychischen Ursachen der Beschwerden ist abzuraten. Hingegen können im weitesten Sinne psychosomatische Interpretationen der Beschwerden (z. B. „Überlastung durch Stress", „Streik des Körpers") es dem Patienten erleichtern, Offenheit gegenüber einem psychotherapeutischen Behandlungsansatz zu entwickeln.

Durch verhaltenstherapeutische Techniken wird eine veränderte Wahrnehmung von Symptomen gelernt, beständige Kontrollen und Rückversicherungen werden abgebaut, und durch Übungen und kognitive Umstrukturierung wird den Patienten Einsicht in Zusammenhänge zwischen psychosozialen Belastungen und dem Auftreten ihrer körperlichen Symptome vermittelt. Ein wichtiges Mittel sind Übungen zur Provokation von Symptomen, bei denen der Patient lernt, das Auftreten von Symptomen von übertriebenen Befürchtungen abzukoppeln. Ein stationärer Aufenthalt in einer geeigneten Fachklinik kann helfen, Änderungen in Wahrnehmung, Interpretation und Verhalten in die Wege zu leiten.

Fallbeispiel

Die Patientin, 28, verheiratet, angestellt, keine Kinder, hatte eine Vorgeschichte mit vielfältigen körperlichen Beschwerden seit der Kindheit, aber ohne körperlichen Befund. Sie rief am Gründonnerstag abends ihre Gynäkologin an und drängte darauf, von ihr untersucht zu werden, obwohl deren Praxis in der Woche vor Ostern geschlossen war. Sie schilderte am Telefon dramatisch starke stechende und brennende Schmerzen im rechten Unterbauch, die sie als Hinweis auf eine Eierstockentzündung wertete. Sie befürchtete, dass sich dieser Zustand weiter verschlimmern werde und dass sie dann über die Feiertage keinen Arzt mehr erreichen könne. Die Ärztin gab dem Wunsch nach und bestellte die Patientin zu einer Untersuchung ein. Die Patientin berichtete über diesen Termin später, die Ärztin sei ungehalten gewesen und habe sich über die Störung beklagt, sie habe ihre Schmerzen gar nicht richtig schildern können. Die Ärztin habe ihr auch vorgehalten, dass sie schon früher fälschlicherweise geglaubt habe, eine ernste Erkrankung zu haben. Die körperliche Untersuchung sei flüchtig gewesen, eine Blut- oder Urinprobe seien nicht genommen worden, aber die Ärztin habe eine „Erkältung des Unterleibs" diagnostiziert und ihr ein Antibiotikum verschrieben. Die Patientin berichtete über den weiteren Verlauf: Sie habe sich trotz der vergleichsweise harmlosen Diagnose kaum erleichtert gefühlt. Als sie zu Hause die Packungsbeilage des Medikaments studierte, sei ihr beim Gedanken an all die möglichen Nebenwirkungen ganz schlecht geworden. Sie habe, wie auch sonst auf Medikamente, auf dieses Antibiotikum heftig reagiert, mit Durchfall, Übelkeit, Schwindel, Schwäche, Kopfschmerzen. Die Osterfeiertage hätten keine Beruhigung gebracht, sie habe ständig darüber nachgedacht, ob die Schmerzen auf eine Blinddarmentzündung und einen Darmdurchbruch hinweisen könnten. Schlimm für sie sei gewesen, dass sie über die Feiertage keine ihr bekannten Ärzte erreichen konnte. Nachts habe sie kaum schlafen können und sei überzeugt gewesen, den nächsten Morgen nicht mehr zu erleben. In den nächsten Tagen seien bei anhaltender Krankheitsangst immer neue Beschwerden aufgetreten, die zu wiederholten Arztkontakten führten. Unter anderem seien auch stechende Schmerzen in der Brust aufgetreten, gekoppelt mit der Angst, einen Herzinfarkt zu erleiden. Ihr Mann brachte sie deshalb als Notfall ins städtische Krankenhaus, hier wurde schließlich ein Kontakt zu einem Psychiater hergestellt.

LITERATUR

American Psychiatric Association: Diagnostic and Statistical Manual of Mental Disorders DSM-5 (dt. Falkai et al. [Hrsg.]) Hogrefe, Göttingen 2015.

Egle, U., Joraschky, P., Lampe, A., Seiffke-Krenke, I., Cierpka, M. (Hrsg.): Sexueller Missbrauch, Misshandlung, Vernachlässigung. 4. Auflage, Schattauer, Stuttgart 2016.

Frommberger, U.: PTBS und Stressinduzierte Hyperalgesie (SIH). Ärztliche Psychotherapie und Psychosomatische Medizin 2016, 11:144–149.

Hiller, W., Rief, W.: Somatoforme Störungen. In: Berger, M. (Hrsg.): Psychische Erkrankungen, S. 533–546. 5. Aufl. Elsevier Urban & Fischer, München 2015.

Morschitzky, H.: Diagnostik, Konzepte und Therapie bei Körpersymptomen ohne Organbefund. Springer, Wien 2000.

Rief, W., Henningsen, P.: Somatoforme Störungen. In: Voderholzer, U., Hohagen, F. (Hrsg.): Therapie psychischer Erkrankungen. State of the Art. 11. Auflage. Elsevier Urban & Fischer, München 2016, S. 275–286.

Taylor, S., Asmundson, G.: Treating Health Anxiety. A cognitive-behavioral approach. The Guildford Press, New York 2004.

KAPITEL

21 Störungen im Zusammenhang mit Stress und Trauma

Bernd Krämer, Urs Hepp und Ulrich Schnyder

Fallbeispiel

Fünf Monate nach einem Autounfall wird Frau H. von ihrem Hausarzt in die Sprechstunde für posttraumatische Belastungsstörungen des Universitätsspitals überwiesen. Im Zuweisungsschreiben wird der Unfall kurz geschildert und erwähnt, dass die aktuelle Symptomatik der Patientin von Albträumen, sozialem Rückzug und Konzentrationsstörungen geprägt sei. Die vertiefte Abklärung des traumatischen Ereignisses ergibt, dass zwar kein Unfallbeteiligter ernsthaft verletzt wurde, dass Frau H., an deren Auto ein schwerer Schaden entstanden war, sich durch den Unfall jedoch weiterhin tief erschüttert fühlt. Für die Zeit an der Unfallstelle und die Tage danach berichtet sie von einem Gefühl der Betäubung. Es waren jedoch vor allem schwere Konzentrationsstörungen und der Eindruck, nicht mehr zu sich selbst zu finden und ihre Umwelt nicht mehr zu verstehen, die sie veranlassten, wenige Tage nach dem Unfall ihren Hausarzt aufzusuchen. Während der ersten Monate hatte sie wöchentliche Termine bei ihrem Hausarzt. Er unterstützte sie in alltagspraktischen Fragen. Hilfreich habe sie vor allem beruhigende Gespräche erlebt, in denen ihre Reaktionen auf den Unfall als verständliche und typische psychische Reaktionen bezeichnet und eingeordnet wurden. Seit einigen Wochen sei sie nun jedoch zusätzlich von Albträumen über den Unfall geplagt, wache auf und könne nur noch schlecht wieder einschlafen. Sie leide fortgesetzt unter Schwierigkeiten, sich zu konzentrieren, und erhöhter Nervosität. Oft sei sie außergewöhnlich schreckhaft und reizbar. Immer wieder drängten sich ihr auch tagsüber Gedanken an den Unfall auf. Sie fühle sich teils wie betäubt und könne kaum noch an Alltagsaktivitäten teilnehmen.

Nach einem ausführlichen Gespräch mit Frau H. besprechen wir mit ihr unsere erste Beurteilung im Sinne einer akuten Belastungsreaktion für die Zeit nach dem Unfall, die nun in eine posttraumatische Belastungsreaktion übergegangen ist. Dabei legen wir Wert auf eine Erklärung zur Entstehung der Symptome einer posttraumatischen Belastungsstörung und empfehlen eine störungsspezifische Behandlung, die auf das traumatische Erlebnis der Patientin fokussiert.

21.1 Charakteristika psychoreaktiver Störungen

Schwere, aber alltagsübliche psychosoziale Belastungen, wie der erwartete Tod eines Angehörigen oder ein Partnerschaftskonflikt mit drohender Trennung, führen bei vielen Menschen vorübergehend zu psychischen Symptomen, z. B. Angst, Unruhe oder Schlaflosigkeit. Traumatische Erfahrungen im engeren Sinne, wie z. B. ein schwerer Unfall, eine Vergewaltigung oder eine Naturkatastrophe, lösen bei einer Mehrheit der Betroffenen Gefühle von intensiver Angst, Schrecken oder Hilflosigkeit aus. Bei den meisten Betroffenen klingen diese Symptome innerhalb weniger Stunden oder Tage wieder ab. Da diese unmittelbaren Reaktionen auf außergewöhnliche äußere Belastungen so häufig auftreten, sollten sie nicht a priori als psychische Störungen, sondern eher als „physiologische Reaktionen auf eine außergewöhnliche Situation" betrachtet werden.

Erst wenn die Symptomatik ein gewisses Maß übersteigt oder wenn sie nicht, wie in der Regel zu erwarten ist, degressiv verläuft, haben wir es mit pathologischen

Phänomenen zu tun, die entsprechend auch diagnostisch erfasst und therapeutisch angegangen werden müssen.

Bei Progredienz der Symptomatik kann je nach Ausmaß eine psychiatrische Störung im Zusammenhang mit Stress und Trauma resultieren. Ein erheblicher Teil psychiatrischer Akut- und Notfallsituationen entsteht durch diese sogenannten psychoreaktiven Störungen, die bisher im Kapitel F43 der ICD-10 abgehandelt werden, nämlich die akute Belastungsreaktion, die posttraumatische Belastungsstörung und das Spektrum der Anpassungsstörungen. Letztere Zustandsbilder kommen als psychische Reaktionen auf alltagsüblichen Stress oder schwere Belastungen (Stressoren) zustande und können zu erheblichen Beeinträchtigungen der psychischen Funktionen und der sozialen Leistungsfähigkeit führen. Außergewöhnliche und traumatische Ereignisse führen in einigen Fällen zu akuten Belastungsreaktionen und posttraumatischen Belastungsstörungen.

21.1.1 Einordnung der psychoreaktiven Störungen

Die „International Classification of Diseases" (ICD) der Weltgesundheitsorganisation (WHO) liegt aktuell in ihrer 10. Revision vor. Reaktionen auf schwere Belastungen und Anpassungsstörungen werden im Kapitel ICD-10 F43 gruppiert. Hier finden sich die Anpassungsstörungen und die akuten Belastungsreaktionen sowie die posttraumatischen Belastungsstörungen. Das „Diagnostic and Statistical Manual of Mental Disorders" (DSM-5, American Psychiatric Association, 2013) schreibt den Stress- und Traumafolgestörungen, verglichen mit dem vorausgehenden DSM-IV, einen neuen und besonderen Stellenwert zu, indem sie aus dem Kapitel Angststörungen in das neue Kapitel „Störungen, die in Zusammenhang mit Trauma und Stress stehen" überführt werden.

Die WHO plant für die elfte Auflage der ICD (ICD-11) ebenfalls die Herauslösung der Belastungsstörungen aus dem Kapitel ICD-10 F4, „Neurotische, Belastungs- und somatoforme Störungen" und die Einführung eines neuen Kapitels zu „Störungen, die spezifisch mit Stress assoziiert sind" (aktuelle Beta-Version der ICD-11).

Im Gegensatz zum DSM-5 wird jedoch die ICD-11 voraussichtlich neben der posttraumatischen Belastungsstörung (PTBS) auch die neue Diagnose der komplexen posttraumatischen Belastungsstörung (KPTBS) einführen. Für die Diagnose einer KPTBS werden zusätzlich zu den drei ICD-11-Kernelementen der PTBS (Wiedererleben, Vermeidung, Übererregbarkeit) Defizite in der Affektregulation, ein negatives Selbstkonzept, interpersonale Probleme und dissoziative Symptome verlangt. Insbesondere für die repetitiven und kumulierten Kindheitstraumata konnte in vielen Studien gezeigt werden, dass hier die PTBS Symptome für eine adäquate diagnostische Erfassung der posttraumatischen Problematik zu kurz greift. Diesem Umstand trägt die beabsichtigte Version der ICD-11 mit der Einführung der Diagnose KPTBS Rechnung. In das DSM-5 wurde die Diagnose der KPTBS jedoch mangels empirischer Nachweise ihrer Eigenständigkeit trotz Diskussion nicht aufgenommen.

21.1.2 Stress, Belastung und Trauma

Als Besonderheit der ansonsten „atheoretischen", rein phänomenologisch aufgebauten aktuellen diagnostischen Klassifikationssysteme (ICD-10, DSM-5) wird bei den psychoreaktiven Störungen immer ein belastendes Ereignis als primärer Kausalfaktor angenommen: Wenn wir also eine solche Diagnose in Betracht ziehen, gehen wir davon aus, dass die Störung ohne diesen Auslöser nicht entstanden wäre (natürliche Kausalität). Man war sogar ursprünglich der Ansicht, dass es sich hier um Störungen mit einer rein „externen" Ätiologie handelt. Bei entsprechend schwerer äußerer Belastung würden praktisch alle Menschen auch ohne Prädisposition erkranken können. Mittlerweile ist aber klar erwiesen, dass es hinsichtlich der Entwicklung psychoreaktiver Störungen wie für alle anderen psychischen Erkrankungen Prädispositionen, Risiko- und protektive Faktoren gibt. Stressoren sind vielgestaltig und können von „alltagsüblichen" Belastungen bis hin zu traumatischen Ereignissen mit katastrophenartigem Ausmaß reichen.

21.1.3 Die Stressreaktion

Die unmittelbaren Reaktionen auf traumatische Ereignisse umfassen eine ganze Reihe von Mechanismen, die an sich schon lange und gut beschrieben sind. Die körperlichen Überlebensstrategien sind als „fight-flight"- bzw. als „freeze"-Reaktionen bekannt. Früh setzen aber auch schon Konditionierungsprozesse ein, dabei werden erste Eindrücke im Gedächtnis abgespeichert. Im Weiteren kommt es zu komplexen, sozial modulierten Anpassungsvorgängen. Alle diese Reaktionen werden durch eine Vielzahl weiterer psychosozialer Variablen stark beeinflusst. Eine große Rolle spielt dabei, wie die momentane Bedrohung und die aktuell verfügbaren Ressourcen von den Betroffenen subjektiv eingeschätzt werden. Das Ausmaß des subjektiv erlebten Kontrollverlustes, die zur Verfügung stehenden Bewältigungsstrategien, Kausalattributionen (Bedeutungszuschreibungen), frühere traumatische Erlebnisse, aber auch Erfahrungen erfolgreicher Krisenbewältigung und Glaubenssätze auf individueller und Gruppenebene beeinflussen den weiteren Verlauf ebenfalls.

Den zeitlichen Ablauf dieser Reaktionen kann man sich etwa so vorstellen: Innerhalb von Sekundenbruchteilen setzen Abwehrreflexe (Schreckreaktionen) ein. Nach wenigen Sekunden kommt es zu einer Aktivierung des Sympathikus und zur Freisetzung von Adrenalin. Die Aktivierung der Hypothalamus-Hypophysen-Nebennierenrinden-Achse und die folgende Ausschüttung des Stresshormons Cortisol benötigen einige Minuten. Schon nach Stunden können frühe reaktive Gen-Expressionen nachgewiesen werden. Bis zu möglichen strukturellen neuronalen Veränderungen und der damit verbundenen Konsolidierung von Gedächtnisprozessen vergehen Tage bis Monate.

21.1.4 Unspezifische und spezifische Stress-, Belastungs- und Traumafolgestörungen

Die Anpassungsstörungen mit ihren verursachenden alltagsüblichen Belastungen sind für sich eine hinsichtlich Stressor und Psychopathologie von den spezifischen Traumafolgestörungen im engeren Sinne unterscheidbare Gruppe. Die Symptome der Anpassungsstörungen und der akuten Belastungsreaktion sind unspezifisch und kommen auch bei anderen psychischen Störungen vor. Nur die posttraumatische Belastungsstörung hat spezifische und charakteristische klinische Merkmale, die im Folgenden gemäß ihrer Formulierung in der gültigen Version des Diagnosemanuals ICD-10 noch genauer beschrieben werden.

21.1.5 Ausblick auf Diagnosen im Zusammenhang mit Stress und Trauma

Mit der Neuauflage des DSM-5 und der bereits bis zu einer offiziellen Betaversion gereiften ICD-11 ergaben sich zwischen den beiden Diagnosemanualen deutliche Unterschiede in den Kapiteln zu Stress-, Belastungs- und Traumafolgen. Mit der Einführung der komplexen PTBS unterteilt ICD-11 die PTBS in zwei Formen. Die APA hat sich im DSM-5 gegen eine Einführung von neuen Diagnosen entschieden, hat jedoch im Fall der PTBS die Diagnose um zusätzliche Symptome des gestörten Verhaltens und der gestörten Emotionalität ergänzt (neues D-Symptomcluster). Ebenfalls keinen Einzug ins DSM-5 fand die Diagnose eines anhaltend pathologischen Trauerzustands. Die ICD-11 stellt hingegen die Diagnose einer andauernden Trauerstörung zur Kennzeichnung spezifischer Reaktionen und Symptome der pathologischen Trauer zur Verfügung. Bezüglich Anpassungsstörung werden in der ICD-11 eine Spezifizierung der diagnostischen Anforderungen und eine Eliminierung der unterschiedlichen Anpassungsstörungs-Subtypen vorgeschlagen.

21.2 Akute Belastungsreaktion

Krankheitsbild – Symptomatik

Die akute Belastungsreaktion (ABR) (ICD-10: F43.0) ist eine vorübergehende Störung von beträchtlichem Schweregrad, die sich bei einem psychisch nicht manifest kranken Menschen als Reaktion auf eine außergewöhnliche körperliche oder seelische Belastung entwickelt und im Allgemeinen innerhalb von Stunden oder Tagen abklingt (➤ Tab. 21.1).

Tab. 21.1 Akute Belastungsreaktion (ICD-10: F43.0, leicht modifiziert)

A	Außergewöhnliche psychische oder physische Belastung
B	Symptombeginn unmittelbar nach Ereignis (innerhalb einer Stunde)
C	Symptome der generalisierten Angststörung • Sozialer Rückzug • Einengung der Aufmerksamkeit • Desorientierung • Ärger oder verbale Aggression • Verzweiflung oder Hoffnungslosigkeit • Unangemessene Überaktivität • Unkontrollierbare und außergewöhnliche Trauer
D	Nachlassen der Symptome nach 8 bis 48 Stunden

Der Betroffene muss ein überwältigendes traumatisches Erlebnis durchgemacht haben, das mit einer ernsthaften Bedrohung der Sicherheit oder körperlichen Unversehrtheit seiner eigenen oder einer ihm nahestehenden Person einherging. Auch das Verlusterleben bei plötzlichen oder unerwarteten Todesfällen oder ungewöhnliche und bedrohliche Veränderungen der sozialen Stellung und/oder des Beziehungsnetzes können als Belastungen in diesem Sinne gelten. Die Reaktion entwickelt sich in der Regel innerhalb weniger Minuten nach dem Trauma und ist geprägt durch ein gemischtes und rasch wechselndes Zustandsbild: Nach anfänglicher Betäubung werden depressive Symptome, Angst, Ärger, Verzweiflung, Überaktivität oder sozialer Rückzug bis hin zum dissoziativen Stupor beobachtet. Eine Einengung der Aufmerksamkeit und Desorientierung unterschiedlichen Ausmaßes sind häufig. Nicht selten bleibt eine teilweise oder vollständige psychogene Amnesie für diese Episode bestehen.

Bei Persistenz der Symptomatik kann die Diagnose einer posttraumatischen Belastungsstörung gestellt werden. Die Diagnose „akute Belastungsreaktion“ wurde eingeführt, um diejenigen Patienten frühzeitig diagnostisch erfassen zu können, die später mit hoher Wahrscheinlichkeit eine posttraumatische Belastungsstörung entwickeln. In jüngerer Zeit wird dieses Konzept aber wieder kontrovers diskutiert: Es wird darauf hingewiesen, dass der prädiktive Wert der Diagnose im Hinblick auf die spätere Entwicklung einer posttraumatischen Belastungsstörung begrenzt sei; außerdem wird der Stellenwert der Dissoziation infrage gestellt. Heute gilt als gesichertes Wissen, dass einer PTBS nicht zwangsläufig eine akute Belastungsreaktion vorausgehen muss, eine PTBS kann sich nach Trauma auch erst nach einem symptomfreien oder symptomarmen Intervall von Wochen bis Jahren entwickeln.

Differenzialdiagnose

Akute Belastungsreaktionen bzw. -störungen sind trotz sehr unterschiedlich aussehender klinischer Bilder aufgrund des engen zeitlichen Zusammenhangs mit einem traumatischen Ereignis in der Regel einfach zu diagnostizieren. Differenzialdiagnostisch müssen akute Belastungsreaktionen in erster Linie von Panikstörungen, dissoziativen Störungen und eventuell auch von den Anpassungsstörungen abgegrenzt werden. Gelegentlich kann auch einmal ein psychogener Ausnahmezustand im Rahmen einer emotional instabilen oder histrionischen Persönlichkeitsstörung als Differenzialdiagnose infrage kommen.

Akuttherapie

> Die Methode des „Critical Incidence Stress Debriefing" (CISD) wurde zu Beginn der Achtzigerjahre in Anlehnung an Erfahrungen aus der Krisenpsychiatrie und an die Konzepte der klassischen Krisenintervention eingeführt. Man erhoffte sich, mithilfe von „Debriefings" nach kollektiven Traumatisierungen wie Naturkatastrophen oder von Menschen verursachten Ereignissen großen Ausmaßes bei den direkt Betroffenen und deren Angehörigen, vor allem aber bei semiprofessionellen und professionellen Helfern (Polizisten, Soldaten, Feuerwehrleute etc.) die Entwicklung posttraumatischer Belastungsstörungen zu verhindern.

Die Intervention besteht in der Regel aus einer Gruppensitzung von einer bis drei Stunden Dauer, die innerhalb von 24–72 Stunden nach dem Ereignis stattfinden soll. Alle Betroffenen müssen obligatorisch an der Sitzung teilnehmen. Nach einer Einführung werden Informationen über den Ablauf der Ereignisse zusammengetragen **(fact phase).** Später werden die Gruppenmitglieder aufgefordert, ihre ersten Gedanken **(thought phase)** und emotionalen Reaktionen **(reaction phase)** mitzuteilen. In der „**symptom phase**" werden spezifische Stresssymptome angesprochen. Anschließend informieren die Gruppenleiter über Stressreaktionen, die nach solchen Ereignissen häufig beobachtet werden, und wie damit umgegangen werden kann **(teaching phase).** Die generelle Botschaft besteht darin, dass die beobachteten Symptome „normale" Reaktionen auf ein „abnormales" Ereignis darstellen. Zuletzt wird zusammengefasst und festgelegt, ob weitere Maßnahmen erforderlich sind **(relating phase).**

Dieses Modell ist heute weltweit etabliert und bei zivilen Rettungshelfern wie auch im Militär sehr beliebt. Die Intervention wird auch von den meisten Betroffenen als hilfreich erlebt. Der Nachweis einer präventiven Wirkung konnte allerdings bis heute nicht erbracht werden. In einigen Studien wurden nach Debriefings sogar höhere Inzidenzen posttraumatischer Belastungsstörungen als bei Vergleichsgruppen ohne Debriefing beobachtet. Zwei Metaanalysen kommen zu dem Schluss, dass der routinemäßige Einsatz von „Debriefings" im besten Fall einen neutralen Effekt hat.

Der routinemäßige Einsatz von „Debriefings" im Sinne des CISD muss deshalb heute als obsolet betrachtet werden.

Angesichts dieser ernüchternden Forschungsresultate gibt es viele Fachleute, die dafür plädieren, in Zukunft auf jede Form von psychosozialer Nothilfe nach traumatischen Ereignissen zu verzichten. Der ärztliche Leitsatz „primum nil nocere" würde eigentlich eine solche Haltung nahelegen. Auf der anderen Seite ist eine vollständige „Abstinenz" in der Realität kaum umzusetzen. Überall auf der Welt können wir im Anschluss an traumatische Ereignisse Beispiele spontaner und unkomplizierter mitmenschlicher Hilfeleistung beobachten. Dabei geht es nicht nur um die Sicherung existenzieller Grundbedürfnisse wie Schutz vor weiterer Gefahr oder die Bereitstellung von Essen, Trinken und trockener Kleidung, sondern auch um soziale und psychologische Aspekte. Mit Worten und körperlicher Zuwendung wird professionell unterstützt, getröstet und Hoffnung vermittelt, auch religiöse oder spirituelle Rituale bieten Unterstützung in Notsituationen. Es dürfte schwierig und fast widernatürlich sein, diese Ausdrucksformen menschlichen Mitleidens abzulehnen oder zu unterbinden, nur weil es bis heute nicht gelungen ist, den Nutzen psychologischer Interventionen im Sinne der Prävention posttraumatischer Belastungsstörungen statistisch nachzuweisen. Aus humanitärer wie auch wissenschaftlicher Perspektive empfiehlt es sich deshalb eher, den mühsamen dritten Weg zu beschreiten.

In diesem Sinne werden wir uns von simplifizierenden theoretischen Konzepten und Interventionsrezepten nach dem Motto „one size fits all" verabschieden müssen. Künftige frühe psychosoziale Interventionen müssen individuell für jeden Betroffenen zugeschnitten werden. Die Interventionen sollten modular auf der Grundlage wissenschaftlicher Evidenz konzipiert, der Realitätsprüfung ausgesetzt und aufgrund der Erfahrungen im Feld laufend angepasst und weiterentwickelt werden.

Einer der Gründe, weshalb sich „Debriefings" bei unselektierten Traumapopulationen als wirkungslos erwiesen haben, liegt möglicherweise darin, dass auch bei noch so gravierenden Traumata die Mehrheit der Betroffenen nicht schwerwiegend psychisch krank wird und deshalb auch gar keine psychotherapeutische Hilfe benötigt. Bei Unfallpatienten mit akuter Belastungsstörung konnte mit fünf individuellen Sitzungen kognitiver Verhaltenstherapie kurz nach dem Trauma in der Mehrzahl der Fälle die Entwicklung einer posttraumatischen Belastungsstörung verhindert werden.

Zur pharmakotherapeutischen Behandlung akuter Belastungsstörungen bzw. Belastungsreaktionen gibt es bis heute nur wenig wissenschaftliche Evidenz. Wenn eine medikamentöse Behandlung gewünscht wird, bieten sich am ehesten **Antidepressiva** (v. a. selektive Serotonin-Reuptake-Inhibitoren = SSRI) an. **Benzodiazepine** können kurzfristig zur Behandlung von Schlafstörungen eingesetzt werden. Sie beeinträchtigen aber die kognitive Leistungsfähigkeit und damit möglicherweise auch die Traumaverarbeitung. Außerdem sei an das Suchtpotenzial der Benzodiazepine erinnert.

Basierend auf der heute verfügbaren wissenschaftlichen Evidenz lassen sich einige Empfehlungen festhalten, die in die Entwicklung wissenschaftlich fundierter früher psychosozialer Interventionen und in den Aufbau psychologischer Nothilfeorganisationen einfließen sollten:

- Psychosoziale Nothilfe nach traumatischen Ereignissen muss nicht unbedingt so früh wie möglich einsetzen. Unter Umständen ist es ebenso sinnvoll, die Betroffenen zunächst nach Hause zu schicken, damit sie essen, trinken und schlafen können.
- Psychosoziale Nothilfe sollte von einer zuversichtlichen Erwartungshaltung getragen sein. Die Betroffenen müssen wissen, dass sie sich mit großer Wahrscheinlichkeit von den Folgen ihrer Erlebnisse gut erholen werden.
- Psychosoziale Nothilfe sollte nicht zu sehr auf Emotionen ausgerichtet sein, sondern in erster Linie Entspannung und eine Reduktion der psychophysiologischen Stresssymptomatik fördern.
- Psychosoziale Nothilfe sollte die Rahmenbedingungen optimieren, die eine rasche Erholung ermöglichen.
- Psychosoziale Nothilfe sollte nicht von außen „verordnet" werden, sondern sich an den momentanen individuellen Bedürfnissen der Betroffenen orientieren und dabei respektieren, dass viele Betroffene nicht mit professionellen Helfern, sondern, wenn überhaupt, lieber mit Kollegen oder Angehörigen sprechen möchten.
- Und schließlich sollten diese Interventionen phasengerecht und entsprechend den Prinzipien der psychologischen Ersten Hilfe eingesetzt werden (➤ Tab. 21.2).
- Bei Vorliegen einer akuten Belastungsstörung können kognitiv-verhaltensorientierte Kurztherapien zur Prävention längerdauernder psychischer Morbidität beitragen.

Tab. 21.2 Prinzipien der psychologischen Ersten Hilfe

- Beruhigung und Trost
- Praktische Hilfe anbieten
- Die Abnormalität der traumatischen Erfahrung benennen
- Die „Normalität" der (wie auch immer gearteten) posttraumatischen Reaktion respektieren
- Die Reaktion nicht pathologisieren
- Nicht mit Informationen überwältigen
- Ein Narrativ anbieten, das auf die individuelle Erfahrung abgestimmt ist
- Unterstützung anbieten, die sich in bereits existierende Unterstützungsnetzwerke einfügt

- Akute Belastungsstörungen können möglicherweise auch mit Antidepressiva, hauptsächlich vom Typ der SSRI, günstig beeinflusst werden.

Weiterbehandlung

Greifen die Maßnahmen der psychologischen Ersten Hilfe zu kurz, empfiehlt sich eine zeitlich begrenzte kognitiv-verhaltensorientierte Kurzintervention zur Behandlung der akuten Belastungsreaktion. Persistiert die Symptomatik und entwickelt sich eine posttraumatische Belastungsstörung, so kommen die Behandlungsgrundsätze zur Therapie der posttraumatischen Belastungsstörung zur Anwendung, die in ➤ 21.3 unter „Weiterbehandlung" beschrieben werden.

21.3 Posttraumatische Belastungsstörung

Krankheitsbild – Symptomatik

Die posttraumatische Belastungsstörung *„entsteht als eine verzögerte oder protrahierte Reaktion auf ein belastendes Ereignis oder eine Situation außergewöhnlicher Bedrohung oder katastrophenartigen Ausmaßes (Trauma) …, die bei fast jedem eine tiefe Verstörung hervorrufen würde"* (ICD-10: F43.1) (➤ Tab. 21.3). Typisch und nahezu pathognomonisch, jedenfalls für die Diagnosestellung unabdingbar, sind die sogenannten Symptome des Wiedererlebens, die sich den Betroffenen tagsüber in Form von Erinnerungen an das Trauma, Tagträumen oder Flashbacks, nachts in Angstträumen aufdrängen. Gewissermaßen das Gegenstück dazu sind die Vermeidungssymptome, die aber in der klinischen Realität meistens parallel zu den Symptomen des Wiedererlebens auftreten: emotionale Stumpfheit, Gleichgültigkeit und Teilnahmslosigkeit der Umgebung und anderen Menschen gegenüber, aktive Vermeidung von Aktivitäten und Situationen, die Erinnerungen an das Trauma wachrufen könnten. Manchmal können wichtige Aspekte des traumatischen Erlebnisses nicht mehr (vollständig) erinnert

Tab. 21.3 Posttraumatische Belastungsstörung (ICD-10: F43.1, leicht modifiziert).

A	Stressorkriterium kurz- oder langanhaltendes Ereignis von außergewöhnlicher Bedrohung oder mit katastrophalem Ausmaß
B	Wiedererleben • sich aufdrängende lebendige Erinnerungen • aufdringliche Nachhallerinnerungen (Flashbacks) • sich wiederholende Träume • Bedrängnis bei Konfrontation mit ähnlichen Ereignissen
C	Vermeiden von Situationen, die der Belastung ähneln
D	1. Teilweise oder vollständige Unfähigkeit, einige wichtige Aspekte der Belastung zu erinnern oder 2. Erhöhte psychische Sensitivität und Erregung (mind. zwei der folgenden Symptome): • Ein- und Durchschlafstörungen • Reizbarkeit oder Wutausbrüche • Konzentrationsschwierigkeiten • Hypervigilanz • erhöhte Schreckhaftigkeit
E	Beginn der Symptome innerhalb von sechs Monaten nach der Belastung

werden. Häufig kommt ein Zustand vegetativer Übererregtheit dazu, der sich in Form von Schlafstörungen, Reizbarkeit, Konzentrationsschwierigkeiten, Hypervigilanz oder einer erhöhten Schreckhaftigkeit manifestieren kann.

Auf Unterschiede zwischen den beiden erwähnten Klassifikationssystemen (ICD und DSM) wurde bereits einleitend hingewiesen.

Über die Hälfte aller Menschen macht im Verlauf ihres Lebens mindestens einmal eine traumatische Erfahrung.

In Abhängigkeit von der Art des Traumas (interpersonelle Traumata sind besonders pathogen) und einer ganzen Reihe weiterer prä-, peri- und posttraumatischer Variablen entwickeln etwa 10 % der von einem traumatischen Ereignis betroffenen Menschen eine posttraumatische Belastungsstörung.

Die Lebenszeitprävalenz der posttraumatischen Belastungsstörung liegt bei etwa 8 %.

In Europa kommt die posttraumatische Belastungsstörung offensichtlich weniger häufig vor als in den USA. Der Grund hierfür liegt wahrscheinlich darin, dass die Expositionsrate in Bezug auf traumatische Ereignisse insgesamt in Europa (bis heute noch) tiefer liegt. Eine Reihe von prätraumatischen Variablen erhöht das Risiko, an einer posttraumatischen Belastungsstörung zu erkranken: Neben dem weiblichen Geschlecht sind hier jüngeres Alter, unterdurchschnittliche Intelligenz und niedriger sozioökonomischer Status zu nennen, aber auch frühere traumatische Erfahrungen und psychische Störungen in der persönlichen Biografie und in der Familienanamnese. Frauen tragen bei vergleichbarer Trauma-Exposition ein etwa doppelt so großes Risiko, an einer posttraumatischen Belastungsstörung zu erkranken. Je nach Art des Traumas und der Persönlichkeit des Betroffenen, aber auch unter dem Einfluss von protektiven bzw. belastenden Umgebungsfaktoren kann eine posttraumatische Belastungsstörung entstehen.

Der objektive Schweregrad der Belastung hat einen signifikanten, aber nicht allzu bedeutenden Vorhersagewert für die Entwicklung einer posttraumatischen Belastungsstörung. Während beispielsweise bei Kriegsveteranen oder Rettungshelfern eine eindeutige Korrelation zwischen dem Expositionsniveau und der posttraumatischen Symptomausprägung besteht, lässt sich ein solcher Zusammenhang bei Unfallopfern nur in einem relativ bescheidenen Ausmaß belegen. Die emotionalen und kognitiven Reaktionen, die bei den Betroffenen während und unmittelbar nach dem traumatischen Ereignis ablaufen, spielen für die Prädiktion der Entwicklung einer PTBS eine wichtigere Rolle. Die subjektiv erlebte Bedrohung, die oft keineswegs mit den objektiven Traumaparametern korreliert, ist ein wichtiger Prädiktor für die Entstehung der posttraumatischen Belastungsstörung. Die Bedeutung der peritraumatischen Dissoziation als Risikofaktor scheint für die Entwicklung einer posttraumatischen Belastungsstörung bedeutsam, wird aber immer noch kontrovers diskutiert.

Ob sich eine posttraumatische Belastungsstörung entwickelt oder nicht, hängt zudem in erheblichem Ausmaß davon ab, ob der Betroffene nach der traumatischen Exposition Umstände vorfindet, die einer raschen psychosozialen Erholung förderlich sind.

Besonders wichtig sind hier das Ausmaß der sozialen Unterstützung und der Schutz vor zusätzlichen Belastungen. Wenn das Trauma mit einer körperlichen Verletzung einherging, können körperliche Funktionseinschränkungen oder anhaltende Schmerzen eine entscheidende Rolle für die Entwicklung und Progredienz einer PTBS spielen.

Differenzialdiagnose

Bei Vorliegen der nahezu pathognomonischen intrusiven Wiedererlebenssymptome, in Kombination mit Vermeidung und Symptomen der psychovegetativen Übererregtheit (Kriterien gemäß ICD-10), fällt die klare diagnostische Zuordnung nicht schwer. Bei chronischen psychosozialen Beeinträchtigungen in der Folge extremer Traumatisierungen kommt differenzialdiagnostisch die sogenannte andauernde Persönlichkeitsänderung nach Extrembelastung (ICD-10: F62.0) infrage. Diese Diagnose soll allerdings nur bei Opfern schwerster Traumatisierungen in Betracht gezogen werden, also z. B. bei Überlebenden von Konzentrationslagern, jahrelanger Folter oder Geiselhaft. Hier finden sich in der Regel keine floriden Wiedererlebenssymptome mehr, sondern es finden sich typischerweise eine feindliche oder misstrauische Haltung gegenüber der Welt, sozialer Rückzug sowie Gefühle der Leere oder Hoffnungslosigkeit und gleichzeitige Nervosität. Die Diagnose darf erst gestellt werden, wenn eine solche Persönlichkeitsänderung über mindestens zwei Jahre bestanden hat.

Akuttherapie

Die Behandlungsgrundsätze nach akuten traumatischen Erfahrungen wurden bereits oben eingehend erläutert. Bei Patienten mit posttraumatischer Belastungsstörung können jedoch im Verlauf Situationen auftreten, die einer akuten Behandlung bedürfen. Komorbide psychische Störungen stellen bei der posttraumatischen Belastungsstörung fast die Regel dar und können Anlass für eine akute Verschlechterung sein. Akute Krisensituationen treten beispielsweise im Zusammenhang mit Alkoholabhängigkeit auf. Sehr häufig sind auch komorbide depressive Störungen, die mit akuter und/oder chronischer Suizidalität einhergehen können. Die oft erhöhte Reizbarkeit in Verbindung mit verminderter Stresstoleranz kann leicht zu aggressiven Durchbrüchen führen. Besonders dramatisch imponieren dissoziative Zustände (z. B. dissoziativer Stupor). Die differenzialdiagnostische Abgrenzung gegenüber katatonem Stupor und epileptischen Dämmerzuständen ist dabei oft erst im Verlauf möglich, insbesondere wenn die Vorgeschichte nicht bekannt ist. Krisen werden häufig durch erneute traumatische Erfahrungen oder Hinweisreize („Trigger") ausgelöst. Diese Trigger können Außenstehenden unter Umständen wenig bedrohlich erscheinen, bei PTBS-Patienten aber eine Reaktualisierung der Traumatisierung bewirken. Insbesondere bei akuter Selbst- und Fremdgefährdung oder bei dissoziativen Zuständen muss gegebenenfalls eine stationäre Krisenintervention in Erwägung gezogen werden. Gerade bei traumatisierten Menschen sind aber Zwangsmaßnahmen äußerst zurückhaltend anzuwenden.

Weiterbehandlung

Die psychoreaktive Genese der posttraumatischen Belastungsstörung darf nicht darüber hinwegtäuschen, dass man nur bei akuten Fällen von einer günstigen Prognose ausgehen kann. In etwa einem Drittel der Fälle kommt es zu chronischen Verläufen; hier sind rasche Heilungen eher die Ausnahme. Die Behandlung solcher komplexer Störungen wird deshalb oft aus einer klinisch sorgfältig abgewogenen Kombination verschiedener Ansätze bestehen, beispielsweise aus einer psychotherapeutischen und medikamentösen Behandlung.

> Insgesamt sind die Effektstärken für Psychotherapie höher als für medikamentöse Behandlungen, weshalb eine posttraumatische Belastungsstörung primär psychotherapeutisch behandelt werden sollte.

Die **kognitive Verhaltenstherapie** (englisch cognitive-behavioral therapy, CBT) versteht die posttraumatische Belastungsstörung mithilfe der Lerntheorie: Ein Trauma wirkt als aversiver Stimulus, der eine konditionierte emotionale Reaktion hervorruft (klassische Konditionierung). Die Reaktion generalisiert über den ursprünglichen Stimulus hinaus, Verhaltens- und Gefühlsvermeidung verstärken die Reaktion (operante Konditionierung). Angst und intrusive Symptome werden so zu unabhängigen aversiven Stimuli. Wiederholte therapeutische Exposition mit objektiv harmlosen konditionierten Stimuli, einschließlich der traumatischen Gedächtnisinhalte, führt zur Extinktion der Angstreaktionen. CBT setzt neben der Exposition (die nur nach vorausgehendem Erlernen einer Entspannungstechnik durchgeführt werden sollte) eine Reihe ergänzender Techniken ein, wie z. B. die systematische Desensibilisierung, Narrative, Stressimpfungstraining, kognitive Restrukturierung, Selbstbehauptungstraining und Entspannungsübungen. CBT wird normalerweise als Kurzzeit-Therapie durchgeführt: 8–12 Sitzungen in einer Frequenz von 1–2 Sitzungen pro Woche. Die wichtigsten CBT-basierten Verfahren mit empirischem Wirksamkeitsnachweis sind die *Prolonged Exposure Therapy, Cognitive Therapy for PTSD, Cognitive Processing Therapy* und *Narrative Exposure Therapy.* Als Besonderheit bei der *Skills Training in Affective and Interpersonal Regulation (STAIR) Narrative Therapy* wird ein Training in Emotionsregulation und sozialen Kompetenzen mit einer Analyse des Traumanarrativs kombiniert.

> CBT – insbesondere Expositionstherapie – weist momentan den überzeugendsten Wirksamkeitsnachweis bei der Behandlung posttraumatischer Belastungsstörungen auf.

Beim **Eye Movement Desensitization and Reprocessing (EMDR)** führt der Patient unter Anleitung des Therapeuten sakkadische horizontale Augenbewegungen durch, während er die traumatischen Erfahrungen imaginiert. Zwar ist die Wirksamkeit der EMDR-Therapie gut belegt, die Augenbewegungen (oder andere „Lateralisierungen") stehen als postuliertes wirksames Element in diesem Therapieansatz aber weiterhin in Diskussion. Vielmehr scheint der Grund für den Erfolg der EMDR-Methode in den kognitiven Komponenten und in der In-sensu-Exposition zu liegen, beides bekannte und bewährte Therapie-Elemente in der Psychotraumatologie.

Psychodynamische, d. h. psychoanalytisch fundierte Therapien arbeiten darauf hin, normale psychologische Mechanismen wieder in Gang zu setzen. Dabei werden unbewusste Elemente angesprochen und, in erträglichen Dosen, bewusst gemacht. Die psychologische Bedeutung der traumatischen Erfahrung wird durch die Bearbeitung unbewusster Wünsche, Fantasien, Ängste und Widerstände geklärt. Übertragung und Gegenübertragung sowie die therapeutische Beziehung sind, wie für psychodynamische Ansätze allgemein, zentrale Elemente dieses Ansatzes. Psychodynamische Behandlungen dauern in der Regel länger als CBT. Leider gibt es in diesem Bereich nur sehr wenige gute empirische Untersuchungen. Zurzeit muss deshalb die wissenschaftliche Evidenz bezüglich der Wirksamkeit psychodynamischer Therapien zur Behandlung posttraumatischer Belastungsstörungen als ungenügend bezeichnet werden.

Brief Eclectic Psychotherapy for PTSD (BEPP) ist ein multimodales Therapieprogramm, in dem kognitiv-verhaltensorientierte und psychodynamische Elemente kombiniert werden: BEPP umfasst 16 Therapiesitzungen und beinhaltet fünf zentrale Elemente, nämlich (1) Psychoedukation, (2) Exposition, (3) Schreibaufgaben und die Arbeit mit Erinnerungsstücken, (4) Bedeutungszuschreibung und Integration und (5) ein Abschiedsritual. BEPP scheint vielversprechend, weil darin, entsprechend den Erkenntnissen der modernen Psychotherapieforschung, Wirkfaktoren aus unterschiedlichen Therapieschulen berücksichtigt und zu einem integrativen und kohärenten Ansatz vereint werden.

Nicht selten ist zusätzlich und in Ergänzung zur psychotherapeutischen Behandlung der Einsatz von **Psychopharmaka** erforderlich. Bei der medikamentösen Behandlung der posttraumatischen Belastungsstörung stehen die Antidepressiva ganz im Vordergrund: **Serotoninspezifische Antidepressiva** (SSRI) gelten als Medikamente erster Wahl. Sie verbessern nicht nur die oft im Sinne der Komorbidität vorhandene depressive Symptomatik, sondern wahrscheinlich unabhängig davon auch die spezifischen Symptome des Wiedererlebens, der Vermeidung und der physiologischen Übererregbarkeit. Bei ungenügender Wirkung können in einem zweiten Schritt trizyklische Antidepressiva eingesetzt werden. **Benzodiazepine** wirken nur auf die Arousal-Symptomatik, nicht aber auf die Wiedererlebens- oder Vermeidungssymptome. Zudem beeinträchtigen sie die kognitive Leistungsfähigkeit. Sie sollten deshalb, wenn überhaupt, nur vorübergehend zur Behandlung ausgeprägter Schlafstörungen eingesetzt werden. Leider werden Benzodiazepine nach wie vor sehr häufig verschrieben, obschon bekannt ist, dass Patienten mit posttraumatischen Belastungsstörungen besonders anfällig für die Entwicklung einer Substanzabhängigkeit sind. Für **Antipsychotika** gibt es bei der Behandlung posttraumatischer Belastungsstörungen keine spezifische Indikation. Der Off-Label-Einsatz von Antipsychotika, Antiepileptika und Mood-Stabilisierern muss individuell begründet werden und hat bis heute meist nur den Evidenzgrad von Fallberichten bis maximal Fall-Kontrollstudien.

21.4 Anpassungsstörungen

Krankheitsbild – Symptomatik

Anpassungsstörungen können diagnostisch als Belastungsstörungen mit subjektivem Leiden und emotionaler Beeinträchtigung erfasst werden, wenn nicht die Kriterien für andere Störungen (z. B. Depression, Angststörungen) erfüllt sind. Sie stellen dysfunktionale Reaktionen mit unspezifischen Symptomen in der Folge alltagsüblicher Belastungen als einen Pol des Spektrums der Störungen dar, die spezifisch mit Stress assoziiert sind. Sie sind somit Teil des Kontinuums von normaler bis schwerer Beeinträchtigung und klar von den spezifischen Traumafolgestörungen (ABR und PTBS) nach Traumatisierung im engeren Sinne unterscheidbar.

Die Anpassungsstörung ist eine akute psychische und physische Reaktion auf belastende Lebensereignisse, die nach Art und Ausmaß über eine normale und zu erwartende Reaktion auf die gegebene Belastung hinausgeht und zu Beeinträchtigungen in sozialen und/oder beruflichen Bereichen führt. Meist ist die Anpassungsstörung geprägt von psychischen Symptomen wie Ängsten, depressiven Symptomen, Sorgen und dem Gefühl, die Situation nicht mehr bewältigen zu können (➤ Tab. 21.4). Anpassungsstörungen mit rein körperlicher Symptomatik, zum Beispiel Herzrhythmusstörungen, Appetit- oder sexuellen Funktionsstörungen werden ihrer Seltenheit und Unspezifität wegen oft verkannt.

Tab. 21.4 Anpassungsstörungen (ICD-10: F43.2, leicht modifiziert)

A	Psychosoziale Belastung von einem nicht außergewöhnlichen oder katastrophalen Ausmaß Beginn der Symptome innerhalb eines Monates
B	Symptome und Verhaltensstörungen, wie sie bei anderen Störungen vorkommen; die Kriterien einer einzelnen Störung werden aber nicht erfüllt
F43.20	Kurze depressive Reaktion (maximal 1 Monat)
F43.21	Längere depressive Reaktion (maximal 2 Jahre)
F43.22	Angst und depressive Reaktion gemischt
F43.23	Anpassungsstörung mit vorwiegender Beeinträchtigung von anderen Gefühlen
F43.24	Anpassungsstörung mit vorwiegender Störung des Sozialverhaltens
F43.25	Anpassungsstörung mit gemischter Störung von Gefühlen und Sozialverhalten
C	Dauer maximal 6 Monate (Ausnahme: längere depressive Reaktion)

Die Häufigkeit der Anpassungsstörung wird heute mit 0,3 % (ICD-10-Kriterien) bzw. 0,5 % (DSM-IV-Kriterien) Betroffenen in der Allgemeinbevölkerung angegeben. In verschiedenen klinischen Populationen wurden Prävalenzen von 5 bis 25 % gefunden. Für diese große Anzahl klinischer Anpassungsstörungen werden evidenzbasierte Therapieempfehlungen, Behandlungsstandards, spezialisierte Psychotherapien und eine differenzierte Pharmakotherapie benötigt. Im Kontrast zu diesem klinischen Bedürfnis nach evaluierten Behandlungsmethoden ist die Datenlage dürftig bis nicht vorhanden. Wenige Publikationen sehr unterschiedlicher Qualität bieten heute eine gewisse Orientierung in der Behandlung der Anpassungsstörungen, diese sollen im Folgenden für die Psychotherapie der Anpassungsstörung zusammenfassend dargestellt werden.

Obwohl die Symptomatik der Anpassungsstörung in der Regel regredient verläuft und meist nicht länger als 6 Monate andauert, sollten Betroffene während dieser Zeit in zirka zweiwöchentlichen Abständen gesehen und beurteilt werden („watchful waiting"). Bei Progredienz oder Persistenz der Symptomatik muss eine psychiatrisch-psychotherapeutische Intervention erfolgen, um den weiteren Verlauf abzukürzen oder zu mildern.

Die Dauer der Störung ist in der Regel nicht länger als sechs Monate, mit Ausnahme der depressiven Reaktion, die gemäß ICD-10 bis zu zwei Jahre dauern kann.

Differenzialdiagnose

Die Abgrenzung der Anpassungsstörungen erfolgt einerseits gegenüber den spezifischen Reaktionen auf schwere Belastungen, andererseits gegenüber unspezifischer Angst und depressiven Symptomen. Im Gegensatz zur akuten Belastungsreaktion und posttraumatischen Belastungsstörung können Anpassungsstörungen auch nach alltäglichen belastenden Lebensereignissen diagnostiziert werden. Spezifische Symptome wie Wiedererleben, Vermeidung und Symptome der psychovegetativen Übererregtheit können auftreten, sind aber für die Diagnose einer Anpassungsstörung nicht gefordert. Viel häufiger muss die Anpassungsstörung gegenüber unspezifischer Angst und depressiven Symptomen abgegrenzt werden. Sobald nämlich die Kriterien für eine Angststörung oder eine depressive Episode erfüllt sind, sollen diese Diagnosen – unabhängig von der Ätiologie – gestellt werden. Die Diagnose Anpassungsstörung mit depressiver Reaktion (ICD-10: F43.20) soll also z. B. nur dann gestellt werden, wenn Schweregrad und/oder Zeitkriterium für die Diagnose einer depressiven Episode (ICD-10 F32) nicht erfüllt sind. Das DSM-5 sieht im Gegensatz zum ICD-10 die Möglichkeit einer chronischen Anpassungsstörung mit einer Dauer von mehr als sechs Monaten vor, vorausgesetzt, dass die Belastung auch länger anhält. Länger dauernde depressive Zustände, die nicht die Kriterien einer depressiven Episode erfüllen, werden im ICD-10 unter der Diagnose Dysthymia (ICD-10:F34.1) kodiert.

Therapie der Anpassungsstörung

Die Behandlung der Anpassungsstörung ist eine typische psychiatrisch-psychotherapeutische Krisenintervention. Der Behandlungsansatz orientiert sich an kognitiv-verhaltenstherapeutischen Grundsätzen, setzt in allen Behandlungsphasen psychoedukative Elemente ein und nutzt Entspannungstechniken. Die zeitlich limitierte psychotherapeutische Behandlung zielt auf die Veränderung der Belastungen („Problemlösung") oder Akzeptanz nicht veränderbarer Belastungen ab. In einem Klima der Ermutigung und Betonung der Stärken soll der Patient Kontrolle und Aktivität wiedererlangen. Die Interventionen sind dabei aktiv, flexibel, unterstützend und zielorientiert. Der Patient entwickelt im Verlauf eine realistische Sicht auf seine aktuellen Belastungen und wird sich seiner Stärken und Möglichkeiten bewusst. So können die Voraussetzungen für eine Reintegration im persönlichen und beruflichen Umfeld geschaffen und erste Schritte in diese Richtung unternommen werden.

Akuttherapie

In der Akuttherapie kommen die Prinzipien der psychiatrischen Krisenintervention zur Anwendung. Durch eine Krisenintervention kann der Verlauf einer Anpassungsstörung günstig beeinflusst, d. h. abgekürzt oder zumindest gemildert werden. Kriseninterventionen bei Anpassungsstörungen können oft ambulant durchgeführt werden. Bei suizidalen Patienten oder Betroffenen mit sehr schlechter psychosozialer Integration muss auch an eine kurzfristige Hospitalisation in einem Kriseninterventionszentrum gedacht oder eine teilstationäre Behandlung in Betracht gezogen werden. Die Psychotherapie der Anpassungsstörung erfolgt als kurztherapeutischer Ansatz mit definierten Phasen.

Kontaktaufnahme

Wenn ein Therapeut einem Menschen in einer Krise begegnet, muss er als Erstes versuchen, die Voraussetzungen für ein konstruktives Gespräch zu schaffen. Er begrüßt die Anwesenden. Er stellt sich mit seinem Namen und seiner Funktion vor. Und er klärt das **Setting:** Wie viel Zeit steht für das folgende Gespräch zur Verfügung? Wer von den Anwesenden soll beim Gespräch dabei sein? In welchem Raum und in welcher Sitzanordnung findet das Gespräch statt? Dies sind an sich Selbstverständlichkeiten, sie können aber leicht vergessen werden, wenn sich der

Therapeut zu schnell in die Krisen- bzw. Notfalldynamik hineinziehen lässt. In einer Situation, in der der Patient den Überblick verloren hat und von unterschiedlichen, z. T. widersprüchlichen Gefühlen überschwemmt wird, kann eine solche Klärung bereits sehr viel zur Beruhigung und Entspannung beitragen.

Nun beginnt das eigentliche Gespräch. In aller Regel beginnt der Therapeut mit der Frage „Wie geht es Ihnen im Moment?" oder „Wie fühlen Sie sich im Moment?". Es geht bei dieser **Eingangsfrage** darum, eine Atmosphäre zu schaffen, in welcher der Patient Zugang zu seinen Emotionen finden kann. Der Patient soll z. B. die Möglichkeit haben, sich erst einmal richtig auszuweinen oder seine Enttäuschung, Kränkung, Wut zum Ausdruck zu bringen (emotionale Entlastung).

Problemanalyse

Erst jetzt versucht der Therapeut zu erfahren, was eigentlich los ist, worum es geht. Welche **Krisenauslöser** sind zu erkennen? In vielen Fällen lassen sich spezifische Stressoren im Bereich der sozialen Beziehungen eruieren: Beziehungskonflikte oder drohende bzw. kürzlich stattgefundene Verluste durch Trennung, Scheidung, Tod. Auch eine schwere Erkrankung oder ein Unfall können eine Krise auslösen und zu einer Anpassungsstörung führen. Stress am Arbeitsplatz kann beispielsweise durch eine drohende Kündigung, aber auch durch beruflichen Aufstieg (Rollenwechsel) entstehen. Im materiellen Bereich gibt es wieder eine ganze Reihe von möglichen Belastungen: Schulden, Probleme mit Alimentenzahlungen, Erbschaftsstreitigkeiten sollen hier als Stichworte genügen. Schließlich sei noch der Bereich der Werte und Normen als möglicher Krisenauslöser genannt: Religiöse Vorstellungen, Glaubenszweifel, transkultureller Wertewandel können Menschen sehr belasten und werden häufig erst auf direktes Nachfragen hin in ihrer Bedeutung als Krisenauslöser erkannt.

Neben der Konzentration auf den oder die aktuellen Krisenauslöser ist es wichtig, sich ein möglichst umfassendes und plastisches Bild von den aktuellen Lebensumständen des Betroffenen zu machen. Wenn Zeit bleibt und ein einigermaßen geordnetes Gespräch möglich ist, wird der Therapeut auch versuchen, einen Überblick über die Vorgeschichte des Patienten zu gewinnen. Nicht selten zeigt sich bei einem solchen kurzen Streifzug durch die Lebensgeschichte, dass die aktuelle Krise „überdeterminiert" ist, dass der aktuelle Krisenauslöser so etwas wie der berühmte Tropfen ist, der das Fass zum Überlaufen bringt **(Krisenhintergrund).**

Problemdefinition

In möglichst weitgehender Zusammenarbeit mit dem Patienten wird der Therapeut nun eine **Problemdefinition** erarbeiten. Er fasst zusammen, was er bisher erfahren hat, und versucht, die vielfältigen Informationen zu ordnen. Indem er Krisenauslöser, allfällige Krisenhintergründe und die aktuelle Symptomatik noch einmal anspricht, bemüht er sich, die Krise in verständliche Worte zu fassen und die Anpassungsstörung als solche zu benennen. Alle bisherigen Lösungsversuche werden noch einmal erwähnt und entsprechend ihrer Wirksamkeit gewürdigt.

Zieldefinition

Vor Abschluss der ersten Sitzung wird der Therapeut kurz erläutern, was er unter einer Krisenintervention versteht und welchen zeitlichen Rahmen er vorsieht (z. B. 4–6 Sitzungen im Zeitraum von ca. vier Wochen). Er wird gemeinsam mit dem Patienten **einige wenige erreichbare Ziele definieren** und auf diese Weise eine realisierbare Zukunftsperspektive formulieren. Bei der Definition dieser Ziele ist es wichtig, dass er von ihrer Erreichbarkeit im Rahmen des gewählten Settings wirklich überzeugt ist. Nur so wird es ihm möglich sein, Hoffnung zu vermitteln. Am besten eignen sich klar fassbare und überprüfbare Ziele, wie z. B. die Beseitigung einer Schlafstörung oder anderer psychopathologischer Symptome oder die Wiederaufnahme der Arbeit. George T. Doran hat hierfür das Akronym SMART geprägt: Die im Rahmen einer Krisenintervention ausgehandelten Ziele sollten **s**pecific, **m**easurable, **a**ttainable, **r**ealistic und **t**ime limited (spezifisch, messbar, erreichbar, realistisch und in begrenzter Zeit realisierbar) sein. Solche Ziele ermutigen den Patienten auch eher zu einer aktiven Auseinandersetzung mit seiner Problematik.

Problembearbeitung

Die Förderung der Veränderungsmotivation, des Verstehens der aktuellen Symptome und deren Hintergründe sowie die Aktivierung von Ressourcen zur Problembewältigung werden bereits früh in der Krisenintervention bei Anpassungsstörung begonnen und in der zweiten Phase der Behandlung weiterentwickelt.

In dieser Phase werden mit dem Betroffenen die individuelle Vulnerabilität, Ressourcen, die Adaptationsfähigkeit und die möglichen Coping-Strategien geklärt. Hierfür kommt der Analyse von einerseits Art und Schwere der Belastung und andererseits der individuellen Belastbarkeit des Betroffenen große Bedeutung zu. Der Betroffene soll außerdem ein Verständnis darüber gewinnen, welche Bedeutung das belastende Ereignis für ihn hatte und warum es zu einer solchen seelischen und psychosozialen Reaktion führte. Ergänzend sollte gemeinsam erarbeitet werden, wie der Patient mit früheren Belastungen umgegangen ist, ob weitere akute oder chronische Belastungen drohen und in welchem Umfang mit psychosozialer Unterstützung gerechnet werden kann. Zusammenfassend kann in der zweiten Therapiephase mit der Beantwortung von sieben kurzen Fragen ein roter Faden aufgenommen werden, der sich in die dritte Behandlungsphase, Handeln/schrittweise Reintegration, fortsetzt.

7 Fragen zur Orientierung in der Behandlung von Anpassungsstörungen:

- Was war?
- Wie geht es mir?
- Was führt mich an diesen Punkt?
- Was droht noch?
- Was kann ich tun?
- Wer hilft mir dabei?
- Welche Ziele habe ich?

> Im klinischen Alltag besteht oft die problematische Tendenz, auch normale Reaktionen auf belastende Lebensereignisse vorschnell zu pathologisieren und mit einer psychiatrischen Diagnose zu etikettieren.

Eine **psychotrope Medikation** ist bei Anpassungsstörungen in der Regel nicht erforderlich. Bei ausgeprägter depressiver Symptomatik lässt sich zwar gelegentlich eine relative Indikation für eine antidepressive Medikation stellen. Viele Patienten möchten es aber zunächst ohne Medikamente versuchen und sind dann stolz, wenn sie „aus eigener Kraft“ innerhalb kurzer Zeit einen besseren Zustand erreichen. Benzodiazepine können kurzfristig zur Schlafinduktion oder auch zur besseren Kontrolle suizidaler Impulse verordnet werden. Der behandelnde Arzt soll seinen Patienten über die Möglichkeiten und Grenzen einer psychotropen Medikation informieren und die Entscheidung mit ihm offen und partnerschaftlich aushandeln.

Der Erfolg einer Krisenintervention muss spürbare, sichtbare Auswirkungen haben. Einsichten allein genügen nicht. Deshalb wird der Therapeut nachfragen, wie es dem Patienten gelungen ist, die in der gemeinsamen Arbeit gewonnenen Erkenntnisse konkret anzuwenden. Erst bei gelungener **Umsetzung in den Lebensalltag** kann von einer erfolgreichen Krisenbewältigung gesprochen werden.

Handeln/schrittweise Reintegration

Eine möglichst rasche schrittweise Reintegration in sozialen und beruflichen Belangen ist sehr wichtig. Um dies zu erreichen, müssen mit den Betroffenen bereits in den vorausgegangenen Therapiephasen Ressourcen, Adaptationsfähigkeit und Coping-Strategien besprochen und geklärt sein. Auf dieser Grundlage können dann persönliche soziale Kompetenzen (Soft Skills) im Umgang mit sich selbst und in der Interaktion mit anderen eingeübt und modifiziert werden. Zur Unterstützung z. B. bei Bewerbungen können zusätzlich die Hard Skills (Ausbildung, Berufserfahrung) geklärt oder entsprechende Entwicklungspotenziale besprochen werden. Die Anwendung der Einsichten und Skills unter realistischen Bedingungen im sozialen und beruflichen Bereich steht am Ende der zielorientierten Behandlung von Anpassungsstörungen.

Weitere Therapiemethoden

Neben der Verhaltenstherapie gilt die Interpersonelle Psychotherapie (IPT) als eine Option für die Behandlung von Anpassungsstörungen. Weitere neue Entwicklungen für die Behandlung von Anpassungsstörungen lassen sich aus den spezifischen Behandlungen von Burn-out oder posttraumatischen Belastungsstörungen ableiten. Musiktherapie, „Selbstachtsamkeit“ (mindfulness) oder „Selbstfürsorgliche Akzeptanz“ (acceptance) und verschiedene Entspannungstechniken sind aussichtsreiche Kandidaten.

Termination

Nach vier bis sechs, höchstens einmal acht Sitzungen sollte die ambulante Krisenintervention abgeschlossen werden können. Wichtigstes Element in dieser letzten Phase ist **eine abschließende Standortbestimmung:** Ist die Krise wirklich überwunden? Wie geht es dem Patienten heute subjektiv? Wie steht es mit den Belastungsfaktoren, die seinerzeit zur Krise geführt haben? Ist es gelungen, Stressoren zu eliminieren oder abzuschwächen? Konnten neue Ressourcen erschlossen werden?

Zum Abschluss werden mit Blick in die Zukunft potenzielle **kommende Krisen antizipiert:** Hat der Patient im Umgang mit Krisen etwas dazugelernt? Wie wird er mit zukünftigen Belastungssituationen umgehen? Hier eignen sich imaginative Verfahren besonders gut: Im Tagtraum soll sich der Patient in die Situation einer vorausfantasierten Krise begeben und versuchen, die im Laufe der Krisenintervention angeeigneten Erkenntnisse anzuwenden, Ressourcen zu erschließen und Coping-Strategien einzusetzen.

Follow-up

Es bewährt sich, vor dem definitiven Abschluss der Krisenintervention noch ein einmaliges Gespräch im Abstand von ca. 2–3 Monaten vorzuschlagen. Im Follow-up-Gespräch wird zunächst Rückblick gehalten: Wie sieht der Patient die durchgestandene Krise vom heutigen Standort aus? Was hat er daraus gelernt? Kann er die Krise als sinnvolle Episode in sein Leben integrieren? Dann aber: Wie geht es dem Patienten heute, 2–3 Monate nach Abschluss der Krisenintervention? Was hat sich alles in seinem Leben geändert? Wie steht es um Beziehungen, und ist er wieder am Arbeitsplatz integriert?

Weiterbehandlung

Klingen die Krisensymptome nicht innerhalb von etwa sechs Monaten ab (Ausnahme: länger dauernde depressive Reaktion, die bis zu zwei Jahren dauernd kann), so muss die Diagnose revidiert und angepasst werden. Entsprechend der neuen diagnostischen Beurteilung werden dann auch andere, z. B. störungsspezifische therapeutische Strategien zum Einsatz kommen. Wir raten eher davon ab, eine Krisenintervention nahtlos in eine psychotherapeutische Behandlung übergehen zu lassen. Wird die Indikation für eine längerdauernde Therapie gestellt, ist es unserer Ansicht nach aufgrund der veränderten Therapeutenrolle in der Regel besser, wenn diese nicht durch denselben Therapeuten durchgeführt wird.

LITERATUR

Bisson, J., Ehlers, A.: Post-traumatic stress disorder: the management of PTSD in adults and children in primary and secondary care. National Clinical Practice Guideline Number 26. Gaskell and the British Psychological Society, London 2005.

Brewin, C. R., Andrews, B., Valentine, J. D.: Meta-analysis of risk factors for posttraumatic stress disorder in trauma-exposed adults. J. Consulting and Clinical Psychology 68 (2000), 748–766.

Flatten, G., Gast, U., Hofmann, A., Knaevelsrud, C., Lampe, A., Liebermann, P., Maercker, A., Redemann, L., Wöller, W.: Posttraumatische Belastungsstörung: S3-Leitlinie und Quellentexte. Schattauer, Stuttgart 2013.

Foa, E. B., Keane, T. M. Friedman, M. J., Cohen, J. A.: Effective treatments for PTSD: practice guidelines from the International Society for Traumatic Stress Studies. 2nd edition, Guilford Press, New York 2009.

Friedman, M. J., Keane, T. M., Resick, P. A.: Handbook of PTSD. Science and Practice. 2nd edition, Guilford Press, New York 2014.

Hillman, J. L.: Crisis intervention and trauma. New approaches to evidence-based practice. Kluwer Academic/Plenum, New York 2002.

Maercker, A.: Posttraumatische Belastungsstörungen. Springer, Berlin 2013.

Mitchell, J.: When disaster strikes. The critical incidence stress debriefing process. Journal of Emergency Medical Services 8 (1983), 36–39.

Schnyder, U., Sauvant, J.-D.: Krisenintervention in der Psychiatrie. 3. Aufl. Huber, Bern 2000.

Schnyder, U., Cloitre, M.: Evidence based treatments for trauma-related psychological disorders: A practical guide for clinicians. Springer International Publishing Switzerland 2015 (DOI: 10.1007/978-3-319-07109-1_1).

Ørner, R., Schnyder U.: Reconstructing early intervention after trauma. Innovations in the care of survivors. Oxford University Press, Oxford 2003.

KAPITEL

22 Essstörungen

Bettina Kallenbach-Dermutz und Walter Hewer

Mitautor der Vorauflage: Hans-Christian Deter

22.1 Einleitung

Essstörungen sind Krankheiten, die meist im Kindes- und Jugendalter beginnen und sich – kontinuierlich oder in Krankheitsschüben – in das Erwachsenenalter fortsetzen. Wenn auch die Gruppe der „nicht näher bezeichneten Essstörungen" (ES-NNB) mit 60 % aller Essstörungen die größte Gruppe darstellen, so sind die Anorexia nervosa (AN) und die Bulimia nervosa (BN) die wichtigsten Krankheitsbilder unter den Essstörungen.

Die Behandlungserfolge sind nicht befriedigend. Bei einer von Fichter et al. (2006) publizierten Katamnese nach stationärer Behandlung zeigten 28 % der untersuchten PatientInnen nach 12 Jahren ein gutes Behandlungsergebnis, 25 % ein mäßiges, 40 % waren chronisch krank und 7 % verstorben. Dagegen liegen die Mortalitätsraten bei der Bulimia nervosa (BN) und der Binge-Eating-Störung (BES) deutlich unter denen von AN. Nach der Metaanalyse zur Mortalität psychischer Erkrankungen von Harris und Barraclough (1998) hat die Anorexia nervosa die höchste Mortalitätsrate von allen psychischen Erkrankungen; diese liegt noch erheblich über der von Depression und Schizophrenie.

Eine wichtige Ursache für die mäßigen Erfolgsaussichten einer Behandlung liegt ohne Zweifel in der vielschichtigen Symptomatologie von Magersucht und Bulimie. Bei der AN etwa gibt es häufig eine Komorbidität mit anderen psychischen Erkrankungen, vor allem mit Depressionen, Angststörungen und Zwangserkrankungen. Ferner findet sich eine erhöhte Rate an Persönlichkeitsstörungen, wobei die Angaben stark schwanken (0–58 %, Cassin u. von Ranson 2005). Es ist bis heute ungeklärt, inwieweit komorbide Störungen Ursache oder Folge der AN oder aber Ergebnis eines gemeinsamen prädisponierenden Faktors sind. In jedem Fall kommt es im Krankheitsverlauf zu einer wechselseitigen Beeinflussung, die in der Therapie berücksichtigt werden muss (S3-Leitlinie: Herpertz et al. 2011).

Rückfälle in pathologische Essverhaltensmuster gehören im Verlauf der Erkrankungen eher zur Regel als zur Ausnahme und können in akuten krisenhaften Zuspitzungen der Krankheit zu somatischen und psychiatrischen Notfallsituationen führen, die sofortiges ärztliches Handeln – manchmal auch gegen den Wunsch der Betroffenen – erfordern.

Experten sind sich einig: Betroffene sollten grundsätzlich **möglichst frühzeitig** in Behandlung bei Ärzten und Psychotherapeuten kommen, die im Umgang mit essgestörten PatientInnen Erfahrung haben, um die Prognose zu verbessern. Ein früher Zugang zu qualifizierter Hilfe ist entscheidend für eine gute Prognose. Das kritische Zeitfenster hierfür liegt bei einer Erkrankungsdauer von unter drei Jahren – danach wird eine vollständige Genesung immer schwieriger (Zipfel et al. 2015).

Aber genau hierin liegt eine Schwierigkeit in der Behandlung von PatientInnen mit Essstörungen: in der ärztlichen Kunst, die Signale der Betroffenen rechtzeitig zu erkennen und den Betroffenen frühzeitig und wirkungsvoll zu vermitteln, die Essstörung als „ernste Krankheit" zu begreifen, und sie zu motivieren, fachspezifische Hilfe zu suchen. Die Erfahrung zeigt: Es ist eine Gratwanderung, mit den Betroffenen überhaupt ins Gespräch über ihre Essstörung zu kommen. Sie dann noch zu motivieren, aktiv zu werden und sich behandeln zu lassen, stellt eine weitere Hürde dar.

> Anorexia und Bulimia nervosa sind wegen ihrer potenziell lebensbedrohlichen körperlichen Komplikationen und der hohen Chronifizierungstendenz sowie der begleitenden psychiatrischen Komorbiditäten schwerwiegende Erkrankungen.

Die Diagnosestellung nach den Kriterien der ICD-10 ist nicht schwierig, sofern es gelingt, mit den Betroffenen überhaupt ins Gespräch über ihre Essstörung zu kommen und die für die Essstörungen typischen Verhaltensweisen zu explorieren. Die Behandlung ist erfolgversprechend, wenn sie **frühzeitig** eingeleitet wird.

Haus- und Fachärzten (Kinderärzte, Gynäkologen) kommt eine wichtige Rolle bei der Ersterkennung und der begleitenden körperlichen Behandlung der Essstörungen zu. Sie sollten Betroffene dazu motivieren, eine psychotherapeutische Behandlung aufzunehmen, und diese von ärztlicher Seite unterstützen. Aktive Einbestellungen und regelmäßige Verlaufskontrollen werden empfohlen (Herpertz et al. 2011).

Zur Beurteilung des medizinischen Risikos einer akuten Gefährdung bzw. körperlichen Komplikationen sollten neben der Gewichtsentwicklung weitere Untersuchungsparameter wie Laborwerte und physische Zeichen beachtet werden (s. u.).

Es sollte berücksichtigt werden, dass PatientInnen mit AN einer Veränderung ihres Gewichts und Essverhaltens **in der Regel hochambivalent** gegenüberstehen und PatientInnen mit BN aus Scham ihre Essstörung verheimlichen.

PatientInnen, für die der Kontakt zu einem Psychotherapeuten oder einer Klinik einen zu großen Schritt darstellt, kann ein Gespräch in einer **mit essgestörten PatientInnen erfahrenen Beratungsstelle** empfohlen werden, die die Aufgabe der Aufklärung und Weitervermittlung von PatientInnen haben. Informationen über deutschlandweit verteilte, geeignete Beratungsstellen erteilt die BZGA (www.bzga.de).

Die behandelnde Institution sollte spezifische Expertise in der Behandlung von Essstörungen haben (Herpertz et al. 2011).

22.2 Anorexia nervosa

Krankheitsbild

Die Anorexia nervosa oder psychogene Magersucht tritt überwiegend bei heranwachsenden Mädchen und jungen Frauen auf. Das typische Alter bei Ersterkrankung liegt im Bereich von 13 bis 20 Jahren, das Krankheitsbild kann im Einzelfall aber auch bereits bei jungen Kindern ungefähr ab dem achten Lebensjahr beobachtet werden.

Man schätzt, dass **etwa 0,3–1 % der adoleszenten Mädchen** in den westlichen Industrieländern von einer anorektischen Essstörung betroffen sind. Frauen haben im Alter von 12 bis ca. 35 Jahren im Vergleich zu den Männern ein deutlich höheres Risiko, an einer AN oder BN zu erkranken. Die Geschlechtsverteilung Frauen zu Männern beträgt etwa 12:1 (Herpertz et al. 2011).

Die AN zeigt insgesamt eine deutlich erhöhte Sterberate, die dreimal höher als bei anderen psychischen Erkrankungen liegt. Die erhöhte Sterblichkeit ist überwiegend auf medizinische Komplikationen oder Suizide zurückzuführen (Herpertz et al. 2011).

Leitsymptome sind der – durch restriktives Essverhalten und andere Verhaltensweisen – selbst herbeigeführte Gewichtsverlust bis unterhalb eines BMI von 17,5 kg/qm bei Erwachsenen bzw. unterhalb der 10. Altersperzentile bei Jugendlichen. Dabei zeigen die Betroffenen trotz bestehenden Untergewichts eine massive Angst, zu dick zu sein, und/oder ein ausgeprägtes Bestreben nach Schlankheit. Während andere Menschen realistisch wahrgenommen werden können, wird der eigene Körper trotz und unabhängig vom Ausmaß des Untergewichts häufig als unförmig und „fett“ erlebt (➤ Tab. 22.1).

Üblicherweise werden zwei Subtypen der Erkrankung unterschieden; zum einen der **restriktive Typus,** bei dem der Gewichtsverlust primär durch Hungern erreicht wird, während bei dem **Binge-Purging-Typus** regelmäßige Ess-/Brechanfälle und „Purging Verhalten“ – Abusus von Laxanzien, Diuretika u. Ä. m. – hinzukommen.

Psychodynamische Aspekte der Anorexia nervosa

„Essstörungen spielen sich im Kopf ab.“ Damit meinen wir die eigenartige, für uns schwer nachvollziehbare Gedankenwelt essgestörter PatientInnen, die nach unserer Überzeugung zuerst allmählich und dann immer mehr von den jungen Menschen Besitz ergreift und schließlich ihr „Gehirn besetzt“,

Tab. 22.1 Diagnostische Kriterien der Anorexia nervosa (nach ICD-10)

F 50.0 Anorexia nervosa
• Untergewicht von mind. 15 % unter dem erwarteten Gewicht oder Body-Mass-Index <17,5 • Selbst herbeigeführter Gewichtsverlust durch Vermeidung hochkalorischer Speisen sowie eine oder mehrere der folgenden Verhaltensweisen: – Selbstinduziertes Erbrechen – Selbstinduziertes Abführen – Übertriebene körperliche Aktivitäten – Gebrauch von Appetitzüglern und/oder Diuretika • Körperschemastörung: überwertige Idee, zu dick zu sein/zu werden. Die Betroffenen legen eine sehr niedrige Gewichtsschwelle für sich fest. • Endokrine Störung (Hypothalamus-Hypophysen-Gonaden-Achse), Manifestation durch Amenorrhö (bei Männern Libido- und Potenzverlust) • Bei Erkrankungsbeginn vor der Pubertät verzögerte oder gehemmte pubertäre Entwicklung, primäre Amenorrhö, Wachstumsstopp
F50.00 AN ohne aktive Maßnahmen zur Gewichtsabnahme/restriktiver Typ
Kein Erbrechen, kein Abführmittel- oder Diuretikamissbrauch, keine Essanfälle
F50.01 AN mit aktiven Maßnahmen zur Gewichtsabnahme/Binge-Purging-Typ
Regelmäßig Essanfälle und „Purging-Verhalten" (Laxanzien, Erbrechen …)

wie sie es selbst formulieren. Diese Ideologie, der sie sich ausgeliefert fühlen, zwingt PatientInnen dazu, das anfänglich freiwillige Hungern fortzusetzen, fordert Höchstleistungen, diktiert und fixiert einen prämorbid vorhandenen Perfektionismus und begleitet ihr Leben mit selbstabwertenden Kommentaren. Manche PatientInnen personifizieren ihre inneren Kommentare z. B. wechselweise als Stimme eines „Teufels" und „Engels" oder als „beste Freundin" oder „größte Feindin".

Es finden sich in der psychodynamischen Diagnostik oftmals überhöhte Leistungs- und Perfektionismusideale einerseits und tiefe Selbstunsicherheit, Selbstwert- und Identitätskonflikte andererseits, die für die Jugendlichen und jungen Erwachsenen in der Adoleszenz zu einem schwer bewältigbaren inneren Belastungsdruck führen, mit dem sie sich alleingelassen fühlen und den sie keinem Erwachsenen anvertrauen mögen.

Der Weg in die Anorexia nervosa gibt den Jugendlichen zunächst eine trügerische Sicherheit und einen vermeintlich inneren Halt, verbunden mit dem Hochgefühl, Kontrolle über sich selbst, den Körper und das eigene Leben zu gewinnen, allerdings um den Preis des Verlusts der Lebendigkeit und alterstypischen sozialen und oftmals sexuellen Beziehungserfahrungen. Immer weiter geraten die Jugendlichen in ihrer anorektischen Gedankenwelt in eine soziale Isolierung und Abschottung von Gleichaltrigen, was psychosoziale Reifungsprozesse blockiert.

Arzt-Patientin-Interaktion – Differenzialdiagnose

AnorexiepatientInnen verleugnen ihre Krankheit typischerweise und kommen deshalb selten auf eigenen Wunsch, sondern meist auf Veranlassung der besorgten Angehörigen zur Vorstellung. Häufig beharren sie trotz ausgeprägter Abmagerung darauf, „nicht krank zu sein", sondern sich trotz ihres Untergewichts leistungsfähig zu fühlen.

Sofern überhaupt Beschwerden angegeben werden, sind dieses meist unspezifische Schwäche- und Schwindelzustände, Magen-Darm-Symptome oder eine primäre bzw. sekundäre Amenorrhö. Somit bleibt die oberflächliche Anamneseerhebung, die die mangelnde Krankheitseinsicht bzw. die Verleugnungs- und Bagatellisierungsneigung der PatientInnen außer Acht lässt, nicht selten unergiebig. Besonders bei Fragen nach Erbrechen oder Laxanziengebrauch muss man mit unwahren Angaben rechnen.

Unbewusste Scham und Schuld über das vermeintlich eigene Versagen und ein depressiv herabgesetztes Selbstwertgefühl, Selbsttäuschung und geringe Selbstwahrnehmung für körperliche und emotionale Bedürfnisse und Gefühle führen neben dem sekundären Krankheitsgewinn des erlebten Mitleids, der Sorge und Fürsorge der Familie zu einem massiven Widerstand gegen jede Hilfe von außen.

Differenzialdiagnostisch kann die Anorexia nervosa aufgrund der beschriebenen typischen Verhaltensmuster relativ leicht von anderen Ursachen eines ausgeprägten Gewichtsverlusts abgegrenzt werden, der sich bekanntlich nicht nur bei konsumierenden körperlichen Leiden, sondern auch bei schweren psychischen Störungen (z. B. Depression,

Schizophrenie) und – sehr selten – auch bei bestimmten Hirntumoren (z. B. im Hypothalamus) entwickeln kann. Zu bedenken ist, dass die Anorexia nervosa in Kombination mit anderen psychischen Störungen wie auch somatischen Erkrankungen (z. B. insulinabhängiger Diabetes mellitus, M. Crohn) auftreten kann und dann ein besonders schwierig zu behandelndes Störungsbild darstellt. Aufgrund der ungünstigen Prognose und Komplexität dieser Krankheitsbilder sollten die betroffenen PatientInnen frühestmöglich an internistisch-psychosomatische bzw. psychiatrische Fachabteilungen mit besonderer Kompetenz auf dem Gebiet der Essstörungen überwiesen werden.

22.2.1 Psychiatrische Akut- und Notfallsituationen

Symptomatik und Befunderhebung

Latent suizidale, depressive Krisen mit Einstellen oder Verweigerung des Essens bei massiver Angst vor der Nahrungsaufnahme sind die häufigsten psychiatrischen Akutsituationen im Behandlungsverlauf.

> Bei einer Exploration sind insbesondere Hinweise auf eine suizidale Gefährdung zu beachten, da Suizide eine nicht so seltene Todesursache darstellen. Wesentlich ist darüber hinaus bei PatientInnen, die jahrelang an ein extrem niedriges Untergewicht adaptiert sind, die aktive Exploration, ob sie im häuslichen Bereich überhaupt noch in der Lage sind zu einer ausreichenden Selbsternährung.

Diagnostisch wichtig ist darüber hinaus die frühzeitige Erfassung der psychiatrischen Komorbidität einer Suchterkrankung (Alkohol, Drogen, v. a. Amphetamine, Kokain, Cannabinoide) und komorbider Persönlichkeitsstörungen (PS; bei AN sind es v. a. Cluster-C-, aber auch Cluster-B-PS, ➤ Kap. 24), da sich hieraus Hinweise auf potenzielle Selbstgefährdungen der Patientin wie auch Erfordernisse an das notwendige Behandlungssetting ergeben.

Häufiger kommt es bei interaktionellen Zuspitzungen im Behandlungsverlauf – ausgelöst durch Gewichtsabnahme der PatientInnen unter eine kritische, vital gefährdende Grenze (BMI <13 Kg/qm) – zu **Behandlungskrisen,** wenn ärztlicherseits Notfallmaßnahmen, u. a. Zwangsernährung, erwogen werden, die u. U. eine Unterbringung der PatientInnen nach dem PsychKG oder Betreuungsrecht erfordern, um eine akute Lebensgefahr abzuwenden (➤ 22.2.2).

Eine unter Zwang durchgeführte Behandlung der AN soll nur nach Ausschöpfung aller anderen Maßnahmen inklusive der Kontaktaufnahme mit anderen Einrichtungen erfolgen.

Krisenhafte Zuspitzung in der Arzt-Patientin-Interaktion

Bei vielen PatientInnen mit AN bestehen eine geringe Krankheitseinsicht und eine ambivalente Behandlungsmotivation, verbunden mit ausgeprägten Ängsten vor einer Gewichtszunahme.

Krisenhafte Behandlungssituationen treten erfahrungsgemäß auf, wenn sich anorektische PatientInnen in ihrem Wunsch nach Selbstbestimmung und Kontrolle über ihr Gewicht im Verlauf der Behandlung durch die therapeutische Konfrontation mit einer vitalen Gefährdung und Forderungen an eine wöchentliche Gewichtszunahme überfordert und fremdbestimmt fühlen. PatientInnen berichten gelegentlich, dass ihnen die vorgegebene Gewichtszunahme in der Klinik „zu schnell ging“, „dass der Kopf nicht mitkam“, dass sie „noch nicht so weit waren, auf die Krankheit verzichten zu können“.

Dieses kann zu heftigem Agieren der Patientin führen (beispielsweise heimliches Erbrechen oder Trinken vor dem Wiegen) und interaktionell Machtkämpfe mit dem Behandlungsteam auslösen, die zu Therapieabbruch und vorzeitiger Entlassung führen können.

Für die Anorektikerin wird die eigene Kontrolle über das Gewicht oft gleichgesetzt mit einem Gefühl, das eigene Leben unter Kontrolle zu haben.

Aufseiten des Therapeuten ist eine Haltung der Patientin gegenüber hilfreich, die klar zum Ausdruck bringt: Gewichtszunahme ist nicht alles, aber ohne Gewichtszunahme ist alles nichts. Es sollten klare Vereinbarungen (Verträge) zwischen der Patientin und dem Behandlungsteam hinsichtlich Zielgewicht und wöchentlicher Gewichtszunahme getroffen werden, und es sollte Transparenz über die Konsequenzen bei Nichteinhaltung des Vertrags bestehen.

Insbesondere bei Jugendlichen und jungen Erwachsenen, die noch im familiären Haushalt mit den Eltern wohnen, sind systemische Therapieansätze nötig. Im Rahmen von „Familienkonferenzen" werden mit der Familie und der Betroffenen und dem therapeutischen Team Lösungsansätze gesucht und ein Behandlungsvertrag mit der Patientin geschlossen, der die Einhaltung der Therapieziele regelt – mit positiven Verstärkern und negativen Konsequenzen bei Nichteinhaltung der Regeln – und die Rahmenbedingungen für die stationäre Behandlung absteckt.

Pharmakotherapie

Die Forschungslage zur Pharmakotherapie der Anorexia nervosa ist insgesamt als unbefriedigend anzusehen. Bislang ist kein Psychopharmakon für die Indikation AN zugelassen, sodass der Einsatz immer einen Off-Label-Use bedeutet. Die Empfehlungen der S3-Leitlinie lauten:

Neuroleptika sind zur Erreichung einer Gewichtszunahme bei AN nicht geeignet.

Bei erheblich auf Gewichtsängste und Essen eingeschränktem Denken und bei nicht zu beherrschender Hyperaktivität kann der Versuch eines Einsatzes niedrig dosierter Neuroleptika (z. B. Olanzapin) im Einzelfall gerechtfertigt sein. Dabei sollte Pharmaka mit geringer extrapyramidaler Beeinträchtigung der Vorzug gegeben werden.

Die Behandlungsindikation beschränkt sich auf die Dauer der o. g. Symptomatik (keine Dauertherapie) und gilt nur im Rahmen eines Gesamtbehandlungsplans.

(Herpertz et al. 2011)

Bei der häufigen Komorbidität mit affektiven Störungen ist zu berücksichtigen, dass zumindest ein Teil der Symptomatik auf den untergewichtsbedingten Starvationszustand zurückzuführen ist und sich bei einer Normalisierung von Gewicht und Essverhalten bessern kann. Das gilt für die begleitenden depressiven wie auch Zwangssymptome (Herpertz et al. 2011).

Auch wenn die Evidenz für Antidepressiva etwas besser ist als für Neuroleptika, reicht sie nicht aus, um die Gruppe der Antidepressiva insgesamt, einzelne Substanzgruppen oder gar einzelne Pharmaka in ihrem spezifischen therapeutischen Nutzen für die AN zu bewerten.

Wenn Antidepressiva in der Therapie der AN (z. B. zur Behandlung einer Depression oder Angst- und Zwangsstörung) eingesetzt werden (SSRI wie Fluoxetin, Citalopram), sollte eine erhöhte Wachsamkeit möglichen Nebenwirkungen gelten (z. B. kardiale Nebenwirkungen, SiADH – Syndrom der inadäquaten ADH-Sekretion).

Es muss dabei auch auf die spezifischen Risiken bei untergewichtigen PatientInnen mit abnormen Essgewohnheiten, häufigem Erbrechen und erheblichen Störungen im Wasserhaushalt hingewiesen werden.

(Herpertz et al. 2011)

22.2.2 Somatische Akut- und Notfallsituationen

Symptomatik

Körperliche Gefährdungen resultieren zum einen aus der chronischen Kachexie mit ihren Auswirkungen auf verschiedene Organsysteme, zum anderen aus den bei einem Teil der AnorektikerInnen zu beobachtenden bulimischen Verhaltensweisen (➤ Tab. 22.2, vgl. auch ➤ Tab. 22.5).

Deletäre Komplikationen können sich durch akutes Herzversagen (rhythmogen, myogen, meist in Verbindung mit schweren Elektrolytentgleisungen), Schockzustände, Ileus und Hypoglykämien ergeben. Das Auftreten einer Niereninsuffizienz signalisiert ebenso wie ein Abfall von Gesamteiweiß und Hämatokrit eine akute Gefährdung der Patientin. Ferner ist zu berücksichtigen, dass ein Fieberanstieg auch bei schweren Infektionen ausbleiben kann.

Der Bestimmung des anorganischen Phosphats (nicht nüchtern bestimmen) kommt in der Früherkennung eines **Refeeding-Syndroms** – bei zu ra-

Tab. 22.2 Gravierende somatische Folgen der Anorexia nervosa

- Hypokaliämie bei hypochlorämischer metabolischer Alkalose, Hypomagnesiämie (mögliche Folgen: Arrhythmien, Tetanie, Krampfanfälle)
- Sekundärer Hyperaldosteronismus, Pseudo-Bartter-Syndrom, Hyponatriämie, Exsikkose
- Hypokaliämische Nephropathie, Niereninsuffizienz (ggf. dialysepflichtig)
- Endokrine Störungen (insbesondere Amenorrhö)
- Bradykardie, Arrhythmien, plötzlicher Herztod, Perikarderguss, Hypotonie, hypovolämischer Schock
- Gastrointestinale Motilitätsstörungen (Obstipation, verzögerte Magenentleerung), Dickdarmschäden durch Laxanzien, Leberenzymanstieg
- Hypoglykämie, Hypoproteinämie
- Panzytopenie, Infektneigung
- Osteoporose
- Erweiterung der inneren und äußeren Liquorräume (MRT)

scher Hyperalimentation mit Abfall des anorganischen Phosphats – mit potenziell tödlichen Folgen (zentrale pontine Myelinolyse) eine Signalwirkung zu. Das Risiko pontiner und extrapontiner Myelinolysen ist ebenso bei ausgeprägter Hyponatriämie – insbesondere einem zu raschen Ausgleich derselben – zu bedenken.

In der Akuttherapie bei vital bedrohlichem Untergewicht ist die **langsame Gewichtszunahme** mit kontrollierter Kalorienzufuhr und Bilanzierung des Elektrolyt- und Wasserhaushalts auf der Intensivstation notwendig.

Somatische Befunderhebung

22

Angesichts dieser Risiken muss bei den Patientinnen ein kompletter internistischer Status unter besonderer Berücksichtigung des kardiovaskulären und gastrointestinalen Systems sowie des Hydratationszustands erhoben werden.

Typische Stigmata der chronischen anorektischen Erkrankung sind eine trockene atrophe Haut mit Lanugobehaarung sowie eine Akrozyanose. Ein Zustand mit Hypotonie, Bradykardie und Bradypnoe sowie Hypothermie kann sich bei schwerer Unterernährung einstellen. Bradykardien um 45/min, unter Umständen sogar bis zu 35/min können auftreten, werden jedoch in der Regel nicht von klinischen Symptomen begleitet. Ein Monitoring unter stationären Bedingungen ist jedoch indiziert. Die Blutdruckmessung sollte mit einer Kindermanschette erfolgen, da bei Verwendung der üblichen Manschetten falsch-niedrige Werte bestimmt werden.

Anthropometrie/Body-Mass-Index

Bei einem BMI von unter 15 kg/qm bei Erwachsenen sollte eine stationäre Behandlung erwogen werden. Ein BMI unter 13 kg/qm stellt bezüglich der Mortalität einen besonderen Gefährdungsfaktor dar. Eine sorgfältige Gewichtskontrolle (also Wiegen in Unterwäsche und ohne Schuhe) – möglichst durch den Arzt selbst –, die Manipulationen weitgehend ausschließt, ist unerlässlich.

Als Bewertungsmaßstab zur Beurteilung des Körpergewichts wird der Body-Mass-Index (BMI) verwendet (➤ Tab. 22.3). Er errechnet sich nach der Formel:

BMI = Körpergewicht (kg)/Körpergröße $(m)^2$.

Zur Abschätzung der vitalen Gefährdung durch Untergewicht und Folgen des Erbrechens sollten folgende Parameter erhoben werden (Herpertz et al. 2011):

- Körpergröße und -gewicht (BMI)
- Blutdruck und Puls (Hypotonie? Bradykardie?)
- Körpertemperatur (Hypothermie?)
- Inspektion der Körperperipherie (Ödeme? Durchblutung?)
- Auskultation des Herzens (Abgeschwächte Herztöne? Perikarderguss?)

Elektrokardiogramm
- Herzfrequenz
- Herzratenvariabilität
- QTc-Zeit

Labor
- Blutbild
- CRP

Tab. 22.3 Normwerte und Untergewicht bei Erwachsenen

	BMI
Normalbereich bei Erwachsenen	18,50–24,99 kg/qm
Leichtgradiges Untergewicht	17,0–18,49 kg/qm
Mäßiggradiges Untergewicht	16,0–16,99 kg/qm
Hochgradiges Untergewicht Grad I	13,0–15,99 kg/qm
Hochgradiges Untergewicht Grad II	<13,0 kg/qm

- Glukose
- Harnstoff, Kreatinin
- Elektrolyte (Natrium, Kalium, Kalzium, Magnesium, Phosphat, Chlorid)
- Leberstatus (GOT, GPT, GGT, AP, Bilirubin)
- Amylase, Lipase
- TSH
- Urinstatus

Der Hormonstatus (Cortisol, T3, T4, TSH, FSH, LH) kann zusätzliche Aufschlüsse über die körperliche Situation bringen.

Am häufigsten finden sich Störungen des Elektrolythaushalts, wobei der **Hypokaliämie** hinsichtlich Häufigkeit und Schweregrad eine besondere Bedeutung zukommt. Das Vorliegen einer Hypokaliämie spricht für selbstinduziertes Erbrechen bzw. einen Laxanzien- oder Diuretikaabusus. Wenn zusätzlich eine deutliche Hypochlorämie besteht, so deutet dies auf eine durch rezidivierendes Erbrechen bedingte metabolische Alkalose hin (Nachweis durch Blutgasanalyse).

Akuttherapie

Somatische Akutkomplikationen sind nach den **Regeln der Notfallmedizin** zu behandeln, auf entsprechende Literatur sei verwiesen (z. B. Madler et al. 2009 und Ellinger et al. 2011). Die häufigste Maßnahme, die im Notfalldienst erforderlich wird, ist die kontinuierliche Elektrolytsubstitution mit oralen Kaliumchloridpräparaten oder die Infusion von Vollelektrolytlösungen, ggf. mit Zusatz von Kaliumchlorid, unter Laborkontrolle (bei parenteraler Kaliumzufuhr sind die empfohlenen Dosisgrenzen strikt zu beachten).

Eine Zwangsernährung kann dann erforderlich werden, wenn PatientInnen im **Stadium extremer Starvation** kognitiv so beeinträchtigt sind, dass sie ihre Gefährdung nicht mehr wahrnehmen und gleichzeitig massive Ängste vor einer Nahrungsaufnahme haben.

In lebensbedrohlichen Situationen, in denen eine stationäre Zwangsbehandlung oder künstliche Ernährung gegen den Willen einer Patientin entscheidend für die Gesundheit und das Überleben der Betroffenen ist, sollten die Interventionen in einer **spezialisierten Einrichtung** vorgenommen werden. Damit sind psychosomatische Kliniken gemeint, die auch eine der Schwere der somatischen Beeinträchtigung entsprechende internistische Behandlung gewährleisten. Derzeit stehen noch zu wenige solcher Behandlungsplätze zur Verfügung.

22.2.3 Weiteres therapeutisches Vorgehen

Längerfristig kann eine Stabilisierung des Krankheitsbildes nur durch einen konsequenten Gewichtsaufbau mit Normalisierung von Mahlzeitenstruktur und -zusammensetzung erreicht werden. Dieser stellt auch eine unverzichtbare Voraussetzung für eine wirksame psychotherapeutische Behandlung dar, da die gedankliche Einengung der PatientInnen wie auch die begleitenden depressiven, Angst- und Zwangssymptome nach Überwindung des Starvationszustands durch Gewichtszunahme erfahrungsgemäß eine rückläufige Tendenz zeigen. Das vereinbarte Zielgewicht sollte – idealerweise – den normalen BMI anstreben. Einzelne Studien legen nahe, dass ein möglichst hohes Gewicht (BMI > 18 kg/qm) angestrebt werden sollte, um das Rückfallrisiko zu mindern (Herpertz et al. 2011).

Weitere Ziele sind eine Normalisierung des Essverhaltens sowie die Erarbeitung einer Motivation für einen langfristigen Veränderungsprozess. Eine ausreichende Motivation ist eine Voraussetzung für das Gelingen einer sich an die stationäre Phase anschließenden ambulanten Psychotherapie.

PatientInnen mit AN stehen einer Veränderung ihres Gewichtes und Essverhaltens in der Regel hochambivalent gegenüber. Das Arbeiten an der Motivation und Ambivalenz ist daher eine zentrale Aufgabe der Behandler und sollte über den gesamten Behandlungsprozess im Auge behalten werden.

Eine authentische, tragfähige therapeutische Beziehung, in der der Therapeut bzw. das Behandlerteam ein deutliches Interesse für die Patientin als Individuum zeigt, ist essenziell für den Behandlungserfolg. Sie ist nicht hinreichend für eine Veränderung, aber notwendig und die Voraussetzung dafür, dass sich eine Patientin auf die Therapie einlassen kann.

(Herpertz et al. 2011)

Allerdings ist ein Zielgewicht, wie oben genannt, bei chronifizierten Erkrankungen meist nicht realisierbar. Dennoch muss auch bei solchen PatientInnen im Sinne einer Risikominderung auf eine Gewichtszunahme hingewirkt werden. Bezüglich des Zielgewichts ist hier auf individueller Basis in Zusammenarbeit mit einem mit der Klinik von Essstörungen vertrauten Arzt eine realistische Vorgabe sinnvoll. Behandlungsverträge mit der Patientin sind dabei therapeutische Bausteine.

Für chronifizierte und sozial sehr isolierte PatientInnen kann eine stationäre oder auch tagesklinische Behandlung das Ziel haben, durch Strukturierung des Tagesablaufs und den Wiederaufbau sozialer Kontakte eine Stabilisierung auf einem Niveau mit höherer Lebensqualität zu erreichen.

(Herpertz et al. 2011)

Gewichtsaufbau

Die wöchentliche Gewichtszunahme sollte im ambulanten Bereich zwischen 200 und 500 g/Woche liegen. Eine flexible Handhabung ist dabei möglich. Im stationären Rahmen sollte sich die angestrebte Gewichtszunahme in einem Bereich von 500 bis maximal 1.000 g bewegen. In der ersten Woche sind wegen der initial stärkeren Flüssigkeitsretention auch höhere Gewichtszunahmen möglich. Es ist empfehlenswert, den Gewichtsaufbau mit niedrigen Kalorienmengen zu beginnen, u. U. nicht mehr als 300–500 Kalorien täglich (s. a. nachfolgende Ausführungen). Eine Steigerung auf 2.500 Kalorien oder mehr kann schrittweise unter Berücksichtigung des individuellen Gewichtsverlaufs vorgenommen werden. Bei schwerer anorektischer Symptomatik kann die Ernährung per Magensonde notwendig werden.

Auch wenn bei schweren somatischen Folgen die körperliche Seite des Krankheitsbildes im Vordergrund steht, so spielt das charakteristische Krankheitsverhalten anorektischer PatientInnen auch in dieser Behandlungsphase eine Rolle und wird im Behandlungskonzept berücksichtigt. Für den Gewichtsaufbau hat sich ein verhaltenstherapeutisch orientierter Ansatz bewährt, der in einer internistisch-psychosomatischen Klinik mit Expertise in der Behandlung von Essstörungen oder in einer entsprechend ausgerichteten Fachklinik realisiert werden kann (Herzog et al 2011).

Der Gewichtsaufbau kann mit körperlichen Begleiterscheinungen verbunden sein. Ernsthafte Gefahren – im Sinne eines **Refeeding-Syndroms** – treten zumeist nur bei unsachgemäßer Durchführung (z. B. zu stark forcierter Kalorienzufuhr) auf:

- **Ödeme** werden manchmal bei schnellem Gewichtsanstieg beobachtet. Durch eine internistische Untersuchung ist zu klären, ob Symptome einer Herzinsuffizienz vorliegen (in Einzelfällen Lungenödem als Komplikation) und inwieweit spezifische Maßnahmen erforderlich sind (z. B. Diuretika, vorübergehende Reduktion der Kalorienzufuhr).
- Bei gesteigerten Nahrungsvolumina treten **gastrointestinale Motilitätsstörungen** häufiger auf (Symptome: Völlegefühl, Übelkeit, Obstipation). Neben einer Überprüfung und unter Umständen auch einer Reduktion der zugeführten Nahrungsmenge ist bei solchen Symptomen der Einsatz von motilitätsfördernden Medikamenten zu erwägen (Metoclopramid, Domperidon). Selten, aber potenziell lebensgefährlich ist die akute Magenatonie. Bezüglich der Komplikationen der Sondenernährung (Cave: Sondenfehllage!) sei auf die entsprechende Literatur verwiesen (Deter 1997).
- **Pankreatitis** (sehr selten)
- Eine unter Umständen tödliche **Hypophosphatämie** (**Refeeding-Syndrom**) kann durch Zufuhr einer ausgewogenen, ausreichend phosphathaltigen Kost bzw. durch Substitution von Phosphat bei erniedrigtem Serumspiegel vermieden werden, ebenso wie durch Vermeiden einer zu stark forcierten Kalorienzufuhr.

Der Richtwert **bei starker Untergewichtigkeit mit BMI <13 kg/qm** beträgt für die enterale Ernährung in den ersten Behandlungstagen initial 30–40 kcal/kg Körpergewicht und Tag (Herpertz et al. 2011), wobei der Ernährungsaufbau bei ausgeprägter Starvation u. U. mit noch niedrigeren Kalorienmengen begonnen werden sollte.

Der Grundumsatz ist initial niedrig und steigt mit beginnender Gewichtszunahme deutlich an. Um eine Gewichtszunahme von 100 g/Tag zu erreichen, müssen über die Erfordernisse des Arbeitsumsatzes hinaus zusätzlich etwa 800 bis 1.200 kcal aufgenommen werden.

Um im Rahmen der Behandlung der AN angemessen Nahrung zuzuführen, ist für den therapeutischen Alltag die Orientierung am Körpergewicht am besten geeignet. Hierbei muss die überproportionale Wassereinlagerung am Anfang der Therapie in Rechnung gestellt werden (Herpertz et al. 2011).

Indikationen für stationäre Aufnahme bei Anorexia nervosa

Anorektische PatientInnen mit ausgeprägtem Untergewicht werden in Deutschland vorrangig stationär behandelt. Therapeutische Gründe dafür sind vor allem die körperliche Gefährdung und die Möglichkeit, durch engmaschige Vorgaben und das Esstraining in Tischbegleitung strukturelle Veränderungen zu erarbeiten, die im ambulanten Rahmen aufgrund ausgeprägter gewichtsbezogener Ängste und starrer Essrituale kaum erreichbar sind. Gegen Ende der stationären Behandlung ist es jedoch unerlässlich, für eine geregelte Nachsorge und Rückfallprophylaxe über einen Zeitraum von 2 Jahren zu sorgen – möglichst in einem ambulanten, multimodalen Therapiesetting –, was in den „Empfehlungen zur Integrierten Versorgung bei Essstörungen" der BZGA (2011) unterstützt, derzeit aber noch nicht von den Krankenkassen als Leistung übernommen wird.

Folgende Kriterien sprechen für eine stationäre Behandlung (Herpertz et al.):

- Rapider oder anhaltender Gewichtsverlust (>20 % über sechs Monate)
- Gravierendes Untergewicht (BMI <15 kg/qm) bzw.
- Bei Kindern und Jugendlichen unterhalb der 3-er Perzentile
- Fehlender Erfolg einer ambulanten Behandlung
- Anhaltender Gewichtsverlust oder unzureichende Gewichtszunahme über drei Monate (bei Kindern und Jugendlichen früher) trotz ambulanter oder tagesklinischer Behandlung
- Soziale oder familiäre Einflussfaktoren, die den Gesundungsprozess stark behindern (z. B. soziale Isolation, problematische familiäre Situation …)
- Ausgeprägte psychische Komorbidität
- Schwere bulimische Symptomatik (z. B. Laxanzien-/Diuratikaabusus, schwere Essanfälle mit Erbrechen) oder exzessiver Bewegungsdrang, die ambulant nicht beherrscht werden können
- Körperliche Gefährdung oder Komplikationen
- Geringe Krankheitseinsicht
- Überforderung im ambulanten Setting, da dieses zu wenig strukturierte Vorgaben (Mahlzeitenstruktur, Essensmengen, Motivationsbildung) bieten kann
- Notwendigkeit der Behandlung durch ein multiprofessionelles Team in einem klinischen Setting

Die stationäre Behandlung sollte in Einrichtungen erfolgen, die ein spezialisiertes, multimodales Behandlungsprogramm für PatientInnen mit Essstörungen anbieten können.

Typische Fehler

- Durchführung einer rein somatischen Behandlung ohne Psychotherapie
- Ausschließlich psychotherapeutische Behandlung, ohne dass für einen Gewichtsaufbau Sorge getragen wird
- Ausschließlich ernährungstherapeutische Behandlung und Beratung
- Inkonsequentes Verhalten der Therapeuten, d. h, es wird auf die Einhaltung getroffener Vereinbarungen nicht ausreichend geachtet
- Nichterkennen und Nichtansprechen manipulativen Verhaltens (z. B. induziertes Erbrechen, Täuschungsversuche beim Wiegen)
- Emotionale statt sachlich-konsequente Reaktion auf manipulatives Verhalten
- Überschätzung des Kooperationswillens der PatientInnen
- Versuch, den PatientInnen ihre anorektischen Überzeugungen ausreden zu wollen
- Mitglieder des therapeutischen Teams lassen sich durch die Patientin gegeneinander ausspielen.

22.3 Bulimia nervosa

Krankheitsbild

Von einer Bulimia nervosa sind etwa 2–4 % der jungen Frauen im Alter von 18 bis 35 Jahren betroffen. Das Ersterkrankungsalter liegt üblicherweise zwischen 13 und 25 Jahren. Weniger als 10 % der Erkrankten gehören dem männlichen Geschlecht an. Es ist mit einer hohen Dunkelziffer zu rechnen aufgrund einer schamhaften Besetzung der Krankheit, die heimlich gelebt wird.

Leitsymptom der Bulimia nervosa („Ochsenhunger") sind die **Essanfälle,** die **kompensatorische Maßnahmen zur Gewichtsregulierung** wie Erbrechen oder Abführen („Purging-Verhalten"), Missbrauch von Medikamenten (Laxanzien, Diuretika, Appetitzügler, Schilddrüsenhormone), Fasten und exzessives Sporttreiben wie auch Bewegungszwang sowie das erneute Streben nach striktem Diätverhalten zur Folge haben („Teufelskreis der Bulimie").

Bulimische PatientInnen haben meist ein gering ausgeprägtes Selbstwertgefühl, das an das eigene Körperbild gebunden ist („nur wenn ich schlank bin, bin ich etwas wert"). Die Gedanken kreisen ständig um Gewicht, Figur, Körper, Aussehen, Essen und den nächsten Essanfall. Das Streben nach Schlankheit geht einher mit einer massiven Angst vor der Gewichtszunahme. Meist gibt es eine selbstgesetzte, niedrige Gewichtsschwelle, die unter dem als gesund angesehenen Gewicht liegt und nicht überschritten werden darf. Die Vorstellung, Gewicht zuzunehmen, ist für die bulimische Patientin ein „Horror".

Die Abhängigkeit des Selbstwertgefühls ausschließlich von Figur und Gewicht führt zu rigidem Diätverhalten mit selbst auferlegten Regeln (z. B. Vermeiden von hochkalorischen Lebensmitteln, Kohlenhydraten und Fetten; Verwendung sog. „Light-Produkte", ausschließliche Ernährung mit Obst und Gemüse). Häufig werden zwanghaft Kalorien gezählt. Das Essverhalten ist meist tagsüber restriktiv gezügelt, Mahlzeiten werden ausgelassen. Durch den ständigen Hungerzustand, aber auch durch den Wunsch nach kontrollierter Nahrungsaufnahme – auch wenn sie nicht gelingt – werden Essanfälle begünstigt. In Erwartung – endlich allein zu Hause – ungestört dem Hunger auf „alles Verbotene" freien Lauf zu lassen, kaufen BulimikerInnen Unmengen an Nahrungsmitteln ein, die im Essanfall gierig verschlungen werden (Binge-Attacke).

„Ich wollte nicht fressen, ich wusste, es war verrückt und sinnlos. Ich hätte also bloß aufzuhören und wieder normal zu essen zu brauchen. Doch das war das Verrückte daran, ich konnte nicht mehr anders. Es war wie ein Zwang, ich ging in den Supermarkt, nein lief fast immer, so schnell es nur ging, und hatte ich den Einkaufswagen in der Hand, wurde plötzlich alles mechanisch und ich hatte das Gefühl, neben mir selbst zu stehen und mit mir zu streiten: Nein, tu es nicht, ich will nicht mehr fressen, ich habe überhaupt keinen Hunger und die andere Stimme sagte, du tust es doch, weil du musst, weil du ein Versager bist…"

Aussage einer Patientin mit BN

Die diagnostischen Kriterien der Bulimia nervosa sind ➤ Tab. 22.4 zu entnehmen.

Klinisch unterscheidet man die Bulimia nervosa vom Purging-Typ (Purging-Verhalten: Erbrechen, Abführen) und die Untergruppe „Non-Purging", die weniger als 10 % der BN-PatientInnen ausmachen. PatientInnen dieser Untergruppe kompensieren ihre Essattacken durch übermäßige körperliche Betätigung oder durch Fasten.

Im DSM-5 wird für die Diagnose BN mindestens ein Essanfall pro Woche über einen Zeitraum von drei Monaten gefordert. Die Essanfälle sind typischerweise mit einem Kontrollverlust verbunden. Die PatientInnen nehmen enorme Mengen meist kalorienreicher Nahrungsmittel (bis zu 10.000 kcal) in kurzer Zeit zu sich. Die mit den Essanfällen verbundenen finanziellen Ausgaben führen nicht selten zu Schulden.

Durch die kompensatorischen gewichtsreduzierenden Maßnahmen zeigt das Körpergewicht typische Schwankungen, bewegt sich meist aber im oder

Tab. 22.4 Diagnostische Kriterien der Bulimia nervosa (verkürzt nach ICD-10)

- Andauernde (gedankliche) Beschäftigung mit Essen; unwiderstehliche Gier nach Nahrungsmitteln; Essattacken, bei denen große Mengen Nahrung in sehr kurzer Zeit konsumiert werden
- Versuch, einer Gewichtszunahme durch selbstinduziertes Erbrechen, Laxanzienabusus, Hungerperioden u. Ä. entgegenzuwirken
- Krankhafte Furcht davor, dick zu werden; Festlegung einer Gewichtsgrenze durch die Patientin, die weit unter dem prämorbiden, vom Arzt als optimal angesehenen Gewicht liegt
- Häufig manifeste oder subklinische Anorexia nervosa in der Krankheitsvorgeschichte

leicht unter dem Normbereich. Die Wahrnehmung von Hunger und Sättigung ist bei den PatientInnen oft nicht mehr vorhanden.

Differenzialdiagnostisch ist der bulimische Typus der Anorexia nervosa abzugrenzen. Die Abgrenzung zur AN geschieht über das Gewicht; bei der AN muss ein definiertes Untergewicht (BMI <17,5 kg/qm) vorliegen. Wenn Untergewicht vorliegt, muss auf jeden Fall die Diagnose einer AN gegeben werden, auch wenn zusätzliche bulimische Symptome vorliegen (bulimischer Typ der AN).

22.3.1 Psychiatrische Akut- und Notfallsituationen

Symptomatik und Befunderhebung

Auf psychiatrischem Gebiet sind in erster Linie depressive Krisen mit Suizidalität sowie Folgen eines möglichen Abusus psychotroper Substanzen oder von Alkoholexzessen zu beachten.

Für das Verständnis der psychischen Situation bulimischer PatientInnen ist es wichtig zu wissen, dass neben depressiven Verstimmungen Gefühle der Enttäuschung, des Ärgers, der Anspannung, aber auch der emotionalen Leere und des Alleinseins typische Auslöser für die Essanfälle sind. Bei diesen PatientInnen steht die Unfähigkeit, mit emotionalen Zuständen bzw. Affekten umzugehen, im Vordergrund. Neben Essanfällen zeigen diese PatientInnen häufig selbstverletzendes Verhalten oder Substanzmissbrauch, zum Teil auch eine Komorbidität mit einer Borderline-Persönlichkeitsstörung (Herpertz et al. 2011).

Neben der Beurteilung der aktuellen Stimmungslage und der Alkohol-, Medikamenten- und Drogenanamnese sollte die Diagnostik vor allem auch auf strukturbezogene Foki einer Persönlichkeitsstörung abzielen.

Häufig verheimlichen BulimikerInnen – trotz hohen Leidensdrucks – ihre Essstörung aus Scham- oder Schuldgefühlen heraus. Deshalb ist es im Umgang mit diesen PatientInnen entscheidend, eine Gesprächsatmosphäre herzustellen, die es ihnen erlaubt, sich zu offenbaren, ohne sich kritisiert oder beschämend herabgewürdigt zu fühlen. Wenn dies gelingt, wird es im Allgemeinen nicht schwierig sein, die charakteristische Symptomatik zu explorieren. Man sollte sich auch nicht scheuen, bei Hinweisen auf das Krankheitsbild (z. B. einer unklaren Hypokaliämie bei einer jungen Frau) offen nach einer Essstörung mit bulimischen Verhaltensweisen zu fragen.

Ambulante fachärztliche Diagnostik und Therapie

Am Anfang der fachärztlichen Diagnostik steht die essstörungsspezifische Diagnostik der BN, der die sorgfältige Diagnostik der Komorbidität mit psychischen Erkrankungen folgt, die in der Therapieplanung berücksichtigt werden müssen (Herpertz et al. 2011):

Angststörungen und affektive Störungen stellen die häufigsten komorbiden Störungen bei PatientInnen mit BN dar (Lebenszeitprävalenz 50–65 %). Die häufigste Komorbidität bei BN ist die soziale Phobie mit bis zu 59 % (Lebenszeitprävalenz). Die Punktprävalenz für depressive Störungen („major depression") liegt bei 30 bis 60 %. Zwangsstörungen haben bei der BN im Vergleich zur AN eine geringere Bedeutung (Lebenszeitprävalenz schwankt zwischen 3 und 43 %). Eine posttraumatische Belastungsstörung (PTBS) besteht bei etwa 21 % der bulimischen PatientInnen. Substanzmissbrauch und -abhängigkeit werden als Lebenszeitdiagnose bei bulimischen PatientInnen mit einer Häufigkeit von 30 % bis 70 % berichtet (Herpertz et al. 2011).

Komorbide Substanzabhängigkeit erfordert im Allgemeinen komplexere Behandlungsstrategien mit längeren Behandlungsdauern. In der Regel hat die Behandlung der Abhängigkeitserkrankung Priorität vor der Behandlung der BN.

Die Punktprävalenz einer oder mehrerer komorbider Persönlichkeitsstörungen wird zwischen 20 und 80 % angegeben. Die häufigsten Persönlichkeitsstörungen bei BN sind die Borderline-Persönlichkeitsstörung (BPS) und die ängstlich vermeidende Persönlichkeitsstörung. Multiimpulsives Verhalten geht der Entwicklung einer BPS zeitlich meist voraus (Herpertz et al. 2011).

Die Mehrzahl der PatientInnen mit BN kann ambulant behandelt werden. Bei einer kombinierten psychotherapeutischen und psychopharmakologischen Behandlung ist eine enge Kooperation der Behandler anzustreben, sofern diese nicht von einer Person durchgeführt wird.

Wünschenswerterweise sollte die ambulante Behandlung störungsspezifisch sein und in einer Institution (z. B. Klinikambulanz) oder bei Psychotherapeuten erfolgen, die Erfahrung in der Behandlung von Essstörungen haben. Die kognitive Verhaltenstherapie (KVT) stellt die am meisten beforschte Psychotherapiemethode mit der höchsten Evidenz dar, daher sollte sie PatientInnen mit BN als Therapie der ersten Wahl angeboten werden (Herpertz et al. 2011).

Pharmakotherapie

Die S3-Leitlinie bringt eindeutige Empfehlungen zur Pharmakotherapie bei BN (Herpertz et al. 2011). Wenn eine Pharmakotherapie angeboten wird, sollte **Fluoxetin** eingesetzt werden. Nur dieser Wirkstoff ist in Deutschland in Kombination mit Psychotherapie für die Indikation der Bulimie und nur für die Behandlung von Erwachsenen zugelassen. SSRIs stellen in Bezug auf Symptomreduktion, Nebenwirkungsprofil und Akzeptanz die medikamentöse Therapie der ersten Wahl in der Behandlung der BN dar. Die wirksame Dosis von Fluoxetin bei der Bulimie liegt bei 60 mg/d (bei stufenweiser Aufdosierung). Ein Behandlungsversuch sollte mit einer Mindestdauer von vier Wochen unternommen werden, die substanzspezifischen Besonderheiten von Fluoxetin (Pharmakokinetik, Interaktionspotenzial) müssen strikt beachtet werden. Bei Therapieerfolg ist von einer längeren Behandlungsdauer auszugehen.

Indikationen für stationäre Aufnahme

22

Eine stationäre Aufnahme ist in folgenden Situationen indiziert (Herpertz et al. 2011):

- Unzureichende Veränderung in ambulanter Behandlung
- Scheitern einer ambulanten oder tagesklinischen Behandlung
- Fehlen ausreichender ambulanter Behandlungsmöglichkeiten am Wohnort
- Ausgeprägte psychische und körperliche Komorbidität (z. B. Selbstverletzungen)
- Diabetes mellitus Typ I, der eine engmaschige ärztliche Kontrolle notwendig macht
- Krankheitsschwere (z. B. geringe Motivation, ausgeprägte Habituation der Symptomatik, sehr chaotisches Essverhalten)
- Erhebliche Konflikte im sozialen und familiären Umfeld
- Suizidalität
- Notwendigkeit der Behandlung durch ein multiprofessionelles Team

22.3.2 Somatische Akut- und Notfallsituationen

Symptomatik

Die wichtigsten somatischen Komplikationen (➤ Tab. 22.5) sind Folge des rezidivierenden Erbrechens. Dies betrifft verschiedene gastrointestinale Folgeerkrankungen ebenso wie die häufig zu beobachtenden Störungen des Wasser- und Elektrolythaushalts. Letztere werden nicht selten durch einen Abusus von Laxanzien (im Extremfall bis zu 500 Dragees/die) und Diuretika mitverursacht. Auch ist

Tab. 22.5 Somatische Komplikationen bei Bulimia nervosa

• Hypokaliämie bei hypochlorämischer metabolischer Alkalose, Hypomagnesiämie, sekundärer Hyperaldosteronismus, hypokaliämische Nephropathie, Hyponatriämie, Exsikkose
• Endokrine Störungen (u. a. Zyklusunregelmäßigkeiten)
• Arrhythmien, Herzinsuffizienz (u. a. Kardiomyopathie durch Ipecacuanha-Abusus), plötzlicher Herztod
• Gastrointestinale Motilitätsstörungen (z. B. gastroösophagealer Reflux) und Blutungen (u. a. Mallory-Weiss-Syndrom); Ösophagitis, Ösophagusruptur, Ulzera in Ösophagus, Magen und Duodenum; Magenatonie, Magenruptur; Pankreatitis, Dickdarmschäden durch Laxanzien
• Parotisschwellung, Zahn- und Zahnfleischschäden
• Chronische Heiserkeit, Aspirationspneumonie, Pneumomediastinum
• Rhabdomyolyse

die Möglichkeit kardialer Notfallsituationen in Erinnerung zu rufen

Befunderhebung

Bei der Erhebung des körperlichen Befundes weisen eine schmerzlose Parotisschwellung, deutliche Schäden an Zähnen und Zahnfleisch sowie Hautverletzungen am Handrücken (im Zusammenhang mit dem ständigen Erbrechen) auf eine Bulimie hin.

Bezüglich der technischen Untersuchungen gelten die gleichen Richtlinien wie für die Anorexia nervosa (➤ 22.2).

Akuttherapie

Die häufigste Störung, die einer dringlichen Korrektur bedarf, ist die meist mit einer metabolischen Alkalose verbundene Hypokaliämie (➤ 22.2.2). Bei den anderen somatischen Komplikationen kommen die allgemein geltenden internistischen Behandlungsprinzipien zur Anwendung.

22.4 Andere Essstörungen

Inappetenz und Nahrungsverweigerung werden auch bei anderen psychiatrischen Erkrankungen beobachtet und können zu massivem Gewichtsverlust führen, während selbstinduziertes Erbrechen und eine Störung des Körperschemas bei diesen Patienten üblicherweise nicht vorliegen.

Im Einzelnen sind zu nennen:

- sogenannte anorektische Reaktionen bei Konflikt- und Verlustsituationen (atypische Magersucht mit fließenden Übergängen zum Vollbild der Anorexia nervosa),
- akute Psychosen (z. B. mit Vergiftungswahn),
- schwere (meist wahnhafte) depressive Erkrankungen,
- organische psychische Störungen (v. a. dementielle Syndrome).

Essanfälle (charakteristisch: Kontrollverlust beim Essen) ohne gewichtsregulierende, gegensteuernde Maßnahmen findet man als „Binge-Eating Disorder“ (BES) sowohl bei normal- als auch bei übergewichtigen Patienten. Bei adipösen Patienten lässt sich immerhin bei 25 % der untersuchten Patienten diese Impulskontrollstörung finden, die einer verhaltenstherapeutischen Behandlung bedarf.

Die genannten Erkrankungen sind bei sorgfältiger Untersuchung in aller Regel nicht zu übersehen. Dabei wird deutlich, dass die verminderte oder gesteigerte Nahrungsaufnahme offensichtlich nur ein Symptom einer anderweitigen Störung darstellt. Entsprechend ist therapeutisch vorzugehen. Eine stationäre Aufnahme ist in den meisten Fällen zur erweiterten Diagnostik und Therapieeinleitung erforderlich.

LITERATUR

Bundeszentrale für gesundheitliche Aufklärung (BZgA) (Hrsg.): Konzepte, Band 4. Empfehlungen zur Integrierten Versorgung von Essstörungen in Deutschland. BZgA, Köln 2011.

Cassin, S. E., von Ranson, K. M. (2005): Personality and eating disorders. A decade in review. Clin Psychol Rev 2005; 25: 895–916.

Deter, H. C.: Angewandte Psychosomatik. Thieme, Stuttgart–New York 1997.

Ellinger, K., Genzwürker, H. (Hrsg.): Kursbuch Notfallmedizin. 2. Aufl. Deutscher Ärzteverlag, Köln 2011.

Fichter, M. M.; Quadflieg, N.; Hedlund, S.: Twelve-year course and outcome predictors of anorexia nervosa. Int J Eat Disord 2006; 39(2): 87–100.

Harris, E. C.; Barraclough,B.: Excess mortality of mental disorder. Br J Psychiatry 1998; 173: 11–53.

Herpertz, S., Herpertz-Dahlmann,B., Fichter, M., Tuschen-Caffier, B., Zeeck, A. (Hrsg.) : S3-Leitlinie Diagnostik und Behandlung der Essstörungen. Springer, Berlin–Heidelberg–New York 2011.

Herzog, W., Wild, B., Friedrich, C.: Anorexia nervosa. In: Köhle, K. et al. (Hrsg.): Uexküll Psychosomatische Medizin. Theoretische Modelle und klinische Praxis. 8. Aufl. Elsevier, München 2016, S. 629–638.

Madler, C. (Hrsg.): Das NAW-Buch. 4. Aufl., Elsevier, München 2009.

Zipfel, S., Giel, K. E., Bulik, C. M., Hay, P., Schmidt, U.: Anorexia nervosa: aetiology, assessment, and treatment. Lancet Psychiatry 2015; 2(12): 1099–1111.

KAPITEL

23 Schlafstörungen

Ulrich Voderholzer

23.1 Einleitung

Ein- und Durchschlafstörungen (Insomnien) sowie eine vermehrte Schläfrigkeit während des Tages (Hypersomnien) können auf vielfältigen psychischen und somatischen Ursachen beruhen. Wenn Patienten aufgrund dieser Symptome einen Arzt aufsuchen, liegt in den meisten Fällen keine Notfallsituation vor.

Zwar kann die von manchen Patienten berichtete völlige **Insomnie** praktisch nie im Schlaflabor objektiviert werden, und eine akute gesundheitliche Gefährdung durch das Schlafdefizit selbst ist entgegen der Befürchtung vieler Patienten nicht zu erwarten. Neuere Forschungen zeigten jedoch, dass ein Schlafdefizit langfristig negative Auswirkungen auf die Gewichtsregulation (Markwald et al. 2013) sowie auf kognitive Funktionen hat und Schlafmangel möglicherweise das Risiko demenzieller Entwicklungen im Alter fördert. Darüber hinaus stellt eine extreme Schlaflosigkeit einen Risikofaktor für Suizid dar. Klagen über Schlaflosigkeit können ein Hinweis auf eine schwere bzw. akute psychische Erkrankung sein, wobei manchmal dieses Symptom für den Betroffenen so im Vordergrund steht, dass seine Wahrnehmung und sein Denken ganz darauf eingeengt sind.

Eine schwere Schlafstörung verpflichtet daher zu einer gründlichen Exploration, um eine möglicherweise sich dahinter verbergende psychiatrische Akutsituation rechtzeitig zu erkennen. Dies gilt insbesondere dann, wenn die Schlafstörungen akut aufgetreten sind.

Im Gegensatz zu den Insomnien beklagen Patienten mit **Hypersomnien** eine ausgeprägte Tagesmüdigkeit sowie Einschlafattacken. Davon streng unterschieden werden muss die Somnolenz im Rahmen einer Bewusstseinsstörung: Dabei ist der Patient zwar noch weckbar, kann jedoch eine für die Zuwendung zum Untersucher notwendige Aktivierung nicht durchhalten und sinkt immer wieder in einen schlafähnlichen Zustand ab. Bewusstseinsstörungen deuten auf eine hirnorganische Störung hin und bedürfen einer sofortigen diagnostischen Klärung (➤ Kap. 13 und ➤ Kap. 14). Bei Hypersomnien hingegen ist der Patient fast immer aufgrund der Untersuchungssituation so aktiviert, dass das Symptom der direkten Beobachtung entgeht. Darüber hinaus sind Patienten mit Hypersomnie immer vollständig weckbar im Gegensatz zu somnolenten Patienten.

> Hypersomnien entstehen am häufigsten aufgrund von nächtlichen Atemregulationsstörungen, die mit einer ernsthaften somatischen Gefährdung einhergehen können. Im Zusammenhang mit der Symptomatik selbst besteht eine erhöhte Unfallgefahr, z. B. durch Einschlafen am Steuer oder Tätigkeit an gefährlichen Maschinen.

Zu den **Parasomnien** zählen in erster Linie Schlafwandeln, Pavor nocturnus und die REM-Schlaf-Verhaltensstörung. Gelegentlich kann es auch im Rahmen dieser Schlafstörungen zu Unfällen mit Selbstverletzung und ganz selten auch Fremdgefährdung kommen.

23.2 Insomnien

Krankheitsbild

Etwa ein Drittel der erwachsenen Bevölkerung leidet an Ein- und Durchschlafstörungen (Ohayon 2002). Zirka 9–15 % leiden an Schlafstörungen einschließlich Konsequenzen im Tagesablauf (Ohayon 2002). Die Prävalenzrate steigt mit dem Lebensalter; Frauen sind häufiger betroffen als Männer.

Nach der DSM-5-Klassifikation spricht man von Insomnie, wenn ein Patient über einen Zeitraum von mindestens drei Monaten über Ein- und Durchschlafstörungen in mindestens drei von sieben Nächten in der Woche klagt. Die vorherrschende Beschwerde besteht in mangelnder subjektiver Quantität oder Qualität des Schlafs, entweder im Sinne einer Einschlafstörung, einer Durchschlafstörung mit häufigem Erwachen oder einem frühmorgendlichen Erwachen. Darüber hinaus muss die Schlafstörung zu klinisch signifikanten Beeinträchtigungen bei sozialen Beziehungen, der Arbeitsfähigkeit oder anderen Funktionen führen.

Man unterscheidet „primäre Insomnien" (nichtorganische Insomnien) von Insomnien im Rahmen einer psychischen Erkrankung oder einer organischen Erkrankung.

Primäre Insomnien sind weder auf eine psychische noch auf eine organische Ursache zurückzuführen. Sie stellen meist ein chronisches Problem und keine Notfallsituation dar.

Bei ca. 40 % der Patienten mit Schlafstörungen findet sich eine **psychische Grunderkrankung** (Ohayon, 2002):

- 80 % aller **depressiven Patienten** leiden an Ein- und Durchschlafstörungen (Insomnie) (Ohayon, 2002), ein kleiner Teil auch an erhöhter Schläfrigkeit (Hypersomnie).
  Typisch ist, dass depressive Patienten in den frühen Morgenstunden aufwachen und nicht wieder einschlafen können und oft zu dieser Zeit den Tiefpunkt der depressiven Stimmungslage erleiden. Typisch für eine Insomnie im Rahmen einer affektiven Störung sind auch das relativ akute Auftreten und der eher phasenhafte Verlauf im Gegensatz zu den häufiger chronisch verlaufenden primären Insomnien.
- **Manien und manische Episoden im Rahmen schizoaffektiver Psychosen** gehen fast immer mit schweren Schlafstörungen bei erheblich verkürzter Schlafdauer einher. Typisch ist im Gegensatz zur Depression, dass häufig kaum ein Leidensdruck besteht und der Patient sich trotz der schweren Schlafstörung subjektiv munter und tatkräftig fühlt.
- Bei **schizophrenen Psychosen** treten schwere Schlafstörungen meist im akuten Krankheitsschub auf. Schlafstörungen sind auch das häufigste Frühwarnsymptom, das nach vorheriger Remission einen **erneuten Krankheitsschub** ankündigt. Wenn bei einem Patienten, bei dem bereits eine schizophrene Psychose in der Vorgeschichte bekannt ist, eine akute schwere Schlafstörung über wenige Nächte bzw. sogar nur über eine Nacht vorliegt, ist eine erneute akute Exazerbation der Psychose und damit auch eine potenzielle Notfallsituation wahrscheinlich.

Der Schweregrad einer begleitenden Insomnie kann bei Depressionen, Manien und schizophrenen Psychosen einen Hinweis auf die Schwere der Erkrankung bzw. den Grad der Remission geben. Auch Patienten mit Angststörungen, Zwangsstörungen, Suchterkrankungen und Persönlichkeitsstörungen klagen sehr häufig über Ein- und Durchschlafstörungen. Schwere persistierende Schlafstörungen im Zusammenhang mit Alkoholkarenz bei Patienten mit Alkoholabhängigkeit sind mit einem stark erhöhten Rückfallrisiko verbunden und bedürfen dringend einer Behandlung.

Organisch bedingte Insomnien können auf den vielfältigsten körperlichen Erkrankungen beruhen, z. B. auf chronischen Schmerzsyndromen, Ulkuskrankheit, Hyperthyreose, Asthma bronchiale etc.

In der Praxis sind jedoch vor allem **nächtliche Atemregulationsstörungen** relevant, die neben dem Symptom der Hypersomnie auch häufig insomnische Beschwerden verursachen (➤ 23.3).

Eine erhöhte Zahl an periodischen Beinbewegungen und/oder ein Restless-Legs-Syndrom wurde bei 15 % der Personen mit Insomnie gefunden (Ohayon, 2009). Diese Patienten beklagen ein Unruhegefühl in den Beinen, selten auch in den Armen, das bevorzugt in den Abendstunden in Ruhe auftritt und mit unangenehmen Sensationen, meist als Kribbeln, Ziehen oder Brennen beschrieben, einhergeht. Bewegung, z. B. durch Aufstehen und Umhergehen, lindert diese Beschwerden. In der Einschlafphase und während des Schlafs kommt es meist zu periodischen Beinbewegungen, die entweder das Einschlafen verhindern oder zu ständigen kurzen Weckreaktionen führen. Die insomnischen Beschwerden können so quälend sein, dass als Folge der Erkrankung Suizidalität auftreten kann. Häufig wird ein Restless-Legs-Syndrom in der Praxis nicht erkannt bzw. die Beschwerden werden als Polyneuropathiesyndrom fehlgedeutet. Fatal ist, wenn schwere Schlafstörungen, die durch ein Restless-Legs-Syndrom verursacht werden, als Insomnie im Rahmen einer Depression fehlgedeutet und Antidepressiva verordnet werden, da diese Medikamente (insbesondere selektive Serotonin-Reuptake-Hemmer = SSRI und besonders Mirtazapin) meist zu einer Verschlechterung eines bestehenden Restless-Legs-Syndroms und damit zu schier unerträglichen Beschwerden für den Betroffenen führen können.

Notfallsituationen bei Insomnien können entstehen:

- wenn die Insomnie subjektives Leitsymptom einer zugrunde liegenden psychischen Erkrankung ist, die ihrerseits eine Notfallsituation darstellt, z. B. durch das Auftreten von Suizidalität oder ausgeprägten Symptomen im Sinne einer akuten Psychose,
- wenn eine schwere organisch bedingte Insomnie so unerträglich wird, dass sie zu Suizidalität führt.

Symptomatik und Befunderhebung

Bei schweren Schlafstörungen muss in jedem Fall eine kausal-diagnostische Einschätzung vorgenommen werden. Hierzu sollten eine kurze somatische und psychiatrische Anamnese erhoben, eine internistische und neurologische Untersuchung durchgeführt und der psychische Befund erhoben werden.

> Bei schweren Schlafstörungen sollten immer suizidale Tendenzen exploriert werden.

Da manche Patienten alle ihre Beschwerden auf eine Schlafstörung zurückführen, können die folgenden Fragen hilfreich sein:

- „Sind Ihre Schlafstörungen so schwer, dass Sie deshalb die ganze Zeit niedergeschlagen sind?"
- „Haben Sie manchmal derart unerträgliche Schlafstörungen, dass das Leben nur noch eine Qual ist und Sie hoffnungslos sind?"

Bejaht ein Patient diese Fragen, handelt es sich meistens um eine Insomnie bei Depression. Ganz anders verhält es sich bei Manien. Hier können Fragen hilfreich sein wie etwa: „Haben Sie sich trotz geringer Schlafdauer voller Energie gefühlt?" Generell gilt, dass das plötzliche Auftreten von schweren Schlafstörungen ohne erkennbare situative Gründe immer verdächtig auf eine Insomnie im Rahmen einer affektiven Erkrankung bzw. auch einer akuten Psychose ist.

> In jedem Fall muss auch nach den Symptomen eines Restless-Legs-Syndroms gefragt werden.

Man sollte gezielt nach einem bevorzugt in den späten Abendstunden und in der ersten Nachthälfte auftretenden Unruhegefühl in den Beinen, das sich durch Aufstehen und Umhergehen bessert, fragen. Die Missempfindungen in den Beinen können manchmal von Patienten nur schwer beschrieben werden, manche berichten ein Kribbeln, Brennen, Ziehen oder auch Schmerzen in den Beinen.

An weiteren diagnostischen Maßnahmen empfehlen sich eine labormedizinische Untersuchung (CRP, Blutbild, Leber- und Nierenfunktionsparameter, Elektrolyte, Blutzucker, Urinstatus, Schilddrüsenwerte), ein EEG sowie eventuell auch ein CT oder MRT des Schädels.

Therapeutisches Vorgehen

Bei Insomnien aufgrund psychischer Erkrankungen steht die Therapie der Grunderkrankung im Vordergrund (zum Vorgehen bei Suizidalität ➤ Kap. 11). Besteht aufgrund der psychiatrischen Erkrankung eine Indikation zur Gabe von Antidepressiva oder Antipsychotika, sollten Präparate mit sedierender Komponente gewählt werden, um gleichzeitig die Schlafstörung mit zu behandeln (➤ Tab. 23.1). Eine Überweisung in eine Spezialambulanz für Schlafstörungen bzw. eine polysomnografische Diagnostik ist in der Regel nicht erforderlich bzw. nur dann, wenn die schweren Schlafstörungen nach erfolgreicher psychiatrischer Behandlung persistieren.

Die Therapie somatisch bedingter Insomnien richtet sich ebenfalls nach der Grunderkrankung. Bei schweren Insomnien ohne erkennbare psychiatrische oder somatische Ursachen ist dagegen die Überweisung in eine Spezialambulanz für Schlafstörungen mit der Möglichkeit der polygrafischen Diagnostik sinnvoll, um die Beschwerden zu objektivieren und organische Faktoren, wie ein Schlafapnoe-

Tab. 23.1 Medikamentöse Behandlung von Insomnien (Voderholzer und Hohagen 2014)

Substanz	Dosierungsbereich (mg/d)	Initiale Dosis (mg)	Halbwertszeit	Bes. zu beachtende Nebenwirkungen (Auswahl)
Kurzzeitbehandlung (Tage, 1–2 Wochen)				
Zolpidem	5–10	5	1–3,5 h	Toleranz und Abhängigkeit, Sturzgefahr, Rebound-Insomnie, gelegentlich Amnesie
Zopiclon	3,75–7,5	3,75	ca. 5 h	Toleranz und Abhängigkeit, Sturzgefahr, Rebound-Insomnie, gelegentlich Amnesie
Schlaffördernde Substanzen, bes. bei chronischen Insomnien, kein Abhängigkeits- und Toleranzrisiko (Auswahl)				
Trazodon	25–100	25	ca. 4–11 h	selten Priapismus
Trimipramin[1]	12,5–50	12,5–25	23–24 h	Tagessedierung, gastrointestinale, kardiovaskuläre und urogenitale NW
Doxepin[1]	10–50	10–25	15–20 h (Metabolit deutlich länger)	Tagessedierung, gastrointestinale, kardiovaskuläre und urogenitale Nebenwirkungen, Gewichtszunahme
Mirtazapin[2]	7,5–15	7,5	20–40 h	Tagessedierung, Gewichtszunahme, Restless-Legs-Syndrom
Melperon	25–100	25	4–6 h	Blutdruckabfall
Pipamperon	20–80	20	17–22 h	Blutdruckabfall
Prothipendyl	40–80	40	2–3 h	Blutdruckabfall
Quetiapin[3]	25–100	25	ca. 7 h	Blutdruckabfall, Tagessedierung, Leberwerterhöhungen

[1] In der Depressionsbehandlung und bei schweren Insomnien auch höhere Dosierungen bis 150 mg
[2] In der Depressionsbehandlung auch höhere Dosierungen bis 60 mg
[3] Bei anderen Indikationen wie Psychosen oder bipolaren Störungen deutlich höhere Dosierungen; auch bei Insomnien ggf. höhere Dosierungen

Syndrom oder nächtliche periodische Beinbewegungen, auszuschließen. Restless-Legs-Syndrome und nächtliche periodische Beinbewegungen können medikamentös mit L-Dopa oder Dopaminagonisten sowie mit Opiaten behandelt werden. Die Akuttherapie einer Insomnie ist nur bei einer zugrunde liegenden psychiatrischen Notfallsituation notwendig.

23.3 Hypersomnien

Krankheitsbild

Die Hauptbeschwerde besteht in einer übermäßigen Schläfrigkeit während des Tages oder in Einschlafattacken, die nicht durch eine ungenügende Schlafdauer während der Nacht erklärbar sind. Hypersomnien kommen seltener vor als Insomnien.

Man unterscheidet Hypersomnien bei bekanntem organischem Faktor, Hypersomnien im Rahmen einer psychischen Störung sowie primäre Hypersomnien.

Zu den häufigsten Ursachen zählen das Schlafapnoe-Syndrom und die Narkolepsie.

Beim Schlafapnoe-Syndrom kommt es zu Atempausen während des Schlafs, die in Abhängigkeit von ihrer Länge und Häufigkeit und den damit verbundenen Sauerstoffentsättigungen zu Weckreaktionen und einer Fragmentierung des Schlafs führen. Die Ursache der Hypersomnie beruht in diesem Fall auf der schweren Störung des Nachtschlafs, während bei Narkolepsie auch unabhängig von einer Nachtschlafstörung Tagesschläfrigkeit und imperative Einschlafattacken neben anderen Symptomen, wie z. B. Kataplexien, auftreten. Es handelt sich dabei um eine meist lebenslängliche Erkrankung mit einer Prävalenz von 25 bis 50 pro 100.000 Einwohnern (Longstreth et al., 2007).

Mögliche Notfallsituationen im Zusammenhang mit Hypersomnien entstehen aus Unfällen durch Einschlafen während des Tages. Daneben ist der Status cataplecticus bei Narkolepsie zu nennen.

Symptomatik und Befunderhebung

Zunächst muss exploriert werden, ob tatsächlich eine Hypersomnie vorliegt oder ob es sich um Antriebslosigkeit, ausgeprägte Mittagsmüdigkeit beziehungsweise eine banale Ursache, beispielsweise durch grobes Fehlverhalten bezüglich des Schlafs, handelt. Die Symptome müssen so schwerwiegend sein, dass daraus eine Beeinträchtigung der beruflichen Leistungsfähigkeit oder der sozialen Aktivitäten resultiert.

Typisch für imperative Einschlafattacken ist deren Auftreten auch in sehr ungewöhnlichen Situationen, z. B. während des Essens, im Gespräch, während einer laufenden Tätigkeit. Patienten mit Hypersomnien müssen oft ihre Arbeit unterbrechen, beim Autofahren sind sie häufig gezwungen, an den Straßenrand zu fahren. Nicht selten kommt es zu wiederholten schweren Verkehrsunfällen durch Einschlafen am Steuer.

Risikofaktoren bzw. Hinweise für ein Schlafapnoe-Syndrom sind männliches Geschlecht, starkes Übergewicht, Schnarchen, vom Bettpartner beobachtete Atempausen während des Schlafs sowie morgendliche Abgeschlagenheit und Kopfschmerzen.

Bei der körperlichen Untersuchung muss insbesondere auf klinische Zeichen einer Rechtsherzinsuffizienz, wie Beinödeme, Lippenzyanose, Halsvenenstauung, geachtet werden. Auch Bluthochdruck sowie Herzrhythmusstörungen können ein Hinweis für ein Schlafapnoe-Syndrom sein. Bei schweren obstruktiven Schlafapnoe-Syndromen kann es zu dekompensierter Rechtsherzinsuffizienz sowie zu schweren Herzrhythmusstörungen mit Asystolien kommen. Insofern muss bei einer ausgeprägten Hypersomnie, insbesondere bei schwer adipösen Patienten, an ein lebensbedrohliches Schlafapnoe-Syndrom gedacht werden.

Der Verdacht auf eine Narkolepsie ergibt sich, wenn neben der praktisch immer vorhandenen Tagesmüdigkeit und Hypersomnie noch andere Symptome, wie affektiver Tonusverlust (Kataplexien) oder Schlaflähmung, auftreten.

Kataplexien sind oft nur Sekunden oder Sekundenbruchteile dauernde Erschlaffungen einzelner Muskelgruppen bzw. der gesamten Muskulatur, die bevorzugt in stark emotionsgeladenen Situationen, wie z. B. beim Lachen, auftreten und häufig der Exploration entgehen. Von Schlaflähmung spricht man, wenn der Patient aus dem Schlaf aufwacht, sich jedoch bei vollem Bewusstsein infolge einer völligen Muskelatonie nicht bewegen kann.

Von Status cataplecticus in Analogie zum Status epilepticus spricht man, wenn ein Patient mehrere Kataplexien hintereinander hat oder der Zustand völliger Muskelatonie länger anhält. Üblicherweise tritt ein solcher Zustand nur bei Patienten mit schwerer Narkolepsie bzw. nach Absetzen stark antikataplektisch wirksamer Substanzen auf. Klinisch findet sich bei herabgesetztem bzw. aufgehobenem Muskeltonus ein Fehlen der Muskeleigenreflexe, der Patient ist nur in der Lage, die Augen zu bewegen. Die Atmung ist nicht beeinträchtigt. Der Zustand kann von angstbesetzten hypnagogen Halluzinationen begleitet und daher für den Patienten besonders unangenehm sein.

Therapeutisches Vorgehen

In der Regel können Apnoe-Syndrome, insbesondere die obstruktiven Schlafapnoe-Syndrome, mit CPAP (Continuous Positive Airway Pressure) behandelt werden. Adjuvant sollten verhaltensmedizinische Therapiestrategien (Gewichtsreduktion, Alkohol- und Sedativakarenz) eingesetzt werden.

Bei der Narkolepsie führt die Gabe von REM-Schlaf-unterdrückenden Antidepressiva zur Linderung der REM-Schlaf-assoziierten Symptome (Kataplexie, hypnagoge Halluzinationen). Die Therapie der ersten Wahl der Tagesschläfrigkeit ist die vigilanzsteigernde Substanz Modafinil, die zu einer partiellen Besserung der Tagesschläfrigkeit führt. Bei Wirkungslosigkeit von Modafinil können die klassischen Stimulanzien, wie z. B. Methylphenidat, eingesetzt werden. Im Status cataplecticus kann die Gabe von Clomipramin als Infusion diesen Zustand beheben.

23.4 Parasomnien

Krankheitsbild

Parasomnien sind Verhaltensweisen, die im Schlaf auftreten und nichtepileptischer Natur sind. In erster Linie sind dies Schlafwandeln, Pavor nocturnus, REM-Schlaf-Verhaltensstörung, Albträume, nächtliches Zähneknirschen und Enuresis nocturna.

Notfallsituationen können sich bei Schlafwandeln und ausgeprägtem Pavor nocturnus wegen der damit verbundenen Unfallgefahr ergeben.

Diese Formen der Schlafstörungen sind im Kindesalter besonders häufig, treten jedoch auch nicht selten bei Erwachsenen auf.

Bei **somnambulen Episoden** verlässt der Patient, ohne das Bewusstsein zu erlangen, sein Bett, während das EEG noch die für den Non-REM-Schlaf charakteristischen Theta- und Deltawellen zeigt. Wegen der fehlenden Orientierung kann es dabei zu sehr gefährlichen Aktionen, wie z. B. Verlassen eines Raums durch das Fenster, kommen. Nach dem Aufwachen sowie am Tag danach besteht meist eine Amnesie für das Ereignis. Differenzialdiagnostisch müssen epileptische Anfälle im Schlaf abgegrenzt werden.

Beim **Pavor nocturnus** kommt es aus dem Schlaf heraus zu einem Zustand heftiger Angst und damit verbundener vegetativer Erregung, oft mit einem lauten, schrillen Schrei, wobei die Patienten sich meist im Bett aufsetzen oder aus dem Bett springen.

Beiden Störungsbildern liegt eine unvollständige Weckreaktion zugrunde. Viele Patienten leiden sowohl an Somnambulismus als auch an Pavor nocturnus, wobei häufig Übergänge vorkommen.

Bei der **REM-Schlaf-Verhaltensstörung (Schenck-Syndrom)** ist die Atonie der Muskulatur, die üblicherweise während des REM-Schlafs auftritt, gestört, sodass es im Zusammenhang mit REM-Schlaf-Episoden zu Verhaltensstörungen im Sinne des Ausagierens von Träumen kommt. Die Betroffenen, meist ältere Männer, kicken mit den Beinen oder schlagen um sich. Auch mit dieser Parasomnie ist ein erhöhtes Verletzungsrisiko sowohl für den Betroffenen als auch für den Bettpartner verbunden. Bei einem Teil der Erkrankten finden sich hirnorganische Schädigungen im Bereich des Hirnstamms. Auch ein Zusammenhang mit dem Parkinson-Syndrom wurde beschrieben.

Symptomatik und Befunderhebung

Somnambule Episoden und Pavor-nocturnus-Attacken treten vorwiegend im ersten Nachtdrittel während des Tiefschlafs auf und sind meist nur von kurzer Dauer.

Wegen der Amnesie für diese Ereignisse sollte bei Verdacht unbedingt eine Fremdanamnese erhoben werden, um das Ausmaß der Störung und die damit verbundene Verletzungsgefahr zu erkennen.

Typisch ist eine Verstärkung der Symptomatik im Rahmen von Stress und Konfliktsituationen. Eine Provokation nach Alkoholgenuss sowie durch bestimmte Medikamente, z. B. Lithium, ist möglich. In der Exploration sollte gezielt nach Hinweisen für epileptische Anfälle gefragt werden. Die Diagnostik sollte eine neurologische Untersuchung, ein EEG sowie ein MRT des Schädels mit einschließen.

Therapeutisches Vorgehen

Akuttherapie

Falls jemand aus einer somnambulen Episode oder einer Pavor-nocturnus-Attacke noch nicht erwacht ist, empfehlen sich vorsichtiges Wecken und Beruhigen (**Cave:** Forcierte Weckversuche können unter Umständen fremdaggressives Verhalten des Patienten provozieren!).

Weiteres therapeutisches Vorgehen

> Am wichtigsten sind eine Aufklärung und eine Beratung über die Unfallgefahr.

Das Bett sollte möglichst niedrig sein, um Stürze abzumildern. Gefährliche Gegenstände, wie Lampen, Glas etc., sollten nicht in unmittelbarer Nähe des Betts stehen, in der Umgebung sollten sich keine scharfen Kanten befinden. Es ist günstig, wenn die Betroffenen möglichst im Erdgeschoss wohnen, bei höheren Stockwerken empfiehlt sich ein Abschließen der Fenster und der Türen.

Auf einen regelmäßigen Schlaf-Wach-Zyklus und das Vermeiden von Schlafdefizit sollte geachtet werden. Entspannungstraining und Stressbewältigungstechniken sowie eventuell auch eine Psychotherapie empfehlen sich als weitere nichtpharmakologische Maßnahmen.

Medikamentös hat sich die Gabe von Serotonin-Reuptake-Inhibitoren (z. B. Paroxetin) in Einzelfällen bzw. die Gabe von MAO-Hemmern bewährt.

Bei der REM-Schlaf-Verhaltensstörung kann Clonazepam bzw. auch Carbamazepin versucht werden. Wie beim Pavor nocturnus und beim Schlafwandeln sind in jedem Fall Vorsichtsmaßnahmen bezüglich des Selbst- und Fremdverletzungsrisikos, wie oben beschrieben, notwendig.

LITERATUR

Longstreth, W. T., T. D. Koepsell, T. G. Ton, A. F. Hendrickson, G. v. Belle.: The epidemiology of narcolepsy. Sleep 2007; 30(1): S. 13–26.

Markwald, R. R., E. L. Melanson, M. R. Smith, J. Higgins, L. Perreault, R. H. Eckel, K. P. Wright: Impact of insufficient sleep on total daily energy expenditure, food intake, and weight gain. Proceedings of the National Academy of Sciences of the United States of America 2013; 110(14): S. 5695–5700.

National Institutes of Health state of the science conference statement: Manifestations and management of chronic insomnia in adults. Sleep 2005; 28: S. 1049–1057.

Ohayon, M. M.: Epidemiology of Insomnia: what we know and what we still need to learn. Sleep Medicine Reviews 2002; 6(2): S. 97–111.

Ohayon, M. M.: Observation of the natural evolution of insomnia in the American general population cohort. Sleep Medicine Reviews 2009; 4(1): S.87–92.

Riemann D., Kühnel A., Freyer T., Hornyak M., Voderholzer U.: Schlaf, Depression und insomnische Beschwerden. Verhaltenstherapie 2005; 15: S. 234–243.

Voderholzer, U.: Schlafstörungen bei psychischen Erkrankungen. In: Virchow JC, Staats R, Matthys H (Hrsg.): Handbuch Schlafmedizin. München – Orlando: Dustri 2004, S. 154–172.

Voderholzer, U., Hohagen F (Hrsg.): Therapie psychischer Erkrankungen – State of the Art. 10. Auflage. München: Elsevier, 2014.

KAPITEL

24 Persönlichkeits- und Verhaltensstörungen

Thomas Bronisch

24.1 Einleitung

Unter dem Begriff „Persönlichkeit" wird ein Muster von charakteristischen Gedanken, Gefühlen und Verhaltensweisen verstanden, die eine Person von einer anderen unterscheidet und über Zeit und Situation hinaus fortdauert (Definitionen einiger Begriffe aus dem Umfeld des Begriffs Persönlichkeit sind in ➤ Tab. 24.1 aufgeführt).

Unter Notfallbedingungen können **Persönlichkeitsstörungen** meist nur vermutet, aber nicht eindeutig diagnostiziert werden. Aufgrund der Definition von Persönlichkeitsstörungen nach ICD-10 kann diese Diagnose erst nach einer eingehenden Exploration unter Einschluss einer biografischen Anamnese, unter Umständen ergänzt durch fremdanamnestische Angaben, gestellt werden (➤ Tab. 24.2). Beim Erstkontakt mit einem Patienten in einer Akutsituation liegen derart detaillierte Informationen im Allgemeinen nicht vor. Außerdem stellen Reinformen bei der Typologie von Persönlichkeitsstörungen eher die Ausnahme dar. Die Zuordnung zu einem bestimmten Typus erfolgt deshalb anhand der im Vordergrund stehenden Persönlichkeitsmerkmale. Bezug genommen wird hierbei auf die erste umfassende Beschreibung von Persönlichkeitsstörungen durch K. Schneider (1923), die letztendlich auch die Basis der modernen Klassifikationssysteme ICD und DSM bildet (➤ Tab. 24.3).

Trotz dieser Einschränkungen kann es gerade in schwierigen Akutsituationen hilfreich sein, die typischen Verhaltensmuster der verschiedenen Persönlichkeitsstörungen zu kennen. Dies trägt dazu bei, Erleben und Handeln des Patienten besser zu verstehen und sich individuell darauf einstellen zu können.

Man kann die Persönlichkeitsstörungen in drei Hauptgruppen einteilen:

Tab. 24.1 Unterschiedliche Begriffe im Kontext von Persönlichkeit

Temperament	konstitutionsgebundene, individuelle Eigenart der Reaktionen im Bereich des Gefühls-, Willens- und Trieblebens
Charakter	Gesamtgefüge aller im Laufe des Lebens gleichbleibenden Grundzüge von Haltungen, Einstellungen, Bestrebungen, Gesinnungen und Handlungsweisen, die das Besondere des Individuums grundlegend bestimmen
Charakterstörungen/Charakterneurose/Charakterpanzerung	Verformungen bzw. Störungen von Charakterzügen, bedingt durch eine vor allem in der frühen Kindheit gestörte Entwicklung (aus der Psychoanalyse entlehnte Begriffe)
Persönlichkeitsstruktur	Gesamtheit der Persönlichkeitszüge (Charakterzüge) eines Individuums (im Rahmen der psychoanalytischen Terminologie auch Charakterstruktur genannt)
Persönlichkeitsstörungen	löste den Begriff der Psychopathie ab (der aufgrund seiner negativen Konnotation aufgegeben wurde); neben einer konstitutionellen Veranlagung werden aus heutiger Sicht auch erworbene Eigenschaften als konstituierende Elemente für die Definition von Persönlichkeitsstörungen angesehen
Soziopathie	schädigendes, seltener einfach abnormes Verhalten gegenüber der sozialen Umwelt; entspricht am ehesten dem Begriff der „dissozialen Persönlichkeitsstörung"

- Personen der ersten Gruppe werden häufig als sonderbar oder exzentrisch wahrgenommen (➤ 24.2).
- Personen der zweiten Gruppe verhalten sich häufig dramatisierend, emotional oder launisch (➤ 24.3).
- Personen der dritten Gruppe zeigen sich oft ängstlich und furchtsam (➤ 24.4).

Tab. 24.2 Definition von Persönlichkeitsstörungen nach ICD-10

Die charakteristischen und dauerhaften inneren Erfahrungs- und Verhaltensmuster des Betroffenen weichen insgesamt deutlich von kulturell erwarteten und akzeptierten Vorgaben („Normen") ab. Diese Abweichung äußert sich in mehr als einem der folgenden Bereiche: • Kognition (d. h. Wahrnehmung und Interpretation von Dingen, Menschen und Ereignissen; Einstellungen und Vorstellungen von sich und anderen) • Affektivität (Variationsbreite, Intensität und Angemessenheit der emotionalen Ansprechbarkeit und Reaktion) • Impulskontrolle und Bedürfnisbefriedigung • Zwischenmenschliche Beziehungen und die Art des Umgangs mit ihnen
Die Abweichung ist so ausgeprägt, dass das daraus resultierende Verhalten in vielen persönlichen und sozialen Situationen unflexibel, unangepasst oder auch auf andere Weise unzweckmäßig ist (nicht begrenzt auf einen speziellen „triggernden" Stimulus oder eine bestimmte Situation).
Persönlicher Leidensdruck, nachteiliger Einfluss auf die soziale Umwelt oder beides, deutlich dem unter dem vorangehenden Punkt beschriebenen Verhalten zuzuschreiben
Nachweis, dass die Abweichung stabil, von langer Dauer ist und im späten Kindesalter oder in der Adoleszenz begonnen hat
Die Abweichung kann nicht durch das Vorliegen oder die Folge einer anderen psychischen Störung des Erwachsenenalters erklärt werden. Es können aber episodische oder chronische Zustandsbilder der Kapitel F0 bis F7 neben dieser Störung existieren oder sie überlagern.
Eine organische Erkrankung, Verletzung oder deutliche Funktionsstörung des Gehirns müssen als mögliche Ursache für die Abweichung ausgeschlossen werden (falls eine solche Verursachung nachweisbar ist, soll die Kategorie F07 verwendet werden).

Tab. 24.3 Typologien von Persönlichkeitsstörungen (PS)

Cluster	DSM-5	ICD-10	K. Schneider
A	• schizotypische PS	• paranoide PS	–
		• schizoide PS	–
B	• antisoziale PS	• dissoziale PS	• gemüts- und willenlose PS
	• Borderline-PS	• emotional instabile PS *Borderline-Typus* *Impulsiver Typus*	• explosible PS
	• narzisstische PS	• narzisstische PS	–
	–	• histrionische PS	• geltungsbedürftige PS
	–	–	• fantastische PS
C	• vermeidende PS	• ängstliche (vermeidende) PS	• selbstunsichere PS
	–	• abhängige (asthenische) PS	• asthenische PS
	• obsessiv-zwanghafte PS	• anankastische (zwanghafte) PS	• anankastische PS (bei den selbstunsicheren PS)
	• (bei affektiven Störungen: siehe Typologie Schneider)	• (bei affektiven Störungen: siehe Typologie Schneider)	• Hyperthymie + depressive + stimmungslabile PS
	–	• sonstige spezifische PS: passiv-aggressive PS	–
NOS (nicht anderweitig spezifiziert)	–	• nicht näher bezeichnete PS	–

Schließlich wird in diesem Kapitel eingegangen auf verschiedene Verhaltensstörungen, die an anderer Stelle nicht klassifiziert werden können und insbesondere durch eine Störung der Impulskontrolle gekennzeichnet sind (➤ 24.5).

24.2 Paranoide und schizoide Persönlichkeitsstörungen

Krankheitsbild

Die in ➤ Tab. 24.4 genannten Merkmale sind charakteristisch für diese Gruppe von Persönlichkeitsstörungen.

Vor allem Patienten mit einer paranoiden Persönlichkeitsstörung sind oft streitsüchtig und übertreiben Schwierigkeiten, d. h., „sie machen aus einer Mücke einen Elefanten". Es fällt ihnen schwer, ihre verkrampfte Haltung aufzugeben, und sie gehen beim Erkennen einer vermeintlichen Gefahr gleich zu einem Gegenangriff über. Obwohl sie kritisch gegenüber anderen sind bis hin zur Streitsucht, akzeptieren sie nur sehr schwer Kritik an sich selbst.

Gemeinsam sind den zwei Persönlichkeitsstörungen paranoide Vorstellungen, Argwohn und Misstrauen, die zum Auslöser von Wut und aggressivem Verhalten werden sowie eventuell zu einem kurzfristigen Zustand mit Verfolgungs- und Beeinträchtigungsideen führen können. Auf der anderen Seite kann es zu Angst, Depression und anderen dysphorischen Verstimmungen kommen.

Tab. 24.4 Charakteristische Merkmale bei paranoiden und schizoiden Persönlichkeitsstörungen
• Seltsames, exzentrisches Verhalten
• Ausgesprochene Affektarmut, Gefühlskälte
• Bei vermeintlichen Kränkungen und Bedrohungen schnelles Umkippen der Stimmung in Wut und Zorn, unter Umständen auch Gewalttätigkeit
• Misstrauen bis hin zum Gefühl der Bedrohung und paranoiden Vorstellungen
• Fehlender zwischenmenschlicher Kontakt

In einer neuen Situation suchen sie intensiv und einseitig fixiert nach einer Bestätigung ihrer Erwartungen, ohne die Gesamtumstände zu berücksichtigen.

Oft treten vorübergehende Beziehungsideen auf. Es entsteht bei den Patienten z. B. die Vermutung, dass andere sie besonders beachten oder Gemeinheiten über sie verbreiten, d. h., deren Handlungen werden ohne Grund auf die eigene Person bezogen.

Patienten mit schizoiden Persönlichkeitsstörungen werden, sofern es nicht zusätzlich zum Auftreten einer Psychose kommt, in Klinik und Praxis nur relativ selten gesehen. Kennzeichnend für diese Patienten ist eine reduzierte Emotionalität, die gleichermaßen innerpsychisches Erleben wie zwischenmenschliche Beziehungen beeinflusst. So ist ein geringes Interesse am Kontakt mit anderen Menschen charakteristisch für schizoide Menschen, die manchmal auch durch ausgeprägte Introvertiertheit oder exzentrisches Verhalten auffallen.

Bei schizoider und paranoider Persönlichkeitsstörung finden sich gehäuft einzelne Symptome schizophrener Psychosen (➤ Kap. 18). Generell ist es wichtig, ein bei diesen Patienten häufig bestehendes emotionales Klima im Sinne von Misstrauen, Argwohn oder Gereiztheit wahrzunehmen und sich von der Umgebung (Angehörige, Pflegepersonal, Polizei etc.) Auskunft über das Verhalten des Betroffenen geben zu lassen.

Umgang mit dem Patienten

In der Akutsituation sollte eine Diskussion mit dem Patienten über den Realitätsgehalt von Verfolgungs- und Beeinträchtigungsideen vermieden werden, um ihn nicht unnötig zu provozieren. Vielmehr sollte man ihm das Gefühl des einfühlsamen Verstehens vermitteln, indem man im Gespräch seine momentane psychische Befindlichkeit thematisiert.

Zu beachten ist aber auch, dass die Stimmung dieser Patienten aus geringfügigem Anlass (z. B. bei Kränkungen) in Wut und Zorn „umkippt". Deshalb sind die üblichen Sicherheitsvorkehrungen in jedem Fall zu beachten (➤ Kap. 7). In Einzelfällen kann es sogar notwendig werden, die Polizei einzuschalten.

Differenzialdiagnose

In erster Linie ist an eine akute Manifestation einer paranoiden Psychose zu denken. Weiterhin muss ein paranoides Syndrom bei einer organischen Psychose ausgeschlossen werden. Infrage kommen hier vor allem ein (pathologischer) Rausch, eine Intoxikation mit Amphetaminen oder Halluzinogenen oder ein Delir.

Akuttherapie

Gespräch

In Anwendung allgemeiner psychiatrischer Behandlungsprinzipien beginnt die Intervention mit einem supportiven Gespräch.

Hierbei sollte insbesondere die vom Patienten empfundene Kränkung und Bedrohung thematisiert werden.

Soweit seine verzerrten Sichtweisen von der Umwelt noch nicht völlig verfestigt sind, kann man versuchen, ihm zu einer Relativierung und Distanzierung zu verhelfen. Indem der Arzt Gefühle der Beeinträchtigung und Kränkung ernst nimmt und dem Patienten signalisiert, dass er ihm helfen will, Abstand von seiner Erregung zu gewinnen, besteht am ehesten die Chance, auf dem Wege des Gesprächs eine Beruhigung zu erreichen.

Allerdings liegt es in der Dynamik dieser Persönlichkeitsstörungen, dass es auch dem Erfahrenen nicht immer gelingt, das charakteristische Misstrauen dieser Patienten zu überwinden.

Medikation

Das Anraten einer medikamentösen Behandlung wird den Patienten unter Umständen noch zorniger und wütender machen, weil er sich dann als nicht ernst zu nehmender „Geisteskranker" abqualifiziert fühlt.

Am ehesten kann der Patient von der Medikamenteneinnahme überzeugt werden, wenn ihm dadurch eine emotionale Distanzierung von dem aktuellen Geschehen in Aussicht gestellt wird. Bei Verdacht auf Wahn sind atypische oder auch hoch- und niederpotente Antipsychotika Mittel der Wahl (➤ Kap. 10 bzw. Bemerkungen zur Pharmakotherapie in ➤ 24.6).

Weiteres therapeutisches Vorgehen

Siehe ➤ 24.7.

24.3 Dissoziale, emotional instabile, histrionische und narzisstische Persönlichkeitsstörungen

Krankheitsbild

Die in ➤ Tab. 24.5 genannten Merkmale sind charakteristisch für diese Gruppe von Persönlichkeitsstörungen.

Hauptmerkmal dieser Gruppe von Persönlichkeitsstörungen ist ein durchgängiges Muster von Instabilität hinsichtlich der Lebensziele, des Selbstbildes, der zwischenmenschlichen Beziehungen und der Stimmung.

Tab. 24.5 Charakteristische Merkmale für die Gruppe der dissozialen, emotional instabilen, histrionischen und narzisstischen Persönlichkeitsstörungen

• Impulsivität im affektiven Bereich aus mehr oder minder gravierenden Anlässen
• Übermäßig starke Wut und Unfähigkeit, die Wut zu kontrollieren
• Tendenzen zur Selbstschädigung bzw. zu Suizidversuchen
• Tendenzen zur Fremdgefährdung, vor allem bei der dissozialen und narzisstischen Persönlichkeitsstörung
• Wenig ausgeprägtes Selbstwertgefühl mit Gefühlen von Wut, Scham und Demütigung bei berechtigter und unberechtigter Kritik
• Schneller Wechsel von Idealisierung und Entwertung von nahestehenden Personen
• Probleme in der Regulierung von Nähe und Distanz zu anderen Menschen

24

Vor allem bei der emotional instabilen und histrionischen Persönlichkeitsstörung tritt eine ausgeprägte und andauernde Identitätsstörung auf, die sich in den verschiedensten Lebensbereichen, wie z. B. Selbstbild, sexuelle Orientierung, langfristige Ziele und Berufswünsche, in der Art der Freunde und Partner oder in den persönlichen Wertvorstellungen manifestieren kann. Zwischenmenschliche Beziehungen sind gewöhnlich instabil, bei der emotional instabilen und histrionischen Persönlichkeitsstörung sehr intensiv, bei der narzisstischen mit der Tendenz zur Überidealisierung und Abwertung verbunden. Die Betroffenen haben zumeist Probleme mit der Regulierung von Nähe und Distanz. Sie sind nur ungern allein und versuchen mit allen Mitteln, ein reales oder vorgestelltes Verlassen-Werden zu verhindern.

Insgesamt zeichnet sich diese Gruppe durch eine affektive Instabilität mit extremen Stimmungsschwankungen aus, die die gesamte Palette menschlicher Gefühle umfasst. Bei der dissozialen und narzisstischen Persönlichkeitsstörung kommt es zu massiven Wutausbrüchen mit Tendenz zu körperlicher Gewalt.

Patienten mit derartigen Persönlichkeitsstörungen neigen zu impulsiven Handlungen mit potenziell selbstschädigendem Charakter, wie etwa verschwenderischem Einkaufen, Missbrauch psychotroper Substanzen, rücksichtslosem Fahren, Promiskuität, Fressanfällen, delinquentem Verhalten.

Suiziddrohungen und Suizidversuche finden sich häufig. Bei emotional instabilen Persönlichkeitsstörungen kommt es auch zu Selbstverletzungen, die nicht suizidal motiviert sind (z. B. Schnitte in den Unterarm).

Ein wenig ausgeprägtes Selbstwertgefühl bei unter Umständen gleichzeitig vorhandenen Größenideen führt zu massiver Kritikempfindlichkeit, verbunden mit Wut, Scham und einem Gefühl der Demütigung, die sich in selbst- oder fremdaggressiven Handlungen entladen können.

> Diagnostisch hinweisend ist die Tatsache, dass die psychopathologische Symptomatik ein ausgesprochen „buntes Bild" bietet mit Gereiztheit, Depressivität, Panikzuständen, Suizidalität, selbst- und eventuell fremdschädigendem Verhalten sowie gelegentlich auch psychogenen Dämmerattacken.

Nahezu pathognomonisch ist, dass es sehr häufig zu einer emotional aufgeladenen Situation kommt, der sich die betreuenden bzw. Bezugspersonen nicht entziehen können, mit sich rasch entwickelnden heftigen emotionalen „Gegen"-Reaktionen, das heißt einer intensiven Gegenübertragung auf den Patienten. Charakteristisch für die Patienten ist die Tendenz, Personengruppen in „gut" und „böse" zu spalten, was leicht dazu führt, dass ein Teil der Gruppenmitglieder sich massiv für den Patienten engagiert, während die anderen ihn kategorisch ablehnen (Einstellungen dieser Art können sich im Übrigen auch in Bezug auf ein und dieselbe Person innerhalb kürzester Zeit abwechseln). Hinzu kommt oftmals auch das Gefühl oder die Tatsache, manipuliert zu werden, z. B. durch Suiziddrohungen.

Umgang mit dem Patienten

> Auf Drohungen sollte man frühzeitig reagieren und zusätzliche Hilfe holen.

Vor allem bei dissozialen Persönlichkeitsstörungen ist die Einschätzung des Gefährdungspotenzials (z. B. Mitführen von Waffen, Beachtung der räumlichen Gegebenheiten) unabdingbar.

Im Zweifelsfall sollte man nur mit mehreren Personen (z. B. männlichem Pflegepersonal) oder – in extremen Situationen – nur in Anwesenheit der Polizei mit dem Patienten in Kontakt treten. Es kommt bei diesen Patienten relativ häufig zu akuten Erregungszuständen. Bis zu deren Abklingen ist eine ständige Überwachung notwendig (➤ Kap. 7); auch ist nach Anhaltspunkten für Selbstgefährdung zu suchen (➤ Kap. 11).

Verhalten des Arztes

> Der Arzt darf das Verhalten des Patienten ihm gegenüber nicht persönlich nehmen.

Die Patienten werten sich selbst oft ab und geben dieses Gefühl weiter, indem sie andere der schlechten Behandlung beschuldigen. Das unangenehme,

„manipulative" Verhalten des Patienten ist ein Hilferuf, aber auch ein Austesten der Grenzen und damit der Fertigkeiten des Therapeuten.

Wichtig ist hier, dass der Arzt sein persönliches Engagement deutlich macht, doch dabei ruhig und begründet Grenzen setzt, die der Patient respektieren muss.

Bei eindeutig dissozialen Tendenzen sollte der Wahrheitsgehalt der Informationen überprüft werden. Bei der stationären Aufnahme solcher Patienten ist Vorsicht geboten wegen der möglichen Gefährdung anderer Kranker. Es ist auch zu beachten, dass diese Patientengruppe eine Behandlung häufig weniger aus einer primären Motivation heraus anstrebt denn zur Verfolgung anderer Ziele, z. B. um Medikamente zu erhalten oder unangenehmen Konsequenzen ihres dissozialen Verhaltens zu entgehen.

Differenzialdiagnose

Eine genaue Abklärung der Umstände ist bei Suizidalität und Selbstschädigung geboten (➤ Kap. 11), ebenso eine genaue Suchtanamnese (➤ Kap. 16 und ➤ Kap. 17). Bei akuten Erregungszuständen ist immer an eine Alkohol-, Medikamenten- und Drogenintoxikation zu denken sowie an eine akute exogene Psychose anderer Ursache.

Wichtig ist das Erkennen einer Bewusstseinsstörung und Störung der Orientierung als Leitsymptome einer akuten organischen Psychose.
Bei entsprechendem Verdacht sind Urin und Blut für Drogenscreening und Blutalkoholbestimmung zu asservieren.

Akuttherapie

Gespräch

Der Arzt sollte das Gespräch vorsichtig und verständnisvoll beginnen. Eigene Unzulänglichkeiten im Umgang mit dem Patienten, die bei noch nicht ausreichender Informationsbasis leicht möglich sind, sollten ruhig „zugegeben" werden, ohne dass der Therapeut deshalb denkt, einen Fehler begangen zu haben. Der Arzt sollte sich auch vom Patienten weder „überfahren" noch manipulieren lassen. Eine klare Grenzsetzung und eine Strukturierung des Gesprächs sind die besten Mittel gegen diese Tendenzen des Patienten.

Bei heftigen emotionalen Ausbrüchen sollte der Arzt einfühlendes Verstehen zeigen und erst dann eingreifen, wenn der Bewegungssturm nicht zur Ruhe kommt.

Fragen zu den Hintergründen und Hinweise auf Möglichkeiten, wie in Zukunft schmerzvolle Erinnerungen und Situationen besser bewältigt werden können, sind sehr hilfreich. Vor allem aber ist eine Stützung des Selbstwertgefühls mit Hinweis auf positiv Geleistetes und erfolgreich bewältigte schwierige Situationen angebracht.

Schließlich sollten das soziale Netzwerk sowie schon in Anspruch genommene Institutionen und Personen exploriert werden. Dies ist nicht nur für die Weitervermittlung in Therapien von Bedeutung, sondern lässt unter Umständen auch erkennen, ob der Patient dazu neigt, Therapeuten und Therapieinstitutionen häufig zu wechseln.

Medikation

Die medikamentöse Akutbehandlung erweist sich vor allem bei emotional instabilen Patienten als schwierig, da gedacht werden muss an:

- die hochgradige Impulsivität mit Suizidgefährdung dieser Patientengruppe,
- die eventuell auftretenden paradoxen Reaktionen bei Gabe von Benzodiazepinen und deren Suchtpotenzial.

Dennoch gibt es Situationen, in denen auf Medikamente nicht verzichtet werden kann:

Patienten mit emotionaler Aufgewühltheit leiden oft auch unter **quälenden Schlafstörungen,** die wiederum zu suizidalem Verhalten prädisponieren. In diesen Fällen ist es gerechtfertigt, kurzfristig auf **Tranquilizer** bzw. **niederpotente Antipsychotika** zurückzugreifen. Dabei sollte man aber den Patienten nur wenige Tabletten in die Hand geben.

Für eine antidepressive Behandlung bieten sich die gut verträglichen und kaum kardiotoxischen Serotonin-Reuptake-Inhibitoren (SSRI) Paroxetin oder Citalopram an.

Weitere Ausführungen zur Pharmakotherapie im Allgemeinen finden sich in ➤ 24.6.

Weiteres therapeutisches Vorgehen

Mit dem Patienten sind entweder weitere ambulante Termine zu vereinbaren, oder er sollte direkt an eine fachspezifische Stelle im Sinne einer weiterführenden psychotherapeutischen und eventuell zusätzlichen nervenärztlichen Behandlung verwiesen werden. Dabei sollte möglichst nicht der Tendenz des Patienten nachgegeben werden, begonnene Therapien abzubrechen und neue anzufangen. Eventuell ist die Aufnahme auf eine Kriseninterventionsstation indiziert (➤ 24.7).

24.4 Ängstliche, abhängige, anankastische und passiv-aggressive Persönlichkeitsstörungen

Krankheitsbild

Die in ➤ Tab. 24.6 genannten Merkmale sind charakteristisch für diese Gruppe von Persönlichkeitsstörungen.

Die meisten Menschen interessieren sich in irgendeiner Weise dafür, wie sie von anderen eingeschätzt werden. Ängstliche, abhängige Personen sind jedoch durch Kritik in überstarkem Maße verletzbar, das geringste Zeichen von Ablehnung durch andere Menschen zeigt bei ihnen eine verheerende Wirkung.

Tab. 24.6 Charakteristische Merkmale für die Gruppe der ängstlichen, abhängigen, anankastischen und passiv-aggressiven Persönlichkeitsstörungen

• Leichte Verletzbarkeit durch Kritik und Ablehnung
• Übertreibung potenzieller Probleme, körperlicher Gebrechen oder Risiken
• Andauerndes Angespannt- und Besorgt-Sein
• Gefühl der Hilflosigkeit und Abhängigkeit
• Massive Trennungsängste
• Übermäßige Gewissenhaftigkeit und fehlende Flexibilität
• Passive Aggressivität (durch Unterlassung aktiven Handelns provozieren)

Aus Angst, etwas Unpassendes oder Dummes zu sagen oder eine Frage nicht beantworten zu können, benehmen sich die Betroffenen in Gesellschaft zurückhaltend. Sie befürchten, vor anderen durch Erröten, Weinen oder durch Anzeichen von Angst o. Ä. in Verlegenheit zu geraten.

Häufig neigen diese Menschen dazu, potenzielle Probleme, körperliche Gefahren oder Risiken, die bei üblichen, für sie jedoch ungewöhnlichen Aktivitäten auf sie zukommen können, überzubewerten. Manche (anankastische Persönlichkeitsstörungen) halten aus Angst an eingeschliffenen Verhaltensweisen fest, ritualisieren den Alltag, müssen alles überprüfen und kontrollieren und schränken so ihr Leben stark ein.

Die übermäßige Abhängigkeit der abhängigen und ängstlichen Persönlichkeitsstörung erschwert jede Eigeninitiative oder Eigenaktivitäten. Personen mit dieser Störung fühlen sich allein meist unwohl und hilflos und setzen viel daran, solche Situationen zu vermeiden. Ihr Erleben ist in hohem Maße durch Ängste vor dem Verlassen-Werden bestimmt. Gehen Beziehungen in die Brüche, so sind sie „am Boden zerstört" und sehen ihre Lebensperspektive in unangemessener Weise als gefährdet oder sogar als zerstört an.

Häufige Komplikationen sind Depressionen, massive Angstzustände sowie Suizidversuche bei drohenden oder nach vollzogenen Trennungen. Weiterhin kann sich eine soziale Phobie entwickeln (➤ Kap. 8 und ➤ 20.2).

Umgang mit dem Patienten

Das psychopathologische Bild dieser Patientengruppe ist vor allem durch akute Angst und eventuell Suizidalität geprägt. Der Therapeut ist angehalten, zunächst den Patienten zu beruhigen und ihm durch verständiges Eingehen auf die Ängste die Panik zu nehmen.

Die Patienten mit diesen Persönlichkeitsstörungen neigen nach Trennungen oder Scheidung zu suizidalen Reaktionen und bedürfen deswegen unter Umständen einer Überwachung (➤ Kap. 11). Von großer Bedeutung ist hier ein ausgesprochen stützendes Intervenieren, das die Fähigkeiten des Patienten und die erfolgreiche Bewältigung früherer Krisen hervorhebt.

Differenzialdiagnose

Differenzialdiagnostisch ist vor allem an Alkohol-, Medikamenten- und Drogenintoxikationen zu denken, in seltenen Fällen an eine akute organische Psychose anderer Ätiologie, an ein Delir bzw. an Psychosen des schizophrenen und affektiven Formenkreises. Angst, Depression, niedriges Selbstwertgefühl und Suizidalität können auch Folge einer Suchterkrankung sein, weswegen diese differenzialdiagnostisch immer in Erwägung gezogen werden muss. Ein akuter Angstzustand (Panikattacke) kann auch im Rahmen einer schizophrenen Psychose oder einer schweren Depression auftreten.

Bei entsprechendem Verdacht sind Urin und Blut für Drogenscreening und Blutalkoholbestimmung zu asservieren.

Akuttherapie

Gespräch

Es gelten die allgemeinen Regeln des therapeutischen Gesprächs (➤ Kap. 3). Der Arzt sollte „entkatastrophisieren“, da diese Patienten die Auswirkungen der aktuellen Krisensituation meist stark überbewerten. Die gesunden Ich-Anteile des Patienten sollten hervorgehoben werden.

Medikation

Zur Kupierung eines akuten Angstanfalls ist eventuell die Gabe eines schnell wirksamen Tranquilizers erforderlich (Diazepam oder Lorazepam), wobei die Gefahr der Medikamentenabhängigkeit zu beachten ist. Als Alternative bieten sich daher mittel- oder niederpotente Antipsychotika an wie Chlorprothixen oder atypische Antipsychotika, z. B. Quetiapin.

Weiteres therapeutisches Vorgehen

Wichtig ist die Einbeziehung von Bezugspersonen. Der Patient sollte in eine ambulante Psychotherapie vermittelt werden, eventuell ist die stationäre Aufnahme zur Krisenintervention indiziert.

Erneute Gesprächsangebote sind für diese Patienten besonders hilfreich.

24.5 Abnorme Gewohnheiten und Störungen der Impulskontrolle

Krankheitsbild

Zu diesen Störungen gehören das pathologische Glücksspiel, die pathologische Brandstiftung, pathologisches Stehlen und die Trichotillomanie.

Die in ➤ Tab. 24.7 genannten Merkmale sind charakteristisch für die in diesem Abschnitt besprochenen Verhaltensstörungen.

Besonderes Merkmal dieser Störungen ist das zunehmende Gefühl von Spannung oder Erregung vor der Handlung und ein Empfinden von Vergnügen, Befriedigung oder Erleichterung während der Handlung.

Die Handlung ist insofern Ich-synton, als sie dem aktuellen, bewussten Wunsch des Betroffenen ent-

Tab. 24.7 Charakteristische Merkmale bei Störungen der Impulskontrolle

• Impulsivität im Verhaltensbereich, entweder mit Fremd- oder Selbstgefährdung
• Meist schon lange eingeschliffenes Verhalten
• Auftreten dieses Verhaltens nach Belastungssituationen, wie z. B. Trennungen, Ärger im Beruf, Prüfungsversagen
• Auslösung impulsiven Verhaltens nicht selten durch Alkohol
• Die Störung kann nicht durch eine anderweitige psychische Erkrankung erklärt werden

spricht. Unmittelbar nach der Handlung können echte Reue, Selbstvorwürfe oder Schuldgefühle auftreten.

Umgang mit dem Patienten

Eine Fremdgefährdung ergibt sich naturgemäß vor allem bei der Pyromanie. Deshalb muss auf Gegenstände zur Vorbereitung einer Brandlegung geachtet werden. Im Zweifelsfall sollte sofort die Unterstützung durch andere Personen gesucht werden. In Abhängigkeit von der Schwere der Verhaltensstörung kann sich die Notwendigkeit einer ständigen Überwachung ergeben, d. h. Aufnahme auf eine geschlossene Station, unter Umständen mit Einschaltung der Polizei.

Generell muss der Arzt bei Störungen der Impulskontrolle im Rahmen seiner Möglichkeiten auf die Verhinderung des impulsiven Verhaltens durch Abbau von Spannung und Erregung sowie Ablenkung des Patienten hinwirken.

Differenzialdiagnose

Endogene und exogene Psychosen, vor allem Intoxikationen und Abhängigkeit von Alkohol, Medikamenten und Drogen, kommen als Differenzialdiagnosen infrage. Eine Bewusstseinsstörung (z. B. Dämmerzustand) muss ggf. abgeklärt werden.

Bei entsprechendem Verdacht sind Urin und Blut für Drogenscreening und Blutalkoholbestimmung zu asservieren.

Akuttherapie

Gespräch

Es gelten die allgemeinen Regeln eines therapeutischen Gesprächs (➤ Kap. 3).

In erster Linie sollte dabei versucht werden, die Gedanken des Patienten auf andere Bereiche zu lenken.

Naturgemäß stellen auch die Konsequenzen des pathologischen Verhaltens (z. B. Schulden, Straffälligkeit) ein wichtiges Thema dar.

Medikation

Erregungsreduzierende Medikamente sind schnell wirkende Benzodiazepine (z. B. Diazepam 10 mg, Lorazepam 1–2,5 mg) oder niederpotente Antipsychotika wie Chlorprothixen 50 mg bzw. atypische Antipsychotika, z. B. Quetiapin.

Weiteres therapeutisches Vorgehen

Dem Patienten sollte eine Verhaltenstherapie vermittelt werden. Dabei besteht das Ziel darin, ein verhaltenstherapeutisches Programm zur Spannungsreduktion, Ablenkung und zum Aufbau von Alternativverhalten aufzustellen. In Abhängigkeit von der individuellen Situation müssen Sozialarbeiter, Bewährungshelfer etc. mit einbezogen werden.

24.6 Pharmakologisch behandelbare Syndrome bei Persönlichkeitsstörungen

Syndrome, die bei Patienten mit Persönlichkeitsstörungen relativ häufig auftreten und pharmakologisch behandelt werden können, sind:

- suizidales Verhalten (➤ Kap. 11),
- affektive Störungen (➤ Kap. 19),
- Angstzustände (vor allem Panikattacken, ➤ Kap. 8),
- kognitive Verzerrungen und Beeinträchtigungserleben,
- Impulsdurchbrüche, zumeist verbunden mit Aggressivität.

➤ Tab. 24.8 gibt einen Überblick über die wichtigsten pharmakotherapeutischen Ansatzpunkte bei Patienten mit Persönlichkeitsstörungen (zu beachten ist, dass nicht für alle in der Tabelle genannten Pharmaka eine sämtliche erwähnten Indikationen betreffende Zulassung vorliegt, sodass die Verordnung dann nur im Rahmen der Therapiefreiheit möglich ist).

Affektive Störungen

Hier handelt es sich vor allem um Stimmungsschwankungen und depressive Verstimmungen. Diese finden sich besonders bei der emotional instabilen und histrionischen Persönlichkeitsstörung, können aber grundsätzlich bei allen Persönlichkeitsstörungen auftreten.

Zur antidepressiven Behandlung kommen Escitalopram (10–20 mg/d) und Amitriptylin (75–150 mg/d) infrage. Bei suizidgefährdeten Depressiven sollte dabei nur die kleinste Packungsgröße ver-

Tab. 24.8 Psychopharmakotherapie bei Persönlichkeitsstörungen

Zielsymptomatik	Substanz (Gruppe)	Akutbehandlung	Längerfristige Behandlung	Übliche Initialdosis	Wichtigste Probleme (Anmerkungen)
depressive Verstimmung, Schlafstörung, Angst	trizyklische Antidepressiva, z. B. Amitriptylin	(+)	+	25–50 mg (ED) 50–75 mg (TD)	Toxizität beachten (v. a. bei suizidalen Patienten), Wirklatenz
depressive Verstimmung, Angst, Störung der Impulskontrolle	SSRI, z. B. Escitalopram	–	+	10 mg (ED, TD)	initiale Antriebssteigerung, Wirklatenz
depressive Verstimmung, Angst	MAO-Hemmer, z. B. Moclobemid	–	+	150 mg (ED) 300 mg (TD)	initiale Antriebssteigerung, Wirklatenz
Angst- und Erregungszustände, akute Suizidalität	Benzodiazepine: Lorazepam	+	–	1–2,5 mg (ED) 3–7,5 mg (TD)	Suchtgefährdung, selten: paradoxe Reaktionen
	Diazepam	+	–	5–10 mg (ED) 10–30 mg (TD)	
psychotische Dekompensationen, paranoides Erleben, Erregungszustände, Schlafstörungen	atypische Antipsychotika: z. B. Olanzapin*	+	(+)	2,5–5 mg (ED),	Gewichtszunahme, Müdigkeit
	z. B. Quetiapin*	+	(+)	5–15 mg (TD) 25–50 (ED), 25–200 mg (TD)	Hypotonie, Müdigkeit, Gewichtszunahme
	alternativ: typische niederpotente Antipsychotika, z. B. Chlorprothixen	+	(+)	25–50 mg (TD)	**Cave:** vegetative Effekte
affektive Instabilität, Störungen der Impulskontrolle	Phasenprophylaktika: Lithiumcarbonat*	–	+	400–800 mg (TD)	substanzspezifisches Nebenwirkungsspektrum beachten! Spiegelkontrolle
	Carbamazepin*	(+)	+	200 mg (ED) 400–600 mg (TD)	Langsame Steigerung: 25 mg/Woche, wegen evtl. Hautreaktionen
	Valproinsäure*	(+)	+	300 mg (ED) 600 mg (TD)	
	Lamotrigin*	(+)	+	25 mg (ED), 200 mg(TD)	

ED = Einzeldosis, TD = Tagesdosis
* Eine Zulassung für diese Medikation liegt bisher für Stimmungsschwankungen bei Persönlichkeitsstörungen nicht vor (Herstellerempfehlung bez. Aufdosierung beachten)

schrieben werden (weitere Ausführungen zur Therapie mit Antidepressiva: ➤ Kap. 19).

Angstzustände

Bei generalisierten Angstzuständen sowie Panikattacken bzw. Panikstörungen bewähren sich vor allem SSRI, etwa Escitalopram (10–20 mg/d). Ängstlich-depressive Verstimmungen sprechen auch gut auf MAO-Hemmer an (entweder Moclobemid [300–600 mg/d] oder Tranylcypromin [5–20 mg/d]); dabei sind wegen der irreversiblen Hemmung der Monoaminoxidase durch Tranylcypromin die Anwendungsrichtlinien des Herstellers strikt zu beachten!

Mit dem Einsatz von Tranquilizern zur Kupierung von Panikattacken sollte man angesichts der Suchtgefährdung vieler Patienten mit Persönlichkeitsstörungen sehr sparsam umgehen. Tranquilizer haben allerdings den Vorteil einer schnellen anxiolytischen Wirkung, so etwa Lorazepam (1–2,5 mg) oder Diazepam (5–10 mg), jeweils als Einzeldosis (zur Therapie mit Anxiolytika ➤ Kap. 4 und ➤ 20.2).

Kognitive Verzerrungen und Beeinträchtigungserleben

Vor allem Patienten mit paranoider Persönlichkeitsstörung und emotional instabiler Persönlichkeitsstörung neigen zu kognitiven Störungen, die letztgenannten besonders bei emotional hoch aufgeladenen Zuständen. Hierbei handelt es sich um assoziative Auflockerungen des Gedankengangs, paranoide Reaktionen im Sinne von starkem Misstrauen bis hin zu psychotischem Erleben in Form von Beeinträchtigungs- und Beziehungsideen.

Zur Behandlung kann Olanzapin (10–20 mg/d) oder Quetiapin (25–200 mg/d) verabreicht werden (Einzelheiten ➤ Kap. 18).

Störungen der Impulskontrolle

Störungen der Impulskontrolle mit oder ohne Aggressivität betreffen – soweit sie mit Persönlichkeitsstörungen assoziiert sind – vor allem die dissoziale und die emotional instabile Persönlichkeitsstörung. Hier können Lithium, Carbamazepin, Valproinsäure, Lamotrigin und Serotonin-Reuptake-Inhibitoren zur Anwendung gelangen. Allerdings zeigen diese Substanzen keine Akutwirkung und sind somit nur zur längerfristigen Rezidivprophylaxe geeignet.

> Insgesamt ist die Wirkung einer pharmakologischen Behandlung umso größer, je ausgeprägter das klinische Syndrom ist. Die Erfolge sind allerdings, wie am Beispiel von emotional instabilen Persönlichkeitsstörungen am besten untersucht, nicht sonderlich beeindruckend. Dies überrascht nicht, da auch die Wahrscheinlichkeit eines Therapieerfolgs bei einem klinischen Syndrom wie einer Depression durch eine zusätzliche Persönlichkeitsstörung negativ beeinflusst wird.

24.7 Indikationen und Kontraindikationen zur stationären Aufnahme

➤ Tab. 24.9 fasst einige wichtige Aspekte zusammen, die bei der Entscheidung zur stationären Aufnahme von Patienten mit schweren Persönlichkeitsstörungen im Sinne von Indikationen und Kontraindikationen zu berücksichtigen sind.

Tab. 24.9 Indikationen und Kontraindikationen zur stationären Aufnahme von Patienten mit – schweren – Persönlichkeitsstörungen

Indikationen zur Aufnahme
• Der den Patienten betreuende Therapeut wünscht die Aufnahme des Patienten als Teil seines Therapieplans oder zur Überprüfung von Diagnose und Therapiefähigkeit. • Suizidideen eskalieren oder Suizidversuche treten auf. • Selbstschädigende Handlungen sind nicht mehr unter Kontrolle und gefährden den Patienten. • Ein ausgeprägtes depressives Syndrom mit und ohne Suizidalität liegt vor. • Alkohol-, Medikamenten- und Drogenabhängigkeit erfordern einen körperlichen Entzug und eventuell eine Entwöhnungsbehandlung. • Eine manifeste Psychose liegt vor. • Schwerwiegende Lebensereignisse sind aufgetreten. • Eine Fremdgefährdung liegt vor.

Tab. 24.9 Indikationen und Kontraindikationen zur stationären Aufnahme von Patienten mit – schweren – Persönlichkeitsstörungen *(Forts.)*

Kontraindikationen zur Aufnahme
• Wiederaufnahme einer Behandlung, die sich nicht als erfolgreich erwiesen hat • Klinikaufnahme nur wegen bislang wirkungsloser Maßnahmen • Versuch, eine Änderung der Persönlichkeit zu erreichen • Versuch, einen Patienten zu behandeln, der nicht dem Therapiekonzept des Therapeuten folgt • Versuch von Krankenhausgängern oder Personen mit Straftaten, eine stationäre Aufnahme zu erzwingen, um ein Obdach zu finden bzw. sich den juristischen Konsequenzen ihres Handelns zu entziehen • Wunsch des Patienten, wieder einmal einen neuen Therapeuten und eine neue Therapie zu finden

Fallbeispiel

Die Geburt von Frau F. erfolgte unter schweren Bedingungen mit Wehenschwäche und hoher Zange. Nach ihren Angaben habe sie als Kleinkind Angst vor dem Alleinsein gehabt. Bis zur dritten Grundschulklasse habe sie keine Freundin gehabt, später jedoch eine Freundschaft zu einem Mädchen geschlossen, das in der 4. Volksschulklasse tödlich verunglückte. Frau F. habe unter dem Tod der Freundin extrem gelitten, habe sich die Trauer aber nicht anmerken lassen und mit niemandem über den Verlust gesprochen. Nach Übertritt in das Gymnasium habe sie keine Kontakte zu den Mitschülerinnen entwickeln können, sondern sich intensiv mit Tieren beschäftigt.

Als Schülerin sei sie während eines Türkeiurlaubes vom Vater einer befreundeten Familie vergewaltigt worden. Frau F. gibt später zu, dass es ihr eigener Vater gewesen sei. Sie entwickelte einen Drogen- und Alkoholabusus, der im Rahmen einer Pubertätskrise gesehen und in einer psychiatrischen Klinik behandelt wurde. Sie absolvierte dann eine Ausbildung zur Krankenschwester. Im Alter von 18 bis 21 Jahren unternahm sie vier Suizidversuche, die Frau F. als demonstrativ bezeichnet. Im Alter von 25 Jahren erfolgte eine stationäre Behandlung in einer weiteren psychiatrischen Klinik. Es schlossen sich eine ambulante psychodynamisch orientierte Psychotherapie für weitere drei Jahre sowie eine sechsmonatige Behandlung in einer psychosomatischen Klinik an. Sie berichtete immer wieder von Kontaktschwierigkeiten und konnte sich niemals in eine engere – intime – Beziehung einlassen.

Frau F. wurde im Rahmen einer stationären Krisenintervention von Alkohol und Tabletten entzogen. In Einzelgesprächen und nachfolgender ambulanter Gruppentherapie wurde auf die Beziehungsschwierigkeiten im Umgang mit Mitpatienten, Therapeuten, Familienangehörigen eingegangen. Es erfolgten wiederholte Aufnahmen auf Kriseninterventionsstationen. Frau F. arbeitete dann im Blutspendedienst, wobei sie sich absichtlich mit HIV-positivem Blut infizierte. Seitdem ist die Patientin regelmäßig in der Immunambulanz eines städtischen Krankenhauses angebunden sowie in einer Tagesklinik. Frau F. lebt allein, hat noch Kontakt zur Aidshilfe, ist mittlerweile berentet.

LITERATUR

Beck, A. T., A. Freeman: Kognitive Therapie der Persönlichkeitsstörungen. 4. Aufl. Psychologie Verlagsunion, Weinheim 1999.

Bronisch T.: Impulskontrollstörungen. In: Möller H-J, Laux G, Kapfhammer H-P. Lehrbuch Psychiatrie, Psychosomatik, Psychotherapie, Kap. 65. 4. neu bearbeitete Auflage, Springer, Berlin 2010, S. 981–988.

Bronisch, T., Bohus, M. Dose, L. Reddemann, C. Unckel: Krisenintervention bei Persönlichkeitsstörungen, 4. überarbeitete Aufl. Klett-Cotta, Stuttgart 2009.

Clarkin, J. F., F. E. Yeomans, O. F. Kernberg: Psychotherapie der Borderline-Persönlichkeit. Manual zur psychodynamischen Therapie. 2. Aktualisierte neu bearbeitete Auflage, Schattauer, Stuttgart 2008.

Deutsche Gesellschaft für Psychiatrie, Psychotherapie und Nervenheilkunde (DGPPN) et al. (Hrsg.): S2-Leitlinien für Persönlichkeitsstörungen. Steinkopff, Heidelberg 2009.

Herpertz S., Habermeyer V., Bronisch T. (2010) Kap. 66: Persönlichkeitsstörungen. In: Möller H.-J., Laux G., Kapfhammer H.-P. Lehrbuch Psychiatrie, Psychosomatik, Psychotherapie, Kap. 66. 4. neu bearbeitete Auflage, Springer, Berlin 2010, S. 989–1059.

National Institute for Health and Care Excellence (NICE): Borderline personality disorder: recognition and management. Clinical Guidline. NICE, London 2009.

Schneider, K.: Die psychopathischen Persönlichkeiten. Franz Deuticke, Leipzig – Wien 1923.

KAPITEL

25 Autismus und Asperger-Syndrom

Ludger Tebartz van Elst

25.1 Hintergrund

Das Asperger-Syndrom und der Autismus sind für die Erwachsenenpsychiatrie und -psychotherapie noch ein relativ neues thematisches Feld. Bis Anfang des 21. Jahrhunderts spielte die Thematik praktisch keine Rolle, weil der Blick auf schwere Formen des Autismus, wie sie z.B. in dem weltbekannten Film Rain Man vorgestellt wurden, eingeengt war. Erst in den letzten 10 Jahren wird zunehmend erkannt, dass leichtere Formen des Autismus und das Asperger-Syndrom nicht nur sehr häufig sind, sondern auch die Grundlage – oder auch Basisstörung oder Basisstruktur – für viele sich daraus entwickelnde sekundäre psychische Störungen wie Depressionen, Angsterkrankungen oder Anpassungsstörungen sind. Gleichzeitig werden die Besonderheiten der Autismus-Spektrum-Störung als Persönlichkeitsstörung (bei Männern häufig kombinierte und bei Frauen Borderline-Persönlichkeitsstörung), Zwangsstörung, Essstörung oder atypische Psychose fehldiagnostiziert. Für die Notfallpsychiatrie spielt die Kenntnis der typischen autistischen Stressreaktion sowie korrekte Diagnose und Einschätzung des klinischen Gesamtbildes eine herausragende Rolle, um mutistische Zustände oder Anspannungszustände richtig einzuschätzen, adäquat zu managen und falsche Maßnahmen wie Zwangseinweisungen zu vermeiden.

25.2 Begriffsdefinition

Zunächst soll die historische Entwicklung des Autismusbegriffs und die aktuelle Begriffsdefinition gemäß ICD-10 und DSM-IV bzw. DSM-5 kurz vorgestellt werden. Im Hinblick auf eine ausführliche Darstellung sei jedoch auf die Fachliteratur verwiesen (Tebartz van Elst 2016).

Der heutige Autismusbegriff wurde zunächst von Eugen Bleuler (1857–1939) geprägt. Er charakterisierte damit einen Teilaspekt der von ihm so beschriebenen Schizophrenie. Die erste Autorin, die autistische klinische Bilder differenziert damals unter dem Begriff schizoide Psychopathie beschrieben hatte, war Grunja E. Sucharewa, die 1926 einen Artikel zum Thema schizoide Psychopathien im Kindesalter veröffentlichte (Sucharewa 1926). Deren Verdienst wurde in der Medizingeschichte leider weitgehend übersehen. 1944 beschrieb Hans Asperger in seiner Habilitationsschrift eine Gruppe von Patienten, die weitgehend später dem nach ihm benannten klinischen Bild eines Asperger-Syndroms entsprachen. Dies waren Menschen mit autistischen Zügen, die aber über Sprache und verbale kommunikative Fähigkeiten verfügten (Asperger 1944). Bereits ein Jahr vorher, im Jahr 1943, hatte Leo Kanner qualitativ ähnliche Phänomene – allerdings bei Kindern – beschrieben, die von Geburt an klare Auffälligkeiten aufwiesen (Kanner 1943). Später wurde die entsprechende frühkindliche Form des Autismus, bei der bereits Auffälligkeiten vor dem dritten Lebensjahr erkennbar sind, nach ihm als Kanner-Syndrom benannt. Dagegen wurden autistische Syndrome, bei denen die Betroffenen in den ersten drei Jahren ihres Lebens eine weitgehend unauffällige Entwicklung zeigen, als Asperger-Syndrom charakterisiert.

Im ICD-10 und DSM-IV ist das autistische Syndrom weitgehend analog als Symptomtrias aus folgenden Symptomen definiert: 1. qualitative Beeinträchtigung der sozialen Interaktion, 2. qualitative Beeinträchtigung der Kommunikation, 3. repetitive, stereotype und zwangsartige Verhaltensweisen. Die Unterscheidung zwischen einer frühkindlichen Form des Autismus im Sinne eines Kanner-Syndroms und dem Asperger-Syndrom wird auf der Grundlage der psychomotorischen Entwicklung der ersten drei Lebensjahre operationalisiert. Ist diese überwiegend unauffällig mit zeitgerechtem, wenn auch manchmal verzögertem Spracherwerb und Laufen-Lernen, so würde bei einer erst später manifest werdenden autistischen Symptomatik die Diagnose eines Asperger-Syndroms gestellt.

Finden sich dagegen bereits früher Auffälligkeiten vor dem dritten Lebensjahr, so würde definitionsgerecht ein frühkindlicher Autismus im Sinne eines Kanner-Syndroms festgestellt werden. In der Praxis macht sich dies meistens an der Sprachentwicklung fest, die bis zum dritten Lebensjahr erfolgte oder nicht. Für die Konstellationen, bei denen eine unvollständige Symptomatik festzustellen ist, wird die Kategorie des atypischen Autismus bereitgehalten. In der ursprünglichen Konzeptualisierung war diese im Wesentlichen mit Blick auf die dabei häufig auftretenden geistigen Behinderungen entwickelt worden.

Das Asperger-Syndrom wurde 1992 in die Klassifikation der WHO der psychischen Störungen (International Classification of Diseases – ICD) aufgenommen. Damit setzte eine zunächst langsame und in den letzten Jahren eine sehr stürmische wissenschaftliche Entwicklung ein. Dabei konnte auf der Grundlage von empirischen Studien ein qualitativer Unterschied zwischen dem frühkindlichen Autismus und dem Asperger-Syndrom weitestgehend nicht empirisch belegt werden. In der klinischen Praxis machte sich die Unterscheidung pragmatisch oft daran fest, wie hochfunktional die autistischen Menschen im Alltagsleben erschienen. Waren eine zumindest auf der Sachebene gute Kommunikationsfähigkeit und ein normaler, gelegentlich auch überdurchschnittlicher IQ vorhanden, so wurde von einem Asperger-Syndrom gesprochen. War dies dagegen nicht der Fall, wurde implizit von einem frühkindlichen Autismus ausgegangen. Dies entspricht jedoch nicht den oben geschilderten Definitionskriterien. So kann es durchaus der Fall sein, dass betroffene Kinder erst mit vier oder fünf Jahren sprechen lernen, dann aber im weiteren Verlauf gute basale sprachlich-kommunikative Fertigkeiten erwerben und sogar deutlich überdurchschnittliche IQs aufweisen. Vor dem Hintergrund dieser Gesamtkonstellation wurde im DSM-5 die Unterscheidung zwischen einem frühkindlichen Autismus und einem Asperger-Syndrom aufgegeben zugunsten des Begriffs der Autismusspektrumstörung (ASS) (APA 2013).

Bei den ASS gibt es solche Formen, bei denen klare kausale Elemente in der Ätiologie und Pathogenese identifiziert werden können. So können sich Autismusspektrumstörungen etwa im Kontext klar genetischer Erkrankungen wie dem Rett-Syndrom oder dem fragilen X-Syndrom entwickeln. Auch gibt es klar identifizierbare erworbene Ursachen wie etwa verschiedene Formen von Epilepsie, entzündliche Hirnerkrankungen oder toxische Reaktionen wie etwa bei In-utero-Exposition gegenüber Valproat oder Thalidomid. Daneben ist eine große Gruppe von Betroffenen zu identifizieren, bei denen sich keinerlei kausale Hinweise auf eine Verursachung des autistischen Syndroms in diesem Sinne finden. Gleichzeitig ist in diesen Fällen die Familienanamnese dennoch häufig positiv, sodass von einer familiären Veranlagung im multifaktoriellen multigenetischen Sinne ausgegangen werden kann. Einige Autoren unterscheiden daher zwischen den erstgenannten sekundären Formen eines Autismus und der letztgenannten primären Variante, die im Gegensatz zur ersteren eher dimensional als kategorial verstanden werden muss (Tebartz van Elst 2016a).

Die Häufigkeit von Autismusspektrumstörungen wird nach letzten Erhebungen des Center for Disease Control and Prevention (CDC) mit etwa 1,4 % angegeben (Biscaldi 2015, CDC 2012). Diese Zahl illustriert die Relevanz der Thematik. Denn die Prävalenz der Autismusspektrumstörungen liegt damit erkennbar über der der schiziophreniformen Störungsbilder, deren Prävalenz mit meist unter 1 % angegeben wird.

25.3 Die autistische Symptomatik nach ICD und DSM

Die Autismusspektrumstörungen sind nach ICD und DSM als sogenannte tiefgreifende Entwicklungsstörungen konzeptualisiert. Das bedeutet, dass ein Cluster von definierten Eigenschaften oder Symptomen bereits früh im Leben der Betroffenen identifiziert werden kann und sich wie ein roter Faden durch das Leben der betroffenen Menschen zieht.

Die entsprechend definierten Eigenschaften bzw. Symptome müssen bereits in der ersten Dekade klar erkennbar sein. Die drei großen Entwicklungsstörungen werden zum einen durch den Autismus, zum zweiten durch das Aufmerksamkeitsdefizit-Hyperaktivitätssyndrom (ADHS) und zum dritten durch die sogenannten Tic-Störungen repräsentiert.

Für den Bereich des Autismus gelten nach ICD-10 und DSM-IV die drei oben genannten symptomatischen Kernbereiche der 1. qualitativen Beeinträchtigungen der sozialen Interaktion, der 2. qualitativen Beeinträchtigungen der Kommunikation sowie 3. der repetitiven, stereotypen und zwangsartigen Verhaltensweisen. Im DSM-5 wurden die beiden Symptomcluster 1 und 2 zu einer Kategorie zusammengefasst (APA 2013). Diese Symptomcluster sollen im Folgenden kurz charakterisiert werden.

25.3.1 Qualitative Beeinträchtigungen der sozialen Interaktion

Dieser Begriff verweist auf Schwierigkeiten der sozialen Interaktion von autistischen Menschen bereits früh in ihrer Entwicklung. Meist werden sie für Außenstehende insbesondere in solchen Situationen erkennbar, in denen soziale Interaktion eine wichtige Rolle spielt, also häufig im Kindergarten und in der Schulzeit. Bei kinderreichen Familien kann aber bereits vorher erkennbar werden, dass die Interaktion der Betroffenen mit ihren Geschwistern und auch mit ihren Eltern nur eingeschränkt funktioniert. Insbesondere in den Gruppensituationen des Kindergartens und der Grundschule zeigen sich dann aber die charakteristischen Interaktionsprobleme. Betroffenen Menschen fällt es schwer, sich in Gruppenkonstellationen einzufügen, in Gruppengespräche einzustimmen und klassische Small-Talk-Situationen zu meistern. Häufig kommt es zu ausgesprochenen Kommunikationsstörungen zwischen den Betroffenen und den „anderen". Diese Kommunikationsstörungen, verbunden mit den charakteristischen Wahrnehmungsstörungen (➤ 25.4), sind wahrscheinlich ein zentraler Grund dafür, weshalb sich autistische Menschen schon von früh an als „anders" erleben. Konkret wird von vielen Betroffenen berichtet, dass es ihnen schwerfällt, in Gruppensituationen herauszuhören, wer spricht, ein Gefühl dafür zu entwickeln, wann sie an der Reihe sind mit dem Sprechen oder auch was sie konkret in solchen Situationen sagen können. Bei einer geordneten, stark sachbezogenen Kommunikation, wie etwa in den Unterrichtsstunden der Schule, fällt dies dagegen deutlich leichter. Zentrales Defizit, welches diesen Problemen zugrunde liegt, ist die beeinträchtigte **Theory of Mind.** Dieser Begriff beschreibt die sozialkognitive Fähigkeit von Menschen, sich in die Perspektive anderer Menschen oder Lebewesen zu versetzen und auf dieser Grundlage intuitiv zu erahnen, was andere mit ihrem Reden und Verhalten bewirken wollen. Diese intentionale Struktur anderer Lebewesen kann also bei autistischen Menschen intuitiv nur schlecht erfasst werden. Andere Begriffe, die das Gleiche meinen, sind der Begriff der **kognitiven Empathie** und der Begriff des **Mentalisierens.**

An dieser Stelle sei aber darauf hingewiesen, dass insbesondere der Begriff der kognitiven Empathie oft missverstanden wird. Er bezieht sich allein auf die sozialkognitive Kompetenz des Mentalisierens, also die Fähigkeit, die stillen Intentionen, Absichten und Wünsche anderer adäquat zu erkennen. Der Begriff des Mitleids, also der Fähigkeit, bei erkannten Zuständen anderer Menschen ein Mitgefühl etwa für deren Sorgen oder Leid zu entwickeln, ist damit nicht gemeint. Dies wird unter dem Begriff der emotionalen Empathie zusammengefasst, welche bei Menschen mit Autismus nicht auffällig ist.

25.3.2 Qualitative Beeinträchtigungen der Kommunikation

Der zweite Symptombereich gemäß ICD-10 und DSM-IV ist eng mit dem ersten verbunden, was der Grund dafür ist, dass sie im DSM-5 auch zu einer Kategorie zusammengefasst wurden. Er fokussiert aber weniger auf perzeptive und mehr auf kommunikative Aspekte. Hier sind zum einen Auffälligkeiten der nonverbalen Kommunikation zu nennen. So fällt es den meisten Menschen mit Autismus erkennbar schwer, anderen in die Augen zu schauen. Auch sind das Sprechen und die Sprachmelodie oft wenig moduliert und durch einen sehr monotonen Duktus gekennzeichnet (gestörte Prosodie). Auch andere Formen der nonverbalen Kommunikation wie Mimik und Gestik sind häufig beeinträchtigt.

Bei der verbalsprachlichen Kommunikation sind zum einen Auffälligkeiten zu nennen, wie sie eben schon erwähnt wurden, wie etwa die beeinträchtigte Fähigkeit, in Gruppenkonstellationen herauszufiltern, wer gerade spricht. Aber auch das Sprachverständnis selber ist durch eine ausgeprägte Pragmatikstörung gekennzeichnet. Das bedeutet, dass autistische Menschen gesprochene Sprache meist im wörtlichen Sinne missverstehen und situationsgebundene Aspekte von Sprache, wie sie vor allem bei Ironie und Sarkasmus, aber auch bei allen Formen des metaphorisch bildlichen Sprechens zum Tragen kommen, nicht verstehen. Dieser Aspekt der Kommunikationsstörung kann in seiner Bedeutung kaum überschätzt werden, gerade weil dieses Problem von nicht betroffenen Menschen nicht erkannt wird. Daher ergeben sich nicht nur Fehlinterpretationen von autistischen Menschen im Hinblick auf die gesprochene Sprache nicht-autistischer Menschen. Ganz im Gegenteil werden das Verhalten, das Sprechen und Reden autistischer Menschen auch von nicht-autistischen Menschen häufig fehlinterpretiert. Dies spielt auch in der Akutpsychiatrie eine große Rolle, etwa wenn nicht-autistische Ärzte bei der Abklärung einer möglicherweise vorliegenden akuten Suizidalität das konkretistische Sprachverständnis und Sprechverhalten autistischer Menschen fehleinschätzen.

25.3.3 Repetitive, stereotype und zwangsartige Verhaltensweisen

Der dritte klassisch autistische Symptombereich ist der der eingeengten Interessen und Verhaltensweisen. Für die meisten autistischen Menschen spielen erwartungsgemäße Abläufe im alltäglichen Leben eine herausragende Rolle. Schon früh in der Kindheit wird meistens erkennbar, dass bestimmte Verhaltensroutinen und Abläufe etwa beim Aufstehen und Zubettgehen, aber auch beim Essen, bei der Kleidung oder bei allen möglichen alltäglichen Verrichtungen eine übergroße Bedeutung bekommen. Während Routinen bei allen, auch bei nicht-autistischen Menschen, ein integraler Bestandteil der typischen Alltagsabläufe sind, etwa beim Aufstehen oder Zubettgehen oder bei dem Sauberkeitsverhalten, so wird die übergroße Bedeutung solcher Routinen für autistische Menschen vor allem dann für Außenstehende erkennbar, wenn sie gestört werden. So können etwa das Umräumen eines Zimmers, das Verlegen eines Stifts, die Neuanschaffung von Kleidern oder das Essen neuer Gerichte bei autistischen Menschen ausgeprägte Krisenreaktionen mit heftigsten Wutattacken oder aber dissoziativ mutistischen Zuständen auslösen. In diesen Konstellationen kommt es häufig zu Verwechslungen mit Zwangsstörungen. Ein wichtiges Unterscheidungskriterium ist dabei, dass es bei der klassischen Zwangsstörung eine erkennbare Angst-Zwangs-Dynamik gibt. Das bedeutet, die zwanghaft organisierten Verhaltensweisen dienen der Abwehr einer irrational überwertigen Angst und werden als fremd bzw. ich-dyston empfunden. Autistische Menschen erleben dagegen ihre ritualisierten Verhaltensweisen in aller Regel als ich-synton, als Hilfe und Unterstützung bei der Bewältigung ihres Alltags und wehren sich nicht selten, wenn diese als Zwangssymptome verstanden und dann mit Exposition therapiert werden sollen.

Ferner ist die Interessenmodulation häufig auffällig dahingehend, dass autistische Menschen sich für bestimmte Themen exzessiv interessieren und sie sich dann fast ausschließlich und exzessiv mit diesen ausgewählten Themen beschäftigen, die aber über die Zeit wechseln können. In extremen Fällen kann das gesamte Alltagsverhalten von solchen Sonderinteressen dominiert werden.

25.4 Wahrnehmungsauffälligkeiten

Als weitere Besonderheiten bei autistischen Menschen sind **Wahrnehmungsauffälligkeiten** zu identifizieren. So sind viele autistische Menschen bereits seit frühester Kindheit extrem reiz- und geräuschempfindlich. Das Hören ist sehr sensibel, es werden auch sehr feine und leise Töne und Geräusche und Signale gehört, die von nicht-autistischen Menschen häufig nicht wahrgenommen werden. Auch das visuelle System ist nicht selten durch eine ausgeprägte Lichtempfindlichkeit gekennzeichnet. Im visuellen Bereich fällt häufig auch auf, dass autistische Menschen sich besonders für Details von Dingen oder

Gegenständen interessieren und gar nicht so sehr das Große und Ganze wahrnehmen. Auch die Geruchswahrnehmung kann sehr sensibel und feinfühlig sein. Im Bereich der taktilen Reizdiskriminierung wird häufig beschrieben, dass insbesondere leichte und feine Reize von autistischen Menschen als aversiv und unangenehm erlebt werden, was Müttern bereits bei den Babys auffallen kann, wenn diese etwa auf „kuscheln" mit Schreien oder Abwehr reagieren. Die Auffälligkeiten im Bereich der Wahrnehmung sind für den erfahrenen Kliniker besonders markant, weil sie gerade auch in der Erwachsenenpsychiatrie und -psychotherapie deutlich spezifischer sind als viele der sozialkommunikativen Auffälligkeiten, die problem- und konfliktassoziiert in vielen anderen psychiatrischen Kontexten auch beobachtet werden können.

25.5 Die autistische Stressreaktion

Im Hinblick auf die Thematik der Notfallpsychiatrie muss schlussendlich der Symptombereich der autistischen Stressreaktion besonders hervorgehoben werden. Autistische Menschen reagieren typischerweise auf Stress oder Reizüberflutung entweder mit einem mutistisch dissoziativen „Aus-dem-Kontakt-Gehen" oder aber mit einer klassischen Wutattacke. Die **Wutattacken** können dabei sehr heftig und ungebremst erfolgen. Sie scheinen nach klinischem Eindruck bei Kindern und insbesondere bei Jungen häufiger zu sein als bei Erwachsenen und Mädchen. Sie sind auch ein Grund dafür, weshalb im Kindesalter auch häufig eine ADHS als Erstdiagnose bei autistischen Menschen gestellt wird. Für die Erwachsenenpsychiatrie ebenso bedeutsam ist **das mutistische Aus-dem-Kontakt-Gehen.** Autistische Menschen haben einen ausgeprägten Hang dazu, in krisenhaften Konfliktsituationen sich in Phantasiewelten „wegzuträumen", aus dem Kontakt zu gehen und nicht mehr zu sprechen. Der Mutismus bzw. das Nicht-sprechen-Können wird dabei nicht als intentional, sondern als passiv erlebt. Die damit häufig einhergehenden Anspannungszustände, in denen das Körpererleben sich ändert, werden oft von selbstverletzenden Verhaltensweisen terminiert. Häufig ist diese Form der autistischen Stressreaktion, also das autistisch-mutistische Aus-dem-Kontakt-Gehen, verbunden mit einem aversiven Anspannungszustand, der durch Selbstverletzung terminiert wird, nicht von der entsprechenden Reaktion bei Menschen mit Borderline-Persönlichkeitsstörung zu unterscheiden. Und so leiden nach klinischer Erfahrung bei gezielter Diagnostik etwa 5–10 % der Frauen, die zur Therapie auf eine Borderline-Persönlichkeitsstörung an ein Zentrum überwiesen werden, an einer Autismusspektrumstörung.

Eine typisch autistische Variante des Anspannungsabbaus ist das **Schaukeln** mit dem Körper. Diese motorischen Stereotypien sind für den Beobachter sehr markant. Treten sie aber in einer Krisensituation verbunden mit Mutismus auf, in der die behandelnden Ärzte nicht mit dem klinischen Bild des Autismus im Erwachsenenalter vertraut sind, so werden sie häufig als schizophreniforme Krisen fehlinterpretiert, was häufig zu einer oft unnötigen Überweisung in eine geschlossene Einrichtung führt.

25.6 Autismus in der Notfallpsychiatrie

Das Thema der Autismusspektrumstörungen hat nicht nur in der Diagnostik und Klinik der stationären Psychiatrie und Psychotherapie, sondern gerade auch für psychotherapeutische Settings sehr weitreichende Konsequenzen. Grund dafür ist die Tatsache, dass Autismusspektrumstörungen als Basisstörung bzw. Basisstruktur für sich sekundär daraus entwickelnde klassische psychiatrische Störungsbilder begriffen werden müssen (Tebartz van Elst 2013). So sind viele atypische depressive Störungsbilder vor allem dann, wenn sie im Kontext chronischer zwischenmenschlicher Konflikte etwa in Beziehungen oder am Arbeitsplatz entstehen, sowohl für die Therapeuten als auch die betroffenen Patienten oft erst dann authentisch in ihrer Genese nachvollziehbar, wenn erkannt wird, dass die chronischen Konflikte, die Quelle der reaktiven depressiven Störungsbilder sind, sich wesentlich aus dem autistischen So-und

Anders-Sein speisen. Auch kann eine zuvor diagnostizierte soziale Phobie oft erst dann authentisch in ihrer Entwicklungsgeschichte im Leben der Betroffenen verstanden werden, wenn begriffen wird, dass soziale Situationen wegen der damit verbundenen hohen Anforderungen an die kognitive Empathie nicht gemeistert werden können und Betroffene zwar auf der einen Seite einen Vortrag auch vor Publikum halten können, in der darauf folgenden komplexen Kommunikationssituation der Diskussion sich aber als völlig überfordert erweisen. Auch wenig ich-dystone zwanghafte Verhaltensmuster werden oft erst dann authentisch begriffen, wenn erkannt wird, dass es sich dabei um autistische Stereotypien und nicht etwa um klassische Zwangssymptome im Sinne einer Angst-Zwangs-Dynamik handelt. Und auch die Borderline-Patientin, die auf der Spezialstation für eine dialektische Verhaltenstherapie nicht mit ihren Mitpatientinnen zurechtkommt und im kommunikativen „Small-Talk-Miteinander" scheitert, fühlt sich häufig erst dann wirklich verstanden, wenn erkannt wird, dass die typischen dissoziativen Anspannungszustände mit Analgesie und selbstverletzenden Verhaltensweisen Ausdruck einer Autismusspektrumstörung und nicht so sehr einer Borderline-Persönlichkeitsstörung sind. Dann fügen sich auch die Auffälligkeiten des oft nicht vorhandenen Augenkontakts, der Reizüberflutung und der kommunikativen Schwierigkeiten oft ganz harmonisch in das Gesamtbild eines autistischen Eigenschaftsclusters ein.

Aber nicht nur in der alltäglichen psychiatrisch-psychotherapeutischen Diagnostik und Therapieplanung ist die Autismusthematik von großer Bedeutung, sondern auch in der psychiatrischen Notfalltherapie. Dies ergibt sich in erster Linie aus den typischen autistischen Stressreaktionen. So geraten Menschen mit Autismus in Situationen der Reizüberflutung, wenn die erwartungsgemäßen Ablaufroutinen frustriert werden oder aber wenn die Anforderungen an die Theory-of-Mind-Fähigkeiten in Form einer komplexen Gruppenkommunikation besonders hoch und überfordernd sind, häufig in zunehmende Anspannungszustände. Diese entladen sich z. B. in Form externalisierter aggressiver Verhaltensweisen (Wutattacken). Diese führen dann aber nicht selten dazu, dass der Psychiater gerufen wird im Hinblick auf eine Beurteilung einer möglicherweise vorliegenden akuten Eigen- oder Fremdgefährdung.

Gleiches gilt für die Situation, in der ein autistischer Mensch in analogen Stress- und Anspannungssituationen zunehmend dissoziativ aus dem Kontakt geht, aufhört zu kommunizieren und nur noch schweigt. Dann muss der zugerufene Psychiater ebenfalls entscheiden, ob hier eine Situation der akuten Eigengefährdung vorliegen könnte.

Kommunikation

Nicht selten werden die sich dann entspinnenden kommunikativen Situationen zwischen Arzt und Patient durch klassische Missverständnisse verkompliziert. Etwa wenn der besorgte Arzt fragt: „Können Sie mir versprechen, dass Sie sich nichts antun?" So ist es nicht selten der Fall, dass autistische Menschen im konkretistischen Sinne des Gesagten wahrheitstreu antworten: „Nein, das kann ich nicht!" Denn im autistischen Denken wird die Frage konkretistisch verstanden. Das Pragmatische der Frage, nämlich dass der zugezogene Arzt beurteilen muss, ob eine Verlegung in einen geschlossenen Kontext notwendig erscheint, wird nicht erkannt (mangelnde Theory of Mind oder kognitive Empathie), und es wird unter theoretischer Abstrahierung wahrheitsgemäß geantwortet, dass ein derartiges abstraktes Non-Suizid-Versprechen nicht möglich sei. Viele autistische Menschen heben hier auf die Allgemeinheit entsprechender Aussagen ab, indem sie betonen, dass sie unmöglich Versprechen für nicht bekannte Zustände in der Zukunft machen können. Dass es in einer solchen kommunikativen Situation um Sprachpragmatik geht, bei der sowohl Arzt als auch Patient ganz unterschiedliche Sprachkontexte ihrem Reden zugrunde legen, erkennen weder Arzt noch Patient. Folge dieses Missverständnisses ist dann aber häufig eine Zwangseinweisung.

Der geschulte Diagnostiker, der in einer solchen Konstellation erkennt, dass sein Gegenüber möglicherweise autistisch strukturiert sein könnte, muss im Grunde nur seine Frage konkretisieren etwa in folgender Weise: „Können Sie mir bis Montag versprechen, dass Sie sich beim Pflegepersonal melden, bevor Sie sich etwas antun?" Es ist immer wieder erstaunlich, mit welcher Klarheit und Authentizität autistische Menschen solche Fragen dann bejahen können, nachdem sie sich vorher um ein Non-Suizid-Versprechen herumgewunden haben. Dass es tatsächlich die Sprachpragmatik ist, die derartige Situationen auch für den Diagnostiker so kompliziert machen, ist für nicht geschulte Ärzte und Psychologen oft schwer zu verstehen. Die klinische Erfahrung zeigt aber, dass gerade in den genannten Kontexten der Notfallpsychiatrie dies von herausragender Bedeutung ist.

Management von Anspannungszuständen

Eine weitere wichtige Situation der Notfallpsychiatrie ist das Management von autistischen Anspannungszuständen und Wutattacken. Diese können gerade in stationären Kontexten eine erhebliche Belastung nicht nur für die Patienten selber, sondern auch für das Personal und Mitpatienten darstellen. Besonders schwierig ist es dann, wenn nicht erkannt wird, was die Quelle der Belastungsreaktion bzw. der Wutattacke ist. So können autistische Menschen etwa durch Situationen der Reizüberflutung, durch komplexe Gruppenkommunikationen, wenn viel metaphorisch und uneindeutig gesprochen wird, in für sie unüberschaubaren Gruppenkonflikten, aber auch wenn Erwartungsroutinen frustriert werden oder aber wenn sie berührt wurden, in extreme Anspannungszustände geraten, die sich dann in Wutattacken entladen können. Kann die Ursache des Anspannungszustands aufgrund der fehlenden Autismusdiagnose nicht identifiziert werden, gehen Diagnostiker häufig von psychotischen Reaktionen aus. Insbesondere wenn Routineerwartungen nicht erfüllt wurden oder aber das leichte Berühren der Haut vor dem Hintergrund der sensorischen Überempfindlichkeit zu solchen Anspannungszuständen führt, stellt dies auch regelhaft für die hinzugezogenen Ärztinnen und Ärzte ein Rätsel dar. Können autistische Menschen dann wegen des eingetretenen Anspannungszustands nicht oder nur unangemessen kommunizieren, stellt sich leicht wieder der Eindruck einer psychotischen Dekompensation ein.

Das typische Bedürfnis autistischer Menschen in solchen Anspannungszuständen ist das nach Ruhe und Rückzug. Wird dann aber in einer solchen Situation aufgrund einer Fehleinschätzung die Verlegung auf eine geschlossene Station veranlasst, wo meist noch mehr Reizüberflutung und Unruhe herrschen und dem Bedürfnis nach Ruhe und Rückzug oft nicht nachgegeben werden kann (außer es stehen Isolierzellen zur Verfügung), so eskaliert die Situation weiter. Nicht selten münden dann die mutistischen Anspannungszustände bei Internalisierungstendenz in massiv selbstverletzende Verhaltensweisen oder bei Externalisierungstendenz in offen aggressives Verhalten mit konsekutiver Fixierung und Zwangsmedikation. Solche unguten Eskalationswege könnten häufig verhindert werden, wird der mutistische Anspannungszustand oder die sich anbahnende Wutattacke als Phänomen einer autistischen Stressreaktion erkannt. Autistische Menschen sind regelhaft sehr absprachefähig. Nicht selten kann bei guter Absprachefähigkeit eine derartige Konstellation dadurch entschärft werden, dass man es gestattet, dass sich autistische Menschen aus der Situation zurückziehen in einen ruhigen dunklen Raum, in dem sie möglicherweise auch mithilfe eigener Strategien, wie etwa dem Schaukeln, die Anspannung auch ohne weitere Zwangsmaßnahmen abbauen können.

25.7 Zusammenfassung

In diesem Beitrag wurde zunächst das nosologische Autismuskonzept in seiner historischen Entwicklung kurz nachgezeichnet. Darauf aufbauend wurden die autistischen Kernsymptome beschrieben. Neben der klassischen symptomatischen Trias des autistischen Syndroms (qualitative Beeinträchtigungen der sozialen Interaktion, qualitative Beeinträchtigungen der Kommunikation, repetitive und ritualisierte Verhaltensweisen sowie Sonderinteressen) wurden dabei gerade für die Notfallpsychiatrie die nicht kanonischen Symptome der Besonderheiten der autistischen Wahrnehmung, der fehlenden Sprachpragmatik und der autistischen Stressreaktion hervorgehoben. Konkret führen die sensorisch perzeptive Hypersensitivität und die Empfindlichkeit für Reizüberflutung und sozialkommunikativ komplexe Situationen häufig zu massiven Stressreaktionen in Form von Anspannungszuständen. Diese entwickeln sich entweder in Form dissoziativ mutistischer Zustände (internalisierend) oder aber in Form von häufig wenig kontrollierten Wutattacken (externalisierend). In Unkenntnis des klinischen Bildes des hochfunktionalen Autismus im Erwachsenenalter werden solche Zustände regelhaft als psychotische Krisen oder Krisen von Borderline-Patienten fehlinterpretiert. Die durch die mangelnde Sprachpragmatik verkomplizierte Kommunikation zwischen Arzt und Patient führt in der Folge häufig zu weiteren ärztlichen Fehleinschätzungen im Hinblick auf eine akute Eigen- oder Fremdgefährdung. Letzteres hat dann nicht selten zur Folge, dass eine Verlegung auf eine geschlossene Station und bei dort sich entwickelnder weiterer Eskalation zu unerfreulichen Zwangsmaßnahmen führen kann. Bei guter Kenntnis des klinischen Bildes kann dagegen bei der fast immer vorhandenen guten Absprache- und Bündnisfähigkeit der Patienten oft dem Bedürfnis der betroffenen Menschen nach Rückzug und Ruhe nachgegeben und die Gesamtkonstellation so entspannt werden.

LITERATUR

American Psychiatric Association (APA) (2013) Diagnostic and statistical manual of mental disorders. 5th edition. DSM-V. Washington: APA Press.

Asperger H (1944) Die autistischen Psychopathien im Kindesalter. Archiv Psychiatrie und Nervenkrankheiten 117: 76–136.

Biscaldi M (2015) Symptomatik und Klassifikation von Autismusspektrumstörungen in der Kinder- und Jugendpsychiatrie. In: Tebartz van Elst L (Hrsg.) Das Asperger-Syndrom im Erwachsenenalter und andere hochfunktionale Autismusspektrumstörungen. 2. Aufl., Kap. 1. Berlin: Medizinisch-Wissenschaftliche Verlagsgesellschaft.

Center for Disease Control and Prevention (CDC) (2012) Autism Spectrum Disorder (ASD) – Data and Statistics. www.cdc.gov/ncbddd/autism/data.html (letzter Zugriff: 6.8.2016).

Kanner L (1943) Autistic disturbance of affective contact. Nervous child 2:2017–253.

Sucharewa GE (1926) Die schizoiden Psychopathien im Kindesalter. Mon Psychiat Neurol 60: 235–261.

Tebartz van Elst L (2016) Asperger-Syndrom und Autismusbegriff: historische Entwicklung und moderne Nosologie. In: Tebartz van Elst L (Hrsg.) Das Asperger-Syndrom im Erwachsenenalter und andere hochfunktionale Autismusspektrumstörungen. 2. Aufl., Kap. 1. Berlin: Medizinisch-Wissenschaftliche Verlagsgesellschaft.

Tebartz van Elst L (2016a) Autismus und ADHS. Zwischen Normvariante, Persönlichkeitsstörung und neuropsychiatrischer Krankheit. Stuttgart: Kohlhammer.

Tebartz van Elst L et al. (2013). High functioning autism spectrum disorder as a basic disorder in adult psychiatry and psychotherapy: psychopathological presentation, clinical relevance and therapeutic concepts. Eur Arch Psychiatry Clin Neurosci 263: S189–196.

KAPITEL 26

Matthias Dose

Akut- und Notfallsituationen bei minderbegabten Menschen

26.1 Einleitung

Mit „Intelligenzminderung" beschreibt die ICD-10 (F70–F79) *„eine sich in der Entwicklung manifestierende, stehengebliebene oder unvollständige Entwicklung der geistigen Fähigkeiten mit besonderer Beeinträchtigung von Fertigkeiten wie Kognition, Sprache, motorischen oder sozialen Fähigkeiten".*

Probleme im Sprachverständnis und -gebrauch treten in der Regel bei mittelgradigen und schweren Intelligenzminderungen auf. Bei leichteren Formen ist meist eine zur Erhebung von Anamnese und Befund ausreichende Verständigung möglich, wenn sich der Untersucher eines einfachen, am Konkreten orientierten Kommunikationsstils bedient.

Minderbegabte Menschen können an allen psychischen Störungen erkranken, wobei die Prävalenzrate mindestens drei- bis viermal so hoch wie in der Allgemeinbevölkerung ist und bei über 30 % der Menschen mit Intelligenzminderung eine komorbide psychiatrische Störung besteht (Cooper et al. 2009). Im Einzelfall kann es bei minderbegabten Personen schwierig sein, zwischen Verhaltensauffälligkeiten als Folge einer Entwicklungsstörung und einer zugrunde liegenden psychischen Störung zu unterscheiden. Besonders bei ausgeprägter Minderbegabung präsentieren sich psychische Störungen häufig als Verhaltensstörungen (Bouras und Drummond 1992), während sich hinter vermeintlich psychischen Störungen (z. B. bei Langzeitbewohnern von Institutionen) „erlerntes Verhalten", z. B. zur sozialen Kontaktaufnahme, verbergen kann.

Verhaltensstörungen bei minderbegabten Menschen können sein:

- Symptome psychischer Störungen,
- Konfliktreaktionen bei beeinträchtigtem Anpassungsverhalten,
- „erlerntes Verhalten" mit dem Ziel vermehrter sozialer Zuwendung.

Häufig kann nur durch Berücksichtigung der verschiedenen Beobachtungsaspekte eines multiprofessionellen Teams eine differenzierte Diagnostik und Therapie erfolgen.

Die Darstellung der Notfall- und Krisensituationen im vorliegenden Kapitel orientiert sich an der Häufigkeit des Auftretens der einzelnen Situationen.

26.2 Erregungszustände, fremd- und/oder autoaggressives Verhalten

Krankheitsbild

> Erregungszustände mit fremd- und/oder autoaggressivem Verhalten gehören zu den häufigsten Notfallsituationen bei minderbegabten Menschen.

Unerwartet und ohne erkennbaren äußeren Anlass machen sich Zeichen innerer Anspannung, psychomotorische Unruhe und Angst bemerkbar. Es kommt zu Schlafstörungen, Abweichungen vom gewohnten Tagesrhythmus und bislang nicht beobachteten Verhaltensweisen.

Die Betroffenen laufen ziellos umher, befassen sich scheinbar unmotiviert mit ihnen sonst gleichgültigen Gegenständen (z. B. Papierkorb, Lichtschalter, Türgriffe) und sind in den gewohnten Tagesablauf nicht mehr integrierbar. Es zeigen sich Konzentrationsstörungen und Irritabilität. Stereotypien, die unter deutlichen Zeichen innerer Anspannung ausgeführt werden, treten auf oder verstärken sich (Spielen mit den Fingern, Nesteln an oder Zerreißen von Textilien, An- und Ausschalten von Licht, rhythmisches Schaukeln des Oberkörpers). Bezugspersonen (Familienmitglieder, Betreuer, Gruppenmitglieder) werden ohne erkennbaren Grund beschimpft und/oder angegriffen.

Im Rahmen autoaggressiver Handlungen reißen Patienten sich Haarbüschel aus, schlagen sich ins eigene Gesicht oder mit dem Kopf an die Wand. Bei eher ängstlich getönter Erregung verkriechen sie sich unter Betten und Tischen, vermeiden bislang gern aufgesuchte Situationen und klammern sich an Bezugspersonen fest.

Umgang mit dem Patienten

Vor einem Gespräch oder einer Untersuchung sollte zunächst versucht werden, durch eine längere Beobachtungsphase, in der sich der Untersucher und eventuelle Begleitpersonen freundlich zugewandt, zunächst passiv verhalten, eine entspannte Atmosphäre zu schaffen.

Gelingt dies und nimmt z. B. der Patient nach wiederholtem Angebot auf einem Stuhl Platz oder bleibt er in der Nähe des Untersuchers stehen, kann ein Gespräch versucht werden, in dem zunächst ruhig und sachlich die Situation erklärt und das weitere diagnostische und therapeutische Vorgehen erläutert werden. Dabei sollte zunächst durch einfache Aufforderungen („Geben Sie mir bitte einmal die Hand") das Sprachverständnis des Patienten geprüft werden. Das weitere Gespräch sollte geprägt sein durch einfache, konkrete Fragen, die kurze Antworten zulassen.

Kommt eine verbale Verständigung nicht zustande, kann (wenn aggressives Verhalten des Betroffenen es nicht von vornherein verbietet) vorsichtig eine körperliche Kontaktaufnahme (Hand des Patienten nehmen und halten, Hand auf seine Schulter legen etc.) versucht werden.

Lassen Drohgebärden oder weitere aggressive Verhaltensweisen all dies nicht zu, muss ohne ängstliches Zurückweichen (nach Herbeiholen von ausreichend Personal) mit Worten, notfalls auch durch körperliches Eingreifen mit vorübergehender Isolierung und/oder Fixierung des Betroffenen reagiert werden.

Ist ein körperliches Eingreifen unvermeidlich, muss das geplante Vorgehen mit den zugezogenen Personen eindeutig abgesprochen sein.

In einer derart zugespitzten Situation muss rasch und entschlossen gehandelt werden: Es dürfen keine langen Verhandlungen mehr geführt, sondern die Betroffenen müssen ultimativ über die geplanten Maßnahmen informiert werden, die dann aber auch ohne weiteren Verzug durchzuführen sind.

Steht keine ausreichende Zahl an Hilfskräften zur Verfügung, muss man sich in zugespitzten, gefährlichen Situationen zurückziehen, für die Sicherheit anwesender Personen sorgen und den Patienten gewähren lassen, bis entsprechende Hilfe (notfalls die Polizei!) zur Verfügung steht (> Kap. 7).

Befunderhebung

Der hinzugezogene oder (in der Klinik) aufnehmende Arzt wird über die fremdanamnestischen Angaben der Bezugspersonen hinaus zunächst oft keine sicheren Auffälligkeiten feststellen können. Zum einen kann ein abgelaufener Erregungszustand eine kathartische Wirkung haben, sodass sich die Betroffenen danach für Stunden bis Tage unauffällig verhalten. Zum andern darf auch der verhaltensmodifizierende (bis einschüchternde) Effekt der durch das Hinzuziehen des Arztes bzw. die Klinikaufnahme neu eingetretenen Situation nicht unterschätzt werden.

Hält der Erregungszustand aber an, wirkt der Betroffene angespannt, blass, vegetativ stigmatisiert. Nicht selten fällt eine hyperventilierende Atmung auf. Der Blick kann unruhig umherschweifen, manchmal auch angsterfüllt oder starr sein.

Psychomotorisch erregte Patienten sind oft einer beruhigenden Ansprache nicht zugänglich, sondern zeigen unverändert die zur Konsultation führende Symptomatik (Vorsicht: gefährliche bzw. gefährdende und gefährdete Gegenstände beiseite schaffen bzw. geeigneten Untersuchungsraum aufsuchen!).

Die Befunderhebung wird sich in dieser Situation in der Regel auf die Angaben von Bezugspersonen und eine in Anwesenheit von Bezugspersonen oder Pflegepersonal durchgeführte psychiatrische und möglichst auch körperliche Untersuchung beschränken.

Da minderbegabte Menschen körperliche Beschwerden häufig nur eingeschränkt beschreiben können, besteht immer die Möglichkeit, dass diese sich als unspezifische, scheinbar psychopathologische Auffälligkeit manifestieren. Deshalb kommt der gründlichen körperlichen Untersuchung bei Menschen mit einer Intelligenzminderung sehr große Bedeutung zu.

Dabei sollte besonders auf Fremdkörper in den Körperöffnungen, die Möglichkeit einer Bolusaspiration, Intoxikations- und Verätzungszeichen (z. B. nach Schlucken von Putzmitteln) geachtet werden. Bei Krampfanfällen in der Vorgeschichte ist auf klinische Zeichen eines postiktalen Zustands (Zungenbiss, Prellmarken, Verunreinigungen durch Kot/Urin) zu achten und nach Möglichkeit ein EEG abzuleiten.

Bei Anhaltspunkten für andere organische Erkrankungen (Infekt, Stoffwechsel-, Elektrolytentgleisung) sind die entsprechenden Laborparameter zu erheben.

Therapeutisches Vorgehen

Ziel therapeutischer Interventionen bei akut erregten Patienten ist zunächst eine rasche und sichere Sedierung, um selbst- und fremdgefährdendem Verhalten vorzubeugen und weitere diagnostische Maßnahmen zu ermöglichen.

Wegen guter Wirksamkeit und Steuerbarkeit wird trotz möglicher unerwünschter Nebenwirkungen Haloperidol (5 mg p. o. oder i. m.) weiterhin als „Standardantipsychotikum"empfohlen (Messer et al. 2015).

Parenteral (i. m.) applizierbare neuere Antipsychotika (Amisulprid, Aripiprazol, Olanzapin, Risperidon, Ziprasidon) können – insbesondere bei bekannter Empfindlichkeit für extrapyramidale Nebenwirkungen/EPS – alternativ erwogen werden. Für das inhalierbare Loxapin als Off-Label-Use spricht (wenn es denn von einem erregten Patienten angenommen wird) ein Wirkungseintritt innerhalb von 10 Minuten (Lesem et al. 2011). Mit Haloperidol vergleichbar gut wirksam und nicht mit dem Risiko von EPS behaftet ist das in der Akutpsychiatrie in Notfallsituationen bewährte, ohne aktive Metabolite vergleichsweise kurz wirksame Lorazepam, das – bei dem erhöhten EPS-Risiko von Menschen mit Minderbegabung – vorzugsweise eingesetzt werden sollte.

Bei anhaltender Anspannung und drohenden aggressiven Durchbrüchen empfiehlt sich die sofortige Gabe eines Tranquilizers, wenn möglich per os (z. B. Lorazepam 2,5 mg). Alternativ können (EPS-Risiko beachten!) Antipsychotika eingesetzt werden.

Im Fall der Einnahmeverweigerung kann Lorazepam in der Expidet-Form angewendet werden, bei der sich das Medikament beim Kontakt mit der Mundschleimhaut sofort auflöst und resorbiert wird. Der Wirkungseintritt erfolgt in der Regel nicht schneller als bei der Tablette, d. h. innerhalb von 30 Minuten.

Wird ein rascherer Wirkungseintritt gewünscht oder verbietet sich auch die Applikation der Expidet-Form (Bissgefahr), kann Lorazepam (1 Ampulle = 2 mg) langsam i. v. (Wirkungseintritt innerhalb von fünf Minuten; Cave: Hypotonie und Atemdepression) oder i. m. gespritzt werden.

In seltenen Fällen (< 0,1 %) ist unter Benzodiazepinen mit „paradoxen Reaktionen" (Unruhe, Erregung, Enthemmung) zu rechnen, wobei das Risiko bei älteren Menschen möglicherweise erhöht ist (Hollweg et al. 1994). Dann sind Antipsychotika indiziert (z. B. 1 Amp. Haloperidol + 1 Amp. Chlorprothixen oder Promethazin i. m.).

Weiteres Vorgehen

Im weiteren Verlauf soll versucht werden, die aggressive Verhaltensstörung für das weitere therapeutische Vorgehen diagnostisch einzuordnen:

- Gibt es Hinweise auf eine psychotische Störung, z. B. paranoides Erleben, Beeinflussung durch akustische Halluzinationen, ist eine antipsychotische Behandlung einzuleiten (➤ 26.3).
- Steht der Erregungszustand im Zusammenhang mit einer affektiven Störung (Manie), so ist sowohl für die Akut- als auch für die Langzeitbehandlung die Gabe von stimmungsstabilisierenden Substanzen („mood stabilizer") indiziert (➤ 26.4).

- Ergeben sich Hinweise darauf, dass das fremd- oder autoaggressive Verhalten durch Veränderungen des sozialen Umfelds (Ortswechsel, Wechsel von Bezugspersonen, „Konkurrenz“ durch neue Gruppenmitglieder etc.) hervorgerufen wurde, wird neben einer kurz- oder längerfristigen medikamentösen Stabilisierung der Schwerpunkt der Behandlung auf verhaltenstherapeutische Maßnahmen gelegt werden (➤ 26.9).
- Haben sich durch die Verhaltensbeobachtung und klinische Diagnostik Hinweise auf einen Zusammenhang mit epileptischen Anfällen ergeben, so ist eine Anfallsprophylaxe einzuleiten bzw. eine bestehende antikonvulsive Behandlung zu optimieren.

Die in der vertrauten Umgebung aufgetretene Störung kann im Zusammenhang mit einem Milieuwechsel (z. B. einer Klinikaufnahme) über längere Zeit völlig verschwinden. In solchen Fällen dürfen keine voreiligen Schlussfolgerungen gezogen werden (Verhaltensstörung als Folge von „Fehlern“), die von den Bezugspersonen des Patienten als Vorwurf erlebt werden und deshalb die Zusammenarbeit erheblich belasten. Es empfiehlt sich vielmehr, den anamnestisch gemachten Angaben grundsätzlich zu vertrauen, einige Tage abzuwarten, ob sich die geschilderte Verhaltensstörung nach „Eingewöhnung“ in der neuen Umgebung nicht hier auch zeigt, und (wenn die Umstände es erlauben) die Herkunftsumgebung des Patienten gemeinsam aufzusuchen oder ihn (vor einer geplanten Entlassung) probeweise dorthin zu beurlauben.

26.3 Psychosen des schizophrenen Formenkreises

Psychotische Störungen (unter Einschluss der schizophrenen Psychosen) stehen nach Verhaltensstörungen an zweiter Stelle der Häufigkeit psychischer Störungen bei Minderbegabung.

Häufig ist es aufgrund eingeschränkter Möglichkeiten einer differenzierten Exploration bei Minderbegabten nicht möglich, entsprechend den diagnostischen Leitlinien der ICD-10 zwischen Schizophrenie, schizoaffektiver, schizotyper und wahnhafter oder vorübergehender akuter psychotischer Störung zu differenzieren.

Nach Auffassung einiger Autoren hat sich die Vorstellung, es gebe ein eigenständiges Krankheitsbild schizophrener Psychosen bei Minderbegabung (die „Propf-Schizophrenie“), als unbegründet erwiesen. Sie gehen davon aus, dass schizophrene Psychosen bei Minderbegabten nicht häufiger als bei normaler Intelligenz vorkommen, und kritisieren, die Diagnose „Schizophrenie“ werde bei diesen Patienten zu oft gestellt. Demgegenüber führen die Klassifikationssysteme ICD-10 und DSM-5 übereinstimmend aus, dass die Prävalenz anderer psychischer Störungen bei minderbegabten Personen mindestens drei- bis viermal höher sei als in der Allgemeinbevölkerung. DSM-5 benennt als „andere psychische Störungen“ begleitende „tiefgreifende Entwicklungsstörungen, affektive Störungen, Aufmerksamkeits-, Hyperaktivitäts- und stereotype Bewegungsstörungen mit autoaggressivem Charakter“. Zur Häufigkeit schizophrener Psychosen werden weder in der ICD-10 noch im DSM-5 konkrete Angaben gemacht. Die Anwendung der diagnostischen Kriterien beider Klassifikationssysteme für schizophrene Psychosen in Fällen von Intelligenzminderung wird jedoch mangels eindeutiger Bestätigungsmöglichkeiten des Vorhandenseins geforderter Symptome dazu führen, dass die Diagnose einer schizophrenen Störung seltener als in der Vergangenheit gestellt wird.

Krankheitsbild

Das klinische Bild einer psychotischen Störung bei Minderbegabten ist meist durch Verhaltensauffälligkeiten charakterisiert: Entweder kommt es durch die psychotische Symptomatik zu Angst- und Erregungszuständen (➤ 26.2), oder es treten unmittelbar aus der psychotischen Symptomatik erklärbare Verhaltensweisen auf. So kann es bei Vergiftungsideen zur Verweigerung der Nahrungsaufnahme ohne Begründung, bei akustischen Halluzinationen zu Selbstgesprächen oder auch zum Gestikulieren, Schimpfen oder Sprechen mit unsichtbaren Personen, bei optischen Halluzinationen zu jähen Kopf- und Blickwendungen kommen. Im Rahmen paranoider Beeinträchtigungsideen behaupten Betroffene häufig, bestohlen worden zu sein, oder suchen in

Steckdosen und Wandnischen nach „Beobachtungsapparaten“ oder „Bestrahlungsmaschinen“.

Bezugspersonen berichten zusätzlich über Störungen von Konzentration, Auffassung, Durchhaltevermögen und des Schlaf-Wach-Rhythmus.

Umgang mit dem Patienten

Für das Erstgespräch und die Untersuchung – möglichst unter Einbeziehung einer Bezugsperson des Betroffenen – soll eine ruhige Atmosphäre geschaffen werden. Es muss ausreichend Zeit für das oft mühsame Wiederholen von Fragen, Überprüfen des Verständnisses der Fragen und Antworten durch „Umkehrfragen“, das Einbeziehen von Bezugspersonen und eine orientierende Verhaltensbeobachtung zur Verfügung stehen.

Fragen sollen zunächst offen gestellt werden. Kommt so kein Gespräch zustande, werden unter Berücksichtigung der unten gegebenen Hinweise Fragen formuliert, die mit „ja“ oder „nein“, unter Umständen auch nur durch vereinbarte Gesten oder Laute zu beantworten sind.

Befunderhebung

Bei der Erhebung des psychopathologischen Befundes ist zunächst zu klären, ob mit dem Betroffenen **vor** dem Auftreten der akuten Symptomatik ein geordnetes Gespräch möglich war. Wenn nicht, muss man sich auf die Angaben Dritter, später auf die eigenen Beobachtungen stützen.

Ist eine Verständigung im Gespräch prinzipiell möglich, so ist bei Fragen nach psychopathologischen Phänomenen (z. B. „Stimmen hören“) durch Rückfragen bzw. erneutes Fragen, nachdem andere Gesprächsinhalte im Vordergrund standen, die Richtigkeit der Angaben sicherzustellen. Patienten mit Minderbegabung, die durch psychotisches Erleben „abgelenkt“ werden, neigen nämlich dazu, auch nicht verstandene Fragen bejahend oder verneinend zu beantworten. Bei sehr ängstlich wirkenden Patienten, die lesen und schreiben können, kann man auch entsprechende Fragen schriftlich formulieren und beantworten lassen (da unter Umständen imperative Stimmen mündliche Äußerungen verbieten).

Minderbegabte schildern – wenn sie dazu in der Lage sind – psychotische Symptome oft ausgesprochen konkret („Draußen steht der schwarze Mann und sagt, er will mich holen“) oder zeigen typische Verhaltensweisen (jähe Kopfwendungen in die Richtung, aus der vermeintliche Stimmen sprechen; laute Antworten in Richtung unsichtbarer Gesprächspartner, Schimpfen und Gestikulieren mit „Unsichtbaren“).

Diese Verhaltensauffälligkeiten ermöglichen auch bei nur eingeschränkt möglicher Kommunikation (oder Exploration) eine zumindest plausible, der Dringlichkeit der Situation gerecht werdende Verdachtsdiagnose.

Durch eine körperliche Untersuchung und entsprechende apparative, Labor- und sonstige Zusatzuntersuchungen sind organisch bedingte Störungen (➤ Kap. 15) auszuschließen.

Differenzialdiagnose

Bei entsprechenden Verdachtsmomenten sind organisch bedingte (auch epileptisch und durch Medikamente ausgelöste) Psychosen durch entsprechende Zusatzuntersuchungen auszuschließen. Dabei sollte besonders die Möglichkeit der Verstärkung bzw. Auslösung psychotischer Symptome durch Antipsychotika bedacht werden (➤ 26.6).

Bei langjährig hospitalisierten Minderbegabten ist auch damit zu rechnen, dass das Vorbringen „psychotischer Symptome“ ein erlerntes Verhaltensmuster ist, um vermehrte Zuwendung zu erreichen (➤ 26.7).

Therapeutisches Vorgehen

Es bestehen keine prinzipiellen Unterschiede gegenüber den Verhaltensmaßregeln, die für den Umgang mit Psychosekranken ohne Intelligenzminderung gelten (➤ Kap. 3):

- Ruhiges und überlegtes Gegenübertreten
- Kein Versuch, dem Patienten psychotische Symptome „auszureden“ oder argumentativ zu „widerlegen“, sondern akzeptieren, dass sie vom Betroffenen subjektiv als „echt“ und „wahr“ empfunden werden

- Deutlich machen, dass die Störung als krankhaft bewertet wird und entsprechend behandelt werden soll
- Erklärung des weiteren diagnostischen und therapeutischen Vorgehens

Medikamentöse Behandlung

Mittel der ersten Wahl sind Antipsychotika. Im Fall ausgeprägter Erregungs- oder Angstzustände können zur Überbrückung bis zum Wirkungseintritt der Antipsychotika Benzodiazepine eingesetzt werden (➤ 26.2).

Bei der Auswahl des Antipsychotikums sind die Zielsymptomatik und das Nebenwirkungsspektrum der jeweiligen Medikamente zu beachten. Zur Behandlung der Kernsymptomatik von Psychosen aus dem schizophrenen Formenkreis (Wahn, Halluzinationen) werden (unter Berücksichtigung des EPS-Risikos) antipsychotisch gut wirksame (sog. hochpotente) Antipsychotika empfohlen, zur Behandlung psychomotorischer Unruhe und Anspannung sog. niederpotente Antipsychotika.

Dabei soll – entsprechend den internationalen Leitlinien z. B. des National Institute of Clinical Excellence/NICE (2014) oder der World Federation of Societies of Biological Psychiatry/WFSBP (Hasan et al. 2012) – die Auswahl eines Antipsychotikums individuell nach Gesichtspunkten der Wirksamkeit und Verträglichkeit vorgenommen werden.

Zur Behandlung psychomotorischer Unruhezustände werden niederpotente Antipsychotika empfohlen, wobei sich (wegen geringer bzw. fehlender anticholinerger Nebenwirkungen und kurzer Eliminationshalbwertszeiten) besonders Melperon und Pipamperon als geeignet erwiesen haben. Levomepromazin sollte – wegen des Risikos orthostatischer Dysregulation, seiner hemmenden Wirkung auf Zytochrom P450 (CYP) 2D6 und daraus resultierender Wechselwirkungen mit anderen Medikamenten – vermieden werden (Messer et al. 2015).
Zur Behandlung bei Wahnsymptomen und Halluzinationen sollen – unter Berücksichtigung individueller Risiken (EPS, Gewichtszunahme, Herz-Kreislauf-Probleme) – antipsychotisch wirksame Medikamente eingesetzt werden. Bei anamnestisch bekannter Unverträglichkeit von Antipsychotika bezüglich extrapyramidaler Symptome (EPS), vor allem wenn Vorbehandlungen mit Antipsychotika zu tardiven Dyskinesien (Spätdyskinesien) geführt haben, sollen neu entwickelte Substanzen mit geringerem EPS-Risiko eingesetzt werden (s. u.). Bei bekannter Neigung zur Entwicklung eines metabolischen Syndroms sind Medikamente mit geringem Risiko der Gewichtszunahme (Haloperidol, Ziprasidon, Aripiprazol), bei Herzrhythmusstörungen bzw. Kreislaufproblemen (orthostatische Dysregulation) Antipsychotika mit geringeren anticholinergen Nebenwirkungen bzw. alpha-adrenergem Antagonismus zu bevorzugen. Bei der Dosierung von Medikamenten mit hohem EPS-Risiko ist die erhöhte Empfindlichkeit bei hirnorganisch vorgeschädigten Patienten zu bedenken (Matson und Mahan 2010).

Wenn unsicher ist, ob der Patient imstande ist, das Auftreten unerwünschter Wirkungen adäquat zum Ausdruck zu bringen, sollte bei der Verabreichung von Medikamenten mit hohem EPS-Risiko die prophylaktische Gabe von Anticholinergika (z. B. Biperiden) erwogen werden. Beim gewünschten Einsatz von Antipsychotika mit stärkerer antipsychotischer Wirkung, aber erhöhtem EPS-Risiko können diese zur Vermeidung von EPS zunächst niedrig dosiert (z. B. Perazin 100–150 mg/d, Perphenazin 6–8 mg/d, Haloperidol 5–7,5 mg/d) und wegen der langen Eliminationshalbwertszeiten einmal täglich (abends) dosiert werden. Zur Sicherstellung der Medikamenteneinnahme sollten die Medikamente (wenn möglich) zunächst in Tropfenform verabreicht werden.

Zur symptomatischen Behandlung von Unruhe und Schlafstörungen können niederpotente Antipsychotika (vorzugsweise Melperon, Dipiperon) oder Benzodiazepine (Lorazepam) eingesetzt werden.

Bei Verweigerung einer oralen Medikation können bei gegebener rechtlicher Grundlage (➤ 26.5) je eine Ampulle Haloperidol und eine Ampulle eines Benzodiazepins (Lorazepam) oder eines niederpotenten Antipsychotikums (Chlorprothixen oder Promethazin) i. m. appliziert werden.

Bei bekanntem EPS-Risiko aus der Vorgeschichte bzw. wenn vorhandene Risiken (z. B. frühkindlicher Hirnschaden, Z. n. Schädel-Hirn-Trauma) auf ein erhöhtes EPS-Risiko hindeuten, ist der Einsatz von Antipsychotika mit geringerem EPS-Risiko (Risperidon, Olanzapin, Quetiapin, Ziprasidon, Aripiprazol) zu erwägen. Eine Umstellung auf diese Medikamente sollte im Verlauf einer Behandlung vorgenommen werden, wenn extrapyramidal-motorische Nebenwirkungen nicht nur vorübergehend (und durch Anticholinergika wie z. B. Biperiden ausreichend beherrschbar) auftreten. Ist die Einnahme durch den Patienten unsicher, kommt die Anwendung von Depot-Antipsychotika infrage.

26.4 Affektive Störungen

Grundsätzlich können bei Minderbegabten alle Formen und Ausprägungsgrade affektiver Störungen vorkommen, wobei sich die Symptomatik häufig zunächst als Abweichung von bislang vertrauten Verhaltensweisen manifestiert.

Manische Episoden äußern sich typischerweise durch gesteigerten Antrieb und Aktivität, Schlafstörungen und die durch vermehrte Reizbarkeit und Selbstüberschätzung zunehmenden sozialen Konflikte, z. B. in einem institutionalisierten Rahmen.

Depressive Verstimmungen manifestieren sich durch den Verlust des Interesses an bislang beliebten Aktivitäten und Formen sozialer Zuwendung, durch Rückzug und Antriebslosigkeit, wobei aufgrund der Unbeholfenheit des Ausdrucks minderbegabter Patienten Äußerungen von Suizidalität oft nicht hinreichend wahrzunehmen sind.

> Depressive Verstimmungen minderbegabter Menschen werden, da das damit verbundene Rückzugsverhalten häufig als „unauffällig" (und vor allem im institutionellen Rahmen als „nicht störend") bewertet wird, wahrscheinlich zu wenig beachtet (Meins 1991).

Sie werden oft erst dann bemerkt, wenn z. B. eine ausgeprägte Appetitstörung innerhalb weniger Wochen zu deutlicher Gewichtsabnahme führt, ohne dass eine organische Ursache hierfür erkennbar ist.

Da sich das therapeutische Vorgehen nicht von dem bei anderen Patienten mit diesen Störungsbildern unterscheidet (➤ Kap. 19), sollen nur einige Grundzüge der medikamentösen Behandlung dargestellt werden.

26.4.1 Behandlung manischer Episoden

Angesichts der oft schwierigen Unterscheidung zwischen Verhaltensstörungen und psychischen Störungen im engeren Sinn empfehlen sich zur Behandlung manisch-euphorisch getönter Episoden Medikamente, denen neben ihrer antimanischen Wirkung auch günstige Wirkungen bei Verhaltensauffälligkeiten zugesprochen werden. Nach neueren Empfehlungen des Canadian Network for Mood and Anxiety Treatments/CANMAT und der International Society for Bipolar Disorders/ISBD (Yatham et al. 2013) werden zur notfallmäßigen Akutbehandlung manischer Syndrome Risperidon, Olanzapin und Quetiapin als orale, Olanzapin, Ziprasidon und Aripiprazol bzw. Haloperidol in Kombination mit Benzodiazepinen zur i. m. Applikation empfohlen.

Als „First-line"-Medikamente zur weiteren Behandlung werden Lithium, Valproat, Risperidon, Paliperidon, Olanzapin, Quetiapin, Aripiprazol, Ziprasidon und Asenapin, als „Second line" Carbamazepin und Haloperidol benannt, wobei für Lithium und Valproat wie auch für orale Antipsychotika der höchste Grad an Evidenz (Level 1) benannt wird. Bei gleichzeitigem Vorhandensein psychotischer Symptome sollten Lithium bzw. Valproat mit entsprechend antipsychotisch wirksamen Medikamenten kombiniert werden. Bei der Kombination von Medikamenten mit Carbamazepin ist wegen der durch Carbamazepin entstehenden Enzyminduktion mit (längerfristig bis zu 50 %) reduzierten Serumspiegeln (z. B. von Antipsychotika, aber auch anderen Medikamenten) zu rechnen.

Zur Lithiumeinstellung bei akuten manischen Episoden wird das jeweilige Lithiumpräparat nach entsprechenden Voruntersuchungen (Herstellervorschriften beachten!) innerhalb von vier Tagen bis zum Erreichen des erwünschten Serumspiegels (zur Akutbehandlung 0,8–1,0 mmol/l) gesteigert und dieser später (wenn Lithium prophylaktisch weitergegeben werden soll) wieder auf 0,6–0,8 mmol/l reduziert.

Von den Antikonvulsiva haben sich Carbamazepin und Valproat bei rascher Aufsättigung zu therapeutischen Plasmaspiegeln (8–10 mg/l für Carbamazepin; 60–100 mg/l für Valproat) zur Maniebehandlung bewährt.

Valproinsäurederivate sind vom Bundesamt für Arzneimittel und Medizinprodukte (BfArM) zur Behandlung akuter manischer Syndrome zugelassen. Die Anwendung von Carbamazepin zur Behandlung akuter manischer Syndrome bedarf der Einwilligung der Betroffenen bzw. ihrer Rechtsvertreter auf der Basis umfassender Information über erwünschte und unerwünschte Wirkungen sowie über den geplanten Einsatz eines für die Indikation „akute Manie“ nicht zugelassenen Medikaments.

Zur Phasenprophylaxe affektiver Störungen sind Carbamazepin und Valproinsäurederivate zugelassen, wenn entweder eine Kontraindikation für eine Behandlung mit Lithiumsalzen besteht oder diese nicht vertragen werden oder sich als unwirksam erwiesen haben. Das Lamotrigin-Präparat Elmendos® ist zur Verhinderung depressiver Phasen bei bipolaren affektiven Störungen zugelassen. Von den neueren Antipsychotika sind Aripiprazol, Olanzapin, Quetiapin und Risperidon zur Behandlung affektiver Störungen zugelassen.

26.4.2 Antidepressive Behandlung

Zur medikamentösen Behandlung depressiver Verstimmungen können bewährte Antidepressiva (so etwa Amitriptylin, Doxepin) in zunächst niedriger Dosierung (75–100 mg/d) eingesetzt werden. Kommt es darunter in den nächsten zwei Wochen zu keiner Besserung, kann die Dosierung schrittweise (25 mg alle drei Tage) unter Berücksichtigung der Herstellerempfehlungen bis zur subjektiv verträglichen Höchstdosis bzw. bis zum Erreichen therapeutisch wirksamer Plasmaspiegel gesteigert werden.

Beim Vorliegen kardialer Probleme (häufig bei Trisomie 21!) sollte man wegen des günstigeren Profils unerwünschter Wirkungen auf Antidepressiva mit geringeren anticholinergen Nebenwirkungen wie Venlafaxin, auf reversible MAO-Hemmer (Moclobemid) oder Serotonin-Reuptake-Inhibitoren (SSRI) wie Paroxetin, Sertralin, Fluoxetin, Fluvoxamin oder Citalopram bzw. Escitalopram zurückgreifen, Dabei zeichnen sich die beiden Letzteren sowie Paroxetin unter den SSRI-Antidepressiva durch die geringsten Interaktionen mit anderen Arzneimitteln aus, was bei Kombinationsbehandlungen wichtig sein kann (➤ Kap. 4).

26.5 Rechtliche Aspekte der Behandlung bei minderbegabten Patienten

Grundsätzlich bedarf jeder ärztliche Eingriff, also auch die Verabreichung von Medikamenten, einer rechtswirksamen Einwilligung des Betroffenen. Sie kommt dann zustande, wenn der Einwilligende fähig ist, Art, Zweck und Folgen eines Eingriffs zu beurteilen, und zu einem Willensentschluss in der Lage ist. Die Einwilligungsfähigkeit ist nach herrschender juristischer Auffassung nicht an die Geschäftsfähigkeit, sondern an die Fähigkeit zur „freien Willensentscheidung“ geknüpft. Zur Beurteilung der freien Willensentscheidung werden als Kriterien herangezogen:

- die Fähigkeit, einen vorgegebenen Sachverhalt (z. B. Nutzen und Risiken einer vorgeschlagenen medikamentösen Behandlung) einschließlich möglicher Konsequenzen zu verstehen, d. h. ihn z. B. in eigenen Worten sinngemäß wiedergeben und darauf aufbauend eine realitätsangemessene, über einen gewissen Zeitraum beständige Entscheidung treffen zu können,
- die Fähigkeit, eine getroffene Entscheidung eindeutig zum Ausdruck zu bringen und sie in einer der Persönlichkeit entsprechenden Weise begründen zu können.

In Ausnahmefällen, die bei Erregungszuständen oder psychotischen Exazerbationen von Minderbegabten gegeben sein können, bewahrt der im Strafgesetzbuch normierte **„rechtfertigende Notstand“** vor rechtswidrigem Verhalten:

> „Wer in einer gegenwärtigen, nicht anders abwendbaren Gefahr für Leben, Leib, Freiheit, Ehre, Eigentum oder ein anderes Rechtsgut eine Tat begeht, um die Gefahr von sich oder einem anderen abzuwenden, handelt nicht rechtswidrig, wenn … das geschützte Interesse das beeinträchtigte wesentlich überwiegt …“ (§ 34 StGB).

In diesem Zusammenhang rechtfertigt der drohende Angriff eines erregten Patienten auf Personal oder Mitpatienten Maßnahmen der Fixierung und Isolierung. Darüber, ob eine gegebenenfalls (gegen den Willen des Betroffenen) vorgenommene, vorübergehende medikamentöse Sedierung zur Abwehr einer drohenden Gefahr unter den „rechtfertigenden Notstand" fällt, wird kontrovers diskutiert und führt derzeit häufig dazu, dass Maßnahmen der Isolierung und/oder Fixierung angewandt werden.

Die Unterbringung psychisch Kranker zum „Schutz der öffentlichen Sicherheit und Ordnung" bei Selbst- oder Fremdgefährdung ist in Landesgesetzen (PsychKG, UBG) geregelt, die unterschiedliche Aussagen und Festlegungen zur zwangsweisen medikamentösen Behandlung enthalten.

> Mit einer 2013 in Kraft getretenen Gesetzesänderung haben sich die rechtlichen Voraussetzungen einer medikamentösen Zwangsbehandlung einwilligungsunfähiger, unter rechtlicher Betreuung stehender Patienten nach vormundschaftlich genehmigter stationärer Unterbringung geändert: Eine medikamentöse Zwangsbehandlung ist nur nach vormundschaftsgerichtlicher Genehmigung auf Antrag des gesetzlichen Betreuers und unter vom begutachtenden Arzt darzulegenden Voraussetzungen möglich.

Nach dem am 26.2.2013 in Kraft getretenen Gesetz zur Regelung der Voraussetzungen einer medikamentösen Zwangsbehandlung psychisch Kranker ist diese nur noch als „allerletztes Mittel" möglich. Sie setzt eine (entsprechend den jeweiligen gesetzlichen Regelungen vorgenommene) stationäre Unterbringung, die Zustimmung des gesetzlichen Betreuers (der ggf. zunächst noch bestellt werden muss) und (nach entsprechend begründetem Antrag der behandelnden Ärzte) die Genehmigung des zuständigen Vormundschaftsgerichts voraus. Dabei soll die Zustimmung des gesetzlichen Betreuers (und Entsprechendes ist im ärztlichen Zeugnis zu begründen) daran gebunden sein, dass

- krankheitsbedingt Einwilligungsunfähigkeit des betreuten Patienten besteht,
- nachweisbar wiederholt versucht wurde, den Betreuten von der Notwendigkeit der geplanten medikamentösen Behandlung zu überzeugen,
- die medikamentöse Behandlung zur Abwehr eines drohenden „erheblichen gesundheitlichen Schadens" erforderlich ist,
- der nicht durch andere zumutbare Maßnahmen abgewendet werden kann, und
- der zu erwartende Nutzen der Zwangsmaßnahme die zu erwartenden Beeinträchtigungen deutlich überwiegt.

Dazu ist im ärztlichen Antrag genau aufzuführen, welche Medikamente in welcher Dosierung angewandt werden sollen, welche unerwünschten Nebenwirkungen möglicherweise zu erwarten sind und dass der zu erwartende Nutzen höher zu bewerten ist als die möglichen Beeinträchtigungen.

Im Zusammenhang mit einer „vorläufigen Unterbringung" auf dem Weg der „einstweiligen Anordnung" durch das Vormundschaftsgericht (Voraussetzung ist ein ärztliches Attest eines auf dem Gebiet der Psychiatrie erfahrenen Arztes) kann (befristet auf 2 Wochen) eine „einstweilige Genehmigung" für eine medikamentöse Zwangsbehandlung erteilt werden, die bis sechs Wochen verlängert werden kann. Im weiteren Verfahren ist ein Verfahrenspfleger zu bestellen, sind alle Beteiligten anzuhören und ein ärztliches Gutachten zu erstatten, das bei entsprechendem Beschluss des Vormundschaftsgerichts zu einer endgültigen Genehmigung (für weitere 6 Wochen) führt. Eine weitere Verlängerung (über 12 Wochen hinaus) ist nur auf Grundlage eines weiteren Sachverständigengutachtens möglich, dessen Verfasser den Betroffenen weder behandelt haben noch in der behandelnden Einrichtung tätig sein darf.

26.6 Unerwünschte psychische Wirkungen der Antipsychotika

Bei antipsychotisch vorbehandelten Patienten ist bei Verschlechterung des psychischen Zustandes an die bei Minderbegabten nicht seltene Auslösung bzw. Verstärkung psychotischer Symptome im Zusammenhang mit unerwünschten Wirkungen der Antipsychotika zu denken: Im Vorfeld oder im Zusammenhang mit extrapyramidal-motorischen Symptomen (EPS) können stressbedingt psychotische Symptome auftreten, die häufig als Verschlechterung der Symptome einer vorbestehenden Psychose verkannt und behandelt werden, sich aber bei Gabe von Anticholinergika (z.B. 1 Amp. Biperiden langsam i.v.) spontan bessern.

Hinweise auf einen solchen Zusammenhang ergeben sich, wenn vom Betroffenen oder von Bezugspersonen über eine Verschlechterung des psychopathologischen Befundes unter antipsychotischer Behandlung berichtet wird. In diesen Fällen ist in zeitlichem Zusammenhang mit dem Auftreten von akuten Dystonien, z. B. okulogyren Krisen („Blickkrämpfe", d. h. starre Blickwendung nach oben), eine Exazerbation psychotischer Symptome zu beobachten. Dabei ist auch ein Symptomwechsel bei den Patienten in Richtung eines katatonen Bildes („antipsychotisch induzierte Pseudokatatonie") möglich. Häufig wird berichtet, dass die Patienten während des Auftretens von Halluzinationen einen starren, nach oben gerichteten Blick hätten. Gleichzeitig lassen sich oft massierende Bewegungen an Lippen, Kaumuskeln, Nacken und Augen beobachten, durch die die Betroffenen das dystoniebedingte Verkrampfungsgefühl beseitigen wollen.

Derartige unerwünschte psychische Wirkungen von Antipsychotika treten nicht nur zu Beginn der Behandlung, sondern innerhalb weniger Tage auch dann auf, wenn nach Abklingen akuter Symptome die Antipsychotika auf eine rezidivprophylaktische Erhaltungsdosis reduziert werden sollen. Das in Verbindung mit dem Auftreten extrapyramidaler Absetzsymptome oft spiegelbildliche Wiederauftreten derselben Symptome, wie sie zu Beginn der Behandlung bestanden, führt sehr häufig zu dem Fehlschluss, die Medikation sei zu früh reduziert worden und eine Dosissteigerung sei erforderlich. Die rasche Besserung der mit psychomotorischer Unruhe, innerer Anspannung und „stechendem Blick" einhergehenden extrapyramidalen Symptomatik nach parenteraler Gabe eines Anticholinergikums zeigt jedoch, dass es sich um eine Störung der dopaminerg-cholinergen Balance im Sinne antipsychotischer, extrapyramidaler Nebenwirkungen handelt.

Die Indikation für Antipsychotika in Einrichtungen für minderbegabte Menschen wird oft (zu) großzügig gestellt. Beim Auftreten psychotischer Symptome im Zusammenhang mit der Gabe von Antipsychotika sollte deshalb immer an die Möglichkeit unerwünschter psychischer Antipsychotikawirkungen gedacht werden, die durch probatorische Gabe eines Anticholinergikums ausgeschlossen werden kann (Meins 1991).

Bestätigt sich dieser Verdacht, sollten unter stationären Bedingungen ein Absetzversuch unternommen und eine Neueinstellung auf Antipsychotika mit geringerem EPS-Risiko überlegt werden.

26.7 Auswirkungen des Hospitalismus

Bei der diagnostischen Beurteilung und Zuordnung psychopathologischer Symptome bei Minderbegabten müssen, insbesondere bei Personen, die lange Zeit in Institutionen verbracht haben, auch mögliche Folgen des Hospitalismus bedacht werden.

Bei mangelhaften sozialen Kontakten lernen manche Menschen mit Minderbegabung rasch, dass bestimmte Symptome, z. B. Wahnideen, Halluzinationen oder Suizidgedanken, auf ein verstärktes Interesse des Betreuungspersonals stoßen und damit ein Mehr an Zuwendung zur Konsequenz haben. Über eine wechselseitige positive Verstärkung kann es damit zu einer gegenseitigen „Symptomfixierung" kommen (Patient lernt, über das Vorbringen von Symptomen Aufmerksamkeit zu gewinnen, und die Aufmerksamkeit der Betreuer konzentriert sich in der Kommunikation auf mögliche psychopathologische Symptome).

26.8 Bezugspersonen

Nachdem mit vielen minderbegabten Patienten eine verbale Kommunikation nicht oder nur eingeschränkt möglich ist, kommt Bezugspersonen aus Familien oder Institutionen bei der Untersuchung und Behandlung eine wichtige Rolle zu. Ihre Beobachtungen und Erfahrungen sind häufig die einzige Informationsquelle bei der Erhebung der Anamnese. Sie kennen individuelle Besonderheiten, können sich mit den Betroffenen verständigen und stellen für sie ein Stück vertrauter Umgebung dar.

Die Kenntnisse und Erfahrungen von Angehörigen und Bezugspersonen sind deshalb gerade bei minderbegabten Patienten in besonderem Maße zu würdigen.

Häufig tritt eine in der Familie oder der Herkunftsinstitution aufgetretene Symptomatik zu Beginn eines stationären Aufenthalts oder bei einer ambulanten Vorstellung unter dem Eindruck der neuen Umgebung und neuer Personen vorübergehend nicht mehr oder nur in abgeschwächter Form auf (➤ 26.2). Für die jeweilige Bezugsperson kann dadurch, gelegentlich auch durch eine darauf bezogene Vorwurfshaltung des Betreuungspersonals im Krankenhaus (Arztpraxis/Ambulanz) verstärkt, der Eindruck entstehen, „versagt" zu haben. In der Regel zeigt sich aber das fremdanamnestisch geschilderte Verhalten nach kurzer Eingewöhnungszeit der Betroffenen auch in der neuen Umgebung. Vorschnelle Schuldzuweisungen und Kritik sollten daher unterbleiben.

Bereits bei Behandlungsbeginn sollten gemeinsam realistische Therapieziele und Kriterien der Besserung als Bedingung für die Entlassung festgelegt werden.
Vor Beendigung des stationären Aufenthalts und Rückkehr in die vertraute Umgebung können Bezugspersonen auf die Station eingeladen und ihnen dabei Fertigkeiten im Umgang mit den Patienten (z. B. im Rahmen der Pflegeplanung oder verhaltenstherapeutischer Programme) vermittelt werden.

26.9 Verhaltenstherapie mit Minderbegabten

Bei Minderbegabten ist es aufgrund der erschwerten Kommunikation häufig kaum möglich, zwischen „erlerntem Fehlverhalten" und definierten psychischen Störungen zu unterscheiden. Bestimmte Methoden der Verhaltenstherapie aber können unabhängig von der Entstehung und Art der Symptomatik angewandt werden (Fliegel et al. 1998).

Deshalb empfiehlt es sich, bei der Behandlung von Verhaltensauffälligkeiten bei Minderbegabten von Anfang an Verhaltenstherapie einzubeziehen.

Methode der Wahl sind operante Methoden, bei denen durch das Anbieten bzw. Entfernen positiver und negativer Verstärker die Auftretenswahrscheinlichkeit eines erwünschten bzw. unerwünschten Verhaltens modifiziert werden kann. Bereits beim Erstgespräch mit Bezugspersonen sollte deshalb nach positiven und negativen Verstärkern gefragt und eine entsprechende Liste (gewichtet) aufgestellt werden.

Positive Verstärker, die bei Minderbegabten häufig Anklang finden, sind beispielsweise gemeinsame Aktivitäten mit Bezugspersonen, Musik hören, Besuch von Angehörigen, Zigaretten oder Süßigkeiten. Als negative Verstärkung kann unter bestimmten Voraussetzungen die vorübergehende Isolation („time out") eingesetzt werden.

Ein verhaltenstherapeutisches Verstärkungsprogramm sollte neben milieutherapeutischen und medikamentösen Maßnahmen sowohl im Rahmen der Pflegeplanung (Selbstständigkeit beim Aufstehen, Waschen, Anziehen, Einnehmen der Mahlzeiten) als auch im Rahmen der Therapieplanung mit Bezug auf die jeweils zu behandelnde Symptomatik (z. B. aggressives Verhalten) von Anfang an entwickelt werden.

Seine Effizienz kann im Rahmen einer stationären Behandlung während der ohnehin meist erforderlichen Beobachtungsphase durch vorübergehenden Entzug vor allem positiver Verstärker (Angehörigenbesuch, Ausgang) und später dadurch gesteigert werden, dass schrittweise von sogenannter reaktionskontingenter (also dem erwünschten Verhalten unmittelbar folgender) zu intermittierender Verstärkung übergegangen wird.

Neben der Klärung rechtlicher Grundlagen (z. B. Abstimmung des Entzugs bestimmter Verstärker mit dem Betreuer) ist die Einbeziehung vor allem derjenigen Bezugspersonen erforderlich, die nach der Entlassung im Sinne des durchgeführten Programms mit dem Betroffenen weiterarbeiten sollen.

26.10 Typische Fehler

- Situativ oder durch Hospitalismus entstandene Verhaltensstörungen werden als Symptome einer psychotischen Störung fehlgedeutet.

- Es wird nicht auf körperliche Ursachen für Verhaltensauffälligkeiten geachtet.
- Die Erfahrungen und Beobachtungen enger Bezugspersonen werden nicht ausreichend berücksichtigt. Der Arzt lässt sich dadurch täuschen, dass vor einer stationären Aufnahme beobachtete Symptome in den ersten Tagen des stationären Aufenthalts nicht auftreten.
- Unerwünschte Antipsychotikawirkungen werden mit Krankheitssymptomen verwechselt.
- Depressive Syndrome, die sich als sozialer Rückzug und scheinbar angepasstes („ruhiges") Verhalten minderbegabter Menschen manifestieren können, werden verkannt.
- Die Verwendung zu komplizierter Fragen und Redewendungen, die keine Kommunikationsbasis mit dem Patienten darstellen, verhindert ein wirkliches Gespräch.

LITERATUR

Bouras, N., C. Drummond: Behavioral and psychiatric disorders of people with mental handicap living in the community. J. Intellect Disabil Res 36 (1992), 349–357.

Cooper S. A., E. Smiley, J. Morrison et al: Mental ill-health in adults with intellectual disabilities: prevalence and associated factors. Br J Psychiatry 190 (2009), 27–35.

Dose, M.: Recognition and management of acute neuroleptic-induced extrapyramidal motor and mental syndromes. Pharmacopsych 33, Suppl. 1 (2000), 3–13.

Fliegel, S., W. M. Groeger, R. Künzel et al.: Verhaltenstherapeutische Standardmethoden, 4. Aufl. Psychologie Verlags Union, Weinheim 1998.

Hasan A., P. Falkai, T. Wobrock et al.: World Federation of Societies of Biological Psychiatry (WFSBP) Guidelines for Biological Treatment of Schizophrenia, Part 1: Update 2012 on the acute treatment of schizophrenia and the management of treatment resistance. The World Journal of Biological Psychiatry 13 (2012), 318–378.

Hollweg, M. R., Grohmann, E. Rüther: Benzodiazepine. In: Grohmann, R., E. Rüther, L. G. Schmidt Hrsg.: Unerwünschte Wirkungen von Psychopharmaka, S. 219–229. Springer, Berlin–Heidelberg–New York 1994.

Lesem M. D., T. K. Tran-Johnson, R. A. Riesenberg et al.: Rapid acute treatment of agitation in individuals with schizophrenia: multicentre, randomised, placebo-controlled study of inhaled loxapine. Br J Psychiatry 198 (2011), 51–58.

Lund, J.: The prevalence of psychiatric morbidity in mentally retarded adults. Acta Psychiatrica Scand 72 (1985), 563–570.

Matson J. L., S. Mahan: Antipsychotic drug side effects for persons with intellectual disability. J Intell Dev Disabil 33 (2010), 1570–1576.

Meins, W.: Aktuelle Entwicklungen in der Psychopharmakotherapie von Personen mit geistiger Behinderung. Krankenhauspsychiatrie 2 (1991), 109–114.

Messer T., F.-G. Pajonk, M. J. Müller: Pharmakotherapie von psychiatrischen Akut- und Notfallsituationen. Nervenarzt 86 (2015), 1097–1110.

National Collaborating Centre for Mental Health: Psychosis and Schizophrenia in Adults. The NICE Guideline on Treatment and Management. Updated Edition 2014.

Yatham L. N., S. H. Kennedy, S. V. Parikh et al.: Canadian Network for Mood and Anxiety Treatments (CANMAT) and International Society for Bipolar Disorders (ISBD) collaborative update of CANMAT guidelines for the management of patients with bipolar disorder: update 2013. Bipolar Disorders 15 (2013), 1–44.

KAPITEL

Katja Becker, Michael Haberhausen und Martin H. Schmidt

27 Akut- und Notfallsituationen bei Kindern und Jugendlichen

27.1 Alterstypische Besonderheiten

Akute Interventionen wegen psychischer Störungen werden bei Kindern und Jugendlichen erforderlich, wenn körperliche oder psychische Gefährdungen für Betroffene oder Dritte drohen oder bereits eingetreten sind. Da sie für ihre altersgerechte Entwicklung aber auch auf eine intakte Interaktion mit ihrem Umfeld angewiesen sind, können schwere Beeinträchtigungen dieses Systems ebenfalls akute Krisensituationen auslösen. Die Notfall- und Krisensituationen bei Patientinnen und Patienten mit Essstörungen sind im ➤ Kap. 22 dargestellt.

27.1.1 Rechtliche Situation

Bereits für die Befunderhebung benötigt der Arzt bei Kindern und Jugendlichen im Regelfall das Einverständnis der Sorgeberechtigten, erst recht gilt dies für geplante Interventionen. Nur bei „rechtfertigendem Notstand" gemäß §34 StGB darf der Arzt ohne Auftrag handeln.

Dabei muss sein Handeln stets dem gegebenen Risiko angemessen sein, d. h., das geschützte Interesse muss das verletzte Interesse deutlich überwiegen (z. B. bei akuter Suizidalität).

In der Regel wird ein Minderjähriger von seinen sorgeberechtigten Eltern oder einer von ihnen beauftragten Person begleitet. In Fällen geringerer Tragweite darf ein Elternteil bei gemeinsamem Sorgerecht für den anderen mit entscheiden. Diagnostische oder therapeutische Einwirkungen mit möglicherweise erheblichen Risiken dagegen überschreiten in der Regel den Auftrag eines Elternteils, auch wenn er beide Sorgepflichtigen vertritt. Das gilt auch für aufschiebbare Entscheidungen bei Minderjährigen, die in einer Jugendhilfeeinrichtung leben und von einem Mitarbeiter vorgestellt werden. Der Sorgeberechtigte, auf dessen Entscheidung hier zu warten wäre, kann auch ein Amtsvormund sein.

Lehnt ein Minderjähriger eine notwendige Aufnahme in eine Klinik (z. B. bei einem psychotischen Erregungszustand) ab oder ist er mit den damit verbundenen Behandlungsmaßnahmen nicht einverstanden, so darf er nicht ohne rechtliche Grundlage gegen seinen Willen behandelt werden. Wenn die Sorgeberechtigten eine stationäre Behandlung gegen den Willen des Kindes/Jugendlichen einvernehmlich wünschen, müssen sie einen entsprechenden Antrag auf Unterbringungsgenehmigung nach §1631b BGB beim zuständigen Familiengericht stellen. Über diesen ist nach ärztlicher Stellungnahme und Anhörung des Minderjährigen kurzfristig zu entscheiden. Ist der Antrag gestellt bzw. kann man davon ausgehen, dass er bis zum nächstmöglichen Zeitpunkt gestellt wird, gelten bis zur Entscheidung die Voraussetzungen des §34 StGB (rechtfertigender Notstand). Außerdem gelten auch für das Kindes- und Jugendalter die Gesetze über Hilfen und Schutzmaßnahmen bei psychischen Krankheiten (PsychKG, PsychKHG) des jeweiligen Bundeslandes.

Unterlassen Eltern Maßnahmen, die im Interesse ihres Kindes notwendig sind, kann der Arzt zunächst im rechtfertigenden Notstand handeln. Dies kann dann erfolgen, wenn ihm das Jugendamt die Behandlung eines Minderjährigen überträgt, den es gemäß §42 Kinder- und Jugendhilfegesetz (SGB VIII, d. h. auf dessen Bitte oder „bei dringender Gefahr für sein Wohl") in seine Obhut genommen hat. Das Jugendamt muss sich dann umgehend um Ersatz für den fehlenden Elternwillen beim Familiengericht bemühen. Diese Konstellation ist häufig bei gesicherter schwerer Kindesmisshandlung gegeben.

Sieht auch das Jugendamt abweichend vom Arzt keinen Handlungsbedarf, kann dieser selbst beim Familiengericht die Übertragung von Teilbereichen der elterlichen Sorge (etwa Aufenthaltsbestimmungsrecht) auf Dritte beantragen gemäß §1666 BGB wegen Kindeswohlgefährdung. Ein richterlicher Bereitschaftsdienst des zuständigen Amtsgerichts nimmt entsprechende Anträge außerhalb der Dienstzeit entgegen und informiert über das Vorgehen, wenn der Antrag nicht unmittelbar bearbeitet wird. Existiert kein Bereitschaftsdienst, ist der Antrag zum frühestmöglichen Zeitpunkt zu stellen. Bis dahin kann unter Rückgriff auf §34 StGB die Entlassung eines Minderjährigen aus der Klinik verweigert werden (➤ Tab. 27.1).

Nach Inobhutnahme gemäß §42 SGB VIII oder bei Antrag gemäß §1666 BGB kann der Arzt Informationen mit Einverständnis der Sorgeberechtigten weitergeben, wenn diese ebenfalls um die Klärung der für sie rechtlich unsicheren Situation bemüht sind. Er kann aber auch ohne deren Einverständnis nach Rechtsgüterabwägung der Schweigepflicht unterliegende Sachverhalte gegenüber Jugendamt oder Vormundschaftsgericht offenbaren.

Altersentsprechende Interessen von Minderjährigen (z. B. die Nichtmitteilung von sexuellen Kontakten oder Substanzkonsum) rangieren vor dem Informationsinteresse der Eltern, sofern dem nicht übergeordnete Interessen (Mitteilung von Entwicklungsrisiken, schwerwiegenden Erkrankungen oder notwendigen Interventionen) entgegenstehen. Im letzteren Fall muss der Minderjährige auf die mögliche Weitergabepflicht von Informationen hingewiesen werden. Rechtlich erheblich in Notfallsituationen ist der Begriff der akuten Eigen- oder Fremdgefährdung: Beide begründen Unterbringungs- und Behandlungsvollmachten. Ärztliches Handeln kann berechtigt sein, auch wenn bezüglich der Eigen- oder Fremdgefährdung eines Minderjährigen Dissens mit den Sorgeberechtigten besteht. Der Arzt muss bei der Abwägung auch einschätzen, inwieweit Eltern ihre Rolle kompetent ausüben (➤ Tab. 27.2) und Eigengefährdung sowie Gefährdung anderer durch Beaufsichtigung ihres Kindes tatsächlich ausschließen können und ob dieses Mittel möglicherweise angemessener ist als die abgelehnte ärztliche Intervention (wie z. B. Medikation oder stationäre Aufnahme).

Tab. 27.1 Rechtliche Grundlagen ärztlichen Handelns bei Minderjährigen in Akut- und Notfallsituationen

• Mit Einverständnis des/der Sorgeberechtigten und des Kindes/Jugendlichen
• Gegen den Willen des Minderjährigen mit Einverständnis des/der Sorgeberechtigten und des Familiengerichts (§ 1631b BGB)
• Aus rechtfertigendem Notstand (§ 34 StGB)
• Nach Inobhutnahme durch das Jugendamt (gemäß §42 SGB VIII)
• Gegen den Willen des/der Sorgeberechtigten nach (teilweiser) Übertragung der elterlichen Sorge auf Dritte (§ 1666 BGB)

27.1.2 Befunderhebung in der Akutsituation

Eltern und Kind müssen getrennt befragt werden, damit auch Sachverhalte berichtet werden können, die der jeweils andere Teil nicht kennt bzw. nicht erfahren soll. Handelt es sich um Patienten im Kindesalter, beginnt man mit der Befragung der Eltern. Exploriert werden vorausgegangene Ereignisse und unmittelbare Vorgeschichte sowie die Erwartungen an die Notfallkonsultation. Sind Jugendliche betroffen, werden zunächst diese alleine befragt, sofern ihr Zustand es erlaubt.

> Nach Suizidhandlungen muss die Exploration zu den Hintergründen im Anschluss an die somatische Notfallversorgung baldmöglichst stattfinden, da im Laufe der Reorganisation psychischer Strukturen nach dem Suizidversuch mit zunehmender Wahrscheinlichkeit „zensierte" Informationen mitgeteilt und zugrunde liegende Konfliktsituationen verschwiegen oder bagatellisiert werden.

Eltern können bessere Informationen über Verhaltensweisen ihrer Kinder geben (ausgenommen Substanzmissbrauch, Sexualverhalten und Kriminali-

Tab. 27.2 Zeichen mangelnder elterlicher Kompetenz

• Offensichtliche Fehleinschätzung von Gefährdungen seitens der Eltern.
• Das Verhalten der Eltern wirkt eher beunruhigend auf den minderjährigen Patienten.
• Pädagogische Grenzsetzungen fallen den Eltern schwer (Beobachtungen und Anamnese verwerten).
• Die Eltern-Kind-Beziehung ist zu symbiotisch bzw. zu partnerschaftlich, und Eltern nehmen ihre Erziehungsfunktion nicht hinreichend wahr.

tät), Kinder informieren besser über ihre affektive Situation, Jugendliche auch über frühere affektive Zustände. Ein Explorationsstil, der Offenheit für die subjektive Erlebnisweise des Patienten zeigt, führt zur besseren Kooperation des Minderjährigen.

Bei der Beurteilung der Befunde ist der Entwicklungsstand des Kindes oder Jugendlichen zu berücksichtigen. Als grobe Anhaltspunkte gelten, dass

- das Denken von Adoleszenten in der Regel formal dem Erwachsener entspricht,
- Schulkinder logisch, aber konkret denken,
- die Sprache Fünfjähriger inhaltlich verständlich ist,
- Trennungsangst bis zum Alter von vier Jahren als physiologisch gilt.

Die Symptomwahl kann altersabhängig sein: Somatische Symptome sind im Vorschulalter häufiger, ebenso Ängste bei Schulkindern. Konversionssymptome weichen im Schulalter oft von den klassischen Symptomen Erwachsener ab.

Die Anamnese beginnt am besten mit offenen Fragen, die Exploration spezifischer Inhalte schließt sich erst später an. Darüber hinaus ist die Verhaltensbeobachtung der Kinder/Jugendlichen und auch ihrer Eltern während der Exploration wichtig. Betroffenheit, Hilflosigkeit, Überforderungserleben, Unverständnis und Ambivalenz sind häufig aufschlussreich. Aus dem Schweigen – vor allem von Kindern – darf aber nicht geschlossen werden, dass Fragen verneint werden. Schweigen kann stuporös, oppositionell, mutistisch oder angstbedingt sein, kann aber auch auf Vigilanzeinschränkungen hinweisen.

Die **pädiatrisch-neurologische Befunderhebung** muss unter anderem infektiöse, metabolische und toxische Ursachen akut aufgetretener psychischer Zustände ausschließen. Neben Drogenkonsum (inkl. pflanzlicher Halluzinogene, wie Psilocybinpilze, Stechapfel, Engelstrompete) sollten auch Medikamenteneinnahmen erfragt werden, da es mitunter bei bestimmten Pharmaka (z. B. Antibiotika) zu Halluzinationen oder anderen psychotischen Zuständen als seltene unerwünschte Arzneimittelwirkungen (UAW) kommen kann. Bei Verdacht auf körperliche oder sexuelle Misshandlung ist die äußerliche Untersuchung auf Verletzungsfolgen schon aus forensischen Gründen (einschließlich genauer fotografischer Dokumentation) notwendig (wenn auch nicht immer unmittelbar, ➤ 27.8). Teilen Kinder außergewöhnliche Ereignisse mit, so müssen deren Häufigkeit und Zeitpunkt möglichst exakt dokumentiert werden.

27.1.3 Prinzipien der Intervention in der Akutsituation

Die Intervention beginnt mit der – nach Möglichkeit gemeinsamen – Problemdefinition, aus der die veranlassten Maßnahmen verständlich werden sollen. Bei Selbst- oder Fremdgefährdung oder krisenhafter Zuspitzung von Interaktionen kann auf die Zustimmung des Betroffenen verzichtet werden.

Je kompetenter Eltern sind (zu Einschätzungshinweisen ➤ Tab. 27.2), umso eher kann man ihnen die Krisenbewältigung zu Hause, d. h. bei ambulanter Weiterbehandlung, überlassen.

Kommt eine **Pharmakotherapie** infrage, dann ist zu bedenken, dass die Altersabhängigkeit von Absorption, Verteilung, Proteinbindung, Metabolismus, Elimination und Pharmakodynamik die Wirkungen von Medikamenten bei Kindern im Vergleich zu Erwachsenen in erheblichem Umfang verändern kann. Analogieschlüsse sind weder bezüglich Dosierung noch bezüglich Wirkung zulässig. Vor der Pharmakagabe ist nach Alkohol- und Drogenkonsum, Medikamenteneinnahme, Suizidalität und möglicher Schwangerschaft ausdrücklich zu fragen (ggf. ergänzt durch laborchemische Kontrollen wie Drogenscreening etc.).

Bei Kombination medikamentöser und psychotherapeutischer Interventionen ist mit dem Ziel einer verbesserten Compliance auf die Wichtigkeit der Letzteren hinzuweisen.

Bei Akutinterventionen sind künftige notwendige Schritte unbedingt zu berücksichtigen, um neue Krisen zu verhindern (so wäre es etwa kontraindiziert, in der Krisensituation einem Schulkind mit Trennungsangststörung die Befreiung vom Schulbesuch zuzusichern; ➤ 27.3).

Gerade in Akutsituationen müssen Anweisungen an die Eltern oder das Kind klar und einfach sein, wenn sie befolgt werden sollen.

Über relevante UAW und Off-Label-Anwendungen sind die Eltern aufzuklären.

Die für den Versorgungsbereich zuständige Klinik für Kinder- und Jugendpsychiatrie sollte bekannt sein. Gleiches gilt für ambulante Weiterbehandlungsmöglichkeiten in der Region. Der Notfalldienst sollte nach Möglichkeit die zuständige Klinik persönlich über die zur Aufnahme führenden Ereignisse informieren.

Bei manchen Konsultationen im Notfalldienst sind ärztliche Interventionen nicht unmittelbar erforderlich. Typische Beispiele sind in ➤ Tab. 27.3 aufgelistet. Unabhängig davon sollte auch in diesen Fällen eine diagnostische Klärung angestrebt werden. Adressen und Rufnummern der statt des Arztes in solchen Situationen Zuständigen (z. B. Familiengericht/richterlicher Bereitschaftsdienst/Jugendamt bei Inobhutnahmen) sollten möglichst verfügbar sein, können aber auch über die nächste Polizeidienststelle erfragt werden.

Tab. 27.3 Typische Notdienstkonsultationen ohne dringenden ärztlichen Interventionsbedarf

• Psychische Störung, die kein unmittelbares ärztliches Handeln erfordert, aber subjektiv als gefährlich erlebt wird
• Unzufriedenheit des Umfelds mit der bereits begonnenen Behandlung einer psychischen Störung
• Weigerung des Umfelds, die diagnostische Einschätzung einer anderen Institution (Erziehungsberatungsstelle, Jugendamt) anzuerkennen
• Bekannte chronische psychische Störung (meist dissoziales Verhalten), die vom Umfeld jeweils nur bei Zuspitzung für interventionsbedürftig gehalten wird, meist im Sinne einer Sanktionierungsabsicht
• Kritische Situationen, bei denen andere zuständige Institutionen sich weigern zu handeln (z. B. Inobhutnahme oder Heimaufnahme), notwendige Fremdunterbringung verzögern oder unzureichende Unterbringungsform wählen (wie Regelkinderheim statt Intensivwohngruppe)
• Bei Straftaten: Versuch, durch die Inanspruchnahme eines Notfall- oder Kriseninterventionsdienstes einer Strafverfolgung zu entgehen
• Familiär eskalierte Situation, in der bei fehlender akuter Eigen- oder Fremdgefährdung bzw. fehlender psychischer Störung des Kindes eine Inobhutnahme durch das Jugendamt angezeigt ist
• Sorgerechtsstreitigkeiten getrennt lebender Eltern und Agieren eines Elternteils gegen den anderen, um Umgangsregeln nicht einhalten zu müssen

27.2 Störung des Sozialverhaltens (aggressives und dissoziales Verhalten)

Krankheitsbild – Symptomatik

Persistierende Verstöße gegen die Rechte Dritter, mangelnde Lenkbarkeit und aggressive Übergriffe bestimmen das Bild. Dabei kann die Symptomatik auf den familiären Kontext beschränkt sein. Jungen sind häufiger und oft schwerer betroffen. Die 1-Jahresprävalenz in der Gesamtbevölkerung reicht von 2 % bis zu mehr als 10 % (APA 2015) und scheint über die Länder hinweg ziemlich konstant zu sein. Die Prävalenzraten steigen dabei von der Kindheit bis zum Jugendalter an (APA 2015). Aus der Liste der Symptome (Streitsucht, Tyrannisieren, Grausamkeit, zerstörerisches Verhalten, chronisches Lügen und Ungehorsam, Stehlen, Schuleschwänzen, Weglaufen, Wutausbrüche, verbale und tätliche Aggressivität) führen am ehesten zur Notfallkonsultation:

- Verhaltensweisen, die zum Schulausschluss führen
- Körperliche Gewalttätigkeit
- Aggressive Erregungszustände

Mögliche Ursachen und Differenzialdiagnosen

Oft werden Ablehnung durch Erwachsene und Peers, inkonsistente Beziehungen, unzureichende Kontrolle durch Bezugspersonen, Differenzen mit neuen Familienmitgliedern, Schulversagen sowie Zugehörigkeit zu Gruppen Älterer mit Substanzmissbrauch gesehen. Überzufällig häufig ist bei Jüngeren die Kombination mit hyperkinetischen Störungen (Hyperkinetische Störung des Sozialverhaltens) gegeben (➤ 27.7.3). Differenzialdiagnosen sind

- Hyperkinetische Störungen ohne gleichzeitige Dissozialität (Einfache Aktivitäts- und Aufmerksamkeitsstörung bzw. Aufmerksamkeitsdefizit-/Hyperaktivitätsstörung)
- Oppositionelles Verhalten jüngerer Kinder, das Interaktionskrisen herbeiführen kann (➤ 27.7.4)
- Akute Reaktionen auf extreme Belastung (➤ 27.9 und ➤ Kap. 21).

Befunderhebung in der Akutsituation

Eine Fremdanamnese ist unerlässlich bezüglich:

- Symptomdauer (bei Dissozialität mindestens sechs Monate),
- Gewalttätigkeit in der Familie (nach Misshandlung der Eltern durch Patienten fragen),
- Wutausbrüchen,
- Weglaufen,
- Suizidversuchen in der Vergangenheit.

Außerdem muss nach bisherigen Interventionen und ggf. eingeleiteten Strafverfolgungsmaßnahmen gefragt werden. Vom Betroffenen selbst sind die aktuellen Symptome, antizipierte Gründe, Drogen-, Alkohol- und Medikamentenmissbrauch, delinquente Handlungen, depressive Symptome und Suizidalität zu explorieren.

Wegen des Suizidrisikos muss stets auf depressive Zustände geachtet werden. Bei Weglaufen von Kindern als Leitsymptom ist differenzialdiagnostisch an eine Reaktion auf sexuellen Missbrauch zu denken.

Verhaltensregeln

Eltern, die auf ihre Kinder provozierend wirken, sind von diesen zu trennen. Die Akutsituation dient der Deeskalierung. Dissoziale oder delinquente Verhaltensweisen sind zwar als solche herauszustellen, im Rahmen des Notfallkontakts sollte man sich aber nicht in Diskussionen über ihre möglichen Hintergründe verstricken lassen, da die Betroffenen dazu neigen, die Gründe für ihr Fehlverhalten external zu attribuieren.

Bei Kindern und Jugendlichen nach Gewalttätigkeiten auf Spuren eigener Verletzungen achten!

> Auch nach Straftaten besteht die ärztliche Aufgabe primär in einer medizinisch-psychiatrischen Untersuchung des Jugendlichen, nicht in einer Ermittlung des Tathergangs.

Akuttherapie

Bei hoher Agitiertheit mit drohenden Übergriffen auf weitere Beteiligte trotz verbaler Deeskalationsmaßnahmen sollte der Patient fixiert oder/und, wenn vertretbar, sediert werden (z. B. mit Promethazin 12,5–25 mg i. m. bis zu einer max. Tagesdosis von 0,5 mg/kg KG oder mit 25–50 mg Levomepromazin i. m.). Bei der Medikation muss auf mögliche Wechselwirkungen mit Alkohol, Drogen oder Medikamenten geachtet werden.

Die Notaufnahme ist nur bei zugespitzter Symptomatik und Gefahr für andere indiziert, außerdem bei akuter Suizidalität (➤ 27.5.1). Viele sonstige Konstellationen gehören in die Hand der Jugendhilfe, die sich selbstverständlich der kinderpsychiatrischen Mitbetreuung versichern kann (➤ Tab. 27.3). Deeskalierende Gespräche mit dem Ziel, die Handlungskompetenz der Eltern zu stärken, sind hierbei die geeignete Erstintervention. Nach stationärer Aufnahme ist die weitere Sedierung von Patienten mit Impulskontrollstörung nur bei fortbestehendem starkem Erregungszustand indiziert.

Weiteres Vorgehen

Der Minderjährige muss über mögliche Rechtsfolgen aggressiven Verhaltens (z. B. bei Misshandlung von Eltern oder Geschwistern, Sachbeschädigung) aufgeklärt werden, wobei das Androhen einer Strafanzeige meist nicht verhaltensändernd wirkt. Wichtig ist es, zusätzliche Informationen (z. B. zur Schulsituation) zu gewinnen und den notwendigen Kontakt zur Jugendhilfe herzustellen.

> Eine stationäre Notaufnahme sollte möglichst als Krisenintervention gehandhabt werden. Die längerfristige stationäre Behandlung aggressiven Verhaltens und damit verbundener Interaktionsstörungen bedarf einer spezifischen Indikation und der Kooperationsbereitschaft der Familie bzw. des gesetzlichen Vertreters.

Rechtliche Hinweise

Bei stationärer Aufnahme gegen den Willen des Betroffenen müssen Maßnahmen nach § 1631b BGB beantragt werden (➤ 27.1.1). Bei innerfamiliärer Gewalt ist in Extremfällen die Schweigepflicht gegen die Offenbarungspflicht abzuwägen. Mitgeteilte Straftaten sind wegen späterer möglicher Zeugenpflicht sorgfältig zu dokumentieren.

Typische Fehler

- Versuch der Deeskalation nach dem Allparteilichkeitsprinzip
- Gefährdung von Mitpatienten oder Mitarbeitern durch Verzicht auf Fixierung oder Sedierung

27

27.3 Emotionale Störungen mit Trennungsangst

Krankheitsbild – Symptomatik

Bei der Trennungsangst ist die Trennung von wichtigen Bezugspersonen Angstobjekt. Die Symptomatik entsteht im Vorschulalter, kann aber zwischenzeitlich remittiert sein und unter Belastung wieder auftreten. Die Trennungsangst ist die häufigste Angststörung bei Kindern unter 12 Jahren und kommt bei ca. 4 % der Kinder vor, bei Jugendlichen beträgt die 12-Monatsprävalenz 2 % (APA 2015).

Von den in ➤ Tab. 27.4 genannten Leitsymptomen werden die ersten vier in der Akutsituation am häufigsten registriert. In der akuten Trennungssituation schlagen Angst und Anklammern oft in Opposition und aggressives Verhalten um.

Die Bezugspersonen sollten befragt werden

Tab. 27.4 Leitsymptome der Trennungsangst
• Verweigerung von Schul- oder Kindergartenbesuch, um einer Trennung auszuweichen (die sogenannte Schulphobie hat nicht die Schule als phobisch besetztes Objekt, sondern ist eine Trennungsphobie)
• Gedanke, den Bezugspersonen könnte etwas zustoßen
• Befürchtung des Patienten, er könne durch ungünstige Ereignisse von der Bezugsperson getrennt werden
• Körperliche Symptome, meist in Form von Übelkeit, Kopf- und Bauchschmerzen vor und/oder während der Trennung
• Nicht ohne die Hauptbezugsperson bzw. nicht außerhalb der Wohnung schlafen können
• Nicht allein in der Wohnung bleiben können
• Unglücklich sein über bevorstehende Trennungen, aber auch während und nach Trennungen
• Albträume bezüglich der Trennung von der Bezugsperson

- hinsichtlich überprotektiver Reaktionen auf die Angst des Kindes,
- zu wiederholten bedrohlich erlebten Situationen in der Familie,
- zum Eintreten von Entlastung, sobald die Trennung abgewendet ist.

Differenzialdiagnosen

Als Differenzialdiagnosen sind die generalisierte Angststörung des Kindesalters, phobische Störungen (die aber auch gleichzeitig vorliegen können) sowie akute Belastungsreaktionen und Anpassungsstörungen zu erwägen.

Verhaltensregeln und Interventionen

> Der in der Akutsituation konsultierte Arzt darf vor allen Dingen nicht versprechen, die Trennung zu vermeiden.

Das Sitzen auf getrennten Stühlen, möglichst auch an getrennten Tischseiten vermeidet anklammerndes Verhalten, bei dem jeder neue Trennungsversuch die Angst belebt.

Ein ambulanter Behandlungsversuch ist nur bei erzieherisch kompetenten Eltern und bei in anderen Bereichen autonomen Kindern vertretbar. Dieser ist gescheitert, wenn z. B. der Schulbesuch nicht kurzfristig wiederaufgenommen wird!

> Ist eine stationäre Behandlung nötig (bei Schulabsentismus, symbiotischer Eltern-Kind-Beziehung, Fehlen außerhäuslicher Aktivitäten, gescheiterter ambulanter Behandlung), dann ist sie aus der Krisensituation leichter einzuleiten als später – diese ist also zu nutzen.

Die Eltern sollten darüber aufgeklärt werden, dass eine „angstfreie" Entwicklung den Aufbau kindlicher Autonomie fördert. Auch sollten die Eltern ermutigt werden, dem Kind die Trennung zuzutrauen. Von ärztlicher Seite müssen klare Vorgaben gemacht werden.

Bei nichteinsichtigen Eltern muss das Jugendamt um Unterstützung gebeten werden. Bei stationärer Aufnahme gegen den Willen des Minderjährigen müssen die Eltern auf einen Antrag zur Unterbringungsgenehmigung gemäß §1631b BGB hingewiesen werden (➤ 27.1.1).

Typische Fehler

- Befreiung vom Schulbesuch ohne stationäre Aufnahme
- Psychotherapeutische Bearbeitung der Problematik ohne unmittelbare Wiederherstellung der Trennungssituation bzw. des Schulbesuchs

Fallbeispiel

Die 12-jährige Anna besucht seit zwei Monaten nicht mehr die Schule. An Schultagen klagt sie morgens über starke Bauchschmerzen und Übelkeit. Schon zuvor hat sie nie bei Freunden übernachtet und hat starke Angst, alleine zu Hause zu sein, selbst wenn die Mutter nur kurz einkaufen geht. Befragt nach den Gründen, gibt Anna an, sie habe Angst, dass der Mutter etwas zustoßen könnte. Oft schlafe sie schlecht und träume, sie würde entführt werden, und schlafe deswegen nun auch seit drei Wochen im Bett der Eltern. An Belastungsfaktoren sind eine soziale Ängstlichkeit der Mutter sowie eine zurückliegende Alkoholabhängigkeit des Vaters zu explorieren, der drei Jahre zuvor mit einer Alkoholintoxikation in einer Klinik behandelt wurde, aber seit der anschließenden Entwöhnungstherapie abstinent ist. Versuche der Eltern, Anna in die Schule zu begleiten, scheiterten.

Anfangs schafft sie es, eine Stunde in der Schule zu bleiben, klagt dann aber über starke Bauchschmerzen. Bei den letzten Versuchen weigert sich Anna, aus dem Auto zu steigen, schreit und zeigt anklammerndes Verhalten. Auf Empfehlung der konsultierten niedergelassenen Kinder- und Jugendpsychiaterin wird Anna stationär in einer Klinik für Kinder- und Jugendpsychiatrie aufgenommen. Da sie weint, schreit, sich an die Mutter klammert und nicht bleiben möchte, beantragen die Eltern beim Familiengericht eine Unterbringungsgenehmigung nach §1631b BGB. Nachdem in der Klinik die ersten Tage wegen Weglaufgefährdung die Tür geschlossen bleiben muss, gelingt es Anna zunehmend, sich in den Stationsalltag zu integrieren und Trennungssituationen besser zu bewältigen. Nach dem erfolgreichen Besuch der Klinikschule besucht sie nach drei Wochen schon ihre Heimatschule. Nachdem dieser sowie Belastungserprobungen an den Wochenenden zu Hause mit Schlafen im eigenen Bett und auch der Schulbesuch von zu Hause ohne Wiederauftreten von somatischen Beschwerden oder Zeichen von Angst gut funktionieren, wird Anna wieder entlassen.

27.4 Psychotische Störungen im Kindes- und Jugendalter

Eine ausführliche Darstellung der bei schizophrenen und manischen Erkrankungen auftretenden Akutsituationen findet sich in ➤ Kap. 18 und ➤ Kap. 19, allgemeine Ausführungen zum diagnostischen und therapeutischen Vorgehen bei Verdacht auf das Vorliegen einer Psychose finden sich in ➤ Kap. 10. Deshalb werden in diesem Abschnitt lediglich alterstypische Besonderheiten psychotischer Erkrankungen bei Kindern und Jugendlichen besprochen.

Krankheitsbild – Symptomatik

Akutsituationen werden im Jugendalter nur bei paranoid-halluzinatorischen und den seltenen katatonen Bildern gesehen. Schizophrenien mit Beginn in der Adoleszenz haben nach Gillberg (2001) eine Prävalenz von 0,23 %. Etwa 4 % aller Schizophrenien treten vor dem 15. Lebensjahr auf, etwa 1 % vor dem 10. Lebensjahr (Remschmidt & Theisen 2011).

Für die Einordnung akuter Symptome ist die Kenntnis einer genetischen Belastung, vor allem aber des prodromalen Verlaufs wesentlich (Interessenverlust, sozialer Rückzug auch von Freunden und Angehörigen, depressiver Affekt, Ratlosigkeit, oft Leistungsabfall). Die entsprechenden Informationen werden am besten fremdanamnestisch erhoben.

Bei akutem Krankheitsbeginn werden bei jungen Patienten häufig hochgradige Angstzustände beobachtet. Denkstörungen erhalten bei Jugendlichen besonderen Symptomwert, wenn sie zusammen mit bizarrem Verhalten auftreten. Nach Wahnsymptomen muss ausdrücklich gefragt werden, ersterkrankte Jugendliche teilen sie oft nicht spontan mit.

Manche psychotische Störungen manifestieren sich erstmals unter Drogenkonsum, andere Jugendliche versuchen in der Frühphase der Erkrankung eine „Selbstmedikation" mittels Drogen. Optische Halluzinationen lenken eher den Verdacht auf exogene Psychosen. Nach Drogenkonsum ist also immer zu fragen. Er ist die häufigste Ursache exogener, d. h. durch somatische Prozesse verursachter Psychosen bei Jugendlichen, gefolgt von akzidentellen und suizidal motivierten Vergiftungen.

Differenzialdiagnosen

Bei katatonen Bildern ohne vegetative Symptomatik sind ausgeprägte Zwangsstörungen differenzialdiagnostisch auszuschließen.

Akute vorübergehende psychotische Störungen (abrupt beginnende Symptomatik mit wechselnden Halluzinationen, Wahnsymptomen oder Wahrnehmungsstörungen sowie wechselndem Affekt, die maximal zwei Wochen andauern) sind bei Jugendlichen häufiger als bei Erwachsenen. Zum Symptombild gehören Orientierungs- und Wahrnehmungsstörungen sowie Affektauffälligkeiten im Sinne ängstlicher Reizbarkeit oder ekstatischen Glücksgefühls. Rascher Symptomwechsel ist dabei häufig. In einem kleineren Teil der Fälle werden solche passager-psychotischen Störungen durch eine massive (psychische) Traumatisierung ausgelöst. Manche schizophrenen Störungen Jugendlicher imponieren initial als manisch. Auch bei manischen Syndromen sind in dieser Altersstufe rasche bipolare Phasenwechsel häufig; das Symptomspektrum ist von Logorrhö und assoziativ gelockertem Denken stärker geprägt als von misstrauisch gereiztem oder aggressivem Verhalten.

Verhaltensregeln und Akuttherapie

Es gelten generell die gleichen Regeln wie bei Erwachsenen. Zurückhaltung ist bei der Formulierung einer endgültigen Diagnose geboten (häufig passagere Störungen), erst recht bezüglich der Prognose.

Nach Möglichkeit sollte mit medikamentöser Behandlung gewartet werden, bis die Differenzialdiagnose zwischen vorübergehenden psychotischen Störungen und Schizophrenie bei Abklingen von Orientierungs- und Wahrnehmungsstörungen möglich wird. Erstgenannte Störungsbilder bessern sich binnen weniger Tage. Eine stationäre Aufnahme ist bei allen psychotischen Ersterkrankungen und bei allen floriden Rezidiven angebracht.

Zugelassen ist das atypische Antipsychotikum Aripiprazol ab einem Alter von 15 Jahren. Die Behandlung sollte für zwei Tage mit 2 mg eingeleitet werden, die empfohlene tägliche Dosis beträgt 10 mg (bis max. 30 mg). Nebenwirkungsreicher ist Haloperidol (Initialdosis 0,07 mg/kg KG/d). Sinnvoll ist in der Akutphase für beide Substanzen eine Kombination mit Lorazepam (0,075 mg/kg KG/d). Clozapin unterliegt einer beschränkten Zulassung und darf erst als Medikament der dritten Wahl verabreicht werden unter vorgeschriebenen, engmaschigen Laborkontrollen.

Während der diagnostischen Phase können Antipsychotika häufig durch ein hohes Maß an persönlicher Präsenz und stützender Zuwendung, außerdem durch Hilfen zur örtlichen und zeitlichen Orientierung eingespart werden. Eine katatone Symptomatik bedarf der sorgfältigen Überwachung bezüglich des Auftretens vegetativer Symptome, die Intensivbehandlung erfordern (➤ Kap. 12). Bei einem Rezidiv ohne vorherige medikamentöse Prophylaxe ist diese zwingend einzuleiten.

27.5 Suizidalität, selbstverletzendes Verhalten und depressive Störungen

27.5.1 Suizidalität

Zur Notfallvorstellung kommen Kinder und Jugendliche mit akuten Suizidgedanken und nach durchgeführten, abgebrochenen, unterbrochenen oder misslungenen Suizidversuchen. Als Suizidversuch wird dabei jede selbstinitiierte Verhaltenssequenz eines

Individuums verstanden, welches zum Zeitpunkt des Handlungsbeginns erwartet, dass die getroffenen Maßnahmen zum Tode führen werden (Näheres zu Suizidalität im Allgemeinen vgl. ➤ Kap. 11). Die Suizidversuchsziffer (Suizidversuche/100 000 der Altersgruppe pro Jahr) in der Gruppe der 15- bis 19-Jährigen beträgt nach einer repräsentativen WHO-Multicenterstudie (Zeitraum 2002–2006) bei den männlichen Jugendlichen 186 bzw. 312 bei den weiblichen Jugendlichen (Schmidtke & Monsue-Consortium 2010). Das höchste Wiederholungsrisiko besteht dabei in den ersten 12 Monaten nach einem Suizidversuch (Übersicht: DGKJP et al. 2016: Leitlinien zu Suizidalität im Kindes- und Jugendalter).

Häufige Ursachen und Differenzialdiagnosen

Kinder und Jugendliche, die an einer psychischen Störung leiden, weisen ein drei- bis zwölffach erhöhtes Suizidrisiko auf. Es findet sich z. B. ein erhöhtes Suizidrisiko bei Patienten mit depressiven/bipolaren Störungen, Angsterkrankungen, Substanzmissbrauch, Essstörungen, Aufmerksamkeitsdefizit-/Hyperaktivitätsstörungen (ADHS), Störungen des Sozialverhaltens (erhöhte Impulsivität), Persönlichkeitsstörungen, Belastungsreaktionen und Psychosen.

Familien- und Partnerprobleme sind unter den chronischen oder akuten Belastungen Jugendlicher deutlich häufiger als Schul- oder Leistungsprobleme. Risikofaktoren sind Impulsivität, niedrige Frustrationstoleranz, niedriges Selbstwertgefühl, geringe Selbstwirksamkeitserwartung, emotionale Instabilität, pessimistische Zukunftshaltung/Hoffnungslosigkeit, erhöhte Reizbarkeit, Aggressivität, Angst vor Neuem, anhaltende Insuffizienzgefühle und Kritiküberempfindlichkeit, pathologischer Internetgebrauch und Suizide im Umfeld des Jugendlichen.

Befunderhebung in der Akutsituation

Konkrete Suizidgedanken sind gegenüber den bei Jugendlichen verbreiteten Suizidideen, die nicht mit Realisierungsabsichten verbunden sind, abzugrenzen. Letztere sind in Schulstudien bei etwa 14 % aller Adoleszenten zeitweise explorierbar (Brunner et al. 2007).

Patienten mit Suizidgedanken bedürfen wiederholter Exploration. Von den Symptomen des präsuizidalen Syndroms nach Ringel sind bei Jugendlichen am zuverlässigsten das Auftauchen von Vorstellungen zur Durchführung bei vorher eher flüchtigen Suizidgedanken sowie die Erwägung von Details und die Fixierung auf ein mögliches Vorgehen. Gerade in diesem Stadium konkret werdender Planung und abnehmender Kontakte fühlt sich die Umwelt häufig fälschlicherweise entlastet.

Nach suizidalen Handlungen muss die Exploration möglichst rasch erfolgen. Bei der Einschätzung fortbestehender Suizidgedanken helfen fremdanamnestische Angaben über frühere Suizidversuche, die Gefährlichkeit des verwendeten Vorgehens und das Suizidarrangement (➤ Kap. 11).

Bei Unklarheiten ist zu berücksichtigen, dass auch bei Handlungen ohne Selbsttötungsabsicht eine rasche Entwicklung in Richtung einer schweren Suizidgefährdung eintreten kann und dass Kinder und Jugendliche häufiger als Erwachsene die Gefährlichkeit einer Medikamentendosis unterschätzen.

Immer ist wegen des biologischen Risikos und der Vorbildwirkung nach depressiven Symptomen und nach Suiziden/Suizidversuchen in der Familie oder im Umfeld zu fragen.

Verhaltensregeln

Die Eltern müssen über die grundsätzliche Gefährlichkeit der Situation aufgeklärt werden. Es ist ihnen klarzumachen, dass bei Kindern und Jugendlichen die objektive Tötungswahrscheinlichkeit kein Maßstab für die Beurteilung des Suizidrisikos ist, weil diese aufgrund ihres begrenzten Urteilsvermögens die Gefährlichkeit von Suizidhandlungen über- oder unterschätzen können.

Der Arzt darf keine Zusagen zum weiteren Vorgehen an die Eltern machen, bevor der Patient nicht die volle Vigilanz wiedererlangt hat und eine Exploration möglich ist. Er muss die elterliche Kompetenz einschätzen, das vorhandene Risiko verstehen und dieses ggf. bei ambulanter Weiterbehandlung durch vermehrte Aufsicht und sonstige geeignete Maßnahmen begrenzen (➤ 27.1.2, ➤ 21.1.3).

In der Regel ist bei drohendem Suizid oder nach einer suizidalen Handlung die stationäre Krisenintervention indiziert.

Akute Interventionen

Bei Suizidalität oder nach suizidalen Handlungen genügt nicht die Versicherung des Minderjährigen, die Situation habe sich geändert; die Änderung muss konkret erkennbar sein.

Eine auf die Beeinflussung der Suizidalität gerichtete medikamentöse Behandlung (➤ Kap. 11) ist – sofern vitale Bedrohungen behoben sind – bei Kindern und Jugendlichen eher selten notwendig, eine Sedierung mit Benzodiazepinen kann aber in der Akutsituation hilfreich sein (2,5 bis 5 mg Diazepam oder 0,5–1 mg Lorazepam). Eine 1:1-Betreuung im Überwachungszimmer mit Dusch- und Toilettenbegleitung ist bei akuter Suizidalität und fehlender Absprachefähigkeit immer indiziert.

Weiteres Vorgehen

Nach den Leitlinien (DGKJP et al. 2016) ist das erste Ziel, dafür Sorge zu tragen, dass die Sicherheit des Patienten gewährleistet wird und – im Falle akuter Suizidalität – das Kind/der Jugendliche in einem geschützten Rahmen ist, damit eine Selbstschädigung verhindert werden kann (d. h. begleitete, sichernde Verlegung in die zuständige Klinik für Kinder- und Jugendpsychiatrie; Kind/Jugendlicher muss unter ständiger Beobachtung sein, solange keine glaubhafte Absprachefähigkeit in Hinblick auf die Suizidalität besteht). Erste therapeutische Ziele sind die Reduktion der Suizidalität und das Wiedererreichen der Absprachefähigkeit. Wenn eine psychische Störung vorliegt, sollte diese nach der jeweiligen störungsspezifischen Leitlinie behandelt werden. Da Suizidgedanken wiederkehren können, ist es notwendig, hier mit dem Jugendlichen vor der Entlassung aus der Klinik einen spezifischen Notfallplan („Was tue ich, wenn die Suizidgedanken wiederkehren?“ „An wen wende ich mich konkret, wenn ich Hilfe brauche?“) zu erarbeiten.

Rechtliche Gesichtspunkte

Bei stationärer Aufnahme kann ein Antrag gemäß § 1631b BGB notwendig werden, falls Minderjährige die notwendige Aufnahme in die geschützte Station der Klinik für Kinder- und Jugendpsychiatrie ablehnen (➤ 27.1.1). Des Weiteren gilt auch bei Kindern und Jugendlichen das Unterbringungsrecht nach den Psychisch-Kranken-Gesetzen der Bundesländer (PsychKG, PsychKHG). Der Abbruch der stationären Krisenintervention gegen ärztlichen Rat muss sorgfältig dokumentiert und wie das vorangehende Aufklärungsgespräch von den Eltern oder Zeugen gegengezeichnet werden. Der Anlass zum Antrag gemäß § 1666 BGB ist nur selten gegeben (➤ 27.1.1), in der Regel unter Einschaltung des Jugendamts. Mit Jugendlichen getroffene Vereinbarungen erfordern die Dokumentation der Fakten, die deren Einhaltung erwarten lassen.

Das Suizidrisiko aus stationärer Behandlung entwichener Jugendlicher ist anhand der Grunderkrankung und bekannter gedanklicher oder konkreter Vorbereitungen zu beurteilen; bei gegebenem Suizidrisiko genügt die einfache Vermisstenmeldung nicht.

Häufige Fehler

- Unterschätzen des Suizidrisikos nach einem Suizidversuch mit einer ungefährlichen Methode
- Zu späte Erstexploration nach Suizidhandlung
- Durch übersteigertes emotionales Engagement suizidales Verhalten ungewollt verstärken
- Verkennung von suizidalen Handlungen bei Unfällen, Medikamentenüberdosierungen und Drogenintoxikationen

27.5.2 Nichtsuizidale selbstverletzende Verhaltensweisen

Krankheitsbild – Symptomatik

Nichtsuizidale selbstverletzende Verhaltensweisen (NSSV) werden im DSM-5 (APA 2015) erstmalig in einem Klassifikationssystem definiert als absichtliche Selbstschädigung der Körperoberfläche ohne suizidale Absicht an fünf oder mehr Tagen im letzten Jahr. Am häufigsten ist das Zufügen oberflächlicher Schnittverletzungen v. a. an den Armen, aber es können auch andere Körperstellen betroffen sein. Weitere Formen selbstverletzenden Verhaltens sind Brennen, Sich-Schlagen, Stechen, mit dem Kopf gegen die Wand schlagen, an den Haaren reißen, in die Augen bohren, Manipulation von Wunden sowie Beißen in Hände oder andere Körperteile. In Schuluntersuchungen bei deutschen Jugendlichen wurde eine Einjahresprävalenz von 10,9 % für gelegentliches selbstverletzendes Verhalten, 4 % für repetitives NSSV (Brunner et al. 2007) sowie eine Lebenszeitprävalenz von 25,6 % (Plener et al. 2009) von Schülern der neunten Klassen berichtet (DGKJP et al. 2015). Besonders häufig zeigen Patienten mit Störung des Sozialverhaltens, mit Essstörungen sowie Persönlichkeitsstörungen bzw. -akzentuierung vom Borderline-Typus NSSV. Weibliche Jugendliche sind insgesamt häufiger betroffen (Verhältnis 3:1). Automutilationen im Rahmen von Autismus oder geistiger Behinderung sind in ➤ 27.6 dargestellt.

Mögliche Ursachen und Differenzialdiagnosen

Selbstverletzendes Verhalten kann unterschiedliche Ursachen haben. Es kann eingesetzt werden zur Beendigung dissoziativer Zustände, um zwischenmenschliche Probleme zu lösen, zur Selbstbestrafung, um einen positiven Gefühlszustand herbeizuführen oder als Bewältigungsversuch unangenehmer Gefühle. Lerntheoretische Vorstellungen werden zur Erklärung der Aufrechterhaltung des Verhaltens herangezogen. Häufig beschreiben Betroffene Spannungsreduktion und kurzfristig Erleichterung nach der Selbstverletzung. Als Auslöser werden oft Kränkungen, Zurückweisung durch andere, negative Kognitionen und unangenehme Gefühle benannt. Differenzialdiagnostisch kommen Simulation, suizidales Verhalten, Münchhausen-Syndrom oder Zwangshandlungen infrage.

Befunderhebung in der Akutsituation

Selten wird selbstverletzendes Verhalten spontan berichtet, sondern meist schambesetzt verheimlicht. Oft wissen auch die Eltern nichts davon. NSSV ist zu explorieren (im Jugendalter nicht im Beisein der Eltern). Bei der körperlichen Untersuchung ist auf Zeichen wie Narben, frische, oberflächlich verheilte Schnittwunden zu achten, diese sind zu dokumentieren. Tritt selbstverletzendes Verhalten auf, sind Frequenz, auslösende Faktoren, Kognitionen und Emotionen davor und danach ebenso zu erfragen wie Situationen, in denen trotz Bedürfnis nach Selbstverletzung darauf verzichtet werden konnte.

Akute Interventionen

In der Akutsituation stehen die Inspektion der Wunde und sachlich neutrale Wundversorgung (durch Verband, bei tieferen Verletzungen unfallchirurgische Vorstellung zur Versorgung) und das Entfernen „gefährlicher" zur Selbstverletzung genutzter Werkzeuge im Vordergrund (Rasierklingen, zerbrochende CD-Hüllen etc.). Eine vermehrte Zuwendung durch Personen der Umgebung ist zu vermeiden, da dies symptomaufrechterhaltend bzw. -verstärkend wirkt.

Weiteres Vorgehen

Sinnvoll ist das Anfertigenlassen einer Verhaltensanalyse als wichtiges Mittel zur Selbstexploration. Dabei protokolliert der Patient die Bedingungen, die dem selbstverletzenden Verhalten vorausgingen, den Kontext und die Emotionen zum Zeitpunkt der Handlung sowie die Ereignisse und Konsequenzen, die auf das selbstverletzende Verhalten folgten.

Indirekte Strategien zur Symptomreduktion sind die Stärkung der Persönlichkeit durch Aufbau neuer Fertigkeiten („Skills"), sodass mittel- und langfristig auf selbstverletzendes Verhalten als Bewältigungsmechanismus verzichtet werden kann. Weitere verhaltenstherapeutische Interventionen zur Symptomreduktion sind Stimuluskontrolle, Löschung (z. B. durch Entzug sozialer Verstärker), Verhaltensaufbau und Verstärkung und mit Einschränkung auch negative Sanktionen (Response-Cost-Methoden). Neben der Behandlung der Symptomatik sind außerdem die Diagnostik und leitliniengerechte

Therapie zugrunde liegender Störungen notwendig (DGKJP et al. 2015).

27.5.3 Depressive Störungen

Krankheitsbild – Symptomatik

Störungen mit deutlicher Stimmungs- und Aktivitätsverminderung können sich auch beim Fehlen von Suizidalität wegen der damit nicht selten verbundenen massiven subjektiven Beeinträchtigung (die vom Umfeld häufig unterschätzt bzw. erst spät erkannt wird) als Akutsituationen manifestieren. Die Lebenszeitprävalenz depressiver Störungen im Kindes- und Jugendalter schwankt je nach Studie insgesamt zwischen 9,4 % und 18,5 %, wobei ab dem 12. Lebensjahr die Erkrankungsrate ansteigt (Lehmkuhl et al. 2008). Schwere Formen depressiver Störungen werden in ➤ Kap. 19 behandelt.

Mögliche Ursachen und Differenzialdiagnosen

Familiäre Belastung mit bipolar-affektiven Störungen, depressive oder vorangegangene schizophrene Episoden werden ebenso gesehen wie chronische psychosoziale Belastungen im Vorfeld. Stupor, Wahnideen oder Halluzinationen sind bei Kindern sehr selten und zwingen dann zur genauen Abgrenzung gegen Psychosen. Wegen der typischen Komorbidität mit Essstörungen muss bei untergewichtigen depressiven Patienten eine Anorexia nervosa ausgeschlossen werden.

Befunderhebung in der Akutsituation

Die Fremdanamnese erfolgt zu bipolaren und depressiven Störungen und anderen psychiatrischen Erkrankungen in der Familie und zu früheren, evtl. verkannten manischen Episoden.

Leitsymptome sind auch bei Kindern und Jugendlichen depressive Stimmung, Freudlosigkeit und leichte Ermüdbarkeit. Sie müssen vom Patienten selbst erfragt werden. Kinder schildern mangels Introspektionsfähigkeit des Öfteren nur eine allgemeine Beeinträchtigung ihres Befindens, die sie meist nicht näher beschreiben können. Nach somatischen Symptomen und Suizidalität (➤ 27.5.1) sollte man den Patienten direkt befragen, während Informationen zur Bewältigung alltäglicher Anforderungen besser von Bezugspersonen eingeholt werden.

> Selbstvorwürfe, die aus Schuldideen resultieren, und psychotische Schuldüberzeugungen erhöhen das Suizidrisiko, massive Gehemmtheit erschwert seine Beurteilung.

Verhaltensregeln

Suizidalität und Nichtbewältigen der Alltagsfunktionen sind eine unmittelbare Behandlungsindikation und machen in der Regel stationäre Betreuung bis zur Besserung unter Psychotherapie oder Wirkungseintritt einer Medikation notwendig. Falls eine Überwachung durch die Eltern erwogen wird, muss man deren Kompetenz prüfen (➤ Tab. 27.2) und sie über die Gefährlichkeit des Zustands informieren. Die Eltern sollten auch darauf hingewiesen werden, dass Appelle an Tochter oder Sohn, sich „zusammenzureißen“, nutzlos und sogar kontraproduktiv sind.

Akute Intervention

Das Vorgehen bei Suizidalität ist in ➤ 27.5.1 beschrieben. Eine stationäre Behandlung ist notwendig bei Suizidalität und fehlender Absprachefähigkeit, erheblichem Mangel an Ressourcen bzw. bei Vorliegen belastender psychosozialer Umstände, erheblichen Funktionseinschränkungen oder gescheiterter ambulanter Therapie. Wird auf eine stationäre Aufnahme verzichtet, sollte man mit den Patienten schriftlich vereinbaren, dass eine Verschlimmerung der Suizidgedanken einer Bezugsperson mitgeteilt wird. Wenn bei noch erhaltenen, aber bedrohten Alltagsfunktionen das Umfeld eine ambulante Behandlung erlaubt, können ab mittelgradiger depressiver Episode im multimodalen Behandlungskonzept auch selektive Serotoninwiederaufnahmehemmer (SSRI, z. B. Fluoxetin 20 mg/d bei Jugendlichen, Beginn mit 5 oder 10 mg/d morgens, oder Escitalopram, Citalopram oder Sertralin) eingesetzt werden. Nach den Leitlinien (DGKJP et al. 2013) sollen im Kindes- und Jugendalter trizyklische Antidepressiva sowie Paroxetin, Venlafaxin, Mirtazapin und der MAO-Hemmer Moclobemid nicht zur Anwendung kommen. Bei begleitender Angstsymptomatik und/oder Suizidalität kann initial eine zusätzliche Medikation mit Benzodiazepinen indiziert sein (z. B. Lorazepam bis zu 0,05 mg/kg KG/d). Bei leichteren Formen ist die medikamentöse Behandlung nicht Mittel der ersten Wahl.

Weiteres Vorgehen

Bei ambulanter Behandlung sind engmaschige Termine angezeigt. Die Einhaltung von Therapievereinbarungen muss überprüft werden. Jede medikamentöse Behandlung ist durch Psychoedukation und Beratung und nach Möglichkeit durch Psychotherapie (kognitive Verhaltenstherapie oder interpersonelle Therapie) zu ergänzen.

Rechtliche Hinweise

Nach Suizidalität muss direkt gefragt werden (inkl. früheren Suizidversuchen und konkreten Plänen).

Die Verweigerung einer stationären Behandlung muss man dokumentieren und sich unterschreiben oder bezeugen lassen. Selten sind Maßnahmen nach § 1666 BGB (Übertragung von Teilbereichen der elterlichen Sorge auf Dritte) oder § 1631b BGB (stationäre Aufnahme gegen den Willen des Minderjährigen, aber mit Einverständnis der Eltern) notwendig (➤ 27.1.1).

Typische Fehler

- Unterlassen der direkten Befragung nach Suizidalität
- Annahme, Kinder und Jugendliche zeigten anstelle der typischen Leitsymptomatik nur „larvierte" Depressionen

27.6 Selbstverletzendes Verhalten bei Autismus-Spektrum-Störungen und Intelligenzminderung

Krankheitsbild – Symptomatik

Selbstverletzende Verhaltensweisen (SVV) gehören zu den herausfordernden Problemen bei Kindern und Jugendlichen mit Autismus-Spektrum-Störungen (ASS) und Intelligenzminderung (IM). Schwerwiegende Verletzungen durch massives Kopf-Schlagen, Selbst-Beißen, Sich-selbst-ins-Gesicht-oder-an-den-Kopf-Schlagen, Ins-Auge-Bohren sind möglich, wie z. B. Blutungen, Hautverletzungen mit/ohne Infektion, Frakturen und Verlust sensorischer Funktionen (Übersicht bei Minshawi et al. 2015). Auch leichtere Formen oder SVV in Form von Kneifen, Kratzen, Haarereißen und Stechen kommen vor. Das Vorhandensein von SVV bei Kindern mit Autismus korreliert mit einem negativen Outcome und der Häufigkeit von Hospitalisierungen; des Weiteren werden Kinder mit SVV bei ASS oder IM häufiger institutionell untergebracht (Minshawi et al. 2015). SVV findet sich bei ungefähr 50 % der Kinder mit ASS, SVV mit höherem Schweregrad bei ca. 15 %. Menschen mit ASS und gleichzeitig vorhandener IM zeigen höhere Raten an SVV als Individuen mit ASS oder IM alleine (Minshawi et al. 2015). Bei manchen genetischen Syndromen, wie Cornelia-de-Lange-, Cri-du-Chat-, Prader-Willi- oder Lesch-Nyhan-Syndrom, kommen SVV häufig vor.

Je nach Individuum gibt es unterschiedliche Auslöser und Funktionen der SVV (Übersicht bei Minshawi et al. 2015):

1. Aufmerksamkeitssuchendes Verhalten gegenüber Dritten
2. Wunsch, Zugang zu erlangen zu konkreten Gegenständen in der Umgebung (wie Nahrung, Spielsachen, andere präferierte Gegenstände)
3. Vermeidung von oder Ausweichen vor Anforderungen (z. B. Schulaufgaben, Anforderungen des täglichen Lebens)
4. Automatische oder sensorische Selbststimulation bzw. zur Spannungsreduktion

Differenzialdiagnosen

Differenzialdiagnostisch kommen Ticstörungen, Zwangshandlungen oder Bewegungsstereotypien infrage. Die Abgrenzung gegen Stereotypien bei schizophrenen Störungen gelingt dadurch, dass diese beim erstmaligen Auftreten von psychotischen Symptomen begleitet werden. Körperliche Erkrankungen als Ursache (z. B. Otitis media bei Kopfschlagen) sind auszuschließen.

Verhaltensregeln und Interventionen

Meist hat das Umfeld wesentlich mehr Erfahrungen mit den SVV als der im Notfalldienst konsultierte Arzt. Er muss sich deswegen über die üblichen Auslöser und wirksamen Gegenmaßnahmen unterrichten lassen. In der Regel sind bei Notfallkonsultation die Interventionsmöglichkeiten des Umfelds, die üblicherweise wirksame Variationen von Milieubedingungen beinhalten, ohne Erfolg geblieben. Verhaltenstherapeutische Maßnahmen, die nach Verhaltensanalyse und in Abhängigkeit von den identifizierten spezifischen Auslösesituationen auf u. a. Stimuluskontrolle, Erlernen alternativer Verhaltensweisen und Verstärkung sozial adäquaten/erwünschten Verhaltens beruhen, können in der Notfallsituation nicht angewandt werden, sind aber für den künftigen Umgang mit dem Patienten anzuregen und Eltern/Betreuer entsprechend zu beraten. In manchen Fällen sind des Weiteren zur Verhinderung von Folgeschäden prophylaktische Schutzmaßnahmen hilfreich (z. B. Tragen eines abgepolsterten Helms bei Menschen mit ASS und IM bei häufigem Kopf-an-die-Wand-Schlagen).

Ist es wegen der schweren SVV zu einem Kontrollverlust der Bezugspersonen gekommen oder droht dieser, ist die stationäre Aufnahme zur Krisenintervention indiziert. Bestehen die SVV fort, sind zur Spannungsreduzierung Chlorprothixen (0,5–1 mg/kg KG/d verteilt auf zwei Tagesdosen) oder Sulpirid (beginnend mit 1–2 mg/kg KG/d) unterstützend möglich. Bei unzureichender Wirkung ist die mechanische Verhinderung von Verletzungen unumgänglich. Bei schwerwiegendem, häufigem und verhaltenstherapeutisch nicht hinreichend verbesserbarem SVV sollte auch eine ergänzende längerfristige Pharmakotherapie mit Antipsychotika in Betracht gezogen werden. Risperidon ist zugelassen zur symptomatischen Kurzzeitbehandlung von anhaltender Aggression bei Kindern und Jugendlichen ab fünf Jahren mit unterdurchschnittlicher intellektueller Funktion (Beginn mit 0,25 mg/d bei Kindern bzw. 0,5 mg/d bei Jugendlichen). Infrage kommen auch Aripiprazol oder Zuclopenthixol; des Weiteren können selektive Serotoninwiederaufnahmehemmer (SSRI) insbesondere bei zusätzlichen Zwängen, Zwangssymptomen und/oder Depression hilfreich sein. Viele der möglichen Medikamente sind aber weder für die Altersgruppe der Kinder noch in Hinblick auf die Indikation in Studien geprüft und zugelassen, weswegen der behandelnde Arzt die Sorgeberechtigten und Patienten über diesen individuellen Heilversuch (Off-Label-Use) aufklären muss.

27.7 Sonstige Krisensituationen

Die im Folgenden dargestellten Störungen sind meist vor der Krise bekannt, z. T. aber nicht diagnostiziert. Die Krisensituation entsteht nicht durch die Primärstörung, sondern weil die Interaktionen (meist zwischen Eltern/Hauptbezugsperson und Kind), die sonst – wenn auch vielleicht unter pathologischen Bedingungen – zumindest keine gröberen Auffälligkeiten zeigten, unter einer zusätzlichen Belastung zusammenbrachen. Mütter äußern in diesem Zusammenhang oft die Angst, ihr Kind zu misshandeln oder übermäßig zu strafen. Deswegen muss nach der Interaktion zwischen Bezugsperson und vorgestelltem Kind, den Reaktionen auf das auffällige Verhaltensmuster und Überforderungserleben der Bezugspersonen gefragt werden, außerdem muss das weitere Vorgehen die Regulation der Interaktion einschließen. Die akute Intervention dient der Krisenintervention und Entflechtung, oft durch die kurzfristige Trennung von Bezugsperson und Kind, was nicht zwangsläufig eine stationäre Klinikaufnahme nach sich ziehen muss.

27.7.1 Krisen bei Fütterstörungen

Völlige oder teilweise Nahrungsverweigerung im Kleinkindalter bei sonst unauffälligem Verhalten, womöglich schwierigem Temperament und Opposition kann die Basis sein, auf der Beziehungsprobleme ausgetragen werden. Der Entwicklungsstand ist meist altersentsprechend; beide Geschlechter sind betroffen.

Bei Fehlen körperlicher Symptome (pädiatrische Abklärung ist bei mehrfachem und Nüchternerbrechen notwendig) sollte der Umgang von Mutter und Kind miteinander – und zwar nicht nur beim Füttern! – beobachtet werden. Fragen klären, welche Erwartungen die Mutter an das kindliche Essverhalten hat und wie sie auf die Fütterstörung reagiert.

Bei drohendem Kontrollverlust empfiehlt sich die Trennung von Mutter und Kleinkind – möglichst nur tagsüber – zur Entspannung der Situation und Einleitung einer weitergehenden Behandlung mit intensiver Elternarbeit. Hilfreich kann auch die Aufnahme in entsprechende Mutter-Kind-Stationen sein.

27.7.2 Krisen bei Geschwisterrivalität

Ein meist nachgeborenes Geschwister wird abgelehnt, und/oder es wird sehr eifersüchtig reagiert und um elterliche Zuwendung inadäquat konkurriert. In schweren Fällen kann eine Krisensituation entstehen durch offene Feindseligkeit, körperliches Verletzen des Geschwisters und Böswilligkeit. Darüber hinaus kommt oft oppositionelles Verhalten vor, aber auch emotionale Symptome mit häufig deutlich regressivem Verhalten (wie Einnässen, Wunsch, gefüttert zu werden etc.).

Eine Zuspitzung erfolgt oft, weil die Eltern ihren Gleichbehandlungsanspruch nicht einlösen können und physische Angriffe auf das schwächere Geschwister vorkommen.

Die Trennung durch stationäre Aufnahme oder Fremdunterbringung kann kurzfristig zum Schutze des Geschwisters bzw. bis zu dem Zeitpunkt, zu dem die Eltern der Situation wieder besser gewachsen sind, geboten sein.

27.7.3 Krisen bei Aufmerksamkeitsdefizit-/Hyperaktivitätsstörungen (ADHS)

Vor dem sechsten Lebensjahr zeichnet sich eine durchgehende Kombination von Unaufmerksamkeit/erhöhter Ablenkbarkeit, sehr starkem Bewegungsdrang/motorischer Unruhe und Impulsivität ab. Die Störung betrifft Jungen 3- bis 10-mal häufiger als Mädchen. Bei häufig vorkommender komorbider oppositioneller Störung bzw. einer Störung des Sozialverhaltens wird eine hyperkinetische Störung des Sozialverhaltens diagnostiziert. Auch emotionale Störungen und reduzierte Frustrationstoleranz kommen häufiger vor.

Krisenhafte Zuspitzungen entstehen bei hoher Impulsivität oder auch bei trotz Psychoedukation fehlgeleiteten pädagogischen Interventionen, die Außensteuerung durch Einsicht ersetzen wollen. Nach der Diagnostik muss bei Schulkindern bei mindestens mittlerem Schweregrad und krisenhaften Zuspitzungen frühzeitig eine ergänzende Pharmakotherapie initiiert werden in einem multimodalen Behandlungskonzept. Auch nach nicht hinreichender Besserung durch ambulante Psychotherapie und intensive Eltern- und Lehrerberatung und bei deutlichen Funktionseinschränkungen ist eine Pharmakotherapie ergänzend indiziert. Medikamente zur Therapie der ADHS sind ab dem Alter von sechs Jahren zugelassen (Methylphenidat, Atomoxetin, Lisdexamfetamin, Guanfacin).

27.7.4 Krisen bei oppositionellem Verhalten

Die oppositionelle Störung ist nicht nur durch ungehorsames und negativistisches Verhalten charakterisiert, sondern auch durch Provokationen und aufsässiges Verhalten gegenüber Autoritätspersonen. Nicht selten ist es ein Vorläufer der Störung des Sozialverhaltens. Die Kombination mit ADHS ist möglich und in der Diagnostik zu erwägen.

Zur Dekompensation kommt es, wenn spezifische, oft um Deeskalation bemühte Reaktionsmuster versagen. Die Krisenintervention wird meist durch Misshandlungsgefahr ausgelöst, die häufig zur stationären Aufnahme zwingt. Im weiteren Vorgehen ist die angemessene längerfristige Behandlung der Störung inkl. Erziehungsberatung bzw. Elternschulung festzulegen. Ergänzend können Hilfen zur Erziehung durch das Jugendamt sinnvoll sein bei erziehungsschwachen oder überforderten Eltern bzw. ausgeprägtem Störungsbild.

27.8 Krisensituationen und Akuttherapie nach Misshandlung und sexuellem Missbrauch

Klinisches Bild

Neben der körperlichen Misshandlung, Verletzungen und Vergiftungen eines Kindes kann auch seelische Misshandlung/Vernachlässigung – also der Zustand häufiger, dauernder Missachtung und Entwertung, unzureichenden Erziehungsangebots und fehlender emotionaler Unterstützung – bei ihrer Offenbarung eine Krisensituation auslösen. Sexueller Missbrauch ist eine Sonderform der seelischen und körperlichen Misshandlung durch Einbeziehung und Nötigung von Kindern in sexuelle Aktivitäten, bei denen familiäre und gesellschaftliche Tabus verletzt werden (siehe auch Hermann et al. 2016).

Körperliche Misshandlungen kommen am häufigsten im Kleinkind- und Vorschulalter vor und nehmen gegenüber Adoleszenten ab. In einer in 35 deutschen Kindergärten durchgeführten Studie ergaben sich bei 13,2 % der Kinder Anhaltspunkte für eine Kindesvernachlässigung bzw. -misshandlung (Thurn et al. 2016).

Sexueller Missbrauch kommt in allen Altersstufen und Schichten vor. Eine Metaanalyse (Stoltenborgh et al. 2011) ergab hier eine Gesamtprävalenz von 12,7 % (18 % bei Mädchen und 7,7 % bei Jungen).

Eine weitere Sonderform körperlicher Misshandlungen ist das Münchhausen-Stellvertreter-Syndrom (➤ 32.1).

Bei chronischer Misshandlung kommt es zur notfallmäßigen Vorstellung typischerweise im Zusammenhang mit neu aufgetretenen schweren Verletzungen und dem Offenbarwerden von deren Entstehung; bei sexuellem Missbrauch werden Krisen in der Regel durch die Offenbarung zu einem späteren Zeitpunkt ausgelöst.

Als Folgen körperlicher Misshandlung gelten erhöhte Aktivität, Schlafstörungen und geringe Affektresonanz; akut können Rückzug, Distanzminderung (d. h. nichtselektives Kontaktverhalten) und auffallend vernünftiges, überwaches, selten provokantes Verhalten erkennbar sein.

Es gibt keine spezifischen Akutreaktionen auf sexuellen Missbrauch; als auffällig gelten lediglich Weglaufen bei Mädchen oder Essens- oder Spielverweigerung bei sonst normal entwickelten Kindern. Die mittelfristigen Folgen haben ein breites Spektrum. Beeinträchtigte Sprachentwicklung, sexualisierte Sprache mit entsprechend geprägter Wahrnehmung, Überanpassung, Schlafstörungen, misstrauischer Rückzug, Distanzminderung, Konzentrationsstörungen, Affektverflachung, Intrusionen und Hyperarousal, dissoziatives, destruktiv-aggressives und autoaggressives Verhalten, Beeinträchtigungen des Selbstwertgefühls und der Kontrollüberzeugungen (die sich auf die subjektiv wahrgenommene Möglichkeit, auf wichtige Geschehnisse im persönlichen Umfeld Einfluss nehmen zu können, beziehen) sowie nicht alterstypisches sexuelles Verhalten werden gesehen. Alle diese Merkmale sind jedoch unspezifisch.

> § 1631, Abs. 2 BGB: *„Kinder haben ein Recht auf gewaltfreie Erziehung. Körperliche Bestrafungen, seelische Verletzungen und andere entwürdigende Maßnahmen sind unzulässig.“*

Mögliche Ursachen und Differenzialdiagnosen

Misshandlungen und Missbrauch addieren sich mit anderen akuten oder chronischen psychosozialen Beeinträchtigungen. Misshandlung findet fast immer in der Familie statt. Missbrauch erfolgt bei Mädchen überwiegend durch Personen des persönlichen Umfeldes (v. a. Stiefväter oder andere männliche Bezugspersonen), seltener durch ältere Minderjährige, bei Jungen häufiger durch Nichtfamilienmitglieder (Übersicht bei Fegert et al. 2013).

Differenzialdiagnostisch sind bei älteren Kindern und Jugendlichen histrionische Persönlichkeitsstörungen zu erwägen, bei jüngeren Kindern der durch Dritte im Rahmen familienrechtlicher Auseinandersetzungen vorgetäuschte Missbrauch.

Befunderhebung in der Krisensituation

Typisch für körperliche Misshandlung sind verspätete Konsultationen bei Verletzungen, häufige Arztwechsel, wiederholte Vorstellungen eines Kindes mit vage beschriebenen Beschwerden sowie unglaubwürdige Angaben zu den Verletzungsursachen.

Zu erfragen sind bei Misshandlungsverdacht familiäre Probleme, Tätlichkeiten in der Familie, Informationen über eine im Misshandlungsverdacht stehende Person und der Anlass für die Konsultation zum jetzigen Zeitpunkt (Weglaufen, Suiziddrohung, andere auffällige Symptomatik?). Die Betroffenen berichten aus Angst oder Schuldgefühlen oft nicht über die Vorgänge; die direkte Befragung empfiehlt sich aber, wenn aus der Fremdanamnese kein verwertbares Bild gewonnen wird. Exploriert werden muss des Weiteren das Ausmaß der Angst und Verunsicherung durch die Offenbarung sowie das Ausmaß der Beeinträchtigung durch die vorangegangenen Handlungen (aktuelle Stressreaktion, Panik, Schlafstörungen, Albträume?).

Der Untersucher muss ein ungefähres Bild über mögliche nicht misshandlungsabhängige Symptome gewinnen, außerdem auf histrionische Züge achten (Fremdanamnese zur Persönlichkeit des Kindes). Vorhaltungen bezüglich fehlender Glaubwürdigkeit sind in der Notfallsituation zu unterlassen. Der Arzt kann allerdings das betroffene Kind bitten, seine Schilderungen zu wiederholen, oder nach Details fragen (ohne sie zu suggerieren). Auf Flüssigkeit der Schilderung, affektiven Ausdruck und Rückversicherungsverhalten sollte geachtet werden. Das Schweigerecht des Kindes ist, wenn es sich nicht äußern möchte, zu respektieren.

Selbstverständlich muss die Befragung in einer ungestörten Atmosphäre erfolgen. Wenn mehrere Familienmitglieder anwesend sind, sollte man sie getrennt anhören. Anschuldigungen sind zu unterlassen. Den nicht beteiligten Elternteil sollte man stützen, an seine Verantwortlichkeit für das Kindeswohl appellieren.

Verhaltensregeln

Handlungsleitend ist das Risiko für eine Fortsetzung der Misshandlungen/des chronischen Missbrauchs bzw. für die Wiederholung des Missbrauchs durch andere Personen. Langzeitfolgen des sexuellen Missbrauchs sind verschiedenste psychische und psychosexuelle Störungen sowie bei Jungen das Risiko, selbst Täter/Missbraucher zu werden, und bei Mädchen die Gefahr, neuerliches Opfer zu werden oder in die Prostitution abzugleiten. Der in der Akutsituation konsultierte Arzt muss abwägen, wie kompetent – wegen häufiger Verstrickungen anderer Familienmitglieder – die Familie den Schutz des misshandelten/missbrauchten Kindes wahrnehmen kann.

Ohne sicheren Schutz des Kindes darf keine Konfrontation einer mutmaßlichen Täterperson mit den Vorwürfen erfolgen.

Akute Interventionen

Wenn die Familie das betroffene Kind gegen den Missbraucher (innerhalb oder außerhalb der Familie) nicht schützen kann, ist die Herausnahme des Kindes aus der Familie nötig; sie kann durch Inobhutnahme seitens des Jugendamts gemäß §42 SGB VIII oder – je nach psychopathologischem Befund – durch stationäre Aufnahme erfolgen. Einmalige Misshandlungs- oder Missbrauchssituationen können in begründeten Einzelfällen ein anderes Vorgehen rechtfertigen.

Die körperliche Untersuchung eines misshandelten Kindes mit genauer Dokumentation des Befundes ist zwingend (dabei auf unterschiedlich alte Verletzungsspuren und typische Merkmale achten, ➤ Tab. 27.5). Bei aktuellem sexuellem Missbrauch vor nicht mehr als 72 Stunden ist eine gynäkologische oder rechtsmedizinische Untersuchung zu erwägen. Äußerlich erkennbare Verletzungen sollten – soweit dies ohne gynäkologische Untersuchung möglich ist – erfasst werden. Mädchen nach der Menarche sind nach dem Zyklus zu befragen (ggf. auch Schwangerschaftstest). Rechtsmedizinische Institute können bzgl. des zu empfehlenden Vorgehens beraten.

Betroffene Kinder und Jugendliche sollten möglichst dahingehend entlastet werden, dass unberechtigten Angst- oder Schuldgefühlen entgegengewirkt wird.

Weiteres Vorgehen

Zum weiteren Vorgehen gehören

- die Erhebung eines umfassenden psychopathologischen und körperlichen Befunds,
- die Überlegung, ob nach möglicher außerfamiliärer Unterbringung des betroffenen Kindes Geschwister des Schutzes bedürfen,
- die Entscheidung über die gynäkologische Untersuchung,
- die Erörterung der Vorgänge mit entsprechend qualifizierten professionellen Institutionen, z. B. dem zuständigen Jugendamt oder mancherorts auch mit spezialisierten Teams und Kinderschutzgruppen, die aus Vertretern verschiedener Berufsgruppen bestehen und hierfür zur Verfügung stehen.

Bei Unklarheiten empfiehlt es sich, bei der regional zuständigen Kinder- und Jugendpsychiatrie oder Kinderklinik sich danach zu erkundigen, an welche Personen und Institutionen man sich wenden kann (weiterführende Literatur und Dokumentationsbögen: Hermann et al. 2016).

Tab. 27.5 Hinweise auf körperliche Misshandlung
• Multiple Hämatome an ungewöhnlichen Körperpartien
• Multiple Hämatome unterschiedlichen Alters in unterschiedlichen Verfärbungsstadien
• Brandwunden am Rumpf, senkrechte Zigarettenbrandmale
• Strangulationsmarken im Halsbereich
• Parallel begrenzte Hautmarken (die auf Stockschläge o. Ä. hindeuten)
• Angabe nicht glaubwürdiger und nicht zum Befund passender Verletzungsursachen
• Frakturen in unterschiedlichen Heilungsstadien
• Bei jüngeren Kindern fehlendes Schutzsuchen bei den Eltern und Zugehen auf andere Erwachsene in angstbesetzter Situation
• Verweigerung bzw. Verzögerung ärztlicher Untersuchung durch die Eltern und häufige Arztwechsel
• Inadäquate Reaktionen der Eltern auf Verletzung des Kindes

Rechtliche Hinweise

Ist der Arzt früher Zeuge der Mitteilungen über Misshandlungen oder Missbrauch gewesen, kann von ihm möglicherweise später Zeugnis über die Vorgänge und Befunde verlangt werden. Daher empfiehlt sich eine sorgfältige Dokumentation, ggf. ein wörtliches Protokoll wichtiger Passagen. Erwartet werden darf, dass die Exploration nicht suggestiv geführt wird. Rechtlich kann das Kindeswohl mit der Schweigepflicht konkurrieren. Wenn die Eltern oder ein Elternteil trotz schwerwiegender Vorfälle den vorgeschlagenen Maßnahmen nicht zustimmen, wird dieser Vorgang dokumentiert, durch Eltern oder Zeugen bestätigt und das Jugendamt informiert, sofern keine unmittelbare Gefahr für das Kind besteht. Bei unmittelbarer Gefahr wird der Antrag gemäß § 1666 BGB nötig (➤ 27.1.1).

Typische Fehler

- Fehlinterpretation körperlicher Missbrauchsfolgen als Unfallfolgen
- Übersehen des Ausmaßes seelischer Misshandlung
- Übersehen von Signalen, die auf sexuellen Missbrauch hindeuten
- Familientherapeutische Interventionen, ohne dass die Kooperation aller Beteiligten gesichert ist

27.9 Akutsituationen bei dissoziativen Störungen und Belastungsreaktionen

27.9.1 Dissoziative Störungen

Krankheitsbild – Symptomatik

Dissoziative und somatoforme Störungen zeigen im Kindesalter mit 1,1 % eine niedrige Prävalenz, die Häufigkeit steigt mit zunehmendem Alter an (Lebenszeit-Prävalenzrate für beide Störungen zusammen 12,6 %; Lieb et al. 2000). Sie werden bei Mädchen häufiger als bei Jungen gesehen.

Die häufigsten Symptome sind gastrointestinale Beschwerden, wie Übelkeit, Erbrechen und Bauchschmerzen, gefolgt von Kopfschmerzen. Die Beschwerden sind „bewusstseinsnäher", d. h. weniger dissoziativ als beim Erwachsenen und treten in der Regel intermittierend oder chronisch auf. Daneben spielen Rücken- und Gliederschmerzen, chronische Erschöpfung, Aphonien, Kloßgefühl oder Hyperventilationsstörungen eine gewisse Rolle. Initial wirken die Betroffenen – meist Kinder – ängstlich, später eher aufmerksamkeitssuchend.

Im Jugendalter wird die Symptomliste von dissoziativen Anfällen (zu 50 % mit Hyperventilationstetanien kombiniert) angeführt, EEG-Veränderungen können dabei vorhanden sein. Im Zweifelsfall dient zur Unterscheidung der Prolaktinspiegel, der 20 Minuten nach einem nichtepileptischen Anfall nicht höher als 15 µg/l liegen darf.

Während Paresen der Extremitäten mit Sensibilitätsausfall oft erst im Jugendalter vorkommen, stellen bei Kindern Aphonien einen Grund für rasches Handeln dar (weitere Ausführungen zu dissoziativen Störungen in ➤ Kap. 20.4).

Verfahrensregeln und Interventionen

Maßvolle, aber ausreichende Differenzialdiagnostik ist oberstes Gebot, später nachgeschobene differenzialdiagnostische Maßnahmen oder nichtpsychiatrische Behandlungsversuche verunsichern das Kind bezüglich der Zuordnung der Störung und der Erfolgsmöglichkeiten der Behandlung. Bei Funktionsausfällen ist eine stationäre Aufnahme unabdingbar, schon um keine mit der Symptomatik eingetretene Eltern-Kind-Interaktion, die der Therapie hinderlich sein kann, zu perpetuieren. Neben Reduktion der Symptomatik ist die zunehmende (Wieder-)Bewältigung der Alltagsaufgaben und altersentsprechender Aktivitäten notwendig.

> Hauptaufgabe des Arztes ist, die Eltern von der Natur der Störung und der kurzfristig nötigen Intervention zu überzeugen.

Das Symptom wird akzeptiert und nicht etwa als simuliert bezeichnet. Fehlerhaft ist der Versuch des forcierten „Aufdeckens" der Hintergründe. Der Krankheitsgewinn muss minimiert, der initial vorhandene Leidensdruck maximal ausgenutzt werden; die psychogene Interpretation der Störung ist zunächst zweitrangig. Hilfreich sind nach Ausschluss körperlicher Ursachen das Erreichen eines Arbeitsbündnisses sowie eine Psychoedukation von Patient und Familie mit Vermittlung z. B. eines Störungsmodells mit z. B. dem Begriff „Stress" als Erklärung körperlicher Symptome und daraus folgenden Handlungsinterventionen.

27.9.2 Andere Belastungsreaktionen

Weitere Ausführungen zu den Belastungsreaktionen finden sich in ➤ Kap. 21, spezifische Hinweise auf aggressives Verhalten in ➤ Kap. 7. Der Umgang mit akuter Aggressivität bei Kindern und Jugendlichen wird in ➤ 27.2, Suizidalität in ➤ 27.5.1 dargestellt. Eine weitere Gruppe von Belastungsreaktionen ist durch Angstsymptomatik gekennzeichnet (➤ Kap. 8). Dazu kann Weglaufverhalten gehören, was beim Auftreten ohne andere dissoziale Symptome (➤ 27.2) und ohne Bewusstseinsbeeinträchtigungen im Sinne von Fugue (sehr selten und nicht bei Kindern) eine diagnostische Herausforderung darstellt; stets ist hierbei auch eine Reaktion auf sexuellen Missbrauch zu erwägen (➤ 27.8).

LITERATUR

American Psychiatric Association (Falkai, P., Wittchen, H. U., Hrsg. dt. Aufl.): Diagnostisches und Statistisches Manual Psychischer Störungen DSM-5. Hogrefe, Göttingen–Bern–Wien et al. 2015.

Blanz, B., Remschmidt, H., Schmidt, M. H., Warnke, A.: Psychische Störungen im Kindes- und Jugendalter. Ein entwicklungspsychopathologisches Lehrbuch. Schattauer, Stuttgart–New York 2005.

Brunner, R. Parzer, P., Haffner, J., Stehen, R., Roos, J., Klett, M., Resch, F.: Prevalence and psychological correlates of occasional and repetitive delibarate self-harm in adolescents. Archives of Pediatrics and Adolescent Medicine, 2007; 161: 641–649, 2007.

Deutsche Gesellschaft für Kinder- und Jugendpsychiatrie, Psychosomatik und Psychotherapie (DGKJP) et al.: Leitlinie Behandlung von depressiven Störungen im Kindes- und Jugendalter. Stand 1.7.2013, verfügbar unter http://www.awmf.org/leitlinien/detail/ll/028-043.html (letzter Zugriff: 13.3.2017).

Deutsche Gesellschaft für Kinder- und Jugendpsychiatrie, Psychosomatik und Psychotherapie (DGKJP) et al.: Leitlinie Nicht-suizidales selbstverletzendes Verhalten (NSSV) im Kindes- und Jugendalter, Stand 20.2.2015, verfügbar unter http://www.awmf.org/leitlinien/detail/ll/028-029.html (letzter Zugriff: 13.3.2017).

Deutsche Gesellschaft für Kinder- und Jugendpsychiatrie, Psychosomatik und Psychotherapie (DGKJP) et al.: Leitlinie Suizidalität im Kindes- und Jugendalter, 4. überarb. Version, Stand 31.5.2016, verfügbar unter http://www.awmf.org/leitlinien/detail/ll/028-031.html (letzter Zugriff: 13.3.2017).

Fegert, J. M., Kölch, M.: Klinikmanual. Kinder- und Jugendpsychiatrie und -psychotherapie. 2. Auflage, Springer, Berlin–Heidelberg 2013.

Fegert, J. M., Rassenhofer, M., Schneider, T., Seitz, A., Spröber, N.: Sexueller Kindesmissbrauch – Zeugnisse, Botschaften, Konsequenzen. Beltz Juventa, Weinheim und Basel 2013.

Gerlach, M., C. Mehler-Wex, S. Walitza, A. Warnke, C. Wewetzer (Hrsg.): Neuro-Psychopharmaka im Kindes- und Jugendalter. Grundlagen und Therapie. 3. Auflage, Springer, Berlin – Heidelberg 2016.

Gillberg, C.: Epidemiology of early onset schizophrenia. In: Remschmidt, H. (ed) Schizophrenia in children and adolescents. Cambridge University Press, Cambridge, 2001, pp. 43–59.

Hermann, B., Dettmeyer, R., Banaschak, S., Thyen, U.: Kindesmisshandlung. Medizinische Diagnostik, Intervention und rechtliche Grundlagen. 3. erw. Aufl., Springer, Berlin–Heidelberg 2016.

Lehmkuhl, G., Walter, D., Lehmkuhl, U.: Depressive Störungen im Kindes- und Jugendalter. Bundesgesundheitsblatt Gesundheitsforschung Gesundheitsschutz 2008; 51: 399–405.

Lieb, R., Pfister, H., Mastaler, M., Wittchen, H. U.: Somatoform syndromes and disorders in a representive population sample of adolescents and young adults: prevalence, comorbidity and impairments. Acta Psychiatrica Scandinavica 2000; 101: 194–208.

Minshawi, N. F., Hurwitz, S., Morriss, D., McDougle, C. J. (2015): Multidisciplinary assessment and treatment of self-injurious behavior in autism spectrum disorder and intellectual disability: integration of psychological and biological theory and approach. J Journal of Autism and Devopment Disorders 2015; 45: 1541–1568.

Petermann, F. (Hrsg.): Lehrbuch der Klinischen Kinderpsychologie. 7. Aufl., Hogrefe, Göttingen–Bern–Wien et al. 2013.

Plener, P. L., Libal, G., Keller, F., Fegert, J. M., Muehlenkamp, J. J.: An international comparison of adolescent non-suicidal self-injury (NSSI) and suicide attempts: Germany and the USA. Psychological Medicine 2009; 39: 1549–1558.

Remschmidt, H. (Hrsg.): Kinder- und Jugendpsychiatrie. Eine praktische Einführung. 6., überarb. Aufl., Thieme, Stuttgart–New York 2011.

Remschmidt, H., Schmidt, M. H., Poustka, F. (Hrsg.): Multiaxiales Klassifikationsschema für psychische Störungen des Kindes- und Jugendalters nach ICD-10 der WHO. 6. korr. Aufl., Hans Huber, Bern 2012.

Remschmidt, H., Theisen, F. M.: Schizophrenie. Springer Heidelberg 2011.

Rutter, M., Bishop, D., Pine, D., Scott, S., Stevenson, J. S., Taylor, E. A., Thapar, A.: Rutter's Child and Adolescent Psychiatry, 5. ed. Wiley-Blackwell Science Ltd, Oxford 2011.

Schmidtke, A., Monsue-Consortium: Monitoring Suicidal Behavior in Europe (MONSUE); Final Report on the Implemenation of the action, 2010. http://ki.se/sites/default/files/final_report_monsue.pdf (letzter Zugriff: 13.3.2017).

Steinhausen, H. C.: Psychische Störungen bei Kindern und Jugendlichen. Lehrbuch der Kinder- und Jugendpsychiatrie, 7. Aufl., Elsevier, München 2010.

Stoltenborgh, M., van Ijzendoorn, M. H., Euser, E. M., Bakermans-Kranenburg, M. J.: A global perspective on child sexual abuse: Meta-analysis of prevalence around the world. Child Maltreatment 2011; 16: 79–101.

Thurn, L., Besier, T., Ziegenhain, U., Jud, A., Kindler, H., Fischer, D., Fegert, J. M., Künster, A. K.: Risikoepidemiologie und Kinderschutzstatistik in der frühen Kindheit: Eine Pilotuntersuchung mit dem „Wahrnehmungsbogen für den Kinderschutz". Zeitschrift für Kinder- und Jugendpsychiatrie und Psychotherapie 2016; 44; 1–8, online first. DOI 10.1024/1422–4917/a000448.

KAPITEL

28 Akute psychische Erkrankungen im höheren Lebensalter

Walter Hewer und Hans Förstl

Mitautor der Vorauflage: Godehard Stadtmüller

28.1 Einleitung

Mit dem steigenden Anteil alter Menschen an der Bevölkerung ist damit zu rechnen, dass Ärzte aller Fachrichtungen zunehmend mit psychiatrischen Akutsituationen in dieser Altersgruppe konfrontiert werden. Es wird geschätzt, dass, bei Berücksichtigung aller Schweregrade, 10–25 % der über 65-Jährigen psychische Störungen aufweisen, wobei Depressionen sowie Demenzen und andere organisch bedingte psychische Störungen im Vordergrund stehen.

Im Vergleich zu jungen Patienten haben psychiatrische Notfälle im höheren Lebensalter häufiger eine körperliche Ursache. Weit mehr als 50 % der Patienten weisen somatische Begleiterkrankungen auf, häufig im Sinne einer Multimorbidität. Somatische Erkrankungen können in vielfältiger Weise psychische Störungen verursachen, auslösen, verstärken oder vortäuschen. Es gibt Hinweise darauf, dass Akutsituationen im Alter häufig dadurch entstehen, dass die Patienten aus Scheu, Angst, Verleugnung eines Problems oder Mangel an Einsicht psychiatrische Dienste im Vorfeld zu wenig nutzen. Erst bei unübersehbaren Verhaltensauffälligkeiten werden sie dann – oft gegen ihren Willen – von Angehörigen, Nachbarn oder gar der Polizei gebracht. Bei fehlender Krankheitseinsicht räumen alte Patienten am ehesten noch körperliche Beschwerden ein und sind bereit, sich auf ein „medizinisches Erklärungsmodell“ einzulassen. Dies bietet für den Arzt oft eine geeignete Verhandlungsbasis, da die Patienten in den meisten Fällen nicht nur psychiatrisch, sondern auch körperlich untersucht werden müssen.

Die Multimorbidität im Alter bedingt eine **Polypharmazie.** Zahl und Menge der von alten Menschen eingenommenen Medikamente sind überdurchschnittlich hoch. Etwa 25 % der Personen dieser Altersgruppe nehmen Psychopharmaka ein. Die Rate unerwünschter Arzneimittelwirkungen (UAW) ist bei alten Menschen besonders hoch. Häufig sind diese Grund für stationäre Aufnahmen. Man geht davon aus, dass dies bei 8 % und mehr der stationär aufgenommenen älteren Patienten der Fall ist (Mühlberg und Sieber 2006, Wehling und Burkhardt 2013), wobei diese Zahlenangaben UAW auf somatischem und psychopathologischem Gebiet einschließen. Somit ist davon auszugehen, dass bei einem substanziellen Anteil gerontopsychiatrischer Akutsituationen Medikamente mitverantwortlich sind.

Bei Einnahme multipler Medikamente sind die daraus resultierenden pharmakologischen Interaktionen häufig nicht prognostizierbar. Eine genaue Medikamentenanamnese ist unerlässlich und zeigt in manchen Fällen, dass neben den ärztlich verordneten Medikamenten auch noch freiverkäufliche Substanzen eingenommen werden. Schließlich ist es auch wichtig, Hinweise auf eine nicht sachgemäße Medikamenteneinnahme im Sinne einer Über- bzw. Untermedikation zu beachten.

Patienten mit psychischen Störungen infolge degenerativer Hirnerkrankungen – und damit einem ohnehin erhöhten Risiko für die Entwicklung von Nebenwirkungen – erhalten nicht selten höhere Dosen psychoaktiver Substanzen als Patienten mit funktionellen psychischen Erkrankungen (psychische Störungen ohne nachweisbare somatische Grunderkrankung, z. B. affektive/schizophrene Erkrankungen). Besonders gefährdet hinsichtlich einer Übermedikation seitens der Angehörigen, der Heime und nicht zuletzt auch der behandelnden Ärzte sind laute, aggressive Patienten mit Demenzen.

Unverzichtbar ist es, möglichst frühzeitig Informationen über die Lebenssituation des Patienten einzuholen. Mitunter sind es weniger Veränderungen in seinem Gesundheitszustand als vielmehr Versorgungsprobleme, die im Zusammenhang mit einer psychischen Erkrankung auftreten und akuten Handlungsbedarf bedingen, wie etwa bei einer Krankenhausaufnahme des bisher versorgenden Ehepartners. In diesem Kontext sollte auch frühzeitig geklärt werden, ob rechtliche Regelungen bestehen, die bei der Entscheidungsfindung in der Akutsituation i. d. R. hilfreich sind und in jedem Fall beachtet werden müssen (gesetzliche Betreuung, Vorsorge-, Generalvollmacht).

Ein Großteil der in diesem Buch behandelten Erkrankungen kann auch bei alten Patienten auftreten. Manche werden im Alter gehäuft beobachtet und sind aufgrund altersassoziierter Faktoren häufig schwieriger zu erkennen und zu behandeln. Vor diesem Hintergrund werden in vorliegendem Kapitel die für die Akutversorgung bedeutsamsten psychischen Störungen alter Menschen besprochen. Mit Ausnahme der Demenzerkrankungen (➤ 28.3) werden alle nachfolgend dargestellten Erkrankungen in den jeweiligen Spezialkapiteln systematisch abgehandelt. Diese werden deshalb zur weiterführenden Lektüre empfohlen, auch in Bezug auf die wesentlichen Rechtsfragen (insb. ➤ Kap. 6). Anmerkungen zu rechtlichen Aspekten im vorliegenden Kapitel sind deshalb ergänzender Natur.

28

28.2 Delir

Nach Untersuchungen in Allgemeinkrankenhäusern sind etwa 10–30 % der stationär behandelten Patienten im höheren Lebensalter bei Aufnahme von einem Delir betroffen oder entwickeln eine entsprechende Symptomatik im Verlauf des klinischen Aufenthalts. Besonders hoch ist das Risiko für ältere Patienten in der postoperativen Phase. Man schätzt, dass – bei Berücksichtigung aller Schweregrade – delirante Bilder während dieser Periode bei 25–50 % der Patienten auftreten.

Leitsymptome des Delirs sind eine akut aufgetretene Störung der Aufmerksamkeit und des Bewusstseins, neu manifestierte bzw. signifikant verschlechterte kognitive Defizite sowie Fluktuationen in der Symptomausprägung, die typischerweise mit einer Störung des Tag-Nacht-Rhythmus einhergehen (➤ 13.2, ➤ Tab. 13.1).

Tab. 28.1 Risikofaktoren für ein Delir*

Prädisponierende Faktoren	Auslösende Faktoren
• Demenzerkrankung • Andere kognitive Störungen • Delir anamnestisch • Funktionelles Defizit (z. B. Immobilität) • Sehbehinderung • Hörminderung • Schwere körperliche Schädigungen (z. B. Herzinsuffizienz, Leberzirrhose) • Depression • Schlaganfall/TIA anamnestisch • Alkoholabhängigkeit • Alter ≥ 75 J	• Medikamente (Polypharmazie, psychotrope Substanzen) • Fixierungsmaßnahmen • Blasenkatheter • Dehydratation, metabolische Störungen (Niereninsuffizienz, Elektrolytstörungen, insb. Hyponatriämie, Azidose, Hypalbuminämie, Hypo-/Hyperglykämie) • Infektionen • Iatrogene Schäden • Chirurgische Eingriffe (u. a. Herz, große Gefäße, Gehirn) • Trauma (Frakturen, häufig Schenkelhalsfraktur u. a. m.) • Notfalleinweisung • Koma • Generell: akute, schwere Erkrankungen (oft mit Vitalfunktionsstörungen einhergehend) • Anhaltende Schmerzen

* leicht modifiziert nach Burns et al. 2004 und Inouye et al. 2014

> Während das Delir bei jüngeren Patienten meist mit einer akuten Verhaltensänderung beginnt, ist es im höheren Alter nicht ungewöhnlich, dass sich dieses Zustandsbild mit einer reduzierten psychomotorischen Aktivität, verbunden mit einem Verlust von Interesse und Konzentration, subakut manifestiert (hypoaktives/„stilles" Delir).

Die Prognose des Delirs ist besonders beim alten Menschen dubios. Statistisch korreliert ein Delir mit einer verlängerten Verweildauer im Krankenhaus, einer erhöhten Sterblichkeit, dem gehäuften Auftreten von Komplikationen im Behandlungsverlauf sowie erhöhten Wahrscheinlichkeiten für eine Pflegeheimaufnahme und die Manifestation einer demenziellen Erkrankung in den folgenden Jahren.

Typische Komplikationen, die im Verlauf eines Delirs beim alten Menschen auftreten können, sind (Potter u. George 2006):

- Stürze
- Dekubitalulzera
- Nosokomiale Infektionen
- Vermindertes Funktionsniveau

- Inkontinenz
- Übersedierung
- Malnutrition

Ein Delir ist ein ätiologisch unspezifisches Syndrom, das immer als ein Hinweis auf ein dringend klärungs- und behandlungsbedürftiges organisches Krankheitsgeschehen gewertet werden sollte.

Als wesentliche ursächliche bzw. auslösende Faktoren für ein Delir sind zu nennen:

- Erkrankungen, die *primär* oder *sekundär* eine Störung der Hirnfunktion bedingen können, z. B. durch eine kritische Einschränkung der zerebralen Sauerstoff- und Glukoseutilisation, durch einen veränderten zerebralen Hydratationszustand, veränderte Zytokinaktivitäten oder auch durch umschriebene Läsionen z. B. rechtshemisphärischer Lokalisation, so etwa
  - zerebrovaskuläre Erkrankungen, z. B. Hirninfarkt, Hirnblutung,
  - Enzephalitis, Epilepsie, Schädel-Hirn-Trauma etc.,
  - kardiovaskuläre Erkrankungen, z. B. Herzinfarkt, schwere Herzinsuffizienz,
  - Ateminsuffizienz, z. B. bei exazerbierter chronisch obstruktiver Atemwegserkrankung, Pneumonie,
  - fieberhafte Infekte, z. B. Sepsis oder Harnwegsinfektionen,
  - Exsikkose, Elektrolytstörungen (insb. Hyponatriämie), Hypoglykämie,
- zentralnervös wirksame Substanzen, deren *Einwirkung* (oder *Entzug*) zu einer Veränderung des Neurotransmitter-Gleichgewichts im Zentralnervensystem führen kann, z. B. im Sinne einer noradrenerg-cholinergen Imbalance. Im Prinzip kann jedes Medikament beim alten Menschen ein Delir auslösen. Besonders häufig aber führen anticholinerg wirksame Substanzen zu Delirien.

Es ist bekannt, dass eine Reihe von Vulnerabilitätsfaktoren (➤ 13.4, ➤ Tab. 13.2) die Wahrscheinlichkeit einer Delirmanifestation erhöhen. Diese auch als *prädisponierend* bezeichneten Merkmale interagieren mit *auslösenden Faktoren,* ohne dass diese immer streng voneinander getrennt werden können (➤ Tab. 28.1). Mit steigender Zahl solcher Merkmale nimmt das Risiko zu, dass sich unter bestimmten Bedingungen (z. B. Einnahme eines neuen Medikaments, Entwicklung eines fieberhaften Infekts) ein Delir entwickelt.

Tab. 28.2 Ätiologie des deliranten Syndroms: potenziell ursächliche Medikamente (➤ Tab. 29.10)

• Antidepressiva (v. a. Trizyklika) • Lithium • Antiparkinsonmittel • Analgetika (Opioide, nichtsteroidale Antirheumatika) • Anticholinergika • Antiarrhythmika • Alpha- und Betablocker • Antihypertensiva (mit zentraler Wirkung) • Kalziumantagonisten	• Antiasthmatika • Antipsychotika • Benzodiazepine • Antiepileptika • Kortikosteroide • Antihistaminika • Diuretika • Digitalis • Antibiotika • Laxanzien

Die Angaben der Patienten zur *Vorgeschichte* sind typischerweise lückenhaft und unzuverlässig. Eine möglichst ausführliche Fremdanamnese ist daher ein wichtiger Teil der Diagnostik.

Eine gezielte Erhebung der Medikamenteneinnahme ist unerlässlich, hierzu gehört auch die Frage nach Mehrfachverordnungen durch verschiedene Ärzte sowie nach der Einnahme von freiverkäuflichen Schmerz-, Erkältungs- und Schlaftabletten. Wichtige ursächliche bzw. auslösende Medikamentengruppen und Beispiele sind in ➤ Tab. 28.2 aufgeführt.

Der *psychopathologische Befund* soll exakt festgehalten werden, sodass Änderungen im Verlauf mit dem Ausgangsbefund verglichen werden können. Als Entscheidungshilfe bei der Diagnose des deliranten Syndroms hat in den letzten Jahren die von Inouye et al. entwickelte und von der Arbeitsgruppe Thomas für den deutschen Sprachraum validierte „Confusion Assessment Method" zunehmende Verbreitung gefunden (Thomas 2016). Es handelt sich dabei um einen Algorithmus, der eine sensitive und spezifische Aussage erlaubt und ohne besonderen Aufwand am Krankenbett durchgeführt werden kann (➤ Tab. 28.3).

Ergänzend bietet sich als orientierendes, einfach anwendbares und standardisiertes Instrument zur Beurteilung des aktuellen kognitiven Leistungsver-

Tab. 28.3 Confusion Assessment Method (CAM)*

1. Rascher Beginn und fluktuierender Verlauf der Symptomatik
2. Störung der Aufmerksamkeit
3. Inkohärentes Denken
4. Veränderung der Vigilanz

* **Delir:** Kriterium 1–3 oder 1, 2 und 4 sind erfüllt; zusätzliche Beurteilung des kognitiven Status anhand eines Kurztests (s. u.) nach Inouye 1990 (s. Inouye et al. 2014).

mögens z. B. der „Mini Mental Status" an, der innerhalb der ersten 24 Stunden erhoben werden sollte (wobei dieser Test nicht unmittelbar zur Diagnosestellung verwendet werden kann, sondern einer groben Einschätzung des Schweregrads der aktuellen kognitiven Leistungseinschränkung dient).

Bei der *syndromalen Differenzialdiagnose* muss das Delir des alten Menschen insbesondere von anderen organischen psychischen Störungen abgegrenzt werden. ➤ Tab. 28.4 zeigt ein einfaches Entscheidungsschema zur vorläufigen syndromalen Zuordnung entsprechender Akutsituationen (ohne dass damit Diagnosen gestellt werden können!).

Schwierig ist der Begriff der Bewusstseinsstörung, die als Leitsymptom zur Abgrenzung eines Delirs verwendet wird. Psychopathologisch handelt es sich dabei um ein Konstrukt aus einer mehr oder weniger fundierten Interpretation des Patientenverhaltens hinsichtlich Vigilanz, Aufmerksamkeit, Selbstwahrnehmung und Reflexionsfähigkeit. Da die Reaktionsweise alter Patienten erheblich durch sensorische und – u. U. vorbestehende – kognitive Defizite beeinträchtigt sein kann, muss das erste klinische Urteil über den Bewusstseinszustand häufig revidiert werden.

Ist der Zustand der Bewusstseinsstörung (teilweise) reversibel, ist retrospektiv festzustellen, dass es sich um ein Delir handelte. Nicht selten bleiben jedoch kognitive Defizite im Ausprägungsgrad einer Demenz bestehen, die ihrerseits einen wichtigen Risikofaktor für das Entstehen eines Delirs darstellt.

Bei der Differenzialdiagnose zwischen Delir und Demenz sollte Folgendes bedacht werden:

- In den meisten Fällen entscheidet erst der Krankheitsverlauf über die endgültige Diagnose.
- Das Syndrom Delir ist häufig einer Demenz aufgepfropft.
- Bei Vorliegen kognitiver Defizite und von Hinweisen auf eine Bewusstseinstrübung sollte zunächst stets von einer Reversibilität, also Behandelbarkeit der zugrunde liegenden Störung ausgegangen werden (also einem Delir) und damit eine alleinige Erklärung der Symptomatik durch ein therapeutisch nicht angehbares demenzielles Syndrom vermieden werden.

Weitere Hinweise zur Abgrenzung deliranter und demenzieller Syndrome fasst ➤ Tab. 28.5 zusammen.

Die Abklärung der *Ätiologie* des Delirs erfordert eine sorgfältige somatische Befunderhebung. Eine gründliche und vollständige körperliche Untersuchung muss sofort erfolgen und duldet auch dann keinen Aufschub, wenn die Anamnese und der psychopathologische Befund bereits eine bestimmte Verdachtsdiagnose nahelegen.

Generell ist zu beachten, dass die klinische Symptomatik der somatischen Grunderkrankungen bei alten Patienten häufig unspezifisch ist. Es ist zu betonen, dass die delirante Symptomatik die führende oder gar einzige Manifestation zahlreicher akut le-

Tab. 28.4 Fünf Fragen zur Syndromdiagnose
? = nicht beurteilbar, ↓ = Reduktion, ↑ = Steigerung, ✓ = regelrecht

Auftreten/Entwicklung der Störungen meist …	akut	akut/chronisch	akut/fluktuierend	chronisch
Orientierung/Merkfähigkeit	?	↓	↓	↓
Aufmerksamkeit/Konzentration	?	✓	↓	↓
weitere kognitive Funktionen	?	✓	↓	↓
motorische Reagibilität	↓	✓	↓ ↑	✓
Verdacht auf …	**quantitative Bewusstseinsstörung (Somnolenz, Koma)**	**amnestisches Syndrom**	**Delir**	**Demenz**

Tab. 28.5 Differenzialdiagnose Delir – Demenz*

	Delir	Demenz
Beginn	akut/subakut	schleichend
Symptomatik	fluktuierend	beständig
Befund:		
Bewusstsein	getrübt	wach
Aufmerksamkeit	↓	→
Orientierung	↓↓	↓
Halluzinationen	häufig (v. a. optisch)	selten
Wahn	flüchtig/ unsystematisch	oft fehlend
Sprache	inkohärent	Wortfindung ↓
Angst	häufig	meist fehlend
Psychomotorik	meist auffällig	oft unauffällig
Hinweise auf akute somatische Erkrankung	meist vorhanden	meist fehlend

(*In Anlehnung an Brown und Boyle 2002, Haupt 2006)

bensbedrohlicher Erkrankungen darstellen kann (z. B. Herzinfarkt, Lungenembolie, schwere metabolische Dekompensationen, Infektionen, Hirnblutungen). Deshalb sind apparative Untersuchungen bei deliranten Zuständen unklarer Genese unverzichtbar. Ein gestuftes Vorgehen bei nicht geklärter Ätiologie eines deliranten Syndroms ist in ➤ Tab. 28.6 dargestellt. Dabei wird zwischen obligaten und fakultativen Untersuchungen differenziert, und es wird ein Zeitrahmen angegeben, der in den meisten Notfallsituationen eingehalten werden kann. Falls die genannten Methoden nicht zur Verfügung stehen, muss der Patient gegebenenfalls in eine entsprechend ausgerüstete Klinik verlegt werden.

Aber auch dann, wenn aufgrund des ersten klinischen Eindrucks die Ursache des Delirs auf der Hand zu liegen scheint – etwa bei einem Auftreten der Symptomatik in engem zeitlichem Zusammenhang mit der erstmaligen Verordnung eines Medikaments mit entsprechendem Nebenwirkungspotenzial (z. B. ein Hypnotikum oder ein nichsteroidales Antiphlogistikum) –, sollten zusätzliche ätiologische Faktoren bedacht werden. Deshalb hat es sich bewährt, neben der internistisch-neurologischen Untersuchung zumindest eine einfache Labordiagnostik durchzuführen (Blutbild, CRP, Elektrolyte, harnpflichtige Substanzen, Blutzucker, sogenannte Herzenzyme, ggf. ergänzend weitere Tests). Für eine solche Labordiagnostik spricht auch, dass die meisten betroffenen Patienten (häufig multiple) internistische Medikamente erhalten, deren Anwendung per se ein Labormonitoring erfordert.

Therapie

Die Therapie des Delirs richtet sich nach der Grunderkrankung bzw. nach dem Auslöser. Da es sich um ein potenziell lebensbedrohliches Krankheitsbild handelt, ist in den meisten Fällen eine stationäre Aufnahme notwendig, bei schwerwiegenden internistischen Problemen auf einer Überwachungs- oder Intensivstation, bei erheblicher Agitiertheit mit Weglauftendenzen auf einer beschützten Station. Generell ist in Abhängigkeit von Art und Schwere der psychopathologischen Auffälligkeiten und dem Ausmaß der bestehenden oder zu vermutenden körperlichen Beeinträchtigung darüber zu entscheiden, ob eine Aufnahme primär in einem Allgemeinkrankenhaus oder einer (geronto)psychiatrischen Klinik erfolgen soll.

Bei der Indikationsstellung für eine stationäre Behandlung ist zu beachten, dass die Aufnahme des Patienten in eine fremde, ihn beunruhigende Umgebung zunächst für seine psychische Situation von Nachteil sein kann, weil Desorientiertheit, Schlafstörungen und psychomotorische Erregung zunehmen können. Bei leichterer Symptomatik und vorbestehender Demenz kann deshalb u. U. eine ambulante Behandlung versucht werden (in der häuslichen Umgebung oder im Pflegeheim), insbesondere wenn gut korrigierbare ursächliche bzw. auslösende Faktoren identifizierbar sind (z. B. Harnwegsinfektion, unerwünschte Arzneimittelwirkungen). Unabdingbare Voraussetzung hierfür ist die Möglichkeit einer lückenlosen Betreuung, die im häuslichen Umfeld jedoch häufig nicht gewährleistet ist.

Wichtigste Allgemeinmaßnahme bei der Behandlung des deliranten alten Patienten ist das ruhige Gespräch mit freundlicher Zuwendung. Aufforderungen sollten in einfacher, unmissverständlicher Form an den Patienten gerichtet werden.

Wichtig sind ferner die vertrauten Gesichter der Angehörigen und einfache Orientierungshilfen, ausreichende Beleuchtung, das Vermeiden von sensori-

Tab. 28.6 Zehn erste apparative Untersuchungen zur Differenzialdiagnostik des deliranten Syndroms unbekannter Ursache bei alten Patienten

Untersuchung	Klinischer Verdacht/richtungweisende Befunde
Obligat, möglichst umgehend:	
EKG	Arrhythmie, Herzinfarkt
Glukose	Hypo-, Hyperglykämie
Blutbild, CRP, Elektrolyte, Kreatinin, Harnstoff	Entzündung/Infektion, Anämie, Exsikkose, Elektrolytimbalance, Niereninsuffizienz
„Routinelabor", u. a. Leberenzyme, Gesamteiweiß, Gerinnungsstatus, CK, TSH	hepatische Erkrankungen, Malnutrition u. a. m.
Obligat, möglichst innerhalb von 24 Stunden:	
Röntgen-Thorax	Pneumonisches Infiltrat, Tumor, kardiale Dekompensation
EEG:	
• Normalbefund	Delir sehr unwahrscheinlich
• Verlangsamung, Schlafmuster	unspezifisch
• Triphasische Wellen	metabolisches Koma
• Steile Abläufe	Anfallsleiden, Herpes-Enzephalitis, Creutzfeldt-Jakob
• Vermehrte β-Aktivität	Benzodiazepin-, Barbituratintoxikation oder -entzug
CT/MRT	sub-/epidurales Hämatom, vaskulärer Prozess/Hirnblutung, Tumor, Herpes-Enzephalitis, Normaldruckhydrozephalus, Hirnatrophie bei primär degenerativer Demenz
Bei gezieltem Verdacht, möglichst rasch:	
Oxymetrie, Blutgasanalyse	respiratorische Insuffizienz, Lungenembolie, respiratorische oder metabolische Azidose etc.
spezielle Labortests: Drogenscreening, Serumspiegel (Digitalis, Lithium, Antidepressiva), Blutalkoholkonzentration, Ammoniak	Intoxikationen, Alkoholintoxikation, hepatisches Koma
Lumbalpunktion	Infektion, Blutung, Malignom (bei Hinweisen auf intrakranielle Raumforderung Lumbalpunktion nicht ohne vorherige bildgebende Diagnostik)
Weitere Laboruntersuchungen, z. B. Vitaminkonzentrationen, Endokrinologie, Serologie und Bakteriologie, sollten gezielt eingesetzt werden. Ihre Ergebnisse können jedoch nicht abgewartet werden. Die Behandlung des Patienten erfolgt entsprechend der klinischen Verdachtsdiagnose.	

scher Deprivation: Der alte Patient braucht wahrscheinlich seine Brille und möglicherweise ein Hörgerät.

➢ Tab. 28.7 fasst die nichtpharmakologischen Basismaßnahmen, deren Anwendung indiziert ist bzw. in Betracht gezogen werden muss, zusammen. Ihre Umsetzung erfordert eine enge Kooperation zwischen ärztlicher und pflegerischer Arbeit.

Viele alte Patienten sind exsikkiert bzw. zeigen eine Trinkschwäche, weswegen die Flüssigkeitsaufnahme pflegerisch überwacht werden muss. Wenn die Patienten nicht dazu animiert werden können, genügend zu trinken, ist eine parenterale Flüssigkeitszufuhr durch subkutane oder intravenöse Infusionen indiziert. Ein ggf. bestehender Korrekturbedarf – z. B. bei Hypokaliämie, Hypo- oder Hypernatriämie (s. dazu internistische Therapiemanuale) – ist zu beachten, d. h., eine Infusionstherapie erfordert eine entsprechende Labordiagnostik. Blasenentleerungsstörungen können vor allem bei alten Männern zu einer empfindlichen Zuspitzung von Unruhe und deliranten Zuständen führen und sollten deshalb bedacht und gegebenenfalls behoben werden.

In Einzelfällen sind vorübergehende Fixierungen nicht zu vermeiden, wenn akuten Eigengefährdungen auf andere Art und Weise nicht begegnet werden

Tab. 28.7 Behandlung des Delirs – nichtpharmakologische Maßnahmen*

• Engmaschige Beobachtung/Überwachung • Versuch der Reorientierung • Beheben sensorischer Beeinträchtigungen • Gewährleistung einer überschaubaren Umgebung (Orientierungshilfen, Beleuchtungsverhältnisse etc.) • Regulierung des Schlaf-Wach-Rhythmus • Vermeiden einer Reizüberflutung (z. B. durch Lärm), aber auch einer Reizdeprivation • Möglichst hohe Konstanz der Bezugspersonen • Enger Kontakt zu den Angehörigen • Vorbeugende Maßnahmen zur Verhinderung eigen- und fremdgefährdenden Verhaltens • Adäquate Kontaktaufnahme und Kommunikation • Regelmäßigkeit und Überschaubarkeit des Tagesablaufs • Förderung von Mobilität und Aktivität • Psychoedukation, d. h. Aufklärung über die für den Patienten und seine Angehörigen meist beunruhigende und befremdliche Symptomatik • Vermeidung/Linderung von Schmerzen • Ausreichende Nahrungs- und Flüssigkeitszufuhr • Ausreichende Oxygenierung • Für Miktion und Stuhlgang sorgen
Vermeidung von • (wiederholten) Verlegungen • Fixierungen, Kathetern • Polypharmazie (insb. anticholinerg wirkende Medikamente)
(* modifiziert nach Haupt 2006, Potter und George 2006)

kann. Delirante Patienten – ob fixiert oder unfixiert – bedürfen der ständigen Überwachung. Es sei betont, dass die Indikation für Fixierungen streng gehandhabt werden muss. Diese Aussage ist neben den geltenden rechtlichen Bestimmungen und ethischen Erwägungen dadurch begründet, dass nach aktuellem Kenntnisstand mechanische Bewegungseinschränkungen das Risiko der Manifestation eines Delirs erhöhen (➢ Tab. 28.1) und darüber hinaus fatale Komplikationen mit letzter Sicherheit nicht ausgeschlossen werden können (Berzlanovich et al. 2012).

Medikamente sollten zurückhaltend eingesetzt werden, vor allem wenn die Ursachen des Delirs noch nicht vollständig geklärt sind, da sie zu einer Verschleierung der Symptomatik und gelegentlich zu einer Verschlechterung des klinischen Bildes führen können. Evidenzbasierte Aussagen in Bezug auf die Wirksamkeit der üblicherweise empfohlenen Medikamente und ihres differenzialtherapeutischen Werts können bisher nur sehr eingeschränkt getroffen werden. Die vorhandenen Leitlinien sind sich darin einig, eine entsprechende Medikation in möglichst niedriger Dosis und nur für einen möglichst kurzen Zeitraum anzuwenden (Hewer und Thomas 2017).

➢ Tab. 28.8 führt die Pharmaka auf, die nach heutigem Erkenntnisstand zur Behandlung deliran-

Tab. 28.8 Medikamentöse Behandlung des Delirs im Alter (nach Drach 2016)

Substanz	Zielsymptomatik/ Indikationsgebiet	Übliche initiale Tagesdosis	Anmerkungen
Hochpotente Antipsychotika: Haloperidol	• Psychotische Symptomatik • Psychomotorische Unruhe	• 0,5–5 mg	Cave: M. Parkinson, Lewy-Körperchen-Demenz, andere extrapyramidale Störungen
Atypische Antipsychotika	• Psychotische Symptomatik • Psychomotorische Unruhe	• Risperidon: 0,5–2 mg • Quetiapin: 12,5–50 mg	Cave: extrapyramidale Nebenwirkungen (v. a. bei Risperidon); Blutdrucksenkung
Niederpotente Antipsychotika (Butyrophenontyp)	• Psychomotorische Unruhe • Schlafstörungen	• Melperon: 50–150 mg • Pipamperon: 60–120 mg	Vegetative und extrapyramidale Nebenwirkungen eher gering, aber zu beachten
Clomethiazol	• Alternative zu Antipsychotika • Alkoholentzugsdelir	• 2–6 Kapseln ≅ 10–30 ml Mixtur	Cave: schwere bronchopulmonale Erkrankungen, respiratorische Insuffizienz, Schlafapnoe-Syndrom, keine Kombination mit Benzodiazepinen
Benzodiazepine	• Benzodiazepin-Entzugsdelir • Alkoholentzugsdelir • Adjuvant zu hochpotenten/ atypischen Antipsychotika	• Lorazepam: 0,25–2 mg • Oxazepam: 5–30 mg	Cave: respiratorische Insuffizienz, Schlafapnoe-Syndrom, paradoxe Effekte

ter Zustandsbilder bei alten Menschen in Betracht kommen. Bei agitierten alten Patienten können in der Akutsituation folgende Substanzen verabreicht werden:

- Als Mittel der ersten Wahl wird in der Mehrzahl der Publikationen bzw. Leitlinien empfohlen: Haloperidol 0,5–1(–2) mg i. m. oder oral (i. v. Gabe nur unter Monitorüberwachung; wenn i. m. Gabe nicht möglich, kann Haloperidol unter Off-label-Bedingungen s. c. verabreicht werden)
- Alternativ werden von manchen Autoren atypische Antipsychotika an erster Stelle empfohlen: 0,5–1 mg Risperidon p. o. bzw. als Schmelztablette oder 12,5–25 mg Quetiapin p. o.; zu beachten ist, dass diese Pharmaka beim Delir unter Off-Label-Bedingungen eingesetzt werden.
- Wenn weniger eine antipsychotische denn eine psychomotorisch dämpfende Wirkung angestrebt wird: Melperon 25 bis 50(–75) mg bzw. Pipamperon 20–40(–60) mg.

28

Die empfohlenen Eingangsdosen sind im Vergleich zu jüngeren Patienten niedrig gewählt. Nach zwei Stunden können die angegebenen Dosierungen wiederholt werden. Mögliche extrapyramidale Nebenwirkungen sind zu bedenken (v. a. bei Haloperidol, aber durchaus auch bei Risperidon), wobei ältere Patienten in besonderem Maße für die Entwicklung eines Parkinsonoids anfällig sind. Auf eine unerwünschte Blutdrucksenkung, v. a. in Orthostase, muss in erster Linie bei Quetiapin geachtet werden. Sie kann durchaus auch unter Risperidon auftreten, während sie bei den anderen genannten Substanzen seltener zum Problem wird.

Bei der Indikationsstellung für Antipsychotika sollte der aktuelle Kenntnisstand zu ihrem Nebenwirkungspotenzial bei Alterspatienten mit Demenz Berücksichtigung finden (➤ 28.3).

Falls keine bronchopulmonale Erkrankung bzw. Störung der Atemregulation (Schlafapnoe etc.) vorliegt, kommt alternativ die Gabe von **Clomethiazol** in Betracht. Sie ist dann zu erwägen, wenn ein Patient unter einer erhöhten Anfallsgefährdung, extrapyramidalmotorischen Nebenwirkungen oder einem M. Parkinson leidet. Beim Alkoholentzugsdelir ist sie Mittel der Wahl. Begonnen wird die Behandlung mit 2 Kapseln Clomethiazol à 192 mg (= 10 ml Mixtur), die nach zwei Stunden wiederholt werden kann. Generell wird Clomethiazol niedriger dosiert als bei Patienten im jüngeren oder mittleren Lebensalter. Die vom Hersteller empfohlene Richtdosis für ältere Patienten beträgt 3 × 2 Kapseln (weitere Einzelheiten zur Clomethiazolbehandlung ➤ Kap. 13, ➤ 15.2 und ➤ 16.4.1).

Die Gabe von Barbituraten kann allenfalls noch im Fall eines (heute kaum noch vorkommenden) Barbituratentzugs erwogen werden, alternativ kommen auch hier Benzodiazepine zum Einsatz. Auch Benzodiazepine sollten restriktiv gehandhabt werden. Abgesehen von Benzodiazepin-Entzugssyndromen (in diesen Fällen bevorzugte Anwendung einer Substanz mit langer Halbwertszeit, wie Diazepam) sind sie nur Mittel zweiter Wahl. Ihr Einsatz kommt dann infrage, wenn Antipsychotika strikt kontraindiziert sind (malignes neuroleptisches Syndrom) oder nur ausgewählte Substanzen erlaubt sind (ausschließlich Quetiapin oder Clozapin bei M. Parkinson und Lewy-Körperchen-Demenz; bei Clozapin ist hier die anticholinerge Begleitwirkung mit potenziell delirogenen Effekten zu beachten).

Eine weitere Indikation stellen Situationen dar, in denen die zu behandelnde Zielsymptomatik (z. B. Unruhezustände, ängstliche Agitiertheit, Schlafstörungen) auf Antipsychotika nicht (ausreichend) anspricht. In diesen Fällen können Benzodiazepine unter sorgfältiger Beobachtung adjuvant eingesetzt werden. Es sollte Substanzen mit kurzer Halbwertszeit und ohne wirksame Metaboliten, wie Oxazepam oder Lorazepam, der Vorzug gegeben werden.

Anticholinerg wirksame Substanzen sind – wie erwähnt – häufige Auslöser medikamentös induzierter Delirien. Alte Patienten mit ausgeprägtem anticholinergem Syndrom (zur Symptomatologie ➤ 29.3.1) müssen intensivmedizinisch überwacht werden. Streng zu vermeiden ist die Gabe von anticholinerg wirksamen Substanzen zur Sedierung des Patienten (dies gilt insbesondere auch für Psychopharmaka mit entsprechender Wirkkomponente – z. B. Chlorprothixen oder Promethazin). Bei ausgeprägtem anticholinergem Syndrom kann der Versuch unternommen werden, das cholinerge Defizit durch langsame i. v. Gabe von 1–2 mg Physostigmin zu kompensieren (zu den Kautelen, die bei der Anwendung dieses Antidots zu beachten sind ➤ 29.3.1).

Die in der Behandlung der Alzheimer-Demenz etablierten Cholinesterasehemmer werden nicht zur

Therapie des Delirs beim alten Menschen empfohlen. Wenn ein Delir bei Alzheimer-Kranken diagnostiziert wird, wird eine zuvor begonnene Behandlung mit einem Cholinesterasehemmer im Normalfall fortgesetzt. Hatte der Patient zuvor noch keine antidementive Behandlung, sollte diese leitliniengerecht nach Abklingen des Delirs eingeleitet werden.

In den letzten Jahren wurden Programme entwickelt mit dem Ziel einer **Prävention des Delirs beim alten Menschen.** Entsprechende Interventionen bei akut internistisch erkrankten Patienten bzw. Patienten in der perioperativen Phase haben das Ziel, manifestationsfördernde Faktoren (z. B. Exsikkose, Fehlmedikation, Störungen des Schlaf-Wach-Rhythmus) zu minimieren. In verschiedenen Untersuchungen konnte gezeigt werden, dass durch solche Maßnahmen eine Reduktion der Delirinzidenz erreicht werden kann (Thomas und Weller 2016).

Weitere Ausführungen zur Diagnostik und Therapie deliranter Zustandsbilder einschließlich der zu beachtenden rechtlichen Aspekte finden sich in ➤ Kap. 13 und ➤ 15.2.1.

28.3 Demenz

Die Alzheimer-Krankheit ist nicht nur die häufigste Demenzform, sondern sogar die häufigste Hirnerkrankung überhaupt. Zerebrovaskuläre Erkrankungen sind die zweithäufigsten Ursachen demenzieller Syndrome. Sowohl die primär degenerativen als auch die vaskulären Demenzen sind altersabhängig. Es wird geschätzt, dass 15 % und mehr der über 80-Jährigen von einer Demenz betroffen sind.

Die diagnostischen Kriterien einer Demenz nach ICD-10 sind in ➤ Tab. 28.9 gekürzt wiedergegeben.

Tab. 28.9 Kriterien zur Feststellung einer Demenz (gekürzt nach ICD-10)

- Abnahme des Gedächtnisses und weiterer kognitiver Leistungen
- Erhebliche Beeinträchtigung der Aktivitäten des täglichen Lebens
- Dauer mindestens 6 Monate
- „Bewusstseinsklarheit", d. h. Symptomatik nicht (hinreichend) durch ein Delir erklärt

Im vorangegangenen Abschnitt wurde bereits darauf hingewiesen, dass häufig erst der Verlauf es erlaubt, zwischen einem Delir und anhaltenden, schwerwiegenden kognitiven Defiziten, bedingt durch eine Demenz, zu unterscheiden.

Demenzen entwickeln sich meist chronisch oder allenfalls subakut. Nicht selten wird die zunehmende kognitive Leistungseinschränkung von der Umgebung über einen Zeitraum von Monaten oder gar ein oder zwei Jahren nicht wahrgenommen, da viele Patienten unter Alltagsbedingungen eine intakte „Fassade" aufrechterhalten können, hinter der sich jedoch bereits schwere Defizite im Sinne einer Desorientierung, Kritikminderung etc. verbergen können. Eine krisenhafte Eskalation kann sowohl durch interkurrente medizinische als auch durch Verhaltensprobleme hervorgerufen werden. Die folgenden Krisen und Notfallsituationen lassen sich abgrenzen:

- „Akutes Auftreten eines Demenzsyndroms": Dies ist eigentlich ein Widerspruch in sich, da eine gewisse Zeitstabilität der Symptomatik Voraussetzung für die Diagnose einer Demenz ist (s. ➤ Tab. 28.9). Es handelt sich meist um die Demaskierung oder Verstärkung vorbestehender kognitiver Defizite unter besonderen situativen Bedingungen, etwa im Urlaub, nach dem Verlust eines umsorgenden Partners, bei Aufnahme in ein Krankenhaus, Heim etc. Seltener können plötzlich auftretende bzw. rasch progrediente organische Prozesse dahinterstecken, etwa ein Hirninfarkt oder (bei subakutem Verlauf) eine Creutzfeldt-Jakob-Krankheit.
- Akute klinische Verschlechterung einer bereits manifesten Demenz im Sinne eines aufgepfropften Delirs, z. B. ausgelöst durch eine Exsikkose, Pneumonie oder einen Harnwegsinfekt, bei vaskulären Demenzen durch einen zusätzlichen Hirninfarkt etc.
- Komplizierende psychopathologische Auffälligkeiten, etwa Depressivität, Wahn oder Halluzinationen, die ihrerseits Akutsituationen wie Suizidalität oder Erregungszustände hervorrufen und indirekt zu einer Verschlechterung der kognitiven Leistung beitragen können.
- Störungen des Verhaltens bei bekannter und häufig bereits weit fortgeschrittener Demenzerkrankung, z. B. Verweigerung der Flüssigkeits- und Nahrungsaufnahme, Selbstgefährdung etwa

durch unsicheres Hantieren mit gefährlichen Haushaltsgegenständen, ständiges Herumlaufen, Umkehrung des Schlaf-Wach-Rhythmus, Katastrophenreaktionen (d. h. plötzlicher gereizter, ängstlicher oder aggressiver Ausbruch in einer vermeintlichen Versagens- oder Bedrohungssituation [nach K. Goldstein]), Aggressivität, häufig ausgelöst durch eine Überforderung des Patienten. Sekundär kann es durch solche Verhaltensstörungen zu einer Erschöpfung, unter Umständen sogar zu einer vitalen Bedrohung des pflegenden Angehörigen kommen.
- Körperliche Störungen, die von Patient und Pflegenden nicht bewältigt werden können, z. B. epileptische Anfälle, Myoklonien, Parkinson-Symptomatik, Inkontinenz.
- Überforderung oder Erkrankung des Partners bzw. Pflegepersonals mit daraus resultierendem Zusammenbruch der Versorgung im häuslichen Umfeld oder Versorgungsproblemen im Heim.

28

Therapie

Alle geschilderten Situationen repräsentieren Krisen oder Notfälle, die durch eine kurze ambulante Intervention häufig nicht zu beheben sind. Angesichts der vielfältigen Faktoren, die Akutsituationen bei Demenzkranken zugrunde liegen können, sollte die Behandlungsplanung entsprechend differenziert erfolgen (➤ Tab. 28.10).

Im Rahmen der stationären Behandlung sollte stets nach der Ursache für die aktuelle Verschlechterung gefahndet werden, um in der Zukunft vergleichbare Situationen nach Möglichkeit vermeiden zu können.

Bei klinischen Hinweisen auf akute körperliche Erkrankungen gelten in diagnostischer wie therapeutischer Hinsicht die gleichen Empfehlungen wie für das Delir.

Die einer Demenz zugrunde liegende Pathologie ist in den meisten Fällen nicht kausal behandelbar. Begleitende oder komplizierende somatische Erkrankungen und psychopathologische Störungen können jedoch in vielen Fällen erfolgreich therapiert werden. Es gelten hier die allgemein üblichen internistisch-neurologischen bzw. syndromal orientierten psychiatrischen Behandlungsprinzipien.

Tab. 28.10 Akutsituationen bei Demenzkranken: typische Konstellationen, ursächliche/begünstigende Faktoren

- „Akute Demenz": meist Demaskierung einer vorbestehenden Demenz
- Dekompensation vorbekannter kognitiver Defizite
- Plötzliche Verschlechterung des kognitiven Status durch akute Verwirrtheit (Delir)
- Komplizierende Psychopathologie: Neuauftreten/Exazerbation einer psychotischen bzw. affektiven Begleitsymptomatik
- Verhaltensstörungen, z. B. Verweigerung von Essen und Trinken, ständige motorische Unruhe, Schreien, aggressives Verhalten, Störungen des Schlaf-Wach-Rhythmus
- Körperliche Probleme
- Unerwünschte Wirkungen von Medikamenten (z. B. pharmakogene Unruhezustände)
- Zusammenbruch der bisherigen häuslichen Versorgung
- Ungünstige Interaktionen zwischen den Einschränkungen des Patienten und seinem Umfeld

In der S3-Leitlinie „Demenzen" (DGPPN und DGN 2016) wird hervorgehoben, dass bei der Behandlung psychischer und Verhaltensstörungen – basierend auf den individuell relevanten Bedingungsfaktoren – in Verbindung mit einer stadiengerechten antidementiven Therapie vorrangig nichtmedikamentöse Maßnahmen zur Anwendung kommen sollten (Stichworte u. a. „validierendes Verhalten", „kognitive Stimulation", „Bewegungsförderung"). Eine medikamentöse Therapie ist danach erst bei Wirkungslosigkeit der vorgenannten Maßnahmen indiziert. Diese Reihenfolge kann sich jedoch in Akutsituationen umdrehen, wenn Eigen- oder Fremdgefährdung besteht oder Patienten vor Medikation für nichtmedikamentöse Interventionen nicht erreichbar sind.

Bei agitierten Patienten mit paranoider oder halluzinatorischer Symptomatik steht die Gabe von Antipsychotika an erster Stelle. Mittel erster Wahl ist das atypische Antipsychotikum Risperidon (mittlere Initialdosis: 0,5–1 mg/d), welches auch als Schmelztablette verabreicht werden kann. Als – allerdings für diese Indikation nicht zugelassene und in der aktuellen Leitlinie auch nicht genannte – Alternative kommt Quetiapin in Betracht, und zwar v. a. dann, wenn unter Risperidon extrapyramidale Störungen auftreten bzw. diesbezüglich ein erhöhtes Risiko besteht. Die Initialdosis von Quetiapin liegt in einer

Größenordnung von 12,5–25 mg, ein- bis zweimal am Tag verabreicht. Im Allgemeinen erwünscht ist die schlafanstoßende Wirkung von Quetiapin. Eine Blutdrucksenkung, v. a. in Orthostase, als mögliche unerwünschte Arzneimittelwirkung unter Quetiapin, aber auch unter Risperidon, wurde bereits erwähnt. Als weitere in der Akutsituation infrage kommende Substanzen werden in der zitierten Leitlinie Aripiprazol (bei psychotischen Symptomen 2,5–10 mg/d; bei Aggression/Agitation 2,5–15 mg/d) und Carbamazepin (bei Aggression/Agitation 300–400 mg/d) genannt.

Wenn die genannten Pharmaka nicht wirksam sind oder nicht verabreicht werden können, muss in der Akutsituation manchmal auf das klassische Antipsychotikum Haloperidol (Initialdosis 0,5–2,5 mg p. o./i. m.) zurückgegriffen werden. Wegen der schlechteren Verträglichkeit sollte die Dauer der Anwendung auf einen möglichst kurzen Zeitraum begrenzt werden. Wenn bei der Weiterbehandlung Antipsychotika erforderlich sind, kommen neben den beiden besprochenen prinzipiell auch die in ➤ 28.6.1 genannten atypischen Substanzen in Betracht.

Dabei ist zu beachten, dass in Deutschland – mit Ausnahme von Risperidon – keines der dort aufgeführten Medikamente über eine Zulassung für die Anwendung bei Demenzkranken verfügt und diese Pharmaka hinsichtlich ihrer Wirkung und Verträglichkeit bei Demenzkranken überwiegend nicht ausreichend untersucht sind.

Nach aktuellem Kenntnisstand muss die Indikationsstellung für Antipsychotika bei Demenzkranken generell mit sehr großer Sorgfalt erfolgen. So ist die Indikation für Risperidon bei Demenzkranken beschränkt auf das Vorliegen schwerer anhaltender Aggressivität mit Selbst- oder Fremdgefährdung. Grund für die Notwendigkeit einer restriktiven Verordnung von Antipsychotika sind Daten, wonach bei Demenzkranken, die mit Antipsychotika behandelt wurden, verglichen mit Kontrollgruppen eine erhöhte Sterblichkeit, unter anderem infolge gehäufter zerebrovaskulärer und kardialer Ereignisse sowie Pneumonien, beobachtet wurde. Das Risiko derartiger unerwünschter Wirkungen ist grundsätzlich bei allen Antipsychotika erhöht, d. h., es handelt sich hierbei um einen dosisabhängigen Klasseneffekt. Die genannten Risiken sind auch Grund dafür, dass die Behandlungsdauern mit Antipsychotika möglichst kurz sein und in der Regel 6 Wochen nicht überschreiten sollten (Benkert und Hippius 2017).

Besondere Vorsicht ist angezeigt bei Patienten mit einer Demenz vom Lewy-Körperchen-Typ, bei denen die schlechte Verträglichkeit von Antipsychotika ein diagnostisches Kriterium darstellt. Wiederkehrende visuelle Halluzinationen gehören zu den pathognomonischen Erscheinungsformen dieser Demenzform. Bei diesen Patienten muss die Indikation für eine antipsychotische Behandlung besonders sorgfältig geprüft werden. Alternative Behandlungsansätze, z. B. die Behandlung mit cholinerg wirksamen Antidementiva, sollten zuvor ausgeschöpft worden sein. Wenn die Gabe von Antipsychotika unverzichtbar ist, sind atypische Substanzen mit einem geringen bzw. fehlenden Risiko für extrapyramidale Störungen (Quetiapin oder Clozapin) in einer möglichst niedrigen Dosis Mittel der Wahl. Alle anderen Antipsychotika sind strikt kontraindiziert.

Wenn bei Patienten wegen Unruhe oder Erregtheit nach sorgfältiger Prüfung der Indikation eine medikamentöse Behandlung angemessen erscheint, psychotische Symptome jedoch nicht im Vordergrund stehen, kommen alternativ auch niederpotente Antipsychotika infrage (➤ Tab. 28.8), und zwar vorzugsweise Substanzen ohne anticholinerge Begleitwirkung (Melperon, Pipamperon). Diese Substanzen werden in der Demenz-Leitlinie zwar nicht genannt, dennoch kann – in Ermangelung besserer Alternativen – ihre Anwendung in der Praxis vertreten werden, natürlich unter Berücksichtigung der vorangehend begründeten zurückhaltenden Verordnungspraxis. Eine weitere Alternative kann das Antikonvulsivum Carbamazepin darstellen, bei gebrechlichen Patienten empfiehlt sich eine niedrige Initialdosis von 100 mg/d. Valproat wird hingegen in der Leitlinie nicht mehr empfohlen.

Bei der pharmakologischen Akutbehandlung depressiver dementer Patienten ist der verzögerte Wirkungseintritt der Antidepressiva zu beachten. Allerdings haben manche der Antidepressiva Begleitwirkungen, etwa im Sinne einer Sedierung oder Schlafförderung, die von Anfang an bestehen und die man sich deshalb auch in der Akutsituation zunutze machen kann, z. B. bei Substanzen wie Trazodon oder Mirtazapin. In der S3-Leitlinie werden, nach

Ausschöpfung nichtmedikamentöser Optionen, generell Antidepressiva ohne anticholinerge Begleitwirkung empfohlen. Unter dem Aspekt der Stimmungsaufhellung und der Verbesserung von Aktivitätsgrad und Antrieb kommen insbesondere die in ➤ Tab. 28.12 genannten Serotoninwiederaufnahmehemmer (SSRI) in Betracht.

Die Dosisfindung folgt dem Prinzip „start low, go slow". SSRI kommen auch als Alternative zu atypischen Antipsychotika zur Behandlung von dysphorisch-agitierten Zustandsbildern in Betracht.

Auch der Schutz der Angehörigen vor erkennbaren gesundheitlichen Risiken ist eine ärztliche Pflicht. Maßnahmen, die diesem Ziel dienen, kommen indirekt auch dem Patienten zugute.

Sobald der Nachtschlaf der Angehörigen durch unruhige Patienten nachhaltig beeinträchtigt wird, ist eine psychische Überforderung und körperliche Erschöpfung absehbar. Dieser Aspekt hat einen wesentlichen Einfluss auf die Entscheidung über die stationäre Aufnahme eines demenzkranken Patienten. Zu berücksichtigen sind auch solche Situationen, in denen physisch unterlegene Partner ohne Unterstützung mit aggressiven Patienten allein gelassen werden. Wenn in solchen Fällen kein anderes geeignetes Arrangement zum Schutz des Angehörigen getroffen werden kann, muss der Patient als Notfall in ein Krankenhaus aufgenommen werden. Wenn eine Überforderung der Angehörigen erkennbar wird, eine Notaufnahme jedoch nicht indiziert ist, sollten die Betroffenen nach einer in der Akutsituation erfolgten Konsultation zu einer gründlicheren Nachuntersuchung aufgefordert werden. Angehörige sollten auch über Unterstützungsmöglichkeiten bei der häuslichen Pflege, über regionale Angehörigengruppen, Kontakte zur Alzheimer-Gesellschaft, Unterbringungsmöglichkeiten in Tagespflegeeinrichtungen etc. beraten werden.

➤ Tab. 28.10 und ➤ Tab. 28.11 fassen wichtige Elemente des diagnostischen und therapeutischen Vorgehens bei psychiatrischen Akutsituationen in Verbindung mit Demenzerkrankungen zusammen. Die in ➤ Tab. 28.11 angesprochenen rechtlichen Aspekte müssen in jedem Fall bedacht werden. In bestimmten Fällen (z. B. bei einer depressiven Symptomatik eines Patienten mit beginnender oder leichtgradiger Demenz) ist von einer erhaltenen Fähigkeit, rechtswirksame Entscheidungen zu treffen, auszugehen. Bei der Mehrzahl der Patienten, die in Akutsituationen zur Vorstellung kommen, ist dies jedoch nicht der Fall. Hier muss der Rechtsvertreter (nach deutschem Recht der gesetzliche Betreuer bzw. der Bevollmächtigte) in den Entscheidungsprozess mit einbezogen werden. Sofern die rechtliche Vertretung noch nicht geklärt ist, müssen entsprechende Schritte bedacht werden (zur weitergehenden Darstellung rechtlicher Fragen siehe ➤ Kap. 6). Wenn Patienten zu rechtswirksamen Willenserklärungen nicht in der Lage sind, müssen sich die Beteiligten bei der Entscheidungsfindung (Rechtsvertreter, Arzt) darum bemühen, im Sinne des mutmaßlichen Willens des Betroffenen zu handeln. In diesem Zusammenhang geäußerte Bekundungen des natürlichen Willens seitens des Patienten sollten im Entscheidungsprozess angemessen beachtet werden.

Tab. 28.11 Akutsituationen bei Demenzkranken: Interventionen/Interventionsstrategien

- Psychiatrisch-neurologische und allgemeinmedizinische Diagnostik
- Genaue Problemanalyse (Woraus resultiert die Akutsituation: Aus der Pathologie des Patienten? Aus einer Überforderung bzw. mangelnder Toleranz seines Umfelds? Aus ungünstigen Milieueffekten?)
- Gespräch mit dem Patienten, soweit möglich, ggf. mit Einbeziehung der Angehörigen
- Beratung und ggf. Entlastung der betreuenden Personen
- Klärung, ob allgemeinmedizinischer Handlungsbedarf besteht
- Kritische Prüfung verordneter Medikamente
- Bei gegebener Indikation störungs- bzw. symptombezogene Pharmakotherapie, nichtpharmakologische Alternativen sollten zuvor bedacht worden sein (Beachtung der Prinzipien der Arzneimitteltherapie im Alter)
- Sorgfältige Prüfung der Notwendigkeit einer stationären Aufnahme: In der (Geronto-)Psychiatrie? Im Allgemeinkrankenhaus?
- Klärung rechtlicher Fragen
- Aufstellen eines Behandlungsplans unter Berücksichtigung der vorgenannten Aspekte und Formulierung therapeutischer Prioritäten.

28.4 Affektive Störungen

Depressive Syndrome im Alter sind häufig. Abhängig von der untersuchten Population, der Strenge der diagnostischen Kriterien und den erfassten Schweregraden werden Prävalenzen von 1–30 % in der Altenbevölkerung berichtet. Das Alter per se erhöht das Depressionsrisiko nicht, während dies für altersassoziierte Faktoren, wie zunehmende somatische Komorbidität, Behinderung durch Immobilität, sensorische Beeinträchtigungen, Pflegebedürftigkeit etc. durchaus gilt.

Depressive Störungen können drei Diagnosegruppen zugeordnet werden, wobei die gleichen diagnostischen Kriterien nach ICD-10 wie für jüngere Patienten gelten (➤ Kap. 19):

- **Affektive Erkrankungen** (ICD-10 F3): meist mit Beginn vor, seltener nach dem 65. Lebensjahr, mit oder ohne psychotische Symptome: Schwere depressive Störungen bei affektiven Erkrankungen sind gekennzeichnet durch folgende Hauptkriterien: a) gedrückte Stimmung, b) Interessenverlust, Freudlosigkeit und c) Verminderung des Antriebs mit erhöhter Ermüdbarkeit und Aktivitätseinschränkung sowie – laut ICD-10 – zumindest vier der folgenden Symptome:
  - Verminderte Konzentration und Aufmerksamkeit
  - Vermindertes Selbstwertgefühl und Selbstvertrauen
  - Schuldgefühle und Gefühle von Wertlosigkeit
  - Negative und pessimistische Zukunftsperspektiven
  - Suizidgedanken oder erfolgte Selbstverletzung bzw. Suizidhandlungen
  - Schlafstörungen
  - Verminderter Appetit

Als weitere für die Diagnose wichtige Symptome sind zu nennen die mangelnde Fähigkeit, auf normalerweise positiv erlebte Reize entsprechend emotional zu reagieren, eine Störung des Tagesrhythmus mit Früherwachen und Morgentief, psychomotorische Störungen (Hemmung oder Agitiertheit) sowie ein signifikanter Gewichtsverlust und ein Verlust der Libido.

- **Anpassungsstörungen** (F43): Bei den für eine Anpassungsstörung im Alter verantwortlichen Faktoren handelt es sich meist um Verlust von Angehörigen oder Freunden, Verlust von Mobilität und Autonomie oder um die psychische Reaktion auf eine körperliche Erkrankung. Anpassungsstörungen manifestieren sich typischerweise durch depressive bzw. durch Angst geprägte Zustandsbilder. Es ist zu beachten, dass nach der Definition der ICD-10 nur leichte depressive Syndrome als Anpassungsstörungen kodiert werden. Das heißt, durch die vorgenannten oder ähnliche Faktoren ausgelöste mittelschwere oder schwere depressive Zustandsbilder werden nach diesen Regeln den affektiven Störungen (s. o.) zugeordnet.
- **Organische affektive Störungen** (F06.3): Organische affektive Syndrome sind unmittelbar – d. h. physiologisch erklärbar – durch Hirn- oder andere körperliche Erkrankungen verursacht. Wichtige Beispiele sind zerebrale Abbauprozesse, Hirninfarkte, schwere Anämie, ausgeprägte chronische Leber- und Nierenerkrankungen, bestimmte Neoplasien (z. B. Pankreaskarzinom).

Altersdepressionen stellen für die Betroffenen eine hohe Belastung dar. Diese resultiert aus dem mit der Erkrankung verbundenen Leidensdruck, der einhergeht mit Einschränkungen in der Alltagsbewältigung und einer erhöhten Suizidgefährdung. Hinzu kommen ungünstige Auswirkungen auf die körperliche Gesundheit. Diese stehen einerseits in unmittelbarem Zusammenhang mit der depressiven Symptomatik, z. B. mangelnder Nahrungs- und Flüssigkeitszufuhr oder Vernachlässigung gesundheitlicher Belange, etwa Medikamenten-Nonadhärenz. Andererseits führt der depressive Zustand auf dem Wege assoziierter physiologischer Veränderungen – z. B. die Herz-Kreislauf-Funktionen und endokrin-metabolische sowie immunologische Prozesse betreffend – zu nachteiligen Veränderungen auf somatischem Gebiet. Dies wird unterstrichen dadurch, dass die Sterblichkeit depressiver alter Patienten signifikant über derjenigen altersgleicher nichtdepressiver Personen liegt.

Nicht unerwähnt bleiben darf das hohe Rezidiv- und Chronifizierungsrisiko depressiver Syndrome bei alten Menschen. Diese Überlegungen machen deutlich, dass ein aktives Vorgehen in Bezug auf die Diagnostik und

Therapie der Altersdepression anzustreben ist. Dies gilt insbesondere, wenn alte Patienten mit einer entsprechenden Akutsymptomatik in der hausärztlichen bzw. fachärztlichen Praxis oder im klinischen Bereich zur Vorstellung kommen.

Aufgrund der häufigen Komorbidität von körperlichen und psychischen Störungen im Alter ist es allerdings nicht immer einfach, Depressionen zu diagnostizieren und die ätiologischen Zusammenhänge zu klären. So kann es bei einer Reihe häufiger Erkrankungen schwierig sein zu entscheiden, ob diese in einem ursächlichen Zusammenhang mit einer depressiven Störung stehen und welcher Art dieser Zusammenhang ist (physiologisches versus psychologisches Erklärungsmodell). Exemplarisch seien genannt:

- Schmerzzustände bei chronischen Gelenkerkrankungen
- Karzinomerkrankungen
- Medikamenten- oder Alkoholabusus
- Störungen von Blase und Mastdarm

Im höheren Alter ist oft auch nicht eindeutig zu klären, ob somatische Symptome Ausdruck einer Depression oder einer körperlichen Begleiterkrankung sind (Beispiel: Eine Schlafstörung kann sowohl Ausdruck einer Depression als auch einer Herzinsuffizienz sein, Ähnliches gilt für das Symptom Gewichtsverlust bei einem Karzinomkranken).

Es kann im Einzelfall auch schwierig sein, den Krankheitscharakter einer Depression zu erkennen, wenn derartige Reaktionen unter schwierigen somatischen und sozialen Bedingungen einfühlbar erscheinen. Unabhängig davon kann ein depressives Syndrom, definiert durch die oben genannte Symptomatik, dennoch eigenständige Bedeutung für die Therapie erlangen und bedarf in jedem Fall der diagnostischen Aufmerksamkeit. Im Zweifelsfall sollte man einen Therapieversuch nicht unterlassen.

Therapie

Bei jedem Patienten im höheren Lebensalter, der unter einer schwerwiegenden depressiven Erkrankung leidet, sollte eine konsequente Behandlung eingeleitet werden. Die Grundlage für eine tragfähige therapeutische Beziehung kann sich bereits während der psychiatrischen und körperlichen Untersuchung entwickeln.

Im Prinzip gelten die gleichen therapeutischen Richtlinien wie bei jüngeren Patienten (➤ Kap. 19). Das Erstgespräch soll ruhig und möglichst ungestört geführt werden. Der Patient soll Gelegenheit bekommen, sich zu seinen Gefühlen und der eigenen Einschätzung seiner Probleme frei zu äußern. Er sollte möglichst frühzeitig über die geplanten diagnostischen und therapeutischen Schritte informiert werden. In der Klinik beinhaltet dies nicht zuletzt auch, dass deutlich wird, welcher Arzt den Patienten weiterbetreuen wird und wer darüber hinaus seine Bezugspersonen sein werden. Psychotherapeutische Maßnahmen sind integraler Bestandteil der Behandlungsplanung, ebenso sollte geprüft werden, in welchem Umfang Beratung und Unterstützung hinsichtlich sozialer Aspekte erforderlich sind. Soweit Angehörige vorhanden sind, sollten diese – unter Berücksichtigung der Wünsche und Interessen des Patienten – in angemessener Form einbezogen werden.

In Anbetracht der angedeuteten Wechselwirkungen zwischen körperlichen Begleiterkrankungen und depressiver Symptomatik kommt Interventionen auf allgemeinmedizinischem Gebiet häufig ein hoher Stellenwert zu (z. B. Behandlung einer Inkontinenz, Optimierung einer Schmerzbehandlung oder antidiabetischen Therapie).

Während bei leichteren depressiven Bildern abhängig von den individuellen Gegebenheiten durchaus abgewartet werden kann, sollte bei stärkergradiger Ausprägung der depressiven Symptomatik eine **medikamentöse Behandlung** frühzeitig eingeleitet werden. Bei ausgeprägter Angstsymptomatik bzw. Agitiertheit, v. a. dann, wenn ein depressiver Wahn oder suizidale Tendenzen bestehen, kann es notwendig sein, vorübergehend Benzodiazepine oral zu verabreichen, z. B.

- Lorazepam 0,5–1 mg oder
- Oxazepam 5–10 mg.

Diese Dosen können bis zu dreimal pro Tag verabreicht werden. Der Patient sollte frühzeitig darauf hingewiesen werden, dass Medikamente aus dieser Stoffgruppe nur kurzfristig, d. h. möglichst nur wenige Tage, verabreicht werden sollten. Es versteht sich, dass bei der Indikationsstellung für eine adjuvante Behandlung mit Benzodiazepinen auf eine mögliche Gefährdung durch Medikamentenmissbrauch oder -abhängigkeit geachtet werden muss.

Bei der Behandlung mit Antidepressiva ist deren Wirklatenz zu beachten, d. h., es ist mit einem Eintritt der spezifisch antidepressiven Wirkung in den ersten Behandlungstagen noch nicht zu rechnen. Andererseits kann der sedierende Effekt eines Teils der Antidepressiva, der ohne Latenz eintritt, in der Akutbehandlung bei Vorliegen einer entsprechenden Symptomatik (Agitiertheit, Schlafstörungen) sinnvoll genutzt werden. Wenn Schlafstörungen dadurch nicht ausreichend gebessert werden, kommen Non-Benzodiazepin-Hypnotika (z. B. Zolpidem, Zopiclon) oder niederpotente Antipsychotika ohne anticholinerge Begleiteffekte, wie Melperon oder Pipamperon, als adjuvante Medikation in Betracht.

Antipsychotika sind bei wahnhaften Depressionen indiziert und sollten bei diesen i. d. R. schwer verlaufenden und häufig mit Suizidgefährdung verbundenen Krankheitsbildern möglichst frühzeitig und konsequent eingesetzt werden.

➤ Tab. 28.12 listet Medikamente auf, die sich aufgrund der Erfahrungen der Verfasser bei der Behandlung depressiver Störungen im Alter bewährt haben. Dabei muss in jedem Fall geprüft werden, ob die ins Auge gefasste Substanz für die zu behandelnde Zielsymptomatik geeignet erscheint und ob unter Berücksichtigung ihres Nebenwirkungsspektrums und Interaktionspotenzials von einer hinreichend sicheren Anwendung bei dem jeweiligen Patienten ausgegangen werden kann. Ein nicht zu vernachlässigendes Kriterium bei der Auswahl des Antidepressivums stellt das positive Ansprechen auf ein bestimmtes Medikament bei einer früheren Krankheitsepisode dar. Die in der Tabelle genannten Medikamente sind in der Mehrzahl geeignet zur Behandlung multimorbider Patienten. Es versteht sich, dass bei ausgeprägter Hinfälligkeit Dosisfindung und Beobachtung des Patienten in der Einstellungsphase mit besonderer Sorgfalt erfolgen müssen.

Vor Beginn einer antidepressiven Therapie sollte die erforderliche Diagnostik auf psychopathologischem wie auf somatischem Gebiet durchgeführt worden sein (s. dazu auch ➤ Kap. 19). Was die trizyklischen Antidepressiva (TZA) betrifft, sind diese wegen ihres Nebenwirkungspotenzials auf allgemeinmedizinischem Gebiet und der hinsichtlich der Kognition nachteiligen anticholinergen Begleiteffekte generell nicht mehr Mittel erster Wahl.

Eine Sonderstellung bei den TZA nimmt Nortriptylin ein, und zwar sowohl im Hinblick auf seine relativ geringen anticholinergen Wirkungen als auch die weniger starke Tendenz, eine orthostatische Hypotonie auszulösen. Es ist jedoch zu beachten, dass sich die Verträglichkeit von Nortriptylin in Bezug auf die kardiale Erregungsleitung nicht von der anderer TZA unterscheidet. Eine gewisse Sonderstellung hat weiterhin Trimipramin, das – wegen seiner speziellen Wirkungen auf den Schlaf – bei Patienten mit im Vordergrund stehender Insomnie in Betracht

Tab. 28.12 Therapie mit Antidepressiva im Alter (in Anlehnung an Schmauß 2003 und Schwarz und Frölich 2013)*

Substanz	Übliche Initialdosis (mg/d)	Übliche Zieldosis (mg/d)
A) häufig sedierende Begleitwirkung		
Mirtazapin	7,5–15	15–45
Trazodon	25–50	100–150
B) i. d. R. kaum/keine sedierende Begleitwirkung		
Citalopram	10–20	20
Sertralin	25–50	25–150
Escitalopram	5	5–10
Venlafaxin	37,5	75–150(–225)
Duloxetin	30	60–90
Nortriptylin (TZA)**	10–20	50–75
Agomelatin	25	25–50
C) TZA mit sedierender Begleitwirkung* **		
Amitriptylin	10–25	25–75
Trimipramin	10–25	50–100

* Auflistung von Medikamenten, die sich in der Erfahrung der Verfasser bewährt haben. Die genannten Dosierungen haben orientierenden Charakter, müssen individuell unter Berücksichtigung der Herstellerempfehlungen angepasst werden.

** TZA: trizyklische Antidepressiva. Siehe die Ausführungen im Text zu dieser Stoffgruppe. Blutspiegelkontrollen sind insb. bei Amitriptylin und Nortriptylin sinnvoll.

*** Die unter C genannten Medikamente sind bei multimorbiden Alterspatienten und bei Demenzkranken kontraindiziert.

gezogen werden kann, unter Berücksichtigung der besprochenen Einschränkungen in Bezug auf die Anwendung von TZA.

Die Anwendung klassischer TZA (z. B. Amitriptylin, Trimipramin) kann bei Alterspatienten in guter allgemeinkörperlicher Verfassung, bei denen keine Hinweise auf eine kognitive Einschränkung vorliegen, in Betracht gezogen werden. Allerdings muss bei diesen Substanzen, ebenso wie bei Nortriptylin, bedacht werden, dass bei einer – i. d. R. suizidal motivierten – Intoxikation ein hohes vitales Risiko besteht (weitere Ausführungen zur Therapie mit Antidepressiva: ➤ Kap. 4, und ➤ Kap. 19).

Wenn die depressive Symptomatik so schwer ist, dass eine vitale Gefährdung (z. B. durch Suizidalität, Nahrungsverweigerung, Stupor) resultiert, oder wenn eine Therapieresistenz bzw. Unverträglichkeit gegenüber Antidepressiva besteht, sollte die Einleitung einer Elektrokrampftherapie ernsthaft in Betracht gezogen werden (➤ Kap. 5).

Bei schweren depressiven Episoden mit oder ohne Suizidalität sollten die Patienten im Allgemeinen stationär aufgenommen werden. Wenn ein deutlicher Gewichtsverlust besteht und bei Alleinlebenden die Alltagsbewältigung offensichtlich nicht mehr gegeben ist, ist die Aufnahmeindikation dringlich.

Manische Syndrome mit einer Erstmanifestation einer affektiven Symptomatik nach dem 65. Lebensjahr sind seltene Krankheitsbilder. In einem beträchtlichen Teil der Fälle handelt es sich um ein organisch verursachtes manisches Syndrom. Vor Einleitung einer symptomatischen Therapie müssen die Patienten ausführlich psychiatrisch, neurologisch und internistisch untersucht werden. Generell gelten für die Behandlung manischer Syndrome bei alten Patienten die gleichen Prinzipien wie im jüngeren und mittleren Lebensalter, auch hinsichtlich der Indikation für eine stationäre Aufnahme (➤ 19.3). Dies gilt auch für die antimanische Pharmakotherapie, die allerdings unter Berücksichtigung der Prinzipien der Pharmakotherapie im Alter durchgeführt werden muss (z. B. „start low, go slow"). Diese Prinzipien beinhalten auch, dass Interaktionen mit somatischen Begleiterkrankungen (z. B. Gefahren der Lithiumtherapie bei eingeschränkter Nierenfunktion) bzw. einer Komedikation auf allgemeinmedizinischem Gebiet (z. B. hohes Interaktionspotenzial bei kombinierter Verordnung von Lithium einerseits und z. B. ACE-Hemmern, Thiaziden oder nichtsteroidalen Antirheumatika andererseits) mit besonderer Sorgfalt beachtet werden müssen (S3-Leitlinie zur Diagnostik und Therapie Bipolarer Störungen, DGPPN und DGPS 2012).

In **rechtlicher Hinsicht** gelten für affektive Erkrankungen im Alter die an anderer Stelle des Buches dargestellten Sachverhalte (➤ Kap. 6, ➤ Kap. 19).

28.5 Suizidalität

In Deutschland sterben jährlich etwa 10.000 Menschen durch Suizid. Die Suizidraten steigen mit dem Alter deutlich an und sind bei über 65-Jährigen um das Doppelte (und mehr) erhöht, verglichen mit jüngeren Menschen. Während das Verhältnis von Suizidversuch zu Suizid in jüngeren Jahren mindestens 10:1 beträgt, bewegt sich diese Relation im Alter in einer Größenordnung von 3:1. Männer stehen dabei unter einem besonders hohen Risiko. Im höheren Alter treten suizidale Gesten zugunsten „harter" Suizidmethoden in den Hintergrund. Suizidales Verhalten ist in der Regel als Ausdruck psychischer Störungen – am häufigsten depressiver Erkrankungen – zu verstehen. Bei alten Menschen kann es auch zu einer suizidal motivierten passiven Selbstgefährdung durch Verweigerung von Medikamenten- und Nahrungsaufnahme kommen („silent suicides"). Auch solche Verhaltensweisen sind in der Regel psychopathologisch erklärbar, z. B. im Sinne einer nicht auf den ersten Blick erkennbaren Depression, oder hirnorganisch verursacht bei zerebralen Abbauprozessen. Entgegen einer verbreiteten Vorstellung ist der sogenannte Bilanzsuizid auch im Alter selten.

Da Suizidgedanken und die i. d. R. mit ihnen einhergehenden depressiven Symptome häufig nicht spontan geäußert werden, müssen sie bei entsprechendem Verdacht gezielt erfragt werden.

Dabei dürfen ausweichende Antworten nicht akzeptiert werden. Nach früheren Suizidversuchen und derzeitigen Suizidgedanken muss bei alten Patienten gefragt werden, wenn eine depressive Symptomatik besteht oder wenn Merkmale vorliegen, die statistisch ein erhöhtes Risiko anzeigen (➤ Kap. 11). Dies gilt unter anderem für:

- hohes Alter, v. a. bei Männern,
- Behinderungen und schwere körperliche Krankheiten,
- Vereinsamung.

Viele Patienten durchlaufen ein längeres Prodromalstadium („präsuizidales Syndrom" nach Ringel) mit

- Einengung von Denken und Handeln,
- Aggressionshemmung oder Aggressionsumkehr,
- Selbsttötungsfantasien und Todeswünschen.

Typisch sind ferner der Abbau sozialer Kontakte, Hoffnungslosigkeit, Selbstvernachlässigung, mangelnde Adhärenz bezüglich ärztlicher Verordnungen und Apathie.

Bereits das Ansprechen der Suizidalität kann eine spürbare Entlastung bewirken. Ein missglückter Suizidversuch kann (muss aber nicht!) als kathartisches Ereignis erlebt werden, und diese Zäsur kann Abstand zu der ursprünglichen Intention schaffen.

Für das therapeutische Vorgehen bei suizidalen Krisen im Alter gelten die gleichen Prinzipien wie bei jüngeren Patienten. Das heißt, neben einer symptomorientierten Pharmakotherapie (z. B. Behandlung von quälenden Schlafstörungen oder anhaltender Agitiertheit, i. d. R. mit Benzodiazepinen, Einleitung einer antidepressiven Therapie) ist vor allem eine psychotherapeutische Krisenintervention indiziert (➤ Kap. 11). Diese beinhaltet insbesondere den Aufbau einer therapeutischen Beziehung, die ihrerseits die beste Voraussetzung darstellt, im weiteren Behandlungsverlauf eine zuverlässige Risikoeinschätzung vornehmen zu können. Im Mittelpunkt der Gespräche in der Akutsituation stehen naturgemäß die Auslöser für die suizidale Krise, wie z. B. Verlustereignisse und Kränkungen in zwischenmenschlichen Beziehungen. Nicht ganz seltene Auslöser im Alter sind weiterhin körperliche Beeinträchtigungen, die in vielen Fällen durchaus erfolgversprechend angegangen werden können (z. B. nicht ausreichend therapierte chronische Schmerzen).

Nahezu alle Suizidversuche werden in einem Zustand krankhafter Einschränkung der Willensbildung unternommen. Dies rechtfertigt eine stationäre Aufnahme des Patienten, gegebenenfalls auch gegen dessen Willen. Besonders dringlich ist die stationäre Aufnahme nach einem Suizidversuch bei Patienten

- mit Psychosen des affektiven und schizophrenen Formenkreises, z. B. mit imperativen Stimmen als Auslöser des Suizidversuchs,
- nach „harten" Suizidversuchen (z. B. nach versuchtem Erhängen oder Erschießen),
- wenn die Gefahr eines erweiterten Suizids besteht,
- falls der Patient durch den Suizidversuch gefährliche somatische Komplikationen entwickeln kann (z. B. Dissektion der Halsgefäße nach Strangulation; verzögerte zentralnervöse oder kardiale Wirkungen nach Intoxikationen).

Darüber hinaus besteht eine zwingende Aufnahmeindikation bei denjenigen Patienten, die sich von Suizidimpulsen nicht distanzieren können oder bei denen anderweitige Hinweise auf eine akute Eigengefährdung vorliegen, auch dann, wenn kein Suizidversuch vorangegangen ist. Stimmen die Patienten in solchen Fällen einer Aufnahme nicht zu, kann – unter Berücksichtigung der nationalen bzw. auf Länderebene geltenden Unterbringungsgesetze – eine stationäre Einweisung gegen ihren Willen erfolgen (➤ Kap. 6 und ➤ Kap. 11).

In den letzten Jahren sind suizidpräventive Ansätze vermehrt ins Blickfeld gerückt (Lindner et al. 2014, Wolfersdorf et al. 2015). In Bezug auf das höhere Lebensalter ergeben sich diesbezüglich besondere Chancen im hausärztlichen Bereich. Es konnte gezeigt werden, dass ein hoher Anteil von Suizidenten in den Wochen vor dem Suizid mit dem Hausarzt in Kontakt getreten war, sehr häufig allerdings mit unspezifischen, nicht per se auf die bestehende Gefährdung hinweisenden Symptomen. Auch wenn bisher keine abschließenden Erkenntnisse dazu vorliegen, auf welchem Wege eine wirksame Suizidprophylaxe erreicht werden kann, so kann es als pragmatisch gelten, verstärkte Bemühungen darin zu investieren, depressive Syndrome bei alten Menschen frühzeitig zu erkennen. Katamnestische Ergebnisse, wonach es nach Suizidversuchen bei der Mehrheit der Betroffenen nicht zu einem Rezidiv kommt

(➤ Kap. 11), unterstreichen, dass Aktivitäten mit dem Ziel der Suizidprophylaxe im Alter durchaus Erfolg versprechen. Bezüglich weiterer Informationen zur Suizidprophylaxe allgemein und speziell im Alter sei auf die Websites des „Nationalen Suizidpräventionsprogramms" (www.suizidpraevention-deutschland.de) und des „Deutschen Bündnisses gegen Depression" (www.buendnis-depression.de) verwiesen.

28.6 Andere Krankheitsbilder und Problemsituationen

28.6.1 Psychotische Störungen

Die Erstmanifestation einer Schizophrenie nach dem 65. Lebensjahr ist ungewöhnlich.

Bei Fehlen einer entsprechenden Vorgeschichte legt das erstmalige Auftreten von Wahn und Halluzinationen im Alter den dringenden Verdacht auf eine organische Verursachung nahe.

Psychotische Störungen mit aggressiven Ausbrüchen werden am häufigsten bei Demenzen beobachtet. Eine Reihe von körperlichen Erkrankungen und Medikamenten (z. B. Kortikosteroide, L-Dopa, Antikonvulsiva, bestimmte Antibiotika) kann mit oder ohne offensichtliches Delir zu psychotischen Symptomen führen.

Schizophreniforme Psychosen sind durch die beiden folgenden Merkmale gekennzeichnet:

- Das Erscheinungsbild gleicht demjenigen einer Schizophrenie, d. h., Störungen von Bewusstseinslage und kognitiven Funktionen liegen üblicherweise nicht vor.
- Die Diagnose „Schizophrenie" kann nicht gestellt werden, weil entweder die Symptomdauer weniger als einen Monat beträgt oder weil eine somatische Ursache der psychotischen Auffälligkeiten nicht mit hinreichender Wahrscheinlichkeit ausgeschlossen werden kann.

Optische und taktile Halluzinationen sind bei schizophreniformen Störungen im Alter häufiger als bei der Schizophrenie in jüngeren Jahren. Bei prominenten optischen Halluzinationen ist das Charles-Bonnet-Syndrom, bei dem es auf dem Boden einer stark beeinträchtigten Sehleistung zu einer Halluzinose kommt, differenzialdiagnostisch zu berücksichtigen, ebenso optische Halluzinosen bei Synukleinopathien wie z. B. der Lewy-Körperchen-Demenz.

Fließende Übergänge bestehen zwischen schizophrenen Syndromen und wahnhaften Störungen im Alter. Im Vordergrund steht bei den betroffenen Patienten typischerweise ein Beeinträchtigungs- und Verfolgungswahn, der u. U. von einer deutlichen halluzinatorischen Symptomatik begleitet wird (sogenannte Altersparaphrenie). Typischerweise zeigen die häufig vereinsamt lebenden Patienten („Kontaktmangelparanoid") über ihre psychotische Symptomatik hinausgehend kaum psychopathologische Auffälligkeiten, d. h., dass sie insbesondere in ihrer Persönlichkeit erhalten geblieben sind.

Bei erstmals aufgetretenen schizophreniformen Psychosen im höheren Lebensalter ist eine stationäre Aufnahme zur Diagnostik und Therapie unumgänglich. Bei gespannten, agitierten, misstrauischen Patienten ist eine ständige Überwachung anzuraten.

Das therapeutische Vorgehen folgt hinsichtlich der indizierten nichtpharmakologischen und pharmakologischen Maßnahmen den in ➤ Kap. 18 altersübergreifend dargestellten Prinzipien. Zur antipsychotischen Akutbehandlung kommen in Betracht:

- *An erster Stelle* wegen ihrer insgesamt besseren Verträglichkeit die sogenannten atypischen Antipsychotika (Amisulprid, Aripiprazol, Clozapin, Olanzapin, Quetiapin, Risperidon, Ziprasidon). Unter Berücksichtigung der Profile der erwünschten und unerwünschten Wirkungen der einzelnen Substanzen und individueller Patientenmerkmale (Körpergewicht, Blutdruck, somatische Komorbidität – Diabetes mellitus, Parkinson-Syndrom etc.) sollte die am besten geeignete Substanz ausgewählt werden. Clozapin kommt in der Reihe der genannten Pharmaka sowohl hinsichtlich der besonderen Wirkung in therapieresistenten Situationen als auch hinsichtlich der nahezu fehlenden extrapyramidalen Nebenwirkungen bei ansonsten erhöhter Inzidenz uner-

wünschter Wirkungen (Agranulozytose, Anfallsauslösung, anticholinerge Wirkungen) eine Sonderstellung zu. Clozapin wird deshalb nicht für den Ersteinsatz in Akutsituationen empfohlen. Es ist zu beachten, dass drei Antipsychotika (Aripiprazol, Olanzapin, Risperidon) als Schmelztabletten zur Verfügung stehen, die leichter als übliche peroral gegebene Medikamente zu applizieren sind.
- *Alternativ* klassische hochpotente Antipsychotika, wie Haloperidol, Fluphenazin oder Flupentixol. Aufgrund des hohen Risikos extrapyramidalmotorischer Störungen, insbesondere des Parkinsonoids, sollten möglichst niedrige Dosierungen verordnet werden. Bei Haloperidol bewegt sich die initiale Einzeldosis in einer Größenordnung von 0,25–2,5 mg, initiale Tagesdosen liegen im Bereich von 1–6 mg. Haloperidol ist in manchen Fällen unverzichtbar, wenn bei hochakuten Krankheitsbildern eine parenterale Verabreichung nicht vermieden werden kann (➤ Kap. 7). Eine gute Wirkung und Verträglichkeit konventioneller Antipsychotika in der Vergangenheit können Positivkriterien für den Einsatz einer entsprechenden Substanz darstellen.

Generell, d. h. auch bei atypischen Antipsychotika, sollte im Behandlungsverlauf versucht werden, die beim individuellen Patienten niedrigstmögliche wirksame Dosis zu ermitteln (Benkert u. Hippius 2017). Wenn trotz der Verordnung atypischer oder klassischer Antipsychotika weiterhin Symptome wie psychomotorische Unruhe, Schlafstörungen etc. das Bild prägen, ist vorübergehend eine adjuvante Medikation mit anxiolytisch bzw. sedierend wirkenden Medikamenten indiziert. In Betracht kommen Benzodiazepine (Lorazepam, Diazepam) oder niederpotente Antipsychotika, hier bevorzugt Substanzen ohne anticholinerge Begleitwirkung, wie Melperon oder Pipamperon. Weitere Ausführungen zu den in diesem Abschnitt genannten Pharmaka finden sich in ➤ Kap. 4, ➤ Kap. 7 und ➤ Kap. 18.

28.6.2 Substanzmissbrauch und -abhängigkeit

Wenn auch in geringerer Häufigkeit als in jüngeren Altersgruppen, so ist auch in der Altenbevölkerung ein problematischer Alkoholkonsum keineswegs selten. Nach neueren Studien sollen bis zu 10 % älterer Menschen betroffen sein. Dementsprechend stellen Alkoholfolgeerkrankungen auf psychiatrisch-neurologischem und internistischem Gebiet in der Gerontopsychiatrie keine Rarität dar. Bezüglich des diagnostischen und therapeutischen Vorgehens in diesen Fällen wird auf die detaillierte Darstellung in ➤ Kap. 16 verwiesen.

Nach aktueller Datenlage nehmen bis zu 2 % der Bevölkerung westlicher Industriestaaten regelmäßig Sedativa, hier v. a. *Benzodiazepine,* ein. Die Prävalenzrate steigt mit dem Lebensalter, bei deutlichem Überwiegen des weiblichen Geschlechts. Es wird davon ausgegangen, dass 40 bis 50 % der Personen, die dauerhaft Benzodiazepine einnehmen, davon abhängig sind. Dabei ist eine sogenannte Hochdosisabhängigkeit, die mit einer die übliche therapeutische Dosis überschreitenden Einnahme verbunden ist, im Alter selten. Ein Ausschleichen der Benzodiazepine ist obligat, wenn dadurch bedingte, (sub)akut aufgetretene manifeste Symptome bestehen, etwa im Sinne von Gangstörungen mit Sturzneigung oder kognitiven Einschränkungen, die den Schweregrad eines Delirs erreichen können. Auch wenn solch offenkundige negative Auswirkungen der Benzodiazepineinnahme nicht bestehen, sollte – sofern der Patient dazu motiviert ist und die individuelle Güterabwägung dies unterstützt – ein Ausschleichen oder zumindest eine Dosisreduktion angestrebt werden. Unter alterspharmakologischen Aspekten sollten beim Abdosieren Substanzen ohne aktive Metaboliten – bevorzugt Oxazepam – verwendet werden (Wolter 2011). Bezüglich des Vorgehens im Einzelnen bei durch Sedativa verursachten psychischen Störungen ➤ Kap. 17.

28.6.3 Angststörungen

Angststörungen (z. B. Phobien, generalisierte Angststörungen) sind im höheren Lebensalter häufig. Schätzungen zur Prävalenz aufgrund epidemiologischer Studien bewegen sich in einer Größenordnung von 2–5 % (und mehr). Angststörungen können zu einer erheblichen Beeinträchtigung der Lebensqualität und der Alltagskompetenz führen, z. B. indem sie die Betroffenen daran hindern, wichtigen alltäglichen Aktivitäten nachzugehen. Häufig kommen die Betroffenen mit einer vermeintlich somatischen Symptomatik – etwa einem körperlich nicht erklärbaren diffusen Schwindel – im ambulanten Bereich zur Vorstellung. Hochakute Bilder, die eine stationäre Aufnahme erfordern, sind hingegen relativ selten. Zu beachten sind die Überlappung mit depressiven Störungen und die nicht seltene begleitende Abhängigkeit von psychotropen Substanzen (Benzodiazepine, Alkohol).

28.6.4 Besondere Problemsituationen

Verwahrlosung

Diese ist gekennzeichnet durch hygienisch unakzeptable Wohnbedingungen, begleitet von massiver Selbstvernachlässigung mit der Folge extremer körperlicher Verschmutzung, zunehmender Malnutrition, Exazerbation behandelbarer Erkrankungen und einer unter Umständen gravierenden Beeinträchtigung Dritter.

Verschiedenartige psychische Störungen können einer Verwahrlosung zugrunde liegen, insbesondere Psychosen, Depressionen, organische psychische Störungen, Abhängigkeitserkrankungen und Persönlichkeitsstörungen. In vielen Fällen lehnen die Betroffenen angebotene Hilfe ab, sodass dann, unter Berücksichtigung der rechtlichen Bestimmungen, zu prüfen ist, ob Maßnahmen zur Veränderung der Lebenssituation eingeleitet werden können. Kurzfristige Interventionen können erforderlich werden, wenn es zu akuten und bedrohlichen körperlichen Problemen kommt (Exsikkose, Infektionen etc.). In diesen Fällen ist es möglich, entweder im Rahmen der einstweiligen Anordnung einer Betreuung oder einer fürsorglichen Aufnahme nach den Unterbringungsgesetzen, die sofortige Krankenhausbehandlung in die Wege zu leiten.

Misshandlung

Neben Misshandlungen im engeren Sinne durch körperliche Gewalt sind hier auch diejenigen Situationen zu nennen, in denen die Grundbedürfnisse hilfebedürftiger alter Menschen grob vernachlässigt werden. Nicht selten sind die Opfer von psychischen Erkrankungen, besonders von demenziellen Syndromen, betroffen (Johannesen und LoGiudice 2013). Bei der Erstkonsultation ist es schwierig, oft unmöglich, ein klares Bild über den Ablauf der Geschehnisse zu bekommen. Deshalb sollte der hinzugerufene Arzt zurückhaltend sein, mögliche Täter mit seinem Verdacht zu konfrontieren. Wichtig ist eine sorgfältige Befunddokumentation. Bei konkreten Verdachtsmomenten sollte das Opfer durch eine stationäre Aufnahme zumindest temporär aus der problematischen Umgebung herausgenommen werden. In der Klinik können dann, bei enger Zusammenarbeit mit sozialen Diensten, Lösungsmöglichkeiten in Angriff genommen werden. Wenn eine stationäre Aufnahme von den betreuenden Personen verweigert wird, ist eine Einschaltung juristischer Institutionen möglich (Polizei, Betreuungsgericht). In den Fällen, in denen der Betroffene selbst mit einer Aufnahme nicht einverstanden ist, sollte man prüfen, ob diese bei Einschaltung des zuständigen Gesundheitsamtes mittels gesetzlicher Betreuung oder Unterbringung in die Wege geleitet werden kann.

LITERATUR

Adler, G.: Paranoide Störungen im höheren Lebensalter, 3. Aufl. Schattauer, Stuttgart 2001.

AWMF, DGPPN und DG-Sucht: S3-Leitlinie „Screening, Diagnose und Behandlung alkoholbezogener Störungen". AWMF-Register Nr. 076–001 http://www.awmf.org/leitlinien/detail/ll/076-001.html (letzter Zugriff: 19.3.2017).

Benkert, O., H. Hippius: Kompendium der Psychiatrischen Pharmakotherapie, 11. Aufl. Springer, Berlin–Heidelberg 2017.

Bergener, M., H. Hampel, H. J. Möller, M. Zaudig (Hrsg.): Gerontopsychiatrie – Grundlagen, Klinik und Praxis. Wissenschaftliche Verlagsgesellschaft, Stuttgart 2005.

Berzlanovich A. M., Schöpfer J., Keil W.: Todesfälle bei Gurtfixierungen. Dtsch Arztebl Int 2012; 109(3): 27–32.

Brown, T. M., M. F. Boyle: Delirium. Brit Med J 2002; 325: 44–647.

Burns, A., A. Gallagley, J. Byrne: Delirium. J Neurol Neurosurg Psychiatry 2004; 75: 362–367.

DGPPN und DGBS (Hrsg.): S3-Leitlinie zur Diagnostik und Therapie Bipolarer Störungen. Langversion 1.0. http://www.awmf.org/leitlinien/detail/ll/038-019.html (letzter Zugriff: 19.3.2017).

DGPPN und DGN (Hrsg.): S3-Leitlinie „Demenzen"; AWMF Register Nummer: 038/013. Langversion – Januar 2016. http://www.awmf.org/leitlinien/detail/ll/038-013.html (letzter Zugriff: 19.3.2017).

DGPPN, BÄK, KBV, AWMF et al. (Hrsg.) für die Leitliniengruppe Unipolare Depression: S3-Leitlinie/Nationale VersorgungsLeitlinie Unipolare Depression, Langfassung. AWMF-Register Nr. nvl-005 http://www.awmf.org/leitlinien/detail/ll/nvl-005.html (letzer Zugriff: 19.3.2017).

Drach L. M.: Symptomatische Psychopharmakotherapie des Delirs. In: Hewer, W., Thomas, C., Drach, L. M. (Hrsg.): Delir im Alter. Kohlhammer, Stuttgart 2016, 179–190.

Förstl, H. (Hrsg.): Lehrbuch der Gerontopsychiatrie, 2. Aufl. Thieme, Stuttgart–New York 2003.

Gutzmann, H., S. Zank: Demenzielle Erkrankungen. Kohlhammer, Stuttgart 2005.

Haupt, M.: Diagnostik und Therapie des Delirs – nicht durch Alkohol oder durch sonstige psychotrope Substanzen bedingt. Fortschr Neurol Psychiat 2006; 74: 49–62.

Heilmann K. E., M. Wagner, S. Riedel-Heller et al.: Medikamentöse Behandlung der Depression im Alter – Empfehlungen aus Internationalen Leitlinien und aktueller Literatur. Fortschr Neurol Psychiatr 2015; 83: 381–391.

Hewer, W.: Gerontopsychiatrische Notfälle. In: Förstl, H. (Hrsg.): Lehrbuch der Gerontopsychiatrie, 2. Aufl. Thieme, Stuttgart–New York 2003, 526–541.

Hewer, W., C. Thomas: Psychopharmakotherapie bei Demenz und Delir. Z Gerontol Geriat 2017; 50(2): 106–114.

Hirsch, R. D.: Gewalt gegen alte Menschen. In: Nikolaus, T. et al. (Hrsg.): Klinische Geriatrie. Springer, Berlin–Heidelberg–New York 2000, 848–854.

Inouye S. K., R. G. J. Westendorp, J. S. Saczynski: Delirium in elderly people. Lancet 2014; 383: 911–922.

Johannesen M., D. LoGiudice: Elder abuse: a systematic review of risk factors in community-dwelling elders. Age Ageing 2013; 42: 292–298.

Lindner R., D. Hery, S. Schaller; Suizidgefährdung und Suizidprävention bei älteren Menschen. Berlin–Heidelberg, Springer 2014.

Mühlberg, W., C. Sieber: Besonderheiten der Pharmakotherapie im Alter. In: Günnewig, Th., F. Erbguth (Hrsg.): Praktische Neurogeriatrie. Kohlhammer, Stuttgart 2006, 49–56.

Potter, J., J. George: The prevention, diagnosis and management of delirium in older people: concise guidelines. Clin Med 2006; 6: 303–308.

Schmauß, M.: Psychopharmakotherapie für ältere Menschen. UNI-MED, Bremen 2003.

Schwarz, S., L. Frölich: Depression. In: Wehling M. H. Burkhardt: Arzneimitteltherapie für Ältere. 3. Aufl. Springer, Heidelberg–Berlin 2013, 163–179.

Thomas, C.: Syndromale Diagnostik. In: Hewer, W., C. Thomas, L. M. Drach (Hrsg.): Delir im Alter. Kohlhammer, Stuttgart 2016, 85–112.

Thomas C., S. Weller: Prävention. In: Hewer, W., C. Thomas, L. M. Drach (Hrsg.): Delir im Alter. Kohlhammer, Stuttgart 2016, 209–238.

Wächtler, C.: Demenzen. 2. Aufl. Thieme, Stuttgart–New York 2003.

Wallesch, C.-W., H. Förstl (Hrsg.): Demenzen. 2. Aufl. Thieme, Stuttgart 2012.

Wehling M., H. Burkhardt: Arzneimitteltherapie für Ältere. 3. Aufl. Springer, Heidelberg–Berlin 2013.

Wetterling, T.: Gerontopsychiatrie. Springer, Berlin–Heidelberg 2001.

Wolfersdorf, M., M. Schüler: Depressionen im Alter. Kohlhammer, Stuttgart 2005.

Wolfersdorf M., B. Schneider, A. Schmidtke: Suizidalität: ein psychiatrischer Notfall, Suizidprävention: eine psychiatrische Verpflichtung. Nervenarzt 2015; 86: 1120–1129.

Wolter D. K.: Sucht im Alter – Altern und Sucht. Kohlhammer Stuttgart (2011).

IV Besondere Problembereiche

IV

KAPITEL

29 Akut- und Notfallsituationen durch unerwünschte Arzneimittelwirkungen (UAW)

Walter Hewer, Renate Grohmann und Thomas Messer

29.1 Einleitung

Aufgrund der Fortschritte der Pharmakologie in den letzten Jahrzehnten mit der Entwicklung zahlreicher neuer Arzneimittel ist eine Vielzahl bis dahin therapeutisch nicht beeinflussbarer Erkrankungen einer wirksamen Behandlung zugänglich geworden. Die Kehrseite dieser Fortschritte besteht darin, dass die Verfügbarkeit eines weiten Spektrums potenter Pharmaka unvermeidlich mit einem nicht unerheblichen Risiko unerwünschter Arzneimittelwirkungen (UAW) verbunden ist. So wurde im Rahmen einer Arzneimittelüberwachungsstudie in deutschen psychiatrischen Kliniken ermittelt, dass bei etwa 10 % der Patienten Psychopharmaka wegen UAW abgesetzt werden mussten und dass bei ca. 1,5–2 % bedrohliche UAW mit somatischer oder psychopathologischer Manifestation auftraten (Grohmann et al. 1994, 2004).

Bei der Behandlung von Patienten mit psychischen Störungen wird der behandelnde Arzt regelmäßig mit Symptomen und Auffälligkeiten konfrontiert, die offensichtlich durch Medikamente verursacht sind oder bei denen zumindest ein entsprechender Verdacht besteht. Typische Beispiele hierfür sind anticholinerge Nebenwirkungen – wie Mundtrockenheit, Obstipation etc. – oder Veränderungen von Vigilanz und Antriebslage.

Der Zielsetzung dieses Buches entsprechend werden im vorliegenden Kapitel jedoch nicht alle bekannten unerwünschten Wirkungen von Psychopharmaka besprochen (Übersichten hierzu s. Literaturverzeichnis), sondern der Schwerpunkt auf solche Nebenwirkungen gelegt, die Akut- und Notfallsituationen hervorrufen können und dementsprechend auch häufiger zu Kontakten mit Allgemeinärzten, internistischen Notfallambulanzen etc. führen. Nicht behandelt werden auch Akutsituationen, die im Kontext einer Abhängigkeit von psychotropen Pharmaka entstehen (➤ Kap. 17), und akute Intoxikationen durch Psychopharmaka (➤ Kap. 14).

29.2 Entstehung

Unerwünschten Arzneimittelwirkungen (UAW) können verschiedene Pathomechanismen zugrunde liegen:

Zu **absoluten Überdosierungen** kann es kommen, wenn bei der ärztlichen Verordnung die vom Hersteller angegebenen Richtdosen überschritten werden bzw. wenn Patienten irrtümlich oder absichtlich Medikamente über die vom Arzt verordnete Menge hinaus einnehmen. Ähnliche Folgen kann es haben, wenn bei Medikamenten mit langer Halbwertszeit (z. B. bestimmte Benzodiazepine) die daraus resultierende Kumulationsneigung bei mittel- und längerfristiger Gabe bei der Dosisfindung nicht berücksichtigt wird.

Symptome einer überstarken Arzneimittelwirkung können auch bei Anwendung üblicher Dosen auftreten, ohne dass Arzneimittelinteraktionen oder Grunderkrankungen, die eine erhöhte Sensitivität gegenüber pharmakologischen Wirkungen bedingen, dem zugrunde liegen. Derartige Situationen können erklärt werden durch eine interindividuell stark variierende Intensität der Wirkungen von (Psycho-)Pharmaka (➤ Kap. 4), sodass man hier auch von einer **relativen Überdosierung** bei einem entsprechend prädisponierten Individuum sprechen könnte. Beispiele für solche Wirkungen sind eine ausgeprägte Vigilanzminderung bei Verordnung niedriger bis mittlerer Dosen von Pharmaka mit sedierender Komponente oder ein signifikanter Blutdruckabfall unter trizyklischen Antidepressiva oder Antipsychotika, also Substanzen, die α-Rezeptoren-blockierende Effekte haben. Unerwünschte Wirkungen der dargestellten Art treten häufig in der Phase der Einstellung auf ein neues Medikament auf und können sich im weiteren Behandlungsverlauf verlieren. Bei den „slow metabolizers", also Personen mit einem genetisch bedingten verlangsamten Arzneimittelstoffwechsel, können bereits sehr niedrige Medikamentendosen zu überhöhten Plasmaspiegeln führen und Überdosierungserscheinungen auslösen.

Vielfältige **Wechselwirkungen** können entstehen **zwischen bestimmten Pharmaka und körperlichen Begleiterkrankungen** und Vorschädigungen des Patienten, die präexistent sind oder sich auch erst im Laufe der Behandlung entwickeln. Dies betrifft etwa die Verschlechterung einer vorbestehenden asymptomatischen kardialen Erregungsleitungsstörung, die durch die Gabe eines trizyklischen Antidepressivums klinisch manifest werden kann, oder die Auslösung eines Krampfanfalls durch ein Antipsychotikum bei vorbestehender erhöhter Anfallsbereitschaft. Dazu gehört auch, dass es bei bestimmten internistischen Erkrankungen und veränderten pathophysiologischen Bedingungen zu einer veränderten Pharmakokinetik psychotroper Pharmaka kommt (etwa eine Verzögerung des Arzneimittelmetabolismus bei schweren Lebererkrankungen oder eine Kumulation von Lithiumsalzen bei salzarmer Ernährung, starkem Schwitzen, Diarrhö etc.).

Pharmakokinetisch erklärbare **Arzneimittelwechselwirkungen** können auf verschiedenen Wegen zustande kommen, z. B. durch Interferenz einer Substanz mit der Elimination einer anderen, etwa durch den verzögerten Metabolismus zahlreicher über das Zytochrom-P-450-System (CYP-System) der Leber verstoffwechselter Medikamente bei Komedikation mit bestimmten Hemmstoffen, z. B. einigen selektiven Serotoninwiederaufnahmehemmern (SSRI) wie Fluoxetin oder Paroxetin, durch Veränderungen in der Plasmaeiweißbindung u. a. m. Zu berücksichtigen sind aber auch synergistische Effekte verschiedener Medikamentengruppen, wie beispielsweise bei den chinidinartigen Wirkungen von trizyklischen Antidepressiva und bestimmten Antiarrhythmika (insbesondere der Klasse Ia), die bei einer Komedikation mit einem erhöhten kardialen Risiko belastet sind (Erregungsleitungsstörungen, paradoxe Arrhythmien). Nicht zuletzt ist zu bedenken, dass durch kurzfristigen Stopp des Zigarettenrauchens und den daraus resultierenden Wegfall der Enzyminduktion von CYP 1A2 die Blutspiegel bestimmter Pharmaka (z. B. Clozapin, Olanzapin) deutlich ansteigen und daraus u. U. schwere UAW resultieren können.

Bei den sogenannten **idiosynkratischen Reaktionen** handelt es sich um relativ seltene, wegen ihrer Schwere aber für die therapeutische Praxis sehr bedeutsame Ereignisse. Unter dem Begriff versteht man unerwünschte Wirkungen von Arzneimitteln, die – meist nicht dosisabhängig – auf dem Boden einer normalerweise nicht vorhersagbaren, individuellen Unverträglichkeit entstehen und als deren Ursache sowohl allergisch-immunologische als auch toxische Prozesse diskutiert werden. Beispiele für idiosynkratische Reaktionen sind die Agranulozytose (z. B. durch Clozapin), schwere Hautreaktionen (z. B. durch Carbamazepin) oder fulminante hepatotoxische Reaktionen, die unter anderem durch verschiedene trizyklische Psychopharmaka verursacht sein können.

Wenn im Folgenden ein breites Spektrum zerebraler und extrazerebraler UAW besprochen wird, so gilt, dass immer eine differenzialdiagnostische Abgrenzung gegenüber nichtmedikamentös verursachten Zustandsbildern erforderlich ist (Beispiel: hypertensive Krise, verursacht durch MAO-Hemmer oder als Folge eines Phäochromozytoms).

29.3 Zentralnervöse UAW von Psychopharmaka

29.3.1 Delir

Das Delir (wobei hier, wie an anderer Stelle des Buches, die international geltenden Operationalisierungen im Sinne von ICD-10 und DSM-5 vorausgesetzt werden) gehört zu den häufigen UAW von Medikamenten im Allgemeinen und Psychopharmaka im Besonderen.

Pathogenese und Symptomatologie des Syndroms Delir werden in ➤ Kap. 13, ➤ 15.2.1 und ➤ 28.2 ausführlich dargestellt.

Von den Psychopharmaka ist vor allem bei den in ➤ Tab. 29.1 aufgeführten Stoffgruppen die Mög-

Tab. 29.1 Psychopharmaka mit besonderem Potenzial für Delirprovokation

Trizyklische Antidepressiva, z. B. Amitriptylin, Doxepin, aber auch Venlafaxin
Nieder- und mittelpotente Antipsychotika • Phenothiazine, z. B. Levomepromazin, Promethazin, Perazin • Thioxanthene, z. B. Chlorprothixen • Andere Antipsychotika, z. B. Olanzapin und insbesondere Clozapin
Benzodiazepine (delirante Symptome sowohl bei Überdosierungen als auch im Entzug möglich)

lichkeit einer Delirprovokation zu beachten. Besonders hoch ist die delirogene Potenz von Psychopharmaka mit einer deutlichen anticholinergen Begleitwirkung (vgl. ➤ Kap. 4, Tab. 4.2 und Tab. 4.8). Bei höher dosierter Behandlung und besonders auch bei Kombinationen mit entsprechenden Substanzen kann es zum typischen Bild eines **anticholinergen Syndroms** kommen (➤ Tab. 29.2).

Die Häufigkeit eines deliranten Syndroms als Komplikation der Therapie mit den genannten Antipsychotika und Antidepressiva beträgt unter klinischen Bedingungen ca. 1 %.

Tab. 29.2 Anticholinerges Syndrom (modifiziert nach Hyman und Tesar 1994)

Zentrale Symptome	Periphere Symptome (manchmal fehlend!)
• Psychomotorische Unruhe, Angst • Desorientierung, Verwirrtheit, Delir • Störungen von Mnestik und Auffassung • Erregungszustände, bizarres Verhalten • Halluzinationen (insbesondere optische) • Dysarthrie, Ataxie, Myoklonien • In sehr schweren Fällen: Koma, Krampfanfälle, Atemstillstand	• Mydriasis • Tachykardie • Warme, trockene Haut • Trockene Schleimhäute • Verminderte Darmmotilität • Blasenentleerungsstörungen • Fieber • In sehr schweren Fällen Herzstillstand

Therapie

Die auslösenden Medikamente müssen abgesetzt werden. Zu den darüber hinaus zur Anwendung kommenden therapeutischen Maßnahmen siehe ➤ Kap. 13, ➤ 15.2.1 und ➤ 28.2. Im Falle eines durch **Benzodiazepinentzug** bedingten Delirs steht die Substitution eines Benzodiazepins mit anschließender schrittweiser Dosisreduktion (➤ 17.4.2) an erster Stelle.

Bei ausgeprägtem **anticholinergem Delir** – wenn symptomatische Maßnahmen wie Benzodiazepin- oder Antipsychotika-Gabe allein nicht ausreichen – kommt ein Therapieversuch mit dem Cholinergikum Physostigmin in Betracht (Benkert u. Hippius 2017).

Die übliche Dosis beträgt 1–2 mg langsam i. v. Falls es darunter nicht zu einer (ausreichenden) Besserung der anticholinerg verursachten Symptomatik kommt und keine cholinergen Wirkungen von Physostigmin (s. u.) aufgetreten sind, kann nach 20 Minuten noch einmal 1(–2) mg verabreicht werden. Ca. eine Stunde nach Gabe des Bolus ist wegen der kurzen Halbwertszeit von Physostigmin mit einem Sistieren der Wirkung zu rechnen, sodass gegebenenfalls ein weiterer Bolus verabreicht werden muss. Die Behandlung mit Physostigmin erlaubt auch eine diagnostische Aussage: Spricht die Symptomatik des Patienten nicht auf eine reguläre Dosis des Antidots an, muss die Diagnose eines anticholinergen Delirs revidiert werden.

> Physostigmin darf wegen der Gefahr bradykarder Rhythmusstörungen nur unter intensivmedizinischen Bedingungen mit kontinuierlichem EKG-Monitoring verabreicht werden.
> Asthma bronchiale, koronare Herzkrankheit, bradykarde Rhythmusstörungen und arterielle Durchblutungsstörungen stellen wesentliche Kontraindikationen dar.

Falls es unter Physostigmin zu Symptomen einer cholinergen Überdosierung kommen sollte – wie Bradykardie, Übelkeit, Hypersalivation, abdominelle Krämpfe –, kann notfalls Atropin als anticholinerges Antidot injiziert werden (übliche Dosis 0,5 mg i. v.).

29.3.2 Extrapyramidalmotorische Störungen unter Antipsychotika (EPMS)

Extrapyramidale Bewegungsstörungen sind die häufigsten behandlungsbedürftigen UAW von Antipsychotika, bis zu 60 % der akut mit konventionellen Antipsychotika (Antipsychotika der 1. Generation) behandelten Patienten sind davon betroffen.

Ihre Entstehung geht darauf zurück, dass Antipsychotika potente Dopamin-2-Rezeptor-antagonistische Wirkungen im Bereich des nigrostriatalen Systems entfalten (➤ 4.6).

Unter den Antipsychotika der zweiten Generation (sog. atypische Antipsychotika, ➤ 4.6) treten extrapyramidale Störungen deutlich seltener auf. Die drastisch reduzierte Rate extrapyramidaler Störungen stellt eines der wesentlichen Argumente für die in den letzten Jahren zunehmend bevorzugte Behandlung mit dieser Stoffgruppe dar. Die hinsichtlich extrapyramidaler Nebenwirkungen am günstigsten zu bewertenden Substanzen sind Clozapin, unter dem entsprechende Wirkungen nur in seltenen Ausnahmefällen beobachtet wurden, sowie Quetiapin, bei dessen Anwendung in klinischen Studien gegenüber Placebo keine Differenz bezüglich der genannten unerwünschten Effekte gefunden wurde. Im klinischen Alltag wurden jedoch auch unter Quetiapin selten EPMS wie Akathisie, Parkinsonoid und Dyskinesien beobachtet. Auch unter den weiteren atypischen Pharmaka werden EPMS deutlich seltener als unter höherpotenten typischen Antipsychotika (Antipsychotika der ersten Generation) beobachtet; dabei korreliert die EPMS-Rate mit der dopaminantagonistischen Wirkung (Amisulprid > Risperidon > Ziprasidon > Olanzapin). Zu Aripiprazol, das in den klinischen Studien keine Unterschiede zu Placebo aufwies, gibt es Kasuistiken zu EPMS, im klinischen Alltag insbesondere Akathisie, aber auch Parkinsonoid und Dyskinesien.

Es ist zu beachten, dass bei Vorliegen bestimmter Merkmale (hohes Alter, zerebrale Schädigung) mit einer erhöhten Rate an EPMS auch unter atypischen Antipsychotika zu rechnen ist.

Wegen der veränderten Verordnungspraxis hat die Häufigkeit und Schwere von EPMS in den letzten zwei Jahrzehnten deutlich abgenommen. Gleichwohl müssen die nachfolgend beschriebenen Zustandsbilder aufgrund der assoziierten Risiken und der überwiegend guten Behandlungsmöglichkeiten jedem Antipsychotika verordnenden Arzt bekannt sein.

Frühdyskinesien (akute Dystonien)

Es handelt sich hierbei um unwillkürliche Bewegungsabläufe mit dystoner Symptomatik (langsame Bewegungen bzw. abnorme Haltungen in Verbindung mit einer unphysiologischen Steigerung des Muskeltonus) oder auch hyperkinetischer Symptomatik. Die Kopf- und Halsregion ist bevorzugt betroffen, möglich ist aber auch eine Beteiligung von Rumpf und Extremitäten.

Ein weites Spektrum an Symptomen wird beobachtet (➤ Tab. 29.3). Nicht selten wirken die Symptome ausgesprochen bizarr, manchmal entsteht fälschlicherweise der Eindruck histrionisch bestimmten Verhaltens. Sehr selten können dystone Bewegungsabläufe im Rachen- und Kehlkopfbereich zu einer kritischen Einengung der oberen Luftwege führen (➤ 29.5.4).

Das subjektive Befinden des Patienten wird neben der als sehr beeinträchtigend erlebten Unfähigkeit zur Ausführung normaler Bewegungsabläufe durch emotionale Anspannung, Ängste und manchmal auch Schmerzen in den betroffenen Muskelpartien bestimmt.

Frühdyskinesien können schon wenige Stunden nach der ersten Dosis von Antipsychotika auftreten,

Tab. 29.3 Symptomspektrum der Frühdyskinesien

- Blickkrämpfe mit starr nach oben gerichteten Augen
- Lidkrämpfe
- Grimassierende mimische Bewegungen
- Unwillkürliches Herausstrecken der Zunge
- Vorstülpen der Lippen
- Trismus (Kieferklemme aufgrund einer anhaltenden tonischen Kontraktion der Kaumuskulatur)
- Mit Artikulationsstörungen und ggf. auch Atemnot verbundene Zungen-Schlund-Krämpfe
- Schluckstörungen, die u. U. mit Speichelfluss einhergehen
- Torticollis, Retrocollis
- Opisthotonus
- Choreatiforme und athetoide Bewegungsabläufe
- Gangstörungen

in aller Regel manifestieren sie sich innerhalb der ersten Woche nach Behandlungsbeginn oder signifikanter Dosiserhöhung, ausnahmsweise können sie sich aber auch bei Dosisreduktion oder unter Einnahme einer unveränderten Dosis entwickeln.

Die Bewegungsstörung tritt – abhängig von der angewandten Substanz (konventionelles oder atypisches Antipsychotikum) und ihrer Dosierung – bei 5–30 % der mit Antipsychotika behandelten Patienten auf, bei Einnahme hochpotenter Antipsychotika ist die Wahrscheinlichkeit von Frühdyskinesien am höchsten. Sie werden bei jungen männlichen Patienten gehäuft beobachtet. Zu beachten ist, dass derartige Bilder auch durch andere Pharmaka, wie Metoclopramid, verursacht werden können.

Therapie

Bei der Akutbehandlung kommen Anticholinergika mit guter Wirksamkeit zur Anwendung. In Deutschland ist Biperiden das für diese Indikation am häufigsten angewandte Medikament. Als Kontraindikationen für Biperiden sind zu beachten: Engwinkelglaukom, ausgeprägte Tachykardien, Tachyarrhythmien, stärkergradige Störungen der Blasenentleerung und der intestinalen Motilität. Bei ausgeprägter Symptomatik kann durch Biperiden i. v. (½–1 Amp. à 5 mg) in aller Regel eine rasche und vollständige Besserung erzielt werden. In leichteren Fällen reicht es meist aus, Biperiden in nichtretardierter Form (Tablette à 2 mg) oral zu verabreichen. Nach Besserung der Akutsymptomatik kann Biperiden zur Verhütung von Rezidiven in festen Intervallen gegeben werden (Tablette à 4 mg, 1–2 × /d).

> Aus verschiedenen Gründen sollten Anticholinergika nicht unbegrenzt in fester Dosis verordnet werden (s. u., Parkinsonoid). Deshalb sollten nach ca. einer Woche ein Auslassversuch bzw. eine Dosisreduktion ins Auge gefasst werden.

In manchen Fällen ist es schwierig zu entscheiden, ob bestimmte Symptome tatsächlich als Frühdyskinesien aufzufassen sind. Nach Ansicht der Verfasser sollte man sich in Zweifelsfällen zu einer probatorischen Gabe von Biperiden entschließen, da in der Regel die negativen Auswirkungen einer nicht erfolgten Behandlung von Frühdyskinesien schwerer wiegen als die vergleichsweise geringen Nebenwirkungen von Biperiden. Es ist jedoch zu beachten, dass gelegentlich Patienten Biperiden wegen seines euphorisierenden Effekts missbräuchlich anwenden (➤ 32.2).

Neben der Akutbehandlung kommen eine Überprüfung der Antipsychotikadosis und insbesondere bei rezidivierenden Frühdyskinesien ggf. eine Umstellung des Antipsychotikums in Betracht (s. u., Therapie der Akathisie).

Parkinsonoid

Die Symptomatik des durch Antipsychotika verursachten Parkinsonoids zeigt keine prinzipiellen Unterschiede zu einem idiopathischen Parkinson-Syndrom. Dementsprechend finden sich auch beim Parkinsonoid die Leitsymptome Rigor, Tremor, Akinese und vegetative Störungen:

- Der Rigor ist durch eine Tonussteigerung der Muskulatur gekennzeichnet, häufig ist bei passiver Bewegung das sogenannte Zahnradphänomen nachweisbar.
- Beim Tremor handelt es sich charakteristischerweise um einen Ruhetremor mit einer Frequenz von 3–6/min. Er kann sich im Kopf-Hals-Bereich wie an den Extremitäten manifestieren. Nicht ganz selten ist ein Lippentremor der genannten Frequenz („Rabbit-Syndrom").
- Die Hypo-/Akinese wird deutlich an einer Hypomimie, weiterhin manifestiert sie sich in einem kleinschrittig gebeugten Gangbild mit reduzierten Mitbewegungen und einer Start- und Stopphemmung sowie einem allgemein verlangsamten Bewegungsablauf.
- Speichelfluss und Seborrhö („Salbengesicht") sind charakteristische vegetative Phänomene.

Beim Parkinsonoid unter Antipsychotika sind alle Schweregrade möglich. Das Spektrum reicht von leichten, nur bei gezielter Untersuchung feststellbaren Auffälligkeiten, beispielsweise diskreten feinmotorischen Störungen, bis zu schweren akinetischen Bildern mit Übergängen hin zum malignen neuroleptischen Syndrom (➤ 29.3.3).

Es wird geschätzt, dass 20 % (oder auch mehr) der mit konventionellen Antipsychotika behandelten Patienten ein Parkinsonoid entwickeln. Es sind alle

Altersgruppen betroffen; zu beachten ist, dass bei älteren Patienten schon unter niedrigen Dosen an Antipsychotika Parkinson-Symptome auftreten können (➤ Kap. 28). Die Latenzzeit zwischen Beginn der antipsychotischen Therapie und Auftreten dieser Bewegungsstörung liegt in der Größenordnung von wenigen Tagen bis zu mehreren Wochen. Beim Parkinsonoid handelt es sich um eine wesentlich dosisabhängige Nebenwirkung, wobei die Wahrscheinlichkeit des Auftretens unter hochpotenten konventionellen Antipsychotika am höchsten ist.

Therapie

Nach Möglichkeit sollten die Antipsychotika reduziert werden, infrage kommt auch eine Umstellung auf Substanzen mit einem anderen Wirkprofil (s. u. Therapie bei Akathisie).

Auf symptomatischer Basis kommen Anticholinergika zur Anwendung (Cave: delirogene Effekte insb. bei Älteren). Sie zeigen eine deutliche Wirkung, wobei diese nicht so prompt wie bei den Frühdyskinesien eintritt und es auch nicht immer zu einer kompletten Reversibilität kommt. Übliche Tagesdosierungen liegen für Biperiden in der Größenordnung von 4–12 mg (hinsichtlich genereller Anmerkungen zur Anwendung von Anticholinergika siehe Therapie bei Frühdyskinesien).

Akathisie

Unter Akathisie versteht man eine subjektiv empfundene und äußerlich erkennbare Unruhe bei gesteigertem Bewegungsdrang. Die Patienten sind nicht in der Lage, ruhig zu sitzen oder zu stehen. In schweren Fällen müssen sie ihre Haltung ständig, d. h. jeweils nach einigen Sekunden, ändern, bei weniger schwerer Symptomatik können sie eine einmal eingenommene Position allenfalls wenige Minuten aufrechterhalten.

Typische Bewegungsmuster bestehen im Sitzen in einem ständigen Hin-und-Her-Bewegen oder wechselnden Übereinanderschlagen der Beine bzw. in aufrechter Körperhaltung in Trippeln auf der Stelle, wiederholter Verlagerung des Körpergewichts von Bein zu Bein oder ständigem Auf-und-ab-Gehen. In ähnlicher Weise können Zeichen der motorischen Unruhe auch im Bereich anderer Körperpartien erkennbar sein.

Die Akathisie wird in der Regel als unangenehm erlebt, nicht selten auch als quälend bis hin zu dem Gefühl der Unerträglichkeit. In Verbindung damit kann es zu Angst- oder Verstimmungszuständen kommen, aus denen heraus sich sogar Suizidgedanken entwickeln können.

Die Akathisie tritt am häufigsten in der ersten bis vierten Woche nach Beginn oder Dosiserhöhung einer antipsychotischen Therapie auf, diese Latenzzeit überschreitet einen Zeitraum von acht bis zehn Wochen üblicherweise nicht.

Etwa 20–25 % der mit konventionellen Antipsychotika behandelten Patienten entwickeln eine Akathisie, unter hochpotenten Antipsychotika ist die Wahrscheinlichkeit hierfür am höchsten.

Therapie

Zunächst muss die Akathisie gegen eine Exazerbation der Grunderkrankung abgegrenzt und damit eine kontraindizierte Erhöhung der Antipsychotika vermieden werden.

Die erste und wichtigste therapeutische Maßnahme besteht darin – unter Berücksichtigung der aktuellen psychopathologischen Situation –, möglichst die Dosis der Antipsychotika zu reduzieren oder auf eine Substanz mit einem anderen Wirkprofil umzustellen, z. B. statt eines hochpotenten Antipsychotikums wie Haloperidol die Behandlung mit einem atypischen Antipsychotikum, im Ausnahmefall auch mit einer konventionellen Substanz mit geringerer Rate an extrapyramidalen Nebenwirkungen, z. B. mit Perazin (Cave: erhöhtes Agranulozytoserisiko).

Zur symptomatischen Behandlung kommen vor allem bei frühem Auftreten der Symptomatik Anticholinergika wie Biperiden infrage, wobei die Wirkung nicht so zuverlässig ist wie bei den Frühdyskinesien (Dosierung s. dort). Weiterhin angewandt werden können Benzodiazepine, z. B. Diazepam, übliche Initialdosis ca. 3 × 5 mg, Propranolol, Initialdosis 3 × 10 mg, max. 120 mg/d; Mirtazapin (7,5–15 mg/d; Benkert u. Hippius 2017). Bei fehlender Wirksamkeit bzw. Vorliegen von Kontraindikationen für die genannten Pharmaka kann auch Promethazin, Initialdosis 3 × 25 mg, versucht werden.

Spätdyskinesien

Bei etwa 20 % der längerfristig mit konventionellen Antipsychotika behandelten Patienten entwickeln sich bei mindestens dreimonatiger Einnahme extrapyramidalmotorische Nebenwirkungen dieser Art, bei älteren Patienten kann es dazu bereits nach kürzerer Einnahmedauer kommen. Selten kommt es auch unter den atypischen Antipsychotika zu Spätdyskinesien.

Besonders häufig sind unwillkürliche Bewegungen der Zungen- und Mundmuskulatur, betroffen sein können aber auch die übrige Gesichtsmuskulatur, die Halsregion, der Rumpf und die Extremitäten. Spätdyskinesien können sowohl ein choreatiformes (plötzliche, ruckartig ausfahrende, irregulär auftretende Bewegungen) wie ein athetoides (langsamere, eher anhaltende, bizarre, Wurmbewegungen ähnelnde Innervationen) Erscheinungsbild zeigen, möglich sind aber auch stereotype Abläufe. Charakteristische Merkmale sind eine Zunahme der Symptome unter affektiver Anspannung, ein Verschwinden der Symptome im Schlaf sowie der Umstand, dass die subjektive Beeinträchtigung der Patienten häufig deutlich geringer ist, als es die Schwere der von der Umgebung wahrnehmbaren Bewegungsstörung erwarten lässt.

Spätdyskinesien werden durch eine Reduktion bzw. ein Absetzen der Antipsychotika verstärkt oder manifestieren sich erstmals unter diesen Bedingungen, wobei ein Teil solcher „Absetzdyskinesien“ sich innerhalb von zwei bis drei Monaten spontan zurückbildet.

Therapie

Spätdyskinesien stellen eine außerordentlich bedeutsame UAW der Antipsychotikatherapie dar, führen jedoch nur ausnahmsweise zu Situationen mit akutem Handlungsbedarf. In solchen Fällen kann eine Symptomsuppression am zuverlässigsten durch die vorübergehende Verordnung einer erhöhten Antipsychotikadosis erzielt werden (Ausführungen zur Therapie respiratorischer Dyskinesien ➤ 29.5.4).

> Generell ist jedoch bei Patienten mit Spätdyskinesien eine langsame Reduktion der Antipsychotikadosis über einen Zeitraum von Wochen bis Monaten anzustreben.

Das Umsetzen auf ein atypisches Antipsychotikum (Clozapin, Aripiprazol) sollte erwogen werden. In Betracht kommt ferner eine symptomatische Therapie mit der D-2-antagonistischen Substanz Tiaprid, die übliche Initialdosis liegt bei 2–3 × 50 mg/d.

Prophylaxe von Antipsychotika-induzierten extrapyramidalen Bewegungsstörungen

Dazu tragen bei

- die kritische Indikationsstellung bei der Verordnung von (konventionellen) Antipsychotika,
- das Bemühen um die Verordnung möglichst niedriger Dosierungen und
- eine langsame Dosissteigerung.

Extrapyramidale Bewegungsstörungen unter Antidepressiva

Wesentlich seltener als unter Antipsychotika kann es auch unter Antidepressiva zu entsprechenden Bildern kommen (Akathisie, dystone Störungen, Parkinsonoid, Symptomatik wie bei Spätdyskinesien). Unerwünschte Wirkungen dieser Art scheinen unter selektiven Serotoninwiederaufnahmehemmern häufiger als unter trizyklischen Antidepressiva aufzutreten. Choreoathetoide Bewegungsstörungen können einen wichtigen Hinweis auf eine Intoxikation mit trizyklischen Antidepressiva darstellen.

Therapie

Bei stärkergradiger Ausprägung der Symptomatik ist – auch unter diagnostischem Aspekt – ein Auslassversuch angezeigt.

29.3.3 Malignes neuroleptisches Syndrom

Das maligne neuroleptische Syndrom (MNS) ist die schwerste Form der extrapyramidalen Störungen. Leitsymptome sind Rigor, Fieber und veränderte Bewusstseinslage, daneben kann es zu einer Vielzahl von Symptomen kommen (➤ Tab. 29.4). Am häu-

Tab. 29.4 Symptomatik des malignen neuroleptischen Syndroms (Aufstellung nach American Psychiatric Association 2013, Strawn et al. 2007, Nagel et al. 2015)

Fieber* (soweit nicht anderweitig erklärt) unter Einnahme antidopaminerger Substanzen in den letzten 72 h **Extrapyramidale Störungen** Ausgeprägter Rigor Weitere extrapyramidale Störungen: • Akinese • Tremor • Retrocollis • Schluckstörungen • Okulogyre Krise • Gebundener Gang • Opisthotonus • Trismus • Dysarthrie • Choreatiforme Dyskinesien	**Zeichen der vegetativen Dysfunktion** • Blutdruckanstieg, Blutdruckschwankungen • Tachypnoe • Speichelfluss • Tachykardie • Profuses Schwitzen • Inkontinenz **Weitere Symptome** • Gestörte Bewusstseinslage (z. B. Somnolenz, Delir) • Leukozytose • CK-Anstieg (> 4-Faches des Referenzwertes), Myoglobinämie/-urie • Mutismus

* Die Temperatur sollte bei oraler Messung > 38,0 °C liegen, in schweren Fällen kann die Körpertemperatur 40 bis 41 °C überschreiten.

figsten wird es durch hochpotente konventionelle Antipsychotika (wie z. B. Haloperidol, Fluphenazin) ausgelöst. Prinzipiell können aber alle Dopaminantagonisten – also alle Antipsychotika –, aber auch verschiedene andere Substanzen, wie Tiaprid oder Metoclopramid, das Syndrom verursachen. In seltenen Fällen kommt es zu einem ähnlichen Krankheitsbild, wenn bei Patienten mit Morbus Parkinson die Therapie mit dopaminerg wirkenden Medikamenten abrupt abgesetzt wird. Ausdrücklich sei darauf hingewiesen, dass ein MNS auch unter sämtlichen atypischen Antipsychotika auftreten kann. Bestimmte Merkmale des Syndroms, wie z. B. der Rigor, können unter atypischen Antipsychotika (z. B. Clozapin) weniger ausgeprägt sein, was die Diagnosestellung erschwert.

Nach neueren Erkenntnissen entwickelt sich ein MNS bei < 0,1 % der mit Antipsychotika Behandelten (Nagel et al. 2015). Variationen in den Angaben zur Inzidenz des Syndroms resultieren vermutlich aus der Anwendung unterschiedlich strenger Einschlusskriterien, aber auch aus unterschiedlichen Charakteristika der untersuchten Patientenpopulationen.

Das MNS entwickelt sich in mehr als 50 % der Fälle innerhalb einer Woche nach Beginn oder Dosissteigerung einer antipsychotischen Therapie. Auch wenn Latenzzeiten, die einen Monat überschreiten, ungewöhnlich sind, so ist dennoch zu beachten, dass das MNS in Einzelfällen unter stabiler Langzeitmedikation beobachtet wurde. Das Intervall zwischen dem Auftreten erster Symptome bis zur Entwicklung des voll ausgebildeten Syndroms beträgt im Durchschnitt ein bis drei Tage.

Nach Absetzen des auslösenden Medikaments liegt die mittlere Krankheitsdauer bei ein bis zwei Wochen (orale Antipsychotika) bzw. ca. einem Monat (Depot-Antipsychotika).

Somatische Komplikationen treten auf unter anderem in Form von kardiovaskulären Ereignissen (Arrhythmien, bedrohliche Blutdruckdysregulationen), respiratorischer Insuffizienz (z. B. im Rahmen einer Pneumonie), Sepsis, thrombembolischen Ereignissen oder akuter Niereninsuffizienz infolge Myoglobinurie. Die in der Literatur genannten Letalitätsraten bewegen sich in einer Größenordnung von 7–15 %, bei atypischen Antipsychotika liegen sie mit 3 % deutlich niedriger (Nagel et al. 2015).

Differenzialdiagnostisch müssen Erkrankungen mit ähnlicher Symptomatologie ausgeschlossen werden (➤ Tab. 29.5). Wenn Patienten unter Antipsychotika Fieber entwickeln, so ergeben sich differenzialdiagnostische Probleme vor allem dann, wenn gleichzeitig extrapyramidale Symptome vorliegen. In solchen Fällen ist zu differenzieren zwischen einem primär durch das MNS bzw. dessen

Tab. 29.5 Wichtige Differenzialdiagnosen des malignen neuroleptischen Syndroms

- Meningoenzephalitis
- Parkinson-Krise
- Katatone Zustandsbilder
- Maligne Hyperthermie
- Hitzschlag
- Status epilepticus
- Fokale Hirnläsionen (z. B. Ischämie, Trauma)
- Akute intermittierende Porphyrie
- Tetanus
- Serotoninsyndrom
- Komplikationen des Konsums bestimmter Drogen (z. B. „Designerdrogen", ➤ Kap. 17)
- Anderweitig bedingte Fieberzustände unter laufender antipsychotischer Behandlung

Komplikationen bedingten Fieber, Temperaturerhöhungen im Rahmen von Erkrankungen mit MNS-ähnlichem Erscheinungsbild und schließlich Fieberzuständen als Folge von Antipsychotika-unabhängigen Zweiterkrankungen bei gleichzeitig bestehenden extrapyramidalen Nebenwirkungen.

Wegen der vielfältigen Differenzialdiagnosen ist in jedem Fall eine sorgfältige internistisch-neurologische Untersuchung erforderlich, der Umfang der notwendigen apparativen Zusatzdiagnostik (cCT, EEG etc.) ist individuell festzulegen.

Besondere Probleme wirft die Abgrenzung des MNS zu lebensbedrohlichen katatonen Syndromen auf, da diese mit einer identischen Symptomatik einhergehen können. Für diese Differenzialdiagnose besonders wichtig ist die Beachtung eines möglichen zeitlichen Zusammenhangs mit dem Beginn oder der Dosissteigerung einer Therapie mit Antipsychotika. Anamnestisch bekannte katatone Zustandsbilder erhöhen die Wahrscheinlichkeit, dass aktuell ein entsprechendes Geschehen abläuft. Ein weiterer Hinweis auf eine primär katatone Symptomatik kann darin bestehen, dass zu Beginn der gegenwärtigen Krankheitsepisode floride psychotische Symptome bestanden, bevor der Patient in einen nicht mit der Gabe von Antipsychotika korrelierbaren stuporösen Zustand verfiel. In ➤ Tab. 29.6 sind klinische Merkmale, die für die Differenzialdiagnose zwischen MNS und primär katatonen Syndromen herangezogen werden können, zusammengefasst.

Therapie

Sobald konkrete Verdachtsmomente für ein MNS vorliegen – also insbesondere Fieber in Verbindung mit einem ausgeprägten Rigor – ist die sofortige Antipsychotikakarenz obligat. In der Regel ist die Aufnahme auf einer Intensivstation angezeigt.

Die Basis der Behandlung stellen die zur Versorgung Schwerkranker üblichen Maßnahmen dar (➤ Tab. 29.7). Zur Fiebersenkung kommen sowohl Antipyretika als auch physikalische Maßnahmen zur Anwendung. Wenn die Patienten nicht in ausreichendem Maße schlucken können, empfiehlt sich

Tab. 29.6 Klinische Hinweise zur Differenzialdiagnose zwischen malignem neuroleptischem Syndrom (MNS), Serotoninsyndrom (SS) und akuter lebensbedrohlicher Katatonie (ALK)*

	MNS	SS	ALK
Beginn	Stunden–Tage	rasch	langsamer, mit Prodromen
Rückbildung	langsam (im Mittel 1–2 Wochen)	< 24 Stunden	variabel
Häufigkeit	< 0,1 % bei Antipsychotikabehandlung	?	?
Einnahme von Antipsychotika	+++	–	+ / –
Medikamentenänderung im Vorfeld	+	+	–
Psychopathologische Auffälligkeiten	+++	+++	+++
Rigor	+++	++	+
Fieber	+++	++	++
CK-Erhöhung	+++	+	+
Inkontinenz	+	–	–
Speichelfluss	+	–	–
Myoklonien	–	+	–
Hyperreflexie	–	+	–
Ataxie	–	+	–
Profuses Schwitzen	+	+	+

* Verkürzt nach Petit 2004

Tab. 29.7 Basistherapie des malignen neuroleptischen Syndroms

• Monitoring der Vitalfunktionen • Zufuhr von Flüssigkeit, Elektrolyten und Kalorien • Bilanzierung des Flüssigkeitshaushalts • Lagerung • Thromboembolieprophylaxe • Regelmäßige Laborkontrollen

das Legen einer nasogastralen Sonde zur Ernährung und Flüssigkeitszufuhr. Supportive Behandlungsmaßnahmen bestehen in einer Korrektur eventuell eingetretener Störungen des Wasser- und Elektrolythaushalts (beispielsweise durch massives Schwitzen), der Kreislaufsituation und anderem. Im Falle einer der oben genannten Komplikationen gelten die üblichen internistischen Behandlungsprinzipien.

Empfehlungen zur spezifischen Behandlung des MNS beruhen auf klinischen Erfahrungen, da kontrollierte Studien bisher nicht vorliegen. Nach gegenwärtigem Kenntnisstand kommen die folgenden therapeutischen Maßnahmen infrage:

- **Dopaminergika:** Die meisten Erfahrungen liegen für Bromocriptin vor. Bei einer Initialdosis von 2–3×2,5 mg kann die Dosis in Abhängigkeit von der klinischen Symptomatik auf 30 mg/24 h (in Einzelfällen auch 45–60 mg/24 h) gesteigert werden. Bei einem derartigen Vorgehen ist die Verträglichkeit von Bromocriptin gut, ein Risiko im Sinne einer Verstärkung vorbestehender psychotischer Symptome scheint nicht in wesentlichem Umfang zu bestehen.
- **Dantrolen:** Der Wirkort dieses Hydantoinderivats, das entweder in Kombination mit Dopaminergika oder auch als Monotherapeutikum eingesetzt werden kann, scheint überwiegend peripher im Sinne einer Relaxation der Skelettmuskulatur zu liegen. Bei massiver Ausprägung der Symptomatik, insb. bei sehr hohen Temperaturen, kommt die intravenöse Dantrolengabe in Betracht (weitere Angaben dazu in Benkert und Hippius 2017). Angesichts des speziellen Anwendungsbereichs von Dantrolen in der Anästhesiologie (maligne Hyperthermie als seltene Narkosekomplikation) ist es für den mit der Anwendung der Substanz nicht Erfahrenen empfehlenswert, in entsprechenden Situationen einen Anästhesisten zu konsultieren.
- **Weitere Pharmaka:**
  - Als Alternative zu Bromocriptin wird von manchen Autoren Amantadin empfohlen, die Tagesdosis beträgt 200–400 mg i. v.
  - Trotz ihrer muskelrelaxierenden Wirkung ist es fraglich, ob Benzodiazepine einen spezifischen Effekt auf die Symptomatik des MNS haben. Die Indikation für diese Stoffgruppe (z. B. Lorazepam 3–7,5 mg/d) besteht im Wesentlichen in einer symptomatischen Behandlung psychopathologischer Auffälligkeiten wie Angst, Unruhe, Schlafstörungen. Bei psychotischer Grunderkrankung können Benzodiazepine überbrückend bis zu dem Zeitpunkt verordnet werden, bis Antipsychotika wieder eingesetzt werden können (s. u.).
- **Elektrokrampftherapie (EKT):** Auch wenn Hinweise auf eine günstige Beeinflussung des MNS durch dieses Verfahren vorliegen, so ist es dennoch keine Behandlung der ersten Wahl. Die Indikation zur EKT sollte jedoch frühzeitig gestellt werden, wenn eine lebensbedrohliche Katatonie differenzialdiagnostisch nicht mit hinreichender Sicherheit ausgeschlossen werden kann („katatones Dilemma“). Als Methode der zweiten Wahl ist die EKT dann in Betracht zu ziehen, wenn die Symptomatik des MNS trotz Ausschöpfung der üblichen Behandlungsmaßnahmen in gravierender Ausprägung persistiert.

Nach Nagel et al. (2015) sollte der Einsatz der o. g. Maßnahmen nach dem Schweregrad des Syndroms stratifiziert werden: bei leichteren Formen Gabe von Lorazepam, bei mittelschweren Verläufen zusätzlich Bromocriptin (alternativ Amantadin) und in schweren Fällen Dantrolen in Kombination mit Bromocriptin (bzw. Amantadin), mit der Option einer ergänzenden EKT bei mittelschweren und schweren Ausprägungsgraden.

Prophylaxe

Als Risikofaktoren für ein MNS gelten:

- anamnestisch bekanntes MNS (vor allem wenn dieses kurz zurückliegt),
- Verordnung hoher Antipsychotikadosen bei rascher Dosissteigerung,
- Vorliegen eines Flüssigkeitsdefizits.

Kasuistisch wurde auch eine Koinzidenz mit Hyponatriämien bzw. Polydipsie beschrieben. Solche Situationen sollten im Rahmen der antipsychotischen Akutbehandlung nach Möglichkeit vermieden werden. Auf jeden Fall ist eine angemessene Überwachung antipsychotisch behandelter Patienten – insbesondere bei Neueinstellung und bei signifikanter Dosissteigerung – erforderlich, damit die Antipsychotika gegebenenfalls frühzeitig abgesetzt werden können.

Wenn ein Patient ein MNS entwickelt hat, so sollte mit der erneuten Gabe von Antipsychotika nach dem kompletten Abklingen der Symptomatik noch mindestens ein Intervall von zwei Wochen abgewartet werden. Nach durchgemachtem MNS ist bei erneuter Antipsychotikagabe mit einer Rezidivrate in der Größenordnung von 15–30 % zu rechnen. Im Hinblick darauf muss vor der Reexposition mit Antipsychotika die Indikation sorgfältig überprüft werden. Wenn irgend möglich, sollten hochpotente konventionelle Substanzen vermieden werden. Mittel der ersten Wahl in solchen Situationen sind atypische Antipsychotika (➤ 4.6), speziell Clozapin. Es ist zu beachten, dass auch unter Clozapin sehr selten Fälle von MNS beobachtet wurden, wobei der Verlauf weniger schwer als bei konventionellen Antipsychotika zu sein scheint.

29.3.4 Serotoninsyndrom

Es handelt sich hierbei um ein seltenes Krankheitsbild, das bei voller Ausprägung lebensbedrohlich ist. Symptome sind in ➤ Tab. 29.8 aufgelistet. Insgesamt zeigt die Symptomatik des Krankheitsbilds gewisse Parallelen zum malignen neuroleptischen Syndrom (➤ Tab. 29.4), wobei bei Letzterem psychomotorische Unruhe, Myoklonien, Schüttelfrost und Diarrhö üblicherweise nicht auftreten (Differenzialdiagnose ➤ Tab. 29.5, ➤ Tab. 29.6).

Tab. 29.8 Symptome des Serotoninsyndroms

- Fieber, Schüttelfrost, profuses Schwitzen
- Diarrhö
- Tremor, Myoklonien, Muskeltonuserhöhung
- Hyperreflexie
- Koordinationsstörungen
- Psychomotorische Unruhe und Bewusstseinsstörungen, u. U. delirante Symptome
- Bei sehr schweren Fällen: Krämpfe, komatöse Zustände, kardiovaskuläre Instabilität mit ausgeprägter Dysregulation von Blutdruck und Herzfrequenz sowie Arrhythmien, disseminierte intravasale Gerinnung, Myoglobinurie mit akutem Nierenversagen

Ein schwer ausgeprägtes Serotoninsyndrom kann sich insbesondere entwickeln, wenn – unter Nichtbeachtung entsprechender Anwendungsbeschränkungen – serotonerge Pharmaka (v. a. selektive Serotoninwiederaufnahmehemmer [SSRI], Clomipramin, L-Tryptophan) mit MAO-Hemmern kombiniert werden. Die Latenzphase zwischen der Gabe bzw. der Dosiserhöhung der genannten Pharmaka und dem Auftreten ist im Allgemeinen kurz (Stunden bis wenige Tage). Das Risiko ist am höchsten bei Kombination mit dem irreversiblen und nichtselektiven MAO-Hemmer Tranylcypromin, besteht grundsätzlich aber auch bei Gabe des reversiblen und selektiven MAO-Hemmers Moclobemid.

> Unbedingt zu beachten ist, dass das Serotoninsyndrom sich unter Umständen erst nach dem Absetzen einer der auslösenden Substanzen entwickeln kann, da die pharmakologischen Wirkungen bei einem Teil der betreffenden Pharmaka erst nach Tagen bis Wochen abgeklungen sind (z. B. bei dem SSRI Fluoxetin erst nach ca. fünf Wochen).

Meist leichtere Ausprägungsgrade eines Serotoninsyndroms wurden beschrieben unter der Kombination von SSRI und L-Tryptophan, SSRI und Lithiumsalzen sowie bei Monotherapie mit serotonergen Pharmaka (neben Clomipramin und SSRI zählen u. a. auch selektive Serotonin-Noradrenalin-Wiederaufnahmehemmer – Duloxetin, Venlafaxin – dazu). Bei Kombinationsbehandlungen zu beachten ist auch der serotonerge Effekt verschiedener anderer Pharmaka, wie z. B. Tramadol, Triptane, Methadon, Ondasetron, Sibutramin.

Therapie

Neben dem sofortigen Absetzen der ursächlichen Medikamente stehen eine engmaschige Überwachung des Patienten und eine symptomorientierte Therapie im Vordergrund. Diese umfasst physikalische und medikamentöse Maßnahmen zur Senkung der Körpertemperatur (dabei keinesfalls Gabe von

Pethidin!) sowie die Flüssigkeits- und Elektrolytsubstitution unter Berücksichtigung der erhöhten Verluste durch Fieber und Schwitzen. Infrage kommt auch die Gabe von Benzodiazepinen zur Senkung des Muskeltonus und zur Behandlung einer begleitenden psychomotorischen Unruhe. Die Effektivität von Dantrolen, um eine Reduktion der gesteigerten Wärmeproduktion zu erreichen, wird zurückhaltend beurteilt (Boyer und Shannon 2005). Zu der (nur oral möglichen) Gabe des Serotoninantagonisten Cyproheptadin (Initialdosis 4 mg) finden sich weiterführende Ausführungen in ➤ 14.6.1.

Wegen des häufig fulminanten Verlaufs des Serotoninsyndroms sollte bei ausgeprägter Symptomatik die frühzeitige Aufnahme auf einer Intensivstation nicht versäumt werden, damit beim Auftreten von Vitalfunktionsstörungen eine entsprechende Therapie unverzüglich eingeleitet werden kann.

Bei der Intensivtherapie ist zu berücksichtigen, dass bei Vorbehandlung mit MAO-Hemmern die Komedikation mit einer Reihe von Pharmaka (Opioide, insbesondere Pethidin, Suxamethonium, Barbiturate, Sympathomimetika) zu Problemen führen kann (zu Einzelheiten s. Herstellerinformationen).

Prophylaxe

Durch strikte Beachtung der bei Einnahme von MAO-Hemmern verbotenen Kombination mit serotonergen Pharmaka (insbesondere SSRI, Clomipramin, Duloxetin, Venlafaxin, L-Tryptophan) einschließlich Einhalten der substanzspezifischen Karenzzeiten können schwere Verlaufsformen des Serotoninsyndroms mit hoher Wahrscheinlichkeit vermieden werden.

29.3.5 Epileptische Anfälle

Üblicherweise handelt es sich um einzelne Anfälle vom Grand-Mal-Typus. Sie treten mit einer Häufigkeit von ca. 0,5–1,0 % der mit Antipsychotika und trizyklischen Antidepressiva (TZA) behandelten Patienten auf. Unter Clozapin beträgt die Anfallshäufigkeit 1–2 %, wobei bei dieser Substanz auch myoklonische Anfälle beobachtet werden. Auch das (heute eher selten verordnete) tetrazyklische Antidepressivum Maprotilin, das von seinem Wirkmechanismus her den TZA nahesteht, scheint zumindest in höherer Dosierung eine stärkere krampfauslösende Wirkung als die TZA zu haben.

Generell wird das Auftreten von Krampfanfällen begünstigt durch hohe Dosierungen der genannten Pharmaka, plötzliche Dosisänderungen und das Vorliegen einer zerebralen Vorschädigung, insbesondere wenn diese mit einer erhöhten Anfallsbereitschaft einhergeht. Eine Komedikation mit Lithiumsalzen wirkt sich vermutlich ebenfalls anfallsfördernd aus. Hinzu kommen unspezifische Faktoren, die Gelegenheitsanfälle auslösen können, wie Schlafmangel, Fieber, psychischer Stress etc. Auf Anfälle, die im Rahmen einer Benzodiazepinabhängigkeit auftreten, wird in ➤ 17.4.1 eingegangen.

Bevor ein unter Psychopharmaka erstmals aufgetretener Krampfanfall als UAW erklärt wird, müssen andere Ursachen (Tumor, vaskuläre Malformation etc.) bedacht worden sein.

Therapie

Da es sich in der Regel um einzelne Anfallsereignisse handelt, ist eine sofortige medikamentöse Intervention meist nicht erforderlich. Sollte diese ausnahmsweise angezeigt sein, sind Benzodiazepine (z. B. Lorazepam, Clonazepam) Mittel der Wahl. Besonders bei Patienten, die auf Clozapin eingestellt sind, müssen bei zusätzlicher Gabe eines Benzodiazepins die Vitalfunktionen regelmäßig überwacht werden (➤ 29.5.4).

Das weitere therapeutische Vorgehen richtet sich nach den im Einzelfall feststellbaren auslösenden Bedingungen. Hohe Tagesdosen von Antipsychotika bzw. Antidepressiva sollten nach Möglichkeit reduziert werden, über eine eventuelle Umstellung auf ein Medikament mit einer weniger starken anfallsprovozierenden Wirkung (z. B. bei antipsychotischer Therapie Amisulprid, Risperidon, ➤ 15.3.2) ist individuell zu entscheiden.

Für eine angemessene Überwachung des Patienten ist Sorge zu tragen; im Hinblick auf ein mögliches Anfallsrezidiv müssen gefährliche Aktivitäten (Autofahren etc.) vermieden werden; eine dahingehende Aufklärung des Patienten (die dokumentiert werden muss!) ist unverzichtbar.

Über die Notwendigkeit einer stationären Aufnahme ist in Abhängigkeit von der aktuellen Symptomausprägung der Grunderkrankung und dem individuell gegebenen Überwachungsbedarf zu entscheiden.

Prophylaxe

Neben einem Vermeiden der genannten anfallsfördernden Faktoren kommt einer Überwachung des EEG-Befundes vor allem bei Risikopatienten eine gewisse Bedeutung zu.

29.3.6 Stürze

Psychopharmaka können durch verschiedene Mechanismen zu Stürzen führen:

- über eine Minderung von Vigilanz und Muskeltonus,
- durch extrapyramidale (Parkinsonoid) und ataktische Störungen,
- durch ungünstige Auswirkungen auf die Kreislaufsituation (orthostatische Hypotonie).

Insbesondere Antipsychotika sowie Benzodiazepine und ihre Analoga, aber auch andere zentralnervös wirkende Pharmaka (vermutlich auch Antidepressiva und Opioide) sowie verschiedene sonstige Stoffgruppen (Muskelrelaxanzien, Vasodilatatoren) können das Sturzrisiko signifikant erhöhen.

Das Risiko durch Psychopharmaka ausgelöster Stürze ist am höchsten bei hochaltrigen Patienten. Diese können im Zusammenhang mit einer häufig vorbestehenden Gangunsicherheit und verminderten Muskelkraft sowie Vorschädigungen wie Parkinson-Syndrom, Arthrosen, Visusminderung etc. schon bei relativ niedrigen Medikamentendosen schwere Stürze erleiden mit der Folge von Schenkelhalsfrakturen, Schädel-Hirn-Traumata etc. Das Vorliegen einer Demenzerkrankung geht per se mit einem erhöhten Sturzrisiko einher. Es ist davon auszugehen, dass bei einem beträchtlichen Anteil der Sturzereignisse von Pflegeheimbewohnern und generell alten Menschen Psychopharmaka eine ursächliche Rolle spielen.

Therapie

Wenn ein Patient unter Einnahme der genannten Pharmaka erstmals stürzt oder es zu einer signifikanten Zunahme von Sturzereignissen kommt, sollten mögliche iatrogene Ursachen sorgfältig bedacht werden. Dementsprechend besteht die wesentliche Akutmaßnahme in einem Absetzen oder einer deutlichen Dosisreduktion der mutmaßlich auslösenden bzw. das Sturzrisiko erhöhenden Medikamente (bei Benzodiazepinabhängigkeit gelten die in diesem Kontext zu beachtenden Regeln für eine Dosisreduktion bzw. ein Ausschleichen).

Wenn durch die Änderung der Medikation eine erhebliche Exazerbation der Grunderkrankung zu befürchten oder der Patient durch die UAW schwer beeinträchtigt ist, ist eine stationäre Aufnahme empfehlenswert. Unterstützende Maßnahmen zur Minderung des Sturzrisikos bestehen in der Verordnung von Gehhilfen und in einer engmaschigen Betreuung des Patienten (z. B. durch Begleitung beim Gehen). Bei kognitiv stark beeinträchtigten Patienten können in Einzelfällen bewegungseinschränkende Maßnahmen unter protektiven Aspekten indiziert sein. Die geltenden rechtlichen Voraussetzungen sind dabei strikt zu beachten. Ob durch bewegungseinschränkende Maßnahmen tatsächlich eine Reduktion gravierender Sturzfolgen erreicht werden kann, ist jedoch keineswegs bewiesen (Köpke et al. 2012). Möglicherweise führen diese mittelbar (aufgrund einer iatrogenen Zunahme der Immobilität) sogar zu einer erhöhten Sturzrate.

Prophylaxe

Bei sturzgefährdeten Patienten muss die Indikation zur psychopharmakologischen Behandlung sorgfältig geprüft werden, ebenso ist eine niedrigstmögliche Dosierung sowohl bei der Akut- als auch bei der Erhaltungstherapie zu wählen. Weiterhin ist unter laufender Behandlung gezielt auf Auffälligkeiten, die auf eine zunehmende Sturzgefährdung hinweisen, zu achten (kleinschrittiges, „gebundenes" Gangbild, Zeichen einer Ataxie, orthostatische Hypotonie etc.), um diesen gegebenenfalls durch geeignete therapeutische Maßnahmen zu begegnen (➤ 29.3.2, ➤ 29.5.3). ➤ Tab. 29.9 nennt Merkmale, die ein erhöhtes Risiko für Sturzereignisse anzeigen.

29.3.7 Verschiedenes

Bei Unruhe- und Erregungszuständen sind unter einer Vielzahl anderer Ursachen auch Medikamente als Auslöser zu bedenken (➤ Kap. 7). Gleichfalls können Psychopharmaka – z. B. antriebssteigernde Antidepressiva – Schlafstörungen verursachen.

Umgekehrt kommt es, und zwar vor allem bei Neueinstellung auf Antipsychotika, Antidepressiva, Benzodiazepine und Antikonvulsiva, häufig zu einer unerwünschten **Vigilanzminderung,** die bereits bei relativ niedrigen Dosierungen auftreten kann (➤ Kap. 13). Solche Reaktionen werden begünstigt durch Wechselwirkungen mit anderen Arzneimitteln oder mit Alkohol.

Bei prädisponierten Personen kann sich unter Antidepressiva eine **Manie** entwickeln (➤ 19.3), Ähnliches gilt vermutlich auch für die Auslösung **psychotischer Exazerbationen** (➤ Kap. 10, ➤ Kap. 18).

Zu medikamentös ausgelösten **stuporösen Bildern** siehe ➤ Kap. 12 und die Ausführungen zum malignen neuroleptischen Syndrom in diesem Kapitel. Auf pharmakogene **depressive Syndrome** wird in den ➤ Kap. 9 und ➤ Kap. 19 eingegangen.

Tab. 29.9 Risikofaktoren für Stürze und sturzbedingte Frakturen bei alten Menschen*

- Positive Sturzanamnese
- Balance- und Gangstörungen
- Mangelernährung, Untergewicht, Sarkopenie, Kraftdefizit
- Erkrankungen mit erhöhtem Sturzrisiko (z. B. M. Parkinson, Demenz, Zustand nach Schlaganfall, Depression)
- Orthostatische Hypotension, längerdauernde „Schwindelbeschwerden"
- Visusminderung
- Dranginkontinenz, Nykturie
- Insomnie
- Weibliches Geschlecht, Alter > 75 Jahre
- Einnahme von Medikamenten, die das Sturzrisiko erhöhen, insbesondere Kombinationen mehrerer sturzrelevanter Substanzen (s. Text)
- Gefahrenquellen im Lebensumfeld („Stolperfallen"), ungeeignetes Schuhwerk
- Unzureichende Beleuchtung
- Mangelhafter Gebrauch von Hilfsmitteln bzw. ungeeignete Hilfsmittel, riskante Bewegungsmanöver

* Leicht modifiziert nach Modreker u. v. Renteln-Kruse 2009

Zum diagnostischen und therapeutischen Vorgehen bei **suizidalem Verhalten,** das in Einzelfällen durch medikamentöse Einflüsse (z. B. antriebssteigernde Antidepressiva) exazerbieren kann, siehe ➤ Kap. 11.

Wichtig ist auch der Hinweis an den Patienten, dass bei Neueinstellung auf psychotrope Pharmaka mit nachteiligen Auswirkungen auf die **Fahrtauglichkeit** zu rechnen ist. Bei Patienten, die mit Lithium behandelt werden, ist zu beachten, dass es in Einzelfällen – begünstigt durch zerebrale Vorschädigungen – bereits unter therapeutischen Serumspiegeln zu Intoxikationssymptomen kommen kann.

Auch wenn Psychopharmaka wie Antidepressiva, Antipsychotika oder Lithium keine Abhängigkeit verursachen, so sind dennoch bei plötzlichem Absetzen unerwünschte Wirkungen möglich, insbesondere bei SSRI und SNRI.

Diese treten innerhalb weniger Tage auf und sind durch vegetative (z. B. Übelkeit, Erbrechen, Schwindel, Schweißausbrüche, Schlafstörungen), grippeähnliche sowie unspezifische psychische (z. B. Reizbarkeit, gedrückte Stimmung, Konzentrationsstörungen, Unruhezustände) und neurologische Symptome (Gangstörungen, Parästhesien) gekennzeichnet. Derartige Absetzsyndrome werden v. a. dann beobachtet, wenn Antidepressiva nach langdauernder Anwendung plötzlich abgesetzt werden.

Therapie

Wichtig ist es zunächst, bei ätiologisch nicht geklärten neurologischen bzw. psychiatrischen Symptomen immer auch die Möglichkeit einer medikamentösen Verursachung zu bedenken und differenzialdiagnostisch abzuklären.

Wenn ein solcher Zusammenhang anzunehmen ist, muss individuell darüber entschieden werden, ob das entsprechende Medikament unverzüglich abzusetzen oder ob eine Dosisreduktion oder eine Medikamentenpause angezeigt ist.

Bei unerwünschten Wirkungen, die keine Gefährdung des Patienten bedingen und von denen angenommen werden kann, dass sie transienter Natur sind, kann durchaus im Einzelfall die Medikamentengabe unverändert weitergeführt werden (z. B. bei anfänglich verstärkter Müdigkeit im Rahmen einer Neueinstellung).

In bestimmten Situationen ist es auch vertretbar, für einen begrenzten Zeitraum unerwünschten Arzneimittelwirkungen pharmakotherapeutisch entgegenzuwirken (z. B. bei initialen Unruhezuständen und Schlafstörungen durch antriebssteigernde Pharmaka Verordnung von Benzodiazepinen oder Substanzen wie Zoplicon oder Zolpidem).

Bei stärkeren Absetzsyndromen, die auf symptomatische Maßnahmen nicht ansprechen, sollten die zuvor verordneten Medikamente wieder angesetzt und ein langsameres Ausschleichen gewählt werden. In prophylaktischer Hinsicht sollte man im Normalfall ein abruptes Absetzen von Psychopharmaka, speziell Antidepressiva, vermeiden.

29.4 Psychische Störungen durch primär nicht psychotrope Pharmaka

Bei einer Vielzahl von Medikamenten, die zur Behandlung körperlicher Erkrankungen eingesetzt werden, können unerwünschte psychotrope Effekte auftreten. Deren Symptomatologie umfasst prinzipiell das ganze Spektrum organischer psychischer Störungen (➢ Kap. 15, Tab. 15.1). Praktisch am bedeutsamsten sind durch Medikamente ausgelöste delirante Syndrome, affektive Störungen (häufiger depressive, seltener maniforme Bilder) sowie Zustandsbilder, bei denen Wahn und/oder Halluzinationen im Vordergrund stehen.

In ➢ Tab. 29.10 sind – ohne Anspruch auf Vollständigkeit – typische Beispiele für psychopathologi-

Tab. 29.10 Psychische Störungen durch Nichtpsychopharmaka: Auflistung ausgewählter Beispiele (in Anlehnung an Lederbogen und Hewer 2003 und Benkert u. Hippius 2017)

	Affektive Störungen (Depression, Angst, Manie, Euphorie)	Delir, Verwirrtheit, Wahn, Halluzinationen	Kognitive Störungen, demenzähnliche Bilder
Analgetika			
• Opiate	+	+	
• Acetylsalicylsäure		+	(+)
• Indometacin	(+)	(+)	
• Ibuprofen	(+)	(+)	
Antiparkinsonmittel			
• Amantadin		+	+
• Biperiden		+	+
• Trihexyphenidyl		+	+
• L-Dopa	+	+	+
• Bromocriptin		+	
• Lisurid		+	
Antikonvulsiva			
• Phenytoin		+	+
• Primidon		+	+
• Valproinsäure		+	+
• Carbamazepin		+	(+)
• Lamotrigin		+	
• Pregabalin	+	+	+
• Tiagabin	+	+	+
• Topiramat	+	+	+
• Levetiracetam	+	+	+

Tab. 29.10 Psychische Störungen durch Nichtpsychopharmaka: Auflistung ausgewählter Beispiele (in Anlehnung an Lederbogen und Hewer 2003 und Benkert u. Hippius 2017) *(Forts.)*

	Affektive Störungen (Depression, Angst, Manie, Euphorie)	Delir, Verwirrtheit, Wahn, Halluzinationen	Kognitive Störungen, demenzähnliche Bilder
Antihypertensiva			
• Clonidin		(+)	
• Propranolol	+	(+)	+
Antiarrhythmika			
• Chinidin		(+)	
• Lidocain	(+)	(+)	
Digitalisglykoside	+	+	
Anticholinergika			
• Atropin		+	+
• Scopolamin		+	+
Antihistaminika		+	
H_2-Blocker			
• Cimetidin	(+)	+	(+)
• Ranitidin		+	
Hormone			
• Kortikosteroide	+	+	(+)
• Sexualhormone	+		
• Danazol	+		
Zytokine			
• Interferone	+	+	
• Interleukine		+	
Antiinfektiva			
• Cephalosporine		(+)	
• Erythromycin		(+)	
• Aminoglykoside		(+)	
• Gyrasehemmer		+	
• Sulfonamide	+	(+)	
• Isoniazid	+	+	
• Chloroquin	+	+	
• Amphotericin B		(+)	
• Aciclovir		+	
• Zidovudin	+		
Zytostatika			
• Asparaginase			+
• Fluorouracil			+
• Procarbazin	+	+	
• Chlorambucil		(+)	
• Cisplatin		(+)	
• Vinblastin, Vincristin	(+)	(+)	

29

Tab. 29.10 Psychische Störungen durch Nichtpsychopharmaka: Auflistung ausgewählter Beispiele (in Anlehnung an Lederbogen und Hewer 2003 und Benkert u. Hippius 2017) *(Forts.)*

	Affektive Störungen (Depression, Angst, Manie, Euphorie)	Delir, Verwirrtheit, Wahn, Halluzinationen	Kognitive Störungen, demenzähnliche Bilder
Psychoanaleptika			
• Amphetamin	+	+	
• Methylphenidat	+	+	
• Fenfluramin	+	+	
• Ephedrin	+	+	
• Kokain	+	+	
Verschiedene			
• Metoclopramid	+	+	
• Theophyllin		+	
• Ciclosporin	+	+	
• Tamoxifen	+		

+ = bekannt, (+) = Einzelkasuistiken

sche Störungen infolge primär nicht psychotroper Pharmaka zusammengestellt. Weitere Informationen:

➤ Tab. 28.2, medikamentös ausgelöste delirante Syndrome

➤ Tab. 9.3 Risiken antidepressiver Psychopharmaka

➤ Tab. 18.3, durch Medikamente verursachte Bilder mit schizophrenieähnlicher Symptomatik

Praktisches Vorgehen bei Verdacht auf eine durch nicht psychotrope Pharmaka ausgelöste psychische Störung

Die Grundlage der Beurteilung stellt eine gründliche Medikamentenanamnese dar unter Berücksichtigung von Mehrfachverordnungen verschiedener Ärzte, einer eventuell bestehenden Selbstmedikation und im Einzelfall möglicher Tendenzen zur missbräuchlichen Anwendung von Arzneimitteln.

Ob ein bestimmtes psychopathologisches Syndrom auf eine medikamentöse Ursache zurückgeführt werden kann, ist nach Lage des Einzelfalls zu beurteilen. Dabei sprechen die folgenden Kriterien für einen entsprechenden Zusammenhang:

- Einnahme eines Medikaments mit relativ hoher UAW-Wahrscheinlichkeit auf psychopathologischem Gebiet (z. B. Kortikosteroide)
- Zeitlicher Zusammenhang mit der Erstverordnung bzw. einer Dosiserhöhung des Medikaments
- Eigen- und familienanamnestisch keine Vorbelastung mit psychischen Erkrankungen
- Keine Hinweise auf anderweitige körperliche bzw. psychosoziale Faktoren als Ursache/Auslöser der Symptomatik.

In der Praxis ist es allerdings eher die Regel als die Ausnahme, dass im Querschnitt nicht zu klären ist, ob ein bestimmtes Medikament die Ursache einer neu aufgetretenen psychischen Störung ist. Dies resultiert nicht zuletzt daraus, dass in der Akutsituation die Informationsbasis trotz entsprechender Bemühungen häufig lückenhaft bleibt. Außerdem kommen in vielen Fällen – insbesondere bei älteren, multimorbiden Patienten – verschiedene potenziell ursächliche Faktoren zusammen (z. B. prädisponierende Erkrankungen wie abgelaufener Schlaganfall in Verbindung mit einem oder mehreren Medikamenten, die als Noxe infrage kommen).

Wenn in solchen Situationen zwar der Verdacht besteht, dass Medikamente (Teil-)Ursache einer akut behandlungsbedürftigen psychischen Störung sein könnten, eine eindeutige Aussage zur Ätiologie der Symptomatik andererseits nicht möglich ist, kann wie folgt vorgegangen werden:

- Generell sollte man darauf hinwirken, dass der Patient nur diejenigen Medikamente einnimmt, die aktuell (noch) indiziert sind.
- Besteht der konkrete Verdacht, dass ein Medikament, auf dessen Einnahme der Patient angewiesen ist, Ursache der aktuellen psychischen Störung sein könnte, so hängt das weitere Vorgehen von der Erkrankung, für die das Medikament eingesetzt wurde, und der Verfügbarkeit von Alternativpräparaten ab; das betreffende Medikament sollte nach Möglichkeit abgesetzt oder in seiner Dosis reduziert werden (eventuell auch im Sinne einer Medikamentenpause bzw. einer vorübergehenden Dosisreduktion). Ist eine bedeutsame Verschlechterung der Grunderkrankung durch ein solches Vorgehen zu befürchten, muss ein Konsil des betreffenden Fachgebiets eingeholt werden.
- Darüber hinaus ist das therapeutische Vorgehen syndromorientiert, wenn das Absetzen der vermuteten medikamentösen Noxe nicht ausreicht bzw. nicht möglich ist. Dieses wird an anderer Stelle des Buches exemplarisch für die durch Antiparkinsonmittel (➤ 15.3.3) bzw. durch Kortikosteroide (➤ 15.4) hervorgerufenen psychischen Störungen besprochen.

29.5 Extrazerebrale UAW

29.5.1 Kardiale Komplikationen

Bei stationär behandelten psychisch Kranken beträgt der Anteil der mit Antipsychotika oder Antidepressiva behandelten Patienten, bei denen diese Medikamente wegen kardialer Nebenwirkungen abgesetzt werden müssen, weniger als 0,5 % (Spindelegger et al. 2015).

> Damit sind schwerwiegende kardiale UAW relativ seltene Ereignisse unter psychopharmakologischer Behandlung.

Es überwiegen Herzrhythmusstörungen. Bei Psychopharmaka mit chinidinartiger Begleitwirkung – also vor allem trizyklischen Antidepressiva, aber auch trizyklischen Antipsychotika – kann es durch intrakardiale Erregungsleitungsstörungen, wie AV-Block II oder III, zu schweren Bradykardien kommen, wobei solche Ereignisse bei regelrechter Erregungsleitung im EKG vor Therapiebeginn sehr selten sind. Bradykardien werden auch unter Lithiumsalzen, selektiven Serotoninwiederaufnahmehemmern und Carbamazepin beobachtet. Die durch Lithium ausgelösten Bradykardien werden auf eine Störung der Sinusknotenfunktion zurückgeführt.

Sinustachykardien werden häufiger unter anticholinerg wirksamen Pharmaka beobachtet. Sie sind überwiegend harmloser Natur, haben aber dann Konsequenzen, wenn sie ausgeprägt sind (Herzfrequenz > 120/min) oder wenn bestimmte Vorerkrankungen bestehen (z. B. koronare Herzkrankheit). Selten sind hingegen gehäufte Extrasystolien, Vorhofflimmern, supraventrikuläre und ventrikuläre Tachykardien.

Eine besondere Form tachykarder Arrhythmien stellt die Kammertachykardie vom Typ „Torsade de pointes" (TdP) dar, die durch den charakteristischen EKG-Befund polymorpher QRS-Komplexe mit wellenförmiger Änderung des QRS-Hauptvektors definiert ist. Mit der Möglichkeit dieser seltenen Arrhythmie, die als Vorstufe von Kammerflimmern gefürchtet wird, ist *grundsätzlich* bei allen Antipsychotika und Antidepressiva, insbesondere jedoch bei der Verordnung trizyklischer Psychopharmaka zu rechnen, aber auch unter SSRI wie (Es)Citalopram (besonders hoch war das Risiko unter dem heute nicht mehr verwendeten Thioridazin, und auch bei bestimmten nichttrizyklischen Substanzen, wie z. B. Pimozid, besteht ein erhebliches Risiko, weshalb auch diese Substanz nicht mehr eingesetzt werden sollte). Die intravenöse Applikation von Haloperidol ist nur noch unter einem kontinuierlichen kardialen Monitoring gestattet, nachdem Analysen des Herstellers ein erhöhtes Risiko für eine Verlängerung des QT-Intervalls v. a. bei einer Hochdosistherapie und bei älteren Menschen ergaben. Möglicherweise liegen derartige Kammertachykardien, aus denen sich Kammerflimmern entwickeln kann, einem Teil der unerwarteten Todesfälle bei psychisch Kranken zugrunde. Die Wahrscheinlichkeit des Auftretens von TdP korreliert bei bestimmten Medikamenten (Antiarrhythmika) positiv mit der Dauer der myokardialen Repolarisation, gemessen anhand des QT-Intervalls im EKG. Bei Psychopharmaka, z. B. neueren Antipsychotika, ist ein solcher Zusammenhang nicht nachgewiesen (Haverkamp und Deuschle 2006).

Chinidinartig wirkende Pharmaka haben unter anderem auch eine negativ inotrope Wirkung. Von daher ist die Manifestation oder Verschlechterung einer Herzinsuffizienz unter trizyklischen Antidepressiva und Antipsychotika eine prinzipiell mögliche Nebenwirkung. In der Praxis sind solche Ereignisse allerdings außerordentlich selten, wenn die Kontraindikationen für diese Substanzgruppen beachtet werden (zur Myokarditis unter Clozapin ➤ 29.5.12).

Therapie

Es gelten die Prinzipien der internistischen Notfalltherapie. Bei Herz-Kreislauf-Stillstand ist die kardiopulmonale Reanimation nach den gängigen Richtlinien durchzuführen. Bei Bradykardien muss in Abhängigkeit von Symptomatik, EKG-Befund und Reaktion auf frequenzsteigernde Pharmaka wie Atropin unter Umständen die Indikation zu einem temporären Schrittmacher gestellt werden.

> Antiarrhythmika können zu einer Verschlechterung von Rhythmusstörungen führen, deshalb ist ihre Anwendung dem darin Erfahrenen vorbehalten. Bestimmte Substanzen, wie Chinidin und verwandte Antiarrhythmika, sind kontraindiziert.

Dies gilt in besonderem Maße für die Tachykardie vom Typ Torsade de pointes, die neben einer Elektrolytgabe (Magnesium, Kalium) mit einer sogenannten Schrittmacher-Overdrive-Stimulation behandelt werden kann (zu Einzelheiten s. internistische Therapiemanuale).

Auf jeden Fall müssen bei Patienten mit schweren kardialen UAW die auslösenden Medikamente abgesetzt werden, ebenso wie eine intensivmedizinische Überwachung bis zum Abklingen der Symptomatik angezeigt ist (s. auch Ausführungen zur Therapie toxischer Antidepressivawirkungen in ➤ Kap. 14).

Generell sollte bei ektoper Erregungsbildung (Extrasystolie, Vorhof- und Kammertachykardien, Vorhofflimmern) eine großzügige Substitution mit Kalium- und Magnesiumpräparaten stattfinden, da auf diese Weise arrhythmogenen Wirkungen entgegengewirkt wird. Bei Sinustachykardien, die therapiebedürftig erscheinen, können β-Blocker angewandt werden, sofern keine Kontraindikationen bestehen (u. a. AV-Block, Hypotonie, obstruktive Atemwegserkrankungen).

Prophylaxe

Neben der sorgfältigen Beachtung der Kontraindikationen leisten die in der Fachliteratur empfohlenen EKG-Kontrollen einen Beitrag in dieser Hinsicht (Benkert und Hippius 2017). Neben Erregungsleitungsstörungen sollte besonders auf eine Verlängerung der QTc-Zeit geachtet werden (QTc = frequenzkorrigierte QT-Dauer), da ein solcher EKG-Befund in der klinischen Routine als Indikator eines erhöhten Risikos für bedrohliche ventrikuläre Rhythmusstörungen angesehen werden muss. Die QTc-Zeit wird üblicherweise unter Anwendung der sog. Bazett-Formel in Ableitung II bestimmt. Es ist zu beachten, dass messmethodische Gründe eine beachtliche Varianz der ermittelten Werte bedingen können und die Bazett-Formel bei Tachykardie nicht mehr zuverlässig ist und falsch hohe Werte liefert (ab Herzfrequenz von 85/min. sollte deshalb die im Internet leicht zugängliche Fridericia-Formel verwendet werden). Die von vielen EKG-Geräten automatisch ermittelten Werte sollten nicht ohne visuelle Kontrolle durch einen mit der Materie vertrauten Arzt übernommen werden.

Die häufigste Ursache für QTc-Verlängerungen sind neben pharmakogenen Faktoren Elektrolytstörungen (Hypokaliämie, Hypomagnesiämie). Diese sind auch als Risikofaktoren für TdP anzusehen, die unter Einnahme von Medikamenten, die die myokardiale Repolarisation verlängern, auftreten. Als weitere wichtige Risikofaktoren sind Bradykardien und Herzmuskelerkrankungen (insb. Herzhypertrophie bei Bluthochdruck) zu nennen. Durch Erhaltung des Elektrolytgleichgewichts kann wesentlich zur Prophylaxe der erwähnten schweren Herzrhythmusstörungen beigetragen werden. Es ist zu beachten, dass bereits bei Kalium- und Magnesiumwerten im unteren Normbereich eine Substitutionsbedürftigkeit gegeben sein kann.

➤ Tab. 29.11 gibt einen Überblick über ausgewählte Medikamente, die in besonderem Maße hinsichtlich einer möglichen Verlängerung der QTc-Zeit zu beachten sind. Als erhöht gilt die QTc-Zeit ab 440msec (Männer) bzw. 450msec (Frauen). Ein er-

Tab. 29.11 Pharmaka, die die QT-Zeit verlängern können*

I. Psychopharmaka

- Alle trizyklischen Antidepressiva sowie Maprotilin
- Serotoninwiederaufnahmehemmer (sehr selten, am ehesten in Überdosis; erhöhte Wahrscheinlichkeit mutmaßlich unter Escitalopram/Citalopram)
- Antipsychotika aller Stoffgruppen, insbesondere Sertindol, Ziprasidon, Haloperidol (Cave: i. v. Gabe)
- Lithium
- Chloralhydrat, Hydroxyzin

II. Sonstige Medikamente

- Antiarrhythmika: z. B. Amiodaron, Chinidin, Propafenon, Sotalol
- Antiinfektiva: z. B. Clarithromycin, Chloroquin, Cotrimoxazol, Erythromycin, Grepafloxacin, Ketoconazol, Pentamidin
- Verschiedene: Amantadin, Astemizol, Budipin, Diphenhydramin
- u. a. m.

* Auswahl häufig eingesetzter Medikamente: nach Wenzel-Seifert et al. 2011; Haverkamp et al. 2000, Haverkamp und Deuschle 2006. (Beachte: Die Intensität der unerwünschten kardialen Effekte variiert bei den aufgeführten Substanzen erheblich. Deshalb sollten therapeutische Entscheidungen, die diese Pharmaka betreffen, nach Empfehlungen der Verfasser nur in Kenntnis weiterführender produktbezogener Literatur erfolgen.)

höhtes Risiko für TdP wird ab einem Wert von 480–500 msec angenommen (Benkert u. Hippius 2017, Haen 2016), sodass spätestens ab einem solchen Messwert ein Absetzen der auslösenden Substanz ernsthaft zu erwägen bzw. nicht zu vermeiden ist. Auch dann, wenn es ohne Überschreitung des letztgenannten Wertes zu einer signifikanten Verlängerung von QTc unter psychopharmakologischer Behandlung gekommen ist (+60–75 msec), sollte geprüft werden, ob eine Fortsetzung der Behandlung indiziert ist (Agelink et al. 2006, Haen 2016). ➤ Tab. 29.12 fasst Ratschläge zur Risikominimierung bei der Durchführung der Behandlung mit Psychopharmaka, speziell Antipsychotika, zusammen.

29.5.2 Hypertone Reaktionen

Eine **hypertensive Krise** ist definiert durch einen krisenhaften Blutdruckanstieg auf Werte >180/120 mmHg. Dabei ist zu unterscheiden zwischen einem *hypertensiven Notfall*, der durch akute und potenziell vital bedrohliche Symptome im Bereich wichtiger Endorgane (insb. Herz und Gehirn) gekennzeichnet ist und im Einzelfall bereits vor Erreichen der o. g. Grenze bestehen kann (Näheres s. u.), und einer *hypertensiven Gefahrensituation*, bei der eine akute Symptomatik dieser Art nicht vorliegt und somit auch eine Notfalltherapie nicht erforderlich ist (Henny-Fullin et al. 2015).

Hypertensive Krisen stellen eine typische Komplikation der Therapie mit irreversiblen MAO-Hemmern dar, wobei in Deutschland Tranylcypromin die einzige im Handel befindliche Substanz dieser Stoffgruppe ist. Wegen der stark zurückgegangenen Verordnung dieses Medikaments in den letzten Jahren werden dadurch ausgelöste hypertensive Krisen derzeit nur noch selten beobachtet.

Ursache der hypertensiven Entgleisung ist in der Regel entweder ein Diätfehler, wenn Patienten unter

Tab. 29.12 Verlängerte QT-Dauer unter antipsychotischer Therapie – Empfehlungen für die Praxis*

- Beachtung eines möglicherweise erhöhten Risikos für Torsade de pointes (TdP) bei Auswahl des Antipsychotikums (z. B. bei schwerer Hypertonie der Fall)
- Beachtung der Warnhinweise der Hersteller in den Packungsbeilagen
- EKG-Ableitung vor Behandlungsbeginn, nach Erreichen eines Steady State (ca. 5 Halbwertszeiten). EKG-Ableitungen im Langzeitverlauf bei erhöhtem Risiko für TdP (verlängerte QT-Dauer, Vorliegen kardiovaskulärer Erkrankungen, Störungen von Arzneimittelmetabolismus bzw. -exkretion, potenziell riskante Komedikation, z. B. mit Diuretika), EKG-Auswertung durch einen erfahrenen Untersucher
- Dosierungsempfehlungen beachten (u. a. langsame Dosissteigerung, Vermeidung von Arzneimittelinteraktionen)
- Vermeidung einer Behandlung mit mehreren Medikamenten mit repolarisationsverlängernder Begleitwirkung (Informationen dazu u. a. im Internet, z. B. https://crediblemeds.org, Haen 2016). Sollte diese unvermeidlich sein, intensivierte Therapieüberwachung.
- Bei neu auftretenden Beschwerden (u. a. Palpitationen, Schwindel, Synkopen, Krampfanfälle) Rhythmusstörungen als Ursache bedenken
- Bei Erkrankungen mit erhöhtem Risiko für eine Hypokaliämie (z. B. Diarrhö, rezidivierendes Erbrechen, Mangelernährung bei Alkoholkrankheit, Essstörungen) Kontrolle des Serumkaliumspiegels

* Leicht verkürzt nach Haverkamp und Deuschle 2006

laufender Einnahme von MAO-Hemmern entgegen den geltenden Richtlinien tyraminreiche Nahrungsmittel, wie z.B. Käse (ausgenommen Frischkäse) oder dicke Bohnen, zu sich nehmen, oder gleichzeitig mit sympathomimetisch wirksamen Substanzen behandelt werden. Selten wurden hypertensive Krisen ohne erkennbare Auslöser beobachtet.

Die durch die genannten Interaktionen hervorgerufene Symptomatik wird durch eine überschießende Sympathikuswirkung bestimmt (➤ Tab. 29.13).

Der hypertensive Krise stellt zwar mit Abstand die gefährlichste Komplikation bei Einnahme von irreversiblen MAO-Hemmern dar, die weitaus häufigste kardiovaskuläre Nebenwirkung ist jedoch die orthostatische Hypotonie (➤ 29.5.3).

Unerwünschte Blutdrucksteigerungen können auch unter anderen Antidepressiva auftreten, insbesondere wenn diese eine starke Noradrenalin-Wiederaufnahmehemmung bewirken, wie beispielsweise Venlafaxin. Auch wenn dieser bei höherer Dosierung und auch dann nur relativ selten auftretende Effekt in der Regel nicht den Schweregrad eines hypertensiven Notfalls erreicht, so sollte er dennoch bei Verordnung von Antidepressiva bekannt sein, damit in entsprechenden Situationen die richtigen Schlussfolgerungen gezogen werden.

Therapie

Bei hypertensiver Krise unter Einwirkung eines MAO-Hemmers ist eine stationäre Aufnahme des Patienten dringend zu empfehlen, da aufgrund der auch nach Pausieren des MAO-Hemmers noch anhaltenden pharmakologischen Wirkung der weitere Verlauf nicht abgesehen werden kann. Als Erstmaßnahme kommt die sublinguale Applikation von Nitroglycerinspray infrage (initial 1–3 Hübe à 0,4 mg). Eine Alternative stellt der α-Rezeptorenblocker Urapidil dar (Initialdosis 12,5–25 mg i.v., weitere Dosierung nach Wirkung), wobei dieser insbesondere bei Herzfrequenzen im tachykarden Bereich vorteilhaft ist. Die Gabe von unretardiertem Nifedipin wird heute nicht mehr empfohlen. Bei einer Symptomatik im Sinne eines (drohenden) hypertensiven Notfalls müssen die Patienten umgehend auf eine somatische Station bzw. in intensivmedizinische Behandlung verlegt werden.

Tab. 29.13 Symptomatik des hypertensiven Notfalls unter Einnahme von irreversiblen MAO-Hemmern

- Massiv erhöhter Blutdruck mit systolischen Werten in der Regel >200 mmHg
- Kopfschmerzen, Bewusstseinstrübung
- Übelkeit
- Tachykardie
- Ausgeprägtes Schwitzen
- Stenokardische Beschwerden, Arrhythmien
- Komplikation: intrakranielle Blutungen

Generell ist zu beachten, dass eine deutliche Blutdrucksenkung um 15–25 % (Zielblutdruck ca. 160/<110 mmHg) innerhalb von 1–2 Stunden angestrebt werden sollte und hypotone Situationen möglichst zu vermeiden sind.

Bestehen bei ausgeprägter Blutdrucksteigerung weder zentralnervöse noch kardiovaskuläre Symptome, handelt es sich definitionsgemäß nicht um einen hypertensiven Notfall. Behandlungsziel sind auch hier Werte im obersten Normbereich bzw. grenzwertig hypertonen Bereich. Die Blutdrucksenkung sollte jedoch deutlich langsamer als bei stark erhöhtem Blutdruck in Verbindung mit o.g. Symptomatik erfolgen, wobei ein Intervall von 24–48 h als Orientierungswert gilt (Henny-Fullin et al. 2015).

Prophylaxe

Bei der Verordnung irreversibler MAO-Hemmer müssen die geltenden Richtlinien hinsichtlich Diät und Komedikation strikt beachtet werden. Entsprechende Merkblätter werden vom Hersteller zur Verfügung gestellt.

29.5.3 Hypotone Reaktionen

Diverse Psychopharmaka, v.a. trizyklische Antidepressiva und Antipsychotika, aber auch neuere Substanzen wie die meisten atypischen Antipsychotika, insbesondere Quetiapin, können über Einflüsse auf die zentrale Kreislaufregulation, vor allem aber auch durch eine Blockade peripherer α-Rezeptoren zum Abfall des Blutdrucks führen. Dieser manifestiert sich überwiegend in aufrechter Körperhaltung.

Unter trizyklischen Antidepressiva wird eine orthostatische Hypotonie (systolischer Blutdruckabfall von 20 mmHg oder mehr im Stehen) bei 10–20 % der Patienten beobachtet. Bei Patienten in stationärer psychiatrischer Behandlung müssen die Medikamente in etwa 1 % der Fälle wegen hypotoner Reaktionen abgesetzt werden. Die Wahrscheinlichkeit einer orthostatischen Hypotonie ist erhöht, wenn Faktoren wie eingeschränkte kardiale Pumpfunktion, Exsikkose oder eine Komedikation mit blutdrucksenkenden Mitteln hinzukommen.

Auch wenn die orthostatische Hypotonie manchmal asymptomatisch bleibt und häufig die Beschwerden, wie Schwindel und Benommenheit in aufrechter Körperhaltung, nicht sehr ausgeprägt sind, so sind andererseits aber auch präsynkopale und synkopale Ereignisse mit Kollapssituationen und schweren sturzbedingten Verletzungen möglich. Ältere Patienten sind besonders anfällig für solche Komplikationen.

Therapie

Bei Kollapssituationen besteht die wichtigste Maßnahme in der regelrechten Lagerung (entweder Flachlagerung oder – bei stärker ausgeprägter Symptomatik – sogenannte Schocklagerung mit angehobenen Beinen). Bei Hinweisen auf einen Volumenmangel sollte eine Elektrolytlösung (0,9 % NaCl oder Ringer-Lösung) infundiert werden. Die zusätzliche Gabe von vasopressorischen Medikamenten erübrigt sich meist.

> Sollten vasopressorische Medikamente notwendig sein, so ist zu beachten, dass Katecholamine vom Adrenalintyp wegen ihrer β-Rezeptoren-agonistischen Wirkung in der gegebenen Situation unter Umständen zu einer paradoxen Blutdrucksenkung führen können.

Deshalb sollte Substanzen wie Etilefrin, übliche Dosis 10–20 Tr. (= 5–10 mg), alternativ Midodrin, der Vorzug gegeben werden. Sollte sich darunter keine Stabilisierung der Kreislaufparameter und der klinischen Symptomatik einstellen, muss eine internistische bzw. notfallmedizinische Versorgung eingeleitet werden.

> Cave: Sympathomimetika dürfen bei Vormedikation mit irreversiblen MAO-Hemmern nicht gegeben werden. Darüber hinaus sind die Kontraindikationen dieser Substanzen zu beachten (u. a. Engwinkelglaukom, koronare Herzkrankheit, tachykarde Arrhythmien).

Prophylaxe

Bei Patienten, die eine Prädisposition für orthostatische Blutdruckabfälle aufweisen, sollten bei der Einstellung auf Psychopharmaka Medikamente mit geringer oder fehlender Wirkung auf den Blutdruck bevorzugt angewandt werden:

- Bei antidepressiver Behandlung eher selektive Serotoninwiederaufnahmehemmer oder Nortriptylin als Substanzen wie Amitriptylin oder Doxepin
- bei antipsychotischer Behandlung eher Substanzen wie Aripiprazol oder Olanzapin als beispielsweise Perazin (➤ Kap. 4), bei den atypischen Antipsychotika Vorsicht bei Quetiapin, ebenso bei allen niederpotenten Antipsychotika

Wenn regelmäßige Blutdruckkontrollen eine Hypotonieneigung zeigen (ggf. auch nur im Stehen), so ist Folgendes zu beachten: Die Patienten müssen in jedem Fall über die notwendigen Verhaltensmaßregeln aufgeklärt werden (insbesondere Vermeiden des zu raschen Einnehmens der aufrechten Körperhaltung). Durch ausreichendes Trinken sollte einer Exsikkose entgegengewirkt werden. Hinsichtlich eventuell eingenommener blutdrucksenkender Medikamente kann eine Dosiskorrektur erforderlich werden. Das Tragen von Kompressionsstrümpfen trägt zur Verhinderung eines orthostatischen Blutdruckabfalls bei. Schließlich kommen – unter Beachtung der Kontraindikationen – auch medikamentöse Maßnahmen infrage, wie Midodrin, Beginn mit 2–3× 2,5 mg/d (= 2–3× 7 Tr.), in zweiter Linie auch Fludrocortison, Initialdosis 0,1–0,2 mg/d.

29.5.4 Respiratorische Komplikationen

Akute Beeinträchtigungen der Atemfunktion können zustande kommen durch eine Hemmung des Atemzentrums, durch eine Verlegung der Atemwege infolge Zurückfallens der Zunge bei überstarker Sedierung sowie durch eine vermehrte Produktion von

Bronchialsekret, das vom Patienten nicht abgehustet werden kann, eine Situation, die in erster Linie unter höherdosierter Behandlung mit Clomethiazol beobachtet wird. Eine gefürchtete Komplikation der parenteralen Applikation potenziell atemdepressiv wirksamer Pharmaka (v. a. Benzodiazepine) ist der Atemstillstand, der bei intravenöser Injektion von Benzodiazepinen mit einer Häufigkeit von ca. 0,3 % auftritt (Tueth 1994).

Es sind jedoch auch medikamentös verursachte Situationen der akuten Asphyxie auch ohne vorausgegangene i. v. Injektion möglich. Besonders zu beachten sind hier laryngeale Frühdystonien, die zu einer Verlegung der Stimmritze führen können und mit den Leitsymptomen Stridor und Zyanose einhergehen. Die wichtigste Differenzialdiagnose stellt die akute Obstruktion der oberen Atemwege durch eine Bolusaspiration dar, die bei bestimmten Patientengruppen (chronisch schizophrene Patienten, Patienten mit organischen psychischen Störungen) gehäuft vorkommt und wahrscheinlich in manchen Fällen durch eine medikamentös verursachte Dyssynergie des Schluckakts begünstigt wird. Atemstillstände wurden auch in Einzelfällen unter oraler Gabe von Benzodiazepinen in Kombination mit Clozapin beobachtet.

Bei vorbestehender Beeinträchtigung der Atemfunktion, insbesondere bei respiratorischer Globalinsuffizienz (erniedrigter pO_2 bei gleichzeitig erhöhtem pCO_2), besteht auch bereits bei oraler Medikation mit den oben genannten atemdepressiv wirkenden Pharmaka das Risiko einer Verschlechterung der Blutgase. Ferner kann eine starke Sedierung eines Patienten, insbesondere durch Benzodiazepine und Clomethiazol, ein Schlafapnoe-Syndrom auslösen bzw. verstärken. Schließlich sind als seltene Ursache einer akuten respiratorischen Beeinträchtigung Spätdyskinesien mit Beteiligung der Atemmuskulatur, insbesondere des Zwerchfells, zu bedenken, die bevorzugt nach rascher Reduktion einer über einen längeren Zeitraum verordneten höheren Antipsychotikadosis auftreten.

Therapie

Es gelten die gängigen internistischen und notfallmedizinischen Prinzipien der Therapie respiratorischer Notfälle (ABCD-Maßnahmen etc., s. dazu z. B. die entsprechenden im Literaturverzeichnis genannten Lehrbücher). Hinzu kommen die folgenden spezifischen therapeutischen Ansatzpunkte:

- Apnoen durch Benzodiazepine: Gabe des spezifischen Antagonisten Flumazenil, 0,2–1 mg i. v. (Anwendung üblicherweise auf Anästhesie/Intensivmedizin beschränkt)
- Verlegung der Atemwege durch Frühdystonien: sofortige Injektion von 1 Ampulle Biperiden i. v.
- Spätdyskinesien der Atemmuskulatur mit deutlicher Symptomatik: Gabe eines hochpotenten Antipsychotikums in höherer Dosis (z. B. Haloperidol 20 mg/d, ggf. auch mehr; nach Abklingen der akuten Symptomatik kommen die für Spätdyskinesien generell geltenden Therapieprinzipien zur Anwendung, ➤ 29.3.2).

Prophylaxe

Bei vorbekannter respiratorischer Insuffizienz, bronchopulmonalen Erkrankungen, Hinweisen auf Schlafapnoe-Syndrom (➤ 23.3) muss geprüft werden, inwieweit bestimmte Psychopharmaka kontraindiziert sind. Patienten mit entsprechender Vorschädigung sollten unter sedierender Medikation besonders sorgfältig beobachtet werden. Dies gilt insbesondere für die Behandlung mit Clomethiazol angesichts eines mit steigenden Dosierungen zunehmenden Risikos respiratorischer Komplikationen durch vermehrte Bronchialsekretion bzw. Atemdepression. Zur Vermeidung eines Atemstillstands muss die i. v. Applikation (so sie nicht überhaupt vermieden werden kann) von Benzodiazepinen langsam über mehrere Minuten erfolgen.

29.5.5 Hämatologische Komplikationen

Von besonderer Bedeutung ist die **Agranulozytose,** definiert durch einen Abfall der neutrophilen Granulozyten im peripheren Blut auf einen Wert < 500/mm^3, die neben einer Vielzahl von anderen Medikamenten auch durch verschiedene Psychopharmaka hervorgerufen werden kann. Im klassischen Fall fehlen im Blutausstrich die Granulozyten vollständig.

Die klinischen Symptome der Agranulozytose resultieren aus sekundären Infektionen, die einhergehen mit Fieber, reduziertem Allgemeinzustand, ulzerösen Schleimhautveränderungen, nekrotisierender Angina etc. Durch septische Komplikationen kommt es bei einem beträchtlichen Anteil der Patienten zu einer vital bedrohlichen Situation.

Mit zunehmender Dauer der Exposition gegenüber dem ursächlichen Medikament und damit zunehmender Dauer der Agranulozytose steigt die Wahrscheinlichkeit solcher Komplikationen, weswegen eine möglichst frühzeitige Diagnose anzustreben ist.

Das Zeitintervall zwischen Absetzen des auslösenden Medikaments und der Erholung der Granulopoese beträgt etwa zwei Wochen.

Das Psychopharmakon, dessen Agranulozytoserisiko am besten untersucht wurde, ist Clozapin. Die Häufigkeit dieser Komplikation, die mit einer gewissen Bevorzugung im zweiten und dritten Behandlungsmonat auftritt, liegt in der Größenordnung von 0,2–1 %. Auch bei der Verordnung von anderen trizyklischen Antipsychotika, insbesondere Perazin, und dem Antidepressivum Mianserin besteht ein gewisses Agranulozytoserisiko, wobei die Inzidenzen vermutlich niedriger als bei Clozapin liegen. Auch unter anderen Psychopharmaka, z. B. trizyklischen Antidepressiva und Carbamazepin, sind in seltenen Fällen Agranulozytosen bekannt geworden, ebenso selten unter atypischen Antipsychotika wie Quetiapin, während bei Antipsychotika vom Butyrophenontyp zwar Leukopenien beschrieben wurden, andererseits gesicherte Fälle von Agranulozytose nicht bekannt sind. Zu beachten sind auch die Effekte von Komedikationen, z. B. mit Metamizol.

Bei Granulozytopenien bewegt sich die Zahl der Neutrophilen im Bereich von 500–1.500/mm³. Hierbei sind normalerweise, ebenso wie bei der Leukopenie (Leukozyten < 4.000/mm³), keine spezifischen Symptome zu erwarten. Diese Blutbildveränderungen sind differenzialdiagnostisch abzugrenzen von Zytopenien im Rahmen anderweitiger Grundleiden (Virusinfektionen, hepatolienale Erkrankungen). **Thrombozytopenien sind unter Valproat besonders zu beachten, selten kommen sie auch unter Carbamazepin und insbesondere den neueren Antipsychotika vor.**

Sehr seltene UAW von Psychopharmaka sind **Panzytopenien** und **hämolytische Anämien,** während die unter Clozapin und Lithiumsalzen häufiger zu beobachtende **Leukozytose** in der Regel eine harmlose Begleitwirkung darstellt, die bei der Differenzialdiagnose gegenüber anderweitig bedingten Leukozytosen zu beachten ist (s. dazu auch die Ausführungen zur Myokarditis unter Clozapin in ➤ 29.5.12).

Therapie

Bei Vorliegen einer Agranulozytose bzw. einer Panzytopenie müssen alle Medikamente, die potenziell blutzellschädigend sind, sofort abgesetzt werden.

Ein ähnliches Vorgehen ist bei signifikanter Thrombozytopenie mit Werten < 50.000 bis 100.000/mm³ angezeigt (wobei das relativ häufige Vorkommen von Pseudothrombozytopenien zu beachten ist!).

Bei Leuko- und Granulopenien sind die für die verschiedenen Pharmaka nicht ganz deckungsgleichen Herstellerinformationen zu beachten. Generell sollte bei einer Neutrophilenzahl < 1.500/mm³ das vermutlich ursächliche Medikament abgesetzt werden. Für Clozapin gilt als Richtlinie, dass es bei Leukozytenzahlen < 3.000/mm³ bzw. Granulozytenwerten < 1.500/mm³ abgesetzt werden muss.

Da trizyklische Antipsychotika bei einem gewissen Teil der Patienten mit steigender Dosis zu einem leichten Absinken der Leukozyten- bzw. Granulozytenzahlen führen (unter Phenothiazinen bei ca. 10 % der Patienten), kommt es nicht ganz selten zu der Situation, dass diese Werte im unteren Grenzbereich liegen. Angesichts der methodisch bedingten spontanen Schwankungen der Zellzahlen im peripheren Blutbild ist es in solchen Fällen notwendig, durch engmaschige, gegebenenfalls tägliche Kontrollen zu ermitteln, ob eine Fortsetzung der Medikation vertreten werden kann.

Generell sollten bei schweren hämatologischen UAW ein Internist/Hämatologe frühzeitig hinzugezogen und die weiteren diagnostischen und therapeutischen Maßnahmen mit ihm abgestimmt werden.

Dies betrifft die Notwendigkeit einer Knochenmarkpunktion, die Festlegung von Maßnahmen zur Prophylaxe und Therapie von Infektionen ebenso wie die Indikationsstellung zur Behandlung mit Zytokinen (z. B. G-CSF), unter denen es zu einer beschleunigten Erholung der Granulopoese kommt. Über die Notwendigkeit der Aufnahme in eine internistische Klinik ist individuell zu entscheiden.

Prophylaxe

Die in den Herstellerinformationen und der Fachliteratur genannten Empfehlungen sind zu beachten. Bei Clozapin, das einer eingeschränkten Anwendung unterliegt, sind engmaschige Laborkontrollen vorgeschrieben. Bis zur 18. Behandlungswoche sind Leukozytenzählungen wöchentlich erforderlich, wobei der Sicherheitsgrad der Kontrollen durch ein zusätzlich durchgeführtes Differenzialblutbild noch erhöht wird.

Auch bei Beachtung dieser Kautelen kann eine Agranulozytose der Frühdiagnose entgehen. Deshalb sollten Patienten und Angehörige die wesentlichen Symptome dieser schweren Arzneimittelreaktion kennen, da dies die Voraussetzung dafür ist, dass ärztliche Hilfe bei entsprechendem Verdacht unverzüglich in Anspruch genommen wird.

Nach durchgemachter Agranulozytose ist dafür Sorge zu tragen, dass der Patient unter keinen Umständen noch einmal das ursächliche Medikament oder damit verwandte Substanzen erhält.

29.5.6 Hepatotoxische Reaktionen

Diese verlaufen entweder unter dem Bild einer Leberzellschädigung oder dem einer Cholestase und treten häufig während der ersten Behandlungswochen auf. Klinische Symptome bestehen in Inappetenz, Erbrechen, Ikterus, Juckreiz, Fieber, gelegentlich wurde das Bild einer hepatischen Enzephalopathie beobachtet.

Massive Veränderungen der laborchemischen Parameter in Verbindung mit ausgeprägten klinischen Erscheinungen sind seltene Ereignisse, deren Häufigkeit deutlich unter 1 % liegt. Zu beachten ist jedoch, dass im Zusammenhang mit fulminanten hepatotoxischen Reaktionen unter Antipsychotika, Antidepressiva und Antikonvulsiva (Carbamazapin, Valproinsäure) Todesfälle beobachtet wurden. Neben den erwähnten Antikonvulsiva besteht ein erhöhtes Risiko einer Hepatotoxizität bei den folgenden Antidepressiva und Antipsychotika: Imipramin, Amitriptylin, Tianeptin, Trazodon, Bupropion, Duloxetin, Clozapin, Olanzapin, Quetiapin, Haloperidol, Phenothiazine (Benkert u. Hippius 2017). Für Agomelatin sind wegen eines höheren hepatotoxischen Risikos häufigere Laborkontrollen vorgeschrieben.

Nicht zu verwechseln damit sind die besonders unter trizyklischen Pharmaka (trizyklische Antidepressiva und Antipsychotika, Carbamazepin) zu beobachtenden Enzymanstiege in der Größenordnung des zwei- bis dreifachen Normwertes, die vermutlich auf einer harmlosen Enzyminduktion beruhen, mit einer Häufigkeit von etwa 10–15 % auftreten und bei Fortführung der Behandlung oft rückläufig sind. Schließlich ist zu beachten, dass bei fortgeschrittener Leberinsuffizienz und Bestehen eines portalen Umgehungskreislaufs sedierend wirkende Medikamente, insbesondere Benzodiazepine, eine hepatische Enzephalopathie zur Manifestation bringen können.

Therapie

Wenn klinische Symptome in Verbindung mit einem Leberenzymanstieg bestehen, so ist das Absetzen der potenziell ursächlichen Medikamente zumindest ernsthaft zu erwägen, bei Auftreten eines Ikterus ist dieser Schritt obligat (während eine leichtgradige Hyperbilirubinämie mit ausschließlicher Erhöhung des unkonjugierten Bilirubins eine solche Maßnahme nicht erfordert, es sei denn, es bestünde der Verdacht auf eine arzneimittelinduzierte Hämolyse). Inwieweit bei symptomatischen hepatotoxischen Reaktionen über das Absetzen der auslösenden Medikamente hinaus spezifische Maßnahmen indiziert sind, ist in Abstimmung mit dem konsiliarisch hinzugezogenen Internisten zu entscheiden. Bei asymptomatischen Leberenzymerhöhungen besteht in der Akutsituation kein Anlass zum Absetzen von Psychopharmaka, wenn die Transaminasen (SGOT, SGPT) einen Wert von 100 U/l (entsprechend etwa dem Dreifachen der Obergrenze des Referenzbereiches) nicht überschreiten. Ebenso müssen bei isoliert erhöhter Gamma-GT und ansonsten normalen Leberfunktionsparametern keine Konsequenzen gezogen werden.

29.5.7 Gastrointestinale Störungen

Übelkeit und **Erbrechen** sind häufige UAW, vor allem in der Einstellungsphase unter selektiven Serotoninwiederaufnahmehemmern (Übelkeit bei bis zu 30 % der Patienten), aber auch bei anderen Pharmaka, wie beispielsweise Carbamazepin.

Wenn es unter Behandlung mit Lithiumsalzen zu Beschwerden wie **Inappetenz, Übelkeit, Diarrhö** kommt, kann dies bei Blutspiegeln im therapeutischen Bereich der Fall sein, differenzialdiagnostisch muss jedoch eine Intoxikation in Betracht gezogen werden.

Unter anticholinerg wirkenden Substanzen (insbesondere trizyklischen Antidepressiva und Antipsychotika) kommt es typischerweise zur **Obstipation,** wobei die Angaben mancher Patienten im Kontext ihrer Psychopathologie auf ihre Richtigkeit hin überprüft werden müssen. Ein seltenes, aber ernsthaftes Problem stellen **Darmatonien** dar, die den Schweregrad eines **paralytischen Ileus,** z. B. unter Einnahme von Clozapin, erreichen können. Auf entsprechende Nebenwirkungen ist besonders bei kombinierter Behandlung mit mehreren anticholinerg wirkenden Pharmaka bzw. Komedikation mit Opioiden zu achten. Hier ist gerade auch auf das zur Behandlung der Hypersalivation unter Clozapin manchmal eingesetzte Gastrozepin zu achten.

Therapie

Bei leichterem Ausprägungsgrad der Störungen können symptomatische Maßnahmen ausreichend sein. Über eine Dosisreduktion oder einen Auslassversuch in Bezug auf das ursächliche Medikament ist individuell zu entscheiden, ebenso über den Wechsel auf ein Präparat mit einem anderen Nebenwirkungsprofil.

Eine **Obstipation** sollte besonders bei älteren Patienten, die zur Koprostase neigen, frühzeitig therapiert werden.

Bei ausgeprägter **Darmatonie** muss das dafür ursächliche Medikament unverzüglich abgesetzt werden. Je nach Schwere der Symptomatik ist ein Internist bzw. Chirurg zur Klärung des weiteren Prozederes hinzuzuziehen. Neben der Anwendung von Basismaßnahmen (Nahrungs- und Flüssigkeitskarenz, Infusionstherapie, ggf. Elektrolytkorrektur, v. a. bei Hypokaliämie) kommt eine symptomatische Behandlung mit Cholinergika wie Neostigmin oder Distigminbromid (bezüglich Kontraindikationen und Dosierung s. Packungsbeilage) in Betracht, alternativ kann Ceruletid eingesetzt werden. Zusätzlich kann im Einzelfall versucht werden, durch einen hohen Einlauf die Darmtätigkeit anzuregen. Besteht das Bild einer sogenannten **intestinalen Pseudoobstruktion,** kommt unter Umständen auch eine therapeutische Koloskopie in Betracht.

29.5.8 Störungen im Bereich des Urogenitaltrakts

Unter anticholinerg wirksamen Pharmaka kommt es häufig zu einer verzögerten Miktion und unter Umständen sogar zu einem **Harnverhalt.** Ein besonderes Risiko hierfür besteht bei Männern mit vergrößerter Prostata.

Relativ häufig ist auch – und zwar in erster Linie bei Alterspatienten –, dass Psychopharmaka mit sedierender Wirkkomponente eine vor allem nachts auftretende **Harninkontinenz** begünstigen.

Eine sehr seltene UAW stellt der **Priapismus** dar, bei dem es unter diversen Pharmaka, v. a. solchen mit α-adrenolytischer Begleitwirkung (➤ Kap. 4, ➤ Tab. 4.2 und ➤ Tab. 4.8), zu einer schmerzhaften Dauererektion kommt. Die meisten Fallberichte liegen für das Antidepressivum Trazodon vor (Benkert u. Hippius 2017). Mit zunehmender Dauer des Priapismus steigt das Risiko einer permanenten erektilen Dysfunktion.

Therapie

Im Falle von **Miktionsstörungen** sollte man als Erstes prüfen, ob diese durch eine Dosisreduktion bzw. einen Wechsel des Psychopharmakons behoben werden können.

Zur symptomatischen Behandlung **anticholinerg vermittelter Störungen** kommt das Cholinergikum Distigminbromid in Betracht (bezüglich Kontraindikationen und Dosierung s. Packungsbeilage). Bei akutem Harnverhalt mit entsprechenden Beschwerden sollte primär eher ein Blasenkatheter gelegt werden.

Bei Vorliegen eines **Priapismus** muss der Patient ohne Zeitverzug einem Urologen vorgestellt werden, der über die notwendigen konservativen oder operativen Maßnahmen zu entscheiden hat.

29.5.9 Hyponatriämie

Eine Erniedrigung des Serumnatriumspiegels kann durch Carbamazepin und Oxcarbazepin sowie durch Antidepressiva, insbesondere SSRI und Venlafaxin, wie auch – allerdings deutlich seltener – durch Antipsychotika der verschiedenen Stoffgruppen hervorgerufen werden.

Pathogenetisch liegt dem ein Syndrom der inadäquaten ADH-Sekretion (SIADH) zugrunde (➤ Tab. 29.14), das gekennzeichnet ist durch eine in Relation zu Serumnatrium und -osmolalität zu hohe Natriumkonzentration und -osmolalität im Urin. Ein medikamentös induziertes SIADH ist anzunehmen, wenn keine Hinweise auf verschiedene somatische Erkrankungen, die eine ähnliche Konstellation bedingen können, vorliegen, wie z. B. bestimmte Tumor-, Lungen- oder zerebrale Erkrankungen (Haas 2014).

Tab. 29.14 Pharmaka, die über eine inadäquate ADH-Sekretion eine Hyponatriämie auslösen können*

I. Psychopharmaka und andere primär ZNS-wirksame Medikamente
• Serotoninwiederaufnahmehemmer (relativ häufig): Citalopram, Fluoxetin, Paroxetin, Sertralin • Antikonvulsiva: Carbamazepin (häufig), Oxcarbazepin (häufig), Lamotrigin, Barbiturate • Trizyklische Antidepressiva (selten): z. B. Amitriptylin, Clomipramin, Desipramin, Doxepin, Imipramin, Maprotilin, Nortriptylin • Antipsychotika (sehr selten): z. B. Haloperidol • MAO-Hemmer: Selegilin, Moclobemid • Dopaminagonisten: Bromocriptin • Dopaminantagonisten: Metoclopramid • Opiate
II. Verschiedene Medikamente
• Fibrate (Clofibrat) • Zytostatika (Cisplatin, Cyclophosphamid, Vinblastin, Vincristin) • Hormone (Vasopressin, Desmopressin, Oxytocin) • Drogen (Ecstasy)
* Auswahl häufig eingesetzter Medikamente: nach Adrogue und Madias 2000, Seiderer et al. 2006

Da bei einer inadäquaten ADH-Sekretion die Fähigkeit des Organismus, überschüssiges freies Wasser über die Niere zu eliminieren, eingeschränkt ist, nimmt die Hyponatriämie bei reichlichem Trinken zu.

Die durch die Hyponatriämie verursachten Symptome sind zentralnervöser Natur. Im Vordergrund stehen eine Vigilanzminderung bis hin zu komatösen Zuständen, akute organische Psychosyndrome (z. B. Delir), typisch ist ferner das Auftreten von Kopfschmerzen, Erbrechen und Krampfanfällen.

Hyponatriämien verlaufen nicht selten jedoch auch asymptomatisch, und zwar insbesondere dann, wenn eine Serumnatriumkonzentration von ca. 125 mmol/l nicht unterschritten wird, sowie bei langsamem Abfall des Natriums, wobei dann der Patient auch bei Werten unter 125 mmol/l klinisch unauffällig bleiben kann.

Risikoerhöhend sind die gleichzeitige Gabe von Diuretika (insb. Thiaziden) und anderen internistischen Medikamenten, die zu Hyponatriämie führen können (z. B. ACE-Hemmer, Angiotensin-2-Hemmer [Sartane]), sowie Protonenpumpenhemmer wie Omeprazol bzw. Esomeprazol. Verschiedene andere internistische Erkrankungen können ebenfalls das Risiko erhöhen (z. B. mit Durchfällen einhergehende Erkrankungen, die sogenannte Salzverlustniere, fortgeschrittene Herzinsuffizienz und Leberzirrhose).

Therapie

Diese richtet sich nach dem Zustand des Patienten:

- Ausgeprägte, symptomatische Hyponatriämien erfordern intensivmedizinische Maßnahmen, die unverzüglich einzuleiten sind. Wegen der Gefahr einer zentralen pontinen Myelinolyse darf der Ausgleich der Hyponatriämie durch hypertone Kochsalzlösung nur sehr langsam erfolgen (s. dazu Lehrbücher der internistisch-neurologischen Intensivmedizin sowie ➤ 16.4.1). Das Absetzen des auslösenden Medikaments ist in der Regel angezeigt.
- Bei fehlender Symptomatik und eher geringgradiger Hyponatriämie (Serumnatrium > 125–130 mmol/l) kann unter Umständen von einem sofortigen Absetzen des Medikaments Abstand

genommen werden, wenn eine engmaschige Verlaufsbeobachtung gewährleistet ist.
- Im Einzelfall kann – allerdings nicht in der Notfallsituation – der Einsatz eines ADH-Antagonisten (Tolvaptan) erwogen werden (Haas 2014).

Auf eine kontrollierte Flüssigkeitszufuhr sollte generell geachtet werden (u. U. Begrenzung der Trinkmenge auf <1500 ml), ebenso auf mögliche synergistische Effekte einer Begleitmedikation (z. B. Verstärkung einer Hyponatriämie durch Diuretika).

29.5.10 Glaukomanfall

Anticholinerg wirksame Pharmaka können ein akutes Engwinkelglaukom auslösen. Typische Symptome sind eine akut aufgetretene Visusverschlechterung, Schmerzen und Rötung des betroffenen Auges, Übelkeit und Kopfschmerzen. Die Erhöhung des Augeninnendrucks kann unter Umständen bereits durch die Palpation des – steinharten – Bulbus erfasst werden.

29

Therapie

Der Patient muss ohne Zeitverzug in augenärztliche Behandlung überwiesen werden. Sollte dies nicht möglich sein, kann eine Anbehandlung mit Pilocarpin-Augentropfen (1–2 %-Lösung über 30 min in 5-minütigen Abständen in den Bindehautsack träufeln), 500 mg Acetazolamid i. v. und gegebenenfalls zusätzlich stark wirksamen Analgetika erfolgen (weitere Ausführungen: s. zitierte notfallmedizinische Manuale).

29.5.11 Hautreaktionen

Arzneimittelexantheme, die bevorzugt während der ersten Behandlungswochen auftreten, sind prinzipiell bei allen Psychopharmaka möglich. Ihr Erscheinungsbild ist vielfältig, häufig handelt es sich um makulopapulöse und urtikarielle Veränderungen. Selten, aber bedrohlich sind Hautreaktionen im Sinne eines Stevens-Johnson-, eines Lyell-Syndroms bzw. einer exfoliativen Dermatitis.

Dermatologische Probleme ergeben sich in besonderem Maße unter Carbamazepin, und zwar, alle Schweregrade zusammengenommen, bei bis zu 15 % der mit dieser Substanz behandelten Patienten, sowie bei Lamotrigin; hier ist die vom Hersteller vorgegebene langsame Eindosierung unbedingt einzuhalten, um schwersten Reaktionen vorzubeugen. Zu nennen sind ferner phototoxische Reaktionen unter Phenothiazinbehandlung, die mit unterschiedlichen Effloreszenzen (u. a. makulopapulöse, urtikarielle Veränderungen) einhergehen können, sowie die unter Lithiumsalzen mögliche Verschlechterung einer Psoriasis. Zu beachten ist auch die Möglichkeit einer Photosensibilisierung unter Hypericum.

Therapie

> Während bei leichten Exanthemen ohne Einschränkung des Allgemeinbefindens die bisherige Therapie unter Umständen fortgesetzt werden kann, müssen bei schweren Hautreaktionen – bzw. auch bei dem geringsten Verdacht darauf – die als ursächlich angesehenen Medikamente sofort abgesetzt werden.

Die spezifische Behandlung muss vom Dermatologen festgelegt werden, der bei unklaren Exanthemen unter psychopharmakologischer Therapie hinzugezogen werden sollte.

Eine symptomatische Behandlung der Hautreaktionen mit entsprechenden Interna und Externa (Antihistaminika, Kortikosteroide etc.) erfolgt bei Bedarf.

29.5.12 Verschiedenes

Eine seltene Komplikation der Therapie mit Antipsychotika stellt die **Rhabdomyolyse** dar, die meist ohne nennenswerte extrapyramidalmotorische Symptome und gelegentlich asymptomatisch vorkommt; an Beschwerden treten Muskelschmerzen und -schwäche auf; kritisch, aber eher selten, kann eine Myoglobinurie mit Beeinträchtigung der Nierenfunktion bei sehr hohen CK-Werten sein.

Auch ohne begleitende extrapyramidale Symptome kann bei Antipsychotika (besonders häufig bei Clozapin) infolge einer Störung der Temperaturregulation ein **Fieberanstieg** auftreten. Insbesondere bei hohen Außentemperaturen kann dabei die Körpertemperatur in einen kritischen Bereich über 40 °C ansteigen. Differenzialdiagnostisch ist in solchen Situationen vor allem ein infektiöses Geschehen, beispielsweise im Rahmen einer Agranulozytose, zu bedenken. Möglich sind aber auch **Hypothermien** unter antipsychotischer Medikation.

Patienten, die mit Clozapin behandelt werden, entwickeln in seltenen Fällen hyperergische Reaktionen im Sinne einer **Pleuritis** bzw. **Perimyokarditis.** Die durch Clozapin induzierte Myokarditis tritt nach Angaben in der Literatur mit einer Häufigkeit von ca. 0,1 % auf und manifestiert sich in 90 % der Fälle innerhalb der ersten acht Behandlungswochen. Neuere Arbeiten berichten von höheren Inzidenzen (bis zu 3 % der Behandelten) und verweisen in dem Zusammenhang auf eine beträchtliche Dunkelziffer (Swart et al. 2016). An diese potenziell lebensbedrohliche Nebenwirkung sollte gedacht werden, wenn kardiale (Tachykardie, Luftnot, stenokardische Symptome) oder grippale Symptome neu auftreten. Ähnliches gilt für eine bis dahin nicht beobachtete Eosinophilie. Bei entsprechendem Verdacht sollten ein EKG und eine Laboruntersuchung (Entzündungsparameter, CK, Troponin) durchgeführt und – abhängig von den erhobenen Befunden – eine weiterführende kardiologische Untersuchung (insb. EKG) veranlasst werden (Merrill et al. 2006).

Eine **Pankreatitis** stellt eine seltene Komplikation der Therapie mit Valproinsäure und eine ebenfalls seltene Komplikation von Clozapin dar.

Beinvenenthrombosen, zum Teil mit konsekutiven **Lungenembolien,** sind als Komplikation der Therapie mit Antipsychotika (typischen wie atypischen) beschrieben. Nach einer aktuellen Studie ist das Risiko einer Lungenembolie unter Einnahme von Antipsychotika auf das Doppelte erhöht (Conti et al. 2015). Pathophysiologisch geht man davon aus, dass prokoagulatorische Effekte von Antipsychotika, evtl. in Kombination mit anderen Faktoren (z. B. Immobilität), relevant sind.

Unter Lithiumsalzen wurde in Einzelfällen ein **nephrotisches Syndrom** beobachtet, ferner kann es sehr selten zu einem **Pseudotumor cerebri** kommen. Ebenso durch Lithium verursacht kann sich unter bestimmten Voraussetzungen (wenn eine durch den ADH-antagonistischen Effekt von Lithium bedingte Polyurie bei fehlendem Durstempfinden im Rahmen einer Bewusstseinsstörung nicht durch eine entsprechende Trinkmenge ausgeglichen wird) eine mit **Hypernatriämie** einhergehende **hypertone Dehydratation** entwickeln. Eine weitere UAW von Lithiumsalzen stellt die **Hyperkalzämie** im Rahmen eines **Hyperparathyreoidismus** dar, dadurch ausgelöste Akutsituationen sind jedoch eine Rarität. Ähnliches gilt für die durch Lithium verursachte **Hypothyreose,** deren Symptomatik sich schleichend entwickelt, sowie verschiedene andere endokrine Störungen, die insbesondere unter Antipsychotika auftreten können (**Hyperprolaktinämie, Amenorrhö, Galaktorrhö**).

Sexuelle Funktionsstörungen stellen ein häufiges Problem unter antidepressiver wie antipsychotischer Behandlung dar, sind jedoch nicht mit der Notwendigkeit einer akuten Intervention verbunden.

Ödeme der abhängigen Körperpartien, aber auch im Gesichtsbereich treten unter verschiedenen Psychopharmaka auf, so unter anderem bei Antipsychotika wie z. B. Olanzapin, Quetiapin und Risperidon, Antikonvulsiva wie Valproat und Pregabalin, Mirtazapin, Lithium und MAO-Hemmern. Sie bedürfen in den meisten Fällen nicht einer unmittelbaren Therapie.

Durch Wechselwirkungen zwischen verschiedenen Psychopharmaka (insbesondere trizyklische Antidepressiva, selektive Serotoninwiederaufnahmehemmer) und oralen Antikoagulanzien können erhebliche Schwankungen in der Intensität der **Antikoagulation** (messbar z. B. anhand der Prothrombinzeit nach Quick) resultieren, die unter Umständen das Risiko einer Blutung bzw. einer thrombembolischen Komplikation beinhalten können.

Verstärkte Aufmerksamkeit haben in den letzten Jahren die Wirkungen von serotonergen Antidepressiva, insb. Serotoninwiederaufnahmehemmern (SSRI), auf die **Thrombozytenfunktion** erlangt. Anlass dafür waren Beobachtungen, wonach bei Einnahme von Vertretern dieser Stoffgruppe Blutungsereignisse gehäuft registriert wurden, und zwar sowohl hinsichtlich nicht gravierender Blutungen (z. B. kutan) als auch bedrohlicher Hämorrhagien (z. B. gastrointestinal). Aufgrund des Wirkmechanismus der SSRI und anderer serotonerg wirkender Antidepressiva kommt es unter therapeutischen Dosierungen zu einer Thrombozytenaggregationshemmung. Diese muss sich nicht per se negativ auswirken. Es wird sogar diskutiert, dass SSRI einen kardioprotektiven Effekt haben könnten. Andererseits muss ein erhöhtes Blutungsrisiko unter bestimmten Voraussetzungen bedacht werden. Dies gilt nach derzeitigen Erkenntnissen für eine Komedikation mit oralen Antikoagulanzien (sowohl Phenprocoumon als auch NOAK [neue orale Antikoagulanzien]), v.a. wenn deren Wirkung verstärkt ist (bei Phenprocoumon erkennbar an einem hohen INR-Wert, bei NOAK können Schwankungen der glomerulären Filtration entsprechende Auswirkungen haben). Ebenso besteht ein erhöhtes Blutungsrisiko bei Kombination mit Thrombozytenaggregationshemmern (z.B. Acetylsalicylsäure) und nichtsteroidalen Antiphlogistika. Weitere relevante Risikofaktoren sind u.a. Einnahme von Kortikosteroiden, höheres Lebensalter, Alkoholkrankheit. Unter vorbeugendem Aspekt ist bei dem Einsatz von Antidepressiva zu prüfen, ob bei einer Komedikation mit blutungsfördernden Pharmaka Substanzen mit geringer bzw. fehlender serotonerger Wirkung (z.B. Mirtazapin, Bupropion, Agomelatin) der Vorzug gegeben werden kann (Benkert u. Hippius 2017).

Wiederholt wurden **hyperglykämische Stoffwechseldekompensationen** unter verschiedenen Psychopharmaka beschrieben, in letzter Zeit insbesondere unter Olanzapin. Generell sind die metabolischen UAW der atypischen Antipsychotika (Gewichtszunahme, Dyslipidämie, sogenanntes metabolisches Syndrom) in den letzten Jahren zunehmend in den Mittelpunkt des Interesses gerückt (z.B. Agelink et al. 2006). Es handelt sich hierbei um für den Gesundheitszustand der Betroffenen potenziell gravierende UAW, die andererseits aber meist keine akute Handlungskonsequenz nach sich ziehen und deshalb hier nicht im Detail besprochen werden. Im Kontext der Akutpsychiatrie sei allerdings darauf hingewiesen, dass die unterschiedlichen metabolischen Auswirkungen der verschiedenen Pharmaka bei differenzialtherapeutischen Entscheidungen hinsichtlich der antipsychotischen Therapie eine wesentliche Rolle spielen können.

Bezüglich **diabetischer Stoffwechseldekompensationen unter Antipsychotika** ist zu beachten, dass diese in der Mehrzahl der Fälle Patienten betreffen, die unter dieser Medikation deutlich an Gewicht zugenommen haben. Bei einer Minderheit (schätzungsweise 25%) kommt es jedoch zu einer Diabetesmanifestation ohne (wesentliche) Gewichtszunahme. Auch in diesen Fällen sind lebensbedrohliche Komplikationen, z.B. im Sinne eines ketoazidotischen Komas, möglich. Angesichts dieses Sachverhalts sollten die Empfehlungen von Herstellern und in der Fachliteratur hinsichtlich Blutzuckerkontrollen insb. bei Einstellung auf atypische Antipsychotika strikt beachtet werden. Bei verdächtigen Symptomen (u.a. verstärkter Durst, Polyurie, Infektneigung, Vigilanzminderung) muss umgehend eine Blutzuckermessung veranlasst werden.

Andererseits sind auch **Hypoglykämien** im Rahmen von Wechselwirkungen zwischen blutzuckersenkenden Substanzen und Psychopharmaka (MAO-Hemmer, SSRI) bekannt geworden.

In den letzten Jahren wurde in verschiedenen Studien ein erhöhtes **Mortalitätsrisiko bei Demenzkranken unter Behandlung mit Antipsychotika** beschrieben. Darauf wird an anderer Stelle des Buches ausführlich eingegangen (➤ 28.3).

Therapie

Es gelten die üblichen internistischen Behandlungsprinzipien (s.z.B. Weihrauch 2016). Das Absetzen der auslösenden Psychopharmaka ist bei den meisten der genannten UAW nicht zu vermeiden. Im Einzelfall kann jedoch auch vom Erfahrenen eine individuell begründete Entscheidung im Sinne einer Fortführung der Medikation getroffen werden (z.B. bei unter Clozapin auftretendem Fieber, das durch symptomatische Maßnahmen kontrolliert werden kann und bei dem eine Agranulozytose bzw. eine anderweitige Organmanifestation als Ursache ausgeschlossen wurde).

Hinsichtlich der möglichen Thrombosegefährdung bei antipsychotischer Therapie bzw. bei durch andere Pharmaka hervorgerufener ausgeprägter Sedierung empfiehlt sich die großzügige Anwendung der Prophylaxe mit Heparin in Niedrigdosis, wenn Patienten länger als nur einige Stunden immobilisiert sind.

29.6 Prophylaktische Aspekte

Wie aus den vorangehenden Ausführungen deutlich wurde, sind UAW nur teilweise vermeidbar.

Wegen ihrer häufig gravierenden, in Einzelfällen sogar lebensbedrohlichen Auswirkungen besteht dessen ungeachtet eine wichtige ärztliche Aufgabe darin, im Rahmen des Möglichen UAW vorzubeugen (➤ Tab. 29.15, ➤ Tab. 29.16).

Inwieweit einem Patienten bei Zustand nach einer (potenziell) gefährlichen UAW das entsprechende Medikament (einschließlich verwandter Pharmaka) erneut verordnet werden darf, kann nur nach Prüfung der im Einzelfall wirksam gewordenen Pathomechanismen entschieden werden. Nur dann, wenn diese erkannt sind und bei einer Reexposition kontrolliert werden können und insgesamt eine für den Patienten akzeptable Nutzen-Risiko-Relation gegeben ist, kann eine erneute Verordnung vertreten werden. Sollten in dieser Hinsicht auch nur geringste Zweifel bestehen, so muss eine Abstimmung mit einem in dieser Hinsicht besonders erfahrenen Arzt erfolgen.

Tab. 29.15 Prophylaxe unerwünschter Arzneimittelwirkungen

- Sorgfältige anamnestische Erfassung früherer UAW
- Beachtung von Gegenanzeigen und Anwendungsbeschränkungen sowie speziellen Anwendungsrichtlinien
- Verordnung möglichst niedriger Dosierungen („so viel wie nötig, so wenig wie möglich")
- Aufklärung von Patient und Angehörigen über notwendige Vorsichtsmaßnahmen
- Dosissteigerung unter Berücksichtigung von individueller Wirkung und Verträglichkeit
- Beachtung der Kumulationsneigung bestimmter Pharmaka
- Beachtung von Faktoren, die mit einer erhöhten Sensitivität gegenüber UAW einhergehen (zerebrale bzw. extrazerebrale Vorschädigungen)
- Zur Vermeidung unerwünschter Arzneimittelinteraktionen (➤ Tab. 29.16) Erfassen der Begleitmedikation (oft gezielte Nachfrage erforderlich, insbesondere in Bezug auf Einnahme von Medikamenten, die von anderen [u. U. mehreren!] Ärzten verordnet wurden, bzw. die Einnahme von freiverkäuflichen Medikamenten)
- Erkennen von Merkmalen, die häufig eine missbräuchliche Anwendung von Medikamenten bedingen (z. B. Abhängigkeitsproblematik, kognitive Defizite)
- Insbesondere bei alten Patienten: Polypharmazie möglichst vermeiden/reduzieren; Vermeiden von Pharmaka, die bei alten und gebrechlichen Patienten besonders risikoträchtig sind (u. U. anhand gängiger Positiv-/Negativlisten wie FORTA, PRISCUS, STOPP/START; Wehling u. Burkhardt 2013)

Tab. 29.16 Empfehlungen zur Prophylaxe unerwünschter Arzneimittelinteraktionen*

I. Bei Medikamentenkombinationen Prüfung der Indikation für jedes Medikament
II. Vorsicht bei Pharmaka mit geringer therapeutischer Breite (z. B. trizyklische Antidepressiva, Theophyllin)
III. Besondere Vorsicht bei Pharmaka mit sehr geringer therapeutischer Breite (Lithium, Phenprocoumon)
IV. Sorgfältige Beachtung der Auswirkungen von Substanzen mit:
  - enzyminhibierender Wirkung im Arzneimittelstoffwechsel (z. B. Fluoxetin, Paroxetin, Ciprofloxacin, Clarithromycin)
  - enzyminduzierender Wirkung im Arzneimittelstoffwechsel (z. B. Carbamazepin, Ginkgo, Johanniskraut, Phenytoin, starkes Rauchen – Cave: Rauchstopp bei Clozapinpatienten wegen starkem Spiegelanstieg nach ca. 1 Woche)
V. Sorgfältige Beachtung von Interaktionen bezüglich der renalen Clearance (Lithium + ACE-Hemmer/Thiaziddiuretika/nichtsteroidale Antirheumatika)
VI. Bei Vorhandensein gleichwertiger Alternativen Bevorzugung von:
  - Medikamenten mit größerer therapeutischer Breite
  - Medikamenten mit geringerer Enzyminhibition/-induktion
VII. Möglichkeit genetischer Polymorphismen bedenken:
  - Poor Metabolizer (homozygot, heterozygot)
  - Ultra Rapid Metabolizer
VIII. Nutzung der zur Verfügung stehenden Labordiagnostik (therapeutisches Drug Monitoring) und aktueller Datenbanken zur Interaktionspharmakologie (z. B. www.psiac.de oder www.mediq.ch)

*Leicht modifiziert nach Eckermann 2006

Über die Betreuung des individuellen Patienten hinaus ist eine kontinuierliche Fortbildung auf dem Gebiet der Arzneimittelsicherheit von wesentlicher Bedeutung. Angebote der auf diesem Gebiet aktiven Institutionen und Fachgesellschaften (Arzneimittelkommission der deutschen Ärzteschaft, AGATE, AMSP) sind diesbezüglich sehr hilfreich.

LITERATUR

Adrogue, H. J., N. E. Madias: Hyponatremia. N Engl J Med 2000; 342: 1581–1589.

Agelink, M. W., J. Kornischka, J. Cordes et al.: Allgemeinmedizinische Aspekte der Therapie mit Antipsychotika der zweiten Generation. Dtsch Ärztebl 2006; 103: A 2802–2808.

29

American Psychiatric Association Diagnostic and Statistical Manual of Mental Disorders. 5th edition (DSM-5). Washington DC 2013.

Bandelow B., R. Grohmann, E. Rüther: Unerwünschte Begleitwirkungen der Antipsychotika und ihre Behandlung. In: Möller, H.-J. (Hrsg): Therapie psychischer Erkrankungen. 3. Aufl. Thieme, Stuttgart–New York 2006: 226–241.

Benkert, O., H. Hippius: Kompendium der Psychiatrischen Pharmakotherapie, 11. Aufl. Springer, Heidelberg–Berlin 2017.

Boyer, E.W., M. Shannon: The serotonin syndrome. N Engl J Med 2005; 352: 1112–1120.

Conti, V., M. Venegoni, A. Cocci et al.: Antipsychotic drug exposure and risk of pulmonary embolism: a population-based, nested case-control study. BMC Psychiatry 2015; 15: 92.

Eckermann, G.: Interaktionstabellen Psychopharmaka. Schattauer, Stuttgart 2006.

Ellinger, K., H. Genzwürker (Hrsg.): Kursbuch Notfallmedizin. 2. Aufl. Deutscher Ärzteverlag, Köln 2011

Fritze, J.: Unerwünschte Begleitwirkungen von Antidepressiva und ihre Behandlung. In: Möller, H.-J. (Hrsg): Therapie psychischer Erkrankungen. 3. Aufl., Thieme, Stuttgart–New York 2006, 402–430.

Grohmann, R., E. Rüther, L.G. Schmidt (Hrsg.): Unerwünschte Wirkungen von Psychopharmaka. Ergebnisse der AMÜP-Studie. Springer, Berlin–Heidelberg 1994.

Grohmann, R., B. Müller-Oerlinghausen, E. Rüther (Hrsg.): 25 years of drug surveillance in psychiatry. Pharmacopsychiatry 2004; 37: Suppl 1.

Haas, C.S.: Hyponatriämie: Differenzialdiagnose und Therapie. Internist 2014; 55: 1427–1440.

Haen, E. Kardiale Schädigungen durch Medikamente. Dtsch Med Wochenschr 2016; 141: 103–109.

Haverkamp, W., G. Breithardt, A.J. Camm et al.: The potential for QT prolongation and proarrhythmia by non-antiarrhythmic drugs: clinical and regulatory implica-tions. Report on a policy conference of the European Society of Cardiology. Eur Heart J 2000; 21 1216–1231.

Haverkamp, W., M. Deuschle: Antipsychotikainduzierte QT-Verlängerung. Nervenarzt 2006; 77: 276–284.

Henny-Fullin, K., D. Buess, A. Handschin et al.: Hypertensive Krise. Ther Umschau 2015; 72: 405–411.

Hewer, W., F. Lederbogen (Hrsg.): Internistische Probleme bei psychiatrischen Erkrankungen. Enke, Stuttgart 1998.

Hiemke, S., P. Baumann, N. Bergemann et al.: AGNP consensus guidelines for therapeutic drug monitoring in psychiatry: Update 2011. Pharmacopsychiatry 2011; 44(6): 195–235.

Hyman, S.E., G.E. Tesar (eds.): Manual of Psychiatric Emergencies. 3rd ed. Little, Brown und Co, Boston, MA 1994.

Kane, J.M., J.A. Lieberman (eds.): Adverse Effects of Psychotropic Drugs. Guilford Press, New York–London 1992.

Kaplan, H.I., B.J. Sadock: Pocket Handbook of Emergency Psychiatric Medicine. Williams und Wilkins, Baltimore 1993.

Kasper, S., B. Jung: Psychiatrisch relevante Nebenwirkungen der nichtpsychopharmakologischen Pharmakotherapie. Nervenarzt 1995; 66: 649–661.

König, F., W.P. Kaschka (Hrsg.): Interaktionen und Wirkmechanismen ausgewählter Psychopharmaka. 2. Aufl. Thieme, Stuttgart 2003.

Köpke, S., I. Mühlhauser, A. Gerlach et al.: Effect of a guideline-based multicomponent intervention on use of physical restraints in nursing homes: a randomized controlled trial. JAMA 2012; 307: 2177–2184.

Laux, G., O. Dietmaier: Praktische Psychopharmakotherapie. 6. Aufl. München, Elsevier 2012.

Lederbogen, F., W. Hewer: Somatische Diagnostik. In: Förstl, H. (Hrsg.): Lehrbuch der Gerontopsychiatrie. 2. Aufl. Thieme, Stuttgart–New York 2003, 152–161.

Madler, C. (Hrsg.): Das NAW-Buch. 4. Aufl. München, Elsevier 2009.

Merrill, D.B., S.E. Ahmari, J.-M.E. Bradford, J.A. Lieberman: Myocarditis during clozapine treatment. Am J Psychiatry 2006; 163 204–208.

Messer, Th., M. Schmauss: Katatonie, malignes neuroleptisches Syndrom und Stupor. In: P. Riederer und G. Laux (Hrsg.): Neuro-Psychopharmaka. Ein Therapie-Handbuch. Band 6: Notfalltherapie, Antiepileptika, Psychostimulantien, Suchttherapeutika und sonstige Psychopharmaka. 2. Aufl. Springer, Wien–New York 2006, 87–96.

Modreker, M.K., W. von Renteln-Kruse: Arzneimittel und Stürze im Alter. Internist 2009; 50: 493–500.

Nagel, M., S. Freisberg, K. Junghanns et al.: Das maligne neuroleptische Syndrom (MNS) – Eine systematische Übersicht. Fortschr Neurol Psychiatr 2015; 83: 373–380.

Petit, J.R.: Handbook of emergency psychiatry. Lippincott Williams und Wilkins, Philadelphia 2004.

Pinhard, K., F. Müller-Spahn: Pharmakotherapie neuropsychiatrischer Notfall- und Akutsituationen. In: P. Riederer und G. Laux (Hrsg.): Neuro-Psychopharmaka. Ein Therapie-Handbuch. Band 6: Notfalltherapie, Antiepileptika, Psychostimulantien, Suchttherapeutika und sonstige Psychopharmaka. 2. Aufl. Springer, Wien–New York 2006, 1–25.

Pope, H.G., P.E. Keck, S.E. McElroy: Frequency and presentation of neuroleptic malignant syndrome in a large psychiatric hospital. Amer J Psychiat 143 (1986), 1227–1233.

Riederer, P., G. Laux (Hrsg.): Neuro-Psychopharmaka. Ein Therapie-Handbuch. Band 6: Notfalltherapie, Antiepileptika, Psychostimulantien, Suchttherapeutika und sonstige Psychopharmaka. 2. Aufl. Springer, Wien–New York 2006.

Seiderer, J., C. Rust, M. Menth et al.: Vigilanzminderung und ausgeprägte Hyponatriämie bei einer 67-jährigen Patientin. Internist 2006; 47: 623–628.

Serebruany, V.L.: Selective serotonin reuptake inhibitors and increased bleeding: are we missing something? Am J Med 2006; 119: 113–116.

Spindelegger, C.J., K. Papageorgiou, R. Grohmann et al.: Cardiovascular adverse reactions during antidepressant treatment: A drug surveillance report of German-speaking countries between 1993 and 2010. Int J Neuropsychopharmacology 2015; 18(4): 1–9.

Strawn, J. R., P. E. Keck Jr., S. N. Caroff: Neuroleptic malignant syndrome. Am J Psychiatry 2007; 164(6): 870–876.

Swart, L. E., K. Koster, M. Torn et al.: Clozapine-induced myocarditis. Schizophrenia Res 2016; 147(1–3): 161–164.

Tornatore, F. L., J. J. Sramek, B. L. Okeya, E. H. Pi: Unerwünschte Wirkungen von Psychopharmaka. Thieme, Stuttgart–New York 1992.

Tueth, M. J.: Emergencies caused by side effects of psychiatric medications. Amer J Emerg Med 1994; 12: 212–216.

Wehling, M., H. Burkhardt: Arzneimitteltherapie für Ältere. 3. Aufl. Heidelberg, Berlin: Springer 2013.

Weihrauch, T. R. (Hrsg.): Internistische Therapie 2016/2017. 21. Aufl. München, Elsevier 2016.

Weinrieb, R. M., M. Auriacombe, K. G. Lynch, J. D. Lewis: Selective serotonin reuptake inhibitors and the risk of bleeding. Expert Opin Drug Saf 2005; 4 337–344.

Wenzel-Seifert K., M. Wittmann, E. Haen: QTc prolongation by psychotropic drugs and the risk of Torsade de pointes. Dtsch Arztebl Int 2011; 108(41): 687–693.

Yuan, Y., K. Tsoi, R. H. Hunt: Selective serotonin reuptake inhibitors and risk of upper GI bleeding: confusion or confounding? Am J Med 2006; 119, 719–727.

KAPITEL

30

Kurt Bauer

Die psychiatrische Notfallmedizin in der Arztpraxis

30.1 Vorbemerkung

Mehr als in anderen medizinischen Bereichen muss die Behandlung psychischer Akutsituationen transparent und wenn möglich wissenschaftlich begründbar sein, da der Betroffene sich in der Krisensituation gänzlich auf die Sicht- und Handlungsweise des Helfers verlassen muss. Psychiatrisches Handeln sollte sich an diagnostischen und therapeutischen Standards überprüfen lassen. Leitlinien liegen aber nicht für individuelle Behandlungssituationen, sondern nur für Krankheitsbilder vor, ohne auf die Besonderheiten der ambulanten Versorgung näher einzugehen.

Die Handlungsmöglichkeiten des Arztes in der ambulanten Versorgung variieren erheblich in Abhängigkeit von der örtlichen Versorgungsstruktur und werden mitbestimmt vom sozialen und kulturellen Kontext.

30.2 Definition psychiatrischer Notfall/akute psychische Erkrankung in der Arztpraxis

Zu unterscheiden sind *definierte* absolute und relative von „*erklärten*" Notfällen:

- Ein *absoluter* psychiatrischer Notfall ist aus ärztlicher Sicht ein akutes Auftreten oder die Exazerbation einer bestehenden psychiatrischen Störung bzw. ein psychischer Ausnahmezustand, mit und ohne Intoxikation, mit akuter Gefährdung von Leben oder Gefahren für die Gesundheit des Betroffenen.
- Als *relative* Notfälle gelten psychische Ausnahmezustände, die ohne Behandlung nicht zwingend zu einer Gefährdung eines Patienten führen, aber die Lebensqualität und/oder die Teilhabe einschränken.
- Als Notfall „*erklärt*" werden u. a. Probleme in der Lebensbewältigung und sozialmedizinische Fragen bzw. Ansprüche. Diese Zuordnung erfolgt durch die Betroffenen oder ihre Hausärzte, Angehörige, durch Soziale Dienste, Kostenträger und auch in naher Zukunft durch die Terminservicestellen.

Absolute Notfälle – sofortiges Terminangebot:

- Erregungszustände/Agitation
- Affektive Störungen: Manie/Depression
- Suizidale Krise im Rahmen einer Belastungsreaktion
- Krisen i. R. einer psychotischen Erkrankung
- Psychische Dekompensation i. R. von Besonderheiten der Persönlichkeit
- Schwere körperliche Erkrankung ohne Einsicht in eine Behandlungserfordernis

Relative Notfälle – Terminvergabe in Vier-Wochen-Frist vertretbar:

- Angst, Panikanfälle
- Zwangsstörungen
- auffälliges Verhalten z. B. bei Demenz/Intelligenzmangel
- Alkoholprobleme
- Schlafstörungen

Erklärte Notfälle:

- Partnerkonflikte
- Arbeitsplatzkonflikte
- Ablehnung eines Heilverfahrens
- Ablehnung eines Behindertengrades oder der Rente
- MDK-Einbestellung bzw. Anfrage des Kostenträgers beim Hausarzt
- Arbeitsunfähigkeitsdauer
- Rentenwunsch

Mit Absenkung der Schwelle für eine Inanspruchnahme psychiatrischer bzw. psychotherapeutischer Hilfestellung in Lebenskrisen stellt in Abhängigkeit von der Versorgungsdichte bereits die Terminvergabe eine Herausforderung in der Praxis dar.

- Viele Patienten erscheinen bei einem sofortigen Terminangebot nicht.
- Die telefonische Ablehnung einer Behandlung birgt erhebliche Risiken.

30.3 Kontaktaufnahme/Eintritt in die Behandlungspflicht/Terminvereinbarung

Bei telefonischen Terminanfragen durch Patienten selbst, von Angehörigen oder aus dem sozialen Umfeld heraus sollte nach o. g. Kriterien die Dringlichkeit beurteilt werden.

Ein Hausarzt sollte nicht an den psychiatrischen Fachkollegen vor Ort verweisen, dieser nicht auf einer Erstkonsultation beim Hausarzt bestehen. Die Fürsorge- und Behandlungspflicht setzt bei telefonischer Terminanfrage ein. In Zweifelsfällen muss deshalb eine sofortige Vorstellung in der Praxis angeboten werden.

Bei möglicher akuter Eigen- oder Fremdgefährdung sollte bei sicheren Anhaltspunkten hierfür wenn möglich nach Rücksprache mit dem Hausarzt ein Hausbesuch ggf. mit Hinzuziehung der Polizei durchgeführt werden.

Rufen Angehörige oder Bezugspersonen an, muss gefragt werden:

- ob der Betroffene vom Anruf Kenntnis hat,
- warum dieser nicht selbst anruft und
- ob von diesem eine Behandlung auch gewünscht wird.

Vermieden werden soll:

- Angehörige oder Patienten weiterzuverweisen, ohne sie anzuhören,
- den Patienten direkt nach dem Problem und der Ursache einer psychischen Notfall- oder Akutsituation von nichtärztlichem Personal befragen zu lassen,
- den Versicherungsstatus abzufragen.

Merke

- Die Fürsorge- und Behandlungspflicht beginnt bei der Terminanfrage.
- Ein Patient, der sich in einer Akutsituation befindet und ein sofortiges Konsultationsangebot trotz Mobilität nicht annimmt, kann auf eine offene Sprechstunde mit Wartezeit verwiesen werden.

30.4 Ambulante psychiatrische Notfallbehandlung

30.4.1 Prinzipien

Mit Beginn der Behandlung einer psychischen Störung muss die Entscheidung getroffen werden, ob eine solche ambulant oder stationär durchgeführt werden sollte. Die Entscheidung erfolgt mit Beachtung:

- ob es sich um eine Erstmanifestation oder
- ein chronisches Leiden bzw. Rezidiv handelt,
- ob Krankheitseinsicht oder zumindest ein Krankheitsgefühl oder Leidensdruck besteht,
- ob ein stützendes soziales Umfeld gegeben ist.

Im Gespräch sollte eine direkte Konfrontation mit vermuteten Symptomen vermieden werden. Bereits vor einer weitergehenden Exploration und vor allem vor Nennung einer Diagnose sollte nach dem Kenntnisstand des Patienten gefragt werden. Denn der Patient und evtl. begleitende Angehörige werden möglicherweise versuchen, anhand der Fragen des Arztes eine Zuordnung zu Krankheitsbildern zu erkennen, die ihnen z. B. aus dem Internet bekannt sind. So kann bei der Abfrage von Symptomen einer Schizophrenie oder auch einer Depression die Hoffnungslosigkeit bei Patient und Angehörigen in der Exploration zunehmen und sich damit eine Krise zuspitzen.

Der Patient sollte aber immer wissen, was der Arzt, der mit ihm spricht, über ihn weiß. Ist der Arzt auch für den Patienten einschätzbar, führt dies zur Entspannung, verhindert Misstrauen und erleichtert dem Patienten die Einwilligung in eine evtl. vorzuschlagende stationäre oder medikamentöse Behandlung. Ist eine Untersuchung in Anwesenheit der Polizei erforderlich, muss sich das Gespräch auf die Situation, die zum Eingreifen der Polizei führte, zentrieren. Bei Vorliegen einer psychischen Erkrankung ohne Krankheitseinsicht wird der Arzt oft bedrohlicher als die Polizei erlebt.

Auch in Krisensituationen ist es wichtig, Eckdaten der sozialen Anamnese zu erheben.

Merke

- Angehörige immer erst nach dem Patienten und, wenn möglich, in Anwesenheit des Patienten befragen.
- Eine detaillierte Erhebung der Fremdanamnese kann das Einvernehmen zwischen Angehörigen und dem Patienten gefährden.
- In einem auf Wunsch des Patienten gemeinsamen Gespräch mit Angehörigen nicht zu detailliert nachfragen.
- Bei der Exploration von Angehörigen sollte immer darauf geachtet werden, dass der Patient den Angehörigen als solidarisch erlebt bzw. erleben soll.
- Die Entscheidung über den ersten Behandlungsschritt sollte, wenn immer möglich, im Einvernehmen mit dem Patienten gefällt werden; das Einverständnis der Angehörigen ist demgegenüber nachrangig. Eine evtl. erforderliche Entlastung der Angehörigen ist aber bei einer Therapiemaßnahme zu berücksichtigen.
- Bei absehbaren Zwangsmaßnahmen muss der Arzt auf seine Verantwortung und Garantenpflicht hinweisen und diese auch unmissverständlich deutlich machen.
- Es darf nicht der Eindruck entstehen, dass ein Angehöriger über Zwangsmaßnahmen mit entscheidet.
- Die Delegation der Verantwortung für diese Maßnahmen an die Angehörigen sollte vermieden werden.
- Sozialdaten sind mit zu erheben.

30.4.2 Ambulante Pharmakotherapie

Die Entscheidung für eine Notfallmedikation richtet sich primär nach dem dominierenden Symptom. Bei einer chronischen Erkrankung entwickelt sich hieraus oft eine nicht mehr nachvollziehbare Polypharmazie. Die Verordnung mehrerer ähnlich wirksamer Substanzen, z. B. atypischer Antipsychotika, ist im Verlauf der Behandlung kritisch zu prüfen. Mit zunehmender Anzahl der vorgeschlagenen Medikamente und Einnahmehäufigkeit verringert sich die Adhärenz. In einer Phase der Dekompensation müssen Umstände und Indikation überdacht werden, die zur bisherigen Medikation geführt haben. Ist nach einer längeren Phase der Stabilität mit einer bestimmten Medikation eine Krise eingetreten, ist der Blutspiegel der angegebenen Medikamente zu überprüfen und sollte ggf. eine orientierende Untersuchung auf Drogen durchgeführt werden. Eine neu verordnete Akutmedikation muss zeitnah darauf geprüft werden, ob sie, z. B. aufgrund einer Medikamenteninteraktion, die Wirkung einer Rückfallprophylaxe beeinträchtigt.

Bei einem nicht bekannten chronischen Patienten darf durch unbedachte Änderung der bisherigen Medikation sein Vertrauensverhältnis zum in der Regel behandelnden Arzt nicht gestört werden. Bei einem psychiatrischen Notfall ist seine Einbindung in eine kontinuierliche Behandlung wichtiger als die sofortige Durchsetzung eines bestimmten medikamentösen Behandlungskonzepts.

Trotz Vorbehalte bzgl. einer Behandlung mit **Benzodiazepinen** in der ambulanten Therapie akuter psychischer Störungen haben diese heute im akutpsychiatrischen Indikationsbereich einen hohen Stellenwert. Sie erleichtern und ermöglichen häufig erst eine ambulante Behandlung von schweren seelischen Krisen, psychotischen oder depressiven Symptomen. Benzodiazepine sind angstlösend und schlafanstoßend. Ihre Anwendung ist zur Einleitung einer Behandlung und in Krisen berechtigt, die Fortführung der Benzodiazepin-Medikation sollte aber kontinuierlich und zeitnah überprüft werden.

Es sollten Substanzen mit vorwiegender anxiolytischer Wirkung und weniger sedierender und muskelrelaxierender Wirkung mit mittellanger HWZ (6–24 Stunden) wie Lorazepam oder Alprazolam eingesetzt werden. Vorab muss die Suchtgefährdung eingeschätzt bzw. bereits bestehende Abhängigkeiten abgefragt werden. Bei Suchtneigung sollte auf niederpotente oder atypische Antipsychotika ausgewichen werden. Dies gilt aber nicht z. B. bei agitierter Depression oder bei Tachykardie mit hypotonen Blutdruckwerten, bei anamnestisch bekannter orthostatischer Dysregulation mit oder ohne Synkopen sowie bei nicht überwindbarer Ablehnung sedierender Antipsychotika durch einen Antipsychotika-erfahrenen Patienten. Zu beachten ist in der Symptomatik vor allem bei älteren Patienten eine mögliche Benzodiazepinabstinenz-Symptomatik. In diesen Fällen sollte man sich eher für Substanzen mit längerer Halbwertszeit entscheiden, z. B. Clonazepam. Eine parenterale Gabe von Benzodiazepinen ist bei psychischen Störungen ambulant in der Regel nicht indiziert.

Kontraindikationen einer ambulanten Benzodiazepinbehandlung sind:

- erkennbare Intoxikation mit Alkohol,
- bronchopulmonale Erkrankungen,

- mnestische Störungen ohne Hinweis auf einen abgelaufenen epileptischen Anfall,
- Polytoxikomanie,
- exzessiver Genussmittelgebrauch,
- nicht durch Antipsychotika induzierte Gangstörung

Eine **Depotmedikation** ist nur dann als Akutmedikation anwendbar, wenn der Patient zumindest partiell krankheitseinsichtig ist und er dieser Medikation nach Aufklärung über die erwartete Wirkung und unerwünschte Wirkungen zustimmt. Sie ist bei einer manischen Episode, bei Exazerbation einer schizophrenen Psychose oder auch bei nachlassender Verlässlichkeit bei der Medikamenteneinnahme, z. B. auch in der Phase einer Besserung, zu diskutieren. Sie kann auch dann erwogen werden, wenn z. B. bei mindestens zweimaliger Exazerbation einer schizophrenen Erkrankung die Notwendigkeit für eine Langzeitmedikation mit Antipsychotika empfehlenswert erscheint, wenn Einschränkungen in der Verlässlichkeit erkennbar sind bzw. eine Überforderung durch die orale Einnahme möglich ist oder mit der oralen Medikation unerwünschte Wirkungen vielleicht deutlicher als bei der Depotmedikation sind. Voraussetzung und nicht Ersatz für eine Depotmedikation sollte eine tragfähige Arzt-Patient-Beziehung sein.

Merke

- Eine Depotmedikation verbessert nicht zwingend die Adhärenz.
- Vor einer stationären Aufnahme sollte keine Depotmedikation erfolgen.
- Bei bipolaren Störungen oder nach einmaliger manischer Episode ist eine Depotmedikation für Langzeittherapie i. d. R. nicht indiziert.

30.5 Rechtliche Fragen in der Praxis

30.5.1 Allgemeine Überlegungen

Im Spannungsfeld zwischen der Autonomie eines Patienten und der Fürsorge für ihn sind nicht nur Kenntnisse in Bezug auf das Krankheitsbild erforderlich, sondern auch ein Verständnis für Rechtsfragen.

Die folgenden Ausführungen beziehen sich auf den Tätigkeitsbereich des Verfassers (Baden-Württemberg), was insoweit zu berücksichtigen ist, als die in Deutschland geltende länderspezifische Gesetzgebung angesprochen ist. Eine systematische Darstellung rechtlicher Fragen findet sich in ➤ Kap. 6, in dem die wesentlichen Rechtsprobleme aus deutscher, österreichischer und schweizerischer Sicht behandelt werden. Im speziellen Teil dieses Kapitels finden sich weitere Hinweise zu rechtlichen Fragen, bezogen auf die jeweiligen Krankheitsbilder.

30.5.2 Unterbringung

Bei *konkreter* und *akuter* Eigen- oder Fremdgefährdung und/oder wenn ohne Behandlung *konkret* eine irreversible Verschlimmerung einer psychischen Erkrankung zu erwarten ist, ist die **Unterbringung gegen den (aktuell erklärten) Willen eines Patienten in eine Klinik begründet.**

Merke

Als konkrete Gefahr ist eine Gefahr definiert, in der ein konsequent zu Ende gedachtes *bestimmtes* an *die Person/den Patienten* gebundenes Verhalten zu einer Verletzung der Schutzgüter führt.
Abstrakte Gefahr ist eine Gefahr, die *nicht* an einen konkreten Sachverhalt oder eine bestimmte Person gebunden ist, sondern ein typisierter, z. B. allgemein auf eine Krankheit bezogener gedachter Sachverhalt.

Ob die Unterbringung nach dem länderspezifischen *Unterbringungsgesetz* oder nach dem bundeseinheitlichen *Betreuungsgesetz* erfolgt, ist in einer Akutsituation nicht relevant. Ist eine Betreuung eingerichtet und in der Entwicklung eines Krankheitsbildes eine Verschlimmerung mit konkreter Gefährdung erkennbar, muss der Betreuer aufgefordert werden, Antrag auf Unterbringung stellen. Die Anforderungen an die Begründung unterscheiden sich in beiden Gesetzen nicht.

Zum Vollzug der Einweisung muss der Arzt dann die Polizei hinzuziehen, wenn der Patient die Klinikbehandlung ausdrücklich ablehnt. Diese Maßnahme ist bei einer häufig gesehenen Entschlussunfähigkeit oder bei ambivalenten Patienten oft schwierig. Sie kann und sollte bei depressiven Patienten mit entsprechendem Zeitaufwand umgangen werden.

Muss die Polizei hinzugezogen werden, „empfiehlt" der Arzt ihr, den Patienten in eine Einrichtung zu bringen, die zur fürsorglichen Unterbringung berechtigt ist (in der Regel eine psychiatrische Klinik mit beschützender Abteilung). Die Empfehlung ist formlos. Sie bedarf keiner Diagnose, sondern muss der vollziehenden Polizei die Art der Gefährdung benennen.

Kann sich ein Patient, z. B. aufgrund einer auch freiwillig eingenommenen Medikation nicht mehr wirksam zur Wehr setzen, drückt er aber in Worten oder Handeln seine Ablehnung einer stationären Einweisung aus, muss auch in dieser Situation die Hilfe der Polizei in Anspruch genommen werden.

Auf der Krankenhauseinweisung müssen (Verdachts-)Diagnose, Medikation und die durchgeführten diagnostischen Maßnahmen aufgeführt sein.

In einem getrennten Schreiben an den aufnehmenden Arzt sollten die Einzelsymptome sowie die Einschätzung der Gefährdung genannt werden. Ein Patient kann in der Aufnahmesituation den Untersucher über das Ausmaß seiner psychischen Störung hinwegtäuschen oder sich nach einer evtl. erfolgten Medikation bereits verständiger zeigen. Oft erfolgt nach der Motivation zu einer stationären Behandlung die Ablehnung einer Aufnahme. Der aufnehmende Arzt muss aber auch die im gesetzlichen Rahmen mögliche fürsorgliche Zurückhaltung und nach Ablauf der vorgegebenen Frist ggf. die Unterbringung begründen können. Er benötigt hierzu auch die Information des einweisenden Arztes.

30.5.3 Zwangsbehandlung

Eine **Zwangsbehandlung** ist eine ärztliche Maßnahme, die gegen den Willen des Patienten durchgeführt werden muss. Sie ist ohne richterliche Genehmigung nur dann gerechtfertigt, wenn akute Lebensgefahr bzw. schwere oder irreversible Nachteile für die Gesundheit des Betroffenen ohne ärztliches Handeln befürchtet werden müssen. Dies gilt z. B. für den akuten Erregungszustand, bei katatonen Zustandsbildern oder auch bei lebensbedrohlicher Selbstintoxikation. Es handelt sich hierbei um Situationen, in denen eine stationäre Aufnahme obligat ist, d. h., Rechtsfragen im Kontext dieses Kapitels betreffen Maßnahmen, die in der *Einweisungssituation* erforderlich sind (z. B. eine Akutmedikation).

Kann eine zum Wohle des Betroffenen zwingend erforderliche *längerfristige Behandlung,* wie z. B. die Behandlung mit Antipsychotika, nur gegen seinen Willen durchgeführt werden, erfordert dies nach deutschem Recht eine Unterbringung bei in der Regel eingerichteter Betreuung nach dem Betreuungsgesetz.

Die erforderliche richterliche Genehmigung einer Zwangsbehandlung erfolgt nur mit detaillierten Angaben zum Grund der Medikation, zur Dosierung – mit Nennung von Höchstdosen und Hinweis auf unerwünschte Wirkungen und Injektionskomplikationen. Ebenso genannt werden müssen der Zweck und auch die Erfolgsaussicht der Unterbringung (BGH XII ZB 236/05). Die Genehmigung einer Zwangsbehandlung und/oder Unterbringung aufgrund einer psychischen Störung bedeutet nicht, dass der Betroffene auch wegen anderer Erkrankungen gegen seinen Willen behandelt werden kann. Dies bedarf der erneuten Genehmigung des Gerichts.

Beispiel: Bei Verweigerung einer Antipsychotika-Depotmedikation in der ambulanten Behandlung muss auch bei vorhersehbarer Exazerbation einer psychotischen Symptomatik, die mit einer beachtlichen Wahrscheinlichkeit fremd- bzw. selbstgefährdendes Verhalten mit sich bringen wird, eine erneute krisenhafte Zuspitzung abgewartet werden, bevor eine Unterbringung begründet werden kann. In der Begründung der Unterbringung muss die beabsichtigte Behandlung (in diesem Fall eine Zwangsmedikation) dargelegt werden. Sollte sich später erneut die Notwendigkeit einer Zwangsmedikation wegen einer wahrscheinlichen Verschlimmerung der Erkrankung abzeichnen, so sollte noch vor Auftreten der akuten Symptomatik, wenn mit dem Patienten noch eine Verständigung möglich ist, vom gesetzlichen Betreuer ein Antrag auf Unterbringung gestellt werden. Erst dann ist die Wiederholung der Therapiemaßnahme, i. d. R. Gabe eines Depot-Antipsychotikums, möglich.

30.5.4 Patientenverfügung

Der aktuell *erklärte Wille* eines aufgeklärten, einwilligungsfähigen Patienten hat Vorrang. Ob der in einer Patientenverfügung *vorausverfügte Wille* beachtet werden muss, erfordert die Prüfung, ob zu dieser Erklärung auch die eingetretene Situation passt. Wenn ja, muss die Frage beantwortet werden, ob der Patient bei der Abgabe seiner Willenserklärungen über die für ihn noch möglichen Behandlungsoptionen ausreichend informiert war bzw. ob auch Laienvorstellungen den erklärten Willen wesentlich bestimmten. Beachtet werden muss auch, ob der Patient seine Meinung bzgl. des in der Patientenverfügung bekundeten Willens geändert hat. Lässt sich die Frage nach der Gültigkeit des vorausverfügten Willens nicht beantworten, stellt sich die Frage nach dem *mutmaßlichen Willen* des Patienten. Hier sind auch kulturelle/weltanschauliche Besonderheiten zu beachten.

In Notfallsituationen gilt: Lebensschutz hat Vorrang. Dies gilt z. B. bei einer Tablettenintoxikation. Eine stationäre Behandlung ist dann immer zu veranlassen. In Abhängigkeit von der Prognose und Grunderkrankung kann einem *erklärten Willen* der *mutmaßliche Wille* entgegengesetzt werden. Das Vorgehen muss ggf. mit dem Vormundschaftsgericht geklärt werden. Die Problematik ist analog zu den Zwangsmaßnahmen nur stationär aufzulösen.

30

30.5.5 Hausbesuch

Einer durch Dritte geäußerten Bitte um einen **Hausbesuch** des Psychiaters sollte nicht ohne Rücksprache mit dem Hausarzt oder Nachfrage beim Vormundschaftsgericht (ob z. B. eine Betreuung eingerichtet ist) nachgegeben werden, es sei denn, es ist aus der Aufforderung eine akute *konkrete* Gefährdung erkennbar. Gegebenenfalls sollten der Notarzt und evtl. die Polizei verständigt werden. Bei Hinweisen auf eine akute Fremdgefährdung ist primär eine Zuständigkeit der Polizei gegeben. Bei absehbarer, aber nicht unmittelbar bedrohlicher Gefährdung bzw. beachtlicher Beeinträchtigung Dritter, z. B. bei hygienischen Problemen oder Störungen der Nachbarschaft, sollten die Betroffenen an das Amt für öffentliche Ordnung verwiesen werden.

30.5.6 Suchmeldung

Hat sich ein Patient mit potenzieller Eigengefährdung einer Behandlung entzogen, ist ein Hilfeersuchen an die Polizei möglich. Dieses sollte mit einer Graduierung erfolgen. Je nach Einschätzung des Gefährdungspotenzials kann lediglich um *Feststellung des Aufenthaltsorts* oder um eine *aktive Suche* gebeten werden. Die Angehörigen und evtl. der Betreuer und das zuständige Krankenhaus sind über die Maßnahme zu informieren.

Merke

- Eine Einweisung gegen den Willen eines Patienten kann der Arzt nicht anordnen, sondern nur der Polizei empfehlen.
- Trotz einer eingerichteten Betreuung bedarf eine Unterbringung auch eines Beschlusses des Vormundschaftsgerichts.
- Eine Zwangsmedikation ist ambulant nur bei **akuter** (Lebens-)Gefahr möglich; sie bedarf ansonsten nach deutscher Rechtslage auch bei erforderlicher Wiederholung immer eines erneuten Unterbringungsbeschlusses.
- Auch bei Vorliegen einer Vorsorgevollmacht sind die Unterbringungsgesetze der Länder und das Betreuungsgesetz anwendbar.

30.6 Krankheitsbilder

Die folgenden Ausführungen sind Anregungen und erheben nicht den Anspruch auf Allgemeingültigkeit und Vollständigkeit. Sie eignen sich auch nicht für eine schematische Umsetzung. Als Orientierung gelten die für psychische Erkrankungen vorliegenden Leitlinien. Diese decken aber nicht immer die unter Praxisbedingungen auftretenden Entscheidungsprobleme ab.

Der Schwerpunkt der Empfehlungen betrifft die Pharmakotherapie. Der medikamentösen Behandlung kommt in Krisensituationen ein hoher Stellenwert zu. Verbale Intervention bzw. weitergehende psychotherapeutische und psychoedukative Verfahren müssen aber in der Behandlung psychischer Erkrankungen nicht nur als gleichwertig, sondern auch als manchmal überlegen gesehen werden.

Es ist zu beachten, dass die medikamentösen Empfehlungen z. T. sog. Off-Label-Anwendungen enthalten. Bezüglich vertiefender Ausführungen wird auf die speziellen Kapitel dieses Buches verwiesen.

30.6.1 Affektive Erkrankungen

Manie

Gründe für Akutkonsultationen

- Erregungszustände
- Aggressionen
- Maniforme Euphorie mit sozial inadäquatem Fehlverhalten
- Reizbarkeit
- Psychotische Symptome

Diagnostik

- Eigen- und Fremdgefährdung und mögliche soziale Folgen rasch abschätzen
- Psychische und körperliche Komorbität trotz fehlender Möglichkeiten einer körperlichen Untersuchung so weit als möglich beachten
- Nach Abklingen der Akutsymptomatik:
  - Körperliche Untersuchung
  - Laboruntersuchung (einschl. Drogenscreening, Entzündungsparameter, Lues, Borrelienserologie, HIV, Schilddrüsenwerte, Medikamentenspiegel)
  - EKG, EEG, cCT/MRT

Ziele der Akutbehandlung

- Normalisierung des Nachtschlafs
- Verminderung von Reizbarkeit und gesteigertem Antrieb
- Beeinflussung psychotischer Symptome
- Rasche Entscheidung „stationär/ambulant"
- Auf Krankheitseinsicht nur hinwirken

Voraussetzungen für eine ambulante Behandlung

- Verzicht auf das Führen eines Kfz
- Arbeitsunfähigkeitsbescheinigung wird akzeptiert
- Keine psychotische Symptomatik oder Größenideen ohne Krankheitseinsicht
- Kein exzessiver Gebrauch psychotroper Substanzen – einschließlich Alkohol
- Keine unvermittelt auftretende dysphorische Reizbarkeit oder depressive Verstimmung explorierbar – Ausnahme bei raschem Phasenwechsel
- Keine tätlichen Auseinandersetzungen
- Keine nicht gewünschten sexuellen Handlungen
- Intaktes und informiertes, solidarisches soziales Umfeld bzw. Einverständnis, die Angehörigen über die Erkrankung zu informieren
- Kontrolle der Medikamenteneinnahme ist möglich/alternativ: Depot wird akzeptiert

Medikamentöse Therapie manischer Zustandsbilder bei ambulanten Patienten

Die Behandlung richtet sich nach der Ausprägung des Krankheitsbildes und danach, ob bereits eine Pharmakotherapie vorgenommen wurde oder nicht. Als sehr zielführend wird der Trialog *Patient, Angehörige und Behandler* angesehen, z. B. in der Berücksichtigung der Medikamentenerfahrung des Patienten und deren Einbeziehung in die Therapieentscheidung.

A. Leichte manische Symptomatik

- Schlafstörungen
- Rededrang
- Ideenvielfalt
- Assoziationslockerung
- Beschleunigtes Denken
- Probleme im sozialen Umfeld
- Krankheitseinsicht und Krankheitsgefühl meist gegeben
- Lenkbarkeit erhalten

Bisher keine Therapie, noch keine präzise Einordnung der Episode möglich:

Atypische Antipsychotika:

- **Olanzapin** 2,5 bis 5 mg – zur Nacht 10 bis 20 mg. Therapiekontrolle wenn möglich täglich
- **Quetiapin** in retardierter Form (Cave: orthostatische Probleme, Tagesmüdigkeit) 50 mg am Morgen – zur Nacht als nicht retardierte Form zunächst 100 bis 200 mg. RR und Hf vor Beginn der Therapie

Wenn diagnostische Einordnung als i. R. einer bipolaren Störung möglich:
Stimmungsstabilisierer:

- **Valproat:** Beginn mit 2×300 mg, ab 2. Tag 300/0/600 mg für drei Tage, Kontrolle Wirkspiegel (zunächst nicht über 80–100 µg/ml; Steady-State nach 2. bis 6. Tag erreicht). Dosiserhöhung je nach Klinik bis 1.800 mg/d. **Vorteil:** rasche Eindosierung möglich, gute Verträglichkeit. Cave bei gleichzeitiger Gabe von Amitriptylin oder Nortriptylin: Kontrolle von Wirkspiegelerhöhung und Natrium. Bei Umstellung von Lamotrigin auf Valproat kann sich der Lamotriginspiegel in den toxischen Bereich erhöhen;
  Zusatzmedikation genannter atypischer Antipsychotika möglich.
- **Carbamazepin:** Beginn mit 2×200 mg bis zunächst 2×400 mg möglich (off label). Antipsychotika-Zusatzmedikation problematisch, da durch Enzyminduktion des CYP-Systems die Plasmaspiegel der Substrate verringert werden können. Andererseits können nach Absetzen von Carbamazepin bei gleichzeitiger Behandlung mit Antipsychotika erhebliche antipsychotikatypische unerwünschte Wirkungen, z. B. EPMS, auftreten. Bei Behandlung mit Amitriptylin, Nortriptylin, Doxepin, Citalopram ebenso Wirkspiegelabfall (außer Fluoxetin und Fluvoxamin – hier erhöhen sich der CBZ-Spiegel und die Spiegel dieser Medikamente mit Gefahr eines Serotoninsyndroms)
- **Lithium:**
  - Beginn mit 225 mg am Abend. Ziel: Wirkspiegel 0,8 bis 1,2 mmol/l (Dosisreduktion nach Abklingen der akuten Symptomatik auf Wirkspiegel 0,6 bis 0,8 mmol/l). Problem: i. R. der Manie ambulante Kontrolle nicht verlässlich möglich
  - **Zusatzmedikation** atypische Antipsychotika oder **Lorazepam,** z. B. 3×1 mg. **Nachteil** der Lithiumbehandlung ist die Wirklatenz, sodass unter ambulanten Bedingungen auf eine Zusatzmedikation selten verzichtet werden kann.
  - Der Beginn einer Lithium-Behandlung erfordert eine umfassende Aufklärung, die während einer manischen Episode häufig nicht möglich ist. Nach Abklingen der manischen Phase ist Lithium Stimmungsstabilisierer der ersten Wahl.
  - Bei Vorbehandlung mit Antidepressiva sollte ihr weiterer Einsatz kritisch geprüft werden und bei Absetzen auf Absetzphänomene geachtet werden.
- Lamotrigin ist ungeeignet für die Behandlung akuter manischer Symptome.

B. Mittelschwere manische Symptomatik

Die Symptomatik ist durch instabile Krankheitseinsicht, soziale Probleme, z. B. am Arbeitsplatz oder in der Partnerschaft, Schlafmangel, fehlende Ermüdung oder eine erkennbare Beeinträchtigung des Allgemeinzustands (Gewichtsabnahme, exzessiver Nikotinkonsum, Alkohol usw.) oder zusätzlich gereizt-dysphorische Zustände charakterisiert.

Bisher keine Therapie:

- **Olanzapin:** 2,5 mg bis 5 mg zur Nacht bis 15 mg, Tagesdosis zunächst bis 20 mg (off label höhere Dosierung); bei erheblicher Anspannung initial Lorazepam 2–3×1 mg; Überprüfung der Akzeptanz von Behandlung und Medikation
- Zur Abschätzung des Misstrauens „Startdosis" in der Praxis, z. B. 2,5 mg Lorazepam plus 10 mg Olanzapin (Überwachung in der Praxis für mindestens 4 Stunden); bei Skepsis bezüglich der Einnahme dieser Medikation stationäre Einweisung
- Einweisung auch bei nicht eindeutig einschätzbaren unerwünschten Wirkungen z. B. bei körperlicher Grunderkrankung (hier insbesondere Herz-Kreislauf-Erkrankungen), Zeichen einer Herzinsuffizienz in der Manie beachten
- Nach Erreichen einer Krankheitseinsicht und zu erwartender zuverlässiger Medikamenteneinnahme Beginn der Behandlung mit **Stimmungsstabilisierern** (Mittel erster Wahl: Lithium)

C. Manie mit psychotischen Symptomen/schizoaffektive Störung/akute polymorphe psychotische Störung

Es handelt sich hierbei um Zustandsbilder, die bei Erstmanifestation häufig diagnostisch nicht eindeutig eingeordnet werden können.

Medikation:

- **Olanzapin:** 5–20 mg, bei Bedarf zusätzlich Lorazepam 1–3 mg
- **Risperidon:** Beginn mit 2×1 mg. In Abhängigkeit von der Verträglichkeit im Verlauf Dosiserhö-

hung bis auf 2×3 mg, bei Bedarf zusätzlich Lorazepam bis 1–3 mg
- **Aripiprazol:** 5–20 mg – bei Bedarf zusätzlich Lorazepam 1–3 mg
- Bei Schlafstörungen und/oder Suchtproblematik Pipamperon bis 80 mg anstelle von Lorazepam
- **Quetiapin:** Beginn mit 3×100 mg, die Tagesdosis kann bis auf 800 mg erhöht werden. Bei Verordnung hoher Tagesdosen **Kreislaufverhältnisse beachten,** ggf. Blutdruckmessung

D. Therapie der Manie bei Vorbehandlung mit Stimmungsstabilisierern

Medikamente der Wahl sind **(atypische) Antipsychotika,** ggf. ergänzt um eine **Zusatzmedikation,** abhängig von Schweregrad und Leitsymptomatik *(s. o.).* Der Blutspiegel des Stimmungsstabilisierers ist zu überprüfen und bei Nachweis einer unzureichenden Einnahme eine erneute Eindosierung vorzunehmen *(s. o.).* Nach wiederholtem Absetzen von Lithium evtl. Wechsel des Stimmungsstabilisators oder deren Kombination. Bei Carbamazepin komplexe pharmakologische Interaktion mit Wirkminderung atypischer NL beachten (s. o).

E. Therapie einer manischen Episode bei vorausgegangener Medikation mit Antidepressiva

Die Fortführung einer Therapie mit Antidepressiva ist kritisch zu prüfen. Beim Absetzen von SSRI oder NSRI sind Entzugssymptome zu beachten. Die Behandlung mit einem Stimmungsstabilisator muss eingeleitet werden. Ein **erhöhtes Suizidrisiko bei erneutem depressivem Einbruch und möglicher Zunahme der Suizidalität** bei Beginn einer Behandlung mit Antidepressiva ist zu beachten. Eine mögliche erhöhte Suizidalität bei Einnahme eines Antidepressivums muss angesprochen werden. Der Stellenwert von Antidepressiva bei der weiteren Behandlung ist individuell zu ermitteln, auf die Möglichkeit eines durch Antidepressiva induzierten raschen Phasenwechsels („rapid cycling") sollte sorgfältig geachtet werden.

Indikationen zur stationären Behandlung manischer Zustandsbilder:
- Absprachen werden nicht eingehalten.
- Die erforderliche organische Diagnostik ist nicht durchführbar.
- Größen- und Erlösungsideen prägen das Bild.
- Die manischen Symptome sind innerhalb von zwei Wochen nicht rückläufig.
- Es besteht anhaltende dysphorische Reizbarkeit.
- Patienten mit „rapid cycling" befinden sich in einem anhaltenden Mischzustand.
- Ein Autofahrverbot wird nicht eingehalten.

F. Gemischte Episode/rasche Phasenwechsel

Die Symptomatik ist geprägt von Reizbarkeit, Agitation, häufig mit Affektlabilität bis hin zu inadäquat erscheinendem Affekt, zusätzlich stimmungsinkongruenten Wahnsymptomen, Schlafstörungen und Erschöpfung. Besonders bei affektiven Mischzuständen sollte eine erhöhte Selbstgefährdung beachtet werden. Wenn Wahnsymptome erkennbar sind, sollte eine stationäre Behandlung angestrebt werden. Bei einer ambulanten Behandlung sollte eine beständige Aufsicht möglich sein.
- **Olanzapin:** Beginn mit 5–10 mg, Aufdosierung bis 20 mg
- **Quetiapin:** Beginn mit 100–200 mg, Aufdosierung bis 600–800 mg
- **Aripiprazol:** Beginn mit 5–10 mg, Aufdosierung bis 20 mg
- **Asenapin:** sublingual 10–20 mg, Beachtung der Geschmacksstörungen, orale Hypästhesie
- Stimmungsstabilisierer sollten bereits zu Beginn der Therapie eingesetzt werden.

Rechtliche Aspekte

Begründung einer Einweisung gegen den Willen des Patienten: Aufgrund der psychischen Störung sind ein *konkreter* erheblicher gesundheitlicher und/oder ein existenzbedrohlicher Schaden zu befürchten. Einweisung nach den nationalen Unterbringungsgesetzen oder im Rahmen des Betreuungsgesetzes. Bei existenzbedrohlichem Vermögensschaden Anregung einer gesetzlichen Betreuung (evtl. mit Eintrag eines Einwilligungsvorbehalts).

Eine **Zwangsmedikation** ist in der Regel zu vermeiden. Die Hinzuziehung der Polizei kann hilfreich sein und führt nur selten zur Eskalation.

Bei wiederholter Uneinsichtigkeit bzgl. des Führens eines Kfz und Hinweisen auf verkehrsgefährdendes Verhalten muss nicht bzw. kann nach Ermessen des Behandlers eine **Meldung an die Führerscheinstelle** erfolgen. Es soll aber immer darauf hingewiesen werden, dass es sich um eine vorübergehende Gesundheitsstörung handelt („Aufgrund einer vorübergehenden Erkrankung sollte nachgeprüft werden, ob die Voraussetzungen zum Führen eines Kfz z. B. in den nächsten drei Monaten gegeben sind.“).

Merke

- Manische Symptome dürfen nicht unterschätzt und nie als tragbar, amüsant oder mutig verkannt werden.
- Stationäre Behandlungen von Patienten mit „rapid cycling“ wenn möglich nur dann, wenn sich Zweifel an der Wirksamkeit der laufenden Phasenprophylaxe oder Adhärenz ergeben und bei Suizidalität.
- Suizidalität ist in Mischzuständen erhöht.
- Psychoedukative Maßnahmen möglichst bald nach der medikamentösen Akutbehandlung einleiten.
- Selbsthilfegruppen können als „Frühwarnsystem“ genutzt werden.
- Auch bei Akzeptanz eines Phasenprophylaktikums ist die Gabe eines Antidepressivums *sehr* kritisch zu prüfen.

Depression

Gründe für Akutkonsultationen

- Häufig Schmerzen, Krankheitsängste oder Überzeugung, körperlich krank zu sein
- Gewichtsverlust, Unruhe, Erschöpfung, Antriebsstörung, Tagesmüdigkeit, Schlafstörungen
- Depressive Stimmung
- Denkhemmung, Konzentrationsstörungen
- Nihilistischer Wahn, Schulderleben
- Denken an den Tod
- Soziale Probleme, Beziehungskrise, Libidostörungen
- Entlastungstrinken
- Suizidgedanken, suizidale Handlung

Diagnostik

- Abschätzen einer möglichen Eigengefährdung
- Klärung der vorausgegangenen Diagnostik, ggf. Ergänzung
- Neurologische, internistische Untersuchung
- Labor: TSH, Entzündungsparameter, Leberwerte, Blutbild, ggf. Drogenscreening
- Besondere Beachtung: frontaler Tumor, Parkinson-Krankheit, selten Enzephalitis, Hydrozephalus, beginnende Demenz, Schlafapnoe-Syndrom, Schwangerschaft
- Bei Erstmanifestation: CT bzw. MRT, EEG; evtl. Screening auf Vorliegen einer Schlafapnoe
- Herausarbeiten der Zielsymptome zu Beginn der Behandlung: Hat in früheren Episoden ein bestimmtes Antidepressivum Wirkung gezeigt? Manische Episode in der Vorgeschichte? Positive Familienanamnese? Depressiogene Wirkung einer laufenden Medikation?
- Risikoabschätzung für die Behandlung mit Antidepressiva (Suizidalität, Glaukom, Miktionsbeschwerden, kardiale Situation, Epilepsie, Parkinson, Obstipationsneigung)

Ziele der Akutbehandlung

- Symptomatische Entlastung (z. B. in Bezug auf Schlafstörungen, Grübelneigung)
- Entgegenwirken einer akuten Gefährdung (insb. Suizidalität), ggf. Entlastung von sozialen Verpflichtungen (Krankschreibung)
- Darlegung eines Behandlungsplans

Voraussetzungen für eine ambulante Behandlung

- Krankheitseinsicht
- Verstehen des Behandlungskonzepts
- Keine wahnhaften Symptome, z. B. Verarmung, unheilbare Krankheit
- Absprachefähigkeit gegeben
- Informiertes und akzeptierendes, den Patienten unterstützendes soziales Umfeld
- Beachtung einer möglicherweise erhöhten Eigengefährdung

Akuttherapie depressiver Zustandsbilder bei ambulanten Patienten

Nachfolgend werden ausgewählte Aspekte der Behandlung depressiver Patienten in der fachärztlichen Praxis dargestellt. Bezüglich einer eingehenden Darstellung der Thematik, z. B. die längerfristige Behandlung betreffend, wird zur Vertiefung auf

➤ Kap. 9 und ➤ 19.2 sowie weiterführende Literatur verwiesen.

A. Leichte depressive Episode, Dauer weniger als 4 Wochen, ohne frühere depressive oder manische Episoden

Mindestens vier depressive Symptome nach ICD-10-Kriterien sind festzustellen. Berufsausübung und soziale Aktivitäten noch möglich (subjektive Einschätzung des Schweregrades mit beachten, z. B. auf Skala 1 bis 10 benennen lassen!).

Therapie: Aufklärung über die diagnostische Einordnung, erneutes Gesprächsangebot nach < 14 Tagen zur Prüfung der Indikation einer medikamentösen Behandlung und/oder Psychotherapie. Eine Pharmakotherapie könnte z. B. eingeleitet werden mit:

- **Sertralin:** Beginn mit 25 mg, Aufdosierung bis 100 mg
  Citalopram: Beginn mit 10 mg, Aufdosierung bis 20 mg; Beachtung der erforderlichen EKG-Kontrolle und Vermeidung einer zusätzlichen QT-Zeit verlängernden Medikation – vor allem bei Einnahme eines Stimmungsstabilisierers, z. B. Lithium. Überprüfung der Wirkung nach 2–3 Wochen
- Zusätzlich oder alternativ Psychotherapie, z. B. **Verhaltenstherapie**

B. Mittelschwere depressive Episode mit/ohne somatische Symptome, u. U. begleitende Angstsymptomatik

Die Berufsausübung und die Erfüllung sonstiger wichtiger Aktivitäten sind dem Betroffenen nicht mehr oder nur noch mit starken Einschränkungen möglich. Es liegen mindestens fünf der in der ICD-10 definierten depressiven Symptome vor.

Therapie: Der Schwerpunkt der Initialbehandlung liegt auf der Pharmakotherapie.

- Evtl. Wiederbeginn einer früher wirksamen Medikation
- Evtl. Verwendung eines Wirkstoffs, der bei einem Verwandten geholfen hat; jedoch vermeiden, das gleiche Medikament zu geben, das z. B. Vater oder Mutter erhalten hat, um eine Analogisierung eines evtl. problematischen Verlaufs zu vermeiden; daher lediglich Gabe eines Medikaments der gleichen Substanzgruppe
- Auswahl der Medikation nach Leitsymptom. Bei bekannten Patienten evtl. zwischenzeitlich aufgetretene Kontraindikationen und Begleitmedikation beachten.

Mittel erster Wahl sind Serotoninwiederaufnahmehemmer (SSRI), z. B.

- **Sertralin:** 25 mg bis 50 mg (Vorteil keine QT-Verlängerung, keine wesentlichen Interaktionen); Dosiserhöhung (neben-)wirkungsgeleitet bis 200 mg möglich
- **Citalopram:** 10 mg bis 40 mg
- **Escitalopram:** 5 mg bis 20 mg (keine wesentlichen Interaktionen, aber QT-Zeit-Verlängerung)

Bei initialer Unruhe oder **Schlaf-, Appetitstörungen** und/oder auch unzureichendem Ansprechen auf die Monotherapie mit einem SSRI **frühe Kombination mit**

- **Mirtazapin** 15 mg zur Nacht, nach 3 Tagen 30 mg, nach 2 Wochen Aufdosieren auf eine (vorläufige) Enddosis von 45 mg/d
- Nach eingetretener Entspannung bzw. Besserung des Nachtschlafs kommt bei adipösen Patienten bzw. erheblicher Appetitzunahme auch bei Besserung der Depression bei Monotherapie zusätzlich die Verordnung eines SSRI (s. o). in Betracht oder die Umstellung auf ein SNRI (Venlafaxin – zunächst bis 150 mg und Duloxetin zunächst bis 120 mg/die).

Bei stabiler Stimmungslage zunächst Fortführung auch einer Kombinationstherapie bis zu 6 Monaten, dann Entscheidung zur Rezidivprophylaxe.

Beachte: Unter Mirtazapin sind typische „Restless-Legs"-Symptome Ursache einer Zunahme von Schlafstörungen.

C. Schwere depressive Episode

Der Alltag kann nicht mehr ohne fremde Hilfe bewältigt werden. Mangelnde Körperhygiene, demenziell anmutende oder als Demenz erlebte Symptome, suizidale Entlastungsgedanken, Schulderleben und wahnhafte Symptome sind häufig. Krankheitseinsicht fehlt oft. Die subjektive Einschätzung des Krankseins ist zu beachten (z. B., ob der Patient seine Beschwerden als Ausdruck einer psychischen oder körperlichen Krankheit oder als Folge persönlichen Versagens betrachtet).

Therapie: Bevorzugt Beginn mit einem sedierenden Antidepressivum. Abwägung der Vor- und Nachteile alternativer Medikationen unter Berücksichtigung der Behandlungssituation.

- **Mirtazapin:** Beginn mit 15 mg zur Nacht, rasche Aufdosierung am dritten Tag auf 30 mg, bei guter Verträglichkeit bis 45 mg
- Bei SSRI geringe Rate problematischer Nebenwirkungen, geringes Interaktionspotenzial bei einem Teil der Substanzen einerseits, geringe Toxizität andererseits, initiale Zunahme von Unruhezuständen möglich, Diskussion einer erhöhten Suizidalität (siehe Hinweise für den Verordner)
- Evtl. Kombination mit sedierendem atypischen Antipsychotikum zur Anxiolyse, z. B. **Olanzapin** 2,5 bis 7,5 mg, alternativ Benzodiazepin unter Beachtung einer möglichen Enthemmung und Risiko der erhöhten Suizidalität (z. B. **Alprazolam** 3×0,5 mg bis 3×1 mg bzw. **Lorazepam** 3×1 mg)
  Beachte: Die Indikation für eine Fortführung der Benzodiazepine muss kurzfristig (nach ca. 1–2 Wochen) überprüft werden!
- Bei Patienten mit ausgeprägten Schlafstörungen im Rahmen der Depression ohne Hinweis auf Suizidalität: TZA **(Amitriptylin, Trimipramin oder Doxepin),** jeweils in 25-mg-Schritten aufdosieren – bis 150 mg Tagesdosis (davon 100 mg zur Nacht). Nebenwirkungsabhängig und blutspiegelkontrolliert Erhöhung bis 300 mg möglich. Bei Nichtansprechen nach 4 Wochen Blutspiegelbestimmung. Bei Kombination mit Benzodiazepinen oder Atypika sind Interaktionen zu beachten.

30

D. Schwere depressive Episode mit psychotischer Symptomatik

Therapie: Antidepressiva (s. o.). Zusätzliche Verordnung eines atypischen Antipsychotikums, z. B.

- **Quetiapin,** langsam aufdosieren: Beginn mit 25 mg/d bis zunächst 600 mg/d oder
- **Olanzapin,** Beginn mit 2,5 mg/d bis 15 mg/d. Zusätzliche Benzodiazepinmedikation bei raschem Wirkeintritt z. B. von Olanzapin i. d. R. verzichtbar.

Die Indikation ist nach ca. 1–2 Wochen zu überprüfen. Bei Agitation ist auf eine stationäre Aufnahme hinzuwirken, Gleiches gilt für Patienten mit anhaltenden wahnhaften Symptomen.

E. Spezielle therapeutische Konstellationen bei depressiven Störungen

a) Mittelschwere und schwere Depression mit dominierenden somatoformen Störungen oder körperlich begründeter Schmerzsymptomatik:

- Bei unzureichender Besserung durch die Behandlung mit einem SSRI Umstellung auf ein duales Antidepressivum (SNRI), z. B.
  - **Venlafaxin:** 75 mg bis 300 mg oder
  - **Duloxetin:** Beginn mit 30 mg/d + 30 mg/d nach 2 Wochen, maximal 120 mg/d
- Alternativ TZA, z. B. **Amitriptylin** (Dosierung s. o.)

Beachte: Die körperlichen Beschwerden bilden sich oft deutlich später zurück als die psych. Symptome.

b) Mittelschwere Depression mit dominierenden Antriebsstörungen:

Entsprechende Bilder werden gesehen als postremissive Depression nach schizophrener Episode, nach Schlaganfall oder sonstiger schwerer körperlicher Erkrankung. Therapeutisch zunächst SSRI, hier vorzugsweise Sertralin.

c) Depression bei M. Parkinson:

Bei einem depressiven Syndrom, das unter adäquater Anti-Parkinson-Medikation persistiert, ist eine antidepressive Medikation indiziert. Vorzugsweise **Agomelatin** 25 mg/d bis 50 mg/d zur Nacht. Bei Mirtazapin Verwechslung von On- oder Off-Dyskinesien mit häufigen Restless Legs möglich. Tagesmedikation **Bupropion** 150 mg oder **Tianeptin** bis 3×12,5 mg, dabei ist eine mögliche Reizbarkeit und psychotomimetische Wirkung zu beachten. In Einzelfällen wird mit einem SSRI eine Verschlechterung der Parkinson-Symptomatik (Tremor, Akinese) beobachtet. Bei QT-Zeit-wirksamen Medikamenten kann in der Behandlung der Depression bei M. Parkinson vorzugsweise **Sertralin** verordnet werden.

d) Mittelschwere oder schwere depressive Episode bei manischer Episode in der Vorgeschichte:

Die Wirksamkeit von Antidepressiva bei Depressionen im Rahmen bipolarer Störungen und das Risiko einer möglichen Manie-Induktion sind kritisch zu diskutieren. Es wird empfohlen, zunächst die Therapie mit einem **Stimmungsstabilisierer** zu beginnen. Bei schweren Depressionen ist die Wirksamkeit von Antidepressiva zu prüfen. Mittel der ersten Wahl sind SSRI, **z. B. Sertralin** 25 mg/d bis 50 mg/d initial, bei Ausbleiben von Nebenwirkungen Erhöhung bis auf 200 mg/d. Wenn die stimmungsstabilisierende Behandlung mit **Lithium** durchgeführt wird, sollte der Einsatz von SSRI wegen des Auftretens unerwünschter serotonerger Effekte kritisch geprüft werden. Bei fehlendem Ansprechen auf eine antidepressive Medikation ist an eine vorübergehende Augmentation mit einem atypischen Antipsychotikum, z. B. Quetiapin, Olanzapin oder Aripiprazol, zu denken.

Bei der bipolaren Depression ist ein **erhöhtes Risiko für suizidales Verhalten** zu beachten, weshalb die Indikation für eine **Benzodiazepin-Zusatzmedikation** großzügig gestellt werden darf.

f) Sexuelle Dysfunktionen bei depressiven Patienten:

Sexuelle Dysfunktionen treten einerseits häufig als Symptom depressiver Störungen auf, andererseits gehören sie zu den häufigen Nebenwirkungen von Antidepressiva. Sie führen zu einer nachvollziehbaren Beeinträchtigung der Lebensqualität bei den Betroffenen und sind im ambulanten Bereich häufige Ursache einer unzuverlässigen Medikamenteneinnahme. Mit Besserung der depressiven Symptomatik muss die Sexualanamnese ergänzt werden. Häufig treten sexuelle Dysfunktionen unter SSRI auf. Zu nennen sind eine Störung der Libido und der Erektionsfähigkeit sowie eine verzögerte Ejakulation. Therapeutisch steht die Aufklärung des Patienten über die benigne Natur dieser Funktionsstörungen und Reversibilität an erster Stelle. Eine Verringerung der SSRI-Dosis und gleichzeitige Gabe von Mirtazapin kann therapeutisch erfolgreich sein.

g) Antidepressive Behandlung bei Kinderwunsch oder in der Schwangerschaft:

Bei Kinderwunsch und behandlungsbedürftiger Depression sollte zunächst die Erfordernis einer medikamentösen Behandlung kritisch geprüft werden. SSRI, z. B. Sertralin, gelten als relativ sicher.

Kriterien für eine stationäre Einweisung

- Keine Besserung nach mehrwöchiger ambulanter Behandlung
- Anhaltende Hoffnungslosigkeit, fehlende Krankheitseinsicht oder nicht erreichbares Krankheitsverständnis
- Keine erkennbare Mitarbeit bei der Erarbeitung der Therapieoptionen
- Keine regelmäßige Medikamenteneinnahme
- Entwicklung eines Wahns
- Dissimulationstendenzen (Bericht über positive Veränderung der Stimmungslage bei erkennbar agitiertem Gequältsein)
- Resignation
- Überzeugung, unheilbar krank zu sein
- Suizidalität
- Existenzgefährdendes Leistungsversagen, z. B. bei Selbstständigen
- Ablehnung einer Krankschreibung

Rechtliche Aspekte

Auch bei Fehlen einer Krankheitseinsicht und Wahnsymptomen ist in der Regel eine freiwillige Aufnahme erreichbar. Eine früher abgegebene Patientenverfügung und auch eine aktuelle Willenserklärung sind bei einer schweren Depression durch den *mutmaßlichen* Willen zu ersetzen. Bei Ablehnung einer Behandlung der Depression ist stationäre Behandlung anzustreben. Eine Betreuung für Gesundheitsfürsorge und Behandlung – einschließlich eines operativen Eingriffs – sollte eingerichtet werden, wenn z. B. aus einer depressiven Überzeugung heraus eine unaufschiebbare Operation abgelehnt wird. Eine bereits eingerichtete Betreuung für Gesundheitsfürsorge zur Behandlung der Depression erlaubt nicht die Behandlung einer weiteren Erkrankung gegen den **erklärten Willen** des Patienten. Hier muss beim Vormundschaftsgericht der als erforderlich erachtete Eingriff dargelegt und der Ersatz der Patienteneinwilligung beantragt werden.

Merke

- Hinter einem histrionisch anmutenden Verhalten kann sich eine schwere agitierte Depression verbergen.
- Eine agitierte Symptomatik kann sich bei einem Benzodiazepinentzug entwickeln – z. B. ein älterer Patient bekommt nach einem Arztwechsel oder einem stationären Aufenthalt das Medikament nicht mehr, oder er vergisst die Einnahme eines jahrelang eingenommenen Benzodiazepins.
- Depressionen können zu Beginn einer psychotischen Störung oder als Prodromalsymptomatik bei Demenz und/oder Parkinson-Krankheit auftreten.
- Mit Verbesserung des Antriebs durch die Behandlung ohne Stimmungsverbesserung kann die Selbstgefährdung zunehmen.
- Bei älteren Pat. besteht oft eine Benzodiazepinabhängigkeit als mögliche Ursache der Therapieresistenz.

- Beim Versuch des Arztes, den Patienten von der Ernsthaftigkeit der Erkrankung und einer deshalb erforderlichen stationären Weiterbehandlung zu überzeugen, kann das Suizidrisiko zunehmen. Auch bei Darstellung der Dringlichkeit einer Behandlung muss immer die Perspektive einer Besserung vermittelt werden.
- Der Therapiemodus ist immer mit dem Patienten zu erarbeiten.

30.6.2 Erkrankungen aus dem schizophrenen Formenkreis

Gründe für Akutkonsultationen

Häufig unspezifische Symptome:

- Einschränkungen in der Konzentration
- Nervosität, Unruhe, vegetative Übererregbarkeit
- Appetit- und Schlafstörungen
- Angst, allgemeines Besorgtsein, soziale Ängste, Phobien, hypochondrische Befürchtungen
- Rückzug, Apathie, Leistungsknick
- Zwänge
- Aggressivität
- Halluzinationen, Beziehungsideen
- Depression
- Soziale Probleme
- Nicht alters- und kulturtypische Verhaltensweisen

Diagnostik

Der psychische Befund ist unter Berücksichtigung der kognitiven Situation (Aufmerksamkeit, Gedächtnis, Ausgangsintelligenz, Ausbildung etc.) und kultureller Besonderheiten (sozioökonomischer Hintergrund, z. B. Glauben an Hexerei, Dialog mit Gott oder Heiligen – auch Stimmenhören –, linguistische Variationen, emotionaler Ausdruck wie Blickkontakt, Körperhaltung je nach Herkunftsland) zu erheben.

- Zunächst Klärung der subjektiven Beeinträchtigung, Leidensdruck und Abschätzung einer möglichen Eigen- und Fremdgefährdung, Schlafverhalten
- Klärung, ob das Risiko für (u. a. virale) Enzephalitiden erhöht ist (HIV, Alkohol, Immunsuppression)
- Gibt es Anhaltspunkte für eine Epilepsie?
- Überprüfung der eingenommenen Medikation (Schmerzmittel, Antikonvulsiva, Antibiotika, Antihypertensiva u. v. m.)
- Drogenanamnese bzw. Screening
- Allgemein- und neurologische Untersuchung (Abstinenz-, Intoxikationssymptome, Ataxie, Blickmotorik, Koordination)
- Labor: Blutbild, Leber-, Nierenwerte, TSH, Autoimmun- bzw. Entzündungsparameter, Luesserologie, Drogenscreening, Schwangerschaftstest, NMDA-Rezeptor-Antikörper, bei Spätmanifestation immer auch Tumorantigene. Bei jüngeren Patienten bei atypischem Verlauf Lumbalpunktion, MRT, EEG.

Ziele der Akutbehandlung

Symptomatische Entlastung, z. B. in Bezug auf Angstsymptomatik, vegetative Übererregung, Schlafstörungen.

Voraussetzungen einer ambulanten Behandlung

- Mögliche organische Ursachen sind abgeklärt oder können abgeklärt werden.
- In Abhängigkeit vom Schweregrad ist der Arzt oder dessen Vertretung kurzfristig für Rückfragen erreichbar. Ein Notfallszenarium wird akzeptiert.
- Wenn keine Krankheitseinsicht besteht, ist zumindest ein Leidensdruck gegeben.
- Eine (regelmäßige) Medikamenteneinnahme ist zu erwarten.
- Der Substanzgebrauch ist überschaubar.
- Terminangebote werden eingehalten.
- Einbeziehung des sozialen Umfelds bzw. soziotherapeutische Maßnahmen erscheinen möglich.

Akuttherapie schizophrener Erkrankungen bei ambulanten Patienten

Pharmakotherapie

In der ambulanten Akutbehandlung sollten vorzugsweise **atypische Antipsychotika,** z. B. Risperidon, Amisulprid, Aripiprazol, Ziprasidon (in der Regel nicht sedierend) oder Olanzapin, Quetiapin (sedierend), eingesetzt werden. Signifikante Wirksamkeitsunterschiede zwischen den verschiedenen Substanzen bestehen nicht. Hilfreich in der ambulanten Behandlung und längerfristigen Therapie ist aber die Unterscheidung von Differenzialindikationen unter Berücksichtigung der Profile der erwünschten und unerwünschten Wirkungen der einzelnen Substanzen und individueller Patientenmerkmale.

Die nachgenannten Dosierungsempfehlungen entsprechen Richtwerten, die der individuellen Behandlungssituation angepasst werden müssen. Besonders bei Quetiapin und Olanzapin kann es, um eine ausreichende Wirkung zu erzielen, notwendig sein, die in der Zulassung des Arzneimittels genannten Höchstdosen zu überschreiten. In solchen Fällen (Off-Label-Use) müssen die Patienten hinsichtlich möglicher unerwünschter Wirkungen aufgeklärt werden. Vor Überschreitung einer Richtdosis muss geprüft werden, ob das Medikament überhaupt eingenommen wurde, was mit einer Blutspiegelkontrolle (therapeutisches Drug Monitoring) überprüft werden kann.

Wenn Benzodiazepine adjuvant eingesetzt werden, sind Interaktionen und beim Absetzen eine Anfallsbereitschaft zu beachten.

Dominierende positive Symptomatik und Antriebsstörungen:

- **Risperidon:** Beginn bis 2×1 mg/d, Dosiserhöhung bis max. 6 mg/d, Erhaltungsdosis in der Regel 3–4 mg/d, **bei mittelschwerer/schwerer Symptomatik** zusätzlich **Lorazepam** (Standarddosis 3×1 mg/d), zur Anxiolyse, bei ausgeprägter Antriebsstörung oder kataton/depressiv anmutender Hemmung
- **Aripiprazol:** Beginn mit 5 mg/d, langsam aufdosieren bis max. 30 mg/d, zunächst mit **Lorazepam** (3×1 mg/d) bei initialer Agitiertheit oder
- **Amisulprid:** Beginn mit 3×200 mg/d, wenn erforderlich Aufdosierung bis 1.200 mg/d (bei eingeschränkter Nierenfunktion Dosisreduktion!), auch bei chronisch residualer Symptomatik mit anhaltenden Sinnestäuschungen

Psychomotorische Unruhe, Erregung, Aggressivität, Schlafstörungen, Agitation:

- **Olanzapin:** zu Beginn zur besseren Abschätzung 3× täglich 2,5 mg, dann auf 5 mg bis 10 mg erhöhen; Einmalgabe zur Nacht bei Angst und Schlafstörungen bis 20 mg möglich; bei Dauertherapie sollte die Tagesdosis nur in Ausnahmefällen über 20 mg/d liegen
- In der Akutsituation optional zusätzlich **Lorazepam** 3×1 mg/d, bei Bedarf zusätzlich 2 mg.
- **Quetiapin,** Beginn mit 50 bis 100 mg/d, langsame Aufdosierung bis 750 mg/d (unter Off-Label-Bedingungen max. 1.200 mg). Die Erhaltungsdosis sollte maximal bei 750 mg liegen. Bei langsamer Eindosierung eventuell zusätzlich **Lorazepam** 3×1 mg/d
- Mittel 2. Wahl sind konventionelle Antipsychotika, z. B. **Haloperidol,** Tagesdosis 1,5 mg/d–10 mg/d. Im Rahmen individueller Therapieentscheidungen kann unter bestimmten Voraussetzungen – Aufklärung über Dyskinesien – auch die zusätzliche Gabe von Haloperidol (max. 10 mg/d) als temporäre Zusatzmedikation zu einem atypischen Antipsychotikum sinnvoll sein, z. B. bei anhaltender produktiver Symptomatik.

Akuter Erregungszustand/Agitation bei Schizophrenie:

Die sofortige Konfrontation mit einer Medikation ist ungünstig. Angebot einer Medikation erst bei Eindruck eines entstandenen Vertrauens.

- Beginn z. B. mit **Olanzapin** 10 mg Velotab, in Kombination mit 2 mg Lorazepam möglich
- Bei fehlender Beruhigung nach ca. 20 Minuten für den erforderlichen Krankentransport nochmals 10 mg Olanzapin und evtl. nochmals 1 mg Lorazepam
- Bei akuter Gefährdung und Verweigerung der Medikation **Haloperidol** 5–10 mg i. m., ggf. Nachinjektion nach ca. einer Stunde mit 10 mg i. m.

Antipsychotische Behandlung bei Schwangerschaft:

Bei Schwangerschaftswunsch oder eingetretener Schwangerschaft soll mit Beachtung der krankheitsassoziierten Risiken für Mutter und Kind und möglichen teratogenen Risikos die Indikation zur Aufnahme bzw. Fortführung einer Antipsychotika-Therapie geprüft werden. Bei Rezidivgefahr sollte auf ein Antipsychotikum nicht verzichtet werden (außer bei Behandlung mit Phenothiazinen). Zwei Wochen vor dem Geburtstermin sollte eine Dosisreduktion oder ein Absetzen der Medikation mit Beachtung möglicher riskanter Verhaltensweisen versucht werden (evtl. z. B. bei desorganisierten Verhaltensweisen stationäre Einweisung).

Aufgrund langjähriger Erfahrungen kann unter dem Aspekt des teratogenen Risikos **Haloperidol als relativ sicher** angesehen werden. Die Aufdosierung sollte unter Beachtung von EPS **langsam** erfolgen, eine Tagesdosis von 10 mg sollte nicht überschritten und es sollte generell mit der niedrigstmöglichen Dosis therapiert werden. Atypika sind ebenfalls möglich.

Besondere Beachtung auch der perinatalen Komplikationen ist bei Clozapin erforderlich. Die Aufklärung über Risiken sollte jedoch nicht zum Absetzen der Medikation führen. Hilfreich ist der Hinweis auf www.embryotox.de. Vom Stillen sollte abgesehen werden. Bezüglich einer ggf. erforderlichen adjuvanten Behandlung mit Benzodiazepinen ➤ 31.6.

Antipsychotische Behandlung bei Epilepsie:

Hier sollten Substanzen mit geringem Risiko, die Krampfschwelle zu senken, bevorzugt werden, z. B. **Risperidon.**

Antipsychotische Behandlung bei Therapieresistenz:

Bei überprüfbarer Einnahme der Medikation ohne nachhaltige Besserung einer produktiven Symptomatik nach Gabe atypischer wie auch konventioneller Antipsychotika ist **Clozapin** indiziert: langsame Eindosierung mit 12,5 mg/d, ambulant max. bis 500 mg/d. Die bekannten unerwünschten Wirkungen der Substanz müssen sorgfältig beachtet werden (u. a. kardiale Effekte, anticholinerges Delir, Agranulozytose, Krampfanfälle: EEG-Ableitung empfehlenswert!). Zu Beginn kann vorübergehend eine Zusatzmedikation mit **Haloperidol** bis 2×3 mg erwogen werden.

Kombination von Antipsychotika: Polypharmazie entwickelt sich häufig in der stationären Behandlung z. B. bei Therapieresistenz oder zur Beschleunigung eines Wirkeintritts. Möglicherweise zweckmäßig sein können Kombinationen von antriebsverbessernden bzw. nicht sedierenden Atypika (Aripiprazol, Ziprasidon, Amisulprid, Risperidon) mit sedierenden (Olanzapin, Quetiapin). Unsinnige Kombinationen, z. B. Risperidon/Amisulprid, Clozapin/Olanzapin oder Quetiapin, sind zu vermeiden. Die Zugabe eines niederpotenten Antipsychotikums, wie Pipamperon oder Chlorprothixen, zu einem atypischen oder konventionellen hochpotenten Antipsychotikum, z. B. zur Behandlung von Schlafstörungen, ist klinisch oft gerechtfertigt und hilft, die Benzodiazepingabe zu vermeiden.

Extrapyramidale Nebenwirkungen von Antipsychotika:

Es handelt sich hier um unerwünschte medikamentöse Wirkungen, die ausgesprochen belastend sind, mitunter sogar akute Gefährdungen der Patienten zur Folge haben können und denen deshalb vom behandelnden Arzt ein hohes Maß an Aufmerksamkeit entgegengebracht werden muss. Auf die weiterführende Darstellung dieser Thematik in ➤ 29.3.2 wird verwiesen.

Kriterien für eine stationäre Einweisung

- Nichteinhaltung von Terminabsprachen (v. a. bei Ersterkrankungen)
- Konsum psychoseinduzierender Suchtmittel
- Handlungsbestimmende paranoide Ideen und/ oder Halluzinationen, z. B. Aufforderung zum Suizid
- Nicht einschätzbare kulturelle Besonderheiten (Amnesie, Trance, Fugue etc.)
- Erlösungswahn
- Schwere Zwänge
- Gewichtsabnahme
- Ausgeprägte vegetative Symptomatik

Rechtliche Aspekte

Bei akutem Beginn und Hinweisen auf eine Eigen- oder Fremdgefährdung ist eine fürsorgliche Einweisung nach den *Unterbringungsgesetzen* möglich. Wenn keine akute und konkrete Eigen- oder Fremdgefährdung vorliegt, aber in der Entwicklung absehbar ist und keine Behandlungseinsicht erreichbar ist, sollte eine Betreuung angeregt werden und dann eine evtl. erforderliche Unterbringung i. R. des *Betreuungsgesetzes* überprüft werden. Die Anregung einer Betreuung kann durch Angehörige oder soziale Dienste erfolgen. Das Verfahren ist in der Regel durch eine ärztliche Bescheinigung zu beschleunigen. Die Notwendigkeit der Unterbringung ist im zu erstellenden Gutachten zu begründen mit dem erhöhten Risiko eines bleibenden gesundheitlichen Schadens bei Nichtbehandlung. Auch die Behandlungsoptionen und Folgen einer Nichtbehandlung sollten im Gutachten dargestellt werden.

Bei chronisch Kranken ohne Krankheitseinsicht ist nach wiederholt fehlgeschlagenen Behandlungsversuchen und bei nicht zu erwartender Besserung auf eine Behandlung eine Unterbringung zur Einleitung einer Behandlung nicht zu begründen. Im Falle einer Verschlechterung mit akuter Eigen- oder Fremdgefährdung erfolgt dann die Einweisung nach den Unterbringungsgesetzen. Die erforderliche Einrichtung einer Betreuung für Gesundheitsfürsorge ist in Abhängigkeit von evtl. vernachlässigter Behandlung körperlicher Gesundheitsstörungen zu begründen.

Merke

- Die frühe Behandlung einer Schizophrenie kann die Prognose verbessern.
- Der Krankheitswert des Erlebens muss im Hinblick auf Milieu und kulturellen Hintergrund überprüft werden.
- Bei schleichendem Krankheitsbeginn steht der Aufbau einer vertrauensvollen Arzt-Patient-Beziehung und eines einvernehmlichen Handelns, evtl. auch der Angehörigen, vor dem Beginn einer Medikation.
- Depotantipsychotika sind bei Beginn einer Behandlung i. d. R. nicht indiziert.
- Die heimliche Verabreichung von Medikamenten ist zu vermeiden.
- Über eine evtl. stationäre Einweisung sollten möglichst Arzt und Patient alleine entscheiden.
- Eine freiwillige stationäre Behandlung kann in den meisten Fällen erreicht werden.
- Angehörige sollten nicht mit dem Transport in die Klinik betraut werden.
- Bei zunehmender Krankheitseinsicht mit Einsicht in erkrankungstypische Defizite kann das Suizidrisiko erhöht sein.

30.6.3 Wahnerkrankungen und andere psychotische Störungen

Gründe für Akutkonsultationen

Wahnhafte Überzeugungen, z. B.

- körperlich krank zu sein, z. B. von Insekten befallen zu sein,
- von Arbeitskollegen gemobbt zu werden,
- der Partner habe eine außereheliche Affäre (Eifersuchtswahn),
- geliebt zu werden (Liebeswahn).

Diagnostik

- Abgrenzung zu Besonderheiten der Persönlichkeit
- Neurologische und internistische Untersuchung:
  - Hinweise auf chronische Intoxikation (z. B. Alkohol, Stimulanzien), hochgradige Hör- oder Sehminderung, z. B. M. Parkinson, Demenz
  - Ausschluss eines Parasitenbefalls bei mangelnder Körperhygiene
  - Mangelernährung?
- Unerwünschte Medikamentenwirkungen (z. B. infolge Fehldosierung, plötzlichem Absetzen, z. B. von Benzodiazepinen bei Vergesslichkeit)
- Labor: Diff. Blutbild – Eosinophilie, IgE, Leberwerte, Bilirubin, TSH, BKS oder CRP, bei entsprechenden Hinweisen Screening auf Vorliegen eines Autoimmunprozesses (z. B. antinukleäre Antikörper)
- EEG; evtl. MRT

Ziele der Akutbehandlung

- Entaktualisierung der Wahnsymptomatik
- Besserung von Angst und Schlafstörungen – hierüber möglicher medikamentöser Behandlungsversuch
- Maßnahmen zur Verbesserung der sozialen Situation bei häufig bestehender Vereinsamung

Voraussetzungen für eine ambulante Behandlung

- Leidensdruck lässt Eingehen auf Behandlung erkennen
- Keine lebensbedrohliche Allgemeinerkrankung
- Keine Gefährdung Dritter

Optionen zur Pharmakotherapie

- **Amisulprid:** initial 3×50 mg/d – nach 2 Wochen evtl. Erhöhung auf 3×100 mg/d
- **Risperidon:** initial 1×0,25 mg/d – wöchentlich Dosiserhöhung um 0,25 mg/d bis zu einer maximalen Tagesdosis von 2–3 mg/d, Einmalgabe möglich
- **Quetiapin:** z. B. bei Schlafstörungen, Beginn mit 50 mg/d in retardierter Form bis 300 mg/d

Häufig im höheren Lebensalter sind frontale Gangstörungen (kleinschrittiger Gang, noch gegebene Mitbewegung, kein Rigor, keine Anosmie). Bei Patienten mit dieser Störung kann sich die Gangunsicherheit unter antipsychotischer Therapie verstärken. Der Nutzen einer Psychopharmakotherapie muss deshalb in diesen Fällen besonders sorgfältig geprüft werden. Hörgerätversorgung, Sehhilfe, Organisation sozialer Einbindung sind einer medikamentösen Behandlung oft überlegen oder zumindest gleichwertig. Die Arbeitsplatzsituation sollte geklärt werden – z. B. langjährige Betriebszugehörigkeit, Interesse des Arbeitgebers, Ausscheiden von Kollegen (ohne Abfindung, Abdrängung in Rente). Partnerkonflikte oder andere biografische Besonderheiten können ebenfalls eine Rolle spielen.

Merke

- Bei den häufig älteren Patienten ist eine medikamentös bedingte erhöhte Sturzgefahr z. B. durch Zunahme von Akinese, Verminderung des Muskeltonus oder Beeinträchtigung der Feinmotorik gegeben.
- Bei Vereinsamung ist es sinnvoll, die Medikation durch einen mobilen Pflegedienst verabreichen zu lassen. Diese Maßnahme kann dazu beitragen, die sozialen Bezüge der Betroffenen zu verbessern.
- Hör- und Sehhilfen sind zu überprüfen.
- Der Realitätsgehalt muss immer mit in Betracht gezogen werden.
- Konkreter Widerspruch und Diskussion der Wahninhalte sollten vermieden werden.
- Nonverbale Kommentierungen in der Anhörung der Störung sind zu vermeiden.

Kriterien für die stationäre Einweisung

- Mangelernährung
- Hinweise auf eine chronische Intoxikation
- Verdacht auf organische Grunderkrankung
- Gefährdung Dritter

Rechtliche Maßnahmen

Eine Betreuung ist zu empfehlen bei beginnender Demenz und wenn keine Einsicht bezüglich der erforderlichen diagnostischen Maßnahmen erreicht werden kann. Bei mangelnder Hygiene ist eine mögliche Eigen- oder Fremdgefährdung bzw. Beeinträchtigung Dritter zu bedenken. Wenn das problematische Verhalten der Patienten durch die Nachbarschaft nicht mehr toleriert wird und damit der Verbleib in der Wohnung gefährdet ist, sollte eine Betreuung auch für Wohnungsangelegenheiten angeregt werden.

- Krankheitseinsicht ist auch nach Rückbildung der produktiven Symptomatik häufig nicht erreichbar.
- Bei Fehlen einer akuten Fremd- oder auch Eigengefährdung sind Zwangsmaßnahmen nicht zu begründen.
- Durch Zwangsmaßnahmen wird die wahnhafte Symptomatik u. U. verstärkt.

30.6.4 Angsterkrankungen (Angst- und Panikstörungen)

Gründe für Akutkonsultationen

- Körperliche Beschwerden, z. B. positionsunabhängiger Schwankschwindel, auf das Herz bezogene Symptome, Schmerzen (beachten, dass Patienten häufig nicht zu einer Differenzierung von Schwindelarten in der Lage sind)
- Fixierte oder allgemeine Krankheitsängste
- Rezidivangst nach Tumorerkrankung
- Angst nach Abklingen eines organisch begründeten Schwindels
- Angst bei vieldeutig interpretierbaren Symptomen einer körperlichen Erkrankung (Herzinfarkt, multiple Sklerose, allergischen Reaktionen, Lungenembolie u. v. m.)

Diagnostik

Zu beachten ist, dass Angst und Panik häufig Teil eines depressiven Syndroms oder einer Psychose, aber auch einer Zwangsstörung sind.

- Exploration von Auslösern, internistische und neurologische Befunderhebung
- Psychopathologie zur Beurteilung der Vulnerabilität bzgl. der Entwicklung von Angst, Panik
- Labor (u. a. TSH, BZ – auch Hypoglykämien zu beachten, CK, D-Dimere). Bei V. a. Drogenexposition evtl. Drogenscreening

- Beachtung von Entzugssymptomen bei vorausgegangener Selbstmedikation mit Benzodiazepinen oder Absetzen von SSRI
- EEG, Langzeit-EKG in Abhängigkeit von Symptomatik und Familienanamnese
- Bei typischen Symptomen von Angst bzw. hypochondrischen Befürchtungen erneute apparative Diagnostik erst nach einer körperlichen Grunduntersuchung und nach kritischer Prüfung der Indikation
- Bei jeder Konsultation Beachtung der somatischen Differenzialdiagnostik
- Risikoverhalten von Angstpatienten erhöht auch Risiko für kardiale oder zerebrale Ereignisse
- Häufig Angstsymptome bei Migräne, Epilepsie, Herzrhythmusstörungen, Lungenembolie, zerebralen Anfällen

Therapie

Eine **ambulante Behandlung ist anzustreben.** Wesentlich ist die Aufklärung über die Diagnose nach erfolgter Anamneseerhebung und klinischer Grunduntersuchung (Beachtung der therapeutischen Funktion einer sorgfältigen diagnostischen Abklärung).

Das Angebot einer medikamentösen Behandlung sollte erst bei Annahme der Diagnose erfolgen. Immer sollte zuerst eine Wiedervorstellung vorgeschlagen werden. Aufklärung über Prognose und Psychotherapie.

Medikamentöse Optionen:

- **Sertralin** 25 mg/d, Erhöhung in 3-wöchigen Intervallen um 25 mg/d bis 150 mg/d
- **Venlafaxin** 37,5 mg/d, Erhöhung auf bis 225 mg in 37,5 mg Schritten in ca. einwöchigen Intervallen unter Beachtung einer möglichen Blutdruckerhöhung

Bei unerwünschten SSRI-typischen Wirkungen kommt ein Versuch mit **Imipramin** 2×25 mg/d in Betracht, Erhöhung um 50 mg/d in Intervallen von ca. 1–2 Wochen bis 2×100 mg/d.

Bei Schlafstörungen zunächst Versuch, mit Trimipramin zu kombinieren. Beachtung EKG-Kontrolle z. B. bei Gabe von Citalopram oder Escitalopram. Auch Verordnung von **Pregabalin** bis 25 bis 100 mg zur Nacht oder Opipramol bis 150 mg/d. Bei Scheitern obiger Behandlungsstrategie kann ein SSRI mit Pregabalin kombiniert werden. Nach Rückbildung der Angst und Paniksymptome kann Pregabalin vor dem SSRI oder NSRI ausgeschlichen werden. Bei Niereninsuffizienz ist eine Dosisreduktion erforderlich.

Benzodiazepine sollten nur als situationsgebundene Einmalmedikation verordnet werden, z. B. bei Flugangst oder erforderlichen körperlichen Untersuchungen (MRT).

Merke

- Medikamentöse Therapie sollte zunächst am Morgen immer verbunden mit dem Angebot einer telefonischen Rückversicherung begonnen werden.
- Häufig kommt es zur Aktivierung von Angstsymptomen in Erwartung unerwünschter oder tatsächlicher vegetativer Symptome mit Beginn einer SSRI-Behandlung oder einer anderen medikamentösen Behandlung.
- Die Wirksamkeit einer Medikation bei Angststörungen sollte nicht vor der 6. Woche beurteilt werden.
- Das Absetzen einer Medikation sollte wenn möglich in Absprache mit dem Psychotherapeuten erfolgen.
- Eine Besserung der Angstsymptome tritt häufig erst nach Ende der Psychotherapie ein.
- Die Rezidivangst ist keine Indikation zum Fortsetzen einer Medikation.
- Beginnt man die Therapie mit einem Benzodiazepin und z. B. SSRI in Kombination, wird häufig der SSRI abgesetzt und das Benzodiazepin weiter eingenommen.
- Die Motivation zu und der Erfolg einer psychotherapeutischen Behandlung werden durch Benzodiazepine eingeschränkt.

Kriterien für eine stationäre Behandlung

- Ausgeprägtes Vermeidungsverhalten, wenn das Haus nicht mehr verlassen werden kann
- Dysfunktionale Krankheitsbewältigungsstrategien
- Nicht erreichbare Krankheitseinsicht

Rechtliche Maßnahmen

Nach Ausschluss einer tiefergehenden Störung, z. B. einer Psychose, ist trotz erheblicher Angstsymptomatik mit Auswirkungen auf die Lebensgestaltung von einer freien Willensbestimmung auszugehen. Eine Behandlung gegen den Willen des Patienten ist auch bei erheblichen sozialen Komplikationen nicht zu begründen.

Merke

- Bei Erstbehandlung einer Angsterkrankung sollte der Patient zunächst zur psychotherapeutischen, speziell verhaltenstherapeutischen Behandlung motiviert werden.
- Unkritisches Erfüllen von diagnostischen Wünschen ist zu vermeiden.
- Die sorgfältige klinische Untersuchung hilft bei der Vermittlung der Einschätzung einer Psychogenese der Erkrankung.
- Somatische Erkrankungen werden häufig von Angst begleitet; im Verlauf werden in bis zu 30 % der Fälle körperliche Grunderkrankungen diagnostiziert.
- Die Suggestibilität von Angstpatienten erhöht das Risiko von Fehldiagnosen.
- Eine Häufung kardialer Ereignisse bei Angstpatienten wird berichtet.
- Beginn einer medikamentösen Behandlung im Erstkontakt ist zu vermeiden.
- Entzugssymptome sind nicht von einem Angstrezidiv oder der Angst vor einem Rezidiv zu unterscheiden.
- Mit einer Weiterempfehlung an den Psychotherapeuten sollte das Angebot einer zusätzlichen ärztlichen Behandlung erfolgen (wenn die Psychotherapie nicht selbst ausgeführt werden kann).
- Bei dominierenden körperlichen Ängsten kann es sinnvoll sein, dass auch ein Arzt mit psychotherapeutischer Qualifikation den Patienten zu einem psychologischen (Verhaltens-)Therapeuten überweist.

30

30.6.5 Zwangsstörungen

Gründe für Akutkonsultationen

- Anhaltende Zwangsgedanken, Zwangsimpulse oder Zwangshandlungen
- Angst vor Impulsdurchbruch mit der Angst, Dritte zu schädigen
- Konflikte im beruflichen oder familiären Umfeld, Partnerprobleme, Vernachlässigung von Alltagsaufgaben

Diagnostik

- Körperliche Untersuchung – Selbstverletzung, Waschzwangsfolgen
- In Abhängigkeit von der Vorgeschichte Basislaboruntersuchungen mit Entzündungsparametern
- Medikamentös induzierte Zwangssymptome (Clozapin, Steroide, Dopaminagonisten) beachten
- Neurodegenerative oder lokale Hirnerkrankungen
- Tourette-Syndrom oder andere Tic-Störung
- Stereotypien bei geistiger Behinderung
- Haftreaktionen
- Weiter zu differenzierende psychische Erkrankungen, wie Schizophrenie, Depression, Essstörungen, Dysmorphophobie, Spielsucht
- Hohe Komorbidität mit Angststörung, Depression oder bipolaren Störungen i. R. der Besonderheit der Persönlichkeit
- Differenzierung erforderlich: gute Einsicht, mäßige Einsicht, fehlende Einsicht in gestörtes Verhalten

Therapie

Im therapeutischen Gespräch sollte man dem Patienten zu erkennen geben, dass sein Besorgtsein durch die Zwangssymptome ernst genommen wird. Wichtig ist, zu vermitteln, dass es sich dabei um vertraute Phänomene menschlichen Erlebens, evtl. auch um eine Übersteigerung sozial erwünschten Verhaltens handelt, die nicht gleichbedeutend mit einer „Geisteskrankheit" sind. Kulturelle Besonderheiten und biografische Erfahrungen sollten früh beachtet werden. Ziel ist es, zunächst mit der Aufklärung Scham und Angst zu reduzieren, um dann die Motivation zur Psychotherapie (Verhaltenstherapie) zu fördern.

Eine **ambulante Behandlung** ist möglich, sofern es sich nicht um schwerste und chronifizierte Zustandsbilder handelt. Eine frühe medikamentöse Behandlung bei Komorbidität mit Depression ist empfehlenswert.

Medikamentöse Optionen:

Mittel 1. Wahl sind selektive Serotonin-Wiederaufnahmehemmer (SSRI), z. B.

- **Paroxetin:** initial 20 mg/d, Steigerung um 10 mg in Intervallen von ca. 2–4 Wochen, bis 60 mg/d
- **Citalopram:** initial 20 mg/d, + 20 mg in Intervallen von ca. 2–4 Wochen bis 40 mg/d (Beachtung

der QT-Zeit, Therapie >40 mg nur mit EKG-Kontrollen)
- **Sertralin:** initial 50 mg/d, Steigerung um 50 mg in Intervallen von ca. 2–4 Wochen bis 200 mg/d

Alternativ

- **Clomipramin** als die seit Längstem bekannte Substanz mit nachgewiesener Wirksamkeit zur Behandlung von Zwangsstörungen. Die Initialdosis beträgt 2×25/d – Steigerung um ca. 75 mg/Woche bis 3×75 mg (EKG-Kontrolle)

Evaluation der Wirksamkeit der Therapie nach 3 Monaten. Eine Augmentation wie bei Depressionen ist bei Zwangsstörungen nicht indiziert.

Bei erheblicher Beeinträchtigung und starkem Leidensdruck und/oder zusätzlicher Tic-Störung ist die adjuvante Gabe **atypischer Antipsychotika** möglich, vorzugsweise **Risperidon** bis 3 mg/d. Bei fehlender Wirksamkeit spätestens nach 6 Wochen absetzen.

Benzodiazepine sind nicht wirksam. Die Gabe ist bei ausgeprägter Angst vorübergehend möglich.

Merke

- Vor einer medikamentösen Therapie steht der Versuch einer kognitiven Verhaltenstherapie mit Exposition.
- Bei Komorbidität mit Depression ist eine frühe SSRI-Behandlung sinnvoll.
- Die Wirksamkeit der SSRI-Medikation ist nicht vor Ablauf von drei Monaten zu beurteilen.
- Die Therapie ist für zwei Jahre fortzuführen.
- Maßgeblich in der Therapieentscheidung ist der Patient.

Die Diskussion, ob eine Verbesserung der Zwangssymptome bzw. der Lebensqualität mit Psychotherapie ohne oder mit Medikation eher möglich ist, ist noch nicht abgeschlossen. In Abhängigkeit vom Leidensdruck, aber auch von häufigen nicht reversiblen sozialen Komplikationen sollte zumindest zu Beginn der Therapie dem Patienten eine medikamentöse Behandlung angeboten werden.

Kriterien für die stationäre Therapie

- Keine Besserung der Zwangssymptome nach 12-wöchiger Behandlung
- Schwere der Erkrankung bzw. Vorhandensein eines speziellen Therapieangebots unter Klinikbedingungen
- Abhängigkeit von Medikamenten, z. B. Benzodiazepine
- Abgrenzung zu psychotischen Symptomen gelingt nicht
- Krankheitseinsicht ist nicht erreichbar
- Gefährdung durch Selbstbehandlung

Rechtliche Maßnahmen

Bei hohem Leidensdruck der Betroffenen sind rechtliche Maßnahmen in der Regel nicht erforderlich. Wenn die Verordnung einer **Haushaltshilfe** bei möglicher Vernachlässigung von Kindern nicht ausreicht, muss das Jugendamt informiert werden. Evtl. Hausbesuch!

Merke

- Zwangshandlungen werden nicht in jedem Fall als unsinnig erlebt.
- Es besteht hohe Komorbidität mit weiteren psychischen Erkrankungen.
- Die Entwicklung schwerer depressiver Symptome mit Selbstgefährdung ist möglich.
- Zwangssymptome als Prodromi einer Schizophrenie sind zu beachten.
- Zwangssymptome können auftreten bei Steroid- und Clozapinmedikation.

30.6.6 Alkoholkrankheit

Gründe für Akutkonsultationen

- Intoxikation, Entzugssymptome
- Verletzungen durch Stürze
- Selbst- und Fremdvernachlässigung
- Mangelernährung
- Familiäre, berufliche und soziale Probleme
- Allgemeinerkrankungen, Schlafstörungen
- Psychische Erkrankung
- Führerscheinentzug

Diagnostik

- Teilnehmendes Anhören, dabei Vermeiden von Kommentaren, Akzeptanz eines Rechtfertigungssystems und von Schuldzuweisungen (bei Erstkontakt)

- Exploration von Trinkmustern vor der – schambesetzten – Trinkmenge
- Selbstbewertung der Problematik vor der ärztlichen Beurteilung des Trinkverhaltens
- Exploration von Abstinenzphasen, Abstinenzsymptomen, Abstinenzanlässen, Zahl der Rückfälle
- Soziale Komplikationen
- Stationäre Vorbehandlungen auch zur Klärung, welche Kostenträger (noch) infrage kommen
- Aktueller Abstinenzanlass, Nachfragen nach Vorstellungen über die mögliche Hilfestellungen
- Hinweise auf psychiatrische Grunderkrankung?
- Beurteilung der Persönlichkeitsstruktur
- Familiäre Belastungen mit psychischen und Suchterkrankungen, Suizide
- Allgemeine und neurologische Untersuchung evtl. vor der detaillierten Alkoholanamnese
- Äußere Verletzungszeichen beachten
- Pupillenkontrolle, Augenmotilität (Nystagmus?)
- Hinweise auf Fehlernährung?
- Zeichen einer pontinen Myelonolyse (Hirnnerven!)
- Polyneuropathie
- Labor: Leberwerte, diff. Blutbild, Entzündungsparameter, Serumelektrophorese
- Differenzierung:
  - Rauschtrinker oder übermäßiger regelmäßiger Alkoholkonsum?
  - Entzugssymptome oder körperliche Begleiterkrankung?
  - Delir oder irreversible Alkoholfolgestörung (hepatische Enzephalopathie, Korsakow-Syndrom)

Kriterien für eine ambulante Behandlung

- Erkennbare Offenheit bei Erläuterung eines Rechtfertigungssystems
- Absprachefähigkeit
- Verzicht auf das Führen eines Kfz
- Überschaubare Vorgeschichte
- Bereitschaft, Angebote der ambulanten Suchthilfe anzunehmen (Suchtberatung, AA)
- Behandlung einer psychischen Grunderkrankung möglich (z. B. Depression, Angststörung, Zwangsstörung)

A. Alkoholintoxikation

- **Leicht:** Distanzminderung, Gangstörung, leicht verwaschene Sprache; keine besonderen Maßnahmen erforderlich; Hinweis auf Arbeitsunfähigkeit und Fahruntauglichkeit; Gesprächsangebot zur Klärung der Behandlungsbedürftigkeit, Möglichkeiten und Risiken
- **Mittelschwer:** Gang-, Artikulationsstörung, evtl. Desorientierung; evtl. stationäre Ausnüchterung; Überführung in Polizeigewahrsam auch bei wiederholten Vorstellungen haftungsrechtlich problematisch; erst nach Ablehnung einer stationären Aufnahme in den wohnortnahen Kliniken Information von Angehörigen nach gründlicher Untersuchung (Hinweis auf Kopfverletzungen); nach Ausnüchterung Beratung mit Hinweis auf die örtlichen Angebote der Suchthilfe
- **Schwer:** Gangstörung, Erregung und Angst, evtl. Desorientierung, Nystagmus; immer stationäre Einweisung zur Ausnüchterung – auch bei Wiederholung; mögliche Vitalgefährdung bedenken

B. Entzugssyndrome

Bei ambulanter Therapie (Kriterien s. o.) nach Ausschluss der Kontraindikationen hierfür (s. u).:

Entgiftung bei leichten bis mittelschweren Abstinenzsymptomen

Schwitzen, Tremor, Kopfschmerzen, Angst, Reizbarkeit, Depression, Blutdruckschwankungen. In der Regel Beginn vier bis zwölf Stunden nach Abstinenz. Bei Abstinenzwunsch und Suchtdruck ist – unter Berücksichtigung von Vorgeschichte und Komorbidität – eine ambulante Behandlung mit medikamentöser Unterstützung prinzipiell möglich.

Medikamentöse Optionen:

- Wenn keine komplexe Abhängigkeitserkrankung vorliegt, **Benzodiazepine:** Bevorzugt werden Benzodiazepine mit langer Halbwertszeit, z. B. **Diazepam,** bis zu 4×5 mg/d. Zu beachten ist das mit der Verordnung dieser Substanz verbundene Missbrauchspotenzial
- Auch ohne Depression in der Vorgeschichte Möglichkeit einer Schlafregulierung mit **Antidepressiva** nutzen. Zum Beispiel Mirtazapin bis 30 mg/d, Trimipramin bis zunächst 50 mg/d
- **Carbamazepin:** nicht retardiert, Beginn mit 3×200 mg/d, zu steigern bis 5×200 mg/d, danach Dosis täglich um 200 mg reduzieren. Diff. Blut-

bild wegen Leukopenie bei evtl. bereits immungeschwächten Patienten.

Bei erforderlicher Zusatzmedikation eines Antipsychotikums wegen psychotischen Symptomen stationäre Einweisung; Interaktion mit Antipsychotika beachten. Beim Absetzen von Carbamazepin kann der Wirkspiegel des Antipsychotikums ansteigen!

Die Indikation zur Verordnung von **Vitamin B_1** sollte großzügig gestellt werden. Eine periorale Applikation erscheint bei dieser Indikation ausreichend.

Entzugssyndrome mit Delir

Verwirrtheit, mnestische Lücken, Tremor, optische Sinnestäuschungen mit szenischem Charakter, Perseverationen. In diesen Situationen ist eine **sofortige stationäre Einweisung** indiziert.

C. Alkoholinduzierte psychotische Störung

Symptome: akustische Halluzinationen, Wahn, evtl. wahnhafte Eifersucht.

Medikamentöse Optionen:

- **Haloperidol:** initial 0,5 bis 2 mg/d bei dieser Störung oft ausreichend; höhere Dosierungen möglich
- **Risperidon:** initial 0,5 bis 3 mg/d

Wenn wegen begleitender Angst, Unruhe etc. ein Benzodiazepin nicht verzichtbar erscheint bzw. wenn die genannten Antipsychotikadosen nicht ausreichen, sollte eine stationäre Einweisung erfolgen. Die Abgrenzung zu einer primären Schizophrenie mit sekundärem Alkoholmissbrauch von einer beginnenden Korsakow-Psychose oder der Entwicklung eines protrahierten Delirs bei körperlicher Begleiterkrankung ist ambulant schwierig.

D. Rückfallprophylaxe

Wesentliche Elemente eines Gesamtbehandlungsplans (Wirksamkeit in absteigender Reihenfolge):

- Wertschätzender Umgang mit dem Patienten
- Hilfestellung durch Suchtberatung und Selbsthilfegruppen
- Behandlung einer psychischen Grunderkrankung
- Motivierende Gesprächstherapie
- Paartherapie
- Psychoedukation – Emotionskontrolle
- Kognitive Verhaltenstherapie/tiefenpsychologische Kurztherapie

Medikamentöse Optionen:

Zur medikamentösen Unterstützung nach Ausschluss einer psychischen Grunderkrankung

- **Acamprosat:** 3×1 bis >60 kg 3×2 Tabletten
- **Naltrexon:** evtl. in Kombination mit einem SSRI
- **Nalmefen:** z. B. zum Zeitpunkt, wenn das Bedürfnis zu trinken auftritt.

Indikationen für stationäre Behandlung, speziell bei Alkoholentzugssyndromen

Folgende Kriterien erfordern eine Therapie unter Klinikbedingungen (leicht modifiziert und ergänzt nach AWMF-Leitlinie: Akutbehandlung alkoholbezogener Störungen):

- Delirante Symptomatik, mnestische Lücken
- Hirnnervenstörung (V. a. Wernicke-Enzephalopathie)
- Schlechter Allgemeinzustand
- Akute körperliche Erkrankung
- Ausgeprägte vegetative Symptomatik, z. B. Tachykardie, Erbrechen
- Sturzneigung
- Polytoxikomanie
- Gescheiterter früherer ambulanter Entzug
- Schwere Entzüge mit psychotischen Symptomen und/oder zerebralen Anfällen

Rechtliche Maßnahmen

Eine Einweisung bzw. Unterbringung gegen den Willen des Betroffenen ist bei akuter – *konkreter* – Selbstgefährdung – z. B. deutlichen Symptomen eines Delirs – erforderlich. Eine richterliche Unterbringung kommt auch zum Versuch einer Entzugsbehandlung nach wiederholtem alkoholbedingtem selbstgefährdendem Verhalten in Betracht, wenn eine irreversible Verschlechterung des Gesundheitszustands droht. Wenn aber bereits wiederholt und längerdauernd stationäre Behandlungen ohne Erfolg durchgeführt wurden, wird ein Richter eine Zwangsmaßnahme nur in Ausnahmefällen für begründet bewerten. Die Einrichtung einer Betreuung ist bei einer erheblichen Minderung der Kritikfähigkeit, Gefährdung der sozialen Sicherheit, körperlichen Komplikationen mit unaufschiebbarer Behandlungsbedürftigkeit begründet. Sie ist unvermeidlich, wenn fortgeschrittene kognitive Defizite die Alltagsbewältigung erheblich einschränken. Bei nicht mehr möglichem Bedürfnisaufschub kann die Betreuung z. B. für Vermögensangelegenheiten auf einen Einwilligungsvorbehalt erweitert werden.

Merke

- Eine empathische Exploration ist der erste Schritt einer Therapie und ist einer standardisierten Befunderhebung vorzuziehen.
- Bei Alkohol sind Zwangsmaßnahmen nur bei akuter und konkreter Selbstgefährdung begründbar.
- Wiederholte Unterbringungen nach gescheiterten Abstinenzversuchen sind nicht zu begründen.
- Die Einrichtung einer Betreuung – auch mit Einwilligungsvorbehalt – kann bei fortgeschrittener Persönlichkeitsänderung und/oder kognitiven Störungen hilfreich sein.
- Nicht bei jedem übermäßigen Alkoholgenuss ist eine stationäre Einweisung zu begründen.
- Chronisch Alkoholkranke erzwingen oft stationäre Aufnahmen.
- Wiederholte Entgiftungen bzw. Alkoholrückfälle erhöhen das Risiko für zerebrale Anfälle.

30.6.7 Psychiatrische Akutsituationen bei Menschen mit geringer Intelligenz

Gründe für Akutkonsultationen

- Aggressivität
- psychomotorische Unruhe
- Erregung
- zunehmende Handlungsstereotypien
- Selbstverletzungen
- Zwangshandlungen
- vermutbares psychotisches Erleben
- Depression
- Nahrungsverweigerung

Diagnostik

- Verhaltensbeobachtung mit Frage nach Schmerzen; Überprüfung möglicher Schmerzquellen (Galle, Nierenkoliken, Appendix, Blasenentleerung, Obstipation, Untersuchung Gelenke auf Beweglichkeit, Bestimmung der Entzündungsparameter)
- Hinweise auf psychomotorische Anfälle mit psychotischem Erleben z. B. auch nach Antibiotikabehandlung
- Bedenken einer Manie oder Depression mit Agitation bei plötzlicher Verhaltensänderung mit Schlafstörungen
- Paradoxe Wirkung eines Sedativums, akathiforme Bewegungsunruhe unter Antipsychotika, aber auch unter Antikonvulsiva, mögliche psychotomimetische Wirkung solcher Medikamente beachten
- Psychische Traumatisierung, Gewalterfahrung, Angst vor Gewalt immer mit beachten
- EEG-Ableitung bei erhöhtem Risiko für Anfälle

Voraussetzungen für eine ambulante Behandlung

- Pflegepersonal oder Eltern in der Versorgung sind nicht überfordert.
- Es besteht keine Gefährdung von Mitbewohnern z. B. in Heimeinrichtungen.
- Der Betreuer für Gesundheitsfürsorge erklärt sich mit der Behandlung einverstanden.
- Zwangsmaßnahmen sind nicht erforderlich.

Medikamentöse Optionen

Akute Erregung

- **Olanzapin:** Velotab 2,5 mg bis 10 mg/d
- **Quetiapin:** in retardierter Form 50 mg bis zunächst 300 mg/d
- **Haloperidol:** bis zunächst 5 mg/d
- **Valproat:** bis zunächst 2×500 mg/d
- Bei möglicher Überwachung evtl. **Diazepam** bis 10 mg/d oder Lorazepam als Schmelztablette, übliche Initialdosis 1 mg
- Überprüfung der Medikation täglich. Beachtung einer Depression. Evtl. Beginn einer Antidepressiva-Behandlung; bei Gabe eines SSRI evtl. zunächst Begleitmedikation mit Quetiapin retardiert bis 2×150 mg/d

Merke

- Bei struktureller Hirnschädigung besteht bei Gabe klassischer höherpotenter Antipsychotika ein erhöhtes Risiko für EPMS.

- Erhöhtes Anfallsrisiko bei Psychopharmakamedikation muss beachtet werden.
- Die Wirkung der Medikamente ist schwer abzuschätzen. Paradoxe Wirkungen müssen immer erwartet werden. Wenn sich die Frage der Höherdosierung einer Substanz stellt, sollte alternativ ein Präparatewechsel geprüft werden.

Hinweise auf psychotische Störung

- **Risperidon:** 0,5 mg bis 3 mg/d
- Treten Nebenwirkungen auf, kommt eine Dosisreduktion und/oder Versuch einer Sedierung mit **Valproat** 2× 300 mg/d bis 3×500/d mg in Betracht.

Hinweise auf Depression bei anhaltender Unruhe, Zunahme von Stereotypien, Rückzug

- **Paroxetin:** 20 mg/d bis 40 mg/d.
- **Citalopram:** 5 mg/d bis 20 mg/d
- TZA als schlafanstoßende Medikation – Interaktionen beachten

In Betracht gezogen werden kann bei unübersichtlicher Störung auch eine primäre Behandlung mit stimmungsstabilisierend wirkenden Pharmaka mit sedierender Begleitwirkung, z. B.

- **Carbamazepin:** bis 2×400 mg/d in Retardform (Komedikation beachten)
- **Valproat:** bis 3×500 mg/d in Retardform

Nach längerer Einnahme von Antikonvulsiva besteht die Gefahr eines epileptischen Anfalls bei plötzlicher Medikamentenverweigerung.

Kriterien für eine stationäre Einweisung

- Tätliche Übergriffe
- Schwere Selbstverletzung
- Nahrungsverweigerung
- Erschöpfung im Bezugssystem

Rechtliche Maßnahmen

Der gesetzliche Betreuer muss die stationäre Behandlung einleiten bzw. die Unterbringung beantragen. Eine ggf. erforderliche Zwangsbehandlung erfolgt unter Berücksichtigung der gesetzlichen Vorgaben.

Merke

- Bei Heimbetreuung ist nicht die Pflegekraft zur Einwilligung in eine Behandlung berechtigt, sondern der/die Betreuer/in für Gesundheitsfürsorge.
- Polypharmazie ist bei geistig behinderten Patienten zu vermeiden.

30.6.8 Psychiatrische Akutbehandlung bei ausgewählten psychosozialen Belastungssituationen

Arbeitsplatzbezogene Probleme

Gründe für Akutkonsultationen

- Arbeitslosigkeit, Probleme in der sozialen Absicherung, Kündigung durch den Arbeitgeber und Weigerung des Patienten, bis zum Ablauf der Kündigungsfrist zu arbeiten
- Selbstkündigung und Vorstellung mit Bitte um Bestätigung, dass diese aus gesundheitlichen Gründen erfolgte
- Beendigung einer Arbeitsunfähigkeit durch den Medizinischen Dienst der Krankenkassen
- Feststellung der Zumutbarkeit einer Beschäftigung in begrenztem Umfang durch den Amtsarzt
- Ablehnung eines Rentenbegehrens
- Erlebte Ausgrenzung bei Unkündbarkeit („Mobbing")

Diagnostik

- Klärung, ob eine psychische Erkrankung Ursache der entstandenen Probleme ist: z. B. Angsterkrankung, Depression, sensitiver Beziehungswahn *oder* angemessen erlebte systematische Ausgrenzung?
- Hinweise auf altersbedingte oder aufgrund von Zwängen bestehende Überforderung u. v. m.
- Bei Unkündbarkeit tatsächliches „Mobbing" annehmen

Therapie

- Einfühlsame Annahme der Problematik
- Beratung hinsichtlich der sozialen Situation, ggf. Vermittlung eines Kontakts mit sozialen Diensten

- Behandlung nach Grunderkrankung, zunächst im Sinne der Therapie einer Belastungsreaktion bzw. Anpassungsstörung mit depressiver Reaktion
- Wenn erforderlich, Verordnung einer schlafregulierenden antidepressiven Medikation

Merke

- In der Altersgruppe der 50- bis 60-Jährigen sind bei Arbeitslosigkeit die diagnostischen Kriterien einer mittelschweren und auch schweren Depression häufig erfüllt. Es kann bereits eine Verbitterung bzw. Chronifizierung mit Verweigerung von Hilfsangeboten eingetreten sein.
- Die Priorität des ärztlichen Handelns liegt bei arbeitsplatzbezogenen Problemen in einer Verbesserung des psychischen Befindens.
- Ärztliche Hilfe darf nicht zur Durchsetzung von Interessen eines Patienten missbraucht werden (Bescheinigungen, Nachweis einer Therapie als Voraussetzung einer Rentengewährung).
- Eine Behandlungsbedürftigkeit kann auch bei einer Zweckreaktion bestehen.
- Somatisierte Depressionen und beginnende kognitive Störungen – z. B. auch nach Operationen – werden von sozialmedizinischen Gutachtern nicht immer beachtet.
- Beratung und Bescheinigungen für den Rechtsanwalt in einer sozialgerichtlichen Auseinandersetzung sind zu vermeiden.
- Der behandelnde Arzt ist nicht Gutachter!
- Ärztliche „Bescheinigungen" können eine querulatorische Entwicklung begünstigen.
- Sozialgerichte und Rentenversicherer fragen beim Arzt nach substanziellen Befunden und Empfehlungen bzgl. der Begutachtungsrichtung.
- Wenn Versicherer oder Gerichte nach einer Beurteilung fragen, sollte nicht zur Frage nach einem Grad der Behinderung oder zur Erwerbsfähigkeit Stellung genommen werden. Auf das Fachgebiet, auf dem die Einschätzung zu erfolgen hat, kann hingewiesen werden.

Drohende Abschiebung/Ausweisung

Gründe für Akutkonsultationen

- Angst, Schlafstörungen, Depression, psychotische Symptome
- Suche nach Unterstützung zur Vermeidung gewaltsamer Maßnahmen (Abschiebung)
- Empfehlung durch den Rechtanwalt
- Wunsch nach Bestätigung, dass eine evtl. vorliegende (psychische) Erkrankung im Herkunftsland nicht behandelt werden kann bzw. eine Rückkehr wegen akuter Krankheitssymptome nicht möglich ist

Diagnostik

Die Frage nach einer posttraumatischen Belastungsstörung sollte in der Akutsituation nicht beantwortet werden. Zu klären ist, ob eine Depression, Angststörung oder Erkrankung aus dem schizophrenen Formenkreis vorliegt. Immer auch mit zu berücksichtigen ist eine Allgemeinerkrankung.

Therapie

Nach Grunderkrankung. Beachtung der Einschränkungen durch das Asylbewerberleistungsgesetz (www.gesetze-im-internet.de/asylblg/BJNR107410993.html): Nur bei akuter Erkrankung mit erforderlicher sofortiger Intervention ist eine Behandlung möglich. Psychotherapeutische Behandlungen sind entsprechend dem AsylLG genehmigungspflichtig.

Merke

- Behandler ist nie unabhängiger Gutachter!
- Keine Stellungnahme dazu abgeben, ob ein berichtetes Trauma eine hinreichende Erklärung für eine psychische Störung darstellt!
- Kein Arztbericht an die Behörde und/oder Rechtsanwalt. Verweis an Amtsarzt!
- Der Arzt muss nicht die Glaubwürdigkeit überprüfen.
- Inkonsistenzen in der Schilderung dürfen nicht gegen den Betroffenen ausgelegt werden.
- Bei akuter Eigengefährdung oder Vorliegen einer ernsthaften psychischen Erkrankung ist diese Einschätzung – nicht die Diagnose – der Behörde und dem unterstützenden Rechtsanwalt zu übermitteln. Eine Einweisung sollte erfolgen.
- Wenn eine akut behandlungsbedürftige Erkrankung festgestellt wird, sollte im Falle einer geplanten Ausweisung die Behörde – ohne Diagnose – informiert werden. Diese kann ggf. den Amtsarzt zur Überprüfung der getroffenen Einschätzung heranziehen.
- Das Ergebnis der eigenen Untersuchung ist dem Amtsarzt mitzuteilen.

Schlafstörungen

Symptome: Tagesschläfrigkeit, Konzentrationsstörungen, Antriebsmangel, Reizbarkeit, Unfälle

Diagnostik

- Frage nach Ein-/Durchschlafststörungen, Dauer bis zum Wiedereinschlafen >20 Min.
- Alkohol, Toleranzentwicklung bei bereits eingenommenen Schlafmitteln
- Depression, Manie, psychotisches Erleben
- Ungelöste Probleme
- Schmerzen
- Einnahme schlafstörender Medikamente, auch Antihypertensiva, Asthmatherapeutika
- Klärung neurodegenerativer Erkrankungen mit Parasomnie (Fremdanamnese)
- Periodische Beinbewegungen bzw. unruhige Beine
- Epilepsie
- Lungen-, Herzerkrankung
- Polysomnografie, EEG, Aktigrafie bei paradoxer Insomnie
- Fragebögen, Schlafprotokolle unter www.dgsm.de

Therapie

- Schlafhygiene
- Nikotin-, Alkoholverzicht, Verzicht auf Fernsehen und Lesen von E-Books vor dem Zu-Bett-Gehen
- Schlafzimmer abdunkeln, Heizung reduzieren
- Vermeidung sportlicher Aktivität vor dem Zu-Bett-Gehen

Medikation:

- **Mirtazapin:** 7,5 mg bis 15 mg
- TZA, z. B. **Amitriptylin, Trimipramin** (auch in Tropfenform): Beginn mit 5 mg, aufzudosieren bis z. B. 50 mg
- **Trazodon:** bis 100 mg
- **Quetiapin:** nicht retardiert 25 mg bis 100 mg
- Bei situationsabhängigen Schlafstörungen – z. B. bei körperlicher Erkrankung, besonderer psychischer Belastung – begrenzt auf max. 3 Wochen **Zolpidem** 5 mg bis 10 mg bzw. **Zopiclon** bis 7,5 mg

Psychotherapie: kognitive Verhaltenstherapie

- Schlafstörungen erfordern maximales diagnostisches und therapeutisches Engagement.
- Die erfolgreiche Beratung, Diagnostik verhindert Suchtentwicklungen.

Fallbeispiel

Drei Monate nach Geburt des ersten Kindes berichtet die 36-jährige Frau über ihre quälende Vorstellung, eine Büroklammer, nicht aber andere bewegliche Gegenstände verschluckt zu haben. Sie müsse beständig die auf dem Schreibtisch liegenden Büroklammern zählen und kontrollieren, ob deren Zahl konstant bleibe. Sie müsse immer wieder schlucken, sei dabei überzeugt, tatsächlich eine Büroklammer verschluckt zu haben. Beim Vorbereiten der Flasche für ihr Kind habe sie immer wieder Angst, dass sie Blumendünger in die Flasche getan habe.

Sie leide unter Schlafstörungen, häufig höre sie die im Nachbarhaus lebende alkoholkranke Schwiegermutter schreien. Anamnestisch wird über einen 16 Jahre aufgeschobenen Schwangerschaftswunsch berichtet. Der Aufschub wird mit anhaltenden Auseinandersetzungen mit der Schwiegermutter begründet. Die Patientin fährt seit 10 Jahren wegen Ängsten nicht mehr selbst Auto.

Die Patientin hat einen Schulabschluss mit mittlerer Reife, ist gelernte Arzthelferin und nach Heirat verantwortlich für Büroarbeiten im Handwerksbetrieb des Ehemannes.

Befund

- Psychomotorische Unruhe; kein Blickkontakt; hektische Flecken; beständiger suchender Blick über Schreibtisch und Boden – nicht aber hinter sich schauend; beständiges Schlucken, Sich-an-den-Hals-Greifen. Formales Denken geordnet

- Bis auf die Sorge, eine Büroklammer verschluckt zu haben oder verschlucken zu können, bzw. Dünger in die Flasche des Kindes zu geben, keine weiteren Befürchtungen; kein Beeinträchtigungserleben; Selbstschilderung als übergenau; ratlos, ausgeprägtes Krankheitsgefühl; suizidale Gedanken; Schulderleben gegenüber dem Kind
- Niederamplitudiger, hochfrequenter Haltetremor; reduzierter Allgemein- und Ernährungszustand; vegetative Anspannung mit kaltschweißigen, lividen Händen

Diagnose

Depression auf dem Hintergrund einer anankastischen Persönlichkeit mit Zwangsbefürchtungen.

Therapie

- Sertralin, beginnend mit 50 mg am Morgen, Quetiapin 25 mg (außerhalb der Indikation) zur Nacht
- Anxiolyse mit 3 × 1 mg/d Lorazepam
- Verordnung einer Haushaltshilfe zur Versorgung des Säuglings
- Telefonische Rücksprache mit dem behandelnden Hausarzt und Vereinbarung eines Kontrollhausbesuchs
- Hinweis auf ein Autofahrverbot
- Gespräch mit dem Ehemann
- Gewährleistung telefonischer Erreichbarkeit
- Einleitung einer Verhaltenstherapie

Verlauf

Nach einer Woche trat eine Normalisierung des Nachtschlafs ein. Die Ängste, eine Büroklammer zu verschlucken, werden zwei Wochen nach Beginn der Therapie als unsinnig erlebt. Zeitgleich erfolgt eine erwünschte Gewichtszunahme. Es erfolgen eine Erhöhung der Sertralin-Medikation auf 100 mg/d und eine Reduktion von Lorazepam auf 1,5 mg/d. Vier Wochen nach Beginn der Behandlung kann Lorazepam abgesetzt werden.

Im Verlauf zu beachten waren eine weitere Ausweitung von Zwangsbefürchtungen auf den Säugling sowie ein mögliches Auftreten von weniger realitätsnahen akustischen Sinnestäuschungen oder Beziehungs- und Beeinträchtigungserleben. Mit Auftreten dieser Symptome hätte eine stationäre Weiterbehandlung veranlasst werden müssen.

Diskussion der Fallgeschichte

Bei der Erstkonsultation stehen Kontrollzwänge bei einer ängstlich gefärbten postpartalen Depression auf dem Hintergrund einer anankastischen Primärpersönlichkeit im Vordergrund. Die bestehenden Zwangssymptome erfordern bei Auftreten der Symptomatik drei Monate nach Entbindung differenzialdiagnostisch die Beachtung einer schizophrenen Erkrankung. Trotz einer nicht als unsinnig erlebten Überzeugung, Büroklammern verschluckt zu haben, und des Berichts über das Schreien der Schwiegermutter ermöglicht das erhebliche depressive Gequältsein bei erlebnis- und situationsadäquatem Affekt die Einordnung als schwere depressive Störung.

KAPITEL

31 Akute psychische Erkrankungen im Allgemeinkrankenhaus

Albert Diefenbacher, Holger Gläser und Barbara Alm

Aktualisierung mit Unterstützung durch Walter Hewer und Thomas Messer

31.1 Einleitung

Zahlreiche Studien haben übereinstimmend gezeigt, dass Patienten, die in Allgemeinkrankenhäusern behandelt werden, zu einem beträchtlichen Teil auch an psychischen Störungen leiden, die in Zusammenhang mit der aktuellen körperlichen Erkrankung stehen, häufig aber auch davon unabhängig sind. Die entsprechenden Prävalenzzahlen bewegen sich, je nach untersuchtem Kollektiv, in einer Größenordnung von 15–60 %, wobei geschätzt wird, dass ca. 10 % dieser Patienten ad hoc einer psychiatrisch-psychotherapeutischen Intervention bedürfen. Nach einer europäischen Studie werden psychiatrische Konsiliarleistungen in besonderem Maße von inneren Abteilungen in Anspruch genommen. In der gleichen Studie zeigte sich, dass häufig depressive Syndrome diagnostiziert wurden, ferner hirnorganische Störungen und Störungen im Zusammenhang mit Alkohol und anderen psychotropen Substanzen (Diefenbacher 2013, 2015).

Bei dem Ausmaß der psychiatrischen Begleitmorbidität sind Notfall- und Krisensituationen auf diesem Gebiet im Allgemeinkrankenhaus mit einer gewissen Regelmäßigkeit zu erwarten. So konnte eigenen Daten zufolge bei 15 % der Patienten einer internistischen Notaufnahme in Mannheim eine psychiatrische Diagnose gestellt werden bzw. erfolgte bei bis zu 10 % aller in den somatischen Fächern eines Allgemeinkrankenhauses in Berlin aufgenommenen Patienten eine Vorstellung bei einem psychiatrischen Konsiliarius. Da in vielen Kliniken ein psychiatrischer Konsiliarius nicht durchgehend zur Verfügung steht, müssen Notfall- und Krisensituationen dieses Fachgebiets häufig von Ärzten ohne spezielle Weiterbildung behandelt werden. Dieser Umstand verlangt, dass Grundkenntnisse des diagnostischen und therapeutischen Vorgehens bei psychiatrischen Akutsituationen auch bei anderen Ärzten vorhanden sein sollten. Gleichermaßen sollte transparent sein, welche Leistungen von einem psychiatrischen Konsiliar erwartet werden können.

Die häufigsten psychiatrischen Krankheitsbilder, die eine rasche Intervention erfordern, sind Intoxikationen, Suizidalität, Entzugssyndrome, Erregungszustände, psychotische Episoden und organische psychische Störungen, wie z. B. Delir bei Demenz (Diefenbacher 2015). Auf diese sowie eine Reihe anderer Akutsituationen wird in den jeweiligen Abschnitten des Buches unter syndromalen und nosologischen Aspekten eingegangen.

Im Mittelpunkt des vorliegenden Kapitels stehen nach Ausführungen über einige Prinzipien des diagnostischen und therapeutischen Vorgehens die psychiatrischen Problemsituationen, die typisch für bestimmte medizinische Bereiche, z. B. Intensivstationen, perioperative Versorgung, Nephrologie, sind und meist eine rasche Intervention erfordern. Das Kapitel wird mit Hinweisen abgeschlossen, die für eine konstruktive Zusammenarbeit zwischen nicht psychiatrischen Ärzten und dem psychiatrisch-psychotherapeutischen Konsiliar-Liaison-Dienst hilfreich sind.

31.2 Prinzipien des diagnostischen und therapeutischen Vorgehens

31.2.1 Allgemeines

Bei Risikosituationen in einer internistischen oder chirurgischen Notaufnahme oder auf Station müssen im Vorfeld eine Reihe wichtiger Faktoren beachtet werden. So ist es bei Patienten mit psychiatrischen Symptomen besonders hilfreich, eine genaue Anamnese und Fremdanamnese einzuholen. Dazu gehören auch Informationen über psychiatrische Vorbehandlungen einschließlich der Therapie mit Psychopharmaka.

Häufig noch vor Abschluss der diagnostischen Beurteilung müssen nach Abschätzung der aktuell bestehenden Risiken u. U. bereits erste Entscheidungen getroffen werden. Die Weichenstellung für das weitere diagnostische und therapeutische Vorgehen hängt dabei insbesondere davon ab, ob

- Anhaltspunkte für eine somatische Verursachung der psychopathologischen Symptome vorliegen; gerade bei alkoholintoxikierten oder geriatrischen Patienten dürfen nicht vorschnell mögliche somatische Ursachen zugunsten einer „funktionellen psychiatrischen" Erkrankung (d. h. einer psychischen Störung ohne nachweisbare somatische Grunderkrankung) differenzialdiagnostisch ausgeschlossen werden,
- eine Eigen- und/oder Fremdgefährdung erkennbar ist.

Darüber hinaus ist es wichtig, wenn sich eine kritische Situation anbahnt, möglichst frühzeitig zu überprüfen, ob die Voraussetzungen für deren Bewältigung gegeben sind:

- Steht eine ausreichende Zahl von Hilfspersonen zur Verfügung?
- Stehen Notfallmedikamente wie Benzodiazepine und Antipsychotika bereit?
- Sind geeignete Vorrichtungen für ggf. unumgängliche Zwangsmaßnahmen vorhanden – und medizinisches Personal, das diese bedienen kann?
- Über welche Rufnummer kann gegebenenfalls polizeiliche Hilfe angefordert werden?

In einer Notfallsituation empfiehlt sich ein einfacher Kommunikationsstil mit klaren Anweisungen (John 2015).

Die Behandlung des Patienten ist möglichst auf freiwilliger Basis durchzuführen. Der Patient sollte über jeden Behandlungsschritt – auch über eine mögliche Fixierung – informiert werden. Unter Umständen muss ihm mitgeteilt werden, dass er nach geltender Rechtslage bei Eigengefährdung auch gegen seinen Willen zurückgehalten und behandelt werden kann. Neben den psychiatrischen Notfällen im engeren Sinne sieht der Arzt im Allgemeinkrankenhaus sich relativ häufig Situationen gegenüber, die objektiv weniger bedrohlich sind, dennoch einer Intervention bedürfen. Dies könnte beispielsweise eine Angstsymptomatik im Zusammenhang mit belastenden Lebensereignissen sein. In diesen Fällen sollte versucht werden, neben der erforderlichen somatischen Abklärung frühzeitig die Aufmerksamkeit auf eine mögliche psychische Verursachung der Symptome zu lenken. Eine Entlastung des Patienten kann dann in der Regel mit einem Gespräch, u. U. ergänzt durch medikamentöse Maßnahmen, erreicht werden. Danach wäre die Indikation einer psychiatrisch-psychotherapeutischen Weiterbehandlung zu prüfen.

Über die individualmedizinische kurative Versorgung hinaus haben in den letzten Jahren präventive Maßnahmen zunehmend an Bedeutung gewonnen, wie am Beispiel des postoperativen Delirs bei älteren und hochaltrigen Menschen gezeigt werden konnte (Kratz et al. 2015, Schlauss 2015).

31.2.2 Psychotherapeutische Interventionsprinzipien

Interventionen bei psychischen Krisen im Allgemeinkrankenhaus stehen üblicherweise unter Zeitdruck, können nur wenige Ziele verfolgen und werden häufig von Anwendern ohne Psychotherapieausbildung durchgeführt. Sie können keinen Ersatz für eine (Richtlinien-)Psychotherapie im engeren Sinne bieten (Elstner und Diefenbacher 2009, Guthrie 2011). Jedoch lassen sich auch in diesen Situationen Kriseninterventionen durchführen (weitere Ausführungen zur psychotherapeutischen Krisenintervention finden sich in ➤ Kap. 3 und ➤ Kap. 21).

Im Mittelpunkt der Erklärungsmodelle für Krisen steht die vom Individuum antizipierte Unfähigkeit, die anstehende Belastung selbstständig zu bewältigen. Eine Person mit bestimmten (biologischen, lebensgeschichtlichen, psychologischen) Eigenschaften reagiert auf eine Veränderung in ihrer Lebenssituation unter Einschaltung von Bewältigungsstrategien, was ggf. Symptome von (z. B. emotionalem) Stress und Verhaltensweisen erzeugt, die eine erneute (ggf. maladaptive) Veränderung der Lebenssituation und der persönlichen Eigenschaften zur Folge haben.

Ziel einer Krisenintervention ist es, den Betroffenen zu befähigen, die Belastung mit Unterstützung selbst zu bewältigen, das Problem zu „lösen". Der Behandler hat in dieser Situation die Aufgabe, der/dem Betroffenen

- emotionale Entlastung zu ermöglichen,
- Sicherheit und Kontrolle über die Situation wiedergewinnen zu lassen,
- Information über Belastungsfolgen und Bewältigungsstrategien zu geben (Was wird kurz- und langfristig passieren, wenn das Problem bestehen bleibt, ist eine Lösung überhaupt möglich oder muss der Betroffene mit dem Problem leben, welche Informationsdefizite oder persönlichen Haltungen machen eine Lösung des Problems unmöglich?),
- das soziale Netz zu aktivieren,
- Hilfe bei der Problemlösung anzubieten,
- ggf. maladaptive (problemverstärkende) Verleugnungs- und Vermeidungsstrategien zu thematisieren.

Ein die Problemlösung antizipierender Sprachstil sollte gewählt werden, um in der Intervention die folgenden Schritte durchzuführen (Kanfer et al. 2012):

1. Schaffung günstiger Arbeitsbedingungen, Problemsituation erfassen

Zuhören, das Gefühl vermitteln, dass der Patient verstanden wird: „Wollen Sie erzählen, was passiert ist? Vielleicht erleichtert es Sie, wenn Sie mir erzählen, wie die Probleme begonnen haben?"

2. Änderungsmotivation erzeugen

„Welche Lösung würden Sie sich am meisten wünschen, wenn alles gut ginge … Wie möchten Sie in einigen Jahren auf die heutige Situation zurückblicken … Wie wollen sie nach der Krise weiterleben … Was würde Ihnen jetzt am meisten helfen … Woran würden Sie es merken, wenn das Problem gelöst wäre?"

3. Lösungen suchen

„Was wären die nächsten Schritte in Richtung auf eine Lösung … Was könnte Ihnen im Augenblick helfen, diese Schritte zu gehen … Wie haben Sie oder Freunde früher in ähnlichen Situationen reagiert … Was würden Sie einem Freund raten, der in einer ähnlichen Krise steckt … Über welche Lösungen haben Sie vielleicht noch nicht nachgedacht, und warum?"

4. Teil-/Ziele vereinbaren

„Wobei wünschen Sie sich Unterstützung und Hilfe … Wer wäre Ihrer Meinung nach die Person, die das am besten für Sie tun könnte … Wann möchten Sie beginnen … Welche Hindernisse könnten auftauchen und wie könnten Sie diese bewältigen?"

5. Mit Unterstützung Lösungsstrategien erproben

Zwischenzeitlich Erfolge überprüfen, dabei jeden Schritt bekräftigen („gemeinsam Erfahrungen sammeln").

Im Rahmen einer Krisenintervention muss Suizidalität offen angesprochen werden, um ggf. für die Sicherheit des Betroffenen zu sorgen. Hilfreich sind klare, z. B. zeitlich definierte Absprachen („Wie sicher können Sie mir bis morgen versichern, dass Sie sich bei lebensmüden Gedanken sofort melden?"). Patienten erleben eine Behandlung als hilfreich, die neben Information auch emotionale Entlastung bietet und damit die Fähigkeit stärkt, Belastungen (z. B. eine schwere körperliche Krankheit) selbst zu bewältigen.

31.2.3 Psychopharmakologische Interventionen

Bei vielen psychiatrischen Akutsituationen sind Gesprächstechniken allein nicht mehr wirksam, eine Therapie mit Psychopharmaka ist dann in der Regel indiziert (weitere Ausführungen dazu in ➤ Kap. 4). Die Auswahl der Pharmaka erfolgt syndromgerichtet, nach Abklingen der Akutsituation sollte eine eingehende diagnostische Abklärung des psychiatrischen Krankheitsbildes erfolgen.

> Das Nebenwirkungsprofil muss bei der Auswahl der Psychopharmaka unter Berücksichtigung der somatischen Begleiterkrankungen immer beachtet werden (vgl. ausführlich Benkert und Hippius 2017). Besteht bei körperlich kranken Patienten ein depressives Syndrom, ist die Diagnose „Depression" nur als Verdachtsdiagnose oder

Arbeitshypothese zu stellen: Diese Diagnose ist z. T. nicht stabil, und ein initial depressiv anmutendes Bild kann nach wenigen Tagen – je nach Entwicklung der körperlichen Grunderkrankung – remittiert sein (vgl. Elstner und Diefenbacher 2011). Da der Effekt eines Antidepressivums eine gewisse Zeit bis zum Wirkungseintritt braucht (je nach Substanz wenige Tage bis zu 2–3 Wochen), ist bei Patienten, die wegen Fehlens einer ängstlich-agitierten Begleitsymptomatik keine sedierende Medikation benötigen, einige Tage im Sinne eines „watchful waiting" abzuwarten.

Bestehen **Schlafstörungen, depressive Verstimmung, innere Unruhe** und **Ängste,** kann ein anfänglich sedierendes Antidepressivum verordnet werden, wie z. B. Mirtazapin, das auch als Schmelztablette zur Verfügung steht (initial 15 mg, ggf. erhöhen auf eine Erhaltungsdosis von 45 mg, praktisch keine anticholinerge Wirkung, geringes Interaktionspotenzial). Bei Niereninsuffizienz und leichten Leberfunktionsstörungen ist eine Dosisanpassung erforderlich, eine schwere Leberinsuffizienz stellt eine Kontraindikation dar.

Eine gute Alternative bei depressiven körperlich kranken Patienten stellen die **selektiven Serotoninwiederaufnahmehemmer** (SSRI) dar, insbesondere wenn keine sedierende Wirkung des Antidepressivums gewünscht wird. Bei z. B. Sertralin oder Citalopram, die keine anticholinergen Eigenschaften aufweisen und ein allgemein geringes Interaktionspotenzial haben, beträgt die übliche Anfangsdosis 25–50 bzw. 10 mg. Eine Steigerung auf max. 200 bzw. 40 mg (bei älteren Menschen 20 mg) ist möglich. Bei Leberfunktionsstörung muss die Dosierung für Sertralin und Citalopram angepasst werden, für Citalopram gilt dies zusätzlich auch bei ausgeprägter Nierenfunktionsstörung.

SSRI haben in der Regel keine sedierende oder schlafanstoßende Wirkung und müssen deshalb u. U. mit entsprechend wirkenden Substanzen initial kombiniert werden (z. B. Lorazepam).

Generell zeichnen sich SSRI durch ein günstiges Nebenwirkungsprofil aus. Probleme können sich durch die bei 30 % der Patienten initial auftretende Übelkeit und bei höheren Dosierungen durch innere Unruhe und Agitiertheit ergeben. Obwohl kardiale Probleme nur ausnahmsweise auftreten, sollte ein regelmäßiges Monitoring in Form eines EKG unter einer Behandlung mit (Es-)Citalopram erfolgen. Bedeutsam und in jedem Fall sorgsam zu beachten sind über das Zytochrom-P450-System vermittelte Arzneimittelinteraktionen, die zu erhöhten Plasmaspiegeln verschiedener Medikamente (u. a. Antiarrhythmika, Beta-Rezeptorenblocker) führen können (Interaktionspotenzial v. a. bei Fluoxetin, Fluvoxamin und Paroxetin strikt beachten). Hinsichtlich bestimmter streng kontraindizierter Arzneimittelkombinationen und des Vorgehens bei gleichzeitiger Einnahme von oralen Antikoagulanzien müssen die Herstellerempfehlungen beachtet werden.

Auch die Antidepressiva Venlafaxin (in Retardform; bei Hepatopathien und Nierenfunktionseinschränkungen Dosisanpassung erforderlich) und Duloxetin (kontraindiziert bei Leber- und schweren Nierenfunktionsstörungen) mit Serotonin- und Noradrenalinwiederaufnahmehemmung sind wirksame Medikamente bei depressiven Störungen mit dem Vorteil eines möglicherweise schnelleren Wirkungseintritts und eines geringeren Interaktions- und Nebenwirkungspotenzials bei Venlafaxin. Venlafaxin ist auch wirksam bei begleitenden Angstzuständen (Benkert und Hippius 2017).

Alternativ kann auch, wenn eine sedierende Komponente gewünscht wird, unter Beachtung der Kontraindikationen und Nebenwirkungen, nach wie vor ein trizyklisches Antidepressivum (TZA) verordnet werden, z. B. Amitriptylin beginnend mit ein- bis zweimal 25 mg/d. Eine schrittweise Erhöhung auf 100–150 mg/d ist möglich unter Berücksichtigung von individueller Verträglichkeit, Lebensalter, Ausmaß einer eventuell vorliegenden kardialen oder zerebralen Vorschädigung etc. Bei Schlafstörungen kann eine höhere Dosis des nichtretardierten Präparates (ggf. auch als Einmaldosierung) zur Nacht verordnet werden. Trimipramin (Kontraindikationen wie Amitriptylin) in einer Initialdosis von 25–50 mg (schrittweise Erhöhung auf 75–150 mg möglich) zeigt ebenfalls eine gute Wirkung bei Schlafstörungen.

Bei der Behandlung mit Trizyklika ist vor Beginn und auch im Verlauf eine EKG-Ableitung erforderlich, da diese Stoffgruppe bei höhergradigen kardialen Erkrankungen – insbesondere Überleitungsstörungen – nicht verordnet werden darf. Engwinkelglaukom und Blasenentleerungsstörungen (z. B. bei Prostatahyperplasie) sind bei diesen Antidepressiva aufgrund ihrer anticholinergen Nebenwirkungen als Kontraindikationen zu bedenken.

Allgemein ist zu beachten, dass bei der Einstellung auf Antidepressiva die Verordnung unter Berücksichtigung der Schwere der Symptomatik und Kenntnis der allgemeinen Therapieprinzipien einschließlich der Nebenwirkungen erfolgen sollte. Dies gilt insbesondere in Bezug auf die erheblichen individuellen Unterschiede in den Wirkungen der Substanzen, aber auch wegen des bei depressiven Syndromen immer zu berücksichtigenden Suizidrisikos und der Tatsache, dass ein Teil der Psychopharmaka (TZA) schon in relativ geringen Mengen zu letalen Intoxikationen führen kann (➤ Kap. 14).

Bei **Panikattacken** und **anderen Angststörungen** können – soweit nach sorgfältiger Indikationsprüfung eine Medikation erforderlich ist – Benzodiazepine in der Akutsituation verordnet werden (s. a. ➤ Kap. 8 und ➤ 20.1). **Erregungszustände** sonstiger Ursache werden vorzugsweise mit Benzodiazepinen und/oder hochpotenten Antipsychotika behandelt (genauere Ausführungen hierzu in ➤ Kap. 7 sowie Benkert und Hippius 2017, Messer et al. 2015).

Grundsätzlich sollte zum Ende der stationären Behandlung die Indikation für die Weiterbehandlung mit den verordneten Psychopharmaka überprüft werden.

Wichtig ist, dass der Behandler Zugriff auf Interaktionstabellen hat, die über mögliche UAW bei einer Kombinationsbehandlung mit Psychopharmaka informieren.

31.3 Der Patient auf der Intensivstation

Unabhängig von der involvierten Fachdisziplin (anästhesiologisch, internistisch etc.) sind psychiatrische Notfälle und Krisen während der Phase der Intensivbehandlung keine seltenen Ereignisse. Dies zeigt sich auch daran, dass nach einem Aufenthalt auf einer Intensivstation 50 % und mehr der Betroffenen an Symptomen psychischer Störungen leiden (Karnatovskaia et al. 2015).

Hier sind insbesondere **delirante Syndrome** zu nennen (Kratz und Diefenbacher 2016b), wobei ätiologisch vor allem metabolische, endokrine, vaskuläre, infektiöse, hypoxische oder toxische Faktoren zu berücksichtigen sind (➤ Kap. 13 und ➤ Kap. 15). Ältere und ZNS-vorgeschädigte Patienten sind dabei besonders gefährdet. Relativ häufig werden delirante Syndrome durch unerwünschte Arzneimittelinteraktionen und Nebenwirkungen verursacht. Wird ein pharmakogenes Delir vermutet, so hat therapeutisch die Vermeidung der entsprechenden Noxen Vorrang vor der Verordnung von Psychopharmaka.

Bei Patienten mit Alkohol- oder Medikamentenabhängigkeit in der Vorgeschichte ist differenzialdiagnostisch ein Entzugssyndrom in Erwägung zu ziehen, sofern die Symptomatik in einen zeitlichen Zusammenhang mit einer Entzugssituation (z. B. Weglassen des Alkohols bei einem Infekt) gebracht werden kann. Eine Delirbehandlung ist dann primär mit Benzodiazepinen oder Clomethiazol (➤ Kap. 16 und ➤ Kap. 17) einzuleiten. Zu beachten ist hierbei, dass z. B. ein Alkoholentzugssyndrom sich nicht unbedingt innerhalb von 3 bis 5 Tagen nach stationärer Aufnahme manifestiert, sondern – z. B. bei initialer Behandlung mit Benzodiazepinen – sich auch erst später entwickeln kann.

Psychische Belastungsreaktionen und **Anpassungsstörungen** können entweder durch die zum Intensivaufenthalt führenden und möglicherweise lebensbedrohlichen Grunderkrankungen oder durch die für den Patienten ungewohnten Umgebungsbedingungen verursacht werden (computergesteuerte Monitore, Alarmgeräte, veränderte Zeitstrukturierung, invasive medizinische Maßnahmen etc.). Es können Störungen des Schlaf-Wach-Rhythmus, Angst- und Unruhezustände auftreten. Wichtig ist eine frühzeitige Behandlung dieser Symptomatik, z. B. durch eine Regulation des Schlaf-Wach-Rhythmus oder Pharmakotherapie der Angstsymptome entweder mit Benzodiazepinen (z. B. Lorazepam o. Ä.), neueren Antidepressiva wie Mirtazapin oder, bei fehlenden Kontraindikationen, sedierenden trizyklischen Antidepressiva. Bei der letztgenannten Substanzgruppe sind dabei die zum Teil erheblichen anticholinergen Begleiteffekte mit ihren potenziell delirogenen Auswirkungen zu bedenken (vgl. weiter oben).

Unabhängig von der Verordnung von Psychopharmaka sollten die Patienten, die dazu in der Lage sind, die Möglichkeit haben, belastende Themen anzusprechen und Informationen über ihre Erkrankung zu erhalten.

Auch bei intubierten Patienten sollte versucht werden, eine entsprechende Kommunikation herzustellen.

Massive Ängste können gelegentlich die Ursache dafür sein, dass Patienten trotz gegebener somatischer Voraussetzungen – d.h. einer ausreichenden Ventilation – schwer vom Beatmungsgerät zu entwöhnen sind. Das oben skizzierte Vorgehen gilt auch für diese Patienten, wobei ebenfalls Benzodiazepine und sedierende Antidepressiva verordnet werden können.

Nicht selten müssen Patienten nach einer Intoxikation oder anderen suizidalen Handlungen (z.B. Sprung aus dem Fenster) anfänglich auf einer Intensivstation behandelt werden. Der Hintergrund des Suizidversuches muss zu einem möglichst frühen Zeitpunkt exploriert und die **Suizidalität** im weiteren Verlauf immer wieder eingeschätzt werden. Bei fortbestehender Suizidalität und/oder behandlungsbedürftiger Grunderkrankung sollte die Indikation für die Weiterbehandlung in einer psychiatrischen Klinik überprüft werden (Hinweise zum pharmakotherapeutischem Vorgehen bei Suizidalität in ➤ Kap. 11).

31

Neben den psychischen Störungen bei den Patienten können selten auch bei **Angehörigen** behandlungsbedürftige Belastungsreaktionen und Anpassungsstörungen auftreten. Krisenauslösend wirken dabei ganz unterschiedliche Faktoren, z.B. der Anblick des bewusstlosen oder beatmeten Patienten oder die „fremde“ Situation auf der Intensivstation. Meist ist ein informatives Gespräch ausreichend, nur ausnahmsweise ist es erforderlich, eine fachpsychiatrische Beratung zu vermitteln (Hönig und Gündel 2016).

Insgesamt gilt für die Vorbeugung und Behandlung psychiatrischer Störungen bei Intensivpatienten:

- Eine möglichst frühzeitige Diagnose sollte erfolgen.
- Bei psychischen Symptomen (z.B. Ängste, Störungen des Schlaf-Wach-Rhythmus oder psychomotorische Unruhe) sollte die Indikation zur psychopharmakologischen Behandlung frühzeitig gestellt werden.
- Sofern der Zustand des Patienten dies zulässt, sollten Informationen über den bisherigen Krankheitsverlauf und das weitere Prozedere gegeben werden.

31.4 Typische Probleme in der perioperativen Phase

31.4.1 Psychische Störungen in der perioperativen Phase

Vor operativen Eingriffen können Patienten **Ängste** und Anspannungszustände zeigen, die prinzipiell als situationsadäquat anzusehen sind. Diese Symptome treten naheliegenderweise verstärkt dann auf, wenn – u.U. bedingt durch einen Mangel an Information – der Grad der Unsicherheit über das voraussichtliche Operationsergebnis hoch ist. Es gibt Hinweise darauf, dass ausgeprägte präoperative Ängste die Wahrscheinlichkeit für das Auftreten postoperativer psychischer Störungen erhöhen (Powers und Santana 2011). Deshalb kann sich Information über die geplanten Maßnahmen und die weiteren Schritte nach einer Operation stabilisierend auf das prä- und postoperative psychische Befinden des Patienten auswirken.

Delirante Syndrome treten meist ein bis zwei Tage postoperativ auf. Angaben zur Häufigkeit bewegen sich in einer Größenordnung von 1 bis 10 % (Allgemeinchirurgie) bzw. 25–30 % (Herzchirurgie) oder sogar 10–50 % (und mehr) (Operationen im höheren Lebensalter) (Kratz und Diefenbacher 2016b). Die erhebliche Variation in den Häufigkeitsangaben erklärt sich zum einen durch unterschiedliche Merkmale der untersuchten Stichproben bezüglich der bekannten Risikofaktoren (s.u.), aber auch durch das unterschiedliche Ausmaß, in dem auch leichtere Krankheitsverläufe durch gezielte psychopathologische Befunderhebung erkannt werden. Es ist zu vermuten, dass delirante Syndrome mit geringerer Symptomausprägung unter den Bedingungen der klinischen Routine oftmals nicht diagnostiziert werden, auch deshalb, weil sie sich in manchen Fällen spontan zurückbilden. Erst in jüngerer Zeit wird das Risiko postoperativer kognitiver Defizite (POCD), die von postoperativen Delirien zu unterscheiden sind, vermehrt diskutiert (Feinkohl et al. 2017, Kratz und Diefenbacher 2016b).

Ein erhöhtes Risiko für ein postoperatives Delir besteht u. a. bei

- längerer Operationsdauer,
- dem Auftreten perioperativer Komplikationen,
- Vorliegen von Merkmalen, die generell für dieses Krankheitsbild prädisponieren: vorbestehende kognitive Beeinträchtigung, Substanzabhängigkeit etc. (➤ Kap. 13 und ➤ Kap. 15).

Typische Symptome des postoperativen Delirs sind in ➤ Tab. 31.1 genannt.

Die Therapie besteht in der Beseitigung medizinischer Ursachen und je nach Schweregrad in einer symptomatischen medikamentösen Behandlung. Hier können Haloperidol (2–5 mg oral oder i. v.), evtl. ergänzt durch Benzodiazepine (z. B. Diazepam 2–5 mg), oder niederpotente Antipsychotika vom Butyrophenontyp verordnet werden (➤ Kap. 13 und ➤ 15.2.1). Auch atypische Antipsychotika können zum Einsatz kommen (Benkert und Hippius 2017). Bei alkoholentzugsbedingten deliranten Syndromen sind Benzodiazepine oder Clomethiazol Mittel der Wahl, u. U. ergänzt durch Haloperidol oder andere Substanzen (➤ Kap. 16). Darüber hinaus erfolgt die Pharmakotherapie postoperativer psychischer Störungen nach syndromalen Gesichtspunkten. Insgesamt gilt, dass auch psychoedukative Gesichtspunkte in den *Behandlungsplan* einfließen sollten (American Geriatric Society 2015):

- Informationen über das geplante Vorgehen und die Folgen der Operation (Drainagen, Katheter etc.) zur Prophylaxe postoperativer psychischer Störungen
- Alkohol- und Medikamentenabhängigkeit explorieren, um ein postoperatives Entzugssyndrom frühzeitig zu erkennen und behandeln zu können
- Bei vorbestehender psychischer Erkrankung an das Risiko einer postoperativen Exazerbation denken
- Schmerzmittel, Anästhetika und andere Pharmaka mit zentralnervösen (Neben-)Wirkungen bei delirgefährdeten Patienten möglichst niedrig dosieren
- Die Angehörigen über die Entstehung und den Verlauf einer deliranten Symptomatik aufklären; ggf. kann auch ein Rooming-in von Angehörigen zur besseren Betreuung und Überwachung angeregt werden.

Tab. 31.1 Typische Symptome des postoperativen Delirs

- Bewusstseinstrübung (häufig fluktuierend)
- Neu aufgetretene kognitive Defizite
- Störungen von Orientierung und Aufmerksamkeit
- Z. T. ausgeprägte optische Halluzinationen
- Meist unsystematisierte und transiente Wahnphänomene
- Störungen der Psychomotorik mit teilweise aggressiv getönten Unruhezuständen, aber auch antriebsgeminderte Bilder
- Affektstörungen, die z. B. durch Gereiztheit oder Depressivität geprägt sein können

Eine perioperative Nahrungskarenz für wenige Tage wird meist mit einem Aussetzen einer oralen psychopharmakologischen Medikation einhergehen können. Sollte dies nicht möglich sein, so kann an geeignete alternative Applikationsformen gedacht werden, wie Schmelztabletten (z. B. Lorazepam, Risperidon), die auch bei Schluckstörungen zum Einsatz kommen können, oder an eine parenterale Therapie (infundierbare bzw. injizierbare Lösung von z. B. Citalopram, Haloperidol).

31.4.2 Psychopharmaka und Anästhetika

Spezifische Probleme ergeben sich in der perioperativen Phase bei denjenigen Patienten, die eine Dauertherapie mit Psychopharmaka erhalten. Zahlreiche Wechselwirkungen zwischen Anästhetika und Psychopharmaka, die überwiegend das Herz-Kreislauf-System betreffen, sind zu beachten. Nach heutiger anästhesiologischer Meinung ist ein generelles Absetzen der Psychopharmaka präoperativ jedoch nicht erforderlich (Deutsche Gesellschaft für Anästhesiologie und Intensivmedizin 2011, Luger und Luger 2016).

In Abhängigkeit von der Schwere der vorliegenden somatischen und psychiatrischen Erkrankungen und dem Umfang des bevorstehenden Eingriffs ist individuell darüber zu entscheiden, ob die Psychopharmaka weiterverordnet werden können.

In diesen Fällen ist ein intensiviertes perioperatives Monitoring erforderlich. In jüngster Zeit wurde von konsiliarpsychiatrischer Seite ein Vorschlag zum Risikomanagement bei elektiven Eingriffen und Verordnung von Psychopharmaka erarbeitet. Als wesentlich wird hier die intensive Zusammenarbeit von Chirurgen, Anästhesisten und Konsiliarpsychiatern empfohlen, z. B. im Rahmen eines gemeinsamen ambulanten präoperativen Assessments (Huyse et al. 2006). Die folgenden Ausführungen hinsichtlich verschiedener Substanzgruppen beziehen sich aber überwiegend auf nichtelektive Operationen.

Serotoninwiederaufnahmehemmer und neuere Antidepressiva

Serotoninwiederaufnahmehemmer (SSRI) und neuere Antidepressiva, wie z. B. Mirtazapin oder Venlafaxin, müssen nach derzeitigem Kenntnisstand nicht abgesetzt werden.

Zu beachten ist jedoch, dass verschiedene SSRI (insbes. Fluoxetin, Paroxetin und Fluvoxamin) und neuere Antidepressiva die Subsysteme des Zytochrom-P450-Systems, das für den Arzneimittelstoffwechsel von zentraler Bedeutung ist, in unterschiedlicher Weise beeinflussen. SSRI können damit die Elimination von Pharmaka, die über dieses Enzymsystem metabolisiert werden (➤ Tab. 31.2), verzögern mit der Folge erhöhter Plasmaspiegel und vermehrter Nebenwirkungen. Interaktionen dieser Art sind u. a. möglich mit Beta-Rezeptorblockern, Antiarrhythmika, oralen Antikoagulanzien, trizyklischen Antidepressiva (TZA), Antipsychotika und Opiaten, sodass ggf. eine Dosisanpassung notwendig wird (vgl. weiter oben).

Zu beachten sind die unterschiedlichen Eliminationshalbwertszeiten der verschiedenen SSRI. So sind z. B. bei Fluoxetin, dem SSRI mit der langsamsten Elimination, erst nach fünfwöchigem Absetzen keine relevanten Wechselwirkungen mehr zu erwarten. Hinzuweisen ist ferner auf mögliche pharmakodynamische Interaktionen im Sinne eines Serotoninsyndroms bei Komedikation mit bestimmten Analgetika (z. B. Fentanyl, Pethidin, Tramadol).

Tab. 31.2 Beispiele für Pharmaka, deren Elimination durch Serotoninwiederaufnahmehemmer verzögert wird

• β-Rezeptoren-Blocker (z. B. Metoprolol) • Antiarrhythmika • Orale Antikoagulanzien	• Trizyklische Antidepressiva • Antipsychotika • Opiate

Trizyklische Antidepressiva

Sowohl aufgrund tierexperimenteller Untersuchungen als auch kasuistischer Beobachtungen ist bei einer kombinierten Anwendung von trizyklischen Antidepressiva (TZA) und Anästhetika mit der Möglichkeit kardiovaskulärer Komplikationen zu rechnen, und zwar besonders von Herzrhythmusstörungen bis hin zum Kammerflimmern.

Werden Patienten, die mit TZA vorbehandelt sind, perioperativ mit Katecholaminen therapiert, kann es zu verstärkten sympathomimetischen Wirkungen mit daraus resultierenden kardialen Arrhythmien und hypertonen Entgleisungen kommen. Zu beachten ist auch die durch TZA bedingte Senkung der Krampfschwelle.

Wegen dieser Komplikationsmöglichkeiten wurde in der älteren Literatur die Auffassung vertreten, dass TZA drei Tage bis zwei Wochen präoperativ abzusetzen seien. Aus heutiger Sicht ist eine Medikamentenpause jedoch nicht zwingend erforderlich.

Dies gilt im Hinblick darauf, dass neuere Anästhetika (wie Isofluran, Sevofluran, Desfluran) wesentlich weniger als deren Vorläufer (z. B. Halothan) das Reizleitungssystem des Herzens beeinflussen und heute die Möglichkeit einer totalen intravenösen Anästhesie (TIVA) besteht, die mit einem hohen Grad an Sicherheit auch bei psychopharmakologisch behandelten Patienten durchgeführt werden kann.

Monoaminoxidasehemmer

Unter den **irreversiblen** Monoaminoxidasehemmern (MAO-Hemmern), die heute eher selten verordnet werden, ist eine Vielfalt von Medikamenteninteraktionen, u. a. auch mit Narkotika, Anästhetika und Opiaten, zu erwarten. Kontraindiziert wegen der Gefahr bedrohlicher Vitalfunktionsstörungen (u. a. hypertensive Krisen, zerebrale Krampfanfälle, schwere vegetative Dysregulation) ist die Kombination mit Pethidin und indirekten Sympathomimetika. Darüber hinaus können Unverträglichkeiten auftreten bei gleichzeitiger Therapie mit Suxamethonium, Barbituraten und Anticholinergika. Die Wirkung von Antihypertensiva, einschließlich der Diuretika, kann verstärkt werden. Keine prinzipielle Einschränkung ergibt sich bei der Kombination von Tranylcypromin mit Morphin, i. v. Anästhetika, Inhalationsnarkotika und Benzodiazepinen.

Aufgrund der großen Zahl möglicher Interaktionen sollte Tranylcypromin normalerweise zwei bis drei Wochen vor einer geplanten Operation abgesetzt werden, d. h. dem Zeitraum, der erforderlich ist bis zur Normalisierung der MAO-Aktivität. In Ausnahmefällen, d. h. insbesondere bei Akutoperationen, kann jedoch eine Narkose auch unter fortgeführter Tranylcypromin-Gabe durchgeführt werden, wenn die kontraindizierten Arzneimittelkombinationen strikt beachtet werden.

Bei dem **selektiven** und **reversiblen** MAO-A-Hemmer Moclobemid sistiert die pharmakologische Wirkung innerhalb von 24 Stunden, sodass Wechselwirkungen nur bei Unterschreiten dieser Zeitspanne zu erwarten sind. Kombinationen mit den Analgetika Pethidin oder Tramadol müssen vermieden werden. Zu beachten ist ferner, dass die Wirkung von Opiaten verstärkt sein kann, während eine Kombination mit Benzodiazepinen und Antipsychotika mit keinen besonderen Risiken verbunden zu sein scheint.

Benzodiazepine

Benzodiazepine werden u. a. zur Prämedikation verordnet. Es zeigten sich bisher keine Hinweise auf Interaktionen zwischen Benzodiazepinen und Inhalationsnarkotika.

Antipsychotika

Hinsichtlich der verschiedenen Gruppen von Antipsychotika ergeben sich keine prinzipiellen Unterschiede, allerdings ist bei Phenothiazinen (z. B. Perazin) und Clozapin zu beachten, dass deren anticholinerge und alpha-adrenerge Eigenschaften zu einem erhöhten Auftreten von Delirien, Arrhythmien oder hypotensiven RR-Werten führen können sowie – z. B. in Kombination mit Enfluran – ein erhöhtes Risiko für das Auftreten von Krampfanfällen besteht. Atypische Antipsychotika, wie z. B. Risperidon, Olanzapin und Quetiapin, verfügen, soweit bisher bekannt, über kein klinisch relevantes Interaktionspotenzial mit Anästhetika. Allerdings sind ggf. additive Effekte hinsichtlich einer Verstärkung von Sedierung bzw. hypotone Blutdruckreaktionen zu beachten. Beim Einsatz von Olanzapin kann es zu anticholinergen Nebenwirkungen kommen. Ein Absetzen der Antipsychotika ist nicht erforderlich, jedoch kann sich der Bedarf an Prämedikation durch die sedierenden Effekte reduzieren. Potenzielle Wechselwirkungen z. B. mit Barbituraten oder Opiaten sind zu berücksichtigen. In jedem Fall wird ein verstärktes intraoperatives Monitoring von Herz und Kreislauf vorgeschlagen.

Lithium

In erster Linie sind Wechselwirkungen mit Muskelrelaxanzien zu bedenken, und zwar im Sinne einer verlängerten Relaxationsdauer. Im Hinblick darauf empfiehlt es sich, zwei bis drei Tage vor einer geplanten Operation mit einer Lithiumpause zu beginnen. Wenn dies – wegen einer Notfalloperation oder im Einzelfall auch wegen eines sehr hohen Rezidivrisikos der zugrunde liegenden affektiven Erkrankung – nicht möglich ist, so ist darauf zu achten, dass der Lithiumspiegel präoperativ den üblichen prophylaktischen Bereich von 0,6 bis 0,8 mmol/l nicht überschreitet, da höhere Spiegel mit dem Risiko zentralnervöser, kardialer und sonstiger toxischer Wirkungen verbunden sind.

Antikonvulsiva/Phasenprophylaktika

Neben Lithium werden häufig Valproat, Carbamazepin und Lamotrigin zur Phasenprophylaxe bei bipolaren Störungen eingesetzt. Sie brauchen nicht abgesetzt zu werden. (Cave: Wenn Antikonvulsiva abrupt abgesetzt werden, ist mit dem Auftreten von Entzugskrampfanfällen zu rechnen. Bei nichtepilepsiekranken Patienten besteht aber nur ein geringes Risiko in dieser Hinsicht.)

Zusammenfassend gilt:
Bei Patienten, die regelmäßig Psychopharmaka erhalten, sind mögliche Wechselwirkungen zwischen Anästhetika und Psychopharmaka zu beachten.
Die Entscheidung über ein Absetzen der Psychopharmaka sollte von der Dringlichkeit der bevorstehenden Operation und der Art und Schwere der im Einzelfall vorliegenden psychischen und somatischen Erkrankung(en) abhängig gemacht werden. Angesichts der heute zur Verfügung stehenden gut verträglichen Anästhetika besteht keine Notwendigkeit mehr für das generelle Absetzen einer Dauermedikation.
Ein erweitertes perioperatives Herz-Kreislauf-Monitoring kann für die Patienten notwendig werden, die unter Beibehaltung der psychopharmakologischen Medikation operiert werden, dies ist jedoch nicht regelhaft erforderlich (Jage 2001).

31.5 Typische Probleme bei nephrologischen Patienten

31.5.1 Dialysepatienten

Zahlreiche Erkrankungen, wie Glomerulonephritiden oder die diabetische Nephropathie, können zu einer terminalen Niereninsuffizienz führen. Bedingt durch die zunehmende Nierenfunktionseinschränkung kann es zu Symptomen wie verminderter Ausdauer, Verlangsamung, allgemeinen intellektuellen Einbußen, Schwächegefühl und Kopfschmerzen kommen.

Die Dialysebehandlung bietet die Möglichkeit einer körperlichen Stabilisierung, erfordert andererseits aber auch eine erhebliche Anpassungsleistung der Patienten hinsichtlich der deutlich in den Alltag eingreifenden Behandlungsmodalitäten. Angesichts der Tatsache, dass der Patient von einer potenziell lebensbedrohlichen Krankheit betroffen ist und damit verbunden Veränderungen in Bezug auf seine Autonomie und seine Rolle in Familie und Beruf erlebt, verwundert es nicht, dass etwa die Hälfte der Betroffenen bedeutsame Einbußen in ihrer Lebensqualität angibt (Cukor et al. 2011).

Dialysepatienten sind häufig von **psychischen Störungen** betroffen, dabei stehen depressive Syndrome an erster Stelle.

Ca. 25 % der Dialysepatienten zeigen ein depressives Syndrom (Cukor et al. 2011). Zu berücksichtigen ist aber auch, dass die körperliche Erkrankung selbst mit Symptomen wie erhöhter Irritierbarkeit, vermindertem Appetit, Schlafstörungen und Müdigkeit einhergehen kann, da ein urämischer Zustand – wenn auch in verminderter Ausprägung – trotz Dialyse immer noch besteht.

Unbehandelte psychische Störungen gehen nicht selten mit einem erhöhten Maß an Non-Adhärenz (u. a. Abbruch von Medikamenteneinnahme oder Diät) einher und haben damit einen ungünstigen Einfluss auf die Überlebensprognose der Erkrankten. Soweit eine genaue Aussage dazu möglich ist, scheint auch das Suizidrisiko von Dialysepatienten erhöht zu sein.

Schwierige Situationen ergeben sich, wenn Patienten den definitiven Wunsch nach einem Abbruch der Dialysebehandlung äußern. Aus psychiatrischer Sicht sollte in diesen Fällen ein behandlungsbedürftiges suizidales Syndrom ausgeschlossen werden.

Als relativ häufige **Komplikationen** – nach Angaben in der Literatur bei bis zu 38 % der Patienten (Tamura und Yaffe 2011) – treten organische psychische Störungen unterschiedlicher Schweregrade und Symptomatologie auf (➤ Kap. 13 und ➤ Kap. 15). Im Anschluss an Dialysebehandlungen kommen vorübergehende kognitive Störungen vor, verbunden mit Übelkeit, Schwäche, Müdigkeit, motorischer Unruhe, Muskelkrämpfen, Tremor und epileptischen Anfällen. Unter den heutigen Behandlungsmodalitäten ist die Dialysedemenz mit Desorientierung, Gedächtnisstörungen, Myoklonien und epileptischen Anfällen sehr selten.

Für die **Behandlung** psychischer Störungen bei Dialysepatienten gelten die gleichen Prinzipien wie bei Nierengesunden. Jedoch sind bei Therapie mit Psychopharmaka aufgrund der terminalen Niereninsuffizienz und der Nierenersatztherapie besondere pharmakokinetische Bedingungen zu berücksichtigen.

Grundsätzlich gilt, dass die in der Psychopharmakotherapie verordneten Substanzen – mit Lithium, das renal eliminiert wird und vollständig dialysabel ist, als wesentlicher Ausnahme – überwiegend hepatisch verstoffwechselt und aufgrund ihrer hohen Plasmaeiweißbindung in keinem nennenswerten Umfang über die Dialyse ausgeschieden werden.

Hingegen werden die teilweise noch wirksamen Metaboliten renal und auch biliär ausgeschieden, sodass bei Nierenfunktionseinschränkungen eine Dosisanpassung z. B. für Mirtazapin und Venlafaxin erforderlich ist (Benkert und Hippius 2017). Bei Dialysepatienten wird die Dosis-Plasmaspiegel-Relation von unterschiedlichen Faktoren beeinflusst, so z. B. Plasmaproteinbindung, Halbwertszeit und Dialyseverfahren (Cukor et al. 2011). Zu beachten ist auch, dass bei Dialysepatienten häufig eine organische Vorschädigung des Gehirns – z. B. durch eine hypertensiv bedingte vaskuläre Enzephalopathie – besteht, die die Sensitivität für unerwünschte Wirkungen der Psychopharmaka erhöht. Da nahezu alle Dialysepatienten an multiplen Erkrankungen leiden und sie dementsprechend meist mit einer größeren Zahl von Medikamenten behandelt werden, sollte die zusätzliche Verordnung von Psychopharmaka in Abstimmung mit dem zuständigen Nephrologen erfolgen.

Für die **einzelnen Substanzgruppen** ist Folgendes zu beachten:

- **Antidepressiva:** Zu berücksichtigen ist, dass konjugierte Metaboliten renal ausgeschieden werden und somit kumulieren können. Dies kann zu verstärkten unerwünschten Wirkungen (z. B. Sedierung, orthostatische Hypotonie) führen. Angesichts dieser veränderten pharmakokinetischen Gegebenheiten sollte mit einer eher niedrigen Initialdosis begonnen und langsam aufdosiert werden. Eine Substitution nach einer Dialysebehandlung ist nicht erforderlich. Nach heutigem Kenntnisstand gelten die getroffenen Feststellungen nicht nur für trizyklische Antidepressiva, sondern auch für selektive Serotoninwiederaufnahmehemmer, die heute als Mittel erster Wahl gelten (King-Wing Ma und Kam-Tao Li 2016).
- **Antipsychotika:** Die Exkretionsverhältnisse sind ähnlich wie bei den Antidepressiva, deshalb gelten die gleichen Vorsichtsmaßnahmen. Die Initialdosis sollte etwa bei der Hälfte bis zwei Drittel der üblichen Dosierung liegen. Dies scheint auch auf Clozapin zuzutreffen, wobei systematische Daten für dieses Medikament bisher nicht vorliegen. Die Dosierung von Olanzapin und Quetiapin muss nicht angepasst werden, bei Risperidon und Amisulprid sollte eine Dosisreduktion erfolgen.
- **Benzodiazepine:** Bei den meisten Pharmaka dieser Gruppe kann es zu einer Kumulation der glukuronidierten Metaboliten kommen mit dem Ergebnis einer verstärkten Sedierung, Ataxie und Sturzgefährdung. Deshalb sollte bei längerfristiger Anwendung die Medikamentendosis reduziert werden. Vorteilhaft ist, dass Lorazepam und Oxazepam keine aktiven Metaboliten besitzen, sodass bei einmaliger Verordnung oder kurzfristiger Anwendung keine Dosisreduktion erforderlich scheint.
- **Lithium:** Wegen der ausschließlich renalen Ausscheidung besteht eine Kumulationstendenz. Lithium kann prinzipiell auch bei Dialysepatienten verordnet werden. Voraussetzung hierfür sind häufige Blutspiegelkontrollen vor und nach Dialyse. Es reicht aus, wenn eine individuell zu bestimmende Dosis einmalig nach jeder Dialyse gegeben wird.
- **Carbamazepin:** Dieses Medikament wird in einem relevanten Ausmaß renal ausgeschieden, sodass hier ebenfalls zur Vermeidung unerwünschter Wirkungen, wie Schwindel, Gangstörungen und gastrointestinalen Beschwerden, eine Serumkonzentrationsbestimmung mit Dosisanpassung erforderlich ist. Die initiale Dosis sollte 50–75 % der üblichen Dosierung betragen, die Erhaltungsdosis muss individuell unter Berücksichtigung von klinischer Symptomatik und Serumspiegel ermittelt werden.
- **Valproat** und **Lamotrigin:** Hämodialyse kann die Plasmakonzentration von Valproat um ca. 20 % erniedrigen, was aber nicht unbedingt zu einer Dosisanpassung führen muss. Lamotrigin wird in der Leber metabolisiert. Eine eingeschränkte Nierenfunktion führt zu einer Verlängerung der Plasmahalbwertszeit, die Therapie mit Lamotrigin sollte daher vorsichtig erfolgen.

31.5.2 Nierentransplantierte Patienten

Im Zusammenhang mit der Transplantation einer Niere (und anderer Organe) kommt es überdurchschnittlich häufig zu psychischen Störungen. Nach einer möglicherweise langen Zeit des Wartens wird der Patient u. U. mit dem Tod seines unbekannten

Spenders oder der Belastung der Angehörigen konfrontiert. Starke, häufig gegensätzliche emotionale Belastungen können auf dem Boden einer biopsychosozialen Prädisposition und der therapieimmanenten somatischen Belastung zu Anpassungs-, affektiven und Angststörungen, posttraumatischen Belastungsstörungen und deliranten Syndromen führen. Risikofaktoren stellen psychische Störungen in der Vorgeschichte, jüngeres Alter, starke körperliche Beeinträchtigung, geringer Bildungsstand und fehlende soziale Unterstützung dar. Häufigkeit und Art der Störungen variieren, z. B. in Abhängigkeit vom zeitlichen Abstand zur Transplantation und weiteren Umständen (z. B. Lebend-/Leichenspende). Auch ist die Art der durchgeführten Transplantation (Niere, Leber, Herz etc.) als Einflussfaktor zu berücksichtigen.

Die Therapie richtet sich nach Art und Schwere der psychischen Störung und muss die Besonderheiten der jeweiligen Situation der Patienten beachten. Psychotherapeutische Interventionen fokussieren auf die in der jeweiligen Phase notwendigen Anpassungsprozesse. Emotionale Entlastung und die Bearbeitung irrationaler Gedanken (z. B. durch den Wunsch, nach einer Transplantation für den Tod des Spenders verantwortlich zu sein oder bestimmte Eigenschaften des Spenders zu übernehmen) bieten die Chance, die Kooperation in der Therapie und die Lebensqualität in der Zeit nach der Transplantation zu verbessern.

Spezielle psychopharmakologische Behandlungsstrategien ergeben sich aus den Besonderheiten des jeweiligen Metabolismus (veränderte hepatische und renale Clearance), der Interaktion mit den immunsuppressiven Substanzen (z. B. Steroide, Interferone, Azathioprin, Ciclosporin A und Tacrolimus/FK 506) und möglichen komorbiden Störungen. Da Immunsuppressiva und ggf. Antibiotika unverzichtbar sind, müssen psychische Störungen als Folge von unerwünschten Wirkungen dieser Pharmaka syndromorientiert medikamentös behandelt werden. Häufige unerwünschte psychische Nebenwirkungen sind organische depressive Störungen (Steroide, Interferone, Tacrolimus), manische Syndrome, Persönlichkeitsveränderungen und psychotische Störungen (Steroide), organische Angststörungen (Tacrolimus) und Enzephalopathien mit Delirien (Ciclosporin A).

Medikamente mit deutlicher anticholinerger Nebenwirkung (trizyklische Antidepressiva und trizyklische Antipsychotika, wie Thioxanthene und Phenothiazine) sind wegen ihrer delirogenen und proarrhythmischen Potenz als Mittel der zweiten Wahl zu betrachten. Günstige Wirkprofile haben in der antidepressiven Indikation vor allem SSRI (insbesondere diejenigen mit geringer Hemmung des Zytochrom-P450-Systems wie Citalopram und Sertralin). Trizyklische oder neuere Antidepressiva mit dualem Wirkmechanismus (Venlafaxin, Mirtazapin und Duloxetin) können abhängig vom Eliminationsmodus verordnet werden. MAO-Hemmer können wegen der Interaktion mit Opiaten und Sympathikomimetika problematisch werden. Antipsychotische Behandlungen sollten initial mit Butyrophenonen (Haloperidol), bei extrapyramidal-motorischen Nebenwirkungen mit atypischen Antipsychotika erfolgen. Für diese sind bei eingeschränkter Elimination Dosisanpassungen zu beachten, z. B. bei Niereninsuffienz für Amisulprid und Clozapin, bei Leberinsuffizienz für alle Atypika außer Amisulprid. Auf Clozapin sollte wegen des erhöhten Agranulozytoserisikos unter der immunsuppressiven Medikation verzichtet werden. In antimanischer/stimmungsstabilisierender Indikation kommt Lithium in Abhängigkeit von der renalen Clearance und nach nephrologischer Rücksprache infrage, alternativ Valproat (hepato-, selten myelotoxisch), Carbamazepin (hepato-/myelotoxisch) oder Olanzapin, akut antimanisch auch Risperidon und Quetiapin. Zur Sedierung eignen sich kurz wirksame Benzodiazepine ohne wirksame Metaboliten (z. B. Lorazepam) oder niederpotente Butyrophenone (Melperon). Zu weiteren Aspekten bei Transplantationspatienten vgl. Prager 2016.

31.6 Psychische Störungen in Gravidität und Post-partum-Phase

Im Zusammenhang mit den Phasen der Reproduktion können bekanntlich vielfältige Probleme in Verbindung mit psychischen Störungen auftreten.

Bei gebärfähigen Frauen, die Psychopharmaka erhalten und sexuelle Kontakte haben, sollte stets eine

Kontrazeption erfolgen, da das erste Trimenon eine für Fehlbildungen besonders vulnerable Phase darstellt. Untersuchungen zur Teratogenität sprechen dafür, dass in dieser Zeit auf Psychopharmaka verzichtet werden sollte, was bei hohem Rezidivrisiko möglicherweise nicht vertretbar sein kann. Verschreibende ÄrztInnen sollten sich wegen des raschen Wissenzuwachses auf diesem Gebiet über aktuelle Daten beraten lassen (siehe Hinweis am Ende dieses Abschnitts).

Im 1. Trimenon gilt in der stimmungsstabilisierenden Indikation bisher Lamotrigin als die sicherste Substanz, wobei das Risiko einer Fehlbildung bei einer Dosis von über 200 mg/d auf 5,4 % steigt. Vor dem Hintergrund der aktuellen Datenlage sollte Lithium im 1. Trimenon der Schwangerschaft nicht neu verordnet werden, eine laufende, stabil eingestellte und wirksame Therapie kann aber nach sorgfältiger Risiko-Nutzen-Analyse fortgeführt werden (Bergemann und Paulus 2016a und b). Unter Behandlung mit Valproat und Olanzapin sollte von vier Wochen vor der Konzeption bis zum Ende des ersten Trimenons Folsäure substituiert werden. Von den Antipsychotika gelten in dieser Phase Haloperidol oder Fluphenazin in niedriger Dosierung als relativ sicher, Olanzapin, Quetiapin oder Risperidon können Alternativen sein. Die meisten Daten zur Sicherheit von Antidepressiva im ersten Trimenon liegen für trizyklische Antidepressiva (insbesondere Nortriptylin), SSRI (insbesondere Citalopram und Seralin) und Venlafaxin vor. Clonazepam gilt als sicherstes Benzodiazepin. Auch sollte die Elektrokrampfbehandlung als Behandlungsform für schwerwiegende psychische Störungen in Betracht gezogen werden (➤ Kap. 5). Es versteht sich ferner, dass vorhandene psychotherapeutische Optionen konsequent genutzt werden müssen (Kittel-Schneider und Reif 2016).

Falls eine Patientin **unter der Einnahme von Psychopharmaka schwanger** wird, hat die Exposition gegenüber der Substanz bereits stattgefunden und die Rezidivgefahr durch das Absetzen der Substanz muss kritisch gegenüber dem Fehlbildungsrisiko abgewogen werden. Hier kann eine pränatale Diagnostik (z. B. Ultraschall, AFP-Bestimmung) helfen, das Fehlbildungsrisiko bei einer Fortsetzung der Schwangerschaft abzuschätzen.

Ab Beginn des 2. Trimenons gelten Lithium, SSRI, Venlafaxin und Antipsychotika als relativ sicher.

14 Tage vor der Geburt sollte wegen perinataler Toxizität (Floppy-Infant-Syndrom, Dyskinesien, Absetzphänomene beim Neugeborenen) die Dosis von Antipsychotika, trizyklischen Antidepressiva, Lithium und Benzodiazepinen möglichst weit reduziert werden.

In der postpartalen Phase muss die Entscheidung für eine psychopharmakologische Behandlung während des Stillens mit den Risiken und Vorteilen abgewogen werden. Insgesamt existieren wenig empirische Daten. Vom Stillen unter Lithium, den meisten Antikonvulsiva und Benzodiazepinen wird abgeraten. Patientinnen, die diese Substanzen erhalten müssen, sollten abstillen. Dies erfolgt durch die Therapie mit Bromocriptin in einer Dosis von 2×2,5 mg über 14 Tage. Eine psychoseauslösende Wirkung des Dopaminagonisten Bromocriptin ist nicht bewiesen. Als relativ sicher bei Frauen mit Stillwunsch gelten SSRI und Haloperidol sowie Valproat. Psychopharmaka sollten ggf. kurze Zeit nach dem Stillen eingenommen werden.

Puerperale psychotische Störungen (Beginn innerhalb 4 Wochen post partum) sind mit einer Inzidenz von 1–2/1.000 Geburten relativ seltene Ereignisse, die jedoch aufgrund des möglicherweise perakuten Verlaufes und der Gefahr des Suizids und Infantizids (Letzteres bei 4 %) bei den postpartal psychotisch erkrankten Frauen besonderer Aufmerksamkeit bedürfen. Syndromal werden (bipolar) affektive, schizophrene und Verwirrtheitssyndrome beobachtet, syndromorientiert sind bei Stillwunsch Haloperidol und SSRI günstig.

Die Behandlung substanzinduzierter Störungen in Gravidität und post partum unterscheidet sich nicht prinzipiell von der anderer Frauen. Die Besonderheiten der medikamentösen (Entzugs-)Behandlung wurden bei den entsprechenden Präparaten erwähnt (s. o.). Bei Heroinabhängigkeit kommt in den Fällen, in denen ein Entzug nicht möglich ist, alternativ auch eine Methadonsubstitution infrage. Diese scheint nicht mit einem erhöhten teratogenen Risiko verbunden zu sein. Im Vergleich zu Schwangeren, die weiterhin Heroin konsumieren, scheinen Schwangerschaftsvorsorge und fetale Ernährungssituation durch die Substitution eher verbessert zu werden. Den Rahmen für die Methadonsubstitution liefert die sogenannte „Richtlinie Methoden vertragsärztliche Versorgung" (➤ Kap. 17). Es sollte die niedrigste noch ausreichend wirksame Dosis gewählt werden (möglichst nicht mehr als 20 mg Methadon/d). Falls ein Methadonentzug stattfinden soll, so geschieht dies am günstigsten im zweiten Trimenon und in der Regel im Rahmen einer stationären Behandlung.

Individuelle aktualisierte Beratungen für den Einsatz von Psychopharmaka werden vermittelt unter www.embryotox.de (dort weiter unter „Frauen und Psyche"), Übersichten finden sich bei Stewart et al. 2011.

31.7 Patienten mit HIV-Infektion und AIDS

Seit 1996 ist es u. a. durch die Einführung der intensivierten antiretroviralen Therapie (HAART, highly active antiretroviral therapy) zu einem Rückgang von Morbidität und Letalität der HIV-Infektion gekommen, wobei in jüngerer Zeit über Veränderungen in der Symptomatologie berichtet wurde mit einer Zunahme von Vorstufen der HIV-assoziierten Demenz sowie Alzheimer-ähnlichen Zustandsbildern (Deutsche Gesellschaft für Neurologie 2015). Psychiatrische Notfallsituationen ergeben sich vor allem bei suizidalem Verhalten, Delirien und akuten psychotischen Episoden mit maniformen oder paranoid-halluzinatorischen Zustandsbildern oder aufgrund von Medikamenteninteraktionen (Übersicht bei Watkins et al. 2011).

31.7.1 Beratung vor und nach HIV-Testung

Personen aus den Hauptrisikogruppen (homo- und bisexuelle Männer, Patienten aus Hochprävalenzgebieten, i. v. Drogenkonsumenten sowie Männer und Frauen, die sich über heterosexuelle Kontakte infiziert haben könnten) sind ggf. über die Notwendigkeit einer HIV-Testung zur differenzialdiagnostischen Abklärung neu aufgetretener psychischer oder Verhaltensauffälligkeiten aufzuklären und sollten vor der Durchführung des Tests ihre schriftliche Einverständniserklärung abgeben. Die Reaktionen auf den Nachweis einer HIV-Infektion können von emotionaler Irritation mit Verlust der Lebensorientierung, depressiven Stimmungsschwankungen bis hin zur Negierung des Testergebnisses reichen.

Für das Beratungsgespräch mit dem Patienten sind folgende Punkte zu beachten (s. auch ➤ 31.8.1):

- Nach einem positiven Testergebnis Information des Patienten über Vorsichtsmaßnahmen (Maßnahmen, die einen Kontakt anderer Personen mit infektiösem Material wie Blut, Sperma etc. verhindern)
- Beratung über die Prognose der Erkrankung, Behandlungs- und Versorgungsmöglichkeiten (einschließlich spezialisierter Institutionen wie Schwerpunktpraxen, Spezialambulanzen, AIDS-Hilfe, Selbsthilfegruppen)
- Die Teilnahme einer Bezugsperson an den Beratungsgesprächen ist oft hilfreich.
- Wichtige Punkte über den Inhalt des Aufklärungsgesprächs sind zu dokumentieren.
- Wenn ein Patient trotz des Wissens über seine Infektion und die damit verbundenen Konsequenzen Dritte gefährdet, ist im Sinne einer Güterabwägung zu prüfen, ob die Einhaltung der Schweigepflicht oder Maßnahmen zum Schutz der gefährdeten Personen das höherwertige Rechtsgut darstellen (worauf der Patient hingewiesen werden sollte).

31.7.2 Psychopathologische Syndrome

Belastungsreaktionen und Anpassungsstörungen

Die Diagnose einer HIV-Infektion, aber auch die Information über einen Abfall der CD4-Zellen oder eine Zunahme der Viruslast (HIV-RNA) löst bei den Betroffenen häufig eine akute Stressreaktion aus und kann zu einer Reihe psychopathologischer Auffälligkeiten führen.

Diese manifestieren sich in Form von depressiven Stimmungsschwankungen, Ängsten, erhöhter Irritierbarkeit, Insuffizienzgefühlen, Schlafstörungen und Suizidalität. Patienten mit vorbekannten psychischen Störungen (z. B. Persönlichkeitsstörungen, insbesondere vom Borderline-Typus) zeigen – ebenso wie Patienten, die nur über ein geringes Netz an sozialer Unterstützung verfügen – häufiger ausgeprägte emotionale Reaktionen. Fast regelhaft bestehen Ängste vor der Reaktion von Partnern, Freunden, Kollegen oder Arbeitgebern.

Für die primäre ärztlich-psychiatrische Versorgung gelten die allgemeinen Prinzipien der Krisenintervention (➤ Kap. 3 und ➤ Kap. 21). Eine stabile Arzt-Patienten-Beziehung kann dazu beitragen, dass der Patient seine Ängste (hinsichtlich des Krankheitsverlaufs, aber auch bezüglich des Verlusts von Freunden, Arbeitsplatz etc.) mitteilen und sich schrittweise mit seiner Erkrankung auseinandersetzen kann.

Wenn Informationsdefizite bestehen, sollten diese behoben werden. Wichtig kann eine Beratung hinsichtlich der sozialen Konsequenzen sein (z. B., ob der Patient verpflichtet ist, den Arbeitgeber über seine Erkrankung zu informieren).

Eine kurzfristige Medikation mit Benzodiazepinen (z. B. Lorazepam in einer Initialdosis von 1–2 mg) kann bei Ängsten und Unruhezuständen verordnet werden. Bei substanzabhängigen Patienten kann es günstiger sein, Antidepressiva zu verordnen, wobei solche mit möglichst keinen oder nur geringen anticholinergen Nebenwirkungen bevorzugt werden sollten (z. B. Mirtazapin, wenn eine Sedierung gewünscht wird). Die Indikation für eine sich anschließende psychotherapeutische Intervention ist individuell zu besprechen. Auf die Möglichkeit einer suizidalen Gefährdung ist sorgfältig zu achten.

Suizidalität

Eine Häufung suizidaler Verhaltensweisen bei Patienten mit HIV-Infektion ist nach wie vor gegeben, jedoch – anders als vor der Einführung antiretroviraler Therapien – seltener geworden und entspricht den Suizidraten bei anderen somatischen Erkrankungen. In Akutsituationen mit Suizidalität können Benzodiazepine (z. B. 1–2 mg Lorazepam) verordnet werden (weitere Ausführungen dazu in ➤ Kap. 11).

Angststörungen

Angststörungen, die häufig einen engen Bezug zu den befürchteten Krankheitsfolgen aufweisen, zeigen bis zu 16 % der Patienten. Auch hier ergänzen sich psycho- und pharmakotherapeutische Maßnahmen sinnvoll. Zur längerfristigen Behandlung kommen Venlafaxin (initial 37,5 mg, ggf. steigern bis auf 150 mg in Retardform, keine anticholinergen Nebenwirkungen) oder, wenn zusätzliche Sedierung gewünscht wird, Mirtazapin infrage. In Akutsituationen können auch Benzodiazepine gegeben werden (z. B. Lorazepam, 2×0,5 mg). Bei nicht ausreichender Wirksamkeit kann eine Dosiserhöhung erfolgen.

Depressive Syndrome und Manie

In einer Metaanalyse konnte gezeigt werden, dass HIV-Patienten ein zweifach höheres Risiko haben, im Verlauf der Erkrankung eine depressive Episode zu entwickeln als HIV-negative Vergleichsgruppen (Querques und Freudenreich 2016). Dies traf jedoch nicht auf das Vorliegen einer Dysthymie zu.

Zur medikamentösen Behandlung können selektive Serotoninwiederaufnahmehemmer (SSRI), der reversible MAO-Hemmer Moclobemid oder andere neuere Antidepressiva angewandt werden, wobei Sertralin, Citalopram, Venlafaxin und Mirtazapin das geringste Interaktionspotenzial mit antiretroviralen Substanzen aufweisen (vgl. weiter unten). TZA sind hier wegen ihres Nebenwirkungsprofils (anticholinerge Nebenwirkungen, Mundtrockenheit etc.) Mittel der zweiten Wahl. Unter anderem wegen möglicher Wechselwirkungen mit internistischen Medikamenten sollte die Eindosierung von Psychopharmaka langsam erfolgen. Weiterhin kann bei Bedarf eine psychotherapeutische Behandlung, z. B. ein verhaltenstherapeutisch-kognitiv orientiertes Verfahren mit Fokussierung auf die im Einzelfall bedeutsamen Problembereiche, empfohlen werden.

Schließlich sollte nach der Einnahme von nichtverschreibungspflichtigen Medikamenten gefragt werden: so kann Johanniskraut über eine Induktion des Zytochrom-P450-Isoenzyms 3A zu einer ausgeprägten Erniedrigung des Blutspiegels von Proteinase-Inhibitoren, u. a. Indinavir, führen.

Wenn bei einem HIV-infizierten Patienten ohne Vorgeschichte einer bipolaren oder depressiven Erkrankung erstmalig ein manisches Syndrom auftritt, so sollte zunächst an ein *organisches manisches Syndrom* gedacht werden. Differenzialdiagnostisch sind z. B opportunistische ZNS-Infektionen, Medikamenteninteraktionen oder Entzugssyndrome als Ursache abzuklären. Nicht selten liegt komorbid eine AIDS-Demenz vor. Gut verträglich ist Valproat mit einer Initialdosis von 250–500 mg/d, die um 250 mg/d alle 2–4 Tage bis zur Symptomkontrolle erhöht werden kann.

Substanzabhängigkeit

Substanzabhängigkeit ist eine häufige komorbide Erkrankung bei HIV-/AIDS-Patienten. Bei den betroffenen Patienten bestehen häufig auch depressive Syndrome sowie Persönlichkeitsstörungen, wobei Störungen im Impulskontrollverhalten bzw. dissoziale Störungen überwiegen (Altice et al. 2010).

Die Abhängigkeitsproblematik wird auch bei Patienten mit einer HIV-Infektion unter Anwendung der allgemein geltenden therapeutischen Prinzipien angegangen (➤ Kap. 16 und ➤ Kap. 17). Nach den in Deutschland geltenden sogenannten „Richtlinie Methoden vertragsärztliche Versorgung" (➤ Kap. 17) liegt bei AIDS-Erkrankung und Opiatabhängigkeit eine Indikation für die Substitutionsbehandlung mit Methadon vor. Auch hier sind mögliche Medikamenteninteraktionen zu berücksichtigen: Z. B. induziert Nevirapin Zytochrom-P450-Enzyme, die für den Metabolismus von Methadon wichtig sind, und kann dadurch zum Auftreten von Opiatentzugssyndromen bei Patienten unter Methadon-Substitution führen. Andererseits kann Ritonavir über eine Inhibition des CYP450 3A4 zum Anstieg des Methadonspiegels und möglicher Übersedierung führen.

Psychotische Störungen

Im Verlauf einer HIV-Erkrankung erstmalig auftretende psychotische Störungen sind eher selten. Ein Zusammenhang von Drogeneinnahme und psychotischen Symptomen wird diskutiert.

Beim erstmaligen Auftreten akuter psychotischer Symptome, insbesondere, wenn anamnestisch kein Hinweis auf frühere Episoden einer paranoid-halluzinatorischen Schizophrenie vorliegt, ist immer eine organische Verursachung in Erwägung zu ziehen. Da differenzialdiagnostisch delirante Syndrome (➤ Kap. 13 und ➤ Kap. 15) oder auch komplex-partielle Anfälle auszuschließen sind, muss eine gezielte körperliche Untersuchung erfolgen, um einen bisher nicht bekannten ZNS-assoziierten Prozess nachzuweisen. Bei stärkerer Symptomatik ist eine stationäre (psychiatrische) Behandlung oft nicht zu umgehen.

AIDS-Demenz und Delir

Die HIV-assoziierte Demenz, die als einzige psychiatrische Erkrankung zu den AIDS-definierenden Erkrankungen gehört, tritt seit Einführung der HAART (Highly Active AntiRetroviral Therapy) nur noch bei 7–10 % der Erkrankten auf, wobei, wie bereits ausgeführt, die Vorstufen und Alzheimer-ähnliche Bilder offenbar zugenommen haben.

Frühsymptome dieser Erkrankung betreffen die kognitive Leistungsfähigkeit mit Gedächtnis-, Konzentrations- und Auffassungsstörungen, Verlangsamung, Müdigkeit, Erschöpfbarkeit und Persönlichkeitsveränderungen. Im Krankheitsverlauf ist mit einer Progredienz der kognitiven Leistungseinschränkungen zu rechnen, das Verhalten ist typischerweise durch Apathie und sozialen Rückzug gekennzeichnet. Schließlich kann es zum Vollbild einer AIDS-Demenz kommen.

Bei psychiatrischen Akutsituationen mit psychomotorischer Unruhe und Agitiertheit, die in diesem Kontext auftreten, können atypische Antipsychotika (wie z. B. Olanzapin oder Quetiapin) und/oder Benzodiazepine (z. B. Lorazepam) in niedriger Dosierung verordnet werden. Antipsychotika der älteren Generation sollten wegen der erhöhten Wahrscheinlichkeit des Auftretens teils schwerer extrapyramidalmotorischer Symptome vermieden werden.

Gerade Patienten mit AIDS-Demenz haben ein hohes Risiko für das Auftreten eines Delirs. Dessen Ursachen können, wie auch bei nicht an AIDS erkrankten Patienten (vgl. oben), vielfältig sein (z. B. opportunistische ZNS-Infektionen oder Medikamentennebenwirkungen) und müssen differenzialdiagnostisch abgeklärt werden.

Für die psychopharmakologische Behandlung der oftmals multimedizierten HIV-/AIDS-Patienten gilt, dass der Behandler sich einen Überblick über Medikamenteninteraktionen verschaffen sollte. Hilfreich ist z. B. www.hiv-druginteractions.org/.

31.8 Der onkologische Patient

Am Beispiel des krebskranken Patienten sollen mehrere Aspekte ärztlicher Tätigkeit im Allgemeinkrankenhaus erörtert werden, die entweder vom primär behandelnden Arzt alleine oder in Kooperation mit dem Konsiliar-Liaison-Psychiater zu beachten sind.

31.8.1 Das Mitteilen einer schwerwiegenden Diagnose

Das Mitteilen einer „schwerwiegenden Diagnose", definiert als eine *„Information, die ernsthaft und unerwünscht die individuellen Zukunftsaussichten beeinträchtigt"* (Baile und Buckman 2000), ist eine im ärztlichen Alltag häufig zu leistende Aufgabe. Ein gleichermaßen sensibel geführtes wie dem Informationsbedürfnis des Patienten verpflichtetes Aufklärungsgespräch trägt dazu bei, Patientenbedürfnisse zu erfüllen, die Adhärenz an die angebotene Behandlung zu stärken und letztlich das psychosoziale Wohlbefinden von Patienten (und Ärzten) zu erhalten.

Die früher oft gehegte Befürchtung, durch das Mitteilen einer schwerwiegenden Diagnose dem Betroffenen zu schaden, gilt heute als widerlegt. Im Gegenteil dazu erleben Patienten gerade die adäquate Vermittlung solcher Diagnosen als hilfreich, um individuelle Lebensentscheidungen zu treffen. Patienten wollen meistens die Wahrheit wissen über Lebenserwartung, Behandlungsmöglichkeiten und deren unerwünschte Wirkungen. Außerdem gebietet es das Prinzip der „Einwilligung nach Aufklärung (informed consent)" als rechtliche Voraussetzung für eine Behandlung, Patienten verständlich und umfassend zu informieren. Überbringer schwerwiegender Diagnosen fürchten sich (meist unbegründet) vor unkontrollierbaren emotionalen Ausbrüchen und negativen Beurteilungen der Patienten, was sich durch erlernbare Kommunikationstechniken überwinden lässt. Diese Techniken zielen auf eine an den individuellen Patientenbedürfnissen orientierte Informationsvermittlung, d. h. Verständlichkeit, emotionale Echtheit und Vermittlung realistischer Hoffnung. Als Leitsätze können gelten:

- Mit Information beginnt Rehabilitation.
- Patientenwahrheit ist nicht Ärztewahrheit.
- Mitteilen verbindet – Nichtwissen isoliert.
- Wissen stärkt Autonomie und Kooperation.
- Emotionen haben Vorrang.
- Aufklären ist ein dialogischer Prozess.

Im Folgenden werden 6 Schritte vorgestellt, die sich bei der Aufklärung von Patienten mit malignen Erkrankungen bewährt haben („breaking bad news", Baile und Buckman 2000). Es erscheint plausibel, dass die Aufklärung von Patienten mit nichtmalignen Erkrankungen zweifelhafter oder ähnlich ungünstiger Prognose (z. B. multiple Sklerose, HIV) nach denselben Strategien erfolgen sollte.

1. Gespräch vorbereiten

- Konsens beim Erstgespräch einholen („Wir informieren alle Patienten offen, wenn alle Befunde vorliegen, sind Sie damit einverstanden?")
- Wer informiert? (günstigstenfalls die Person mit der besten Beziehung oder die, die langfristig die Behandlung übernimmt)
- Informationen vorbereiten (Befunde prüfen, Therapie und Prognose klären)
- Günstigen Rahmen für Gespräch sichern (Vertraulichkeit, keine Störungen, ggf. Angehörige einbeziehen)
- Günstigen Zeitpunkt wählen (sind die Befunde ausreichend, der Patient aufnahmefähig?)

2. Vorwissen klären

- Aktiv zuhören und offene Fragen stellen (Nicken, Blickkontakt, Wiederholen, Paraphrasieren)
- Subjektives Vorwissen erkunden („Was haben Sie selbst gedacht, als Sie sich krank fühlten/als Sie die Diagnose hörten? Sie sind schon einige

Zeit krank, was haben Sie bisher erfahren? Welche Gedanken haben Sie sich gemacht?")
- Antworten reflektieren (was hat der Patient verstanden, welche Gedanken und Fantasien hat er, inwiefern weicht sein Vorwissen vom medizinischen Kenntnisstand ab, welches Vokabular benutzt er, zeigt er Angst, welche Vorerfahrungen und Informationsquellen nutzt er?)

3. Informationsbedürfnis erkunden

- An Patientenwünschen orientieren (an Äußerungen anknüpfen oder alternativ fragen: „Es gibt Patienten, die wollen alles wissen, andere jedoch nicht, zu welcher Gruppe gehören Sie?")
- Patienten Gespräch mit steuern lassen (Erkundungsverhalten unterstützen, zu Fragen ermutigen)
- Kooperation beim Problemlösen anbieten
- Belastungsgrenzen wahrnehmen, auf irrationale Vorstellungen und Befürchtungen eingehen
- Ablehnung von Informationen akzeptieren (aber unterstützende Beziehung aufrechterhalten, Information „bei Bedarf" anbieten)

4. Wissen vermitteln

- Gesprächsziel ankündigen („Wir haben besprochen, dass ich Sie informiere, wenn wir die Befunde zusammenhaben")
- Patient abholen, wo er steht (an Äußerungen anknüpfen, „Sie haben befürchtet, dass …")
- Information schrittweise anbieten, Verständlichkeit anstreben (kurze Sätze, einfache Sprache, Fachtermini vermeiden oder erläutern)
- Verständnis sichern (nach jedem Schritt Gelegenheit zu Fragen geben, prüfen, ob Information verstanden wurde)
- Fortsetzung des Gespräches anbieten (Emotion und Verleugnungswunsch beeinträchtigen Wahrnehmung und Erinnerung, oft ist Wiederholung erforderlich)

5. Emotionen aufnehmen

- Emotionale Reaktion erwarten (Mitteilen der Diagnose ruft meist Belastungsreaktionen hervor)
- Ausbleiben von Reaktionen klären (fühlt sich der Patient in der Beziehung unsicher? Lassen ihn Scham und Furcht verstummen? Verleugnet er?)
- Empathisch auf Emotionen eingehen (zulassen, ansprechen, nonverbale Zuwendung, eigene Emotionen als Indikator nutzen, Enttäuschung/Verzweiflung/Wut respektieren, auf Ungewissheit eingehen, berechtigte Hoffnung stärken)
- Unterstützende Begleitung zusichern

6. Vorgehen vereinbaren

- (Evidenzbasiertes) Konzept entwickeln
- Erwartungen klären
- Strategie vorschlagen
- Reaktionen beachten
- Konsens anstreben
- Besprechungen zusammenfassen, unerledigte Probleme zulassen („Haben Sie noch Fragen, die wir besprechen wollen?")
- Terminabsprache treffen.

Die folgende **Kasuistik** demonstriert, welche Fehler in Aufklärungsgesprächen gemacht werden können, welche Konsequenzen dies hat und wie versucht werden kann, eine „verfahrene" Situation wieder in Bewegung zu bringen.

Fallbeispiel

Ein 57-jähriger, wegen eines „Weichteilrheumatismus" seit fünf Jahren erwerbsunfähig berenteter ehemaliger Koch erfährt anlässlich einer Sonografie der Blase (wegen Pollakisurie), dass dort ein „Gewächs" zu finden sei. Der Untersucher teilt lapidar mit: „Es gibt keine gutartigen Blasengewächse, wenn Sie sich nicht rasch um eine Operation kümmern, werden Sie daran sterben." Dem Patienten ist nach der Untersuchung schwindlig, er bittet um einen Schluck Wasser und darum, nach der Untersuchung noch ein wenig auf der Liege bleiben zu können, bis sich sein Schwindel gelegt habe, und ob man seine Ehefrau hereinbitten könne, damit sie ihn hinausbegleite. Der Untersucher fordert den Patienten mit dem Satz „Wer zur Untersuchung selbst hereingelaufen kommt, kann auch wieder selbst hinausgehen" auf, das Zimmer zu verlassen, was dieser unter erheblicher Anstrengung auch tut.

Nach der 10 Tage später durchgeführten transurethralen Resektion eines Urothelkarzinoms der Blase entwickelt der Patient ein ängstlich-depressives Syndrom, beobachtet ängstlich seinen Stuhlgang und betastet die Waden unter der Befürchtung, dass „Streukrebs" zu einem „Darmverschluss" und „Absiedelungen" in der Muskulatur geführt habe. Unter der unverrückbaren Überzeugung, dass ihm von medizinischer Seite nicht mehr geholfen werden könne (da aufgrund multipler Medikamentenallergien eine Koloskopie zur rechtzeitigen Diagnostik des befürchteten Darmkrebses bei ihm unmöglich sei und deshalb allenfalls eine Notoperation mit Anlage eines „künstlichen Darmausganges" infrage komme, was für ihn unerträglich sei), begeht der Patient einen glücklicherweise erfolglosen Suizidversuch. Er wirft einen Haartrockner in sein Wannenbad und wird von den Angehörigen zur stationären psychiatrischen Aufnahme gebracht.

Nach initial erforderlicher antidepressiver und antipsychotischer medikamentöser Behandlung wegen einer schweren depressiven Episode mit psychotischen Symptomen wurde nach klinischer Besserung und nach unauffälliger Koloskopie der urologische Konsiliarius zur Aufklärung des Patienten hinzugezogen. In einem gemeinsamen Gespräch mit dem behandelnden Arzt der Psychiatrie und dem Urologen wurden dem Patienten und der Ehefrau auf deren spezifische Fragen hin ausführlich und ohne Zeitdruck eine realistische Prognose, Behandlungsmöglichkeiten sowie deren Vor- und Nachteile erläutert. Auf die z. T. unrealistischen Annahmen des Patienten wurde ausführlich und verständnisvoll eingegangen, seine Ängste wahrgenommen, akzeptiert und durch paraphrasierende Entgegnungen („Sie meinen also, dass …") deren Realitätsgehalt selbstwertschonend geprüft und korrigiert. Nach sechs Wochen stationärer Behandlung kann bei noch leicht ängstlich-hypochondrischem klinischem Bild die Entlassung in die ambulante Behandlung erfolgen. Regelmäßige urologische Nachuntersuchungen, eine ambulante nervenärztliche Anbindung und der Besuch einer Selbsthilfegruppe für Männer mit urologischen Krebserkrankungen werden vereinbart, der Patient bleibt während der fünfjährigen Nachbeobachtungszeit ohne Tumorrezidiv.

Untersuchungen zeigen, dass die flexible Anwendung der oben beschriebenen Techniken die Anwender- und Patientenzufriedenheit verbessert und auch zur Vermeidung von juristischen Schritten bei problembehafteten Behandlungen beitragen kann (Royal College of Physicians 2003). Ein entsprechendes Training ist jedem Arzt zu empfehlen und wird zu mehr Sicherheit und Flexibilität im Patientenkontakt beitragen.

Kurse zur Verbesserung der Arzt-Patient-Kommunikation werden angeboten, z. B. unter KIM (Kommunikation in der Medizin): www.kim-berlin.net

31.8.2 Psychoonkologie und Palliativmedizin – psychische Störungen bei malignen Erkrankungen

Eine ätiologische Bedeutung von Stress oder bestimmten Persönlichkeitseigenschaften bei der Krebsentstehung konnte trotz langjähriger empirischer Forschung nicht nachgewiesen werden. Einige Autoren halten jedoch einen Zusammenhang zwischen chronischem Stress, verminderter Immunabwehr und Krebsentstehung für möglich. Psychoonkologische Forschung und Therapie konzentrieren sich heute vor allem auf den Zusammenhang zwischen Krankheitsverarbeitung, Lebensqualität und Prognose. Trotz verbesserter Behandlungsmöglichkeiten stürzt die Krebsdiagnose viele Betroffene und ihr soziales Umfeld in eine schwere Lebenskrise, da Krebs nach wie vor mit Unheilbarkeit, Siechtum, Schmerz und Sterben gleichgestellt wird. Diese emotionale Belastung führt häufig dazu, dass seitens der Betroffenen eine Kommunikation über die Erkrankung nicht stattfindet, was zu Tabuisierung und Isolation führt. Dadurch wird eine günstige Krankheitsverarbeitung erschwert, und Krebspatienten erleben neben langwierigen medizinisch-körperlichen Belastungen auch negative soziale Konsequenzen. Eine optimale Behandlung und Versorgung sollte deshalb durch die Vernetzung medizinisch-pflegerischer, sozialarbeiterischer und psychotherapeutischer Arbeit erfolgen. Nicht zuletzt zur Psychohygiene der Behandler empfiehlt sich eine persönliche Auseinandersetzung mit der eigenen Betroffenheit, z. B. im Rahmen von Supervision oder Balint-Arbeit.

Neben Anpassungsstörungen im Zusammenhang mit der Diagnosestellung und Progredienz der Erkrankung kommen Angststörungen, Depressionen und organische Psychosyndrome im Verlauf der Krebserkrankung vor. Nur ungefähr 50 % der Betroffenen bleiben auf längere Dauer ohne psychische Störung. In Abhängigkeit von Art, Dauer und Schwere der psychischen Störung ist eine medikamentöse und/oder psychotherapeutische Behandlung indiziert.

Theorien zur Entstehung psychischer Störungen bei Krebspatienten fokussieren auf deren spezifische Situation sowie dysfunktionale Anpassungsstile, also das Erleben von Kontroll- und Autonomieverlust, Abhängigkeit, Tabuisierung, Stigmatisierung, Isolation, irrationales und magisches Denken von Bestraftsein und Verantwortung für die eigene Erkrankung. Langfristig führen chronische Schmerzen, Nebenwirkungen der Behandlung, lange Krankenhausaufenthalte, unerwartete Verschlechterungen, Lebensbedrohung und die Auseinandersetzung mit Sterben und Tod zu psychischer Destabilisierung.

Zu den psychosozialen Aufgaben in der Betreuung und Behandlung von Krebspatienten gehören deshalb:

- Informationsvermittlung
- Hilfestellung bei familiären und sozialen Problemen
- Angehörigenberatung und -unterstützung
- Unterstützende und begleitende psychotherapeutische/medikamentöse Behandlung
- Kriseninterventionen bei Verschlechterung und Fortschreiten der Erkrankung
- Sterbebegleitung

Aus der Prognoseforschung ist bekannt, dass sich ein kämpferischer Auseinandersetzungsstil („fighting spirit") im Vergleich zu starker negativer emotionaler Reaktion eher günstig auswirkt. Das erklärt möglicherweise auch die nachgewiesenen positiven Effekte von Selbsthilfegruppen. Psychotherapeutische Interventionen scheinen ebenso wirksam zu sein, wobei ein strukturiertes und direktives Vorgehen offenbar vorteilhaft ist.

Die psychopharmakologische Behandlung von Krebspatienten unterscheidet sich nicht wesentlich von der Behandlung von Patienten mit anderen schweren Erkrankungen. Auch hier wird abhängig von Schweregrad und syndromaler Einordnung unter Berücksichtigung individueller, z. B. metabolischer, Besonderheiten behandelt. Im palliativmedizinischen Kontext sollte das Prinzip der schnellen und wirksamen Intervention ohne Berücksichtigung langfristig negativer Konsequenzen (wie Toleranzentwicklung und Abhängigkeit) dazu führen, dass Opiate und Benzodiazepine großzügig zur Linderung von Schmerz, Angst, Unruhe und Schlafstörungen eingesetzt werden. Aufgrund der Wirklatenz von Antidepressiva wird Psychostimulanzien zur raschen Behandlung schwerer depressiver Zustände vor allem in der US-amerikanischen Konsiliarpsychiatrie ein gewisser Stellenwert eingeräumt. So wirkt z. B. Methylphenidat 2,5–5 mg (max. Dosis bis 60 mg, morgendliche Gabe zur Vermeidung von Schlafstörungen) innerhalb von drei Tagen rasch antidepressiv, eine Behandlungsdauer von 14 Tagen sollte nicht überschritten werden, womit sich die Wirklatenz von Antidepressiva ggf. überbrücken lässt. (Cave: Da Methylphenidat in dieser Indikation in Deutschland nicht zugelassen ist, handelt es sich um einen Off-Label-Use.) Interaktionen zu Makroliden, Statinen, Kalziumantagonisten und Antiarrhythmika müssen beachtet werden. Antipsychotika werden zur Behandlung von deliranten, wahnhaften und halluzinatorischen Syndromen eingesetzt. Übersichten zum Thema finden sich bei Massie und Miller 2011.

31.8.3 Sterben

Heute wird Sterben überwiegend als ein Phänomen des höheren Lebensalters wahrgenommen, die Sterbephasen dauern länger und finden (entgegen dem Wunsch vieler Betroffener) häufig in Institutionen statt. Stichwortartig lässt sich Sterben heute mit „Spezialisierung, Institutionalisierung, Medikalisierung, Technisierung, Privatisierung, Isolation und Tabuisierung" beschreiben. Aufgrund von (z. T. irrationalen) Befürchtungen von Angehörigen bezüglich der Zeit, räumlicher Gegebenheiten und der Fähigkeiten, die für die Betreuung Sterbender erforderlich sind, findet sich ein Sterbender häufig in Institutionen wieder, in denen aufgrund mangelnder Ressourcen und Bereitschaft vorwiegend Behandlung und Pflege nach dem Prinzip der drei S („satt, still, sauber") stattfindet. Von den drei Säulen „Beistand, Behandlung, Pflege" zur Betreuung Sterbender wird das Bedürfnis nach Beistand oft genug nicht erfüllt. Das Bedürfnis nach Beistand variiert wie die Einstellung zu Sterben und Tod erheblich und hängt weniger von Merkmalen wie Geschlecht und Alter als von negativen Lebenserfahrungen, instabilen biografischen Verläufen, mangelnder sozialer und religiöser Bindung und fehlenden Zukunftsperspektiven ab. Die mit den Phasen des Sterbens verbundenen psychischen Anpassungsprozesse sind seit der Antike („ars moriendi") bekannt und wurden etwa von Kübler-Ross als Abfolge von „Verleugnung, Wut, Verhandeln, Depression und Akzeptanz" benannt, wobei allerdings vonseiten der Behandler keine schematische Abfolge der genannten Zustände beim Sterbenden erwartet werden darf (Zank-Wiens 2015).

Sterbebegleitung/Beistand heißt letztlich, die Wünsche der Sterbenden zu erfüllen. Diese haben das Bedürfnis, sich rückblickend mit ihrer Lebensgeschichte auseinanderzusetzen, ihr Leben zu ordnen, kleine Wünsche (z. B. nach körperlicher Nähe) erfüllt zu bekommen, alte Freunde zu sehen oder zu telefonieren, sich auszusprechen. Das Prinzip der „voluntas aegroti suprema lex" (der Wille des Kranken ist oberstes Gebot) sollte handlungsleitend werden, was manchmal den Einstellungen und Interessen Angehöriger und der Behandler zuwiderläuft und deren Begleitung erfordert. Personen, die Sterbebegleitung leisten, sollten neben spezifischen palliativmedizinischen Kenntnissen und Fertigkeiten vor allem über die Fähigkeit verfügen, über kulturelle und weltanschauliche Grenzen hinweg zuzuhören und die Äußerungen und Wünsche des Sterbenden zu akzeptieren. Um Überforderung zu vermeiden, ist es günstig, mehrere Personen (Angehörige, Ärzte, Pflegende, Geistliche, Sozialarbeiter) in die Begleitung Sterbender einzubeziehen. Auch Hospize als „Stätte zum Leben Sterbender" haben hier ihren hervorragenden Stellenwert. Sterbende betreuen bedeutet aber auch, die bereichernde Erfahrung zu machen, selbst über die Bedeutung von Sterben und Tod nachzudenken und die damit verbundenen Ängste und Gefühle von Hilflosigkeit, Endlichkeit und Abschiednehmen zuzulassen. Übersichten zum Thema finden sich in der S3-Leitlinie „Palliativmedizin für Patienten mit einer nicht heilbaren Krebserkrankung" aus dem Jahre 2015. In dieser Leitlinie wird insbesondere auch auf die Behandlung von Depressionen und Delirien im palliativmedizinischen Setting eingegangen; auch hier gilt, dass eine rasche Verlegung in eine psychiatrische Abteilung nur sehr zurückhaltend in Erwägung gezogen werden und die Patienten vielmehr liaisonpsychiatrisch mitbehandelt werden sollten (Kratz und Diefenbacher 2016a).

31.9 Häufige Rechtsprobleme im Allgemeinkrankenhaus

Wenn ein Patient einen Arzt aufsucht und dieser die Behandlung übernimmt, entsteht zwischen Arzt und Patienten durch schlüssiges Verhalten (Konkludenz) ein Vertrag. Vertragsrechtlich handelt es sich dabei wegen der besonderen Qualitätsanforderung um eine „Leistung höherer Ordnung" nach den zu dieser Zeit bestehenden wissenschaftlich anerkannten Regeln des Fachgebietes. Bei der Behandlung können Situationen entstehen, in denen der Arzt mit bestimmten Risiken verbundene diagnostische oder therapeutische Eingriffe vornimmt. Strafrechtlich handelt es sich dabei um Körperverletzungen. Diese sind nur dann nicht rechtswidrig, wenn neben der vorliegenden Indikation auch eine „Einwilligung nach Aufklärung (informed consent)" eingeholt wurde. Zur Prüfung der Einwilligungsfähigkeit existieren keine etablierten Standards. Wenn die Fürsorgepflicht des Arztes und das Selbstbestimmungsrecht des Patienten nicht kollidieren („Patient ist einverstanden mit Behandlungsvorschlag"), wird die Einwilligungsfähigkeit meist unterstellt und nicht für überprüfungswürdig befunden. Prinzipiell wäre die Einwilligungsfähigkeit natürlich auch im Fall des Einverständnisses zu prüfen. Spätestens bei Kollision von Fürsorgepflicht des Arztes und Selbstbestimmungsrecht des Patienten („Patient lehnt etwas Sinnvolles ab“) muss dann oft eine **Prüfung der Einwilligungsfähigkeit** erfolgen (➤ Kap. 6):

> Aufgabe jedes behandelnden Arztes ist, den Patienten über die klinische Situation und die gegebenen Handlungsalternativen und deren Konsequenzen individuell verständlich aufzuklären.

Er muss sich dabei einen Eindruck verschaffen, ob der Patient in der Lage ist, diese Inhalte
- aufzufassen,
- für eine gewisse Zeit zu behalten und
- sich ohne Zwang oder äußeren Druck unter Abwägung der Konsequenzen freiwillig zu entscheiden.

Zur Prüfung von Auffassung und Merkfähigkeit ist es hilfreich, den Patienten wiederholen zu lassen, was er verstanden hat und welche Konsequenzen aus den jeweiligen Handlungen zu erwarten sind.

Aus Sicht des Arztes unvernünftige Entscheidungen können hinterfragt werden, indem versucht wird, die dahinterstehenden Annahmen und Motivationen zu erfragen: „Was spricht aus Ihrer Sicht gegen meinen Vorschlag?“ oder „Was hält Sie von dem Eingriff ab?“, „Was befürchten Sie von dem Eingriff?“ Dies hilft, dem Patienten ergänzende Informationen, z. B. über die Wahrscheinlichkeit der befürchteten Konsequenz, zu liefern und dessen Wahrnehmung der Realität zu verstehen. Gemäß dem Grundsatz „Patientenrealität ist nicht Ärzterealität“ ist die Vernünftigkeit einer Entscheidung aus Sicht des Arztes kein Kriterium für die Einwilligungsfähigkeit. Vermeintlich „unvernünftige“ Ablehnungen gestatten keine Aussage über die Einwilligungs(un)fähigkeit. In speziellen Fällen erhält der aufklärende Arzt aber Hinweise auf das Vorliegen einer psychischen Störung (s. u.).

Eine korrekte **Dokumentation der Einwilligungsfähigkeit** sollte folgende Angaben umfassen:
- Orientierung zu Ort/Zeit/Situation/eigener Person
- Inhalt der Aufklärung (klinische Situation, Handlungsalternativen, wesentliche negative Risiken des Ablehnens sowie Risiken der Durchführung der Behandlung)
- Dokumentation des Einverständnisses schriftlich mit eigener Unterschrift oder mündlich mit Unterschrift eines Zeugen.

Verzichtet der Patient auf eine umfangreiche Aufklärung, muss zumindest die schwerste Komplikation genannt worden sein und der Verzicht auf die weitere Aufklärung dokumentiert werden.

In **Notfällen,** in denen der Patient offensichtlich nicht einwilligungsfähig ist (z. B. Bewusstseinstrübung) oder mit der (ggf. zeitaufwendigen) Prüfung der Einwilligungsfähigkeit unmittelbare Lebens- oder eine erhebliche Gesundheitsgefahr für den Patienten verbunden wäre (z. B. Patient, der nach Einnahme einer potenziell letalen Tablettenmenge die Magenlavage verweigert), befindet sich der Arzt in der Situation „rechtfertigender Notstand/Geschäftsführung ohne Auftrag“ und sollte im mutmaßlichen Sinne des Patienten handeln, d. h. die zur Rettung seines Lebens und seiner Gesundheit erforderlichen Maßnahmen in die Wege leiten.

In **aufschiebbaren Fällen** sollte beim Verdacht, dass eine psychische Störung zu Nichteinwilligungsfähigkeit führt (Vigilanz, Auffassung, Gedächtnis und „Freiwilligkeit“/Entscheidungsfähigkeit sind relevant beeinträchtigt), der psychiatrische Kollege um eine Mitbehandlung gebeten werden, um dadurch ggf. Einwilligungsfähigkeit zu erzielen.

Liegt Nichteinwilligungsfähigkeit vor (was jeder Arzt einschätzen darf), wird dann beim zuständigen Vormundschafts-/Amtsgericht eine (ggf. dringliche) Betreuung für den Aufgabenkreis Gesundheitsfürsorge angeregt. Der vom Gericht bestellte Betreuer erledigt dann im Sinne und Auftrag des Betroffenen dessen Einwilligung oder Ablehnung in die medizinische Maßnahme.

In **speziellen Fällen** sollten die folgenden Überlegungen beachtet werden:

Da die Einwilligungsfähigkeit jeweils konkret für eine (einfache oder komplizierte) Situation geprüft werden muss, kann derselbe Patient (z. B. mit geistiger Behinderung) für einen bestimmten Eingriff einwilligungsfähig sein (z. B. Appendektomie), für einen anderen aber nicht (z. B. Chemotherapie bei Krebs).

Da die Einwilligung in eine Behandlung aus juristischer Sicht kein Rechtsgeschäft darstellt, ist dafür die Geschäftsfähigkeit nicht relevant. Ein Geschäftsunfähiger kann also einwilligungsfähig sein und ein Einwilligungsunfähiger geschäftsfähig. Entscheidend ist die Prüfung im konkreten Fall.

Auch ein für Gesundheitsangelegenheiten Betreuter kann einwilligungsfähig sein, die Rechtsform der

Betreuung hat eine unterstützende Intention und wird nur wirksam, wenn der Betroffene nicht in der Lage ist, seine Angelegenheiten selbst zu regeln. Ausnahme ist der (seltene) gerichtliche Einwilligungsvorbehalt des Betreuers in Heilbehandlungen, denkbar z. B. bei Patienten mit artifiziellen Störungen.

Das bislang Erörterte soll abschließend anhand zweier Beispiele exemplarisch verdeutlicht werden.

Fallbeispiele

Beispiel 1: Ein Patient, der am Vortag einen akuten Herzinfarkt erlitten hat, verweigert jede Art von medizinischen Maßnahmen. Bei der Untersuchung zeigen sich keine kognitiven Einbußen oder Hinweise für eine psychiatrische Erkrankung. Der Patient versteht nach dem Aufklärungsgespräch die Folgen einer Nichtbehandlung, auch die damit für ihn verbundene Gefahr. Die Kriterien der Einwilligungsfähigkeit trafen hier zu. Trotz intensiver Aufklärung und Bemühungen vonseiten der behandelnden Ärzte war der Patient nicht zur weiteren stationären Behandlung bereit und musste entlassen werden.
Beispiel 2: Ein Patient mit einer bisher nicht diagnostizierten paranoiden Schizophrenie zog sich bei einem Fahrradunfall Fersenbeinfrakturen beidseits zu. Die Unfallchirurgen stellen die Indikation zur Operation. Der Patient verweigerte dies in der wahnhaften Überzeugung, dass er „Selbstheilungskräfte" habe. Bei diesem Patienten wurde eine Betreuung für den Bereich medizinische Behandlung angeregt.

Im Beispiel 1 lag Einwilligungsfähigkeit vor, sodass dem Wunsch nach Entlassung entsprochen werden musste. Im Beispiel 2 war der Patient aufgrund der wahnhaften Symptomatik im Rahmen der schizophrenen Psychose nicht in der Lage, Bedeutung und Tragweite des medizinischen Eingriffs zu erfassen, bei ihm lag Einwilligungsunfähigkeit vor.

Festzuhalten bleibt, dass die geschilderte Problematik alle ärztlichen Disziplinen eines Allgemeinkrankenhauses gleichermaßen zur Erarbeitung von Lösungen verpflichtet (Kratz 2015). Bestrebungen, im Kontext von Rechtsfragen auftretende Probleme an den psychiatrischen Konsiliar zu delegieren, da „dieser ja häufig mit solchen Aspekten bei psychiatrischen Patienten konfrontiert werde", sind abzulehnen: Der Konsiliarpsychiater vertritt nicht die Justiz im Allgemeinkrankenhaus (Saupe und Diefenbacher 1996).

31.10 Formen der Kooperation zwischen Psychiatern und Nicht-Psychiatern im Allgemeinkrankenhaus

Die klassische Form der Kooperation zwischen Psychiatern und Nicht-Psychiatern, wie auch zwischen allen medizinischen Berufsgruppen, ist die Konsultation. Der Psychiater wird tätig auf Anforderung des primär behandelnden Arztes, den er nach Untersuchung des Patienten berät. Hier wird der Konsiliarpsychiater nicht von sich aus, sondern auf Anforderung tätig. Die überwiegende Mehrzahl der Konsile im Krankenhaus folgt diesem Modell. Eine intensivere Form der Kooperation stellt die psychiatrische Liaisontätigkeit dar, wo der Psychiater – mit unterschiedlichen Stellenanteilen – Teil eines primär somatischen Behandlungsteams ist und ggf. von sich aus und nicht erst auf Anforderung tätig wird (Diefenbacher 2013). Dies ist z. B. der Fall auf onkologischen Stationen oder in Schmerzambulanzen.

Die Zusammenarbeit zwischen nichtpsychiatrischen Ärzten und dem psychiatrischen Konsiliar kann manchmal spannungsgeladen sein. Eine gute Kooperation wird sich üblicherweise unschwer erreichen lassen, wenn beide Seiten sich z. B. dem folgenden Kanon konsiliarpsychiatrischer „Gebote" im Allgemeinkrankenhaus verpflichtet fühlen (Diefenbacher 2006).

Grundsätzlich sollten die Konsiliarpsychiater deutlich machen, dass

- kurzfristig unmittelbar vor der Entlassung eines Patienten anberaumte Konsile wenig hilfreich sind und dass
- eine psychiatrisch-psychotherapeutische Beratung bei schon lange bestehenden psychischen Erkrankungen, die als Nebenbefund auffallen, aber nicht akut exazerbiert sind, zwar hilfreich sein kann, meistens jedoch am engen Zeitbudget der Konsiliarpsychiater scheitern muss.

Tab. 31.3 10 Gebote der Konsiliar-Liaison-Psychiatrie (Diefenbacher 2006)

1. Kläre die Dringlichkeit des Konsiliums (Notfall oder Routine?).
2. Nimm persönlichen Kontakt zum Anforderer auf.
3. Lege Wert darauf, dass der Patient über die Durchführung des Konsiliums informiert wurde.
4. Falls erforderlich, präzisiere die Fragestellung oder entwickele sie zusammen mit dem Anforderer.
5. Bilde dir ein eigenes Urteil und verzichte nie auf die eigenhändige Durchsicht der Krankenblattunterlagen.
6. Setze keine psychiatrischen Kenntnisse voraus, verlasse dich nicht darauf, dass alle infrage kommenden organischen Differenzialdiagnosen abgeklärt sind.
7. Verfasse deinen Befund kurz, spezifisch (orientiert am Zielproblem) und so, dass er auch von ärztlichen Kollegen anderer Fachrichtungen verstanden und umgesetzt werden kann.
8. Denke daran, dass die Anforderer keine Spezialisten in Psychopharmakotherapie sind: Kläre also auch sie (und nicht nur den Patienten) über mögliche UAW auf und informiere über durchzuführende Maßnahmen.
9. Denke daran, konkrete Empfehlungen für eine ggf. erforderliche Weiterbehandlung zu geben, und wirke darauf hin, dass die psychiatrische Diagnose, falls erforderlich, im Entlassungsbrief aufgenommen wird.
10. Bleibe über Entwicklungen in den von dir betreuten somatischen Fächern auf dem Laufenden.

Beide Male sollte nicht das Instrument des „cito-Konsils“ missbraucht werden, um den Psychiater gerade noch einmal „auf die Schnelle“ herbeizuzitieren. In beiden Fällen ist es u. U. sinnvoller, wenn die entsprechenden Patienten an niedergelassene Nervenärzte oder Psychiater verwiesen werden.

Wünschenswert wären Versorgungsformen, die es ermöglichen, dass solche Patienten z. B. im Rahmen von Modellen der integrierten Versorgung bereits im Allgemeinkrankenhaus gesehen und dann vom selben Psychiater weiterbehandelt werden könnten, da eine Kontinuität in der Behandlung mit einer höheren Wahrscheinlichkeit verbunden ist, dass diese Patienten sich auch längerfristig psychiatrisch-psychotherapeutisch behandeln lassen (Dreher und Burian 2015). Wenn dies nicht möglich ist, wird sich der Konsiliarpsychiater überwiegend auf Notfallkonsile beschränken müssen und sollte dies auch deutlich machen, um Irritationen bei den anfordernden nichtpsychiatrischen Ärzten zu vermeiden. Angesichts der häufig knapp bemessenen Stellenanteile für die psychiatrische Konsiliartätigkeit kann der Psychiater keine hausärztliche Funktion übernehmen. Eine enge Zusammenarbeit mit Hausärzten sollte allerdings angestrebt werden, da hierdurch die Konkordanz in der ambulanten Weiterbehandlung mit den Empfehlungen des psychiatrischen Konsiliars verbessert werden kann (Burian et al. 2016, Braun et al. 2016).

LITERATUR

Altice FL, Kamarulzaman A, Soriano V, Schechter M, Friedland GH: Treatment of medical, psychiatric, and substance-use comorbidities in people infected with HIV who use drugs. Lancet 2010; 376: 367–387

American Geriatrics Society: Clinical practice guideline for postoperative delirium in older adults. Journal of the American Geriatrics Society 2015; 63: 142–150

Baile WF, Buckman R: SPIKES – A six-step-protocol for delivering bad news: Application to the patient with cancer. The Oncologist 2000;5: 302–311

Benkert O, Hippius H: Kompendium der Psychiatrischen Pharmakotherapie, 11. Aufl. Springer, Berlin–Heidelberg–New York 2017

Bergemann N, Paulus WE: Psychopharmakotherapie in der Schwangerschaft: Welche Antipsychotika, Tranquilizer und Hypnotika sind geeignet? Nervenarzt 2016(a); 87: 943–954

Bergemann N, Paulus WE: Affektive Störungen in der Schwangerschaft: Therapie mit Antidepressiva und Mood Stabilizern. Nervenarzt 2016(b); 87: 955–966

Braun V, Burian R, Diefenbacher A (Hrsg.): Arzt-Patienten-Gespräche bei stressassoziierten Erkrankungen – Ressourcenorientierte Gesprächsführung in der Hausarztpraxis. DeGruyter, Berlin–Boston 2016

Burian R, Franke M, Diefenbacher A: Crossing the bridge – A prospective comparative study of the effect of communication between a hospital based consultation-liaison service and primary care on general practitioners' concordance with consultation-liaison psychiatrists' recommendations. Journal of Psychosomatic Medicine 2016; 86: 53–59

Cukor D, Rosenthal-Asher D, Cohen LM, Levenson JL, Kimmel PL: Renal Disease. In: Levenson JL (ed) Textbook of Psychosomatic Medicine – Psychiatric Care of the Medically Ill. 2nd ed. American Psychiatric Publishing, Arlington VA 2011: 491–502

Deutsche Gesellschaft für Anästhesiologie und Intensivmedizin et al.: Präoperative Evaluation erwachsener Patienten vor elektiven, nichtkardiochirurgischen Eingriffen. Kardiologe 2011; 5: 13–26

Deutsche Gesellschaft für Neurologie (Hrsg.): S1-Leitlinie „Diagnostik und Therapie HIV-1-assoziierter neurologischer Erkrankungen" (Stand: August 2015) AWMF-Register-Nr. 030–044. http://www.awmf.org/leitlinien/detail/ll/030-044.html (letzter Zugriff: 23.3.2017)

Deutsche Gesellschaft für Palliativmedizin et al. (Hrsg.): S3-Leitlinie „Palliativmedizin für Patienten mit einer nicht heilbaren Krebserkrankung" (Stand: Mai 2015) AWMF-Register-Nr. 128–001OL. http://www.awmf.org/leitlinien/detail/ll/128-001OL.html (letzter Zugriff:23.3.2017)

Diefenbacher A: Konsiliar- und Liaisonpsychiatrie. In: Helmchen H, Henn F, Lauter H, Sartorius N (Hrsg.): Psychiatrie der Gegenwart, 4. Aufl. Springer, Berlin – Heidelberg, 1999, 433–456

Diefenbacher A: Erkrankungen im Grenzbereich von Psyche und Soma aus konsiliar-liaisonpsychiatrischer Sicht. Die Psychiatrie 2006; 3: 24–29

Diefenbacher A: Komorbidität im Allgemeinkrankenhaus – Kann sie diagnostiziert werden und wenn ja, wem nützt dies ? In: Stelzig M, Rathner S, Klaushofer R (Hrsg.): Die Folgen der Nichtdiagnose im Allgemein-Krankenhaus. Jan Sramek, Wien 2013, 1–25

Diefenbacher A, Burian R, Klesse CH, Härter M: Konsiliar- und Liaison-Dienste für psychische Störungen. In: Berger M (Hrsg.): Psychische Erkrankungen. Klinik und Therapie. 5. Aufl. Elsevier, München–Jena 2015, 759–776

Diefenbacher A: Psyche und Soma – was kann der Konsiliar- und Liaisonpsychiater beitragen? Neuropsychiatrie 2015; 29:54–62

Dreher A, Burian R: Konsiliardienst in der Notaufnahme – die hohe Kunst der zivilisierten Zusammenarbeit. In: Elstner S, Schade Ch, Diefenbacher A: Starterkit Klinikalltag – mit Schwerpunkt Psychiatrie. Medizinisch Wissenschaftliche Verlagsgesellschaft, Berlin 2015, 84–97

Elstner S, Diefenbacher A: Psychotherapeutisches Basishandeln im Konsiliardienst, Psychodynamische Psychotherapie 2011; 10(2): 78–84

Elstner S, Diefenbacher A: Anpassungsstörungen. Psychiatrie und Psychotherapie up2date 2009; 3: 21–33

Feinkohl I, Winterer G, Spies CD, Pischon T: Kognitive Reserve und Risiko einer postoperativen kognitiven Dysfunktion. Deutsches Ärzteblatt Int 2017, 114: 110–117

Guthrie E: Psychotherapy. In: Levenson JL (ed) Textbook of Psychosomatic Medicine – Psychiatric Care of the Medically Ill. 2nd edition. American Psychiatric Publishing, Arlington VA, 2011: 1021–1042

Hiemke C, Eckermann G: Kombinationstherapie/Polypharmazie – Interaktionen von Psychopharmaka. Arzneimitteltherapie 2014; 32: 261–370

Hönig K, Gündel H: Angehörige auf der Intensivstation – (Un)Befriedigte Bedürfnisse. Nervenarzt 2016 87:269–275

Huyse FJ., Touw Strack von Schijndel, DJ, de Lange JJ, Slaets JPJ: Psychotropic drugs and the perioperative period: A proposal for a guideline in elective surgery. Psychosomatics 2006; 47: 8–22

Jage J: Psychiatrische Erkrankungen. In: Kochs E, Krier C, Buzello W, Adams HA (Hrsg.): Anästhesiologie, Bd 1. Thieme, Stuttgart 2001, 968–971

John M: Arzt und Polizei – zwei unbekannte Wesen? In: Elstner S, Schade Ch, Diefenbacher A: Starterkit Klinikalltag – mit Schwerpunkt Psychiatrie. Medizinisch Wissenschaftliche Verlagsgesellschaft Berlin 2015: 134–137

Kanfer FH., Reinecker H, Schmelzer D: Selbstmanagement – Therapie – Ein Lehrbuch für die klinische Praxis, 5. Aufl. Springer, Berlin 2012

Karnatovskaia LV, Johnson MM, Benzo RP, Gajic O: The spectrum of psychocognitive morbidity in the critically ill: a review of the literature and call for improvement. J Crit Care 2015; 30: 130–137

King-Wing Ma T, Kam-Tao Li P: Depression in dialysis patients. Nephrology 2016;21: 639–646

Kittel-Schneider S, Reif A: Behandlung psychischer Störungen in Schwangerschaft und Stillzeit: Psychotherapie und andere nichtmedikamentöse Therapien. Nervenarzt 2016; 87: 967–973

Kratz T, Heinrich M, Schlauß E, Diefenbacher A: Prävention des postoperativen Delirs. Dtsch Arztebl Int 2015; 112: 289–296.

Kratz T: Rechtliche Grundlagen. In: Elstner S, Schade Ch, Diefenbacher A: Starterkit Klinikalltag – mit Schwerpunkt Psychiatrie. Medizinisch Wissenschaftliche Verlagsgesellschaft Berlin 2015: 127–133

Kratz T, Diefenbacher A: Delirprävention stärker miteinbeziehen. Diskussion zum Beitrag: Palliativmedizinische Behandlung von erwachsenen Krebspatienten. Deutsches Ärzteblatt Int 2016(a); 113: 433

Kratz T, Diefenbacher A: Kognitive Akut- und Langzeitfolgen intensivmedizinischer Behandlung. Nervenarzt 2016(b); 87: 246–252

Luger TJ, Luger MF: Anästhesiologische Betreuung im orthogeriatrischen Co-Management: Perioperative Versorgung des geriatrischen Traumapatienten. Z Gerontol Geriat 2016; 49: 237–255

Massie MJ, Miller K: Oncology. In: Levenson JL (ed) Textbook of Psychosomatic Medicine – Psychiatric Care of the Medically Ill. 2nd ed. American Psychiatric Publishing, Arlington VA 2011: 525–550

Messer T, Pajonk FG, Müller MJ: Pharmakotherapie von psychiatrischen Akut- und Notfallsituationen. Nervenarzt 2015; 86: 1097–1110

Powers PS, Santana CA: Surgery. In: Levenson JL (ed) Textbook of Psychosomatic Medicine – Psychiatric Care of the Medically Ill. 2nd ed. American Psychiatric Publishing, Arlington VA 2011: 691–724

Prager LM: Organ Transplantation: Pre-transplant assessment and post-transplant management. In: Stern TA, Fava M, Wilens TE, Rosenbaum JE: Comprehensive Clinical Psychiatry. 2nd ed. Elsevier 2016: 638–644

Querques J, Freudenreich O: Psychiatric Aspects of HIV Infection and AIDS. In: Stern TA, Fava M, Wilens TE, Rosenbaum JE: Comprehensive Clinical Psychiatry. 2nd ed. Elsevier 2016: 627–637

Royal College of Physicans and the Royal College of Psychiatrists: Psychological care of medical patients – A practical guide. 2nd ed. 2003, RC Psych Council Report No. CR 108. https://shop.rcplondon.ac.uk/products/psychological-care-of-medical-patients-a-practical-guide?variant=6635438725.

Saupe R, Diefenbacher A: Praktische Konsiliarpsychiatrie und -psychotherapie. Enke, Stuttgart 1996.

Schlauss E: Menschlicher Umgang mit verwirrten Patienten. In: Elstner S, Schade Ch, Diefenbacher A: Starterkit Klinikalltag – mit Schwerpunkt Psychiatrie. Medizinisch Wissenschaftliche Verlagsgesellschaft, Berlin 2015, 50–54

Stewart DE, Vigod SN, Stotland NL: Obstetrics and Gynecolgoy. In: Levenson JL (ed): Textbook of Psychosomatic Medicine – Psychiatric Care of the Medically Ill. 2nd ed. American Psychiatric Publishing, Arlington VA 2011: 797–826

Tamura MK, Yaffe K: Dementia and cognitive impairment in ESRD: diagnostic and therapeutic strategies. Kidney International 2011; 79: 14–22

Watkins CC, Della Penna ND, Angelino AA, Treisman GJ: HIV/AIDS. In: Levenson JL (ed) Textbook of Psychosomatic Medicine – Psychiatric Care of the Medically Ill. 2nd ed. American Psychiatric Publishing, Arlington VA 2011: 637–666

Zank-Wiens A: Sterben im Krankenhaus. In: Elstner S, Schade Ch, Diefenbacher A: Starterkit Klinikalltag – mit Schwerpunkt Psychiatrie. Medizinisch Wissenschaftliche Verlagsgesellschaft Berlin 2015, 55–59

KAPITEL

32 Besondere Situationen

Harald Dreßing

Mitautor der Vorauflage: Jens Bullenkamp

32.1 Artifizielle Störungen

Krankheitsbild

Artifizielle Störungen sind dadurch gekennzeichnet, dass die Patienten körperliche und/oder psychische Erkrankungen vortäuschen (durch entsprechende anamnestische Angaben oder indem sie Befunde fälschen [z. B. Hämaturie] bzw. pathologische Veränderungen willkürlich herbeiführen [z. B. Hypoglykämie durch Insulininjektion]) und dieses gleichzeitig ihrer Umwelt gegenüber konsequent verheimlichen.

Es handelt sich also um überlegtes und zielbewusstes Handeln, das sich jedoch nicht aus finanziellen oder sonstigen materiellen Motiven erklärt, sondern aus dem intensiven Wunsch, die Krankenrolle einzunehmen und damit medizinisch versorgt zu werden. Durch die vorgetäuschten Symptome werden die behandelnden Ärzte häufig dazu veranlasst, vielfältige, oft kostenintensive diagnostische und therapeutische Maßnahmen in die Wege zu leiten. Nicht selten kommt es zu invasiven Eingriffen bis hin zu Operationen, die ihrerseits körperliche Sekundärschäden zur Folge haben können.

Auch wenn die Diagnose einer artifiziellen Störung nach den ICD-10-Kriterien das „… Fehlen einer gesicherten körperlichen oder psychischen Störung, Krankheit oder Behinderung …“ voraussetzt (➤ Tab. 32.1), so zeigen sich bei den betroffenen Patienten dennoch in der Regel Hinweise auf eine schwer gestörte Persönlichkeitsentwicklung mit mangelhafter Ausbildung der Ich-Funktionen und einer Störung von Körpererleben und Impulskontrolle. Man geht davon aus, dass das unkontrollierbare Bedürfnis nach Erlangung der Krankenrolle, das für diese Patienten kennzeichnend ist, in diesem Zusammenhang zu sehen ist und die Triebfeder darstellt für die unterschiedlichsten willentlichen Manipulationen, die diesem Ziel dienen. Häufig bestehen schwere Persönlichkeitsstörungen, z. B. emotional instabile Persönlichkeit vom Borderline-Typus (➤ 24.3). In der Biografie der Patienten finden sich typischerweise ausgeprägte traumatische Erfahrungen, nicht selten auch sexueller Missbrauch und körperliche Misshandlung.

Tab. 32.1 Diagnostische Kriterien der artifiziellen Störung

Kriterium	Anzeichen
1	Anhaltende Verhaltensweisen, mit denen Symptome erzeugt oder vorgetäuscht werden, und/oder Selbstverletzungen, um Symptome herbeizuführen
2	Keine äußere Motivation feststellbar (z. B. finanzielle Entschädigung, juristische Auseinandersetzung, Bedrohung durch äußere Gefahr)
3	Ausschlusskriterium: Vorhandensein einer gesicherten körperlichen oder psychischen Störung, durch die die Symptomatik erklärt werden könnte

Nach heutigem Kenntnisstand überwiegt bei Patienten mit artifiziellen Störungen das weibliche Geschlecht. Gehäuft handelt es sich um Frauen, die in medizinischen Berufen arbeiten und dementsprechend über spezifische Kenntnisse hinsichtlich der vorgetäuschten Krankheitsbilder verfügen. Bei der Mehrzahl der Betroffenen entsteht der Eindruck, dass sie sich sowohl in ihrem persönlichen und beruflichen Umfeld als auch in der Patientenrolle sozial angepasst verhalten und scheinbar auch unter keiner besonderen seelischen Belastung stehen.

Unter dem Begriff der artifiziellen Störungen wird auch das **Münchhausen-Syndrom** subsumiert, wobei es in seiner klassischen Ausprägung vermutlich

Tab. 32.2 Merkmale von Patienten mit Münchhausen-Syndrom

• Pseudologia phantastica (frei erfundene Angaben zur Biografie und Krankheitsvorgeschichte)
• Hohe Mobilität mit wechselnden Aufenthaltsorten auf der Suche nach neuen Krankenhausaufenthalten
• Vielfache und kurze Hospitalisationen, häufig Entlassung gegen ärztlichen Rat oder Behandlungsabbruch ohne Absprache
• Tendenz zu dramatischer Anamneseschilderung ohne erkennbare emotionale Beteiligung („belle indifférence")
• Fluktuierende Symptomatik, wechselnde und widersprüchliche anamnestische Angaben, Fremdanamnese nicht einzuholen
• Ausgeprägte Kenntnis medizinischer Fachausdrücke
• Hinweise auf vielfache chirurgische Eingriffe, z. B. vernarbtes Abdomen
• Straftaten in der Vorgeschichte

nur einen kleinen Teil der Krankheitsbilder ausmacht (➤ Tab. 32.2). Hinsichtlich der vorgenannten Merkmale ergeben sich bei den – häufiger männlichen – Patienten mit Münchhausen-Syndrom wesentliche Besonderheiten. Neben der Selbstmanipulation von Krankheiten finden sich hier eine besonders tiefgehende Störung der Beziehungsfähigkeit, eine ausgeprägte Pseudologia phantastica, eine soziale Desintegration und nicht ganz selten auch delinquentes Verhalten. Insbesondere Pat. mit Münchhausen-Syndrom sind dazu in der Lage, die Symptomatik akuter Erkrankungen in einer derart dramatischen Weise vorzutäuschen, dass sie damit weitreichende therapeutische Eingriffe provozieren – etwa eine Laparotomie wegen eines „akuten Abdomens". Patienten mit Münchhausen-Syndrom reisen in manchen Fällen im ganzen Land umher, immer auf der Suche nach neuen Krankenhausaufnahmen, ein Ziel, das offensichtlich im Mittelpunkt ihres Lebens steht. Häufig kommt es zu Behandlungsabbrüchen, mitunter verlassen die Patienten das Krankenhaus kurze Zeit nach einer OP, meist um bald darauf an anderer Stelle eine erneute Aufnahme zu begehren. Dies geschieht oft unvermittelt, manchmal aber auch zu einem Zeitpunkt, wenn der behandelnde Arzt Anhaltspunkte für das Vorliegen einer artifiziell erzeugten Symptomatik gewonnen hat.

Ebenfalls zu den artifiziellen Störungen gerechnet wird das **Münchhausen-Stellvertreter-Syndrom** („Munchhausen syndrome by proxy"), bei dem Angehörige, fast ausschließlich Mütter, bei einem Kind eine Krankheit vortäuschen – etwa durch die anamnestische Angabe stattgehabter Krampfanfälle, die Erzeugung einer Diarrhö durch Laxanzien etc. –, wodurch das Kind zum Objekt nicht indizierter medizinischer Interventionen wird. Aus verständlichen Gründen gibt es keine auch nur annähernd zuverlässigen Zahlen zur Häufigkeit von artifiziellen Störungen. Nach Schätzungen in der Literatur sollen bis zu 2 % der stationär behandelten Patienten entsprechende Auffälligkeiten zeigen.

Symptomatik und Befunderhebung

Aus naheliegenden Gründen wird die wahre Ursache der Vielfalt der bei artifiziellen Störungen möglichen Symptome und Krankheitsbilder in den meisten Fällen über lange Zeit nicht erkannt. Besondere diagnostische Probleme ergeben sich naturgemäß bei Notfallkontakten, wenn den untersuchenden Ärzten oft wesentliche Informationen nicht zur Verfügung stehen.

An artifizielle Störungen sollte gedacht werden, wenn Symptome oder klinische Befunde vorliegen, die sich trotz adäquater klinischer Befunderhebung diagnostisch in keiner Weise einordnen lassen. Dies gilt vor allem dann, wenn sich anamnestisch Hinweise auf zahlreiche, häufig wechselnde Arztkontakte ergeben, ohne dass diese eine Klärung der Situation herbeiführen konnten.

Auch wenn sie nicht als spezifisch gelten können, so liefern doch bestimmte Verhaltensmerkmale zusätzliche Hinweise. Oft kommen die Patienten während der Notdienstzeit in die Klinik und schildern ihre Symptome sehr überzeugend, manchmal unterstützt durch ein auffallend gutes medizinisches Wissen. Die Beschwerden werden manchmal in ausgesprochen dramatisierender Form dargestellt, ohne dass dies von einer entsprechenden emotionalen Beteiligung begleitet wird. Bei genauerem Nachfragen finden sich oft widersprüchliche und wechselvolle Angaben zur Vorgeschichte. Auffallend ist schließlich auch die Bereitschaft der Patienten, sich unangenehmen und schmerzhaften Eingriffen wiederholt zu unterziehen.

Wenn sich Verdachtsmomente in Richtung einer artifiziellen Symptomatik ergeben, so sollten möglichst umfassende Informationen aus allen verfügbaren Quellen eingeholt werden (fremdanamnestische Angaben von Familienangehörigen und sonstigen Bezugspersonen, Vorbefunde von vorbehandelnden Ärzten und Krankenhäusern etc.), um auf diese Weise ein differenziertes Bild der Gesamtsituation zu erhalten.

Aus verschiedenen Gründen stößt dieses Unterfangen gerade in Akutsituationen aber auf Grenzen, nicht zuletzt auch wegen mitunter falscher Angaben der Patienten und – gelegentlich – wegen datenschutzrechtlicher Bestimmungen, die die Einholung objektiver Unterlagen erschweren können.

Die Möglichkeit real bestehender vitaler Gefährdungen muss in jedem Fall beachtet werden. Diese resultieren in erster Linie aus Automanipulationen (z. B. selbst herbeigeführte Blutungsneigung durch orale Antikoagulanzien), können durchaus aber auch Folge iatrogener Komplikationen (z. B. Bridenileus nach wiederholter Laparotomie) sein.

Deshalb ist eine sorgfältige körperliche Untersuchung – einschließlich einer in einem angemessenen Abstand durchzuführenden Befundkontrolle – unverzichtbar. Über den notwendigen Umfang der Zusatzdiagnostik ist individuell zu entscheiden, wobei die Indikation zu aufwendigen und insbesondere invasiven Maßnahmen aus den bereits angesprochenen Gründen sorgfältig geprüft werden sollte.

Die Intensität der psychopathologischen Befunderhebung wird von der im Einzelfall bestehenden Symptomatik bestimmt. Zumindest sollte eine anderweitige psychische Störung – insbesondere eine Psychose – ausgeschlossen werden. Hingegen ist es im Rahmen von Notfallkontakten im Allgemeinen nicht möglich, die weiter oben angedeuteten Auffälligkeiten hinsichtlich Biografie und Persönlichkeitsentwicklung zu explorieren.

Differenzialdiagnose

Während bei den artifiziellen Störungen die Symptome ausschließlich vorgetäuscht werden, um die Krankenrolle einnehmen zu können, liegt der **Simulation** die Absicht, einen bestimmten Vorteil zu erzielen (z. B. Zurückstellen vom Wehrdienst, Entlassung aus dem Gefängnis etc.), als Motiv zugrunde (➤ 32.2).

Bei **somatoformen Störungen** unterliegen die Symptome nicht wie bei artifiziellen Syndromen der bewussten Kontrolle des Patienten, sondern werden in psychodynamischer Betrachtungsweise als Ausdruck unbewusster Konflikte verstanden (➤ 20.4). Die differenzialdiagnostische Unterscheidung ist in der Regel nicht schwierig, da diese Patienten aufgrund ihrer Persönlichkeit und Beziehungsgestaltung beim Untersucher schon früh den Eindruck einer psychischen Verursachung ihrer Beschwerden erwecken. Solche Patienten vermitteln oft einen ausgeprägten Leidensdruck, sind in der Untersuchungssituation ängstlich und auch ablehnend gegenüber invasiveren Untersuchungen, sozial sind sie meist gut integriert.

Konversions- oder dissoziative Störungen können im Einzelfall schwierig von vorgetäuschten Krankheitsbildern abzugrenzen sein (➤ 20.3). Die Symptomatik wird meist in auffälliger Weise präsentiert (von „belle indifférence" bis hin zu dramatisierenden Verhaltenstendenzen); auch ist bei manchen Patienten ein sogenannter sekundärer Krankheitsgewinn erkennbar (z. B. Entlastung von einer konflikthaften sozialen Situation). Auch für Konversionssyndrome gilt, dass die Symptomentstehung nicht der bewussten Kontrolle der Patienten unterliegt. Allerdings kann es, gerade in Akutsituationen, schwierig sein, diesbezüglich zu einer eindeutigen Beurteilung zu kommen. Im Allgemeinen deutlicher als bei den artifiziellen Störungen ist ein zeitlicher Zusammenhang mit belastenden Lebenssituationen, zwischenmenschlichen Konflikten etc. erkennbar, wobei entsprechende Auslöser von den Patienten meist verleugnet werden.

Abgrenzungsprobleme gegenüber **suizidalen Handlungen** (➤ Kap. 11) und **selbstschädigendem Verhalten** – Letzteres vor allem im Zusammenhang mit bestimmten Persönlichkeitsstörungen (➤ 24.3) – ergeben sich nur ausnahmsweise, da Handlungen dieser Art, anders als bei den artifiziellen Störungen, von den Patienten in der Regel nicht verheimlicht werden, zumindest dann, wenn sie gezielt darauf angesprochen werden.

Therapeutisches Vorgehen

Wie aus den vorausgegangenen Ausführungen deutlich wurde, stößt das Erkennen einer artifiziellen Störung auf eine Reihe von Problemen. Deshalb ist es bei einer einmaligen Untersuchung meist nicht möglich, eine korrekte Diagnose zu stellen. Unabhängig davon werden im Folgenden einige Prinzipien des – ebenfalls mit besonderen Problemen und ungewissen Erfolgsaussichten verbundenen – therapeutischen Umgangs mit den Patienten skizziert, die bei entsprechendem Verdacht Berücksichtigung finden sollten. Eine detaillierte Darstellung der notwendigen therapeutischen Maßnahmen würde, angesichts der Vielfalt der bei artifiziellen Störungen möglichen Symptomenkonstellationen, den Rahmen dieses Kapitels sprengen.

> Generell gilt, dass bei deutlichen Verdachtsmomenten in Richtung einer artifiziellen Störung nicht indizierte und potenziell nebenwirkungsträchtige diagnostische und therapeutische Maßnahmen vermieden oder zumindest aufgeschoben werden sollten, um ggf. ihre Notwendigkeit noch einmal überprüfen zu können.

Dies gilt insbesondere dann, wenn sich bei der körperlichen Untersuchung Hinweise auf vielfältige stattgehabte Operationen und unter Umständen Zeichen frischer diagnostischer oder operativer Eingriffe ergeben, die nicht überzeugend erklärt werden können. Voraussetzung für ein solches abwartendes Vorgehen ist selbstverständlich eine sorgfältige Beobachtung des Patienten angesichts der Möglichkeit atypischer und oligosymptomatischer Verläufe bei vielen somatischen und psychiatrischen Erkrankungen. In diesem Zusammenhang kann ein hohes Maß an diagnostischem Urteilsvermögen erforderlich sein, insbesondere wenn sich – wie häufig der Fall – zu den initialen Symptomen und Befunden weitere Beschwerden hinzugesellen.

Typischerweise versuchen die Patienten eine stationäre Aufnahme mit dem Ziel einer intensiven Diagnostik und Therapie der vorgetäuschten Symptomatik zu erreichen. Es würde dem pathologischen Verhalten der Patienten Vorschub leisten, wenn einem solchen Ansinnen ohne genauere Prüfung der Aufnahmeindikation entsprochen würde. Andererseits kann ein stationärer Aufenthalt aber auch erforderlich sein, wenn eine ausgeprägte, zunächst diagnostisch nicht einzuordnende Symptomatik besteht oder wenn es zu einer gravierenden körperlichen Schädigung durch automanipulatives Verhalten gekommen ist.

Wenn sich konkrete Anhaltspunkte für die Vortäuschung oder Automanipulation einer Erkrankung ergeben oder der Patient gar „überführt" ist, so ist es naheliegend, dass Ärzte und Pflegepersonal mit Wut, Enttäuschung und ähnlichen Empfindungen reagieren. Es ist wichtig, dass man solchen verständlichen Gefühlen nicht freien Lauf lässt, ebenso wie man es vermeiden sollte, das Verhalten des Patienten moralisch zu verurteilen. Reaktionen dieser Art ziehen meist einen Abbruch der therapeutischen Beziehung durch den Patienten nach sich, der mit hoher Wahrscheinlichkeit kurze Zeit später andernorts mit einer ähnlichen Symptomatik vorstellig werden wird. Von entscheidender Bedeutung ist es zu beachten, dass hinter der artifiziellen Symptomatik eine schwere, behandlungsbedürftige psychische Störung steht.

> Um den notwendigen therapeutischen Zugang nicht zu verbauen, empfiehlt es sich, den Patienten nicht zu rasch mit der erkannten wahren Ursache seiner Symptome zu konfrontieren.

Grundsätzlich sollte man versuchen – möglichst in Kooperation mit einem mit dieser Problematik vertrauten Arzt –, die Patienten für eine psychiatrisch-psychotherapeutische Behandlung zu motivieren. Diese wird am ehesten dann angenommen, wenn die Patienten sich als Kranke akzeptiert und verstanden fühlen. Schrittweise sollte man versuchen, sie auf ein Erkennen der zugrunde liegenden psychischen Problematik hinzuführen, gleichzeitig aber auch die Intensität des Eingehens auf die bis dahin üblichen Beziehungsangebote (Vortäuschen körperlicher oder psychischer Erkrankungen) allmählich vermindern, soweit dem keine besonderen Gründe entgegenstehen. Wenn es gelingt, den Patienten von der Notwendigkeit einer psychiatrisch-psychotherapeutischen Behandlung zu überzeugen, so ist zu entscheiden, ob eine ambulante Therapie ausreicht oder ob eine stationäre Aufnahme in einer dafür geeigneten Fachklinik anzustreben ist mit dem Ziel einer Beeinflussung der meist aus einer Persönlichkeitsstörung resultierenden schweren Verhaltensauffälligkeiten.

Wenn ein Patient die psychiatrisch-psychotherapeutische Behandlung ablehnt und unter Umständen auf diese Empfehlung mit einem Behandlungsabbruch reagiert, so ist individuell über das weitere Vorgehen zu entscheiden. Unter Berücksichtigung rechtlicher Erwägungen (ärztliche Schweigepflicht!) muss eine Information von weiterbehandelnden Ärzten und sonstigen Bezugspersonen in Betracht gezogen werden. Eine massive Ausprägung der Symptomatik kann unter Umständen sogar Maßnahmen gegen den Willen des Patienten unter Anwendung des Betreuungs- bzw. Unterbringungsgesetzes erforderlich machen. Beim Münchhausen-Stellvertreter-Syndrom stellt der Schutz des betroffenen Kindes ein wesentliches Therapieziel dar (zu den rechtlichen Voraussetzungen, die hier zu beachten sind, s. ➤ 27.1.1).

LITERATUR

Asher, R.: Munchausen's syndrome. Lancet 1 (1951), 339–341.

Baig,MR., TT. Levin, WG. Lichtenthal, PJ. Boland, WS Breitbart: Factitious disorder (Munchausen's syndrome) in oncology: case report and literature review. Psychooncology 25 (2016), 707–711.

Bools, C.: Factitious illness by proxy. Munchhausen syndrome by proxy. Brit. J. Psychiatry 169 (1996), 268–275.

Fliege, H., G. Scholler, M. Rose, H. Willenberg, B.F. Klapp: Factitious disorders and pathological self-harm in a hospital population: an interdisciplinary challenge. Gen. Hosp. Psychiatry 24 (2002), 164–171.

Freyberger, H.J.: Artifizielle Störungen. Fortschr. Neurol. Psychiat. 74 (2006), 591–606.

Gehlawat P., VK. Gehlawat, P. Singh, R. Gupta: Munchausen syndrome by proxy: an alarming face of child abuse. Indian J Psychol Med. 37 (2015), 90–92.

Korantzopoulos P., IV. Ntalas, I. Massis, JA. Goudevenos: Munchausen syndrome presented as recurrent syncope. Int J. Cardiol 184 (2015), 424–425.

Lauer, G.: Artifizielle Störungen: psychopathologische Merkmale, biografischer Hintergrund und Therapieverlauf. Psychiat. Prax. 23 (1996), 37–39.

Plassmann, R.: Münchhausen-Syndrome und artifizielle Erkrankungen. In: Uexküll, T., R.H. Adler, J.M. Herrmann, K. Köhle, W. Langewitz, O. Schonecke, W. Wesiack (Hrsg.): Uexküll – Psychosomatische Medizin, S. 655–669, 6. Aufl. Urban & Fischer, München – Jena 2003.

Rothenhäusler, H.-B., H.-P. Kapfhammer: Heimliches selbstschädigendes Verhalten. In: Arolt, V., A. Diefenbacher (Hrsg): Psychiatrie in der klinischen Medizin, S. 395–409. Steinkopff, Darmstadt 2004.

32.2 Simulation

Bei der Simulation werden Krankheitssymptome bewusst und willentlich produziert, um ganz bestimmte Ziele zu erreichen, z. B. die Gewährung einer Rente oder das Vermeiden eines Gefängnisaufenthalts. Im Unterschied zu den artifiziellen Störungen, bei denen die Symptome aus einer psychopathologisch begründeten Motivation heraus vorgetäuscht werden (s. o.), besteht das Wesen der Simulation darin, dass auf diesem Wege zielstrebig konkrete, meist materielle Vorteile verfolgt werden, ohne dass dies in irgendeiner Weise auf eine psychische Störung zurückgeführt werden kann.

Im Prinzip können alle körperlichen Symptome, aber auch psychotische Symptome, Suizidalität und Entzugserscheinungen vorgetäuscht werden mit dem Ziel, einen persönlichen Vorteil hieraus zu ziehen. In den letzten Jahren hat sich insbesondere auch die Problematik der Simulation einer posttraumatischen Belastungsstörung als wichtiges Thema herauskristallisiert. Es gibt kaum Untersuchungen über die Häufigkeit von Simulation, insgesamt dürfte es sich um ein im notfallmedizinischen Bereich eher seltenes Phänomen handeln, das bevorzugt bei Gefängnisinsassen und Menschen mit einer dissozialen Persönlichkeitsstörung auftritt.

> Wenn durch Anamnese und Untersuchung eine körperliche bzw. eine psychische Erkrankung ausgeschlossen werden kann, sollte der Arzt dies sachlich und offen mitteilen. Ob man den „Patienten" mit dem dringenden Verdacht auf Simulation konfrontiert, muss individuell entschieden werden.

Unbedingt sollte man sich in solchen Situationen negativer Bewertungen enthalten und sich keinesfalls in aggressive Auseinandersetzungen verstricken. Sehr wichtig ist auch eine sorgfältige Dokumentation, aus der klar hervorgeht, warum bestimmte Wünsche des „Patienten" verweigert oder bestimmte Medikamente nicht verordnet wurden.

In jedem Fall ist eine voreilige Einordnung eines Patienten als „Simulant" zu vermeiden, um nicht ernsthafte und behandlungsbedürftige körperliche und psychopathologische Symptome zu übersehen.

Bei Vortäuschen vital bedrohlicher Situationen lässt sich eine weitere Abklärung nicht immer vermeiden. Ähnlich wie bei den artifiziellen Störungen sollte aber auch hier weitestgehend auf Befunde von vorbehandelnden Ärzten zurückgegriffen werden, um potenzielle Komplikationen durch nicht indizierte Eingriffe zu vermeiden. Allerdings ist die Gefahr, dass es dazu kommt, bei Simulanten nicht sehr hoch, da sie im Vergleich zu Patienten mit artifiziellen Störungen sehr viel weniger Bereitschaft zeigen, sich schmerzhaften oder risikoreichen medizinischen Maßnahmen zu unterziehen.

Simulation zur Erlangung missbräuchlich verwendbarer Medikamente

Eine Sonderform der Simulation kann im sogenannten „drug seeking" gesehen werden, dem Aufsuchen eines Notdienstes mit dem dezidierten Wunsch nach der Verschreibung eines bestimmten Medikaments. Besonders häufig handelt es sich dabei um alkohol-, medikamenten- und drogenabhängige Patienten, die zur Behandlung von Entzugssymptomen bestimmte Medikamente fordern. Die Symptomatik wird von den Patienten in manchen Fällen aber nur vorgegeben oder vorgetäuscht mit dem Ziel, an verschreibungspflichtige Medikamente heranzukommen und sie bei unverändertem Suchtverhalten zu konsumieren oder gar auf dem illegalen Markt zu verkaufen.

Wenn Entzugssymptome nicht objektivierbar sind, sollten die Patienten hinsichtlich ihrer Problematik beraten und ihnen eine Wiedervorstellung bei Bedarf angeboten werden. Liegt hingegen eine objektivierbare Entzugssymptomatik in relevanter Ausprägung vor, ist diese nach den üblichen Richtlinien ambulant oder stationär zu behandeln (➤ Kap. 16 und ➤ Kap. 17).

Während die Bereitschaft zu einer stationären Aufnahme mit der Ausprägung der Entzugsbeschwerden wächst, lehnen „Drug Seekers" in aller Regel einen Klinikaufenthalt kategorisch ab.

Medikamente mit hoher Suchtpotenz (z. B. Opiate, Clomethiazol) sollten – auch bei Vorliegen eindeutiger körperlicher Entzugssymptome – ambulant nicht verordnet werden. Bei Benzodiazepinen kommt hingegen eine Anwendung bei ambulanten Patienten infrage, wenn ein Missbrauch dieser Substanzen mit hinreichender Wahrscheinlichkeit ausgeschlossen werden kann.

Patienten, die in einem Drogensubstitutionsprogramm betreut werden, stellen sich manchmal außerhalb der üblichen Sprechzeiten vor, z. B. mit der Bitte um zusätzliche **Methadon-Verordnungen.** Mit der Materie nicht vertraute Ärzte können getäuscht werden, etwa durch Aussagen, man habe die Methadon-Ausgabe beim behandelnden Arzt versäumt und müsse diese jetzt nachholen. Diesem Wunsch sollte jedoch nicht unkritisch entsprochen werden. Üblicherweise ist im Rahmen von Substitutionsprogrammen eine durchgehende Versorgung der Patienten durch die daran teilhabenden Ärzte – auch am Wochenende – gewährleistet. Vor der Verordnung von einer entsprechenden Medikation ist es deshalb zwingend notwendig, mit dem ambulant behandelnden Arzt Kontakt aufzunehmen, um die Angaben des Patienten zu überprüfen. Patienten, die falsche Angaben gemacht haben, werden eine solche Überprüfung nicht abwarten und sich vorher entfernen. Im Übrigen haben die Patienten auch einen Behandlungsausweis, in dem die vom behandelnden Arzt verordneten Dosierungen vermerkt sind.

Auch **Biperiden** wird wegen seines euphorisierenden Effekts teilweise missbräuchlich benutzt und besonders im Notfalldienst außerhalb üblicher Sprechzeiten unter Vortäuschung extrapyramidalmotorischer Störungen von manchen Patienten gefordert. In solchen Fällen ist es zunächst wichtig, tatsächlich vorhandene extrapyramidale Nebenwirkungen von Antipsychotika, wie z. B. einen Torticollis oder Zungen-Schlund-Krampf, zu erkennen und unverzüglich mit Biperiden zu behandeln. Die Unterscheidung von realen und nur scheinbar bestehenden extrapyramidalen Störungen kann im Einzelfall schwierig sein. Prinzipiell gilt, dass man sich bei Patienten ohne Suchtproblematik, die unter Antipsychotika Symptome der genannten Art entwickeln, im Zweifelsfall zur Gabe von Biperiden entscheiden sollte, während sich bei Hinweisen auf eine

Suchterkrankung eine sehr kritische Indikationsstellung empfiehlt.

Umgang mit simulierenden Patienten

Für den Umgang mit Patienten, die Medikamente fordern, ohne dass diese medizinisch indiziert sind, gilt, dass man ihnen verständnisvoll, freundlich und keinesfalls feindselig begegnen sollte, gleichzeitig aber auch medizinisch begründete Entscheidungen unmissverständlich vertreten sollte. Dabei ist zu berücksichtigen, dass die Weigerung, die geforderten Medikamente zu verordnen, unter Umständen zu feindseligen Äußerungen oder gar aggressiven Verhaltensweisen seitens des Patienten führen kann.

Deshalb sollte man alles unterlassen, was eine unnötige Provokation darstellen könnte, ebenso wie Maßnahmen zur Gewährleistung der eigenen Sicherheit nicht unbeachtet bleiben sollten (Anwesenheit mindestens einer weiteren Person; Möglichkeit, Unterstützung herbeirufen zu können, etc.).

Patienten mit einer Abhängigkeitsproblematik sollten, wenn sie dazu bereit sind, eine Beratung über Entzugs- und Entwöhnungsmöglichkeiten erhalten. Diese beinhaltet die Vermittlung von Kontaktadressen, Suchtberatungsstellen etc. und unter Umständen den Versuch, eine Motivation für eine stationäre Entgiftungsbehandlung aufzubauen. Patienten, die ohne aktuellen Leidensdruck nur das Ziel verfolgen, von einem vielleicht weniger erfahrenen Arzt ein bestimmtes Medikament zu erhalten, sind naturgemäß an einer solchen Beratung nicht interessiert und werden den Notfallkontakt spätestens zu diesem Zeitpunkt abbrechen.

LITERATUR

Ali S., Jabeen S., Alam F.: Muldimodal approach to identifying malingered posttraumatic stress disorder: a review. Innov Clin Neurosci 12 (2015), 12–20.

Dreßing,H. A. Meyer-Lindenberg: Simulation bei posttraumatischer Belastungsstörung. Versicherungsmedizin 60 (2008), 8–13.

Hanssen, G. R.: The drug-seeking patient in the emergency room. Emerg. Med. Clin. North Am. 23 (2005), 349–365.

Yates, B. D., C. R. Nordquist, R. A. Schultz-Ross: Feigned psychiatric symptoms in the emergency room. Psychiatr. Serv. 47 (1996), 998–1000.

32.3 Stalking

Stalking beschreibt ein Verhaltensmuster, das darin besteht, dass ein Täter einen anderen Menschen ausspioniert, verfolgt, belästigt, bedroht, unter Umständen auch körperlich attackiert und in seltenen Fällen sogar tötet. Durch diese Verhaltensweisen fühlt sich das Opfer des Stalkers in Angst versetzt. Der Stalker gewinnt durch seine aufdringlichen Kontaktaufnahmen, die teilweise werbend, aber auch bedrohlich sein können, erheblichen Einfluss auf die Lebensgestaltung des Opfers. Viele Opfer erkranken an körperlichen oder seelischen Leiden, weil sie unter andauernder Angst und Stress stehen.

Am häufigsten setzen Stalker die folgenden Methoden ein: Telefonanrufe, Briefe, Faxe, E-Mails, SMS, Verfolgen, Auflauern, In-der-Nähe-Herumtreiben, Zusendung von Geschenken, Bestellungen im Auftrag des Opfers, Beschädigung von Eigentum, Hausfriedensbruch, Drohungen, Körperverletzung, aggressive Gewalthandlungen, sexuelle Nötigung, Kontaktaufnahme über Dritte („Stalking by proxy"). Als eine neue Form des Stalkings finden sich zunehmend auch Fälle von Cyberstalking, bei dem die sozialen Netzwerke missbräuchlich genutzt werden. Da sich Stalking in der Mehrzahl der Fälle über einen Zeitraum von Monaten bis Jahren hinzieht, bedeutet dies für viele Opfer eine chronische und kaum kontrollierbare Stresssituation, der sie mehr oder weniger hilflos ausgesetzt sind.

Prävalenz

Stalking ist ein weitverbreitetes Phänomen. Aufgrund epidemiologischer Studien ist davon auszugehen, dass mehr als 10 % der Bevölkerung einmal im Leben von Stalking betroffen sind. Etwa 90 % der Stalking-Opfer sind weiblich, wohingegen die Täter in etwa 90 % der Fälle Männer sind. Bis zu 30 % der Stalking-Opfer erleben in diesem Kontext auch körperliche Gewalt. Das bedeutet, dass man Stalking keineswegs als harmlose Belästigung abtun kann, sondern zumindest in bestimmten Risikokonstellationen als einen Vorboten von konkreten Gewalthandlungen sehen muss, wobei es auch eskalierende Verlaufsformen gibt, die in einem Tötungsdelikt enden. Da Ärzte wichtige Ansprechpartner für Stalking-Opfer sind, die häufiger als z. B. Polizei oder Rechtsanwälte konsultiert werden, ist die Kenntnis dieses Problems sowie grundlegender Verhaltensregeln bedeutsam.

Stalker kommen aus allen sozialen Schichten und Altersgruppen. Etwa 90 % der Stalker sind männlich, die meisten zwischen 30 und 40 Jahre alt. Das Durchschnittsalter von Stalkern ist also im Vergleich zu anderen Straftätern eher höher. Viele Stalker sind arbeitslos oder haben aufgrund des sehr zeitaufwendigen Stalking-Verhaltens sogar ihre Arbeitsstelle verloren. Auffällig ist, dass unter den Stalkern viele Personen mit gescheiterten Beziehungen sind.

Nach derzeitigem Kenntnisstand ist davon auszugehen, dass es eine kleine Gruppe von Stalkern gibt, die psychiatrisch erheblich erkrankt sind und bei denen das Stalking-Verhalten auch Symptom und Ausdruck ihrer psychischen Erkrankung ist. So kann Stalking z. B. im Rahmen eines Liebeswahns auftreten. Für die meisten Stalker gilt aber, dass sie psychisch nicht so gestört sind, dass sie für ihr Verhalten nicht strafrechtlich verantwortlich gemacht werden könnten.

Stalking-Typologie

Eine der am weitesten verbreiteten Stalker-Typologien, die Aussagen über den Verlauf und die Gefährlichkeit bei bestimmten Stalking-Konstellationen anstrebt, unterscheidet: 1. den zurückgewiesenen Stalker, 2. den Liebe suchenden Stalker, 3. den inkompetenten Stalker, 4. den Rache suchenden Stalker, 5. den beutelüsternen Stalker.

Der **zurückgewiesene Stalker** hatte eine intime Beziehung zu seinem Opfer und beginnt seine Verfolgung, nachdem diese Beziehung gescheitert ist. Seine Motivation basiert auf Rache und/oder Hoffnung auf Wiederherstellung der Beziehung. Diese Stalking-Konstellation kommt am häufigsten vor, und sie ist auch mit einem besonders hohen Risiko für manifest gewalttätiges Verhalten des Stalkers verbunden.

Der **Liebe suchende Stalker** wünscht sich eine Beziehung mit seinem Opfer. Bei diesem Typus findet sich häufiger ein Liebeswahn. Dieser Stalker-Typus negiert Zurückweisungen der betroffenen Opfer oder interpretiert sie sogar im Rahmen des Liebeswahns als versteckte Zeichen der Wertschätzung und Liebe.

Der **Typus des inkompetenten Stalkers** zeigt eine geringe intellektuelle und soziale Kompetenz, er ist unerfahren in der Anbahnung und Aufrechterhaltung von Beziehungen, und in diesem Kontext entwickelt er Stalking-Verhaltensweisen.

Der **Rache suchende Stalker** verfolgt seine Opfer aufgrund eines tatsächlich oder vermeintlich erlittenen Unrechts. Das erklärte Ziel dieses Stalker-Typus ist es, sein Opfer in Angst und Schrecken zu versetzen. Dieser Stalker-Typus fühlt sich selbst als Opfer eines erlittenen Unrechts und empfindet subjektiv ein tiefes Gefühl der Berechtigung für seine Verhaltensweisen. In der Regel sind es professionelle Kontakte, die zu einem rachemotivierten Stalking-Verhalten führen, besonders häufig sind auch Ärzte davon betroffen.

Der **beutelüsterne Stalker** plant einen sexuellen Übergriff auf sein Opfer. Im Vorfeld verfolgt er sein Opfer, häufig kommt es auch zur Belästigung mit sexuell obszönen Telefonanrufen. Dieser Stalker-Typus ist zwar selten, das Risiko für gewalttätiges Verhalten ist aber besonders hoch.

Folgen des Stalkings und Umgang mit Betroffenen

Grundsätzlich kann jeder Mensch Opfer eines Stalkers werden. Die Auswirkungen von Stalking hängen von Art und Ausmaß des Stalkings, der Persönlichkeitsstruktur und den persönlichen Ressourcen der Betroffenen ab. Es ist aber davon auszugehen, dass Stalking für viele Opfer eine chronische Stresssituation darstellt, der sie sich nur sehr schwer entziehen können. Da viele Stalking-Verhaltensweisen auch oft sehr unvermittelt für die Opfer auftreten, können sie psychotraumatisch wirken und körperliche und seelische Krankheitszustände auslösen und unterhalten. Studien, die die Folgen von Stalking bei den Opfern untersuchten, haben gezeigt, dass die Betroffenen oft erhebliche gesundheitliche Beeinträchtigungen aufweisen und Symptome einer posttraumatischen Belastungsstörung, Depression, generalisierten Angststörung oder von anderen psychischen Störungen entwickeln.

Es ist davon auszugehen, dass Ärzte künftig häufiger mit dem Thema Stalking konfrontiert werden.

Im Hinblick auf die Betreuung von Stalking-Opfern ist zu betonen, dass sich Ärzte als Koordinatoren eines weiter gespannten Hilfsnetzes verstehen sollten, keinesfalls darf sich die Betreuung von Stalking-Opfern ausschließlich auf eine psychiatrisch-psychotherapeutische Behandlung beschränken. Die folgenden grundlegenden Regeln sind bei einer Betreuung von Stalking-Opfern zu beachten:

An erster Stelle hat eine **Risikoanalyse** zu stehen, wobei die Gefahr für das Opfer bei Ex-Partner-Stalking besonders hoch ist. Auch Drohungen sind im Kontext von Stalking sehr ernst zu nehmen, da manifesten Gewalthandlungen fast immer eine entsprechende Drohung vorausgeht. Bei Stalkern, die an einem Liebeswahn leiden, ist auch die Gefährdung Dritter zu beachten (z. B. Partner des Stalking-Opfers, der als potenzielles Hindernis seitens des Stalkers wahrgenommen wird). Bei der Risikoanalyse sollte frühzeitig auch ein Kontakt zur zuständigen Polizeidienststelle hergestellt werden, die unter Umständen weitere wichtige Informationen über den Stalker geben kann (z. B. Vorstrafen, Waffenbesitz, Verstöße gegen das Gewaltschutzgesetz). Mittlerweile gibt es auch in deutscher Sprache ein standardisiertes Instrument zur Risikoeinschätzung, das Stalking-Risk Profile.

Stalking-Opfer sollten darin bestärkt werden, frühzeitig sowohl die Polizei als auch einen Rechtsanwalt zu konsultieren. Zwar ist die rechtliche Situation für die Opfer derzeit noch unbefriedigend, dennoch sollten die Bestimmungen des Gewaltschutzgesetzes konsequent genutzt werden. Darüber hinaus sollte das Stalking-Opfer über einige **grundlegende Verhaltensmaßnahmen** informiert werden (➤ Tab. 32.3). Zwar sind die Möglichkeiten der Betroffenen, durch eigenes Verhalten Einfluss auf den Stalker zu nehmen, begrenzt. Es kann aber nicht genug betont werden, dass Stalking-Opfer konsequent alle Kontaktangebote des Stalkers strikt ignorieren müssen, um nicht durch eine sogenannte intermittierende Verstärkung das Verhalten des Stalkers unter Umständen noch zu bekräftigen.

Die psychiatrische Betreuung von Stalking-Opfern hat sich ansonsten an den bewährten Behandlungsrichtlinien psychischer Störungen zu orientieren. Besonders häufig wird der Arzt bei Stalking-Opfern Symptome posttraumatischer Belastungsstörungen, Depressionen, Angststörungen und somatoformer Störungen zu therapieren haben. Sinnvoll erscheint auch die Vermittlung von Stalking-Opfern in eine Selbsthilfegruppe, unter Umständen kann der Arzt als Initiator einer solchen Gruppe fungieren.

Tab. 32.3 Verhaltensregeln für Stalking-Betroffene
Nur **eine,** dafür aber unmissverständliche Erklärung, dass kein Kontakt gewünscht wird
Absolutes Ignorieren weiterer Kontaktangebote
Herstellen von Öffentlichkeit, d. h. Information von Nachbarn, Kollegen und Freunden
Dokumentation aller Vorkommnisse
Bei Telefonterror: alte Telefonnummer nicht abmelden, sondern damit die Stalking-Anrufe mit einem Anrufbeantworter aufzeichnen (aber nicht entgegennehmen). Entgegennahme von Gesprächen unter einer Geheimnummer
Frühzeitige Anzeige bei der Polizei

LITERATUR

Dreßing, H., C. Kuehner, P. Gass: Lifetime prevalence and impact of stalking in a European population. Brit. J. Psychiatry 187 (2005), 168–172.

Dreßing, H., C. Kuehner, P. Gass: Prävalenz von Stalking in Deutschland. Psychiat. Prax. 32 (2005), 73–78.

Dreßing, H., F. A. Henn, P. Gass: Stalking behaviour – an overview of the problem and a case report of male-to-male stalking during delusional disorder. Psychopathology 35 (2002), 313–318.

Dreßing H., A. Anders , C. Gallas, J. Bailer: Cyberstalking – Prävalenz und Auswirkungen auf die Betroffenen. Psychiat. Prax. 38 (2011), 336–341

Dreßing H., Bumb M., Whittaker K: Stalking: Ein Leitfaden zur Risikobeurteilung von Stalkern – das „Stalking Risk Profile". Kohlhammer, Stuttgart, 2015

32

32.4 Patienten mit gehäuften Akut- und Notfallkonsultationen

Personen, die medizinische Versorgungsleistungen in besonders hoher Frequenz in Anspruch nehmen, werden häufig auch als „Heavy Users", „High Utilisers" oder „Frequent Users" bezeichnet. Nach Studienergebnissen liegt der Anteil dieser Patienten für den Bereich der Psychiatrie zwischen 10 und 30 %. Diese Personengruppe nimmt jedoch über 50 % aller Behandlungsressourcen des gesamten Versorgungssystems in Anspruch.

Dabei ist die Definition des „Heavy User" uneinheitlich. Als Bezugskriterium wird zumeist die Anzahl stationärer Behandlungen herangezogen, da diese ökonomisch die höchste Relevanz besitzen. Es zeigt sich jedoch, dass die stationären Aufenthalte häufig nur von kurzer Dauer sind, weswegen von einigen Autoren auch die Summe der stationären Behandlungstage in einem definierten Zeitraum als geeigneteres Kriterium vorgeschlagen wird.

Indikationen für die stationäre Aufnahme

Für die psychiatrische Akutsituation ist diese Gruppe besonders relevant, da diese Patientengruppe nur selten zur elektiven Aufnahme in der Klinik erscheint, sondern der Aufnahmewunsch zumeist im **Rahmen einer Notfallvorstellung** formuliert wird. In Zeiten knapper werdender ökonomischer Ressourcen ist die Indikation für eine stationäre Aufnahme besonders kritisch zu prüfen. Selbstverständlich ist die Zugehörigkeit eines Patienten zur Gruppe der „Heavy Users" zunächst einmal ein Hinweis für die besondere Schwere der Erkrankung und die nicht ausreichend gelungene Integration des Patienten in das ambulante Hilfesystem. Neuere Studien zeigen auch, dass die Mortalität in der Patientengruppe der „Frequent Users" höher ist als in einer Gruppe von „Non-frequent Users". Diagnostisch überwiegen bei der Gruppe der „Heavy User" Patienten mit einer dualen Diagnose (Psychose und Suchterkrankung). Abseits der diagnostischen Charakteristika kommt sozioökonomischen Faktoren eine bedeutsame Rolle zu. So wird angenommen, dass fast 40 % aller Wiederaufnahmen von „Heavy Users" durch soziale Probleme verursacht werden. Geringe soziale Unterstützung, unbefriedigende familiäre Beziehungen, Arbeitslosigkeit sowie Schwierigkeiten mit der Wohn- und Finanzsituation sind regelmäßige Befunde bei dieser Patientengruppe. Für manche Patienten stellt vor diesem Hintergrund das Krankenhaus eine wesentliche Quelle sozialer Beziehungen dar. Ein kontinuierlicher therapeutischer Kontakt im ambulanten Setting besteht dann häufig nicht.

In der Akutsituation bedarf es einer sorgfältigen Abwägung der stationären Aufnahmeindikation. Gehäufte Notfallkonsultationen können ein Anzeichen für die Dekompensation einer vorbestehenden psychischen Erkrankung sein. In einer solchen Situation ist sicherlich eine stationäre Aufnahme zur Beobachtung und eventuellen Frühbehandlung sehr sinnvoll. Vor allem die Gruppe von „Heavy Users" mit einer Erkrankung aus dem schizophrenen Formenkreis könnte von einem solchen Vorgehen profitieren, da im stationären Rahmen eventuell erforderliche Veränderungen des psychopharmakologischen Managements leichter umzusetzen sind. Begleitend sollte versucht werden, diese Patienten einer angemessenen ambulanten Behandlung zuzuführen. Als erfolgreich hat sich diesbezüglich vor allem das Case-Management in seinen unterschiedlichen Formen herausgestellt, insbesondere das im angloamerikanischen Raum zur Standardbehandlung aufgerückte ACT (Assertive Community Treatment). Vergleichbare Modelle in Deutschland existieren nur vereinzelt, da das hiesige gegliederte Sozialversicherungssystem keine gemeinsame Finanzierung medizinischer und sozialer Hilfen zulässt.

Inadäquate Inanspruchnahme psychiatrischer Einrichtungen

Es existieren einige Hinweise, dass die starke Inanspruchnahme bei einem Teil der „Heavy User" inadäquat ist. So sind bei dieser Gruppe – im Vergleich zu Patienten mit durchschnittlicher Häufigkeit der Behandlungskontakte – die stationären Behandlungen in der Regel deutlich kürzer, die Selbsteinweisungsquote ist deutlich höher, und die Dringlichkeit zur Notfallvorstellung wird von den behandelnden Ärzten häufig niedriger eingeschätzt. Auch lässt sich beobachten, dass Patienten gezielt Berichte über Krankheitssymptome oder Suizidgedanken einsetzen, um eine Aufnahme in der Klinik zu erwirken. Typischerweise sind dies Patienten mit schweren Persönlichkeitsstörungen, die im ambulanten Hilfeangebot keine geeignete Unterstützung für sich entdecken können. Auch in der Notfallsituation werden vorgeschlagene Maßnahmen häufig abgelehnt, gleichzeitig aber Forderungen an den Behandler zur Lösung der Gesamtsituation formuliert. Durch dieses Verhalten lösen Patienten bei Ärzten und Pflegepersonal oft **Gegenübertragungsreaktionen** aus, die gut reflektiert werden müssen. Das Gefühl, dass ein „Heavy User" mehr Zuwendung und Zeit einfordert, als ihm zusteht, kann sonst einen unprofessionellen Umgang mit dem Patienten zur Folge haben. Ablehnung und Herablassung seitens der Behandler führen dazu, dass Beschwerden nicht in ausreichendem Maße ernst genommen werden und neu aufgetretene Probleme möglicherweise übersehen werden. Eine gewissenhafte psychiatrische und körperliche Untersuchung ist deshalb auch bei diesen Patienten eine Selbstverständlichkeit.

Wenn Patienten den Notfalldienst für nicht dringende Angelegenheiten missbrauchen, etwa weil sie ihn als wesentlichen Teil ihres sozialen Netzes ansehen, müssen sie mit klaren Behandlungsregeln und Grenzen konfrontiert werden. Hierbei können schriftlich niedergelegte Verhaltensmaßnahmen hilfreich sein, die den Umgang mit solchen Patienten klar regeln und die allen Mitarbeitern der Versorgungseinrichtung bekannt sein müssen. Auf diese Art und Weise kann Gefühlen des Ärgers und der Enttäuschung sowohl beim Patienten als auch aufseiten der behandelnden Ärzte, Schwestern und Pfleger entgegengewirkt werden.

Generell ist zu sagen, dass sich häufende notfallmäßige Vorstellungen von Patienten für die Mitarbeiter von Institutionen immer Anlass sein sollten, gemeinsam die Ursache für dieses Verhalten des Patienten zu erörtern und nach geeigneten therapeutischen Strategien zu suchen. Wird dieses versäumt, so kommt es erfahrungsgemäß in solchen Fällen allzu leicht zu einer Diffusion der Verantwortung. Auch wenn die Inanspruchnahme des Notfalldienstes inadäquat sein sollte, darf dies nicht zur Verweigerung von Leistungen führen. Vielmehr gilt es, kreative **Versorgungsalternativen** zu entwickeln, welche die inadäquate Inanspruchnahme überflüssig machen.

LITERATUR

Minassian A., Vilke GM., Wilson MP.: Frequent emergency department visits are more prevalent in psychiatric, alcohol abuse, and dual diagnosis conditions than in chronic viral illness such as hepatitis and human immunodeficiency virus. J Emerg Med 45 (2013), 520–525.

Moe J., Kirkland S., Ospina MB., Rowe BH.: Mortality, admission rates and outpatient use among frequent users of emergency departments: a systematic review. J Emerg Med 2015, epub ahead of print.

Pope, D., C.M. Fernandes, F. Bouthillette, J. Etherington: Frequent users of the emergency department: a program to improve care and reduce visits. CMAJ 162 (2000), 1017–20.

Roick, C., A. Gärtner, D. Heider, M.C. Angermeyer: Heavy user psychiatrischer Versorgungseinrichtungen. Psychiat. Prax. 29 (2002), 334–342.

32.5 Migration

Migration – hier verstanden als Wechsel des Lebensmittelpunkts in ein anderes Land bzw. einen anderen Kulturkreis – stellt einen bedeutsamen Risikofaktor für eine Reihe psychischer Erkrankungen dar. Ursächlich verantwortlich dafür sind vorwiegend die diversen psychosozialen Belastungen der Migration, da die meisten transkulturellen epidemiologischen Studien ähnliche Prävalenzen für psychische Erkrankungen der residenten Bevölkerung in Heimat- und Aufnahmeland finden.

In den letzten Jahren findet sich ein wachsender Zustrom von Asylsuchenden nach Deutschland. Verschiedene Formen der Migration, die mit unterschiedlichen Belastungsfaktoren verbunden sein können, sind zu unterscheiden (z.B. EU-Binnenmigration, Spätaussiedler, Asylbewerber, Kriegsflüchtlinge). Im Vergleich zur übrigen bundesdeutschen Bevölkerung sind ausländische Mitbürger häufiger mit schwierigen Lebens- und Arbeitsbedingungen konfrontiert, was teilweise die höhere Rate bestimmter psychischer Erkrankungen erklärt. Verlässliche epidemiologische Daten dazu liegen für Deutschland allerdings nach wie vor nicht vor, obwohl entsprechende Studien schon seit Längerem gefordert werden. Es gibt aus der Praxis allerdings Hinweise dafür, dass Migranten zwar mehr Notfallkontakte mit dem psychiatrischen Versorgungssystem haben, gleichzeitig aber in den stationären und teilstationären Behandlungsbereichen unterrepräsentiert sind. In internationalen Studien variiert die Prävalenz für psychische Störungen bei Migranten erheblich. Für depressive Störungen werden Prävalenzraten von 3% bis 80% berichtet, für posttraumatische Belastungsstörungen von 4% bis 86%. Die unterschiedlichen Prävalenzraten sind am ehesten durch methodische Unterschiede zu erklären. Die psychische Belastung dürfte bei Flüchtlingen und Asylsuchenden höher sein als z.B. bei Arbeitsmigranten, was sich in nahezu doppelt so hohen Prävalenzraten für depressive Störungen und für Angststörungen in dieser Migrantengruppe widerspiegelt.

Migration kann als ein in mehreren Phasen verlaufender, hochemotionaler Entwicklungsprozess verstanden werden. Insbesondere in der Phase der „kritischen Integration und kulturellen Adoleszenz“ ist mit einer erhöhten Vulnerabilität und damit möglicherweise einhergehenden psychischen Störungen zu rechnen.

Diagnostisches Vorgehen

Die psychiatrische Exploration von Migranten erfordert mehr noch als die körperliche Untersuchung eine zumindest ausreichende Kenntnis einer gemeinsamen Sprache. Selbst eine gute Beherrschung der Alltagssprache ist häufig für komplexere psychische Zusammenhänge ungenügend. Die Beobachtung des nonverbalen Ausdrucksverhaltens, z. B. von Ängstlichkeit oder Agitiertheit, kann hier wertvolle Hinweise liefern. Ebenso ist es unerlässlich, die Beurteilung der Notfallsituation durch die Einholung fremdanamnestischer Angaben zu unterstützen. Insbesondere wenn greifbare Hinweise auf eine krankheitsbedingte aktuelle Eigen- oder Fremdgefährdung bestehen, sollte man sich im Zweifelsfall zu einer stationären Aufnahme entschließen, da die dann mögliche Verlaufsbeobachtung meist eine weitergehende diagnostische Aussage ermöglicht. Einige psychiatrische Fachkrankenhäuser haben zwischenzeitlich spezialisierte Migrantenstationen eingerichtet, auf denen bevorzugt Mitarbeiter mit fremdsprachlichen Kenntnissen eingesetzt werden.

32

> Auch in der Akutsituation sollte bei mangelnden Sprachkenntnissen immer versucht werden, die psychiatrische Exploration durch Hinzuziehung eines sprachkundigen Klinikmitarbeiters als Dolmetscher zu unterstützen.

Dieses Vorgehen bietet im Vergleich zum Einsatz eines reinen Übersetzers den Vorteil einer kundigen Befragung einschließlich von Sprachnuancen, wie sie sich eher dem psychiatrisch Erfahrenen erschließen. Die häufig geübte Praxis der Hinzuziehung eines sprachkundigen Angehörigen des Patienten als Dolmetscher bietet eine weitere Hilfsmöglichkeit. Zu beachten ist hierbei allerdings, dass die diagnostische Wertigkeit einer solchen Exploration eingeschränkt sein kann. Die familiäre Verbindung von Patient und Dolmetscher kann dazu führen, dass bedeutsame Sachverhalte nicht oder nur unvollständig übersetzt werden. Gleichzeitig kann die Übersetzung aber durchaus auch eigene Beobachtungen und Interpretationen des Angehörigen enthalten, ohne dass dies dem Untersucher erkennbar wird.

Sehr wertvoll ist in der Akutsituation die **Hinzuziehung der Angehörigen** in jedem Fall zum Verständnis des kulturellen Kontexts, aus dem der Patient stammt. Dieser bestimmt nämlich häufig, welches Krankheitsverständnis der Patient und seine Familie für das Auftreten einer psychischen Störung besitzen. Davon ist wiederum abhängig, ob und wann ärztliche Hilfe in Anspruch genommen wird. Man findet hier sehr unterschiedliche Muster der Inanspruchnahme vor allem auch von Notfallleistungen. Teilweise verhindert die Sorge vor zusätzlicher Stigmatisierung einen frühzeitigen Kontakt mit dem psychiatrischen Hilfesystem, vor allem bei leichteren psychischen Störungen werden zunächst die familiären Strukturen zur Kompensation genutzt. Erst bei massiver Dekompensation kommt es dann zur notfallmäßigen Vorstellung.

Posttraumatische Belastungsstörungen im Kontext von Migration

Besondere Beachtung sollte man Migranten bezüglich des Auftretens einer posttraumatischen Belastungsstörung widmen. Ein Teil der Patienten ausländischer Herkunft stammt aus politischen Krisengebieten, in denen Traumaerfahrungen vergleichsweise häufig vorkommen. Der Krankheitswert der Symptome einer posttraumatischen Belastungsstörung wird vonseiten des Patienten jedoch häufig verkannt, da das persönliche Erlebnis vor allem bei Migration aus Kriegsregionen als ubiquitär erlebt wird. Der Patient geht dann davon aus, dass andere Migranten doch die gleichen Erfahrungen gemacht haben und deswegen die aufgetretene Symptomatik „normal“ sei. Personen, die aus politischen Gründen Zuflucht in Deutschland gesucht haben, haben häufiger mangelnde Sprachkenntnisse als andere Migranten. Der Einsatz eines Dolmetschers ist hier daher besonders bedeutsam, wobei die politische Neutralität des Übersetzers beachtet werden sollte.

Allerdings ist auch davor zu warnen, dass sich Ärztinnen und Ärzte in solchen Situationen instrumentalisieren lassen. Eine ärztliche Untersuchung kann weder beweisen oder widerlegen, dass ein Trauma im Heimatland stattgefunden hat. Die Diagnose einer PTBS kann also nur gestellt werden, wenn von Behörden oder amtlichen Institutionen dem Arzt Anknüpfungstatbestände über stattgehabte Traumatisierungen an die Hand gegeben werden. Entsprechende Sachverhalte kann der Arzt nicht ermitteln, und es ist auch obsolet, über eine vermeintliche PTBS-Symptomatik den Nachweis einer stattgehabten Traumatisierung zu führen.

Ebenso sollten Ärztinnen und Ärzte behördliche Aufträge zurückweisen, bei denen im Rahmen einer „schnellen Notfalluntersuchung" Suizidalität ausgeschlossen werden soll, um damit ein Abschiebehindernis zu beseitigen.

LITERATUR

Cantor-Graae, E., J. P. Selten: Schizophrenia and migration: a meta-analysis and review. Am. J. Psychiatry 162 (2005), 12–24.

Carta, M. G., M. Bernal, M. C. Hardoy, J. M. Haro-Abad: Migration and mental health in Europe. Clin. Pract. Epidemol. Ment. Health 31 (2005), 1: 13.

Dreßing H., K. Karacy , K. Foerster: Psychiatrische Begutachtung bei asyl- und ausländerrechtlichen Verfahren. In: Dreßing H., Habermeyer E. (2015) Psychiatrische Begutachtung. München, Elsevier, 2015, 741–748.

Machleidt, W.: Die 12 Sonnenberger Leitlinien zur psychiatrisch-psychotherapeutischen Versorgung von MigrantInnen in Deutschland. Nervenarzt 73 (2002), 1208–1209.

Machleidt, W. Migration, Kultur und psychische Gesundheit. Kohlhammer, Stuttgart, 2013.

Machleidt W., V. Knischewitzki-Bohlken, I. T. Graef-Calliess: Transkulturelle Psychiatrie und Behandlung von Migranten. In: Berger M. (Hrsg.) Psychische Erkrankungen, München, Elsevier, 2015, 825–845.

Sieberer M., W. Machleidt: Seelen ohne Heimat: Zur Situation von Asylsuchenden in Deutschland. Psych Prax 42 (2015), 175–177.

32.6 Wohnungslosigkeit

Der Zusammenhang zwischen Wohnungslosigkeit und psychischer Erkrankung ist vielfältiger Natur. Unumstritten ist, dass der Anteil von Menschen mit psychischen Störungen bei Wohnungslosen deutlich erhöht ist, wobei die in epidemiologischen Studien ermittelten Prävalenzen aufgrund methodischer Probleme erheblich differieren.

Prävalenz psychischer Störungen bei Wohnungslosen

In einer Metaanaylse wurden bei wohnsitzlosen Personen folgende Prävalenzen für psychische Erkrankungen berechnet: Alkoholabhängigkeit: 8–59 %, Abhängigkeit von illegalen Drogen: 5–54 %, Psychosen: 3–42 %, Depression: 0–41 %, Persönlichkeitsstörungen: 2–71 %. Die für Deutschland publizierten Prävalenzen liegen auch in diesem Rahmen (➤ Tab. 32.4). Unklar ist dabei, ob der Wohnungsverlust Folge der psychischen Erkrankung ist oder vice versa. Im Kontext der ökonomischen Krise in Spanien konnten allerdings signifikante Zusammenhänge zwischen prekären Arbeitsverhältnissen, Arbeitslosigkeit und Überschuldung mit nachfolgender psychischer Erkrankung und konsekutiver Obdachlosigkeit aufgezeigt werden.

> Die Zahl der in Deutschland lebenden wohnungslosen Menschen wird derzeit auf 335 000 Personen geschätzt. Nach neueren epidemiologischen Studien besteht bei ca. ⅔ dieser Personen eine behandlungsbedürftige Suchterkrankung. Weitere psychiatrische Erkrankungen von Relevanz stellen affektive Störungen (20 %), Persönlichkeitsstörungen (10 %) und Erkrankungen des schizophrenen Formenkreises (10 %) dar.

Sowohl die Wohnungslosigkeit an sich wie auch die häufiger anzutreffende Ablehnung des offiziellen Hilfesystems bestimmen maßgeblich die Vorstellung eines Wohnungslosen im akutpsychiatrischen Notdienst. Entgegen der landläufigen Meinung kommt

Tab. 32.4 Prävalenz psychischer Störungen bei Wohnungslosen in Deutschland

Diagnosengruppe nach ICD-10	Prävalenz aktueller psychiatrischer Störungen
F1: Suchterkrankungen	30–70 %
F2: Schizophrenie	2–15 %
F3: Affektive Störungen	5–30 %
F6: Persönlichkeitsstörungen	2–15 %

es nur in seltenen Fällen vor, dass die psychiatrische Klinik als Anlaufstation zur Überbrückung der Obdachlosigkeit genutzt wird. Diejenigen wohnungslosen Menschen, die im engeren Sinne des Wortes obdachlos sind, d.h. „unter der Brücke" leben, lehnen in der Regel sämtliche Hilfsangebote ab, inkl. klinisch stationärer Aufnahmen. Der überwiegende Anteil der Wohnungslosen wird heutzutage durch Einrichtungen und Dienste versorgt und ist vergleichsweise ortsständig. In regional unterschiedlichem Maße steht Wohnraum zur Verfügung, der zumindest kurzfristig, häufig aber auch über längere Zeiträume genutzt werden kann. Die Situation des in der Klinik Obdach suchenden Wohnungslosen findet sich daher fast nur noch in Konfliktsituationen zwischen dem Patienten und dem Hilfesystem der Wohnungslosenhilfe.

Wohnungslose im akutpsychiatrischen Notdienst

Sehr viel häufiger kommt es jedoch zur Vorstellung von Wohnungslosen im Notfalldienst, die in einer hilflosen Situation auffällig geworden sind. Auf den hohen Anteil suchtkranker Patienten in dieser Gruppe wurde bereits hingewiesen, entsprechend oft führen daher auch akute Intoxikationen zum Notfallkontakt. In diesen Fällen gelten die üblichen Regeln zur Behandlung, wie sie in ➤ Kap. 14 beschrieben sind. Da Hilfemaßnahmen häufig abgelehnt werden, ist eine mögliche Eigengefährdung besonders sorgfältig zu prüfen. Dies beinhaltet auch eine eingehende körperliche Untersuchung, da Wohnungslose gehäuft von somatischen Erkrankungen betroffen sind, die potenziell vital bedrohlich sein können.

> Der ärztliche Kontakt mit dem Notdienst ist für viele wohnungslose Menschen häufig die einzige Gelegenheit, ein Behandlungsangebot für eine eventuell vorhandene psychische Erkrankung zu bekommen. Wenn sich aus der Exploration Hinweise für das Vorliegen einer schwereren psychischen Erkrankung ergeben, sollte daher immer eine stationäre Aufnahme in Betracht gezogen werden.

Dies ist vor allem deswegen sinnvoll, weil die Rahmenbedingungen, unter denen die Patienten leben, eine Fortsetzung der Behandlung im ambulanten Rahmen erschweren. Der **Aufbau von Motivation zur Behandlung** stellt daher auch in der Akutsituation ein wichtiges Behandlungsprinzip dar. Im Kontakt mit dem Patienten ist eine annehmende Haltung unabdingbar, da anderenfalls die erlebte soziale Distanz die häufig vorhandene Ablehnung therapeutischer Maßnahmen durch den Patienten verstärkt. Es kann daher im Einzelfall sinnvoll sein, nicht direkt medizinische Maßnahmen – wie das Angebot zu einer Mahlzeit oder einer Körperreinigung – der eigentlichen Exploration vorzuschalten. Lässt sich dadurch ein besserer Zugang zum Patienten bekommen, finden im Verlauf dann möglicherweise auch die therapeutischen Empfehlungen des Arztes eine höhere Akzeptanz.

Sollte dennoch der Patient die ärztlicherseits empfohlenen Maßnahmen ablehnen, muss dies immer dann akzeptiert werden, wenn keine akute Eigen- oder Fremdgefährdung vorliegt und der Patient fähig ist, seinen Willen frei zu erklären. Dies gilt auch dann, wenn die Entscheidung „unvernünftig" erscheinen mag. In begründeten Fällen kann überlegt werden, die Einrichtung einer **gesetzlichen Betreuung für den Bereich medizinischer Behandlung** anzuregen. Dadurch lässt sich zwar keine kurzfristige Lösung für eine behandlungsbedürftige Erkrankung erreichen, mittelfristig erhöht sich aber die Wahrscheinlichkeit einer späteren Zuführung zur Behandlung. Ähnliches lässt sich auch erreichen, wenn es gelingt, den Patienten an eine Einrichtung der Wohnungslosenhilfe zu vermitteln. Eine Kenntnis der örtlichen Angebote, insbesondere der überall vorhandenen Übernachtungsstellen, ist daher auch für die Versorgung im Notfall hilfreich.

LITERATUR

Fazel S., V. Khosla, H. Doll: The prevalence of mental disorders among the homeless in western countries: systematic review and meta-regression analysis. PLoS Med 5 (2008), 225–231.

Folsom, D. P., W. Hawthorne, L. Lindamer, T. Gilmer, A. Bailey, S. Golshan, P. Garcia, J. Unutzer, R. Hough, D. V. Jeste: Prevalence and risk factors for homelessness and utilization of mental health services among 10 340 patients with serious mental illness in a large public mental health system. Am. J. Psychiat. 162 (2005), 370–376.

Gili M., M. Roca, S. Basu: The mental health risks of economic crisis in Spain: evidence from primary care centres , 2006 and 2010. Eur. J. Public Health 23 (2013), 103–108.

Langle, G., B. Egerter, F. Albrecht, M. Petrasch, G. Buchkremer: Prevalence of mental illness among homeless men in the community – approach to a full census in a southern German university town. Soc. Psychiatry Psychiatr. Epidemiol. 40 (2005), 382–390.
Rössler, W., H. J. Salize, U. Biechele: Psychisch kranke Wohnsitzlose – Die vergessene Minderheit. Psychiat. Prax. 21 (1994), 173–178.
Salize H. J., A. Werner, C. O. Jacke: Service provision for mentally disordered homeless people. Curr. Opin. Psychiatry 26 (2013), 355–361.

32.7 Inhaftierung

Bei Strafgefangenen findet sich für die meisten psychischen Störungen eine wesentlich höhere Prävalenz als in der Allgemeinbevölkerung. So sind Psychosen aus dem schizophrenen Formenkreis und affektive Erkrankungen etwa 5- bis 10-mal häufiger als in der Allgemeinbevölkerung, und bis zu 70 % der Strafgefangenen haben eine Persönlichkeitsstörung, wobei die dissoziale Persönlichkeitsstörung am häufigsten ist. Aufgrund knapper werdender Ressourcen im Gesundheitssystem ist auch davon auszugehen, dass bestimmte Gruppen psychisch kranker Menschen – besonders junge Männer mit Doppeldiagnosen (Psychose und Abhängigkeitserkrankung) – nicht ausreichend psychiatrisch versorgt werden und letztlich wegen krimineller Handlungen in der forensischen Psychiatrie, aber auch in Gefängnissen landen.

Psychische Störungen bei Strafgefangenen können bereits vor Aufnahme in das Gefängnis aufgetreten sein und unter Umständen auch einen wesentlichen Grund für das delinquente Verhalten darstellen, ohne dass dies bei der Inhaftierung hinreichend bekannt ist, sie können aber auch während der Strafhaft auftreten. Als unmittelbare Reaktion auf die Inhaftierung kann es zu einem sogenannten **Inhaftierungsschock** kommen. Es handelt sich dabei um ein stuporöses Zustandsbild, das unvermittelt in einen Zustand der Erregung und Aggression umschlagen kann (➤ Kap. 12).

In den ersten Hafttagen kann es bei Alkoholkranken oder Rauschgiftkonsumenten zu **Entzugserscheinungen** bis hin zum Delir kommen (➤ Kap. 16 und ➤ Kap. 17). In Abhängigkeit von deren Schwere ist über die Notwendigkeit einer stationären Entzugsbehandlung in einem Vollzugskrankenhaus zu entscheiden. Zu beachten ist ferner, dass die missbräuchliche Einnahme psychotrop wirksamer Substanzen in Gefängnissen weitverbreitet ist, sodass bei Inhaftierten auch mit Intoxikationszuständen und drogeninduzierten Psychosen zu rechnen ist (➤ Kap. 17).

Wenn es zur Manifestation von **Psychosen des schizophrenen Formenkreises** kommt, sollte dies die Aufnahme im zuständigen Vollzugskrankenhaus zur Folge haben. Ähnliches gilt für affektive Erkrankungen, wenn unter den Bedingungen einer Haftanstalt eine ausreichende Behandlung nicht gewährleistet ist.

Ein gravierendes Problem stellt die bei Inhaftierten – besonders in den ersten Tagen der Untersuchungshaft – deutlich erhöhte **Suizidgefahr** dar. Der Anteil der inhaftierten Menschen, die suizidgefährdet sind, wird auf 1–5 % geschätzt. Deshalb sind direkte und indirekte Suizidankündigungen ernst zu nehmen und durch einen Psychiater weiter abzuklären. Es muss dann entschieden werden, ob besondere Haftbedingungen (Gemeinschaftszelle, Überwachungsraum) oder die Verlegung in ein Vollzugskrankenhaus indiziert sind. Zu unterscheiden ist eine echte suizidale Gefährdung von vorgeschobenen Suiziddrohungen und bestimmten Formen der Selbstschädigung (z. B. Hungerstreik). Die letztgenannten Verhaltensweisen lassen sich meist im Rahmen einer Exploration abgrenzen, wenn erkennbar wird, dass die Betroffenen in Verbindung damit bestimmte Ziele oder Forderungen verfolgen.

Schließlich werden als Reaktion auf die Haft vielfältige Anpassungsstörungen, insbesondere auch selbstschädigende Verhaltensweisen, beobachtet.

LITERATUR

Fazel, S., J. Danesh: Serious mental disorder in 23 000 prisoners: a systematic review of 62 surveys. Lancet 359 (2002), 545–550.
Fruehwald, S., T. Matschnig, F. Koenig, P. Bauer, P. Frottier: Suicide in custody. Brit. J. Psychiat. 185 (2004), 494–498.
Lang F. U., S. Otte, N. Vasic, M. Jäger, M. Dudeck: Impulsivität bei Kurzgefangenen mit einer antisozialen Persönlichkeitsstörung. Psychiat. Prax. 42 (2015), 274–277.
Schlenss, G.: Psychiatrische Manifestationen im Strafvollzug. In: Venzlaff, U., K. Foerster (Hrsg.): Psychiatrische Begutachtung, S. 425–442. Fischer, Stuttgart – Jena – New York 1994.

KAPITEL

33

Niels Bergemann

Großschadensereignisse

33.1 Einleitung

Während es sich bei psychiatrischen Notfällen in der Regel um eine Intervention handelt, die auf einen individuellen Patienten gerichtet ist, sind die Anforderungen an die Interventionen bei einem Massenanfall von Verletzten (MANV) bzw. bei Großschadensereignissen um ein Vielfaches komplexer.

Großschadensereignis, auch Großschadenslage oder Großunfall, ist der übergreifende Fachausdruck für Ereignisse mit einer großen Anzahl Verletzter, Erkrankter oder anders Geschädigter oder Betroffener bzw. erheblichen Sachschäden unterhalb der Schwelle zur Katastrophe (BBK 2011). Oftmals wird synonym auch von „Massenanfall von Verletzten“ oder „Massenanfall an Versorgungs- und Hilfebedürftigen“ (MANV) gesprochen, wobei es sich hier um einen Ausdruck aus dem Rettungswesen handelt, der den Aspekt hervorhebt, dass derartige Ereignisse mit den vorhandenen und einsetzbaren Ressourcen des entsprechenden Rettungsdienstbereichs nicht bewältigt werden können. Es bezeichnet eine Situation, bei der eine große Zahl Betroffener, Verletzter oder aufgrund von psychischen Beeinträchtigungen Betreuungsbedürftiger versorgt werden muss. Dies ist zum Beispiel bei Flugzeugabstürzen, Eisenbahnunglücken, ABC-Einsatzlagen, Terrorattentaten oder auch bei Amokereignissen (siehe Exkurs) der Fall.

Exkurs: Amoktaten

Der Begriff „Amok“ stammt aus dem Malaiischen und leitet sich von kriegerischen Handlungen ab, bei denen Krieger eine Schlacht dadurch zu wenden versuchten, dass sie ohne Rücksicht auf das eigene Leben den Feind blindwütig attackierten. Im heutigen Sprachgebrauch wird unter einer Amoktat eine für Außenstehende plötzliche, unverständliche und ungewöhnlich aggressive Handlung verstanden, die zur Verletzung oder Tötung von oft zahlreichen Menschen führt.

Im ICD-10 können Amoktaten im Kapitel V, Abschnitt F 60–69: „Persönlichkeits- und Verhaltensstörungen" unter F68.8 klassifiziert werden. Im DSM-5 werden Amoktaten in den Rubriken Dissoziative Störungen und Störungen der Impulskontrolle klassifiziert, im Glossar findet Amok unter den kulturabhängigen Syndromen Erwähnung als „eine dissoziative Episode, die durch eine Periode des Grübelns charakterisiert ist, auf die ein Ausbruch gewalttätigen, aggressiven oder menschengefährdenden Verhaltens folgt, das sich auf Personen und Objekte richtet".

Ein Phasenmodell, das auf der Basis von 196 Amoktaten abgeleitet wurde, zeigt die Entwicklung einer Amoktat in vier Phasen (Schünemann 1992, vgl. Peter und Bogerts 2012):

1. Eine intensive Phase des Grübelns bzw. ein depressives Syndrom mit Isolation von der Umwelt folgt auf z. B. eine Kränkung oder Objektverluste.
2. Eruptives Begehen des eigentlichen Amoks mit rücksichtsloser Tötungsbereitschaft; oftmals beginnt der Amoklauf bei der Familie oder Verwandten und weitet sich dann wahllos auf Fremde aus.
3. Anschließend erfolgt eine oft mehrstündige anhaltende mörderische Raserei, bis der Amokläufer sich selbst tötet oder von anderen getötet bzw. kampfunfähig gemacht wird.
4. Einige überlebende Täter geben vor, kein Motiv gehabt zu haben, bzw. sich nicht an die Tat erinnern zu können, gelegentlich fallen die Täter in einen terminalen Tiefschlaf; eine Amnesie lässt sich aber keineswegs in allen Fällen finden.

Insgesamt ist in den letzten 20 Jahren keine Zunahme von Amoktaten in Deutschland zu verzeichnen, allerdings gibt es eine Zunahme von sogenannten *„school shootings"*.

Alle Täter waren bislang männlichen Geschlechts und ganz überwiegend ohne Partnerin. Amoktaten kamen häufiger in städtischen als in ländlichen Regionen vor, in den westlichen Bundesländern deutlich häufiger als in den östlichen. Zwei Drittel der Täter hatten eine psychiatrische Vorerkrankung, wobei es sich vor allem um affektive Störungen, Angsterkrankungen und Psychosen handelte. Von den überlebenden Tätern war der überwiegende Teil vermindert schuldfähig oder schuldunfähig (Peter und Bogerts 2012).

Im Zusammenhang mit Amoktaten kommen der Notfallpsychiatrie Aufgaben im Rahmen der psychosozialen Notversorgung (PSNV) und psychiatrischen Erstversorgung zu. Darüber hinaus werden Psychiater – sofern die Amoktäter die Tat überlebt haben – zur forensischen Begutachtung herangezogen. Auch unabhängig von einer vorangegangenen Tat sehen sich Psychiater zunehmend mit der Aufgabe der Risikoeinschätzung nach Amokdrohungen konfrontiert (Dressing und Meyer-Lindenberg 2010). Nicht zuletzt ist die Psychiatrie nach Amoktaten bei großem öffentlichen Interesse und entsprechenden Medienanfragen aufgefordert, sachliche und wissenschaftlich fundierte Informationen der Öffentlichkeit zu vermitteln. Dabei muss besonders Stigmatisierungstendenzen psychischer Störungen entgegengewirkt werden, die in solchen Kontexten nicht selten aufkommen.

Als Katastrophen werden Großschadensereignisse bezeichnet, bei denen das Leben, die Gesundheit oder die natürlichen Lebensgrundlagen oder bedeutende Sachwerte einer Vielzahl von Menschen in so ungewöhnlichem Ausmaß gefährdet oder geschädigt werden, dass die Gefahr nur abgewehrt oder die Störung nur beseitigt werden kann, wenn die im Katastrophenschutz mitwirkenden Behörden, Organisationen und Einrichtungen unter einheitlicher Führung und Leitung der Katastrophenschutzbehörde zur Gefahrenabwehr tätig werden (BBK 2011). Damit schädigen bzw. bedrohen Katastrophen nicht nur das Leben oder die Gesundheit vieler Menschen in großem Umfang, sondern auch die Umwelt oder die lebensnotwendige Versorgung der Bevölkerung. Mit dem Ausrufen eines Katastrophenfalles gelten im betroffenen Gebiet entsprechende Vorschriften über Rechte, Pflichten und Einsatzpläne, die in den Landeskatastrophenschutzgesetzen festgeschrieben sind. Das Erklären des Katastrophenfalls ist in Deutschland eine politische Entscheidung und obliegt dem Landrat oder dem Oberbürgermeister. Mit Erklärung der Katastrophe gehen die Einsatzleitung und die Kostentragungspflicht auf dessen Behörde über. Die Erklärung oder Nicht-Erklärung des Katastrophenfalls kann weitreichende juristische Konsequenzen haben (z. B. Schadensregulierung) und hat auch immer erhebliche finanzielle Folgen.

Kommt bei individuellen psychiatrischen Notfällen dem Arzt, Psychiater oder dem psychologischen Psychotherapeuten die entscheidende helfende Funktion zu, so bedarf es bei Großschadensereignissen einer umfassenden Organisation mit einer differenzierten Aufgabenteilung. Hierbei stellt die ärztliche Kompetenz nur eine von sehr unterschiedlichen Kompetenzen dar, die im Rahmen von Großschadensereignissen gefordert sind. Es bedarf darüber hinaus organisatorischer Fähigkeiten, kommunikativer Kompetenz, der Fähigkeit zur Kooperation und der Führungskompetenz in der akuten und oft unübersichtlichen Unfallsituation. Auch sind Kenntnisse der erforderlichen Abläufe, der einschlägigen Erlasse und Verordnungen zum Vorgehen bei Großschadensereignissen, der sanitätsdienstlichen Infrastruktur, der beteiligten Hilfsorganisationen und ihrer Koordination sowie der Triage unverzichtbar (vgl. Lasogga et al. 2011).

Zudem befinden sich die zahlreichen Betroffenen im Rahmen eines Großschadensereignisses in einem psychischen Ausnahmezustand, oft im Sinne einer Überforderung, aber auch im Sinne einer akuten Belastungsreaktion. Zudem kann es zu kollektiven Paniksituationen kommen, die von den Einsatzkräften Kenntnisse von Präventivmaßnahmen erfordern (Pajonk und Dembrowsky 2006).

Nicht nur für die unmittelbar Betroffenen stellen Großschadensereignisse ein dramatisches Ereignis dar, auch für die vielen in einer solchen Lage herangezogenen Helfer bedeuten derartige Einsätze besondere psychische Herausforderungen. Sie müssen deshalb vorbereitend trainiert werden und es bedarf einer geeigneten Einsatzbegleitung sowie einer Einsatznachsorge.

33.2 Organisatorische Aspekte bei Großschadensereignissen

In den zurückliegenden Jahren ist es international zu einer deutlichen Zunahme von Großschadensereignissen gekommen, insbesondere die Ereignisse mit terroristischem Hintergrund haben zugenommen, auch in OECD-Ländern *(Institute for Economics and Peace 2015)*.

Bei Großschadensereignissen müssen sehr viele Hilfskräfte aus unterschiedlichen Organisationen in kurzer Zeit zusammengezogen werden und zusammenarbeiten (Lasogga et al. 2011). Hierzu gehören Feuerwehrbedienstete, Polizeibeamte, Notärzte, ein organisatorischer Leiter des Rettungsdienstes, Rettungsdienstmitarbeiter der verschiedenen Organisationen wie Deutsches Rotes Kreuz (DRK), Johanniter Unfallhilfe (JUH), Malteser Hilfsdienst (MHD), Arbeiter-Samariter-Bund (ASB) und private Organisationen, psychosoziale Notfallhelfer wie Kriseninterventionsteams (KIT) mit Psychiatern, Psychologen und anderen Professionen sowie Notfallseelsorge, und Technisches Hilfswerk (THW), DLRG, Bergwacht, die Bundeswehr und andere Organisationen. Bei Großschadensereignissen sind jeweils zahlreiche, d. h. Dutzende bis Hunderte von Hilfskräften vor Ort. Zudem sind zahlreiche weitere Organisationen beteiligt, die nicht unmittelbar vor Ort tätig sind. Dies sind die politisch Verantwortlichen, der Landrat bzw. Oberbürgermeister, die Führungs- bzw. Krisenstäbe, die Leitstellenmitarbeiter der Polizei und Feuerwehr, Krankenhäuser sowie die vom Großschadensereignis betroffenen Organisationen wie z. B. die Deutsche Bundesbahn.

Über die Vielzahl erforderlicher Hilfskräfte verschiedener Berufsgruppen und Organisationen wie auch deren Ausrüstung geben die Berichte vom ICE-Unfall in Eschede 1998 ein eindrucksvolles Bild (vgl. Schmitz-Egen 1998). Rund 1.900 Helfer von Rettungsdienst, Technischem Hilfswerk, Polizei und Bundeswehr sowie rund 500 Einsatzkräfte der Feuerwehr mit etwa 100 Fahrzeugen waren im Einsatz. Der Rettungsdienst war mit 274 Rettungsfachleuten, 19 Hubschraubern, 42 Kranken- sowie 46 Rettungswagen beteiligt. Die Bundeswehr war mit 190 Soldaten, 3 Bergepanzern, 3 Transall-Transportflugzeugen sowie 18 Hubschraubern vertreten. 40 Ärzte und 39 Notärzte sowie 268 Mitarbeiter des nichtärztlichen Rettungsdienstes waren ebenfalls in die Rettung eingebunden. Insgesamt waren 17 Feuerwehren aus den umliegenden Kreisen im Einsatz. Etwas mehr als 200 Personen waren vom Unfall betroffen, 101 von ihnen starben. 88 Personen erlitten schwere Verletzungen. Zu den Erschwernissen während der Rettung zählten die teilweise schwierige Erkennbarkeit der Verantwortlichen, mangelnde Funkkapazitäten sowie überlastete Mobilfunknetze.

Sichtung (Triage)

Bei Großschadensereignissen ist eine Einteilung der Opfer nach Dringlichkeit von Behandlung und Transport unabdingbar. Unter Sichtung oder Triage versteht man die Auswahl und Einteilung der Betroffenen im Hinblick auf eine angemessene Behandlung entsprechend dem Schweregrad der Krankheit oder Verletzung sowie in Übereinstimmung mit den verfügbaren medizinischen Behandlungs- und Transportmöglichkeiten (Sefrin et al. 2003). Als Ergebnis der Sichtung erfolgt eine Zuordnung zu Sichtungskategorien, nach deren Prioritäten die Behandlung erfolgt. Die Entscheidung der Zuordnung zu einer Sichtungskategorie wird auf sogenannten Verletztenanhängekarten dokumentiert, wobei die Dokumentation in Form der Angabe „T" für Triage und einer Ziffer 1–4, in römischen Ziffern I–IV bzw. als Farbkennung erfolgt (➤ Tab. 33.1). Sichtungsergebnisse sollten als temporär, dem augenblicklichen Helfer/Verletzten-Verhältnis entsprechend und damit dynamisch verstanden sein. Sie müssen nach Eintreffen weiterer qualifizierter Helfer gegebenenfalls erneut bestimmt werden, was insbesondere hinsichtlich der Sichtungskategorie IV gilt. Diese problematische Kategorie ist auch bei katastrophenartigen Großschadensereignissen im zivilen Bereich unvermeidbar, wenn die primären Behandlungs- und Transportkapazitäten nicht ausreichen. Die Triage übernimmt ein Arzt, der keine Behandlungsaufgaben hat. Tote werden nicht von diesem System erfasst, gebräuchlich ist jedoch die Kennzeichnung mit schwarzer Farbe. Unverletzte werden ebenfalls in diesem System nicht berück-

Tab. 33.1 Triagekategorien und ihre Behandlungskonsequenzen (nach Sefrin et al. 2003)

Triagekategorie	Beschreibung	Konsequenz
T1/I (rot)	Akute vitale Bedrohung	Sofortbehandlung
T2/II (gelb)	Schwer verletzt/erkrankt	Aufgeschobene Behandlungsdringlichkeit
T3/III (grün)	Leicht verletzt/erkrankt	Spätere (ambulante) Behandlung
T4/IV (blau)	Ohne Überlebenschance	Betreuende (abwartende) Behandlung
	Tote	Kennzeichnung

33

sichtigt, sie werden registriert, und es wird ihnen eine psychosoziale Betreuung angeboten (Scheuermann et al. 2013).

Die Einteilung der Sichtungskategorien ist international fast einheitlich in Anwendung, in einer Reihe europäischer Staaten gilt die Systematik entsprechend einer Konsenskonferenz im Jahr 2002, die von der Schutzkommission beim Bundesminister des Innern einberufen wurde. Es kommen auch weitere Sichtungsschemata und -methoden zur Anwendung, z. B. *Simple Triage and Rapid Treatment* (STaRT), STaRT für Kinder (JumpSTaRT), modifiziertes STaRT zur Anwendung bei Traumapatienten (mSTaRT), BASIC-Schema bezüglich der Kriterien Blutung, Atemwege, Schock und Immobilisation, *Reverse Triage* (umgekehrte Sichtung, bei der Un- und Leichtverletzte zuerst abtransportiert werden) und *Advanced Trauma Life Support* (ATLS) (Scheuermann et al. 2013).

Die Notwendigkeit einer Triage bei Großschadensereignissen ist allgemein anerkannt, ist aber auch immer wieder Gegenstand juristischer und ethischer Diskussion (Kern 2013, Müller-Cyran 2013).

Zivil-Militärische Zusammenarbeit

Ein besonderer Aspekt der Organisation von Hilfsangeboten und Schadensabwehr stellt die Zivil-Militärische Zusammenarbeit (ZMZ) dar. ZMZ bezeichnet die Zusammenarbeit von Militär und zivilen (Hilfs)Organisationen sowie Verwaltungen im Rahmen von Amts- und Katastrophenhilfe. Sie kann innerhalb oder außerhalb des Landes erfolgen, im internationalen Kontext spricht man von der *Civil Military Cooperation* (CIMIC). Hier wird die ZMZ in Friedenszeiten angesprochen, darüber hinaus hat sie eine große Bedeutung in einer Krise oder einem Kriegsfall zur Sicherstellung einer wirksamen Verteidigung.

In Friedenszeiten gehört zur ZMZ im Inland die Beteiligung der Streitkräfte am Katastrophenschutz, insbesondere durch Unterstützung der zivilen Hilfsorganisationen bei Großschadensereignissen, sowie die Zusammenarbeit zwischen dem Militär und zivilen Behörden in den Bereichen Gesundheitswesen, Umweltschutz, Raumordnung und Infrastruktur. Wichtige Rechtsgrundlagen für die Zivil-Militärische Zusammenarbeit in Deutschland sind der Artikel 35 des Grundgesetzes (Amtshilfe) sowie das Gesetz über den Zivilschutz und die Katastrophenhilfe des Bundes. Auf dieser gesetzlichen Grundlage trägt die Bundeswehr in einem vernetzten gesamtstaatlichen Ansatz zum Schutz der Bevölkerung und von lebenswichtiger Infrastruktur im Inland bei. Dafür ist die auftragsgerechte Ausgestaltung der ZMZ eine wichtige Voraussetzung, damit Truppenteile und Dienststellen der Bundeswehr zur Unterstützung ziviler Behörden bei der Bewältigung von Naturkatastrophen und besonders schweren Unglücksfällen nach dem Subsidiaritätsprinzip optimal eingesetzt werden können. Die Streitkräftebasis der Bundeswehr stellt die dazu erforderliche Führungsorganisation sicher (Baumgard 2012). In Österreich und der Schweiz existieren analoge Kooperationen zwischen dem Bundesheer bzw. der Armee und zivilen Stellen (Broemme 2011, Barnet 2011).

33.3 Psychische Belastungsfolgen bei Großschadensereignissen

Menschen erleben existentielle Bedrohungssituationen wie im Zusammenhang mit Großschadensereignissen sehr unterschiedlich und zeigen ebenso unterschiedliche Reaktionen. Entscheidend ist, wie das Ereignis erfahren und verarbeitet wird. Als existenzielle Bedrohung können auch der Verlust oder die Verletzungen anderer Personen, insbesondere Angehöriger, wahrgenommen werden (Helmerichs 2013b).

Akute Belastungsreaktion

Bei Großschadensereignissen kommt es bei den Betroffenen oder Beteiligten nicht selten zu einer *akuten Belastungsreaktion* (➤ Kap. 21) als Folge der extremen psychischen Belastung. Dabei handelt es sich gemäß der *International Classification of Diseases* (ICD-10) um eine vorübergehende Störung, die sich bei einem psychisch nicht manifest gestörten

Menschen als Reaktion auf eine außergewöhnliche physische oder psychische Belastung entwickelt und die im Allgemeinen innerhalb von Stunden oder Tagen abklingt. Die Bezeichnung als „Störung" wird jedoch immer wieder kritisiert, da es sich ausdrücklich nicht um eine Störung im Sinne einer Erkrankung handelt. Die individuelle Vulnerabilität und die zur Verfügung stehenden Bewältigungsmechanismen *(Coping-Strategien)* spielen bei Auftreten und Schweregrad der akuten Belastungsreaktionen eine Rolle.

Nach ICD-10 zeigt die Symptomatik typischerweise ein gemischtes und wechselndes Bild, beginnend mit einer Art von „Betäubung", mit einer gewissen Bewusstseinseinengung und einer eingeschränkten Aufmerksamkeit, einer Unfähigkeit, Reize zu verarbeiten, sowie Desorientiertheit. Diesem Zustand kann ein weiteres Sichzurückziehen aus der Umweltsituation folgen (bis hin zu dissoziativem Stupor) oder aber ein Unruhezustand und Überaktivität wie Fluchtreaktion oder dissoziative Fugue. Zumeist treten dabei vegetative Zeichen panischer Angst wie Tachykardie, Schwitzen und Erröten auf. Die Symptome erscheinen im Allgemeinen innerhalb von Minuten nach dem belastenden Ereignis und gehen innerhalb von zwei oder drei Tagen, oft innerhalb von Stunden zurück. Teilweise oder vollständige Amnesie bezüglich dieser Episode kann vorkommen.

Das Risiko einer akuten Belastungsreaktion bzw. psychischen Traumafolgestörung ist zum einen abhängig von der Art des Ereignisses, zum anderen von den Erfahrungen des Betroffenen. Bei dem Großschadensfall bzw. einer Katastrophe kann es sich um eine Natur- oder technische Katastrophe handeln oder um einen Terroranschlag, zudem spielen die Schwere und die Dauer des Ereignisses eine Rolle, ebenso wie die Grausamkeit der Eindrücke. Je länger und intensiver die Belastung andauert, desto schwerer gelingt eine Erholung, je früher jedoch Hilfe angeboten wird, desto eher gelingt sie. Menschgemachte Katastrophen gehen mit einem höheren Risiko für eine psychische Folgeproblematik einher als Naturkatastrophen. Wenn es nicht möglich ist, der Situation zu entrinnen, bedeutet dies ebenso ein hohes Risiko für die Entwicklung einer akuten Belastungsreaktion bzw. psychischen Traumafolgestörung. Betroffene mit gering ausgeprägten Bewältigungsmöglichkeiten, psychischen Erkrankungen oder vorangegangenen Traumatisierungen besitzen ein höheres Risiko, eine psychische Traumafolgestörung zu entwickeln, als unbelastete Personen. Auch die sozialen Rahmenbedingungen vor, während und nach dem Ereignis (soziale Gemeinschaft vorhanden oder nicht, stützend oder konfliktreich) sind relevant (vgl. Beerlage et al. 2013).

Wenn die Symptome über vier Wochen andauern und entsprechende Diagnosekriterien erfüllt sind, muss eine Änderung der Diagnose in Erwägung gezogen werden. Psychiatrische Notfälle wie etwa Suizidalität bzw. Fremdgefährdung unmittelbar nach dem Erleben einer existenziellen Bedrohung im Rahmen eines Großschadensereignisses bzw. einer Katastrophe sind äußerst selten (<0,1 %). Der ganz überwiegende Teil der Betroffenen erholt sich innerhalb weniger Tage und kann bald wieder am Alltag teilnehmen, 20–40 % der von einem Notfallereignis Betroffenen zeigen hingegen anhaltende Stressmerkmale, die aber ebenfalls in der Mehrzahl der Fälle innerhalb von 4–6 Wochen abklingen (Beerlage et al. 2013).

Der Anteil der Überlebenden und anderweitig Betroffener, die langfristig krankheitswertige psychische Störungen im Sinne einer posttraumatischen Belastungsstörung (PTBS) oder andere Traumafolgestörungen wie etwa Depressionen, Ängste oder Sucht entwickeln, liegt zwischen 0,5 % und 10 % (WHO 2003, zit. n. Helmerichs 2013a).

Kollektive Panik

Die Entstehung einer kollektiven Panik oder Massenpanik stellt eine vergleichsweise seltene, allerdings schwerwiegende Verschärfung der Einsatzsituation bei Großschadensereignissen dar. Es bedarf hierfür sehr spezifischer Bedingungen. Angst ist im Fall von lebensbedrohlicher Gefahr zunächst positiv zu bewerten: Sie mobilisiert äußerste Kraft, treibt zur Flucht aus der Gefahrenzone und erhöht damit die Rettungschancen. Allein in ihrer extremen Ausprägung, als Panik, schlägt Angst in Kontraproduktivität um und lähmt vernünftiges Denken und Handeln (Pajonk und Dembrowsky 2006). Aufgrund der Interaktionen in Gefahrensituationen kann die Angst einzelner in Panik geratener Menschen auf andere überspringen, was in der Folge zu kollektiver Panik führt.

Interventionen nach Ausbruch einer Panik haben so gut wie keine Erfolgschancen, präventive Maßnahmen vor dem Entstehen einer Paniksituation haben dagegen eine hohe Aussicht auf Erfolg (Pajonk und Dembrowsky 2006). Bei Großschadensereignissen ist es deshalb entscheidend, situative Risiken frühzeitig zu erkennen.

Die empirische Panikforschung verweist darauf, dass auf die Entstehung einer Panik die räumlichen Gegebenheiten inklusive der vorhandenen Verkehrswege zum und vom Ereignisort weg einen großen Einfluss haben. Wichtige Aspekte zur Prävention von Panik bei Großveranstaltungen sind deshalb neben einer angemessenen personellen und logistischen Ausstattung der Rettungskräfte die Überprüfung der Ausgänge und Fluchtwege und die Gewährleistung großzügiger Ausschilderungen. Auch dem Vorhalten einer Lautsprecheranlage, der Kenntnis der Transportwege und ihre Freihaltung und der Sicherstellung der Kommunikation des Rettungspersonals kommen große Bedeutung zu (siehe Pajonk und Dembrowsky 2006). Zudem sollten im Rahmen von vorbereitender Panikprävention neben den organisatorischen Aspekten auch Maßnahmen des Verhaltenstrainings von Rettungskräften einbezogen werden.

Zur Abwendung einer drohenden Panik ist es entscheidend, dass gezielte, klare und strukturierte Aufforderungen und Informationen gegeben werden. Möglichkeiten der Intervention sind z. B. eine überraschende oder schockartige Intervention z. B. mit einem schrillen Pfeifton, der Einsatz von Ritualen wie lautes Gebet oder das Einspielen klassischer Musik oder das Stellen einer einfachen Aufgabe, welche die Aufmerksamkeit bindet (z. B. „Helfen Sie den Kindern!") sowie ein Gelassenheit und Routine ausstrahlender weiterer Ablauf der Veranstaltung. Lautsprecherdurchsagen sollten in dieser Situation mit größter Lautstärke erfolgen und inhaltlich auf wesentliche Informationen beschränkt werden; es sollten zudem klare und eindeutige Botschaften vermittelt und ausschließlich realitätsentsprechende Aussagen getroffen werden. Es ist in dieser Situation ein sachlicher, nüchterner Vortragsstil gefordert, und es sollten direkte Handlungsanweisungen gegeben werden (nach Pajonk und Dembrowsky 2006).

33.4 Psychosoziale Notfallversorgung bei Großschadensereignissen

Psychosoziale Notfallversorgung (PSNV) umfasst die Gesamtstruktur und die Maßnahmen der Prävention sowie der kurz-, mittel- und langfristigen Versorgung im Kontext von belastenden Notfällen bzw. Einsatzsituationen.

Dabei sind die übergreifenden Ziele der PSNV (BBK 2013):

1. Prävention von psychosozialen Belastungsfolgen,
2. Früherkennung von psychosozialen Belastungsfolgen nach belastenden Notfällen bzw. Einsatzsituationen,
3. Bereitstellung von adäquater Unterstützung und Hilfe für betroffene Personen und Gruppen zur Erfahrungsverarbeitung sowie die angemessene Behandlung von Traumafolgestörungen und – bezüglich der Einsatzkräfte – einsatzbezogenen psychischen Fehlbeanspruchungsfolgen.

Maßnahmen der PSNV

Die Maßnahmen der PSNV werden den unterschiedlichen Bedürfnissen der verschiedenen Betroffenengruppen angepasst. So unterscheidet man zwischen (1) Maßnahmen für Überlebende, Angehörige, Hinterbliebene, Zeugen bzw. Angehörige von vermissten Opfern und (2) Maßnahmen für Einsatzkräfte des Rettungsdienstes, der Feuerwehren, des Katastrophenschutzes, der Polizei, des THW und gegebenenfalls der Bundeswehr. Die Unterstützungsangebote für die Einsatzkräfte werden in ➤ 33.5 beschrieben.

Die PSNV-Gesamtstruktur umfasst alle Angebote der PSNV, die den oben genannten Zielen dienen, wie auch Anbieter, Organisationsformen und -strukturen sowie rechtliche Regelungen. Maßnahmen der PSNV sollen ergänzend oder substituierend für den Fall wirken, wenn die individuellen Ressourcen bzw. *Coping-Strategien* sowie soziale Ressourcen bzw. das informelle soziale Netz der Betroffenen für die Bewältigung der psychosozialen Belastungen in einer Notfallsituation bzw. bei Großschadensereignissen nicht ausreichen (BBK 2012).

Die Angebote der PSNV erfolgen zeitlich gestuft und orientieren sich am individuellen Bedarf der Betroffenen. Sie gliedern sich in Maßnahmen der „psychischen Erste Hilfe", der psychosozialen Akuthilfe sowie weiterführende Angebote, die unterschiedlicher Qualifikationen bedürfen (➤ Abb. 33.1).

Psychische Erste Hilfe

Im Rahmen der „psychischen Ersten Hilfe" durch die Einsatzkräfte sind folgende Aspekte relevant, die den Betroffenen – Überlebenden, Angehörigen, die ggf. Opfer vermissen, Hinterbliebenen, Zeugen – im unmittelbaren Kontakt vermittelt werden (vgl. Hobfoll et al. 2007, zit. n. Beerlage et al. 2013, Helmerichs 2013b):

- *Sicherheit:* Abschirmung vor unliebsamen Blicken, kompetent erlebte verlässliche Hilfe, ein sicherer Ort, glaubwürdige Information, engagierte und kompetente politische Verantwortliche
- *Beruhigung:* Verstehen eigener Reaktionen und Verständnis anderer, Wissen um den Verbleib von Angehörigen, Wissen um weitere geplante Hilfsmaßnahmen
- *Selbstwirksamkeit erfahren:* allein oder mit anderen bei der Bewältigung der Situation mitwirken
- *Verbundensein mit Nahestehenden bzw. anderen Betroffenen:* Solidarität erfahren
- *Hoffnung:* Zuversicht auf eine Wendung zum Besseren, Stärken entdecken

Psychosoziale Akuthilfen

Nach der „psychischen Ersten Hilfe" schließen sich weiterführende psychosoziale Maßnahmen an. Hierfür müssen zeitnah Kriseninterventionsteams

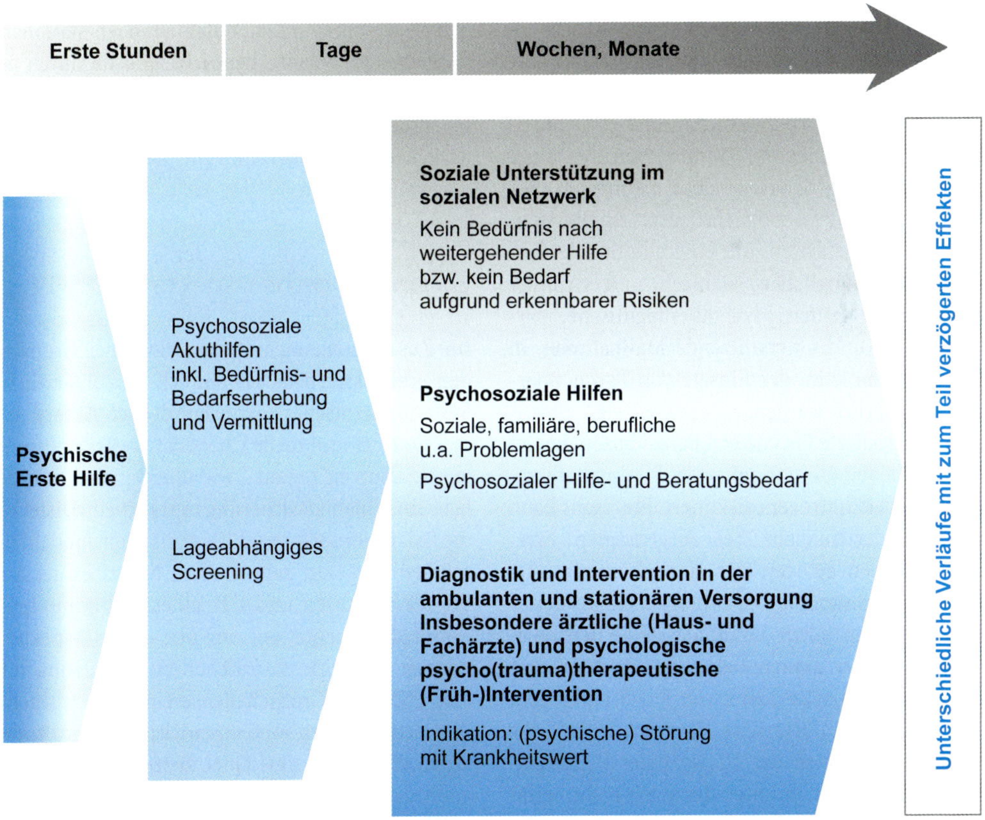

Abb. 33.1 Maßnahmen der psychosozialen Notfallversorgung (PSNV) für Überlebende, Angehörige, Zeugen bzw. Personen, die Angehörige vermissen (nach Beerlage et al. 2013)

33

(KIT-Teams), Notfallseelsorgeteams, Notfallpsychologen bzw. Notfallpsychiater zur Verfügung stehen (➤ Abb. 33.1). Damit ein zeitnaher Einsatz von KIT-Teams möglich ist, bedarf es entsprechender Alarmierungslisten mit festgelegten Alarmierungswegen. Psychosoziale Akuthilfen werden unmittelbar nach dem Ereignis angeboten und richten sich primär an die Opfer, aber auch mittelbar Betroffene. Psychosoziale Akuthilfe erfolgt am Ort des Großschadensereignisses primär in eigenen Betreuungsstellen. Am Behandlungsplatz geht es in der Regel um die Betreuung der Patienten der Sichtungskategorie IV, diese Aufgabe bedarf einer spezifischen Qualifikation. Ferner ist sie in Angehörigen-/Zeugensammelstellen dringlich, aber auch an eingerichteten Hotlines (Beerlage et al. 2013).

Bei Verdacht auf eine akute psychische Störung muss unverzüglich eine entsprechende Abklärung erfolgen, und gegebenenfalls müssen die psychosozialen Akuthilfen durch (Früh-)Interventionen ergänzt werden. Sie werden günstigstenfalls von nachalarmierten Psychiatern bzw. Fachärzten anderer Disziplinen mit psychotraumatologischer Qualifizierung oder von ärztlichen und psychologischen Psychotherapeuten übernommen. Bei einer akuten Belastungsreaktion, dem häufigsten Beschwerdebild, gilt es, möglichst rasch eine Krisenintervention einzuleiten, um eine emotionale Entlastung zu ermöglichen (Paulzen und Gründer 2012). Hierzu dienen psychotherapeutische, psychoedukative und unterstützende Maßnahmen. In seltenen Fällen kann der Einsatz von Psychopharmaka erforderlich werden.

Der kontrollierte Einsatz von Benzodiazepinen im Sinne einer symptomorientierten Pharmakotherapie wird dabei kontrovers diskutiert. Einerseits kann eine Benzodiazepingabe bei ausgeprägten Erregungszuständen geboten sein, um überhaupt erst einen Gesprächskontakt zu ermöglichen. Andererseits verweisen Studien darauf, dass eine Benzodiazepingabe in der akuten Belastungssituation eher mit einer erhöhten Inzidenz von PTBS einhergeht (Guina et al. 2015). Hinweise, dass eine frühe Gabe von Benzodiazepinen das Risiko einer PTBS-Entwicklung verringert, konnten demnach nicht bestätigt werden. Unabhängig davon muss bei Benzodiazepingabe immer das Risiko einer Abhängigkeitsentwicklung berücksichtigt werden.

Andere pharmakologische Behandlungsstrategien zur Verhinderung negativer Auswirkungen akuter Belastungsreaktionen wie Hydrokortisol oder Propranolol sind beschrieben, befinden sich aber noch im experimentellen Stadium und müssen als vorläufig betrachtet werden. Der Einsatz von Valproat zeigt keinen Vorteil.

Weiterführende Maßnahmen der PSNV

Wochen und Monate nach dem Ereignis besteht beim Großteil der Betroffenen kein weiterer Bedarf an psychosozialen Angeboten, hier reicht die Unterstützung durch das persönliche soziale Netzwerk. Sofern erforderlich, können bei fortbestehenden sozialen, familiären oder beruflichen Problemlagen weiterführende psychosoziale Hilfs- und Beratungsangebote in Anspruch genommen werden. Kommt es zu einem kritischen Bewältigungsverlauf oder entwickeln sich psychische Störungen mit Krankheitswert, muss im ambulanten oder stationären Rahmen eine entsprechende Diagnostik durch psychotraumatherapeutisch qualifizierte Ärzte oder psychologische Psychotherapeuten erfolgen. Erforderlichenfalls muss eine entsprechende Therapie eingeleitet werden.

Organisatorische Aspekte der PSNV

Im Zusammenhang mit der PSNV bei Großschadensereignissen bedarf es ähnlich dem notärztlichen System spezifischer organisatorischer Anforderungen. So ist eine aktuelle Übersicht über die personellen Ressourcen regional wie überregional erforderlich, eine Qualitätssicherung muss gewährleistet und die Alarmierungs- und Organisationsmodalitäten müssen festgelegt sein. Zudem bedarf es geklärter Einsatzstrukturen und z. B. einer Abstimmung der Einsatzdokumentation, um nur einige Aspekte zu nennen. Die organisatorischen Voraussetzungen für eine PSNV bei Großschadensereignissen wurden in den letzten Jahren weiterentwickelt. Es wird zunehmend das Erfordernis einer zentralen Leitung und gesonderten Führungs- und Organisationsstruktur gesehen und in diesem Kontext auch die Notwendigkeit spezifischer PSNV-Führungskräftequalifizierungen (Helmerichs 2011, Beerlage 2009).

33

33.5 Hilfsangebote für Einsatzkräfte

Bei komplexen Gefahren und Schadenslagen kommt den Hilfsangeboten zur Prävention psychosozialer Belastungsfolgen für die Einsatzkräfte eine große Bedeutung zu. Zwar sind Großschadensereignisse für Einsatzkräfte nicht zwangsläufig belastender als alltägliche Einsätze. Die speziellen Anforderungen und Belastungen wie etwa hohes und dauerhaftes Medienaufkommen, Informationsüberflutung, fehlende Routine, Schadensumfang, viele Tote und Verletzte, zeitweise Ressourcenengpässe und Massen- statt Individualversorgung benötigen allerdings eine gesonderte Vorbereitung und Übung (Helmerichs 2011). Einsatzkräfte tragen ein dreifach erhöhtes Risiko gegenüber der Bevölkerung, aufgrund einsatzbedingter Belastungen eine posttraumatische Belastungsstörung (PTBS) oder andere psychische Traumafolgestörungen zu entwickeln. Als besonders belastende Einsätze gelten solche mit der Bedrohung des eigenen Lebens (oder der Würde), des Lebens von Kollegen bzw. Kameraden, Kindern oder bekannten Opfern sowie bei bekannten Schadensverursachern bzw. Tätern. Besonders belastend sind auch lange andauernde Einsätze und Einsätze mit intensiven Sinneseindrücken (Gerüche, Schreie) sowie erzwungener Untätigkeit z. B. aufgrund von Selbstschutzerfordernissen.

Zur Prävention psychischer Belastungsfolgen oder manifester Traumafolgestörungen, wie PTBS, Depressionen, Angststörungen oder Albträume, aufgrund von belastenden Einsatzsituationen bedarf es eines wirksamen psychischen Gesundheitsschutzes für Einsatzkräfte. Dieser umfasst eine wirksame Einsatzvorbereitung, Einsatzbegleitung und Einsatznachsorge (Helmerichs 2013a, Butollo et al. 2012).

Einsatzvorbereitung

Einsatzvorbereitung im Sinne einer primären Prävention umfasst vor allem die Verbesserung des individuellen Stressmanagements in Aus- und Fortbildung (Steinitz et al. 2014), die Optimierung von Arbeits- und Organisationsstrukturen in den betreffenden Organisationen, ein positives soziales Arbeitsklima sowie die Förderung einer achtsamen und fürsorglichen Haltung gegenüber der eigenen körperlichen und psychischen Gesundheit (Beerlage et al. 2013). Neben einer organisationsbezogenen Gesundheitsförderung sowie dem betrieblichen Gesundheits- und Arbeitsschutz ist die kontinuierliche Verfügbarkeit von kollegialen Ansprechpartnern in den betreffenden Organisationen ein wesentlicher präventiver Faktor (Beerlage et al. 2006).

Einsatzbegleitung

Während eines Einsatzes im Rahmen eines Großschadensereignisses kommt den Führungskräften eine wichtige Rolle bei der Prävention psychischer Folgebelastungen bei Einsatzkräften zu. Sie sollten verändertes Verhalten und Belastungsreaktionen unter den Einsatzkräften wahrnehmen und darauf reagieren, etwa mit Ablösung oder neuer Aufgabenzuteilung. Ebenso wichtig ist die informelle Unterstützung durch Kolleginnen oder Kollegen. Daneben können psychosoziale Fachkräfte und speziell geschulte *Peers,* die bei den Einsatzkräften möglichst schon bekannt und akzeptiert sind, während des Einsatzes im Rückzugsraum als Ansprechpartner dienen und unmittelbar nach Einsatzende im Rahmen einer allgemeinen taktischen Nachbesprechung einen ersten Austausch zu den psychischen Belastungen anbieten (Helmerichs 2013a).

Einsatznachsorge

In den ersten Tagen nach einem belastenden Einsatz soll eine Einsatznachsorge durch Einzelberatungs- oder Gruppennachsorgegespräche im Sinne einer sekundären Prävention angeboten werden (Butollo et al. 2012). Sie soll durch erfahrene und akzeptierte psychosoziale Fachkräfte erfolgen, die von Peers unterstützt werden können. Für die Wirksamkeit von Gruppennachsorgegesprächen im Sinne von „Debriefing" ist zwar nach der aktuellen Datenlage keine Evidenz gegeben, von den Betroffenen werden sie allerdings in aller Regel positiv aufgenommen; sie können als freiwilliges Angebot durchaus hilfreich sein und zur sozialen Entlastung beitragen. Darüber hinaus können in diesem Zusammenhang Kontakte zu professionellen psychosozialen Hilfsangeboten bzw. Kontakt- und Beratungsstellen hergestellt werden. Ferner wird zur eigentlichen sekundären und tertiären Prävention empfohlen, dass die psychosozialen Fachkräfte etwa vier bis sechs Wochen nach einem Einsatz erneut Kontakt zu den Einsatzkräften aufnehmen und weitere Gespräche inklusive Bedürfnis- und Bedarfserhebung anbieten (Helmerichs 2013a). Erst zu diesem Zeitpunkt ist eine diagnostische Einschätzung einer möglichen Traumafolgestörung sinnvoll. In den seltenen Fällen eines Verdachts auf eine einschlägige Diagnose ist eine Vermittlung in eine angemessene psychiatrische bzw. psychotherapeutische Behandlung geboten.

Psychosoziale Maßnahmen für Einsatzkräfte

Es liegt eine Reihe von Systemen für die Einsatzvorbereitung und Nachsorge in den verschiedenen auch bei Großschadensereignissen beteiligten Organisationen wie Rettungsdienste, Technisches Hilfswerk, Polizei, Feuerwehr oder Bundeswehr vor (Lasogga und Karutz 2012). Die jeweils eingeführten Systeme sind im Großen und Ganzen recht ähnlich, sie berücksichtigen aber die jeweiligen Besonderheiten der Organisationen. Verbreitet sind neben *Stressbearbeitung nach belastenden Ereignissen* (SbE) in Gruppen auch *Critical Incident Stress Management*-(CISM)-Teams nach Mitchell (2005), Einsatz-Nachsorge-Teams (ENTs) und Psychosoziale Unterstützungs(PSU)-Teams. Darüber hinaus stehen seitens der verschiedenen Einsatzorganisationen mit Ärzten, Psychologen, Sozialarbeitern und Seelsorgern Ansprechpartner im professionellen Bereich sowie Ansprechpartner im jeweiligen Peer-Bereich zur Verfügung. Ferner haben die meisten Organisationen entsprechende *Hotlines* eingerichtet.

33.6 Schlussfolgerungen und Zusammenfassung

Großschadensereignisse sind bislang noch wenig als eine wichtige Herausforderung der Notfallpsychiatrie erkannt, obgleich der Bedarf an professionellen Hilfsangeboten insgesamt an Bedeutung gewinnt. Großschadensereignisse und Katastrophen fordern eine komplexe Organisation der Hilfen aus unterschiedlichen Bereichen. Die Notfallpsychologie und die PSNV insgesamt haben sich in den letzten Jahren sichtbar professionalisiert. PSNV hat sowohl für die Opfer bzw. Beteiligten als auch für die Einsatzkräfte eine hohe Relevanz. Hilfsangebote für Einsatzkräfte haben eine hohe Bedeutung für die Betroffenen, da es sich für sie um potenziell wiederkehrende Ereignisse handelt, für welche den Rettungskräften professionelle Unterstützungsmöglichkeiten angeboten werden müssen. Die spezifische Kompetenz der Notfallpsychiatrie liegt in Prävention, Diagnostik und Therapie von psychischen Belastungsfolgen, akuten Belastungsreaktionen sowie Traumafolgestörungen, wie etwa PTBS, Depressionen oder Angststörungen. Innerhalb des Faches Psychiatrie und Psychotherapie bedarf es einer weiteren Professionalisierung der Notfallpsychiatrie, welche den Aspekt von Großschadensereignissen in allen Facetten einbezieht. Darüber hinaus werden als weitere wichtige Perspektiven im Bereich der Notfallpsychiatrie die Weiterentwicklung von Qualitätsstandards der PSNV sowie der Umgang mit Großschadensereignissen im Zusammenhang mit Terroranschlägen betrachtet.

In ➤ Tab. 33.2 finden sich relevante Internetadressen bzw. Kontaktdaten zum Thema Großschadensereignisse und psychosoziale Notfallversorgung für Einsatzkräfte.

Tab. 33.2 Internetadressen

www.bbk.bund.de **Bundesamt für Bevölkerungsschutz und Katastrophenhilfe** Ausführliche Informationen zum Thema sowie zahlreiche Materialien zum Herunterladen (Publikationen des BBK). Die Aufgabenfelder der Koordinierungsstelle Nachsorge, Opfer- und Angehörigenhilfe (NOAH) werden hier beschrieben, diese bietet zudem eine 24h-Hotline unter 0800–1888 433
www.einsatzkraft.de **Forschungsprojekt** Prävention im Einsatzwesen Arbeitsgruppe an der LMU München
www.psychosoziale-notfallversorgung.de **Forschungsprojekt Netzwerk psychosoziale Notfallversorgung** Abschlussberichte zu Forschungsprojekten zum Thema an der Hochschule Magdeburg-Stendal

Tab. 33.2 Internetadressen *(Forts.)*

www.dgppn.de/dgppn/referate/einsatzkraefte **Referat Psychiatrie und Psychotherapie für Einsatzkräfte** Referat der Deutschen Gesellschaft für Psychiatrie und Psychotherapie, Psychosomatik und Neurologie (DGPPN)
www.ptzbw.org **Psychotraumazentrum der Bundeswehr am Bundeswehrkrankenhaus Berlin** Psychotraumaforschung und psychiatrisch-psychotherapeutische Versorgung von Bundeswehrsoldaten
http://www.un-spider.org **United Nations Platform for Space-based Information for Disaster Management and Emergency Response** (UN-SPIDER) *Knowledge Portal of the United Nations Office for Outer Space Affairs (UNOOSA)*

LITERATUR

Adams HA, Krettek C, Lange C, Unger C. Patientenversorgung im Großschadens- und Katastrophenfall. Köln: Deutscher Ärzte-Verlag, 2014.

Barnet G. Die zivil-militärische Zusammenarbeit in Österreich: Entwicklungen und Perspektiven. In: Jäger T, Thiele R (Hrsg.) Transformation der Sicherheitspolitik. Deutschland, Österreich, Schweiz im Vergleich. Wiesbaden: VS Verlag für Sozialwissenschaften, 2011, S. 179–194.

Baumgard F. Optimierung der Zivil-Militärischen Zusammenarbeit: Das neue „Territoriale Netzwerk" der Bundeswehr. In: Bundesamt für Bevölkerungsschutz und Katastrophenhilfe (BBK) (Hrsg.). Nationales Krisenmanagement im Bevölkerungsschutz. Praxis im Bevölkerungsschutz, Bd. 1. Bonn: BKK, 2012, S. 32–37.

Beerlage I, Helmerichs J, Waterstraat F, Bellinger MM. Management der Psychosozialen Notfallversorgung in Großschadens- und Katastrophenlagen. In: Bundesamt für Bevölkerungsschutz und Katastrophenhilfe (BBK) (Hrsg.). Katastrophenmedizin. Leitfaden für die ärztliche Versorgung im Katastrophenfall. 6. A. Bonn, BKK 2013, S. 131–150.

Beerlage I, Hering T, Nörenberg L. Entwickung von Standards und Empfehlungen für ein Netzwerk zur bundesweiten Strukturierung und Organisation psychosozialer Notfallversorgung. Zivilschutz-Forschung, Schriftenreihe der Schutzkommission beim Bundesminister des Innern, Neue Folge Bd. 57. Bonn: BBK 2006.

Beerlage I. Qualitätssicherung in der Psychosozialen Notfallversorgung. Deutsche Kontroversen – Internationale Leitlinien. Schriften der Schutzkommission, Bd. 2. Bonn: BKK 2009.

Broemme A. Die zivil-militärische Zusammenarbeit in Deutschland. In: Jäger T, Thiele R (Hrsg.). Transformation der Sicherheitspolitik. Deutschland, Österreich, Schweiz im Vergleich. Wiesbaden: VS Verlag für Sozialwissenschaften 2011, S. 195–204.

Bundesamt für Bevölkerungsschutz und Katastrophenhilfe (BBK) (Hrsg.). BBK-Glossar. Ausgewählte zentrale Begriffe des Bevölkerungsschutzes. Praxis im Bevölkerungsschutz, Bd. 8. Bonn: BBK 2011.

Butollo W, Karl R, Kruesmann M. Sekundäre Prävention einsatzbedingter Belastungsreaktionen und -störungen. Forschung im Bevölkerungsschutz, Bd. 8. Bonn: Bundesamt für Bevölkerungsschutz und Katastrophenhilfe 2012.

Dressing H, Meyer-Lindenberg A. Risikoeinschätzung bei Amokdrohungen. Neue Aufgaben für den Psychiater? Nervenarzt 2010; 81: 594–601.

Guina J, Rossetter SR, DeRhodes BJ, Nahhas RW, Welton RS. Benzodiazepines for PTSD: A systematic review and meta-analysis. J Psychiatr Pract2015; 21: 281–303.

Hausmann C. Notfallpsychologie und Traumabewältigung. Ein Handbuch. 3. A. Wien: Facultas 2010.

Helmerichs J. Psycho-soziale Notfallversorgung im Großschadensfall und bei Katastrophen. In: Lasogga F, Gasch B (Hrsg.). Notfallpsychologie. 2. A. Berlin, Heidelberg, New York: Springer 2011, S. 371–388.

Helmerichs J. Psychosoziale Notfallversorgung (PSNV) beim MANV. Bevölkerungsschutz 2013a; 4: 30–34.

Helmerichs J. Umgang mit Menschen in Extremsituationen. In: Bundesamt für Bevölkerungsschutz und Katastrophenhilfe (BBK) (Hrsg.). Katastrophenmedizin. Leitfaden für die ärztliche Versorgung im Katastrophenfall. 6. A. Bonn: BBK 2013b, S. 30–42.

Institute for Economics and Peace. Global Terrorism Index 2015. Measuring and understanding the impact of terorism. IEP Report 36. Sydney, New York, Mexico City: IEP 2015.

Kern B-R. Rechtsgrundlagen für die Einsätze im Katastrophenfall und die Triage. In: Bundesamt für Bevölkerungsschutz und Katastrophenhilfe (BBK) (Hrsg.). Katastrophenmedizin. Leitfaden für die ärztliche Versorgung im Katastrophenfall. 6. A. Bonn: BBK 2013, S. 43–66.

Kreim G, Bruns S, Völker B. Psychologie für Einsatz und Notfall. Ansätze und Perspektiven der Militärpsychologie. 2. A. Bonn: Bernard & Graefe 2014.

Lasogga F, Karutz H. Hilfen für Helfer. 2. A. Edewecht: Stumpf & Kossendey 2012.

Lasogga F, Roeder S, Quellmelz M. Großschadensereignisse. In: Lasogga F, Gasch B (Hrsg.) Notfallpsychologie. Berlin–Heidelberg: Springer 2011, S. 453–465.

Mitchell JT, Everly GS, Müller-Lange J. Handbuch Einsatznachsorge. Edewecht: Stumpf & Kossendey 2005.

Müller-Cyran A. Ethische Aspekte zur Katastrophenmedizin. In: Bundesamt für Bevölkerungsschutz und Katastrophenhilfe (BBK) (Hrsg.). Katastrophenmedizin. Leitfaden für die ärztliche Versorgung im Katastrophenfall. 6. A. Bonn: BBK 2013, S. 23–29.

Pajonk FG, Dombrowsky ER. Panik bei Großschadensereignissen. Notfall Rettungsmed 2006; 9: 280–286.

Paulzen M, Gründer G. Reaktionen auf schwere Belastungen und Anpassungsstörungen. In: Gründer G, Benkert O (Hrsg.): Handbuch der Psychopharmakotherapie. 2. A. Berlin, Heidelberg: Springer-Verlag 2012, S. 1029–1042.

Perren-Klingler G. Psychische Gesundheit und Katastrophe. Berlin–Heidelberg: Springer-Verlag 2015.

Peter E, Bogerts B. Epidemiologie und Psychopathologie des Amoklaufes. Erste Ergebnisse einer Analyse der Strafakten von 27 Amokläufern. Nervenarzt 2012; 83: 57–63.

Schedlich C. Psychosoziales Krisenmanagement in CBRN-Lagen. Bevölkerungsschutz 2013; 4: 35–37.

Scheuermann A, Weidringer JW, Domres BD. Katastrophenmedizin und Katastrophenmanagement. In: Bundesamt für Bevölkerungsschutz und Katastrophenhilfe (BBK) (Hrsg.). Katastrophenmedizin. Leitfaden für die ärztliche Versorgung im Katastrophenfall. 6. A. Bonn, BBK; 2013, S. 67–111.

Sefrin P, Weidringer JW, Weiss W. Katastrophenmedizin: Sichtungskategorien und deren Dokumentation. Dtsch Arztebl 2003; 100: A 2057–2058.

Schmitz-Egen L. Das ICE-Unglück von Eschede. Rettungs-Magazin 1998; 3(5): 30–35.

Schünemann KF. Über nicht kulturgebundene Amokläufe – Eine inhaltsanalytische Untersuchung von 196 Fällen. Dissertation, FB Medizin, Universität Göttingen 1992.

Steinitz D, Carius-Düssel C, Bergner BS, Papastefanou G, Schultz M. Verbesserung des Stressmanagements von Einsatzkräften. Empirische Studie zur Wirksamkeit eines Handlungsleitfadens. Notfall Rettungsmed 2014; 17: 432–439.

Register

A

B

M

N

O

P

T

U